W0253502

Das Gleichgewicht

2. Auflage

Springer

Berlin
Heidelberg
New York
Barcelona
Budapest
Hongkong
London
Mailand
Paris
Santa Clara
Singapur
Tokio

Hans Scherer

Das Gleichgewicht

Zweite, überarbeitete
und aktualisierte Auflage

Mit 469 Abbildungen in 726 Einzeldarstellungen

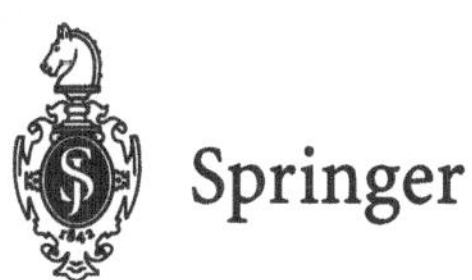

Springer

Professor Dr. Hans Scherer
Freie Universität Berlin
Universitätsklinikum Benjamin Franklin
Hals-Nasen-Ohrenklinik mit Poliklinik
Hindenburgdamm 30
D-12200 Berlin

ISBN-13:978-3-642-64374-3 2. Aufl.
Springer-Verlag Berlin Heidelberg
New York

ISBN-13:978-3-642-64374-3 e-ISBN-13:978-3-642-60371-6
DOI: 10.1007/978-3-642-60371-6

Die Deutsche Bibliothek – CIP-Einheitsaufnahme
Scherer, Hans: Das Gleichgewicht / Hans Scherer. – 2., überarb. und aktualisierte Aufl. – Berlin ; Heidelberg ; New York ; Barcelona ; Budapest ; Hongkong ; London ; Mailand ; Paris ; Santa Clara ; Singapur ; Tokio : Springer, 1996
ISBN-13:978-3-642-64374-3

Umschlaggestaltung: Design & Production GmbH, Heidelberg
Neuzeichnungen: Oxford Illustrators Ltd., Oxford
Satz: Fotosatz-Service Köhler OHG, 97084 Würzburg

SPIN: 10502931 26/3135 - 5 4 3 2 1 - Gedruckt auf säurefreiem Papier

Vorwort

Das Symptom Schwindel nimmt in der ärztlichen Praxis heute einen immer größeren Raum ein. Die Ursachen sind vielfältig. Es sind weniger die klassischen Gleichgewichtserkrankungen, wie die Menièresche Krankheit oder der akute Ausfall eines Gleichgewichtsorgans, die zur Zunahme von Schwindelpatienten führen, sondern vielmehr die steigende Zahl von Sport und Verkehrsunfällen und das ansteigende durchschnittliche Lebensalter. Ältere Patienten leiden meist an zerebrovaskulärem Schwindel, an den Auswirkungen von Systemerkrankungen, wie z.B. dem Diabetes mellitus, an den Nebenwirkungen ihrer vielen Medikamente oder am Genußmittelabusus. Auch die zunehmende Zahl von Fehlhaltungen im HWS-Bereich, von Rhythmusstörungen und von psychischen Alterationen wirkt sich auf die Zahl der Schwindelpatienten aus. Zudem haben wir gelernt, daß nicht nur Erwachsene Schwindel haben können, sondern auch Kinder, bei denen wir organische Störungen finden. Sie äußern sich oft in Tapsigkeit, die nicht weiter auffällt.

Zunehmende Beschwerden über Schwindel führen zu einer Zunahme der Forschung auf diesem Gebiet. Die Kenntnisse über das vestibuläre System wurden durch grundlegende klinische Untersuchungen erarbeitet. Im europäischen Raum sind dies im wesentlichen die Arbeiten von Arslan, Bárány, Boenninghaus, Decher, Dix, Dohlman, Frenzel, Greiner, Hallpike, Henriksson, Hood, Jongkees, Jung, Kornhuber, Meyer zum Gottesberge, Mittermaier, Montandon, Pfaltz, Stenger u.a. Dieses Basiswissen erscheint heute in einer neuen Dimension. Aus flug- und verhaltensphysiologischen Untersuchungen, insbesondere aus der Kinetoseforschung, haben wir gelernt, daß das vestibuläre System kein in sich geschlossenes Sinnessystem darstellt, wie z. B. das Hörsystem und das Riechsystem, sondern

Teil eines weitreichenden, multilokulären Systems ist. Es koordiniert Meldungen aus wahrscheinlich allen Sinnessystemen zum Zweck der Orientierung des Menschen in seiner Umwelt.

Die angewachsene Materie macht einen Leitfaden notwendig, der dem Anfänger den Einstieg erleichtert, dem Untersuchenden genaue Anweisungen erteilt und dem Erfahrenen als Nachschlagewerk dient. Dem medizinischen Assistenzpersonal soll das Buch helfen, die täglich ausgeführten Untersuchungen besser verstehen zu lernen.

Das vorliegende Buch ist eine Zusammenfügung der beiden Bände von „Das Gleichgewicht", Teil I (Untersuchungsmethoden) und Teil II (Erkrankungen, Differentialdiagnose und Therapie). Es wurde sowohl didaktisch als auch gestalterisch verbessert und beschreibt zahlreiche neue Untersuchungsmethoden, die derzeit zur Verfügung stehen. Um Übersichtlichkeit zu gewährleisten, werden nicht alle Variationen einer Untersuchungsmethode und auch nicht alle Veröffentlichungen berücksichtigt. Bewährte Methoden werden dargestellt und kommentiert. Um die Kapitel in sich geschlossen darzustellen, werden Wiederholungen in Kauf genommen. Wichtige Hinweise sind am Rand mit einem Ausrufezeichen oder – wenn die Gefahr besteht, Fehler zu machen – mit einem „Blitz" versehen.

Beschrieben werden auch die Erkrankungen des peripher- und zentralvestibulären Systems und deren Therapie. Ausführlich wird auf zervikale Störungen und Herz-Kreislauf-Erkrankungen, die Schwindel verursachen, sowie auf toxisch und medikamentös ausgelöste Gleichgewichtsstörungen eingegangen.

Die der Reisekrankheit zugrundeliegenden Mechanismen sowie die Möglichkeiten, sie zu vermeiden, werden dargelegt. Ein Kapitel beinhaltet die ausführliche Differtialdiagnose zu den Symptomen Schwindel und Nystagmus. Ihm schließen sich Graphiken über das differentialdiagnostische Vorgehen beim vestibulären Gutachten und bei einer einseitigen Perzeptionsschwerhörigkeit an.

Neurophysiologen haben die Grundprinzipien der Funktion des Gleichgewichtssystems erarbeitet, insbesondere, wie es periphere Defekte so hervorragend auszugleichen vermag. Die Folge ist ein radikales Umdenken im Bereich der Schwindeltherapie. Wir wissen heute, daß mit einem körperlichen, krankengymnastisch unterstützten Training oft mehr erreicht werden kann, als mit Bettruhe und Medikamenten. Im vorliegenden Buch wird die Trainingstherapie peripher-vestibulärer Defekte so genau beschrieben, daß sie von Krankengymnasten nachvollzogen werden kann. Dies gilt auch für die Ratschläge zur Eigentherapie, die man dem Patienten mitgeben kann. Manche Erkrankungen machen aber eine medikamentöse oder operative Therapie zwingend erforderlich. Die entsprechenden Behandlungsmaßnahmen sowie eine Auswahl von Medikamenten und deren Dosierungen werden hier vorgestellt.

Am Entstehen dieses Buches bzw. der vorangegangenen Einzelbände haben mitgewirkt: Frau Maas, Frau Marx, Herr Viellieber aus dem Gleichgewichtslabor der HNO-Klinik der Universität München, Herr Dr. Schnitzler, Frau Stark, Frau Mattig und Frau Spangenberg aus der HNO-Klinik der FU Berlin. Für die fachliche Beratung bedanke ich mich bei Herrn Dipl-Ing. F. Berninger, Fa. FBI, München, Herrn Prof. G. ten Bruggencate, Direktor des I. Physiologischen Instituts der Universität München, Herrn OTA a. D. Dr. med. G. Fröhlich, Flugmed. Institut der Luftwaffe, Fürstenfeldbruck, Herrn Prof. Dr. med. K. F. Hamann, HNO-Klinik der Technischen Universität, München, Herrn Prof. Dr. med. S. Holtmann, HNO-Klinik der Ludwig-Maximilian-Universität, München, Herrn Prof. Dr. med C. R. Pfaltz, em. Direktor der HNO-Klinik der Universität Basel/Schweiz.

Für die fachliche Beratung bei Teilen des Manuskripts bedanke ich mich bei Kolleginnen und Kollegen im Klinikum Benjamin Franklin der FU Berlin, insbesondere bei Frau Dr. med. S. Umland, Leiterin der Abteilung für Physikalische Therapie, Herrn Prof. Dr. P. Marx, dem Leiter der Neurophysiologischen Klinik, Herrn Prof. Dr. Förster, Leiter der Augenklinik und Priv.-Doz. Dr. Ing. A. H. Clarke, Leiter des Labors für experimentelle Gleichgewichtsforschung. Frau Nancy Cliff-Neumüller hat die graphischen Darstellungen der 1. Auflage, Oxford Illustrators die der 2. Auflage ausgeführt. Ihnen sei herzlich gedankt. Die Schreibarbeiten zu den Bänden der 1. Auflage hat Frau Karin Marx mit viel Einsatz ausgeführt.

Gedankt sei auch dem Springer-Verlag, besonders Frau Dr. Heike Berger. Sie hat die Initialzündung für das Zusammenlegen der beiden Bände des „Gleichgewichts" gegeben und steht hinter neuer Form und verbesserter Didaktik. Frau Dr. Konle und Frau Deus realisierten mit bewundernswerter, unendlicher Geduld das Projekt.

Zuletzt danke ich meiner Familie. Ohne deren Mitarbeit und Verständnis wäre dieses Buch nicht möglich gewesen.

Berlin, im April 1996 H. Scherer

Inhalt

Teil I: Anatomie und Physiologie des vestibulären Systems

Teil II: Untersuchungsmethoden am vestibulären System

Teil III: Diagnostischer Untersuchungsgang

Teil IV: Störfaktoren bei der Gleichgewichtsuntersuchung

Teil V: Peripher-vestibuläre Erkrankungen

Teil VII: Traumatische Gleichgewichtsstörungen; Gleichgewichtserkrankungen im Kindesalter; Zervical-vestibuläre Erkrankungen; Medikamentös motorisch ausgelöster Schwindel; Physiologischer Schwindel

Teil VIII: Differentialdiagnose, gutachterliche Bewertung und Therapie

Teil I

Anatomie und Physiologie des vestibulären Systems

KAPITEL 1

Anatomie des peripher-vestibulären Systems 1

Das Gleichgewichtsorgan ist phylogenetisch sehr alt. Schon vor mehr als 600 Millionen Jahren gab es beim Hohltier Statozysten zur Registrierung der Schwerkraft. Sie bestanden aus einer flüssigkeitsgefüllten Höhle (Abb. 1.1), deren eine Wand haartragende Sinneszellen trug. Auf den Sinneszellen lag ein Statolith. Er war zusätzlich von der Seite her abgestützt. Prinzipiell existiert dieses System heute immer noch bei Krabben.

Fische, die nur wenig propriorezeptive Informationen über ihre Lage im Wasser erhalten und die selten Berührungskontakte haben, mußten ihr Gleichgewichtsorgan weiter ausbauen und spezifizieren, um Schwerkraft und Drehbewegungen noch besser erfassen zu können. So entstand ein System von zwei Linear- und drei Drehbeschleunigungsmeßgeräten. Es ist seit einigen 100 Millionen Jahren ausgereift (Luxon 1984) und prinzipiell bei jedem höheren Lebewesen gleich (Abb. 1.2).

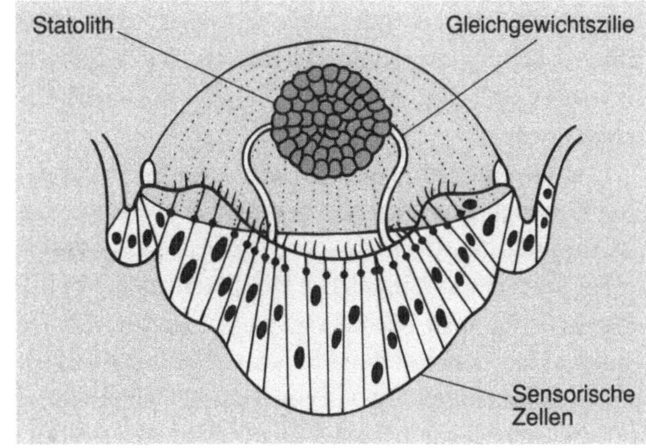

Abb. 1.1. Gleichgewichtsorgan beim Hohltier vor ca. 600 Mio. Jahren. Ein Statolith ruht in einer gallertigen Masse auf den haartragenden Sinneszellen. Der Statolith wird von gesonderten langen Zilien abgestützt. (Nach Markl 1974)

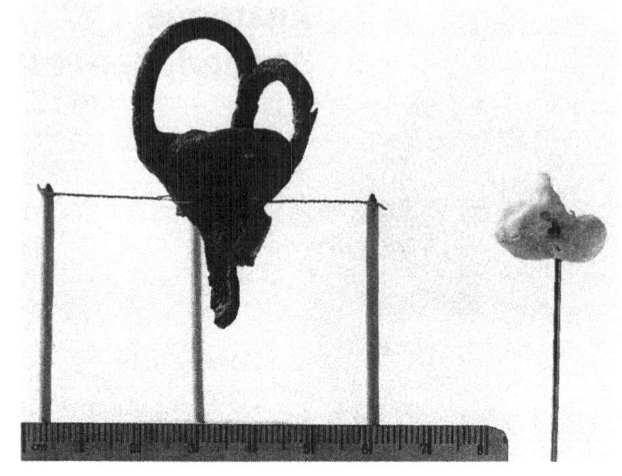

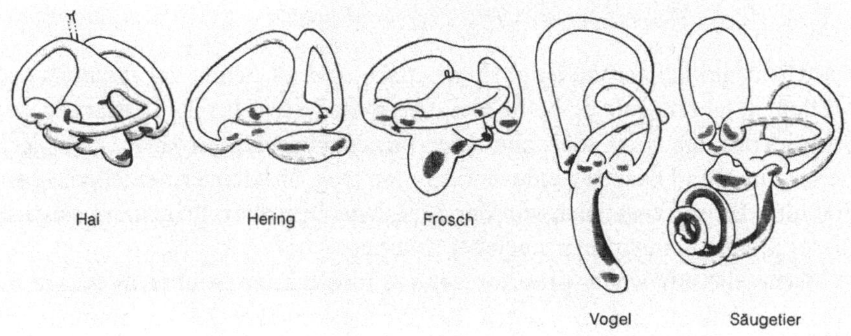

Abb. 1.2 a, b.
a Versteinertes Gleichgewichtsorgan eines Brachiosaurus brancai (11 m hoch, 22 m lang, ca. 140 Mio. Jahre alt) aus dem Museum für Naturkunde, Berlin; im Vergleich dazu eine Präparation eines menschlichen Innenohrs; **b** das Innenohr verschiedener Tiere

Beim Menschen wird das Ohr in der Embryonalphase als erstes aller Sinnesorgane angelegt. Eine Verdickung des Ektoderms (Abb. 1.3), die Ohrplakode, senkt sich etwa am 24. Tag der Entwicklung ein und bildet ein Ohrbläschen, das nun im Mesoderm liegt. Das Mesoderm bildet später das Felsenbein, das ektodermale Bläschen das Labyrinth. Die Entwicklung des Labyrinths ist bereits in der 10.–14. Woche abgeschlossen. Es hat aus hydrodynamischen Gründen bereits die Größe des Labyrinths beim Erwachsenen.

Das häutige Labyrinth besteht aus drei Drehbeschleunigungsmeßgeräten, den Bogengängen, und aus zwei Linearbeschleunigungsmeßgeräten, den Otolithenapparaten Utrikulus und Sakkulus. Die drei Bogengänge stehen zueinander im rechten Winkel. Die Hauptachsen der beiden Otolithenorgane stehen ebenfalls in einem Winkel von ca. 90° zueinander (Abb. 1.4). Zur Horizontalen (beim aufrechtstehenden Menschen) bilden die horizontalen Bogengänge und die Utrikuli einen nach vorne offenen Winkel von 30°. Bei natürlichem Gehen auf unebener Erde wird der Kopf leicht nach vorne geneigt. Die horizontalen

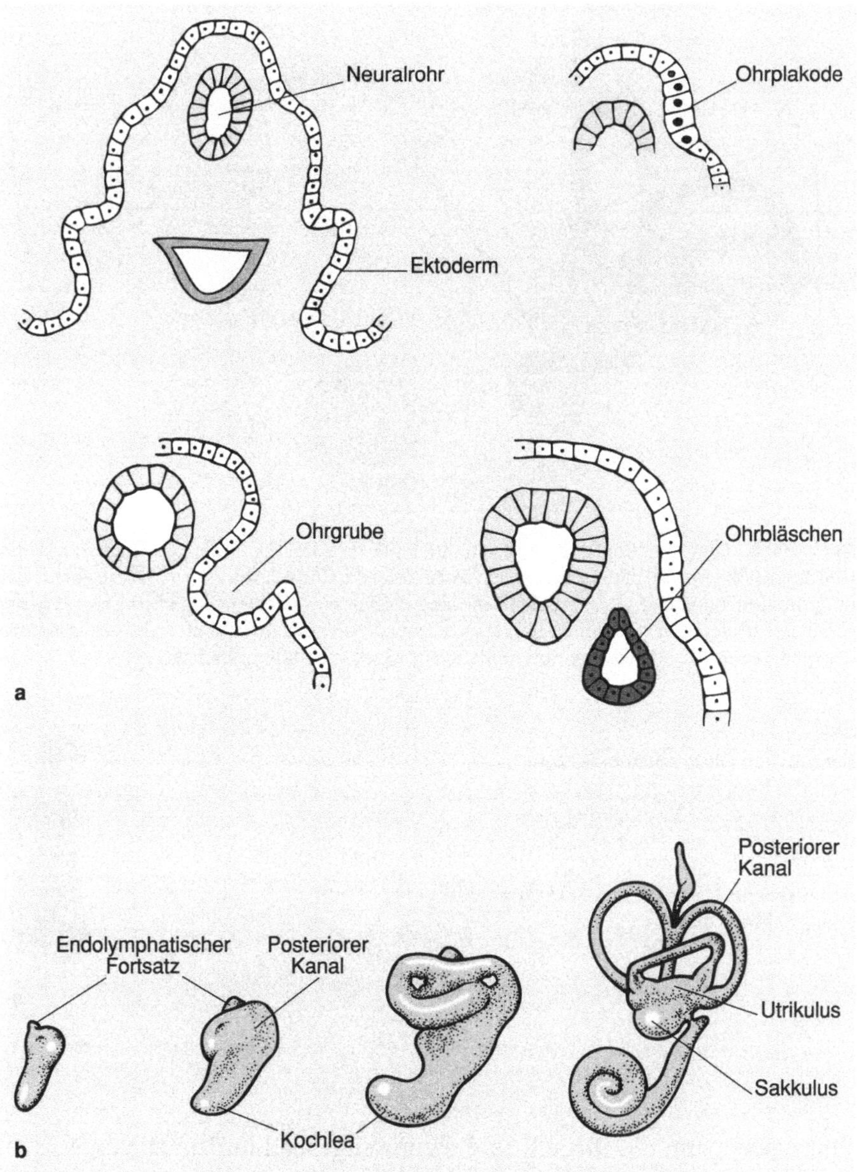

Abb. 1.3 a, b. **a** Entwicklung des embryonalen Ohrbläschens aus dem Ektoderm. (Aus Luxon 1984). **b** Entwicklung des ektodermalen Ohrbläschens zum Labyrinth. (Nach Schuknecht 1984)

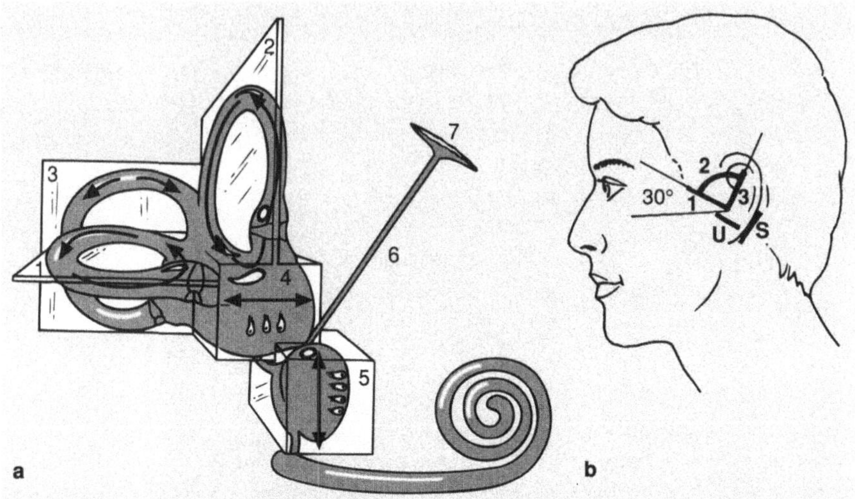

Abb. 1.4 a, b. Lage der Bogengänge zueinander (a) und im Kopf (b). Die Hauptachse des Gleichgewichtsorgans bildet einen nach vorn offenen Winkel von 30°. *1* Arbeitsebene des horizontalen Bogengangs, *2* Arbeitsebene des vorderen vertikalen Bogengangs, *3* Arbeitsebene des hinteren vertikalen Bogengangs, *4* Hauptebene der Macula utriculi, *5* Hauptebene der Macula sacculi, *6* Ductus endolymphaticus , *7* Saccus endolymphaticus

Abb. 1.5.
Beim Gehen auf unebenem Boden wird der Kopf um ca. 30° nach vorn geneigt. Bei dieser Kopfhaltung steht die Hauptachse des Gleichgewichtsorgans in optimaler horizontaler Arbeitsebene. *U* Utrikulus, *S* Sakkulus. (Nach Schöne 1980)

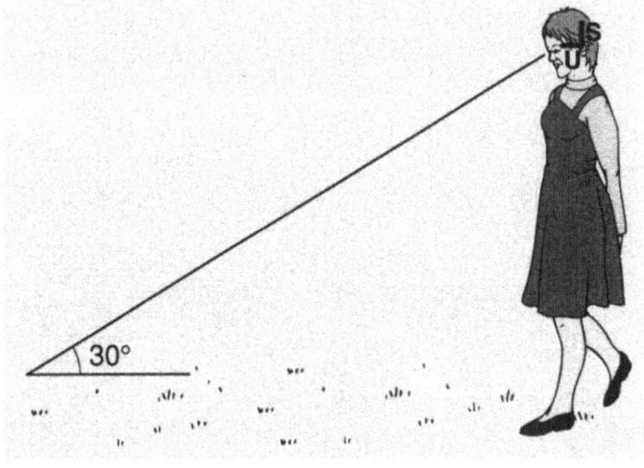

Bogengänge und die Utrikuli sind dann weitgehend horizontal ausgerichtet und haben ihre optimale Arbeitsebene (Abb. 1.5).

1.1 Bogengänge

Der häutige Bogengang ist eine oval geformte Kapillare von 0,2 × 0,3 mm Durchmesser. Die Ampulle, eine Erweiterung des häutigen Bogengangs, beherbergt das Drehbeschleunigungsmeßgerät (Abb. 1.6). Es besteht aus einer die Ampulle

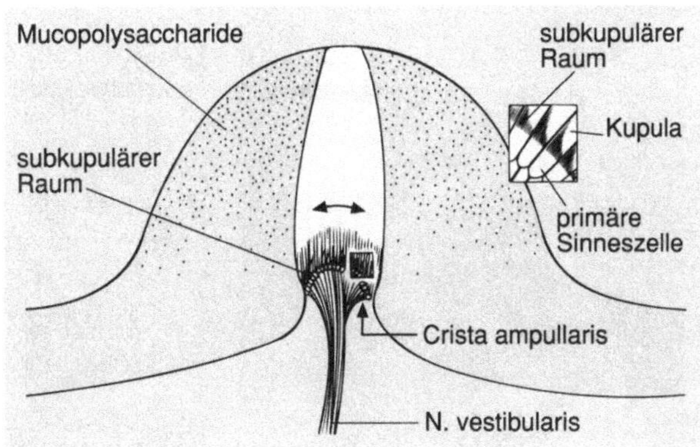

Abb. 1.6. Anatomie der Bogengangsampulle. Die Kupula ist ein Beschleunigungsmeßgerät. Das elektrische Resultat der Messung entspricht der Geschwindigkeit der Kopfbewegung

abschließenden Membran aus Gallerte (Kupula), die auf einer Kante (Crista ampullaris), wie auf einem Scharniergelenk, beweglich gelagert ist. Diese Kante ist besetzt von primären Sinneszellen, deren Haarfortsätze in die Kupula hineinragen (Abb. 1.7). Sie müssen dabei einen schmalen Spalt, den subkupulären Raum, überbrücken, der die Bewegung der Kupula ermöglicht (Abb. 1.8). Nach Dohlman ist der obere Anteil der Ampulle zusätzlich angefüllt mit Polysacchariden, die einen Flüssigkeitsstrom auf den unteren Teil der Kupula lenken.

Von Steinhausen (1932) und später von Steinhausen und Dohlman wurden Filmaufnahmen von der Kupulabewegung angefertigt. Die Endolymphe wurde dazu mit Tusche markiert. Aus den Filmaufnahmen (Abb. 1.9) wurde geschlossen, daß sich die Kupula wie eine auf der Krista fixierte Schwingtür bewegt. Dohlman (1984) selbst hat im hohen Alter jedoch noch erkannt, daß Steinhausen und er den Artefakt erzeugt hatten. Durch die Manipulation am Bogengang war die seitlich und oben befestigte Kupula abgerissen.

Auch vom physikalischen Standpunkt aus ist ein Türflügelmechanismus wenig wahrscheinlich, denn die geringen Flüssigkeitsbewegungen, wie sie bei Kopfbewegungen auftreten, sind wesentlich besser mit Membranen meßbar.

Nach dem heutigen Kenntnisstand steht fest, daß die Kupula an ihrem seitlichen und oberen Rand an der Ampullenwand befestigt ist, auf der walzenförmigen Krista aber beweglich reitet. Geringste Kopfbewegungen führen bereits zur Abscherung der Sinneshaare (Abb. 1.10).

Die Haare der primären Sinneszelle sind richtungspolarisiert. Neben ca. 60 Stereozilien unterschiedlicher Größe steht ein Kinozilium (Abb. 1.11, 1.12). Die Bewegung der Stereozilien in Richtung des Kinoziliums führt zur Depolarisation der Sinneszelle und damit zu einer Sinneszellerregung. Die Bewegung vom Kinozilium weg führt zur Hyperpolarisation und damit zur Blockierung der Erregbarkeit. Das Kinozilium sowie die gesamte Sinneszelle enthalten kontraktile Elemente. Es ist wahrscheinlich, daß darüber die Empfindlichkeit der Sinneszellen geregelt werden kann und bei Kopfbewegungen ein aktiver Dämpfungsmechanismus abläuft (Zenner).

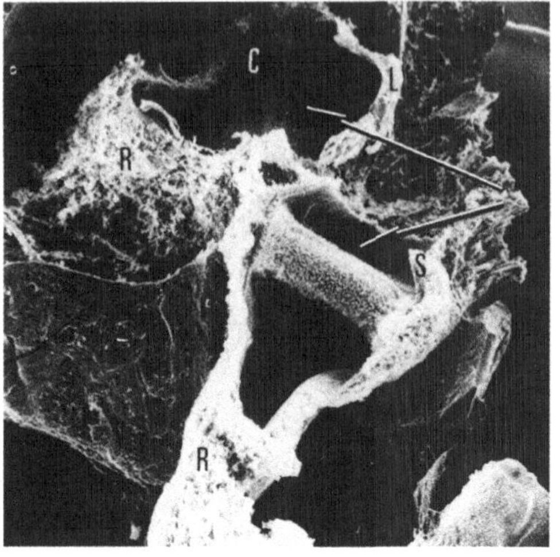

Abb. 1.7. Rasterelektronenmikroskopisches Bild der lateralen (*L*) und oberen (*S*) Bogengangampulle. An der horizontalen Ampulle (*unterer Pfeil*) ist die Kupula entfernt. Zu sehen sind die Sinneszellhaare. *C* Kupula der lateralen Ampulle, *R* retikuläres Gewebe (Vergr. 62:1). (Aus Smith u. Tanaka 1975)

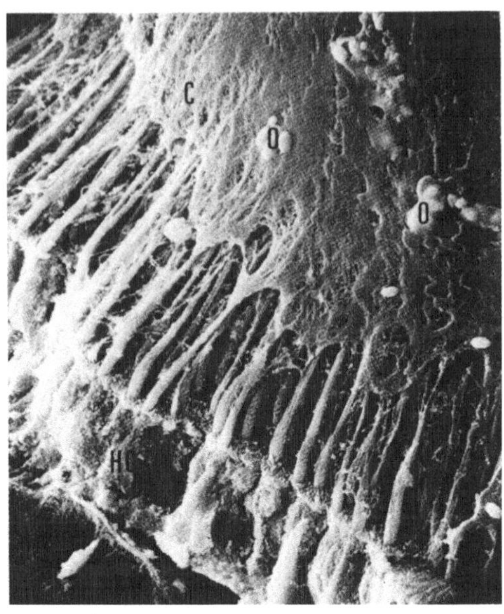

Abb. 1.8. Rasterelektronenmikroskopisches Bild des subkupulären Raumes. *C* Kupula, *HC* Haarzellen, *O* Otolithen, die bei der Präparation abgesprengt wurden (Vergr. 1000:1). (Aus Smith u. Tanaka 1975)

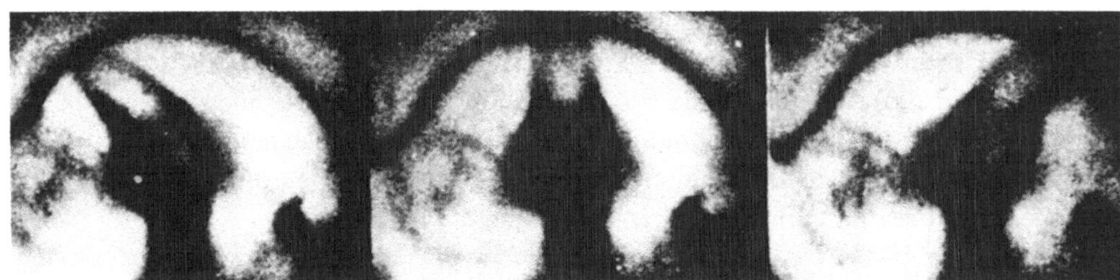

Abb. 1.9. Ausschnitt aus Dohlmans mikrokinematographischen Aufnahmen zur Kupulabewegung (Aus Jonkees 1979). Die Kupulabewegung nach Art einer Schwingtür ist ein Artefakt

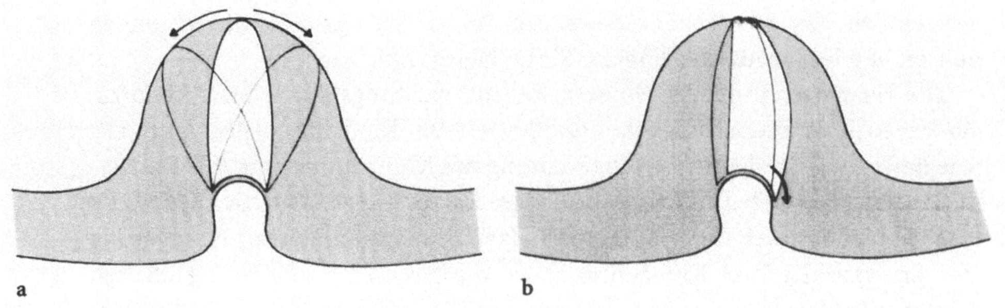

Abb. 1.10 a, b. **a** Falsche schwingtürförmige Bewegung der Kupula. **b** Richtige Bewegung der Kupula. Sie bewegt sich auf der Krista wie auf einem Scharniergelenk

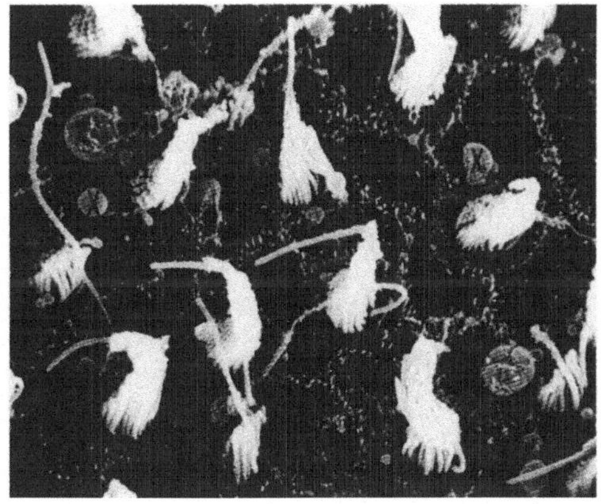

Abb. 1.11. Rasterelektronenmikroskopische Aufnahme der Macula sacculi mit den Sinneszellen und ihren Fortsätzen, dem langen Kinozilium und den zahlreichen kürzeren Stereozilien (Vergr. 2700:1). (Aus Smith u. Tanaka 1975)

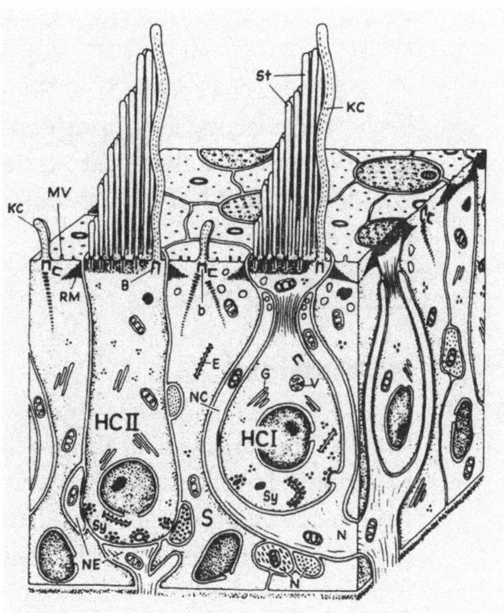

Abb. 1.13. Vestibuläres Sinnesepithel und dessen Innervierung. *HC* Haarzelltypen I und II, *St* Stereozilium, *KC* Kinozilium, *N* Nervenfaser, *NE* Nervenendigungen, *S* Stützzellen. (Aus Spoendlin 1966)

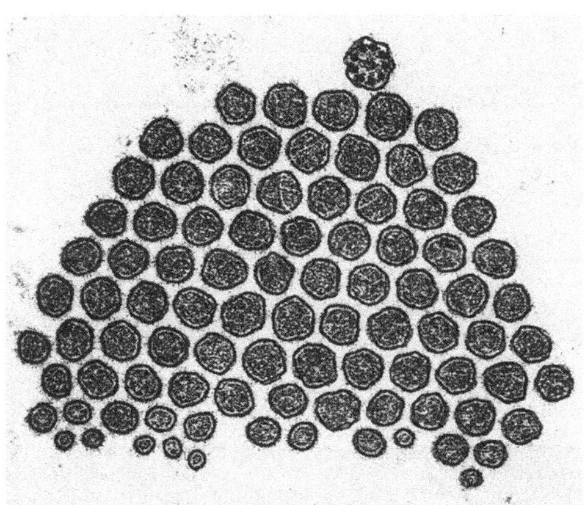

Abb. 1.12. Elektronenmikroskopische Aufnahme eines Querschnitts durch eine Sinneszelle im Bereich ihrer Fortsätze. Oben ist das singuläre Kinozilium sichtbar. (Aus Spoendlin 1966)

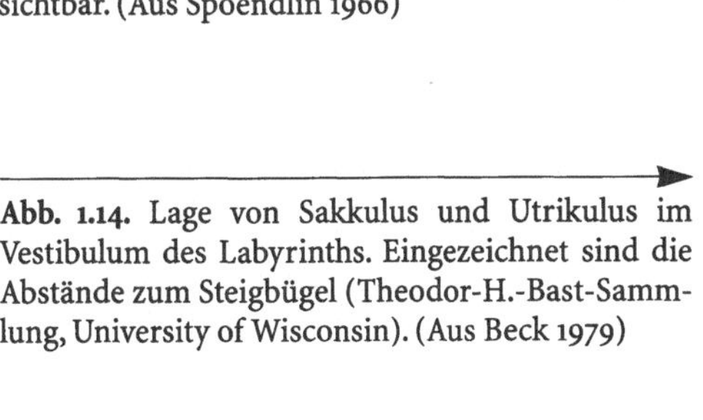

Abb. 1.14. Lage von Sakkulus und Utrikulus im Vestibulum des Labyrinths. Eingezeichnet sind die Abstände zum Steigbügel (Theodor-H.-Bast-Sammlung, University of Wisconsin). (Aus Beck 1979)

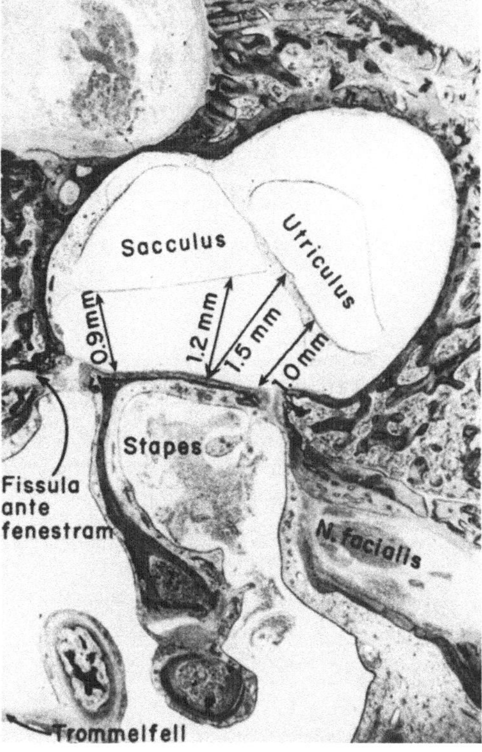

Es gibt zwei verschiedene Sinneszellen (Abb. 1.13). Die Typ-I-Zelle wird becherförmig umgeben vom distalen Fortsatz einer bipolaren Zelle, deren Zellkörper im Ganglion Scarpae liegt. Die Typ-II-Zelle ist zylindrisch. Sie wird von den distalen Nervenendigungen nur stellenweise berührt bzw. bildet mit ihnen eine Synapse.

1.2 Otolithenorgane

Die Otolithenorgane sind Sinneszellansiedlungen (Maculae) im Vestibulum des Labyrinths. Sie bilden den Recessus sacculi und utriculi (Abb. 1.14) und dienen der Messung geradliniger Beschleunigungen, u.a. auch der Schwerkraft. An der Lage des Kinoziliums der primären Sinneszelle kann man die morphologische Polarisierung der Sinneszellen ablesen. Die Maculae sind bedeckt von einer

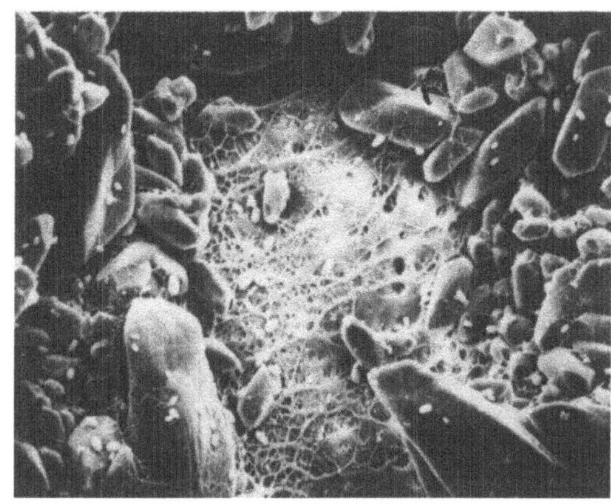

Abb. 1.15. Rasterelektronenmikroskopische Aufnahme der Macula utriculi. Im Zentrum der Abbildung sind die Otokonien entfernt. Man sieht nun ein feines Maschenwerk, in dem die Otokonien gebunden sind. (Aus Smith u. Tanaka 1975)

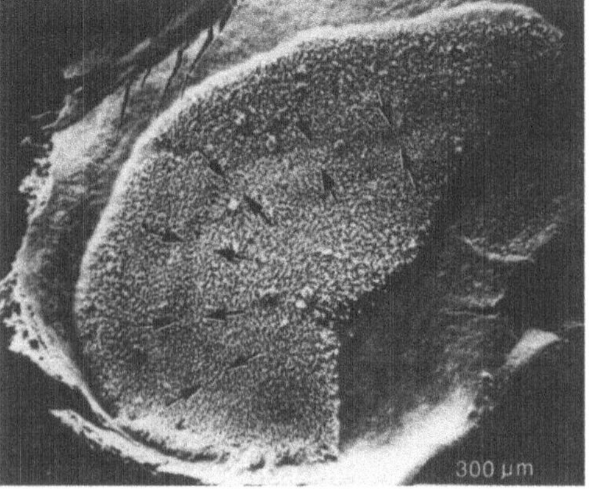

Abb. 1.16. Rasterelektronenmikroskopische Aufnahme der Macula utriculi. Die *Pfeile* bezeichnen die Polarisierung der Kinozilien zur Striola hin. (Aus Wilson u. Jones 1979)

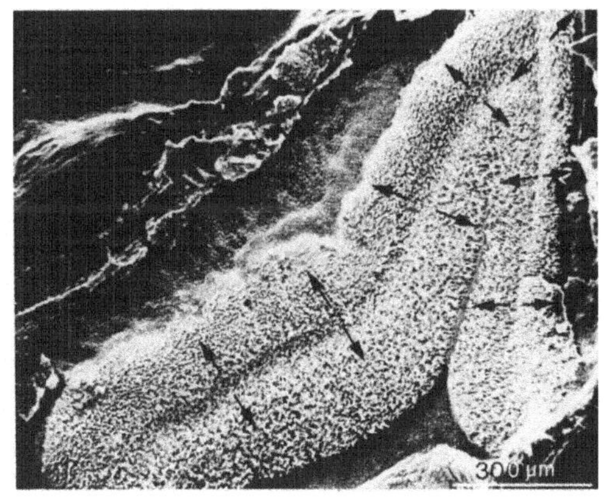

Abb. 1.17. Rasterelektronenmikroskopische Aufnahme der Macula sacculi. Die *Pfeile* bezeichnen die Polarisierung der Kinozilien von der Striola weg. (Aus Wilson u. Jones 1979)

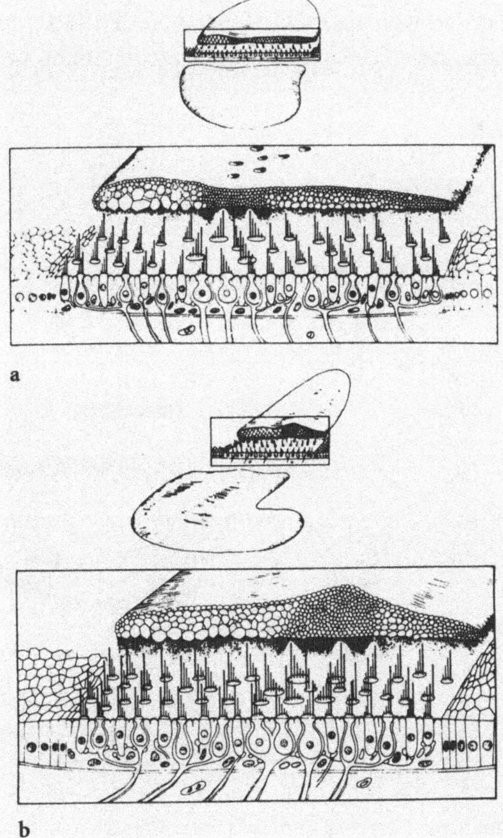

Abb. 1.18 a, b. Querschnitt durch eine Macula utriculi (**a**) und Macula sacculi (**b**). (Aus Lindemann 1973)

Membran, in deren Netzwerk Kristalle, die Otokonien, hängen (Abb. 1.15). Eine Tangentialverschiebung dieser Membran führt, wie an der Kupula, zu einer Verbiegung der Haare der primären Sinneszelle und damit zu einer Aktivierung oder Hemmung der Sinneszellen entsprechend der Bewegungsrichtung.

Es ist auffallend, daß die Sinneszellen der Maculae utriculi und sacculi nicht einheitlich polarisiert sind. Bei der Macula utriculi konvergieren sie auf eine gebogene Linie, die Striola (Abb. 1.16), bei der Macula sacculi divergieren sie von dieser (Abb. 1.17). Auffallend ist auch, daß die Otokonien im Bereich der Striola kleiner sind (Abb. 1.18). Der Zweck dieser funktionellen Organisation liegt wahrscheinlich darin, daß jede erdenkliche Bewegung von den beiden Maculae utriculi und sacculi optimal erfaßt wird.

1.3 Nervus vestibularis

Der Nervus vestibularis, der von den Rezeptoren durch den inneren Gehörgang zum Gleichgewichtskerngebiet zieht, bildet im inneren Gehörgang das

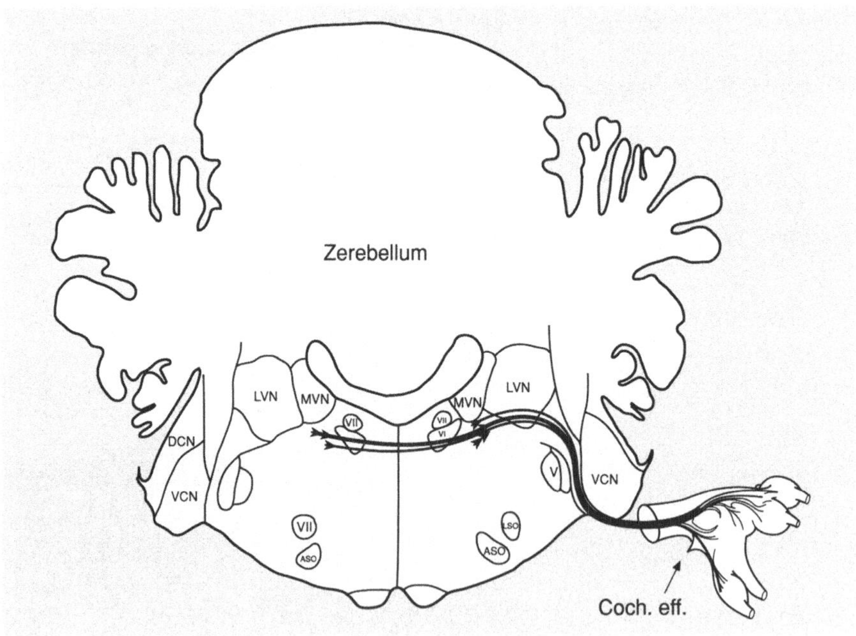

Abb. 1.19. Ursprung und Verlauf der efferenten vestibulären Bahn. *LVN* lateraler vestibulärer Kern, *MVN* medialer vestibulärer Kern, *ASO* akzessorischer Kern der oberen Olive, *LSO* lateraler Kern der oberen Olive, *VCN* ventraler kochleärer Kern, *DCN* dorsaler kochleärer Kern; *römische Ziffern*: Kerne der jeweiligen Nerven. (Aus Gacek u. Lyen 1974)

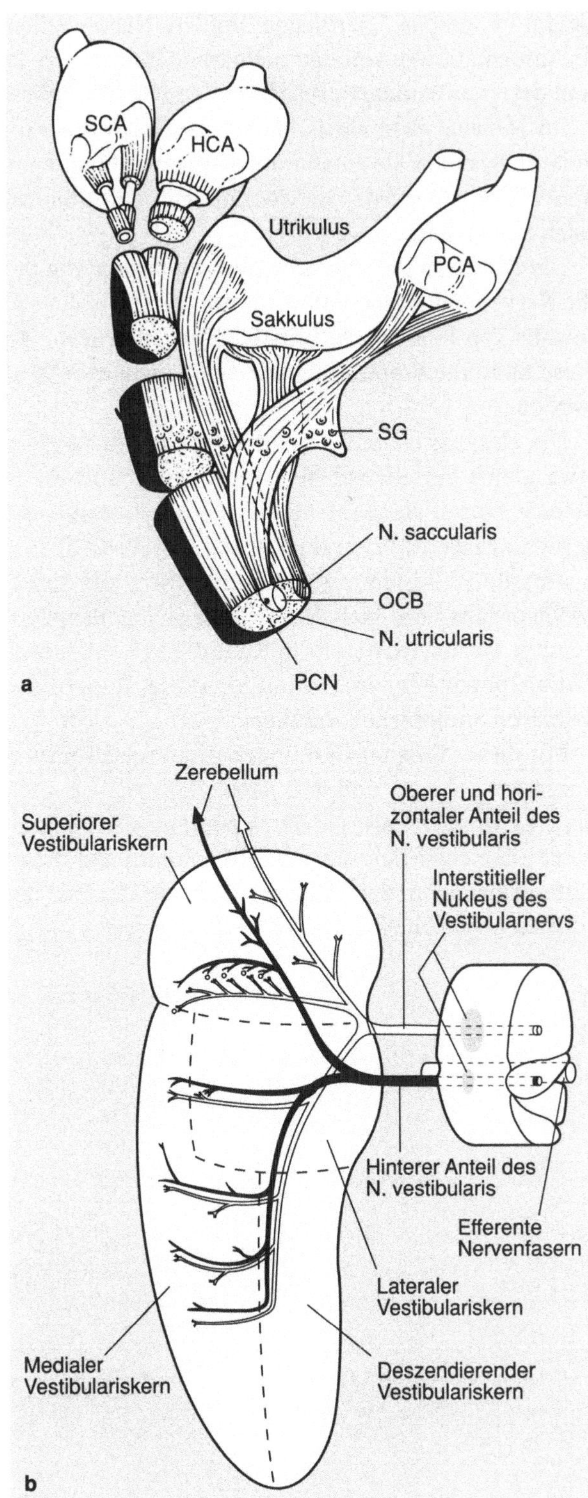

Abb. 1.20 a, b.
a Lage der Fasern von den einzelnen Strukturen des Gleichgewichtsorgans im N. vestibularis; *SCA* Crista des oberen Bogengangs, *SG* Ganglion scarpae, *OCB* efferente kochleäre und vestibuläre Bahn, *PCN* Nerv vom hinteren vertikalen Bogengang. (Aus Gacek 1975). **b** Verteilung der afferenten Fasern des N. vestibularis im Gleichgewichtskerngebiet. (Aus Wilson u. Jones 1979)

Ganglion Scarpae. Hier liegen bipolare Nervenzellen, deren distale Fortsätze die Informationen von den primären Sinneszellen Typ I und Typ II sammeln und deren proximale Fortsätze in den Hirnstamm reichen.

Im Nervus vestibularis laufen aber auch die Fasern des efferenten vestibulären Systems. Sie entstammen einem Zellhaufen neben den Kernen des VI. und VII. Hirnnerven – im wesentlichen derselben, aber auch der kontralateralen Seite (Abb. 1.19).

Die Funktion der efferenten vestibulären Bahn ist noch unklar, zumal sich die Nervenendigungen ohne Spezifität im Gleichgewichtsorgan verteilen und sowohl Typ-I- als auch Typ-II-Zellen ansteuern. Wahrscheinlich kann über diese Bahn die Empfindlichkeit des Gleichgewichtsorgans global abgestimmt werden.

Der Nervus vestibularis enthält insgesamt ca. 18 000 Nervenfasern. Sie sind etwa gleich verteilt auf alle Bogengänge und die Macula utriculi. Nur zur Macula sacculi ziehen deutlich weniger Fasern. Die Fasern liegen im Gleichgewichtsnerven an charakteristischer Stelle (Abb. 1.20).

Für die Weiterleitung der Information aus den Meßstellen des Gleichgewichtsorgans wird vom N. vestibularis das Prinzip der Frequenzmodulation benützt. Dazu wird bereits in Ruhe die Nervenfaser aktiviert. Sie bildet 60–90 Aktionspotentiale pro Sekunde. Diese Ruhefrequenz wird nun von der primären Sinneszelle moduliert.

Mit dieser Frequenzmodulation kann das Gleichgewichtssystem langsame Vorgänge erfassen und *mit jeder Meßstelle* im Gleichgewichtsorgan *sowohl positive als auch negative Beschleunigungen* erfassen und weiterleiten. In den beiden Gleichgewichtskerngebieten kommt auf diese Weise auch in Ruhe fortlaufend ein Strom von Informationen aus der Peripherie an, ähnlich wie in der Schaltzentrale eines großen Krankenhauses.

Kapitel 2

Die klinisch wichtigsten Verbindungsbahnen im zentral-vestibulären System 2

Die Fasern des N. vestibularis enden im Gleichgewichtskerngebiet und im Zerebellum, wie in Abb. 2.1 und 2.2 dargestellt ist. Sie haben dabei Anschluß an die nach oben zu den Augenmuskelkernen führende vestibulookuläre Reflexbahn und zu der nach unten zu der Streckmuskulatur führenden vestibulospinalen Bahn. (Eine Zusammenstellung aller zentralen vestibulären Bahnen in einem Bild gibt es nicht. Wegen der intensiven Verschaltungen mit den anderen Sinnessystemen und mit motorischen Kernen wäre ein solches Bild unübersichtlich. Hier wird auf die Monographie von Büttner-Ennever verwiesen.) Von Grüsser et al. wurde 1982 die vestibuläre Projektion in der Hirnrinde entdeckt. Die vestibuläre Rinde liegt beim Affen im parietoinsulären Kortex (PIVC). Hier findet wahrscheinlich u.a. die Bewegungsempfindung statt. Zellen dieser Region reagieren nur auf dynamische Beschleunigungen, nicht

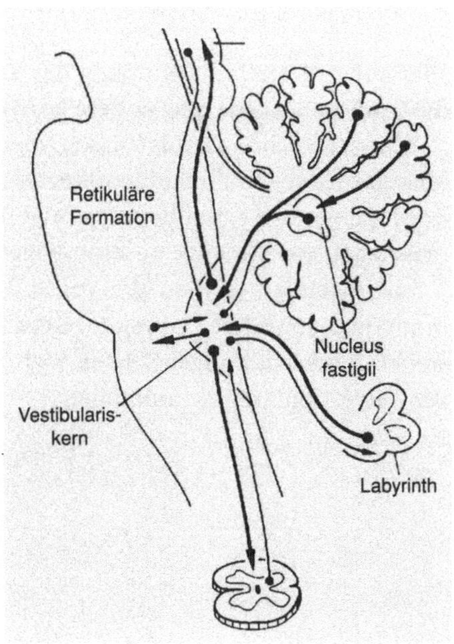

Abb. 2.1.
Maßgebende Afferenzen und Efferenzen im Gleichgewichtskerngebiet

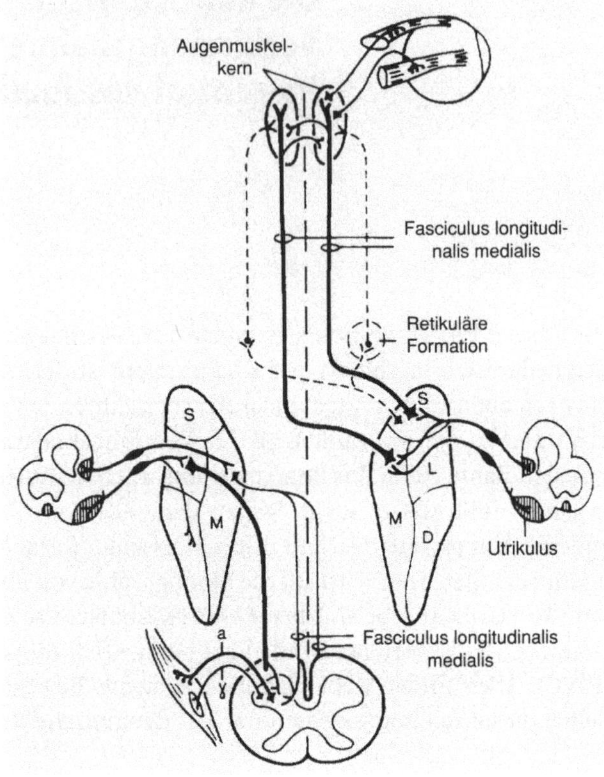

Abb. 2.2. Vestibuläre Afferenzen zu den verschiedenen Gleichgewichtskernen und ihre Verbindungen zu den Augenmuskelkernen und zum Rückenmark über den Fasciculus longitudinalis medialis. (Aus Brodal 1981)

aber auf eine statische Kippung des Kopfes. Man muß somit annehmen, daß die Otolithenorgane eine andere kortikale Bedeutung haben.

Klinisch wichtig ist das Wissen über die Funktion der Bogengänge und der Makulae im vestibulookulären Regelkreis. Die bei isolierter Reizung einzelner Bogengänge und Otolithenorgane auftretenden Augenbewegungen sind eindrucksvoll von T. Rudge zusammengestellt worden (Abb. 2.3, 2.4).

Im folgenden werden die vestibulospinalen und vestibulookulären Verbindungen und deren physiologische Bedeutungen besprochen. Einzelbilder weiterer Verschaltungen finden sich in den entsprechenden Kapiteln über zentralvestibuläre Erkrankungen.

Abb. 2.3.
Augenbewegungen bei Stimulation einzelner Bogengänge (*schattiert*): *LAC* linker vorderer vertikaler Bogengang, *LPC* linker hinterer vertikaler Bogengang, *LLC* linker lateraler Bogengang. (Aus Rudge 1983)

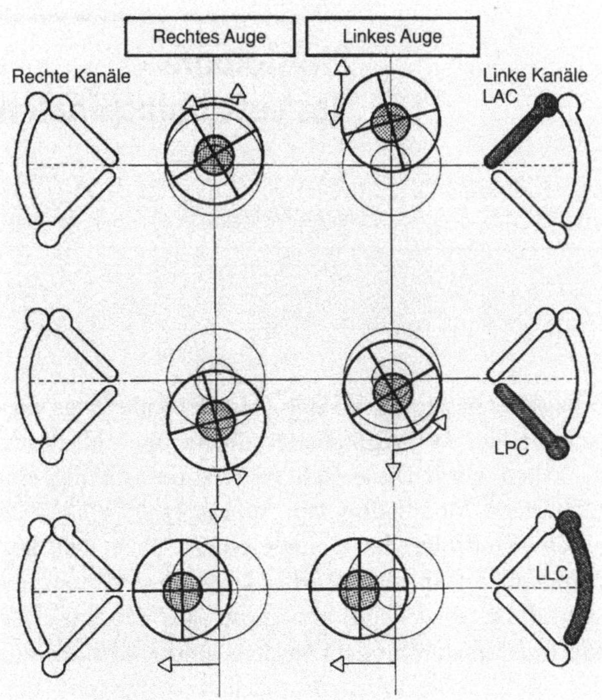

Abb. 2.4.
Augenbewegung bei simultaner Reizung korrespondierender Bogengänge. (Aus Rudge 1983)

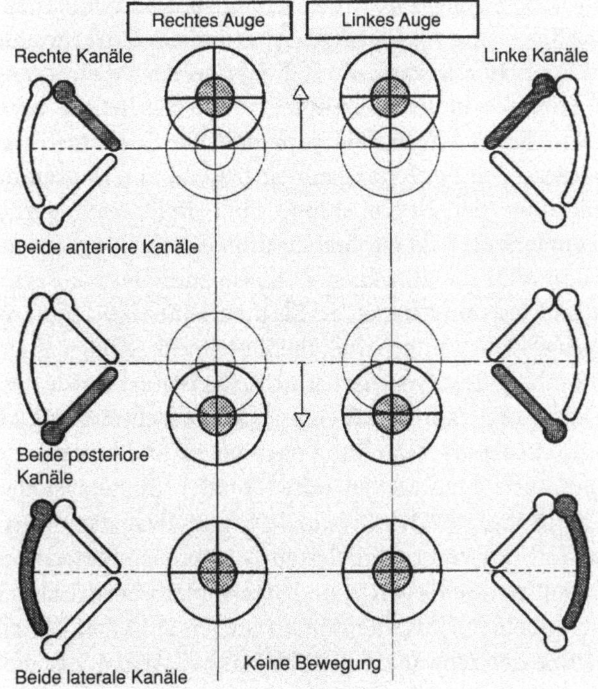

Kapitel 3

Physiologie des vestibulospinalen Systems 3

Grundlage für das aufrechte Stehen ist der Ruhetonus vorwiegend der Streckmuskulatur, der auf segmentaler Ebene über Muskeldehnungsreflexe aufrechterhalten wird. Diese Reflexe erfahren ständig eine willkürliche und unwillkürliche Modulation von supraspinal. *Willkürlich* läuft diese übergeordnete Kontrolle der Spinalmotorik über den kortikospinalen Trakt (Pyramidenbahn) ab, *unwillkürlich* über den vestibulospinalen und den rubrospinalen Trakt sowie über retikulospinale Systeme. Der *laterale vestibulospinale Trakt* entstammt dem Nucleus vestibularis lateralis (Deiter) und führt zu den motorischen Vorderhornzellen vorwiegend der Streckmuskulatur. Die reziproken Beugermuskeln werden gehemmt. Der Deiters-Kern erhält tonische Zuflüsse von den Otolithenorganen (Abb. 3.1) und Zuflüsse vom somatosensorischen System über das Kleinhirn. Dadurch hat er zentrale Bedeutung für die Steuerung des Gleichgewichts und des Muskeltonus. Vom optischen und optokinetischen System, die ebenfalls an der Orientierung im Raum beteiligt sind, kommen indirekte Zuflüsse. Phasische Reflexe kurzer Latenz stammen von den Bogengängen. Sie verlaufen über den medialen vestibulospinalen Trakt, der jeden Bogengang mit einer Reihe von Nackenmuskeln verbindet zur Stabilisation der Kopfposition. Über Kollaterale wird auch das lumbale Rückenmark erreicht zur Stabilisation der Körperposition (Brandt 1991).

Wenn man die einzelnen Zuflüsse zum Deiters-Kern experimentell ganz oder teilweise ausschaltet, erhält man Hinweise darauf, wie jedes System am „Gleichgewicht" mitarbeitet. In einer Grafik (Abb. 3.2) wird dies am Ergebnis des Romberg-Tests veranschaulicht. Registriert wurde die Schwankungsintensität des Körpers in der X-Achse (Körperschwankung zur Seite) und in der Y-Achse (Körperschwankung nach vorne und hinten). Im folgenden wurden die am aufrechten Stehen mitwirkenden Sinnessysteme einzeln und kombiniert in ihrer Aktivität reduziert, und zwar das optische System O durch Lidschluß, das vestibuläre System V durch Einblasen von 10 °C kalter Luft in beide äußere Gehörgänge und das somatosensorische System S durch Abkühlung beider Fußsohlen durch Stehen auf einer Metallplatte von 4 °C. Die Zunahme der Schwankungsintensität bei Wegfall der am Gleichgewicht mitwirkenden Systeme ist deutlich sichtbar.

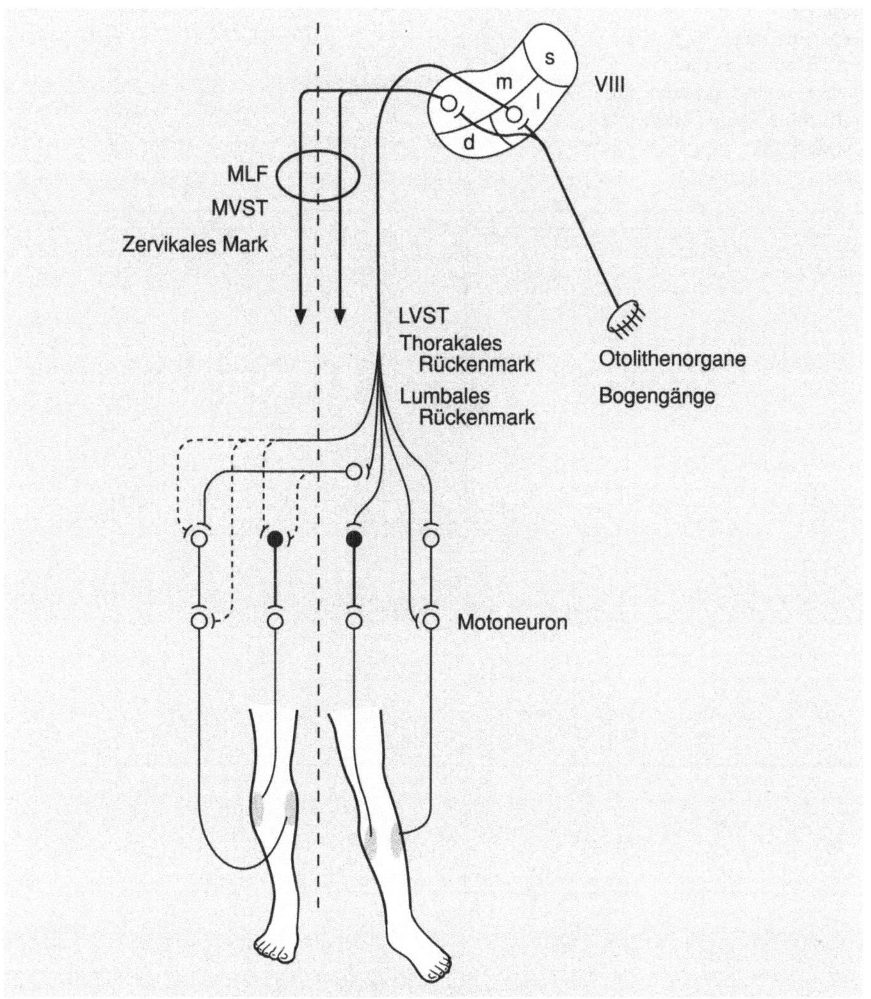

Abb. 3.1. Schematischer Verlauf der vestibulospinalen Bahnen, die die labyrinthären Rezeptoren mit den Antigravitationsmotoneuronen des zervikalen und lumbalen Rückenmarks verbinden, um die Kopf- und Körperhaltung zu gewährleisten. Lineare Beschleunigungen und Drehbeschleunigungen führen über den absteigenden lateralen vestibulospinalen Trakt (*LVST*) zu einer ispilateralen Tonuserhöhung in den Extensoren (*offene Kreise*) und zur reziproken Tonusabsenkung in den Flexoren. Die gepunkteten Linien beschreiben wahrscheinliche, aber noch nicht bewiesene Verbindungen. Der mediale vestibulospinale Trakt (*MVST*) zieht durch den Fasciculus longitudinalis medialis (*MLF*) und versorgt hauptsächlich den vestibulookulären Reflex für die Stabilisierung des Kopfes im Raum. (Aus Brandt 1991)

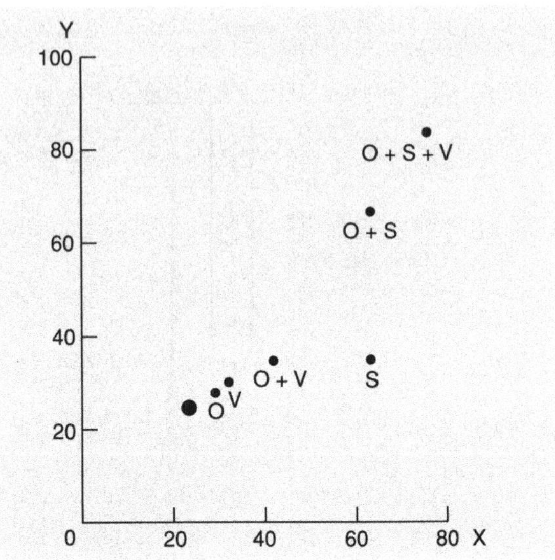

Abb. 3.2.
Experimenteller Nachweis des Zusammenwirkens mehrerer Sinnessysteme am aufrechten Stand (Erklärung s. Text S. 18)

Kapitel 4

Physiologie und Pathophysiologie des vestibulookulären und okulomotorischen Systems 4

4.1 Vestibulookulärer Reflex

Die *speziellen* Gleichgewichtsuntersuchungen wenden sich an einzelne Funktionen des komplexen Systems zur Erhaltung des Gleichgewichts. Verschiedene *Sinneseingänge* (Afferenzen) dieses Systems werden herangezogen, um auf physiologische oder unphysiologische Weise zu reizen. (Abb. 4.1). Wir benützen die Fähigkeit des Gleichgewichtsorgans, Beschleunigungen sowie Veränderungen der Schwerkraft wahrzunehmen, die Fähigkeit des Auges, Bewegungen der Umwelt zu registrieren, und die somatische Sensibilität, also Meldungen, die vom Integument und vom Bewegungsapparat herkommen.

An den *Sinnesausgängen* (Efferenzen) kann die Reizantwort als Änderung des stabilen Körpergleichgewichtes gemessen und damit die Funktionstüchtigkeit des Gleichgewichtssystems kontrolliert werden (Abb. 4.2). Messungen sind an den vestibulospinalen Efferenzen in Form einer Veränderung der Körperhaltung möglich sowie am okulomotorischen System in Form von kompensierenden, synchronen Augenbewegungen, dem *Nystagmus*.

Ungünstigerweise unterliegen die zu messenden Veränderungen am Gleichgewicht jedoch noch weiteren Einflüssen (Abb. 4.3). So kann die vom Großhirn gesteuerte Willküraktivität des Körpers die unbewußt ablaufende, reflektorische Aktivität des Gleichgewichtszentrums beeinflussen und sogar überspielen. Müdigkeit und zahlreiche Medikamente dämpfen die Aktivität

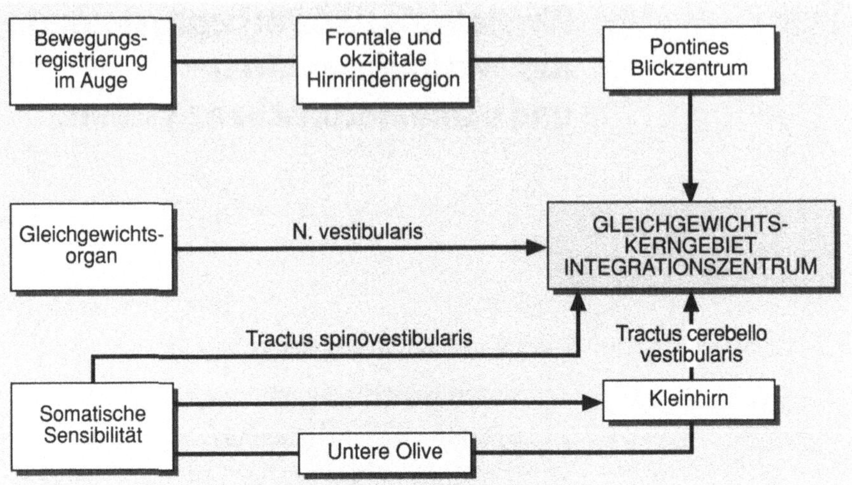

Abb. 4.1. Die wichtigsten Afferenzen des vestibulären Systems

im Gleichgewichtskerngebiet, toxische Einflüsse, z.B. Alkohol und Nikotin, bewirken unkontrollierbare Veränderungen im Regelsystem.

! Bei jeder Gleichgewichtsuntersuchung ist auf Störfaktoren zu achten. Soweit als möglich müssen sie eliminiert werden.

Objektive Prüfmethoden mittels evozierter Potentiale, wie wir sie aus der Audiometrie, vom optischen und vom somatischen System her kennen, sind am Gleichgewichtssystem nicht einsetzbar, weil es keine häufig wiederholbaren Rechteckreize gibt, und weil die Störpotentiale größer sind als die gesuchten Potentiale (Schmidt).

Definition des Nystagmus als Meßgröße

Ein Nystagmus ist der sichtbare Ausdruck eines physiologischen Regelmechanismus des Körpers, durch den Drehbewegungen des Kopfes durch gegengerichtete Augenbewegungen kompensiert werden. Dieser Mechanismus kommt bei allen Lebewesen mit beweglichen Augen vor. Er ist ein vestibulookulärer Reflex (VOR).

4.2 Vestibulärer Nystagmus

Wenn man sich dreht oder gradlinig beschleunigt wird, dann kommt es bei nicht bewegten Augen zu einer Verschiebung des Umweltbildes auf der Netz-

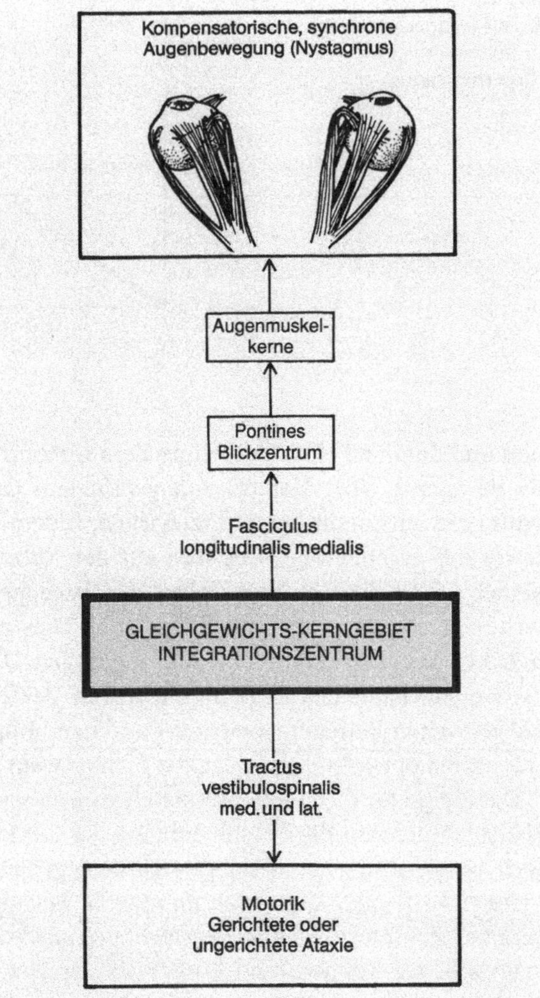

Abb. 4.2. Die wichtigsten Efferenzen des vestibulären Systems

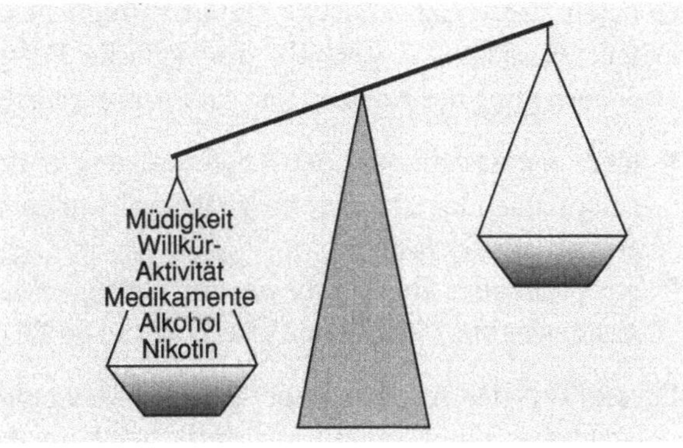

Abb. 4.3. Faktoren, die die Regelfunktion des vestibulären Systems beeinflussen

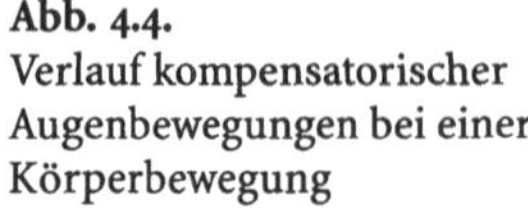
Abb. 4.4.
Verlauf kompensatorischer Augenbewegungen bei einer Körperbewegung

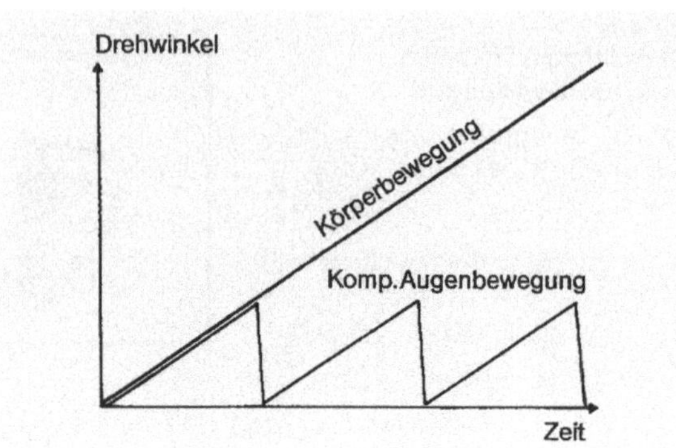

haut und damit zu einer unerwünschten *Unschärfe* (Beispiel: unscharfes Bild bei Bewegung einer Kamera mit geöffnetem Objektiv). Dem versucht das Zentralnervensystem entgegenzuwirken, indem es die Augen *während* der Bewegung gegenbewegt. Das Bild auf der Netzhaut wird stabil bzw. scharf bleiben, wenn die Geschwindigkeit der Augengegenbewegung der der Körperbewegung entspricht (Blickkonstanz). Dies gelingt bei den meisten, im täglichen Leben vorkommenden Bewegungen. Der Sinn dieses kompensatorischen Mechanismus liegt im Bestreben der Natur, das Lebewesen auch *während* einer Bewegung orientiert und handlungsfähig zu halten. Mit einem unscharfen optischen Bild wäre das nicht gewährleistet.

Das Signal für die kompensatorische Gegenbewegung stammt vom Gleichgewichtsorgan, das die Beschleunigung des Kopfes mißt und die Information nach Umschaltung im Gleichgewichtskerngebiet an die Augenmuskelkerne weitergibt. *Deshalb kann man durch eine Reizung des Gleichgewichtsorgans auch kompensatorische Augenbewegungen auslösen und messen.*

Ist z.B. die Kopfdrehung größer als die Drehfähigkeit der Augen, dann werden die Augen mit einer sehr schnellen reflektorischen *Ruckbewegung* zurückgestellt (Abb. 4.4). Diese Ruckbewegung ist nicht wahrnehmbar und oft in einem Lidschlag versteckt. Die ursprüngliche Gegenbewegung kann dann erneut einsetzen. So entsteht die typische Bewegungsform der Augen bei Drehbewegung des Körpers, die sich zusammensetzt aus:

- einer *langsamen*, von der Kopfbewegung ausgelösten und ihr im Tempo entsprechenden, ihr aber entgegengerichteten Komponente (Geschwindigkeit bis ca. 100°/s),
- einer *schnellen*, der Kopfbewegung gleichgerichteten, reflektorischen Rückstellbewegung (Geschwindigkeit bis zu 700°/s).

Dieser Typ der Augenbewegung wird *Nystagmus* genannt. Ein Nystagmus entsteht also durch einen reflektorischen Vorgang. Er ist *unwillkürlich*. Die

Richtung des Nystagmus wird definitionsgemäß mit der Richtung seiner *schnellen* Komponente angegeben.

Ein Nystagmus, der durch Kopfbewegungen, durch experimentelle Reize am Gleichgewichtsorgan oder durch Erkrankungen im Gleichgewichtssystem ausgelöst wird, heißt *vestibulärer Nystagmus*.

Die Richtung des Nystagmus stimmt überein mit der Ebene der Drehbeschleunigung. Am häufigsten kommen im täglichen Leben horizontale, in zweiter Linie vertikale, selten diagonale Drehbewegungen vor. Der horizontale Nystagmus wird in der Regel zur experimentellen Gleichgewichtsprüfung verwendet. Diagonale Drehbewegungen kommen selten vor. Lineare Beschleunigungen zur Seite reizen beim aufrecht stehenden Menschen die Otolithenorgane, speziell den Utrikulus. Es entsteht ein horizontaler Nystagmus.

Bei Dreh*bewegungen* um die okzipitofrontale Achse entsteht ein torsionaler Nystagmus.

Das Gleichgewichtsorgan kann nur Beschleunigungen oder die Änderung einer Beschleunigung messen. Bewegungen mit konstanter Geschwindigkeit können nicht registriert werden. Bei natürlichen Bewegungen im täglichen Leben kommen aber nur Beschleunigungen vor, so daß man in diesem Fall *Bewegungen und Beschleunigungen* als Ursache eines vestibulären Nystagmus gleichsetzen kann.

Neben dem vestibulären Nystagmus, der Drehbewegungen des Kopfes kompensiert, gibt es noch weitere Arten von Nystagmus bzw. nystagmusähnlichen Augenbewegungen, wie im folgenden erläutert.

4.3 Optokinetischer Nystagmus

Dieser Nystagmus entsteht, wenn sich die Umwelt dreht. Physiologischerweise kommt dies nicht vor. Als Umweltbewegung imponiert lediglich, wenn sich bei einer Kopfbewegung das Bild der Umwelt auf der Netzhaut in entgegengesetzter Richtung bewegt. Die dabei entstehende Sehunschärfe muß, wie beim vestibulären Nystagmus, durch einen kompensatorischen Vorgang behoben werden. Diese scheinbare Bewegung der Umwelt wird vom *kinetischen* Teil des optischen Systems erfaßt. Reflektorisch wird eine Gegenbewegung des Auges veranlaßt. Ihre Geschwindigkeit und Stärke entspricht weitgehend der dem Vorgang zugrundeliegenden Kopfbewegung.

Optokinetische Gegenbewegung und vestibuläre Gegenbewegung arbeiten gemeinsam an der Bildkonstanz.

Unterschied: Das *vestibuläre System* kann auf Grund der physikalischen Eigenschaften des Vestibularorgans nur Beschleunigungen erfassen. Es adaptiert an länger dauernde Reize und habituiert an sich ständig wiederholende Reize. Das *optokinetische System* reagiert auf alle Bewegungen, also auch auf Bewegungen mit konstanter Geschwindigkeit, die vom vestibulären System nicht erfaßt werden. Es adaptiert und habituiert nicht.

Wie beim vestibulären Nystagmus wird die kompensatorische optokinetische Gegenbewegung durch eine schnelle reflektorische Rückstellung des Bulbus unterbrochen. Es entsteht ein reflektorisch ausgelöster, d.h. unwillkürlicher optokinetischer Nystagmus. Das Signal für die optokinetische Gegenbewegung, d.h. für die langsame Phase des optokinetischen Nystagmus, stammt von der Netzhautperipherie. Die Sinneszellen dieses Netzhautareals reagieren besonders empfindlich auf Helligkeitsänderungen und damit auf bewegte Reize.

Die optokinetische Gegenbewegung erreicht Geschwindigkeiten bis zu 100°/s. Die rasche Rückstellbewegung, die vom raschen okulomotorischen

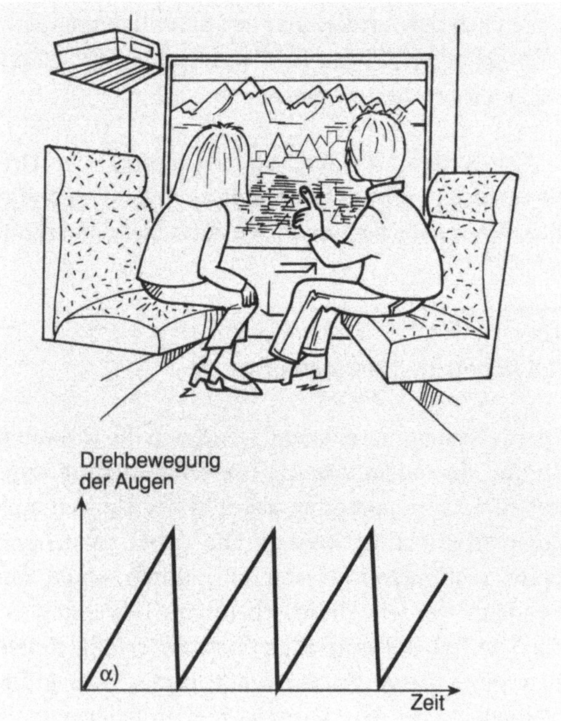

Abb. 4.5. Entstehung eines retinalen optokinetischen Nystagmus bei Beobachtung einer bewegten Umwelt

Einstellsystem (sakkadisches System) geregelt wird, erreicht Geschwindigkeiten bis zu 700°/s.

Durch Zuhilfenahme der Technik, z. B. im Kino, ist der Mensch in der Lage, eine bewegte Umwelt zu erleben, ohne daß ihr eine Körperbewegung zugrundeliegt. Oder der Mensch *wird* mit konstanter Geschwindigkeit bewegt, bei der das Gleichgewichtsorgan nicht reagiert, z. B. in der Eisenbahn. Blickt er aus dem Zugfenster, dann tritt ein optokinetischer Nystagmus auf, und zwar ohne Unterstützung durch einen vestibulären Nystagmus. Er ist gut zu beobachten und wird *Eisenbahnnystagmus* genannt. Gegenstände, die schneller am Auge vorbeiziehen, als sie vom optischen Folgesystem erfaßt werden können, wie z. B. Bäume und Telegrafenstangen, die nahe am Bahndamm stehen, erscheinen verwischt (Abb. 4.5).

4.4 Langsame Blickfolge

Neben dem unwillkürlichen, retinal ausgelösten Nystagmus gibt es aber noch eine nystagmusähnliche Form der Augenbewegungen, die fälschlicherweise ebenfalls als optokinetischer Nystagmus bezeichnet wird. Sie entsteht beim willkürlichen Betrachten bewegter Gegenstände in einer nicht bewegten Umwelt, z. B. beim Betrachten von Radfahrern in einer Landschaft oder beim Betrachten bewegter Punkte (Abb. 4.6a). Jeder Radfahrer wird von der Fovea des Auges, der Zone des schärfsten Sehens, erfaßt. Das optische Folgesystem steuert die Augenbewegung so, daß der Radfahrer in der Fovea abgebildet bleibt. Nach einer bestimmten, individuell verschieden weit ausgeführten Drehbewegung folgt das Auge nicht weiter. Es muß nun entweder eine Drehbewegung des Kopfes folgen - wenn man den ersten Radfahrer im Auge behalten will - oder es erfolgt eine rasche Rückholbewegung des Auges, entsprechend der schnellen Phase eines Nystagmus - wenn man den zweiten Radfahrer ins Auge fassen will. Dieser Vorgang wird von manchen Autoren als *foveolärer optokinetischer Nystagmus* bezeichnet. Die Bezeichnung Nystagmus ist nicht korrekt, denn es handelt sich um eine willkürliche Folgebewegung der Augen, die nur dann die Form eines Nystagmus mit langsamer und schneller Phase hat, wenn mehrere bewegte Gegenstände nacheinander fixiert werden. Wird z. B. ein schwingendes Pendel verfolgt, dann entsteht ein sinusförmiges Bild. Ein *echter* Nystagmus ist aber reflektorisch und damit unwillkürlich.

Die an der langsamen Blickfolge beteiligten Bahnen ziehen vom Auge als Rezeptor der Bewegungsempfindung zur primären Sehrinde, zum parietotemporalen Kortex, zur dorsolateralen Brücke und über den Flokkulus des Kleinhirns zum Gleichgewichtskerngebiet (Büttner u. Büttner-Ennever 1988).

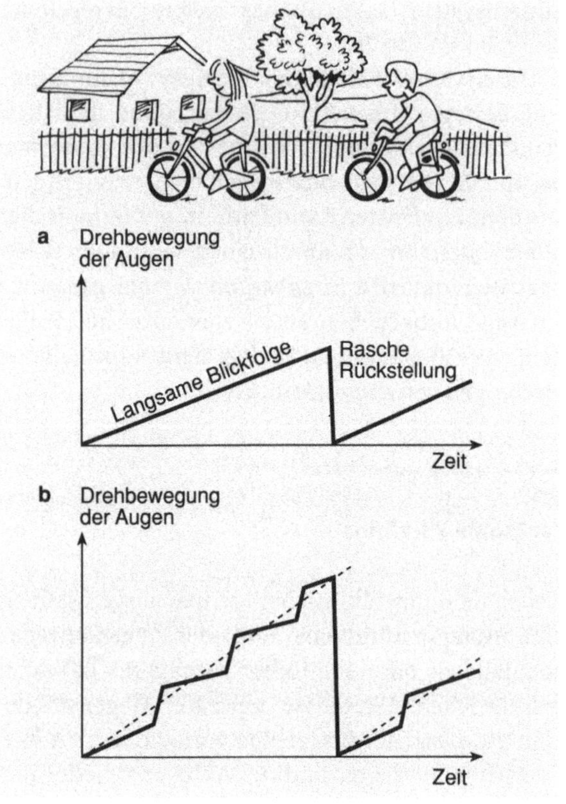

Abb. 4.6 a, b. Entstehung eines „foveolären optokinetischen Nystagmus" bei Beobachtung bewegter Gegenstände; **a** bei langsamer Bewegung, **b** bei schneller Bewegung

Die maximale Geschwindigkeit der langsamen Folgebewegung ist mit 30–40°/s relativ niedrig. Überschreitet die Geschwindigkeit der Objekte die maximale Geschwindigkeit der Folgebewegung, dann muß über ein rasches Einstellsystem, das *sakkadische System*, das Auge nachgestellt werden. Das aus der Fovea entwichene Abbild des bewegten Gegenstands wird mit dem sakkadischen System in die Fovea zurückgeholt (Abb. 4.6 b). Es setzt nun erneut die vom langsamen Blickfolgesystem gesteuerte Augenbewegung ein. Die Folgebewegung der Augen ist dann aus physiologischen Gründen mit sogenannten Aufholsakkaden (engl.: „catch-up sakkades") durchsetzt. Diese Bewegungsform wird im Englischen auch als „jerky pursuit" bezeichnet.

Findet man diese Sakkaden bereits beim Fixieren sehr langsam bewegter Gegenstände, z. B. eines langsam schwingenden Pendels, dann muß eine Erkrankung im langsamen Blickfolgesystem vorliegen (s. S. 223), wobei die Lokalisation der Schädigung entlang der entsprechenden Bahnen zu suchen ist.

Zum okulomotorischen System – auch akzessorisches optisches System genannt – zählen die im folgenden genannten Strukturen.

Sakkadensystem

Es liegt im prämotorischen frontalen Augenfeld und sendet Bahnen durch den vorderen Schenkel der inneren Kapsel zum Zwischenhirn. In Höhe der Augenmuskelkerne III und IV kreuzen die Fasern und verschalten sich polysynaptisch mit der paramedianen pontinen Formatio reticularis (PPRF). Von hier aus werden schnelle Willkürbewegungen der Augen (Sakkaden) induziert. Das Sakkadensystem steuert auch die reflektorische Rückstellung der Augen beim Nystagmus (s. S. 24).

Blickfolgesystem

Es liegt im parietookzipitalen Bereich um die Area 17. Die Fasern verlaufen von dort entlang der Sehstrahlung zum Mittelhirn und ziehen unter teilweiser Kreuzung zur präpontinen Formatio reticularis und zum Flokkulus des Vestibulozerebellums. Das Blickfolgesystem regelt die langsamen Bewegungen der Augen beim Verfolgen eines bewegten Gegenstands.

Okulomotorische Kerne für die willkürlichen Blickbewegungen

Das Kerngebiet für die Koordination der horizontalen Blickbewegungen im Hirnstamm liegt zwischen Trochlearis- und Abduzenskern (ipsilaterale paramediane pontine Formatio reticularis = PPRF) (Brandt 1983). Das Kerngebiet für die Koordination von Augenbewegungen nach unten liegt oberhalb des Nc. ruber (rostraler interstitieller Kern des Fasciculus long. med.). Das Kerngebiet für die Koordination vertikaler Augenbewegungen nach oben liegt im Bereich des Prätektums.

Okulomotorischer Kern des Kleinhirns: der Flokkulus

Dieser Kern des sogenannten Vestibulozerebellums ist eng mit dem vestibulären System verbunden. Er regelt Augenfolgebewegungen und Sakkaden. Bei Kopfbewegungen koordiniert er die Impulse vom optischen und vom vestibulären System, so daß auch während der Kopfbewegung das Blickfeld stabil bleibt, d.h. er greift in den vestibulookulären Reflex hemmend ein.

Läsionen des Flokkulus bewirken demnach eine verminderte Fähigkeit zu Blickfolgebewegungen, einen verminderten optokinetischen Nystagmus, eine gestörte Fixationssuppression sowie eine Enthemmung des vestibulär ausgelösten Nystagmus.

Aus den genannten okulomotorischen Strukturen und Verbindungen kann man verstehen, daß es sowohl *isolierte* okulomotorische Defekte gibt, z. B. Störungen des langsamen Blickfolgesystems, als auch okulomotorische Defekte, die Befunde am vestibulären wie am optokinetischen System hervorrufen; das sind z. B. Störungen im Bereich des Flokkulus.

Das rasche Einstellsystem (sakkadisches System) macht am Auge

- *Nachstellbewegungen*, wenn die Geschwindigkeit des beobachteten Objektes größer ist als die maximale Geschwindigkeit der vom langsamen Blickfolgesystem gesteuerten Augenbewegungen und
- *Rückstellbewegungen*, um das Auge wieder an die Ausgangslage zurückzuholen (schnelle Phase eines Nystagmus).

Der retinale optokinetische Nystagmus wird vom optokinetischen System gesteuert. Er ist unwillkürlich, unerschöpflich und kann nicht unterdrückt werden. Pharmakologisch ist er beeinflußbar. Die langsame Phase des Nystagmus kann Geschwindigkeiten von 100°/s erreichen.

Die *langsame Blickfolge*, die beim Fixieren bewegter Gegenstände auftritt, wird vom langsamen optischen Folgesystem gesteuert. Es arbeitet willkürlich, kann also unterdrückt werden. Die langsame Phase ist höchstens 30–40°/s schnell. Bei schnelleren Objektbewegungen werden Sakkaden dazwischen geschaltet. Sakkaden bei langsamen Folgebewegungen unter 30°/s sind pathologisch.

4.5 Schnelles Augenbewegungssystem

Schnelle Augenbewegungen werden als Sakkaden bezeichnet. Wir haben sie in ihrer *unwillkürlichen* Form bereits bei der Entstehung eines vestibulären oder optokinetischen Nystagmus kennengelernt. In ihrer *willkürlichen* Form dienen sie dazu, einen zu betrachtenden Gegenstand schnell in die Fovea, die Zone schärfsten Sehens, zu bekommen. Sie sind damit die wichtigsten Augenbewegungen der Lebewesen. Ist eine Sakkade zentral generiert, dann ist ihr Bewegungsablauf nicht mehr zu stoppen oder zu ändern. Im Verlauf einer Sakkade ist die Wahrnehmung blockiert. Bei großen Augenbewegungsamplituden können Zwischenschritte eingelegt werden, wobei nach einem Sprung in die Nähe des Ziels (in der Regel *vor* dem Ziel) eine Korrektursakkade nachgeschoben wird. Ein Vergleich mit der Strategie eines Golfspielers liegt hier nahe.

In der Generierung einer Sakkade und an der Haltefunktion des Auges, wenn einmal die gewünschte Position erreicht ist, sind mehrere Systeme beteiligt, wobei in Zentren für horizontale und vertikale Sakkaden unterschieden werden muß (Hamann 1994; Clarke 1995). Das Zentrum für ipsilaterale horizontale Sakkaden ist die pontine paramediane Formatio reticularis (PPRF). Das Zentrum für vertikale Sakkaden ist der in der mesenzephalen Formatio reticularis gelegene rostrale interstitielle Kern des medialen Längsbündels. Es projiziert zu den motorischen Kernen beider Augen, so daß nur beidseitige Läsionen zu einem Verlöschen vertikaler Sakkaden führen können.

4.6 Visuelle Suppression eines vestibulären Nystagmus

Wird ein Gegenstand im Verlauf einer aktiven Kopfbewegung fixiert, überschneiden sich zwei motorische Signale für das Auge, die beide dem okulomotorischen System zugerechnet werden. Zum einen besteht ein Fixationsimpuls durch den Willen, einen Gegenstand in der Fovea zu halten; zum anderen wird durch die Kopfbeschleunigung die langsame Phase eines vestibulären Nystagmus generiert, die den betrachteten Gegenstand aus der Fovea herausführen würde. Um Widersprüche zu verhindern, gibt es innerhalb des okulomotorischen Systems eine Hierarchie, die dem willkürlichen Sehen die Dominanz gegenüber dem vestibulären Reflexvorgang gibt, d.h. durch Fixation eines Gegenstands wird ein vestibulärer Nystagmus unterdrückt. Entscheidenden Einfluß auf diese Fähigkeit der Fixationssuppression hat der Flokkulus des Kleinhirns, der auch für die Generierung langsamer Augenbewegungen des optokinetischen Nystagmus wichtig ist.

Das Signal der Kopfgeschwindigkeit, das von den vestibulären Rezeptoren erfaßt wird, wird von den Flokkuluszellen über ihren visuellen Eingang in den Vestibulariskernen auf Null gesetzt (Hamann 1987). Die Hierarchie innerhalb des okulomotorischen Systems wird durch Alkoholgenuß außer Kraft gesetzt. Die Suppression eines vestibulären Nystagmus funktioniert nicht mehr, und es entsteht z.B. bei Kurvenfahrt trotz Fixation ein Nystagmus. Das Bild der Straße wandert auf der Netzhaut, und der Fahrer sieht die Straße nicht mehr dort, wo sie tatsächlich ist. Ein Unfall ist vorprogrammiert (s. auch S. 308).

KAPITEL 5

Anatomie, Physiologie und Pathophysiologie des zervikookulären Systems 5

5.1 Anatomie

Wichtig für das Verständnis und v. a. für die Diagnostik zervikaler Gleichgewichtsstörungen ist die Kenntnis der Anatomie und Pathophysiologie der Region, denn bei Patienten mit Gleichgewichtsstörungen gehört die Untersuchung des zervikalen Wirbelsäulen- und Muskelapparats zur Grunduntersuchung.

Die Halswirbelsäule mit ihrem Muskel-, Sehnen- und Bänderapparat hat zum einen eine tragende Funktion für den Kopf und die Halseingeweide, zum anderen hat sie die Aufgabe, den Kopf möglichst vielfältig zu bewegen. Somatosensoren in den Muskeln, Sehnen und Gelenken der Halswirbelsäule informieren das Zentralnervensystem über ausgeführte Bewegungen und über die Stellung des Kopfes zum Rumpf.

Die Halswirbelsäule ist – wie die übrige Wirbelsäule – gekrümmt und kann dadurch die 10fach größere Belastung aushalten, als wenn sie gestreckt wäre (Abb. 5.1). Die Anordnung der Wirbel in einer Kette (Kügelgen u. Hillemacher) hat aber zur Folge, daß sich eine Fehlstellung *eines* Wirbels in alle anderen Kettensegmente fortsetzen muß. So kann letztlich eine funktionelle Bewegungsstörung im Ileosakralgelenk zu einer Störung oder Fehlstellung im Kopfgelenksbereich führen. Das heißt, bei der Suche nach der Ursache einer funktionellen Störung im Kopfgelenksbereich muß man sich auch mit weiter kaudal liegenden Segmenten beschäftigen.

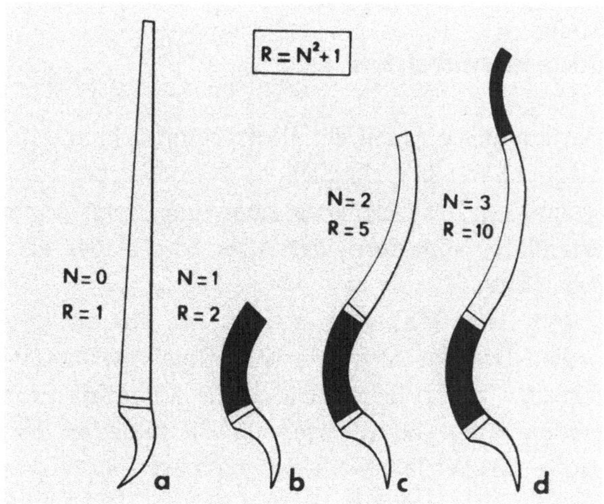

Abb. 5.1 a–d. Die Krümmung der Wirbelsäule steigert deren Belastbarkeit (*R*) auf axial gerichtete Druckkräfte. *N* Zahl der Krümmungen. Gegenüber einem geraden Stab (**a**) weist eine 3fach gekrümmte Wirbelsäule (**d**) eine 10fach erhöhte Belastbarkeit auf entsprechend der im Bild angegebenen Formel. (Aus Kapandji 1985)

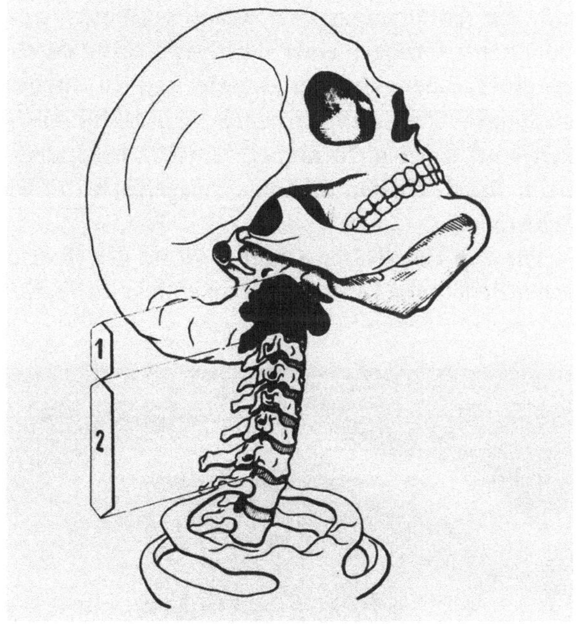

Abb. 5.2. Funktionelle Einteilung der HWS in einen oberen und unteren Bereich. (Aus Kügelgen u. Hillemacher 1989)

Anatomisch und funktionell läßt sich die Halswirbelsäule (HWS) mit ihrem Muskelbandapparat einteilen in eine obere HWS (C1–C2 mit den sog. Kopfgelenken; Abb. 5.2) und in eine untere HWS (C3–C7). Der 7. Halswirbel hat eine Sonderstellung. Morphologisch und funktionell gilt er als Übergangswirbel zur Brustwirbelsäule.

5.1.1 Obere Halswirbelsäule

Der kaudalste Anteil der Hinterhauptsschuppe mit dem Foramen occipitale magnum war ursprünglich ein Wirbelkörper (Co). Er wurde in den Schädel assimiliert. Das Gelenk zwischen den Hinterhauptskondylen und den Foveae articulares superiores des Atlas wird daher als oberes Kopfgelenk Co/C1 bezeichnet.

Der *Atlas* (C1) (Abb. 5.3) ist wie ein querovaler Ring geformt. Er hat keinen Dornfortsatz, jedoch kräftige Querfortsätze, auf denen die Gelenkfortsätze zu Co liegen. Durch die Foramina processus transversi zieht auf beiden Seiten die A. vertebralis. Sie bildet an der Oberfläche des Atlas eine große Ausgleichsschleife mit mehreren Krümmungen (Abb. 5.4), bevor sie durch die Dura mater tritt und sich auf dem Klivus mit der A. vertebralis der Gegenseite zur A. basilaris vereint. Bei Kopfbewegungen wird die A. vertebralis erstaunlich stark bewegt (Abb. 5.5). Bewegungshindernisse am Wirbel, z.B. ein Foramen arcuale atlantis, können bei hypermobilen Menschen oder beim Vorliegen einer Gefäßverhärtung durch Arteriosklerose (Abb. 5.6) zu einer Einengung der Arterie und zu anfallsartig auftretendem, kopfstellungsabhängigem, starkem Schwindel führen. Die Kopfstellungsabhängigkeit wird dabei nicht immer bemerkt, besonders wenn der Schwindel, z.B. beim Bauchschläfer, im Schlaf ausgelöst wird. Die Patienten erwachen mit Schwindel.

Für den Hals-Nasen-Ohren-Arzt ist der Querfortsatz des Atlas von klinischer Bedeutung (Abb. 5.7), denn er liegt im Spatium retromandibulare direkt

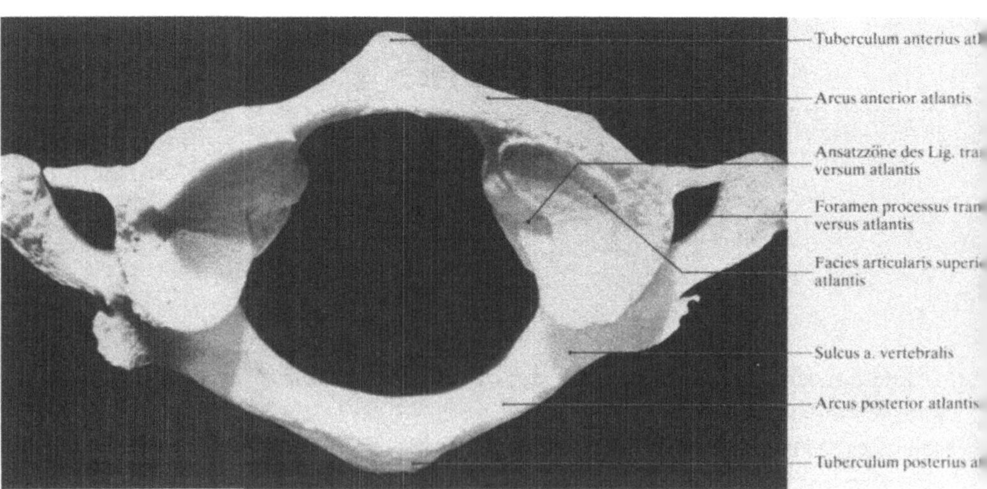

Abb. 5.3. Blick auf den Atlas von oben. (Aus Lang 1981)

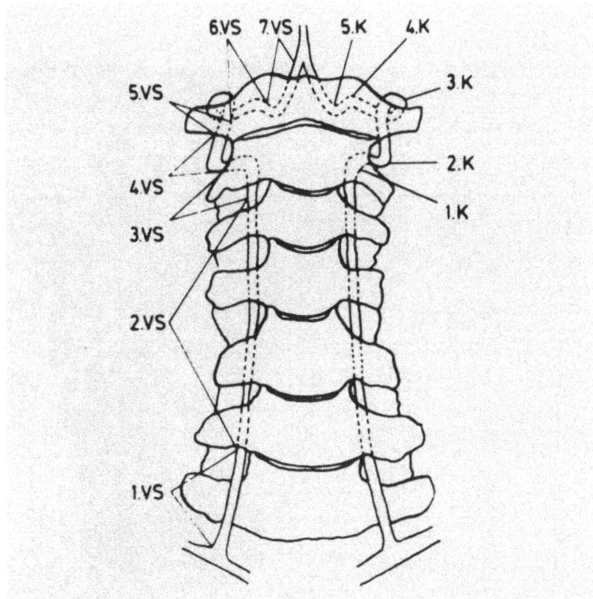

Abb. 5.4. Verlaufsstrecken (*VS*) und Krümmungen (*K*) der A. vertebralis. (Aus Rieber 1978)

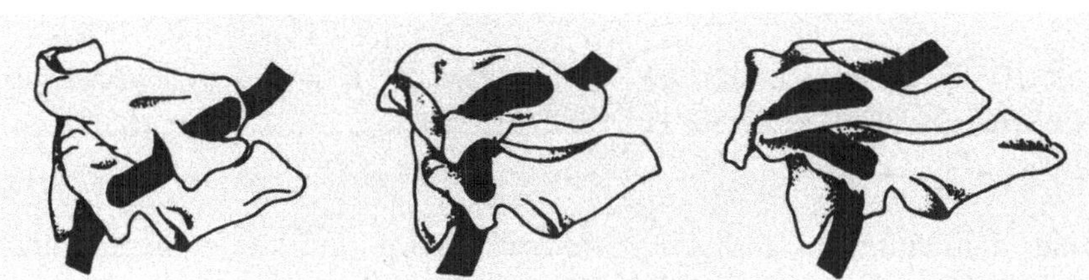

Abb. 5.5. Verlaufsänderung der A. vertebralis bei Kopfdrehungen. (Aus Dvorak u. Dvorak 1988)

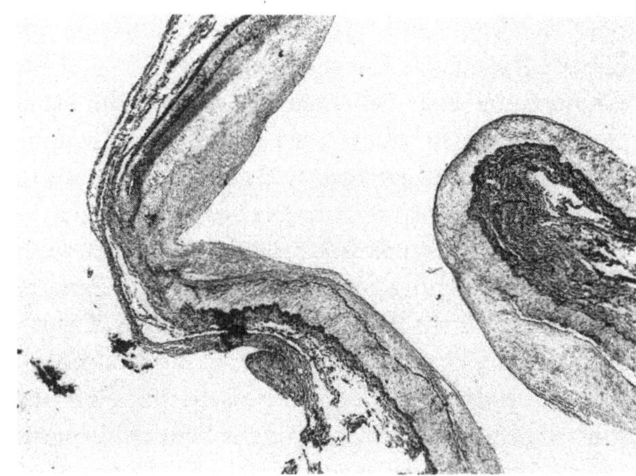

Abb. 5.6. Arteriosklerotische Ablagerungen an der Wand der A. vertebralis an der Durchtrittsstelle durch die Membrana atlantooccipitalis. (Aus Rieben 1978)

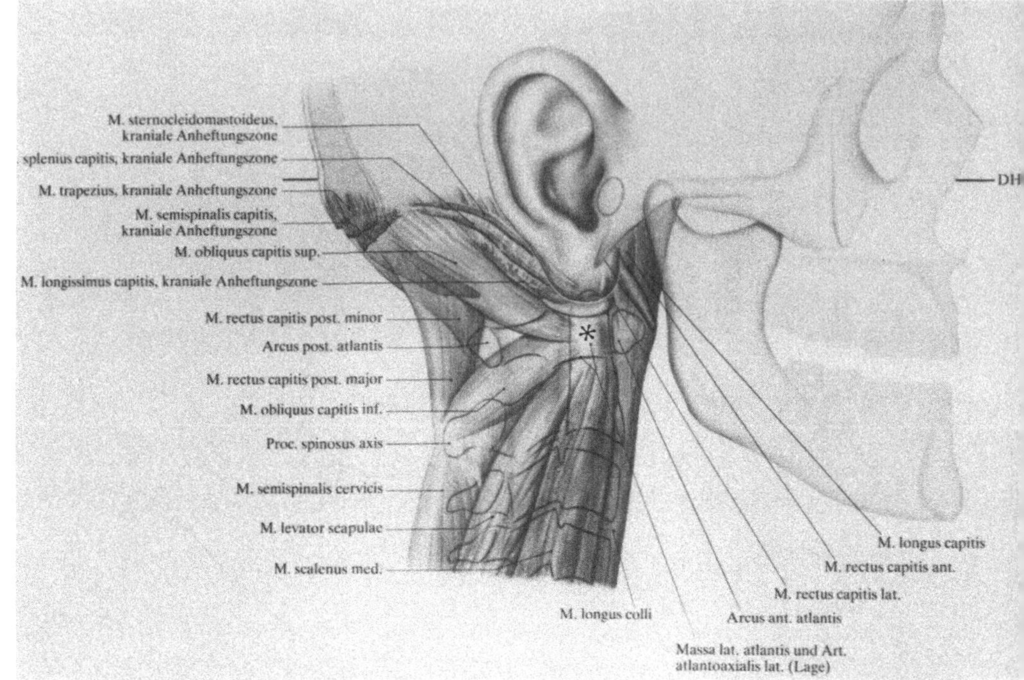

Abb. 5.7. Lage des Atlasquerfortsatzes (*) unter dem Ohr. Er ist eine wichtige muskuläre Schaltstelle. An ihm setzen 8 Muskeln an. (Aus Lang 1979)

unter dem äußeren Gehörgang. Er ist zwischen Mastoid und aufsteigendem Unterkieferast zu tasten. An ihm setzen 8 Muskeln an – 5 kurze (M. rectus capitis lateralis; M. rectus capitis anterior; M. obliquus capitis superior; M. obliquus capitis inferior; M. intertransversus) und 3 lange (M. levator scapulae; M. scalenus medialis; M. splenius cervicis). Fehlhaltungen im Bereich der Kopf- und Schultergelenke führen zu fehlerhaften Anspannungen dieser Muskeln, zu Insertionstendopathien und damit zu lokalem Spontanschmerz, der vom Patienten tief in das Ohr projiziert wird (Abb. 5.8). Bei Ohrenschmerzen ohne Ohrsymptome und ohne Zeichen einer Tubendysfunktion muß an Insertionstendopathien am Querfortsatz und an eine funktionelle Bewegungsstörung des Atlas gedacht werden.

Differentialdiagnostisch muß das Costen-Syndrom bei Arthrose im Kiefergelenk in Erwägung gezogen werden. Die Schmerzen beim Costen-Syndrom liegen im und vor dem Ohr und strahlen auf den retromandibulären Raum aus (Abb. 5.9).

Der 2. Halswirbel (C2), der *Axis*, besitzt – im Gegensatz zum Atlas – einen Wirbelkörper, von dessen kranialer Seite der Dens axis aufsteigt (Abb. 5.10). Er ist das Zentrum der Bewegung zwischen C1 und C2. Der Dens axis ist an seiner

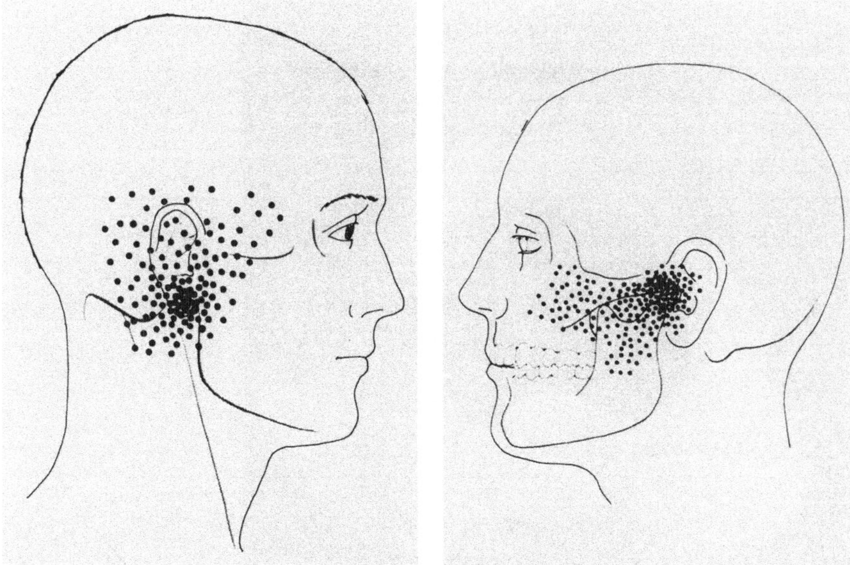

Abb. 5.8. Schmerzprojektion bei Insertionstendopathien am Querfortsatz des Atlas. (Nach Travell u. Simons 1983)

Abb. 5.9. Schmerzprojektion bei der Arthrose des Kiefergelenks (Costen-Syndrom). (Nach Travell u. Simons 1983)

Vorderseite mit dem Atlas gelenkig verbunden. Gehalten wird er in diesem Gelenk durch das Ligamentum transversum atlantis und durch die Ligamenta alaria. Atlas und Axis sind im übrigen noch in den Articulationes atlantoaxiales laterales verbunden.

Im *oberen Kopfgelenk* (zwischen Okziput und Atlas) kann der Kopf um 8–13° nach vorne und hinten geneigt werden (Flexion; Extension). Ein Nicken findet zuerst im oberen Kopfgelenk und erst später in größerem Ausmaß in den übrigen Halswirbelsegmenten statt. Bei leichter Kopfneigung nach vorn ist auch eine geringe Lateralflexion von 4° möglich. In ähnlichem Ausmaß von 4–5° ist auch eine Rotation durchführbar.

Im *unteren Kopfgelenk* (zwischen Atlas und Axis) finden hauptsächlich Drehbewegungen statt. Die Rotationsausschläge betragen durchschnittlich 43°, was der Hälfte der gesamten Rotationsbeweglichkeit der Halswirbelsäule entspricht (Dvorak u. Hayek 1987). Zusätzlich ist eine Flexion und Extension von 10–15° möglich.

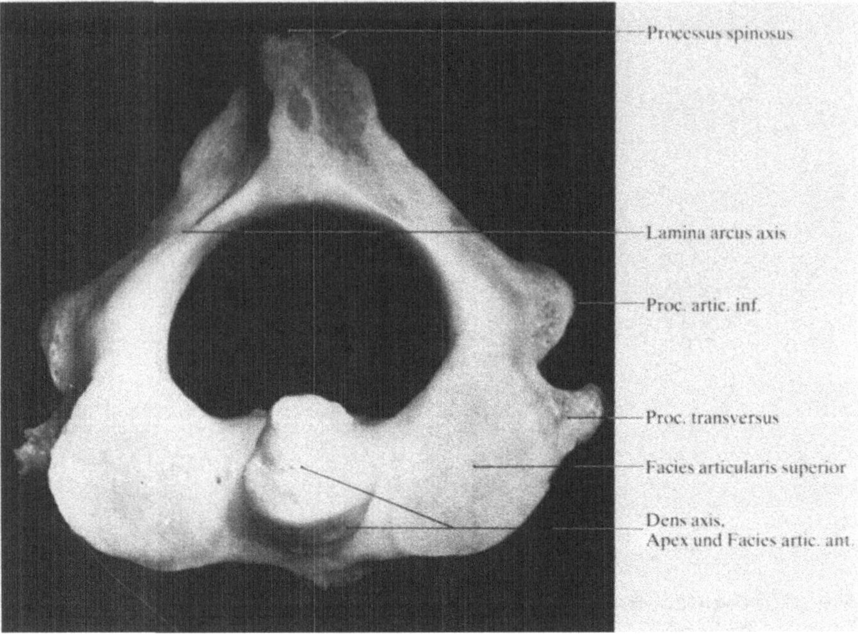

Abb. 5.10. Blick auf den 2. Halswirbel (Axis) von oben. (Aus Lang 1981)

5.1.2 Untere Halswirbelsäule

Sie dient als Kraftaufnahmezone für die axial gerichtete Belastung durch den Kopf und als Bewegungssegment. Zwischen zweitem und drittem Halswirbelkörper liegt die oberste Bandscheibe. Durch die seitlichen Wirbelfortsätze zieht die A. vertebralis. Ihre Foramina transversaria sind röntgenologisch im Übersichtsbild nicht darstellbar. Knöcherne Veränderungen, die den Kanal und damit die A. vertebralis einengen, können somit nur im konventionellen Tomogramm oder im Computertomogramm nachgewiesen werden. Indirekte Informationen über die Weite dieser Foramina erhält man auf Schrägaufnahmen, wenn man die Weite der benachbarten Foramina intervertebralia betrachtet. Durch sie ziehen die Spinalnerven, deren ventrale Wurzeln den Plexus cervicalis und den Plexus brachialis (C5–Th1) bilden. Es gibt Muskeln im Schulter-Arm-Bereich, die im wesentlichen von einem Segment vesorgt werden. Diese sog. Kennmuskeln sind für die Differentialdiagnose zervikaler Störungen wichtig (Kügelgen u. Hillemacher 1989): C5 = M. deltoideus; C6 = M. brachioradialis; C7 = Daumenballenmuskel; C8 = Kleinfingerballenmuskel.

Topodiagnostisch ebenso bedeutsam sind die sensiblen Hautareale. Sie sind in Abb. 5.11 dargestellt.

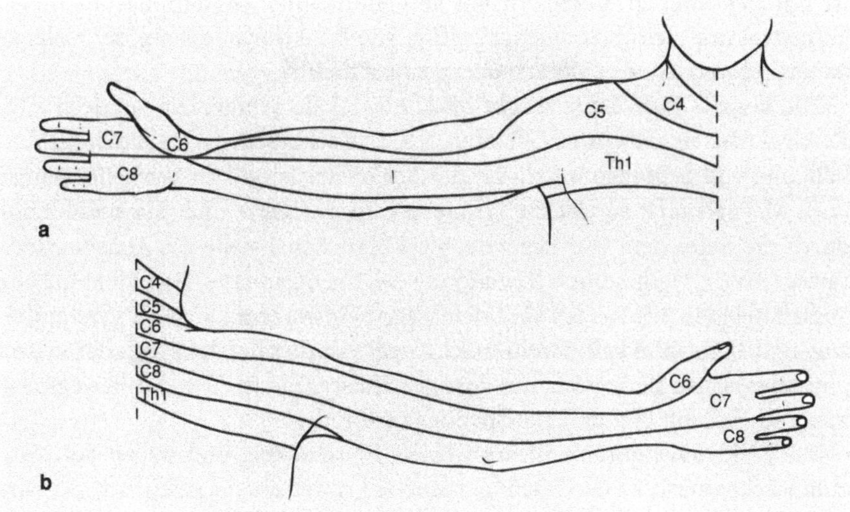

Abb. 5.11 a, b. Sensible Hautareale der zervikalen Nerven C4–C8. (Aus Dvorak u. Dvorak 1988)

5.2 Zervikookulärer Reflex – zervikaler Nystagmus

Es gibt in der Medizin Gebiete, über deren Bedeutung heftig diskutiert wird, und zu denen es entgegengesetzte und nicht vereinbare Meinungen gibt. Im Kopf-Hals-Bereich gehören dazu die Dysphagien sowie die zervikal bedingten Hör- und Gleichgewichtsstörungen. Gemeinsam ist diesen Gebieten, daß es für sie keine exakten Untersuchungsverfahren bzw. Meßmethoden gibt bzw. gab. Am Beschwerdebild der Dysphagie läßt sich ablesen, wie mit der Entstehung interdisziplinärer Arbeitsgruppen und mit dem Einsatz moderner Untersuchungsmethoden, z. B. der Video-Hypopharyngoösophagometrie, der Mano- und pH-metrie, der Sono- und Endosonographie, der intraluminalen Sphinkterelektromyographie, die Zahl der organisch erklärbaren Erkrankungen anwächst, und die Zahl der als psychogen diagnostizierten Dysphagien (z. B. Globus hystericus) abnimmt. Ähnliches gilt für das Krankheitsbild der Dysphonie, bei der sich durch Meßmethoden, z. B. der transoralen Elektromyographie und der Stimmfeldmessung, die Zahl der organischen Krankheiten am Gesamtkollektiv erhöhte.

Der Halsbereich dorsal der Wirbelsäulenvorderkante spielt in der Medizin eine vernachlässigte Rolle. Die funktionelle Anatomie der Kopfgelenke ist schwierig, die klinische Untersuchung durch dicke Haut und einen ausgeprägten Muskelmantel erschwert. Gleichzeitig ist das anatomische und entwicklungsgeschichtliche Basiswissen unter den Ärzten gering. Die Röntgenologie ist nur bei einer größeren Anzahl von Aufnahmen (Funktionsaufnahmen, Tomogramme) wirklich aussagekräftig. Die Funktionsmessung der Gelenke ist nur sehr erfahrenen Untersuchern zugänglich.

Die dorsale Halsregion macht nicht nur lokale Schmerzen, sondern auch Beschwerden in entfernten Gebieten, z.B. Schluckbeschwerden durch die Aufhängung von Schluckmuskeln an der Schädelbasis und an Wirbelfortsätzen (z.B. M. biventer); sie macht Schmerzen in der Ohr- und Temporalregion durch die unter dem Ohr liegende, muskuläre Schaltstelle des Atlasquerfortsatzes (Abb. 5.7) und durch Irritationen der Nn. occipitales. Diese lokalen und ausstrahlenden Schmerzen sind dem allgemeinen medizinischen Verständnis zugänglich, sie sind kein Streitpunkt. Anders ist dies bei der Frage der neurophysiologischen Bedeutung des dorsalen Halsraums, speziell des Bewegungsapparats. Es fehlt hier an Untersuchungsmethoden.

Die Elektromyographie dieses Gebiets ist schwierig und wegen der Nähe zum Rückenmark, zu den Meningen und zur A. vertebralis gefährlich. Sie wird deshalb nur selten ausgeführt. Indirekte Meßverfahren stützen sich auf die Propriozeptoren in den Muskeln und Gelenken der oberen Halswirbelsäule. Diese informieren das Zentralnervensystem über die Stellung des Kopfes zum Rumpf. Die zervikalen Afferenzen führen zu vielen Hirnstammkernen, so auch zu den vestibulären und okulomotorischen. Durch Reizung am Hals kann man auf indirektem Weg an diesen Systemen Veränderungen wahrnehmen.

Zur Reizung der zervikovestibulären Verbindungsbahnen wird der Halsdrehtest durchgeführt (s.S. 272). Der Kopf wird fixiert und der Körper gedreht, so daß das Gleichgewichtsorgan selbst nicht gereizt wird. Gesucht wird ein durch die Halsdrehung ausgelöster Nystagmus, die Veränderung eines vorbestehenden Spontannystagmus oder die Richtungsumkehr eines Nystagmus bei unterschiedlichen Kopfhaltungen. Der Halsdrehtest hat aber, sofern manuell ausgeführt, viele Fehlerquellen, ist schwierig auszuwerten und liefert oft nicht reproduzierbare Befunde. Der Hals bzw. das obere Bewegungssegment der Wirbelsäule mit seinen Muskeln ist als Ursache von Gleichgewichtsstörungen deshalb heftig umstritten. Es gibt scharfe Gegner und ebenso scharfe Befürworter, wobei auffällt, daß von den „Halsgegnern“ die wenigen vorhandenen Untersuchungsmethoden wie manuelle Diagnostik, Röntgenfunktionsaufnahmen oder der Halsdrehtest nicht durchgeführt werden. Nachdem keine bessere Meßmethode in Sicht ist, muß damit gerechnet werden, daß die Kontroverse auch in Zukunft bestehen bleibt.

Der Autor dieses Buchs bekennt sich zu den Befürwortern von halsbedingten Gleichgewichts- und Hörstörungen. Das folgende Kapitel soll die zervikale Neurophysiologie kurz beschreiben. Die entsprechenden Krankheitsbilder werden in späteren Kapiteln beschrieben (s.S. 474).

Es ist unbestritten, daß die oberen zervikalen Gelenke eine besonders dichte sensorische Nervenversorgung in Form von Dehnungs- und Spannungsrezeptoren und verschiedenen Beschleunigungsfühlern besitzen und eine große Anzahl von Schmerzrezeptoren (Nozizeptoren) aufweisen. In gleicher Weise ist unbestritten und in vielen neurophysiologischen Arbeiten nachgewiesen, daß die Afferenzen dieser Rezeptoren direkt oder indirekt auf gleichgewichtsrelevante Zentren des Hirnstamms und des Großhirns projizieren, z. B.:

- ipsilateral monosynaptisch auf Motoneurone des Deiters-Kerns im Gleichgewichtskerngebiet (ten Bruggencate et al. 1972);
- ipsilateral auf Zentren des Kleinhirn. Die Kerne einer dieser Bahnen, des ventralen spinozerebellären Trakts (VSCT) stehen zudem unter supraspinaler Kontrolle (ten Bruggencate 1984), d.h. sie werden von zentral her über Bewegungsintentionen informiert, so daß eine schnelle Rückkoppelung erfolgen kann. Dieser Mechanismus wird als die Kopie einer Efferenz (Efferenzkopie) bezeichnet. Über den dorsalen und ventralen spinozerebellären Trakt werden die Purkinjezellen des Kleinhirns aktiviert. Die Purkinjezellen des Kleinhirnwurms innervieren ihrerseits die Motoneurone des Deiters-Kerns inhibitorisch, von denen wiederum die vestibulospinale Bahn zu den Streckermuskeln abgeht;
- kontralateral nach Kreuzung kaudal der unteren Olive über eine Umschaltung in den Vestibulariskernen zu den Motoneuronen des Abduzenskerns (Hikosaka u. Maeda 1973; Abb. 5.12);
- zu den Kernen der Formatio reticularis;
- ipsi- und kontralateral polysynaptisch auf die Region der vorderen Suprasylvianischen Furche (Deecke et al. 1979).

Weitere Literatur: Brandt u. Büchele 1984; Gutmann 1984; Hülse 1983; Ten Bruggencate 1984; Neuhuber u. Bankoul 1992; Hülse u. Stoll 1994; Neuhuber et al. 1996.

Die Bewegungselemente der oberen Halsregion sind somit in die neurophysiologischen Mechanismen der Blickkonstanz, der Raumorientierung und der Haltungsregulation eingebunden. Sie tragen zur Kopf-Rumpf-Koordination bei und haben auch Anschluß an den vestibulookulären Reflexvorgang, d.h. an die Nystagmusgenerierung. Die somatischen Sensoren des oberen Halssegments sind deshalb schon als weiteres Sinnesorgan des Gleichgewichts – neben dem Gleichgewichtsorgan und dem okulomotorischen System – beschrieben worden.

Im Gleichgewichtskerngebiet werden die zervikalen Informationen umgeschaltet. Dies geschieht in Zellen, die auch vom Gleichgewichtsorgan und vom okulomotorischen System her Informationen erhalten, in sogenannten Konvergenzneuronen. Mengenmäßig ist der zervikale Beitrag aber deutlich geringer. Nur 50% der Neurone, die vom Gleichgewichtsorgan und vom

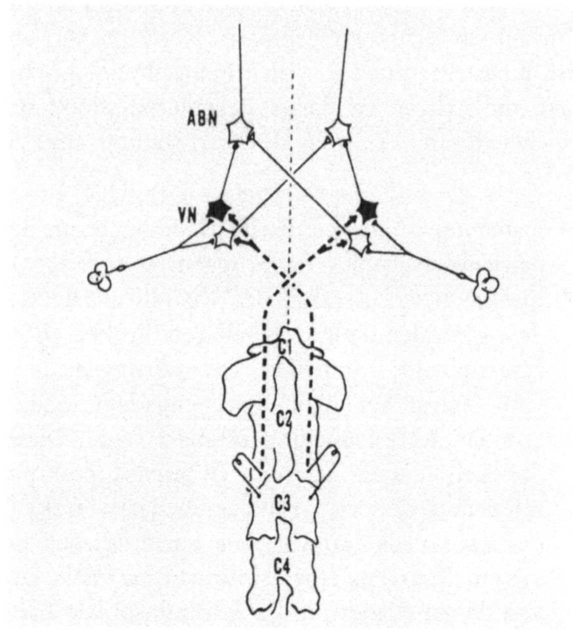

Abb. 5.12. Verschaltungen zervikaler Afferenzen über die Gleichgewichtskerne (*VN*) zum Kern des N. abducens (*ABN*). (Aus Hikosaka u. Maeda 1973)

okulomotorischen System angesteuert werden, können auch von zervikal her stimuliert werden.

Die Efferenzen vom Gleichgewichtskerngebiet führen u.a. zu den Augenmuskelkernen. Bei einer Seitendifferenz der Aktivität in den beiden Gleichgewichtskerngebieten entsteht ein Nystagmus. Im Verlauf von Kopfdrehungen kommt es zu einer seitendifferenten Aktivierung propriorezeptiver Afferenzen vom Hals. Die so entstehende Seitendifferenz im Gleichgewichtskerngebiet löst einen Nystagmus aus, der in Analogie zum vestibulookulären Reflex (VOR) als zervikookulärer Reflex (COR) bezeichnet wird (Abb. 5.13).

Beim Gesunden kann man einen Nystagmus hervorrufen, wenn man das Gleichgewichtsorgan oder das okulomotorische System reizt. Aktiviert man isoliert die Halsrezeptoren, z.B. durch Drehung des Körpers bei fixiertem Kopf, ist der Nystagmus jedoch schwach. Offensichtlich geht der zervikookuläre Reflex in den Gesamtkomplex der Körperhaltung nur geringfügig ein; kybernetisch gesprochen ist seine Bewertung gering. Dies ist durchaus sinnvoll, wenn man bedenkt, daß eine Reizung ausschließlich zervikaler Strukturen bei den Bewegungen, die wir im täglichen Leben ausführen, nicht vorkommt. Es werden immer alle Systeme gleichzeitig aktiviert, wobei die Informationen, die das Gleichgewichtskerngebiet vom Gleichgewichtsorgan und vom okulomotorischen System erhält, stärker und trennschärfer sind als die Informationen von den Halsmuskeln und Kopfgelenken.

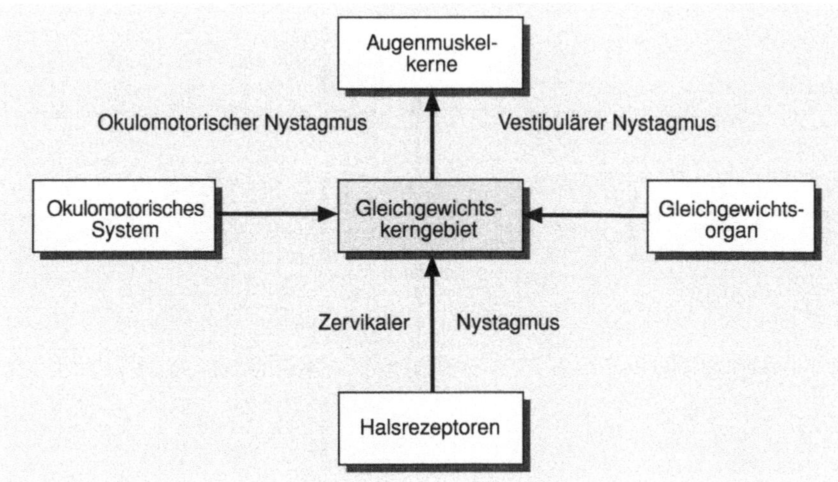

Abb. 5.13. Schema der Afferenzen zum Gleichgewichtskerngebiet und der Entstehung eines vestibulären, okulomotorischen und zervikalen Nystagmus. (Aus Scherer 1985)

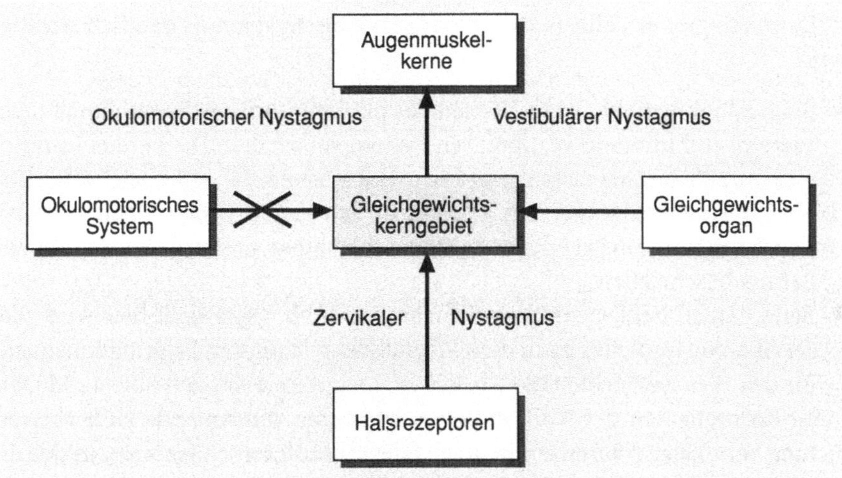

Abb. 5.14. Schema der in Abb. 5.12 beschriebenen Zusammenarbeit unterschiedlicher Systeme beim Säugling. Das okulomotorische System ist noch nicht mit dem Gleichgewichtssystem verschaltet

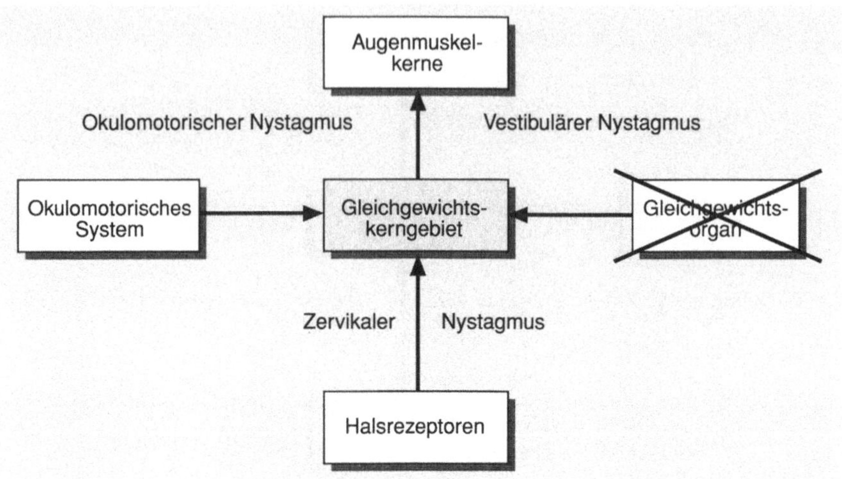

Abb. 5.15. Schema der in Abb. 5.12 beschriebenen Zusammenarbeit unterschiedlicher Systeme bei Patienten mit einem Ausfall beider Gleichgewichtsorgane

Dennoch gibt es Fälle, in denen der zervikale Nystagmus deutlich sichtbar wird:

- Beim Säugling (Abb. 5.14): Hier ist das okulomotorische System noch nicht ausreichend mit dem vestibulären System verschaltet. Die bereits funktionierende Zusammenarbeit zwischen Halsrezeptoren und Gleichgewichtssystem kommt stärker zum Tragen. In den ersten Lebenstagen wird bei Kopfbewegung ein zervikaler Nystagmus sichtbar. Er wurde bereit 1918 von Barany beschrieben.
- Beim Ausfall beider Gleichgewichtsorgane (Abb. 5.15): Auch hier wird der zervikookuläre Reflex nach dem Wegfall der wichtigsten Informationsquelle für das Gleichgewicht stärker bewertet. Langzeitmessungen über 14 Monate an Kosmonauten der MIR-Station zeigten eine zunehmende Höherbewertung zervikaler Afferenzen in einer schwerkraftlosen Umgebung, in der die Otolithenorgane nur noch bei Willkürbewegungen gereizt werden.
- Wenn die spinovestibulären Afferenzen zum Gleichgewichtskerngebiet über das Normale gesteigert sind und zusätzlich eine Seitendifferenz der zervikalen Aktivität besteht (Abb. 5.16): Dies ist z. B. der Fall, wenn Gelenke eine Fehlstellung aufweisen und Sehnen und Muskeln unter Dauerspannung stehen. Dieser als *Muskelhartspann* und *Myogelose* bezeichnete Zustand kommt durch einen Circulus vitiosus (Abb. 5.17) zustande. Eine Fehlhaltung oder ein Trauma führt zu Schmerzen. Über die Schmerzrezeptoren kommt es auf Rückenmarksebene zu einer reflektorischen Aktivierung der γ- und α-Motoneuronen. Dies führt zu einer Anspannung der

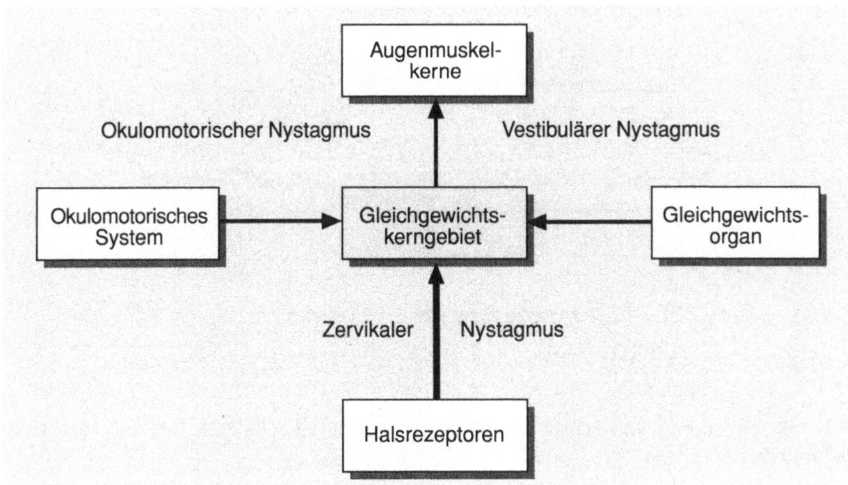

Abb. 5.16. Schema der in Abb. 5.12 beschriebenen Zusammenarbeit unterschiedlicher Systeme bei übermäßiger Aktivität seitens zervikaler Afferenzen

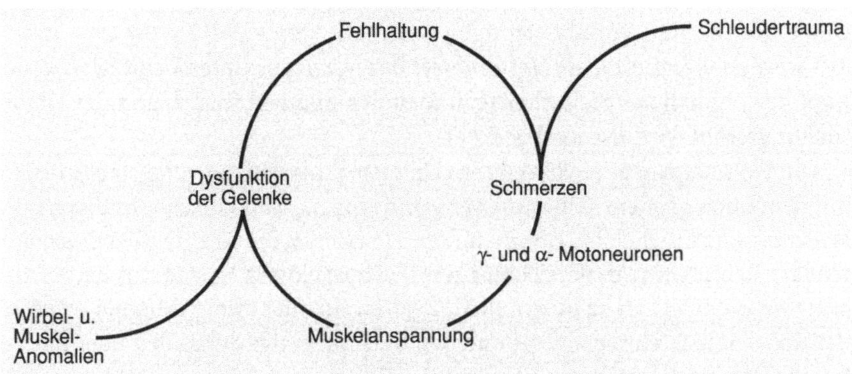

Abb. 5.17. Circulus vitiosus im Bereich des Nackens, der zu erhöhter Aktivität zervikaler Afferenzen führt

Muskulatur, die ihrerseits das freie Gelenkspiel beeinträchtigt. Damit verschlimmert sich die Dysfunktion der Gelenke, die wiederum Fehlhaltung und Schmerzen auslöst. Dieser sich aufschaukelnde Prozeß kann von supraspinal begrenzt werden, wobei ein buntes Bild zervikaler Symptome entsteht, z.B. Zervikalnystagmus ohne subjektive Symptome, Spontannystagmus mit und ohne Nackenschmerzen, Nackenschmerzen und radikulär ausstrahlende Schmerzen ohne Schwindel usw. Dieses Bild wird noch kompliziert, wenn man neben den funktionellen Störungen organische Veränderungen in die Betrachtung mit einbezieht (s. S. 483–515).

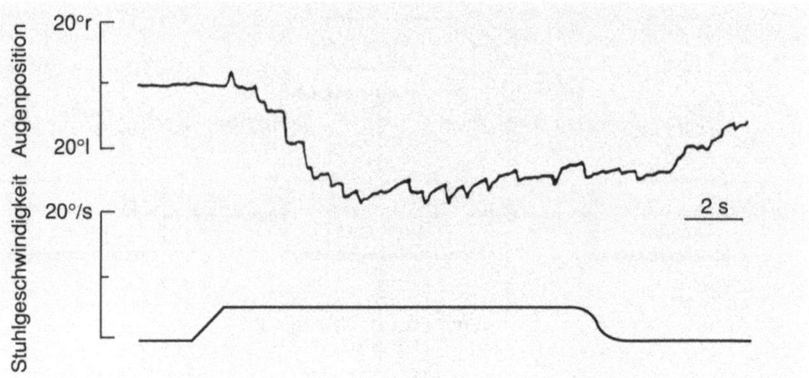

Abb. 5.18. Nystagmus und Schlagfeldverlagerung des zervikookulären Reflexes. (Aus Holtmann 1988)

Wird der Rumpf bei fixiertem Kopf gedreht, werden zervikale Afferenzen ohne gleichzeitige vestibuläre und okulomotorische Stimulation aktiviert. Unter bestimmten Voraussetzungen kann ein zervikaler Nystagmus ausgelöst werden. Bei dieser, als *Halsdrehtest* bezeichneten Untersuchung wird der Kopf gewöhnlich aus Sicherheitsgründen nur manuell fixiert, und der Untersuchungsstuhl wird manuell gedreht.

Von Holtmann et al. (1988 a) ist ein Untersuchungsaufbau vorgestellt worden, mit dem unter großem Sicherungsaufwand eine maschinelle Durchführung des Halsdrehtests möglich ist. Holtmann fand Personen, die eine deutliche zervikookuläre Reizantwort in Form eines zervikal ausgelösten Nystagmus hatten, der ohne wesentliche Latenz innerhalb der ersten ein oder zwei Sekunden *während* der Kopf-Hals-Drehung auftrat und den Reiz um einige Sekunden überdauerte (zervikaler Nachnystagmus; Abb. 5.18). Die langsame Phase des Nystagmus wies ausnahmslos in Richtung der Rumpfdrehung, d.h. sie war der relativen Kopfdrehung entgegengerichtet. Nachdem der Nystagmus nach der schnellen Phase bezeichnet wird, handelt es sich um einen Linksnystagmus bei Rechtsdrehung des Rumpfes und um einen Rechtsnystagmus bei Linksdrehung des Rumpfes. Bezogen auf die Bewegung des Kopfes zum Rumpf handelt es sich um einen Linksnystagmus bei Veränderung der Kopfposition nach links und um einen Rechtsnystagmus bei Veränderung der Kopfposition nach rechts.

Unmittelbar nach Beginn des Reizes war eine Schlagfeldverlagerung des Auges zu beobachten in Richtung der relativen Kopfbewegung, d.h. der langsamen Phase des Nystagmus entgegengesetzt. Schlagfeldverlagerung und langsame Phase eines schwachen, zervikalen Nystagmus können sich gegenseitig auslöschen, so daß nur schnelle Sakkaden übrig bleiben (Abb. 5.19). Der

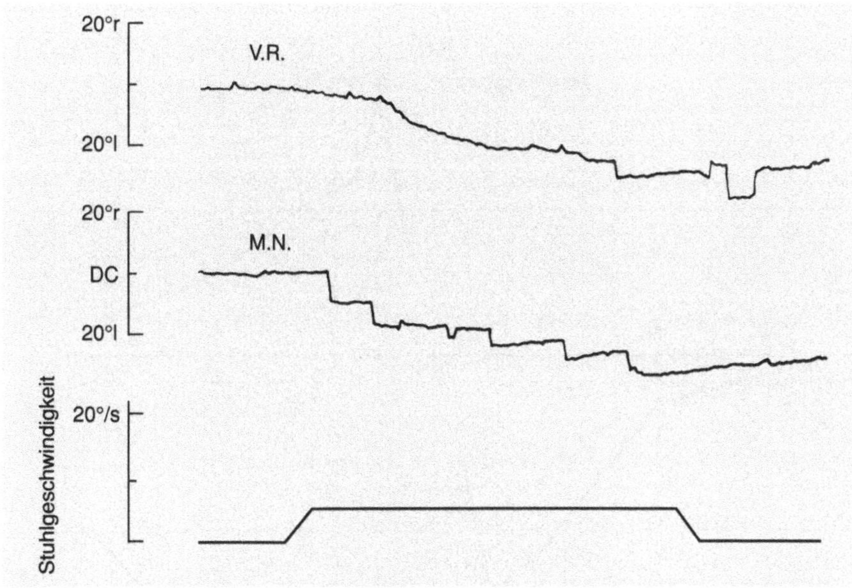

Abb. 5.19. Zervikookuläre Reaktion zweier Personen, V. R. und M. N. Die langsamen Nystagmusphasen sind durch die gleichzeitig vorhandene Drift nach links nicht sichtbar. Übrig bleiben Sakkaden (relative Kopfdrehung nach links). (Aus Holtmann 1988)

Intensitätsverlauf ist bei beiden Erscheinungen ähnlich. Es besteht eine starke Abhängigkeit beider Effekte von der Reizstärke (Abb. 5.20), was einem Tuningverhalten entspricht. Ein Reaktionsmaximum liegt bei einer Halsdrehgeschwindigkeit von 5°/s. Oberhalb und unterhalb dieses maximalen Bereichs fallen die Werte stark ab. Als Hauptarbeitsgebiet zervikaler Afferenzen läßt sich somit eine Halsdrehgeschwindigkeit von ca. 5°/s definieren. Nach Ablauf und Form der Augenbewegungen handelt es sich um *phasische zervikale Reflexe*, die der geschwindigkeitskodierten Entladungsrate zentraler Neurone entsprechen. Diese Ergebnisse stehen im Widerspruch zu den früher veröffentlichten Einteilungen von Collard et al. (1967) und Moser et al. (1972), wonach ein Zervikalnystagmus I. Grades vorliegt, wenn der Nystagmus bei schneller Drehung auftritt und ein Zervikalnystagmus II. Grades, wenn er auch nach langsamer Drehung zu beobachten ist. Diese Einteilung kann nach den Ergebnissen von Holtmann nicht mehr aufrechterhalten werden.

Subjektiv nehmen die untersuchten Personen bei langsamer Rumpfdrehung eine Kopfdrehung wahr, die tatsächlich nicht stattgefunden hat; bei schnellerer Rumpfdrehgeschwindigkeit nehmen sie die tatsächliche Rumpfdrehung wahr. Bei langsamen Rumpfdrehungen wird offensichtlich die vom Gleichgewichtsorgan ausbleibende Information übersehen. Das heißt, die beim Halsdrehtest

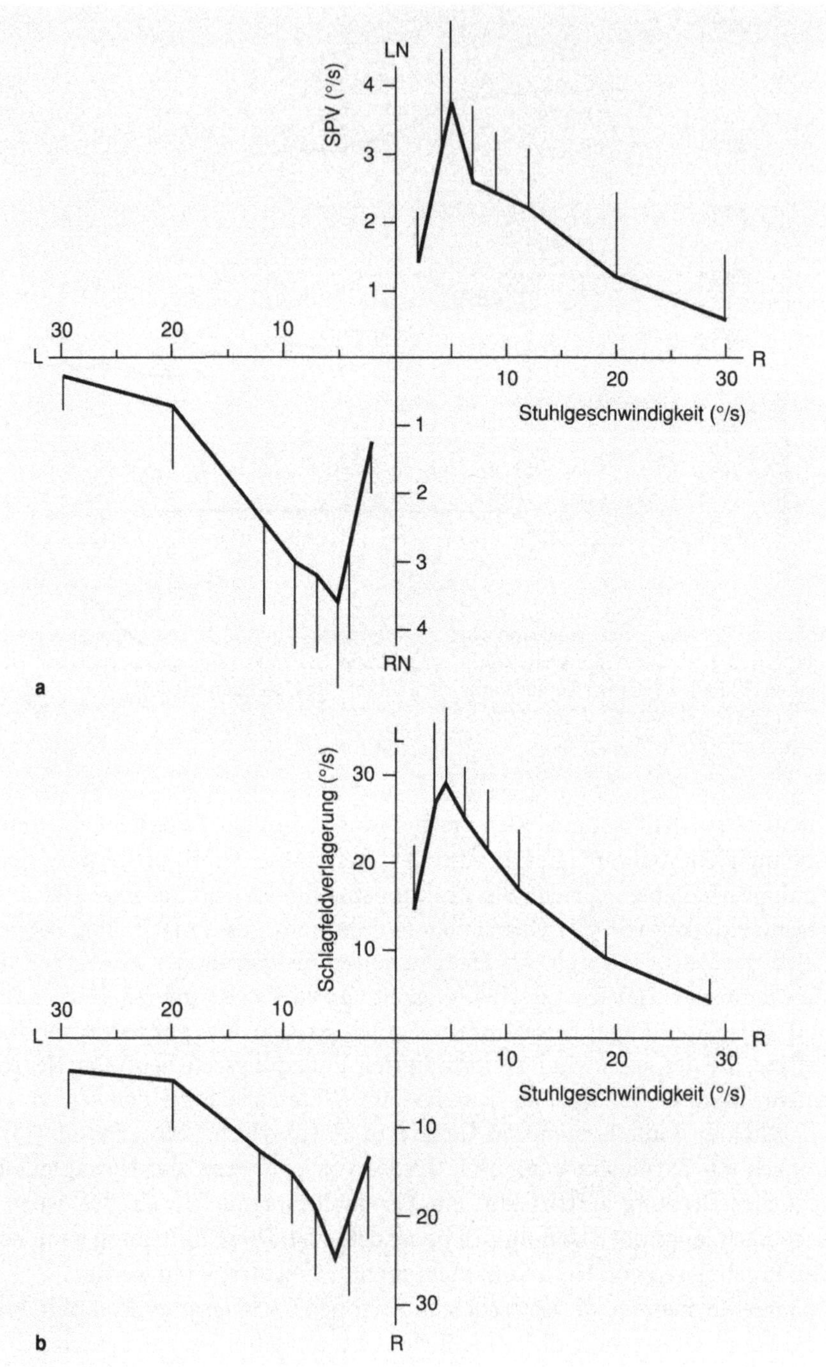

Abb. 5.20 a, b. Geschwindigkeit der langsamen Phase (SPV) (**a**) und Schlagfeldverlagerung (**b**) in Abhängigkeit von der Reizstärke. (Aus Holtmann 1988)

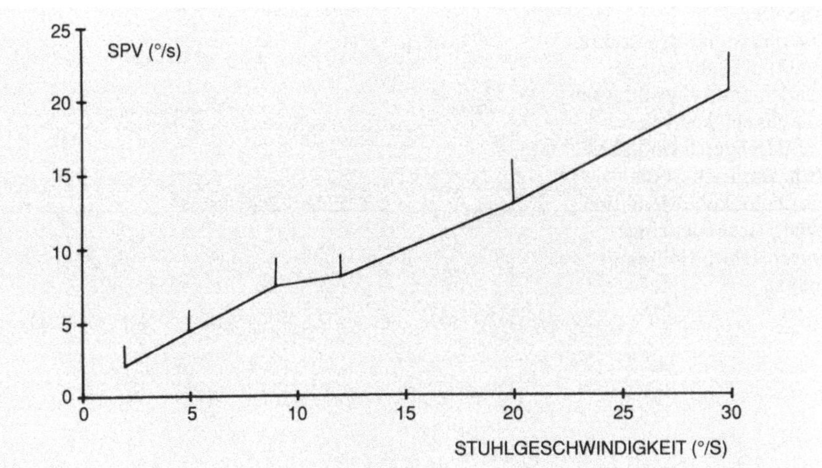

Abb. 5.21. Ausmaß der zervikookulären Reaktion bei Labyrinthlosen in Abhängigkeit von der Drehgeschwindigkeit; n = 10; *SPV* „Slow Phase Velocity". (Aus Holtmann 1988)

fehlende Kopfbewegung wird somit erst bei höheren Rumpfdrehgeschwindigkeiten erkannt.

Eine Untersuchung an labyrinthlosen Personen zeigte ein anderes Bild. Hier fand sich kein Tuningverhalten des COR; stattdessen stieg die Geschwindigkeit zervikal ausgelöster Augenbewegungen kontinuierlich an (Abb. 5.21). Daraus ist abzuleiten, daß oberhalb einer Frequenz von 5 Hz beim Gesunden eine zervikale Afferenz im Gleichgewichtskerngebiet unterdrückt wird, wenn synchrone Meldungen von den Bogengängen fehlen. Bei Labyrinthlosen fehlt diese Unterdrückung, weil das ZNS gewöhnt ist, keine Meldungen von den Bogengängen zu erhalten. Das Zentralnervensystem benützt für seinen Informationsbedarf dann andere, z.B. zervikale oder okulomotorische Afferenzen. Legt man die Kurven der Patienten mit und ohne Labyrintherregbarkeit übereinander, wird dieser Vorgang deutlich (Abb. 5.22). Interessant ist in diesem Zusammenhang der Vergleich mit dem Ansprechverhalten vestibulär und optokinetisch stimulierter Neurone bei der Krabbe (Sandemann 1977; Abb. 5.23). Auch hier ist deutlich zu sehen, daß die Spezifität vestibulärer Afferenzen bei höheren Stimuli liegt. Daraus folgt, daß bei niedrigen Kopfdrehgeschwindigkeiten im Gleichgewichtskerngebiet zervikale und optokinetische Informationen höher bewertet werden als Informationen vom Gleichgewichtsorgan. Bei stärkeren Drehreizen ist dies umgekehrt. Dieses integrative, auswählende Verhalten ist durchaus sinnvoll, wenn man bedenkt, daß beim Menschen weitgehend nur schnelle und sehr schnelle Kopfbewegungen bis zu 1000°/s vorkommen. In diesem Bereich ist das Gleichgewichtsorgan hoch sensitiv. Vom Gleich-

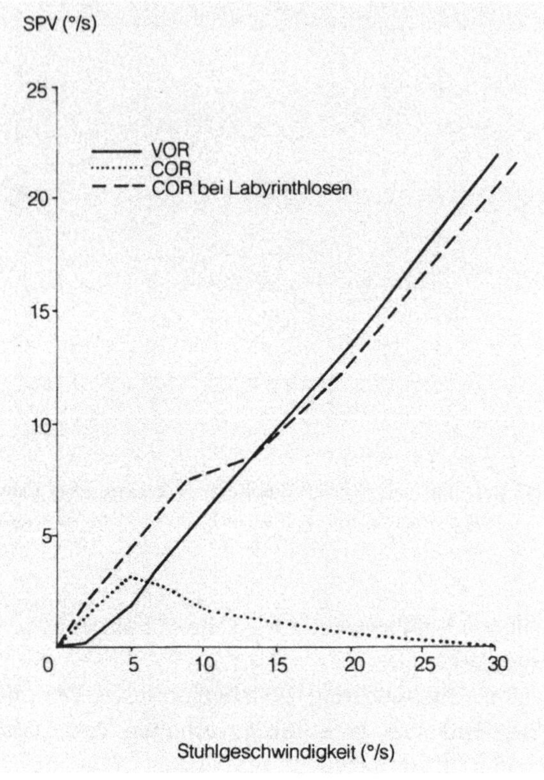

Abb. 5.22. Die zervikookuläre Reaktion (*COR*) bei Labyrinthgesunden und Labyrinthlosen in Abhängigkeit von der Stuhldrehgeschwindigkeit. Zum Vergleich ist die vestibulookuläre Reaktion (*VOR*) Gesunder eingetragen. (Nach Holtmann 1988)

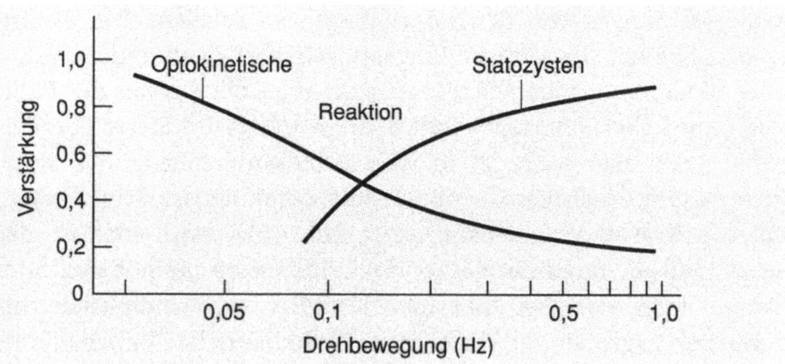

Abb. 5.23. Unterschiedliche Empfindlichkeit des okulomotorischen und vestibulären Systems auf Drehbewegungen bei der Krabbe. Das okulomotorische System ist spezialisiert auf langsame Bewegungen, das vestibuläre auf schnelle. Bei einem Ausfall der vestibulären Funktion beider Gleichgewichtsorgane werden schnelle Bewegungen nur noch schlecht wahrgenommen. Es kommt zu einer Oszillopsie. (Aus Sandemann 1977)

gewichtskerngebiet und von übergeordneten Regionen, z.B. der Formatio reticularis, müssen deshalb andere Informanten, wie z.B. die Nackenrezeptoren, die bei hohen Stimulusgeschwindigkeiten keine adäquate Reaktion geben, nicht in die Bewertung eines Vorgangs eingebracht werden. Sie werden unterdrückt.

Folgende Aussagen lassen sich treffen:

- Es gibt beim Gesunden einen zervikal ausgelösten Nystagmus und eine zervikal ausgelöste Augendeviation. Die Stärke der Augenbewegungen steigt linear mit der Geschwindigkeit einer Halsdrehung an, wird aber oberhalb einer Geschwindigkeit von 5° pro Sekunde unterdrückt, wenn labyrinthäre Informationen, wie beim Halsdrehtest, fehlen.
- Beim Wegfall der labyrinthären Impulse (z.B. bei einem Labyrinthausfall) entfällt die Hemmung. Ein zervikaler Nystagmus steigt weiter kontinuierlich an mit steigender Drehgeschwindigkeit des Halses.
- Diese zervikookulären Reflexmechanismen bestehen nahezu bei allen Personen, sind aber *nur während einer Drehung* vorhanden. Wird der Körper zur Seite gedreht und dann festgehalten (tonische Haltephase), dann besteht in der Regel kein Nystagmus. Von Holtmann konnte nur bei 2 von 40 Personen in dieser tonischen Haltephase ein zervikaler Nystagmus nachgewiesen werden, d.h. *ein Nystagmus in tonischer Seithaltephase im Halsdrehtest wird beim Gesunden nur ausnahmsweise gefunden.* Tritt in dieser Kopfposition ohne wesentliche Latenz ein Nystagmus auf, der vor dieser Untersuchung nicht vorhanden war, und ändert er seine Richtung, wenn der Hals in Gegenrichtung gedreht ist, dann ist er mit großer Wahrscheinlichkeit pathologisch. Der Nystagmus muß außerdem von den Rezeptoren des Nackens ausgelöst sein, nachdem der Kopf als Träger des Gleichgewichtsorgans fixiert war.

Auf der Suche nach den zugrundeliegenden, pathologischen Mechanismen müssen mehrere Möglichkeiten bedacht werden:

- Es kommt zu einem anhaltenden Druck einer zervikalen Struktur auf einen sensiblen, zervikalen Nerven. Sofern dies einseitig erfolgt oder einseitig stärker ist, müßte es zu einer Seitendifferenz der Aktivität in den beiden vestibulären Kerngebieten führen, wie dies auch bei einer einseitigen, periphervestibulären Funktionsstörung der Fall ist. Es müßte ein Spontannystagmus sichtbar werden. Dies ist auch tatsächlich der Fall. Bei 83 Patienten mit einem positiven Halsdrehtest aus unserem Untersuchungsgut hatten 67 (81%) einen Spontannystagmus (im Sitzen, beim Blick geradeaus, in vollständiger Dunkelheit). Beim Gesunden findet man unter denselben Bedingungen einen solchen Nystagmus in 20–30%.

- Es kommt zu einer einseitigen oder einseitig vermehrten Reizung sensibler, tonischer Rezeptoren. Dieser Vorgang ist vergleichbar mit dem Nystagmus einer Labyrinthitis. Auch in diesem Fall kommt es zu einer Seitendifferenz der Aktivität in den Gleichgewichtskernen, sei es durch direkte Stimulierung des Kerngebiets oder durch Wegfall der über das Kleinhirn geleiteten Hemmung.
  Eine unphysiologische Reizung zervikaler Afferenzen tritt auf bei konstanter Dehnung einer Gelenkkapsel oder bei übermäßiger Aktivität von Muskeln der Kopfgelenke C0/C1; C1/C2 und wahrscheinlich auch C3/C4.
  Es ist zu diskutieren, ob die bei funktionellen, zervikalen Erkrankungen gehäuft bestehende, latente Übelkeit auf einen Widerspruch zwischen der Meldung zervikaler, vestibulärer und okulomotorischer Afferenzen zurückzuführen ist, wie wir dies von den Kinetosen kennen; z. B. steht eine zervikale, einseitige Hyperaktivität, die eine in Wirklichkeit nicht vorhandene Kopfdrehung suggeriert, im Gegensatz zur Meldung der Gleichgewichtsorgane und des okulomotorischen Systems, daß der Kopf nicht bewegt werde.
- Ein zervikaler Nystagmus bei tonischer Seithaltephase des Kopfes kann auch auftreten bei einem pathologischen Prozeß im Bereich des Hirnstamms und des Kleinhirns (z. B. Multiple Sklerose), wobei normale, sonst nicht in Erscheinung tretende Änderungen des zervikalen Informationsstroms zu abnormen Reaktionen im Gleichgewichtskerngebiet führen. In diese Kategorie müssen sehr intensive Nystagmusreaktionen gezählt werden, von denen man annehmen muß, daß sie nicht ausschließlich zervikal ausgelöst sein können. Bisher gibt es keine experimentellen Untersuchungen darüber, welche Nystagmusstärke noch allein zervikal ausgelöst sein kann.
- Besteht eine längere Latenz zwischen Rumpfdrehung im Halsdrehtest und dem Auftreten eines Nystagmus, hat dieser Krescendocharakter; hält er längere Zeit an, besteht während dieser Kopfhaltung möglicherweise eine Einengung eines für das vestibuläre System relevanten Gefäßes.
  Diese kopfhaltungsabhängigen Gefäßveränderungen sind in einem eigenen Kapitel (s. S. 485) besprochen.
  Man kann sich eine Fülle von Möglichkeiten vorstellen, wie über die zervikalen Afferenzen eine Seitendifferenz im Gleichgewichtskerngebiet entstehen kann. Es ist auch möglich, daß eine einseitige zervikale Überaktivität durch eine Kopfbewegung ausgeglichen, durch eine andere verstärkt wird. Dabei kann im Halsdrehtest ein Befund entstehen, wobei ein Spontannystagmus bei Kopfhaltung auf einer Seite verstärkt wird, bei Kopfhaltung auf der anderen Seite aber verschwindet. Die pathognomische Umkehrbarkeit eines Nystagmus durch Halsdrehung ist dann nicht vorhanden. Von einem allgemeinen unspezifischen, nicht zervikalen Spontan- und Provokationsnystagmus ist dieser Befund nicht zu unterscheiden.

Kapitel 6

Pathologische Nystagmusformen 6

6.1 Nystagmus bei Erkrankungen im vestibulären System

Bei Drehbewegungen des Kopfes kommt das neurophysiologische Signal für die kompensatorischen Augenbewegungen (vestibulärer Nystagmus) vom Gleichgewichtsorgan. Um die Entstehung eines *pathologischen* vestibulären Nystagmus verstehen zu können, muß zunächst besprochen werden, wie das Gleichgewichtsorgan eine Kopfbewegung mißt.

Bei einer Drehbewegung bleibt während der Beschleunigungsphase die Endolymphe in den Bogengängen wegen ihrer Trägheit zurück. Die Kupulae werden dadurch aus ihrer Ruhelage ausgelenkt (Abb. 6.1). Im Bogengang der *einen* Seite wird die Kupula nach medial (utrikulopetal), im Bogengang der *anderen* Seite nach lateral (utrikulofugal) gedrängt. Die Sinneshaare der Nervenzellen, die in die Kupula hineinragen, werden – und das ist wesentlich – *richtungsspezifisch* erregt. In dem Gleichgewichtsnerven, der von der utrikulopetal ausgelenkten Kupula kommt, entsteht eine Erhöhung des Ruhepotentials durch Depolarisation am Rezeptor, im anderen kommt es zu einer

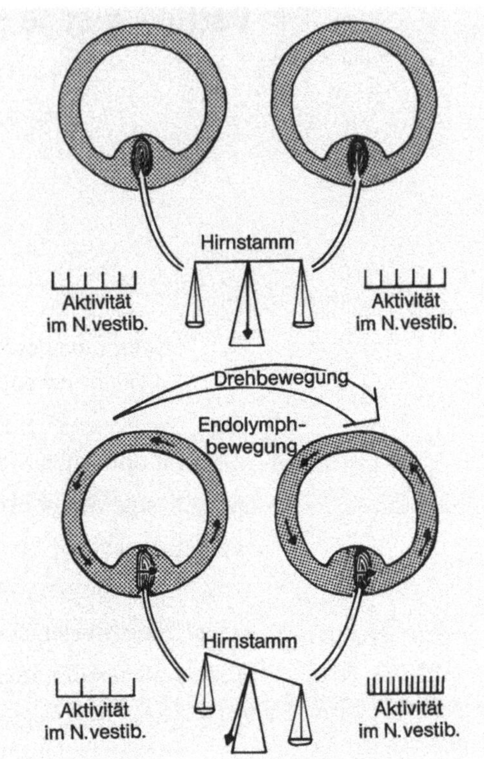

Abb. 6.1. Physiologische Grundlagen der Entstehung eines vestibulären Nystagmus

Erniedrigung des Ruhepotentials durch Hyperpolarisation. Eine Änderung der Kupulastellung wird also vom Nervus vestibularis als richtungsspezifische *Änderung der Aktionspotentialfrequenz* zum Gleichgewichtskerngebiet gemeldet. Dieses physiologische Prinzip der „Frequenzmodulation" wird in der Tonbandtechnik zur Übertragung langsamer Vorgänge unter 20 Hz benützt.

Das Gleichgewichtszentrum im Hirnstamm erhält von beiden Seiten unterschiedlich starke Meldungen und wird auf diese Weise unterschiedlich stark aktiviert.

! **Das neurophysiologische Korrelat einer Drehbewegung ist eine Seitendifferenz der Aktionspotentiale im Gleichgewichtsnerven und damit eine Seitendifferenz im Erregungsmuster der beiden Gleichgewichtskerngebiete, d.h. *es entsteht eine zweckmäßige Unordnung im vestibulären System.***
Daraus folgt: Die Ursache für die bei einer Drehung entstehende, langsame vestibuläre Phase des Nystagmus ist eine Seitendifferenz des Erregungsmusters im Gleichgewichtskerngebiet.
Daraus folgt: Jede auf pathologischem Weg entstehende Seitendifferenz im Erregungsmuster der Gleichgewichtskerngebiete führt zu einem vestibulären Nystagmus, ohne daß eine Drehbewegung des Kopfes stattfindet.

Entstehung des Drehschwindels: Wenn akut ein pathologischer vestibulärer Nystagmus entsteht, z. B. durch einen akuten Ausfall der Gleichgewichtsfunktion, dann drehen sich die Augen, ohne daß eine Drehbewegung des Kopfes zugrunde liegt. Bei der Augendrehung verschiebt sich das Bild der Umwelt auf der Netzhaut. Man bekommt dann das Gefühl, als drehe sich die Umwelt, was aber mit der Realität nicht in Einklang zu bringen ist. So entsteht die Empfindung eines Drehschwindels.

6.2 Nystagmus bei Erkrankungen im optischen System

6.2.1 Kongenitaler Fixationsnystagmus

Diese auch „okulärer Nystagmus" genannten Augenbewegungen entstehen wahrscheinlich auf Grund einer angeborenen Störung im zentralen optischen System. Die Erkrankung unterliegt einem X-chromosomal-rezessiven oder gelegentlich auch dominanten Erbgang. Sie tritt bereits im Säuglingsalter in Erscheinung und ist häufig von primären Sehdefekten begleitet. Hervorgerufen wird der kongenitale Fixationsnystagmus durch eine oszillierende Instabilität des Blickfolgesystems, aktiviert durch einen Fixationsimpuls (Brandt 1983). Der vestibulookuläre Reflex bei Kopfbewegungen ist gestört.

Kennzeichen:

- Der Nystagmus ist beim Blick geradeaus pendelförmig, sinusartig oder dreieckig (Abb. 6.2a). Er läßt sich also typischerweise nicht in eine schnelle und eine langsame Phase zerlegen.
- Beim Blick nach rechts oder links bekommt er jeweils in Richtung des Blickes eine schnelle Komponente von hoher Amplitude, die aber doch langsamer ist als die schnelle Phase eines vestibulären Nystagmus (Abb. 6.2b).
- Je weiter der Blick zur Seite geht, um so schneller wird die schnelle Komponente, und um so größer wird die Amplitude.
- In Abhängigkeit von der Augenstellung kann man ein Maximum und ein Minimum des Fixationsnystagmus entdecken. Die Augenstellung bei minimalem und maximalem Nystagmus ist von Patient zu Patient verschieden. Der Punkt des minimalen Nystagmus liegt meist nicht beim Geradeausblick, sondern etwas lateral davon.
- Der Fixationsnystagmus wird durch Fixation verstärkt (Abb. 6.3). Mit dieser Eigenschaft unterscheidet er sich eindeutig vom vestibulären Nystagmus, der bei Fixation verschwindet.

- Der optokinetische Nystagmus ist häufig invers. Bei 46% seines Krankenguts fand Kornhuber einen Linksnystagmus bei Bewegung des Reizmusters nach links (statt eines Rechtsnystagmus) und einen Rechtsnystagmus bei Bewegung des Reizmusters nach rechts (statt eines Linksnystagmus).
- Bei Lidschluß wird der Fixationsnystagmus stark gehemmt und ändert manchmal seine Richtung und sein Schlagbild (Abb. 6.4). Dieser Befund ist nur im ENG sichtbar. Manche Patienten haben einen begleitenden Kopftremor in der Ebene des Nystagmus.
- Es besteht kein Schwindel.

! **Findet man einen angeborenen Fixationsnystagmus, dann erübrigt sich in der Regel eine weiterführende Diagnostik. Deshalb muß jeder Gleichgewichtsuntersuchung eine Fixationsprüfung vorangestellt werden, denn nicht selten wird die in Sekunden feststellbare Diagnose erst nach Stunden mühevoller Untersuchung gefunden.**

Woran erkennt man Patienten mit einem kongenitalen Fixationsnystagmus?

- Diese Personen wissen, daß sie Augenbewegungen haben, die durch Fixation verstärkt werden. Sie bemühen sich deshalb, ihren Gesprächspartner nicht anzusehen. Sie halten in der Regel den Kopf gesenkt, sie wirken deshalb scheu (Abb. 6.5).

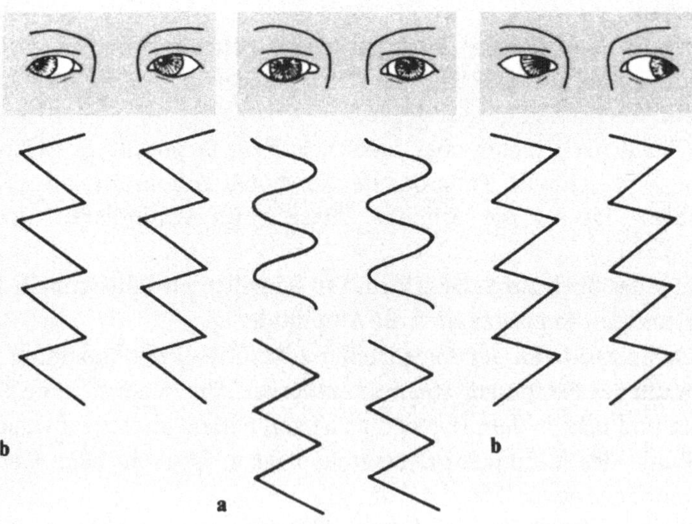

Abb. 6.2 a, b. Verlauf eines kongenitalen Fixationsnystagmus **a** beim Blick geradeaus, **b** beim Blick zur Seite

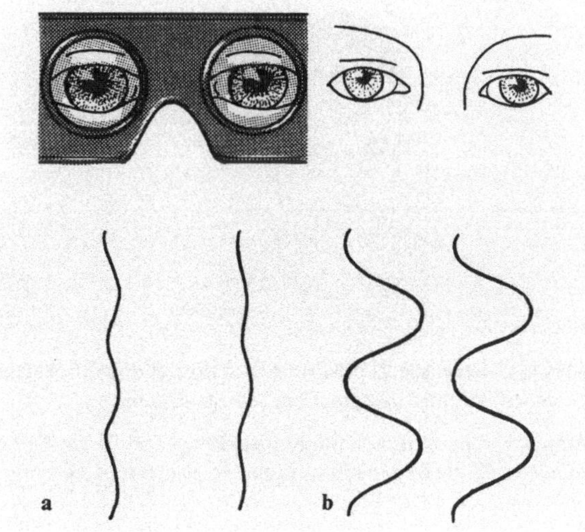

Abb. 6.3 a, b.
Stärke des Fixationsnystagmus. **a** Bei Ausschluß der Fixation mit einer Leuchtbrille, **b** bei Fixation

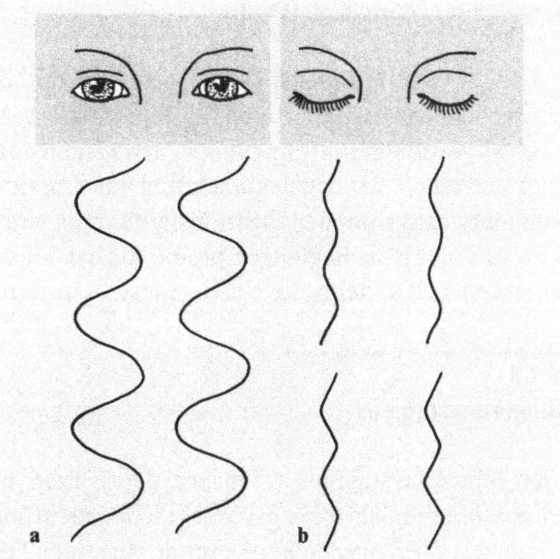

Abb. 6.4 a, b.
Stärke des Fixationsnystagmus **a** bei Fixation, **b** bei Lidschluß

- Die Patienten stellen ihre Augen in die Richtung ein, in welcher der Nystagmus die geringste Stärke hat (Minimumstellung). Dann drehen sie den Kopf so, daß die Augen in dieser Stellung nach vorne gerichtet sind (Abb. 6.6). Dies ergibt eine charakteristische Kopfhaltung, die man auch auf allen Fotos des Patienten wiedererkennen kann.
  Differentialdiagnostisch müssen vom angeborenen Fixationsnystagmus die im folgenden beschriebenen Nystagmen abgegrenzt werden.

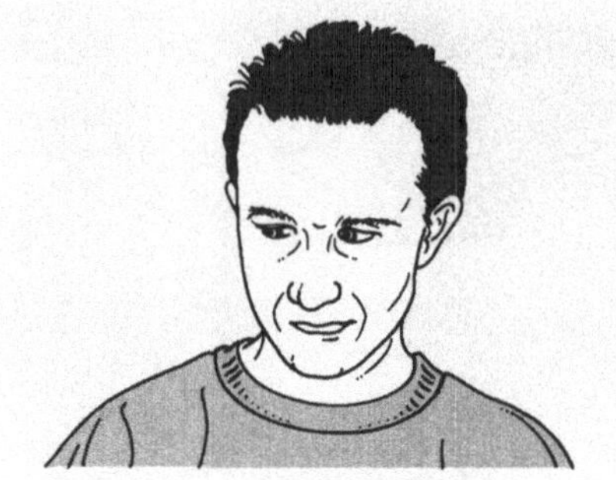

6.5

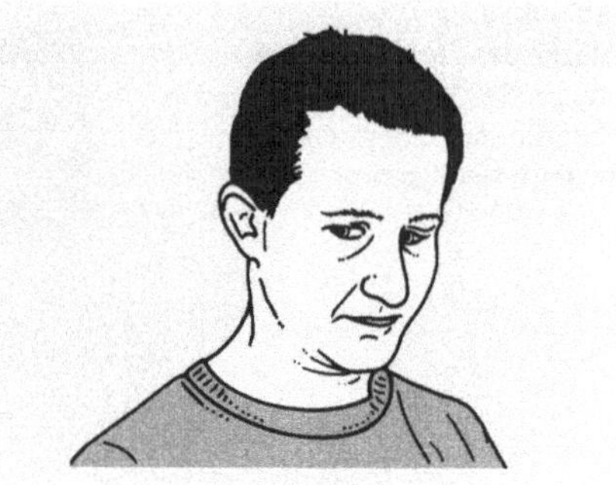

6.6

Abb. 6.5. Gesenkte Kopfhaltung und Einstellung der Augen in die Richtung, in der der kongenitale Fixationsnystagmus am schwächsten ist

Abb. 6.6. Charakteristische Kopfsenkung und -drehung bei kongenitalem Fixationsnystagmus, so daß die Augen mit minimalem Nystagmus nach vorn zeigen

6.2.2 Erworbener Fixationsnystagmus

Schädigungen im Bereich des Hirnstamms und des Zerebellums infolge Hypoxie, Schädel-Hirn-Traumen, multipler Sklerose usw. erzeugen meist einen zentral-vestibulären Nystagmus. Selten kann jedoch auch ein Fixationsnystagmus entstehen. Bei der Begutachtung von Unfallfolgen kann die Abgrenzung von einem angeborenen Fixationsnystagmus sehr schwer sein. Neurologische und audiologische Begleitsymptome, die bei der angeborenen Form nicht vorkommen, helfen dann, die Unfallgenese zu untermauern.

6.2.3 Blindennystagmus

Der Blindennystagmus („sensory deprivation nystagmus") entsteht, wenn eine afferente Sehstörung vorliegt, aber nicht nur bei vollständiger Erblindung, wie die deutsche Bezeichnung vermuten läßt. Es fehlt die Fähigkeit des Blickfolgesystems, ein Ziel exakt auf der Fovea zu halten, sowie die Fähigkeit zu Korrektursakkaden. Beim Blick geradeaus entstehen regelmäßige, z. T. aber auch völlig unregelmäßige Pendelbewegungen, die beim Blick nach rechts und links jeweils in einen Rechts- bzw. Linksnystagmus übergehen (Abb. 6.7). In der Regel nimmt die Stärke der Augenbewegungen, aber auch ihre Unregelmäßigkeit mit dem Ausmaß der Sehstörung zu. Häufig sind kompensatorische Kopfpendelbewegungen in entgegengesetzter Richtung vorhanden, besonders wenn mit dem geschwächten optischen System versucht wird, etwas zu lesen (Cogan 1954, Metz 1922, Gay 1974, Kornhuber 1966). Als Ursache kommen

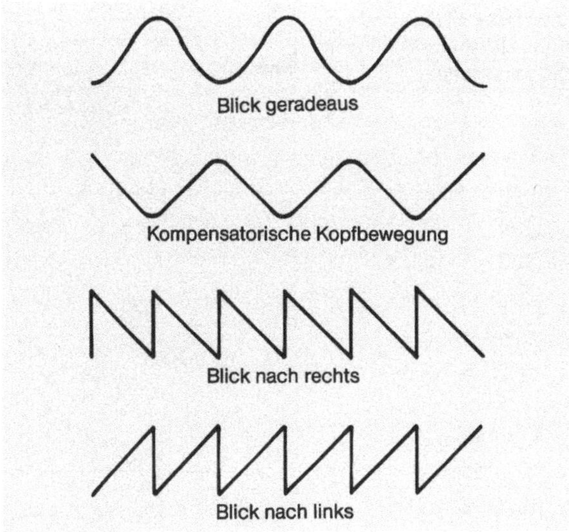

Abb. 6.7. Charakteristische Augenbewegungen und kompensatorische Kopfbewegungen bei afferenten Sehstörungen (Blindennystagmus)

neben Schäden an der Netzhaut kongenitale Katarakte, Optikusatrophie, Achromatopsie (Farbenblindheit) und Albinismus in Frage.

In die Gruppe der Nystagmusbilder bei Sehstörungen gehören noch 3 weitere Krankheitsbilder.

Latenter Schielnystagmus

Dieser Nystagmus findet sich bei etwa 20% der Patienten mit einem angeborenen Strabismus (3% der Gesamtbevölkerung). Er tritt nur auf, wenn ein Auge abgedeckt wird. Die rasche Phase schlägt dann zum nicht abgedeckten Auge.

Bergarbeiternystagmus

Er wurde am Anfang dieses Jahrhunderts hauptsächlich in England bei Arbeitern im Steinkohlebergbau beobachtet und wurde auf die schlechte Beleuchtung unter Tage zurückgeführt. Er bildete sich nach Beendigung der Dunkelarbeit meist in etwa 2 Jahren zurück. Der Nystagmus war - ähnlich dem Blindennystagmus - oft pendelförmig, im Vergleich zu diesem aber unregelmäßig und unsymmetrisch (Abb. 6.8).

Ein Bergarbeiternystagmus trat in der Regel erst nach 25 Arbeitsjahren unter Tage auf. Er ist bei der verbesserten Beleuchtung heute nicht mehr anzutreffen. Originalableitungen mit der Hebelnystagmographie findet man bei Ohm (1943; Abb. 6.9).

Blickparetischer Nystagmus

Ein blickparetischer Nystagmus entsteht bei Läsionen in den Gebieten des optischen Systems, die für konjugierte Augenbewegungen verantwortlich sind.

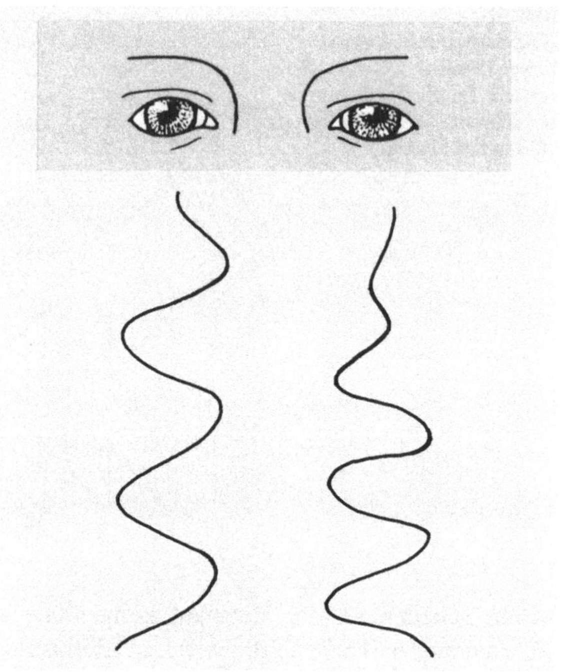

Abb. 6.8.
Unsymmetrischer und unregelmäßiger Nystagmus der Bergarbeiter

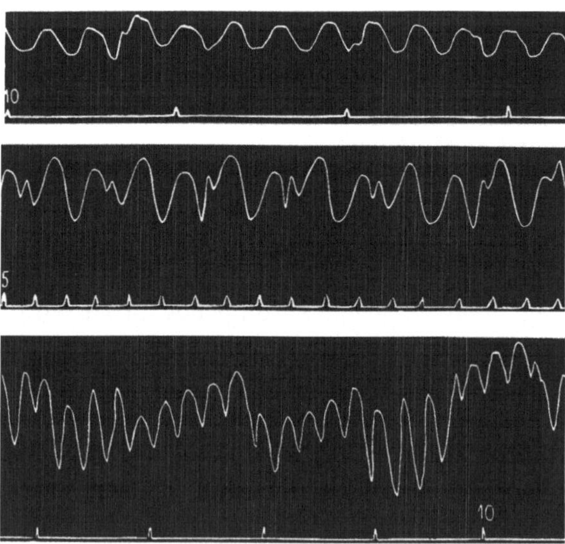

Abb. 6.9.
Verschiedene Arten eines Bergarbeiternystagmus, registriert mit der Hebelnystagmographie nach Ohm

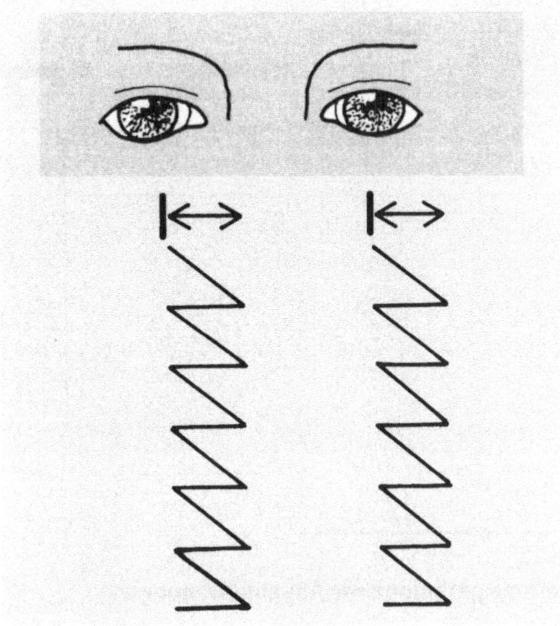

Abb. 6.10. Blickparetischer Nystagmus nach rechts bei Blickintention nach rechts

Eine bestimmte Blickrichtung ist eingeschränkt (Abb. 6.10). Der Nystagmus ist grobschlägig und niederfrequent. Die rasche Phase schlägt in Richtung der eingeschränkten Bulbusbewegung. Bei einer einseitigen Störung im Bereich der Augenmuskelkerne tritt der Nystagmus nur am betroffenen Auge auf. Bei supranukleären Störungen mit beidseitiger Blickparese findet sich der Nystagmus auf beiden Augen.

6.2.4 Dissoziierter Blickrichtungsnystagmus (internukleäre Ophthalmoplegie oder Syndrom des medialen Längsbündels)

Dieses Phänomen ist nur feststellbar beim Blick zur Seite. Dabei zeigt das abduzierte Auge deutlich einen Nystagmus in Blickrichtung (Abb. 6.11). Bei experimenteller Reizung des Gleichgewichtsorgans beobachtet man an dem Auge, das auf der Seite der schnellen Phase liegt, deutlich stärkere Amplituden. Die Schädigung liegt im Hirnstamm kontralateral zum abduzierten, den Nystagmus bildenden Auge. Bei bilateraler Störung besteht häufig eine multiple Sklerose, die das mediale Längsbündel befallen hat. Bei einseitiger Störung findet man meist eine vaskuläre Störung im Bereich des Hirnstamms.

Ein dissoziierter Blickrichtungsnystagmus ist ein sicheres und frühes Zeichen für eine multiple Sklerose.

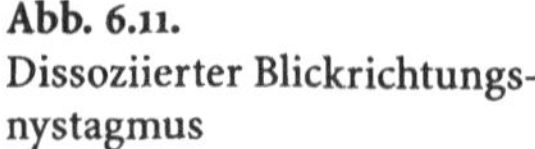

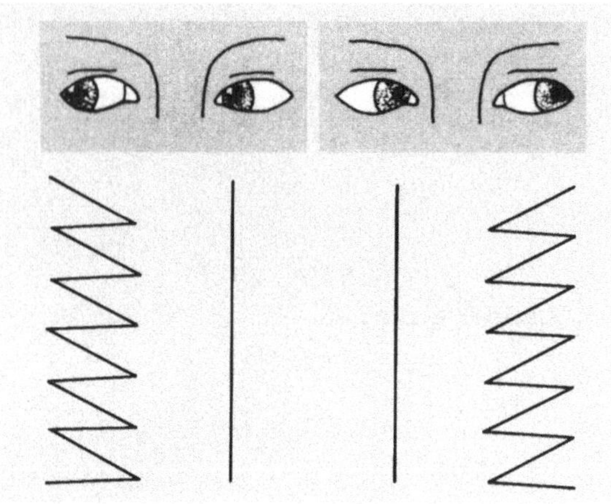

Abb. 6.11. Dissoziierter Blickrichtungsnystagmus

6.2.5 Seltene pathologische Augenbewegungen

■ **Schaukel- oder See-saw-Nystagmus.** Bei diesem Phänomen besteht ebenfalls eine Dissoziation der Augenbewegungen. Dabei sinkt ein Auge ab, und das andere Auge steigt nach oben. Gleichzeitig bestehen z. T. Drehbewegungen der Augen in entgegengesetzter Richtung. Die Erscheinung beruht auf einer Läsion im vorderen Anteil des 3. Ventrikels oder im Bereich des rostralen Mittelhirns (Brandt 1991). Sie kommt aber auch vor bei sellären und parasellären großen Tumoren, die eine bitemporale Hemianopsie herbeiführen.

■ **Periodisch alternierende Blickdeviationen.** Es handelt sich um eine seltene, erst in letzter Zeit beobachtete Störung der Augenmotilität, wobei spontane, rechteckförmige, laterale Augenbewegungen mit einer Periodendauer von jeweils 1–2 s auftreten. Im Verlauf der Deviationsbewegung kann es zu langsamen Lidkontraktionen kommen. Als Ursache werden vaskuläre, zum Teil schwere Läsionen im Bereich der Mittelhirnhaube, besonders des Nucleus interstitialis Cajal und des Nucleus Darcchevich, über die eine deszendierende Kontrolle der Vestibulariskerne erfolgt, angesehen. Aber auch Schäden im Vestibulozerebellum können dieses Phänomen auslösen (Cramon u. Ziel 1977).

■ **Langsame, pendelförmige Augenbewegungen („roving eye movements").** Sie treten in oberflächlichen Komastadien und bei Narkoseein- und -ausleitung auf, aber auch beim Gesunden im Schlafstadium I–III. Sie haben meist horizontale Richtung, eine sehr niedrige Frequenz und eine große Amplitude. Diese Augenbewegungen können willkürlich nicht ausgeführt werden.

- **Hüpfende Augenbewegungen („ocular bobbing“).** Es kommt dabei zu konjugierten, raschen Abwärtsbewegungen der Bulbi, die sofort oder nach einem Intervall langsam zur Primärposition zurückdriften. Diese Augenbewegungen kommen im tiefen Koma vor und sind häufig nur präterminal vorhanden.

6.2.6 Voraussetzungen und Methoden zur Beobachtung und Registrierung eines Nystagmus

Zunächst muß die Grundtatsache erneut betont werden, daß der unwillkürlich und unbewußt ablaufende Kompensationsreflex, der Nystagmus, der bei Körperbewegungen ständig für ein stabiles Abbild der Umwelt auf der Netzhaut sorgt, durch eine willkürliche Augenbewegung, wie z. B. das Fixieren, außer Kraft gesetzt wird.

Man kann dies an sich selbst beobachten: Dreht man den Kopf mit mittlerer Geschwindigkeit hin und her, bleibt das Bild der Umwelt scharf. Fixiert man einen Finger, der in ca. 30 cm Abstand mit dem Kopf bewegt wird, ist das Bild der Umwelt während der Bewegung verwischt, da durch die Fixation der Kompensationsreflex aufgehoben ist.

Der Kompensationsreflex (Nystagmus) ist der Fixation untergeordnet. Um einen vestibulären Nystagmus sehen zu können, muß daher zuerst die optische Fixation ausgeschaltet werden. Dies läßt sich einerseits durch eine Brille mit Lupengläsern, andererseits in vollständiger Dunkelheit verwirklichen.

Lupengläser verhindern das Scharfsehen. Im abgedunkelten Raum wird außerdem die Fixation unmöglich. Der Untersucher kann durch die vergrößernden Lupengläser die Augenbewegungen gut beobachten.

Herrscht absolute Dunkelheit im Untersuchungsraum, oder werden die Augen abgedeckt, so ist die Fixation eines Gegenstands auch ohne Lupenbrille schon ausgeschlossen. Allerdings können die Augenbewegungen jetzt nicht mehr direkt beobachtet werden. Sie werden entweder elektrisch (Elektronystagmographie), fotoelektrisch (Foto-Elektronystagmographie) oder optisch über Videokameras und andere Verfahren aufgezeichnet.

Übersichtsarbeiten

Brandt u. Büchele 1983; Gay et al. 1974; Kornhuber 1966, 1974; Schmidt u. Löhe 1980; Brandt 1991

Teil II

Untersuchungsmethoden am vestibulären System

Kapitel 7

Anamnese 7

Der Gleichgewichtssinn wird nicht durch ein anatomisch und funktionell geschlossenes System repräsentiert, wie dies beim Hören und Sehen der Fall ist. Vielmehr koordiniert eine zentrale Schaltstelle, die vier Gleichgewichtskerne am Boden der Rautengrube, mehrere Sinnessysteme, die an der Haltung und Bewegung des Körpers beteiligt sind. Im Fall einer Störung dieser Koordinationsfunktion kann daher eine bunte Vielzahl von Symptomen auftreten, entsprechend der Vielzahl der an der Störung beteiligten Sinnessysteme. Der Begriff „Schwindel" steht für eine breite Palette physischer und psychischer Ausnahmezustände. Oppenheim definierte schon 1894 Schwindel als „eine Unlustempfindung, welche aus einer Störung der Beziehung unseres Körpers im Raum entspringt".

Die Berücksichtigung des Zusammenspiels der Systeme macht die Schwindelanamnese schwierig, andererseits aber auch ergiebig.

! Eine gute Schwindelanamnese bedeutet bereits etwa 80% des diagnostischen Gesamtaufwandes. Eine flüchtige Anamnese macht eine breit angelegte, zeitaufwendige Untersuchung notwendig.

Grundregeln für eine gute Schwindelanamnese

1. Regel: Der Patient soll in eigenen Worten seine Beschwerden schildern!

Der die Anamnese aufnehmende Arzt soll äußerst zurückhaltend sein, dem Patienten mit Begriffen aus der medizinischen Terminologie zu helfen. Eine Führung ist nur insofern notwendig, als der Patient in der Regel seine Schwindelempfindungen ohne gezielte Nachfrage nicht präzisieren kann. Aus der Schilderung kann versucht werden, den Schwindel in Gruppen einzuordnen, die mit Einschränkung ätiologische Rückschlüsse zulassen:

Ein Gefühl, als würde sich entweder der Körper oder die Umgebung drehen.

Dieser Schwindel ist oft kombiniert mit einer gerichteten Fallneigung und deutet auf eine Seitendifferenz in der Erregbarkeit der Gleichgewichtsorgane oder auf eine Seitendifferenz in der Erregungsausbreitung innerhalb des vestibulären Systems hin. Obwohl dieser Schwindel damit von vielen Stellen des vestibulären Systems ausgelöst werden kann, findet man ihn doch am häufigsten bei peripher-vestibulären Störungen. Es ist deshalb auf Nachbarschaftszeichen von seiten des audiologischen Systems und des N. facialis zu achten.

Ein Schwank- oder Unsicherheitsgefühl, meist verbunden mit Ataxie.

Diese Störung wird häufig von Patienten angegeben, deren zentrales Koordinationsvermögen herabgesetzt ist, d. h. von Patienten mit zentral-vestibulären Störungen. Allerdings kann ein Unsicherheitsgefühl besonders bei raschen Körperbewegungen auch der Restzustand eines kompensierten Labyrinthausfalls oder das einzige vestibuläre Zeichen eines Kleinhirnbrückenwinkeltumors sein.

Unbestimmbare Empfindungen, beschrieben als Kopfleere, dumpfes Gefühl u. a.

Diese oft mit ringförmigen Kopf- und Nackenschmerzen vergesellschafteten Empfindungen kommen bei Patienten mit HWS-Syndrom, aber auch bei Patienten mit Hyper- und Hypotonie vor.

Anfallsartige Schwindelbeschwerden.

- Ohne erkennbare Ursache auftretend und nur Sekunden anhaltend: Sie sind häufig hervorgerufen durch Irritation des parasympathischen Nervengeflechts entlang der A. vertebralis im Rahmen eines HWS-Syndroms (s. S. 277), aber auch durch funktionelle Kopfgelenkstörungen.
- Mit plötzlichem Hinstürzen, ohne Bewußtlosigkeit (sog. „Drop attack"), ohne erkennbare Ursache: Diese Störung wird auf einen plötzlichen Verlust des Muskeltonus im Rahmen einer Durchblutungsstörung im Hirnstammgebiet zurückgeführt.
- Nach Lagewechsel und nach schnellen Kopfbewegungen mit Latenz auftretend, mit Crescendo-Decrescendoverlauf: Dieser Schwindel kommt vor
  - ▼ nach Schädel-Hirn-Traumen, nach Ohroperationen und auch ohne äußere Ursache. Dabei soll es zu einer Absprengung von Otolithenteilen aus ihrem Lager im Sakkulus oder Utrikulus kommen, die sich dann frei im Bogengangsapparat bewegen (Kanalolithiasis).
  - ▼ bei rezidivierenden Einengungen von Hirnstammgefäßen. Der Schwindel hält an, bis eine Ersatzdurchblutung von der Gegenseite oder vom Circulus Willisi her einsetzt.
- Minuten bis Stunden anhaltende Schwindelbeschwerden, verbunden mit Übelkeit und Ohrgeräuschen sowie einseitiger Hörstörung:
  - ▼ als typischer Ablauf eines Anfalls einer Ménière-Erkrankung;
  - ▼ kommt vor bei Einengungen eines Hirnstammgefäßes ohne ausreichende Ersatzdurchblutung.

Schwarzwerden vor den Augen oder Ohnmächtigwerden bei schnellem Aufrichten.

Diese Symptome weisen auf eine orthostatische Kreislaufdysregulation oder hypotone Blutdruckverhältnisse hin. Eine ausgedehnte Gleichgewichtsuntersuchung ist in der Regel nicht notwendig.

2. *Regel: Die Anamnese muß in Zeiträume gegliedert werden.*

Beschreibung des Beginns der Beschwerden

Die erste Schwindelsensation beansprucht in der Anamnese deshalb einen vorrangigen Platz, weil sie am klarsten die Diagnose erkennen läßt. Später verwischen kompensatorische Vorgänge und therapeutische Bemühungen die klassische Symptomatik.

Beispiele: Einseitiger Labyrinthausfall: In den ersten Stunden der Erkrankung besteht ein starkes Drehgefühl, verbunden mit Übelkeit und einer Fallneigung zur kranken Seite. Die Fallneigung kann innerhalb von Stunden in eine undefinierte Unsicherheit übergehen. Das bedeutet, daß gerade die Fallneigung, die den anamnestisch wichtigsten Hinweis auf die Seite der Erkrankung liefert, das flüchtigste Symptom ist. Nach ihr muß bei jeder vestibulären Anamnese gefragt werden.

Bei der *Menière-Krankheit* sind es die Initialsymptome, der plötzliche Beginn des Drehschwindels und die begleitenden audiologischen Phänomene, die auf dieses Krankheitsbild und sogar schon auf seine Lokalisation hinweisen.

Beschreibung des Zeitraums vor der Erkrankung

Der Zeitraum unmittelbar vor Beginn der Erkrankung ist deshalb so wichtig, weil hier die Faktoren gefunden werden können, die den Schwindel auslösen.

Beispiele: Ein Architekt mußte eine längere Strecke mit seinem Auto rückwärts aus einer Baustelle fahren. Seitdem besteht Schwankschwindel. Es wurde ein HWS-Syndrom gefunden. Die Gleichgewichtsstörung wurde durch maximale Halsdrehung ausgelöst.

Schwindel bestand bei einem Mädchen seit dem Schwimmunterricht mit der Schule. Genaueres Befragen ergab, daß der Schwindel bereits unmittelbar nach einem Langstreckentauchen leicht wahrgenommen worden war. Diese Angabe veranlaßte gezielt die Untersuchung der Augenbewegungen mit der Frenzel-Brille bei gleichzeitigem Valsalva-Versuch. Dabei trat ein Nystagmus auf. Grund: Ruptur der runden Fenstermembran.

Wenn der Zeitraum unmittelbar vor Beginn des Schwindels keinen Hinweis gibt, dann müssen die Lebens- und Arbeitsgewohnheiten des Patienten erfragt werden. Es gibt Berufsgruppen, die besonders von halsbedingten Schwindelbeschwerden betroffen sind, wie z.B. Ärzte (besonders Chirurgen), oder alle am Schreibtisch, Zeichentisch oder an der Schreibmaschine bzw. am Computer arbeitenden Personen, wie technische Zeichner, Sekretärinnen, Programmierer usw.

Alle „über-dem-Kopf-Arbeitenden“ wie Maler, Stukkateure oder Kfz-Mechaniker sind ebenfalls gefährdet.

Manche Zwangshaltungen erfährt man nur durch Fragen nach den Lebensgewohnheiten des Patienten.

Beispiel: Bei einer Hausfrau begann Schwindel in der Nacht. Die genaue Befragung der Lebensgewohnheiten ergab, daß sie täglich 30 min Brustschwimmen ausübte, was eine stark einseitige Belastung für die HWS (Reklination) bedeutet. Eine erfolglose, länger dauernde HWS-Behandlung war vorausgegangen. Erst die Änderung der Lebensgewohnheiten beseitigte rasch die Schwindelbeschwerden.

Ein junger Mann klagte regelmäßig über Schwindel, der nachts auftrat und ihn weckte. Die genaue Anamnese ergab, daß er auf dem Bauch schlief. Er hatte eine Hypermobilität der HWS und ein Foramen arcuale atlantis. Eine Änderung der Schlafgewohnheit beseitigte den Schwindel.

Wenn die Lebensgewohnheiten unberücksichtigt bleiben, werden solche eindeutigen Zusammenhänge übersehen. Dabei ist auffallend, wie gering die auf die Krankheitssymptome ausgerichtete Kombinationsfähigkeit auch intelligenter Patienten ist.

Beispiel: Ein intelligenter Patient klagt seit Monaten über Schwankschwindel besonders morgens. Er war schon öfter untersucht worden. Erste Diagnose: zentrale Gleichgewichtsstörung. Eine antivertiginöse Therapie blieb ohne Erfolg. Ein genaues Befragen der Lebensgewohnheiten ergab einen allabendlichen Alkoholgenuß von 1,5 bis 2 l Bier seit Jahren. Alkoholkarenz bewies den Zusammenhang für den Patienten eindrucksvoll.

Beschreibung des Schwindelverlaufs

Die Beschreibung des Schwindelverlaufs ist deshalb so wichtig, weil manche Erkrankungen allein aus der Betrachtung des Beschwerdeverlaufes erkannt werden können:

- *Plötzlicher peripherer Vestibularisausfall.* Handelt es sich um einen isolierten, einseitigen Vestibularisausfall, dann nimmt das anfängliche Schwindelgefühl rasch ab, wobei die Intensitätsabnahme in den ersten Tagen am größten ist (Abb. 7.1a)
- Bei Vestibularisausfällen *mit begleitenden zentralen Störungen*, wie sie häufig bei vaskulären Prozessen und Schädel-Hirn-Traumen vorkommen, nimmt das subjektive Schwindelgefühl dagegen wesentlich langsamer ab (Abb. 7.1b). Häufig bleibt hier ein mehr oder weniger großer Rest bestehen, während sich der Schwindel beim isolierten Vestibularisausfall meist völlig zurückbildet.
- Für die *Ménière-Krankheit* ist die Unregelmäßigkeit in Stärke und Häufigkeit typisch, mit der die Schwindelanfälle auftreten (Abb. 7.1c). Anfallsfreie Phasen wechseln mit Phasen gehäufter Anfallstätigkeit, wobei in der Regel die Anfälle in Zeiten erhöhter Anspannung häufiger auftreten.
- Rein *zentrale Gleichgewichtsstörungen* neigen, v.a. wenn sie durch ein Schädel-Hirn-Trauma ausgelöst wurden, zu einem undulierenden Verlauf (Abb. 7.1d). Höhepunkte des Schwindelgefühls treffen nicht selten mit Zeiten raschen Wetterwechsels oder mit Streßsituationen zusammen.

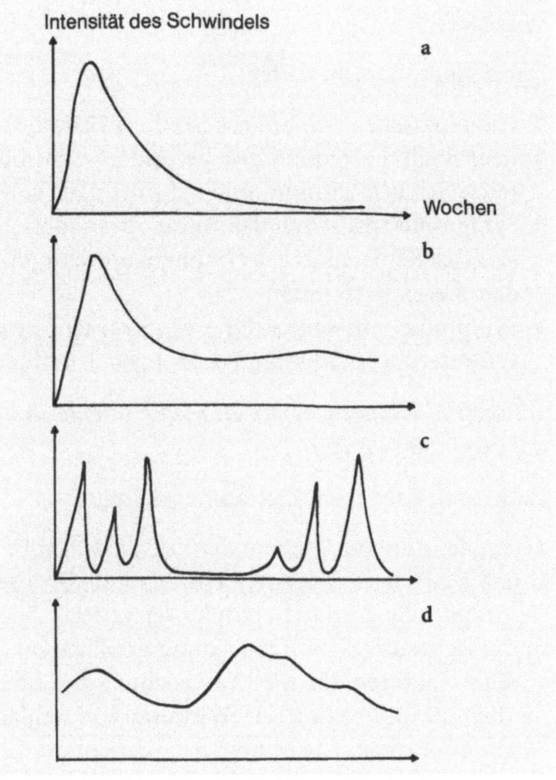

Abb. 7.1 a – d. Unterschiedliche Schwindelverläufe. *Abszisse:* Zeit (Tage, Wochen, Monate); *Ordinate:* Beschwerdestärke. **a** Schwindelverlauf bei einem plötzlichen, einseitigen Vestibularisausfall, **b** Schwindelverlauf bei einem plötzlichen Vestibularisausfall mit begleitenden zentralen Störungen; **c** Schwindelverlauf bei der Menière-Erkrankung; **d** Schwindelverlauf bei einer zentral-vestibulären Störung

3. Regel: Die Schwindelposition muß genau beschrieben werden, ebenso die Positionen und Bewegungen, welche die Intensität des Schwindels variieren.

Schwindelbeschwerden sind häufig lage- oder lagerungsabhängig. Die Anamnese stimmt hierin meist sehr gut mit dem Befund überein. Als Vorbereitung für die Lage- und Lagerungsprüfung mit der Frenzel-Brille muß die Position oder Positionsänderung, bei der ein pathologischer Befund zu erwarten ist, erfragt werden.

Beispiel: Bei einer oberflächlichen Gleichgewichtsuntersuchung wurde kein pathologischer Befund erhoben. Eine Nachuntersuchung wurde wegen anhaltender und glaubhafter Beschwerden notwendig. Dabei ergab die eingehende Anamnese, daß bei Kopfwendung nach rechts oben mit einer Latenz Schwindel auftrat. In Kopfhängelage mit nach rechts gedrehtem Kopf konnte in der Tat ein stark rotierender Nystagmus mit Crescendo-Decrescendo-Charakter festgestellt werden. Er hatte eine Latenz von 5 s. Bei der flüchtigen ersten Untersuchung wurde der Nystagmus wegen dieser Latenz nicht gefunden.

4. Regel: Der Anamnese des Schwindels folgt die Anamnese der Nachbarschaftssymptome.

Dabei sind v.a. zu beachten:

- audiologische Symptome, besonders Hörstörungen und Tinnitus,
- neurologische Symptome, besonders Sensibilitätsstörungen im Kopfbereich, Schluck-, Stimm- und Sehstörungen sowie Doppelbilder,
- Symptome von seiten des Halses, besonders Nackenkopfschmerzen, ringförmige Kopfschmerzen (Haubenkopfschmerz) und Sensibilitätsstörungen der oberen Extremität,
- Symptome von seiten des Herz-Kreislauf-Systems, besonders Blutdruckveränderungen, Rhythmusstörungen, Durchblutungsstörungen.

5. Regel: Alle eingenommenen Medikamente und Genußmittel müssen genau dokumentiert werden.

Dabei sind wiederum Zeiträume wichtig:

a) Im Zeitraum vor Beginn der Erkrankung gibt uns die Anamnese Hinweise auf auslösende Faktoren: z.B. Alkohol, Drogen, Nikotin sowie ototoxische Antibiotika. Antiarrhythmika verweisen auf kardiale Störungen.
b) Im Zeitraum der Untersuchung erhalten wir aus der Anamnese Kenntnis über Faktoren, die die Untersuchung beeinflussen können. Vor allem gilt dies für die sedierende Wirkung von Schlaf- und Beruhigungsmitteln, die eine erhebliche Mindererregbarkeit der Gleichgewichtsorgane vortäuschen können. Alkohol kann eine pathologische Seitendifferenz der Erregbarkeit hervorrufen.

6. Regel: Schädel-Hirn-Traumen in der Vorgeschichte müssen genau dokumentiert werden, auch wenn sie weit zurückliegen.

Weit zurückliegende Unfälle können der Grund dafür sein, daß die bei einer neu entstandenen Erkrankung erhobenen Befunde nicht zueinander passen.

Beispiel: Bei einem Patienten wird ein kleines Akustikusneurinom rechts festgestellt. Er hat aber Befunde, die nicht zu einem Akustikusneurinom passen. Diese lassen sich auf ein linksseitiges Schädel-Hirn-Trauma vor 20 Jahren mit nachfolgender Schwerhörigkeit und Schwindel zurückführen.

Die Traumen müssen exakt beschrieben werden, da eine Hör- bzw. Gleichgewichtsstörung auf der Seite des Traumas in der Regel als unfallbedingt angesehen wird.

7. Regel: Allgemeinerkrankungen in der Anamnese sind zu erfragen und zu dokumentieren.

Viele Allgemeinerkrankungen sind Auslöser oder mitbeteiligt an der Entstehung von Schwindel, z.B. Diabetes, Hypertonus, Hypo- und Hyperthyreosen usw. Eine gründliche Gleichgewichtsdiagnostik macht häufig nur Sinn, wenn vestibuläre Symptome einer Grunderkrankung zugeordnet werden können.

Mehrere Autoren empfehlen feste Schemata zur Erstellung einer Schwindelanamnese; z. T. sind diese Schemata mit Computern lesbar. Diese sogenannten Anamnesebögen sind aber ungünstig, da sie den großen anamnestischen Varianten einer Gleichgewichtserkrankung nicht gerecht werden können. Ein guter Anamnesebogen müßte so umfangreich sein, daß er im praktischen Alltag unbrauchbar wäre.

Als Gedächtnisstütze für den Arbeitsplatz geben wir die nachfolgende Zusammenstellung.

Ablauf und Regeln einer vestibulären Anamnese

I:	Erkrankungsart:	- Schilderung der Beschwerden in eigenen Worten; - Klassifizierung in Drehgefühl, Schwankgefühl, Unsicherheitsgefühl, Bewußtseinsstörung;
II:	Erkrankungsverlauf:	- Beginn der Erkrankung, - Zeit vor Beginn der Erkrankung, - Verlauf der Erkrankung;
III:	Beeinflußbarkeit:	- provokative Maßnahmen, - verstärkende Maßnahmen, - behebende Maßnahmen;
IV:	Nachbarschaftssymptome:	- audiologisch, - neurologisch, - HWS;
V:	Medikamente und Genußmittel:	- vor der Erkrankung; - z. Z. der Untersuchung;
VI:	Schädelhirntraumen	
VII:	Allgemeinerkrankungen	- Kreislauf, - Stoffwechsel.

Kapitel 8

Untersuchung der Hirnnerven 8

Jeder Diagnostik von Gleichgewichtsstörungen muß eine orientierende Untersuchung aller Hirnnerven vorangestellt werden. Sie kann grundlegend wichtige Befunde aufdecken, wie z.B. Nachbarschaftssymptome oder eine Störung der Augenmotilität, die eine Gleichgewichtsuntersuchung behindern oder überhaupt unmöglich machen. Ausgewählte Verfahren, die rasch ohne technischen Aufwand einen Überblick über die Funktion der Hirnnerven vermitteln, werden im folgenden an die Hand gegeben.

8.1 Nervus olfactorius (I. Hirnnerv)

Beim Riechen unterscheidet man eine Wahrnehmungsschwelle und eine Erkennungsschwelle. Im Rahmen einer orientierenden Untersuchung müssen diese Schwellen nicht bestimmt werden, es genügt die überschwellige Untersuchung mit der Schnüffelmethode. Man läßt den Patienten an einem bekannten Geruchsstoff wie Kaffee schnüffeln oder bietet einen Geruchsstoff halbquantitativ aus einer sog. Elsberg-Flasche an (Abb. 8.1).

Die Elsberg-Flasche enthält Flüssigkeit mit einer festgelegten Konzentration an Geruchsmolekülen (2). Der abgeschlossene Luftraum (1) darüber ist konstant gesättigt an Geruchsstoffmolekülen. Über einen Schlauch (3) mit Einmalansatz (4) wird die Luft in die Nase eingesogen. Über einen Nebenschlauch (5) strömt Außenluft nach.

Es ist darauf zu achten, daß der angebotene Geruchsstoff vom Patienten erkannt werden kann, d.h. der Geruchsstoff muß bekannt sein. Geeignet sind reine Riechstoffe, Riechstoffe mit Trigeminusanteil und Riechstoffe mit Geschmacksanteil.

Reiner Riechstoff:

- Bittermandel (Duft nach Weihnachtsgebäck),
- Kaffee,
- Schwefelwasserstoff (Geruch fauler Eier).

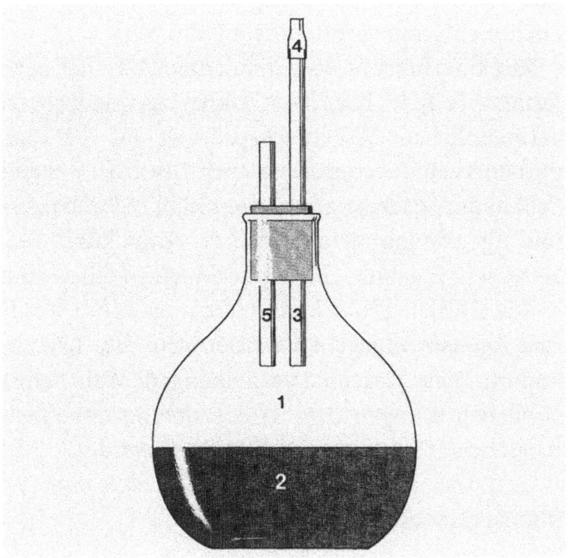

Abb. 8.1. Elsberg-Flasche zur Geruchsprüfung. Erklärung s. Text

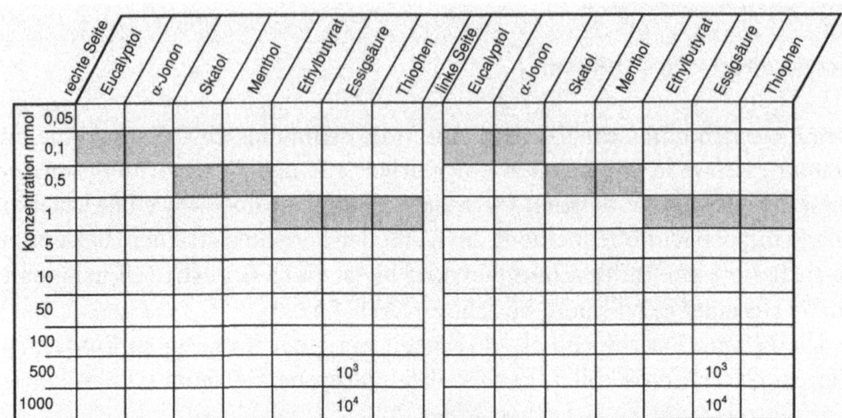

Abb. 8.2. Diagramm zur schwellenbezogenen Dokumentation einer Riechprüfung mit Elsberg-Flaschen

Riechstoff mit Trigeminusreizkomponente:

- Ammoniak (stechend)
- Kampher (kühl, wie Medizin),
- Menthol (kühl) (Der Trigeminusanteil dieses Stoffes verflüchtigt sich rasch!).

Riechstoff mit Geschmacksanteil:

- Chloroform (süß),
- Pyridin (bitter).

Von Herberhold und Rödel wurde ein Diagramm zur schwellenbezogenen Dokumentation veröffentlicht (Abb. 8.2).

Zur Überführung von Simulanten kann der nahezu reine Geruchsstoff Pfefferminz (z.B. in Form von Likör) verwendet werden, der im Rahmen einer vermeintlichen Geschmacksprüfung auf die Zunge aufgebracht wird (sog. gustatorische Riechprüfung nach Güttich): Bei einer echten Anosmie gibt der Patient an: „Zuckerwasser, etwas kühl“ (durch den Alkoholanteil). Bei Anosmie und Ageusie gibt er an: „Wasser, etwas kühl“. Bei Simulation einer Anosmie lautet sein Ergebnis: „Es schmeckt nach Pfefferminz“.

Die Güttich-Probe kann nicht angewandt werden, wenn zugleich Anosmie und Ageusie angegeben werden, wie dies nach Schädel-Hirn-Traumen vorkommt. Diese Patienten verneinen jede Wahrnehmung. Hier sind ausgedehnte Geruchsprüfungen bzw. Wiederholungsuntersuchungen und eine „Evoked-Response-Olfaktometrie“ (ERO) notwendig.

Übersichtsarbeiten

Beidler L. M. 1971; Herberhold C., Rödel L. M. 1992

8.2
Nervus opticus (II. Hirnnerv)

Schwindel in Form einer Unsicherheit beim Gehen entsteht bei einer starken, vornehmlich beidseitigen Schwachsichtigkeit und bei einer Einschränkung des Gesichtsfelds. Die orientierende Untersuchung des Visus geschieht mit einer Sehtafel. Das Gesichtsfeld wird orientierend mit dem von außen kommenden und zur Mitte geführten Finger des Untersuchers geprüft. Der Patient gibt an, ab wann er den Finger sieht.

8.3
Augenmuskelnerven (III, IV, VI)

Eine Störung der Augenmotilität hat in der Regel Doppelbilder zur Folge. Eine Störung der Augenmotilität beeinträchtigt immer die Form eines Nystagmus. !

Die Funktion der äußeren Augenmuskeln wird geprüft, indem man den Patienten auffordert, mit den Augen den Bewegungen eines vorgehaltenen Fingers zu folgen. Der Untersucher führt mit seinem Finger die Augen in die Positionen, in denen die Hauptfunktion eines jeden Muskels am deutlichsten zum Ausdruck kommt. Während der Untersuchung muß außerdem darauf geachtet werden, ob der Patient einen Fixationsnystagmus hat. Dieser beruht auf einer angeborenen Störung im optischen System, kann jedoch auch bei einer zerebellären Druckläsion, z. B. beim Akustikusneurinom, entstehen. Eine Gleichgewichtsuntersuchung ist hier nur notwendig, wenn neben dem Fixationsnystagmus noch Symptome von seiten des N. statoacusticus (VIII) vorhanden sind.

8.3.1
Nervus oculomotorius (III. Hirnnerv)

Der III. Hirnnerv versorgt die Augenmuskeln.

Motorisch:

- M. rectus internus: Einwärtsbewegung des Bulbus;
- M. rectus superior: Hebung des Bulbus;
- M. rectus inferior: Senkung des Bulbus;
- M. obliquus inferior: Hebung des Bulbus bei Adduktion; Auswärtsrollung bei Abduktion;
- M. levator palpebrae: Hebung des Oberlides;

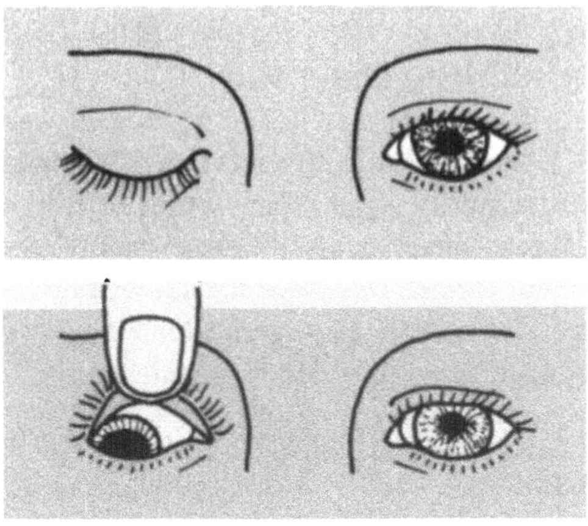

Abb. 8.3.
Bild einer rechtsseitigen Okulomotoriusparese

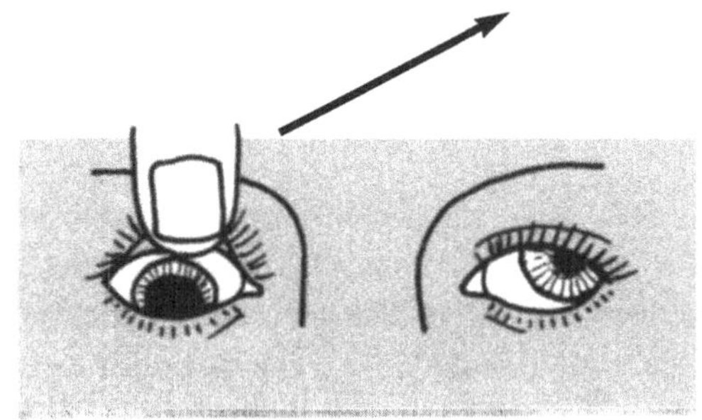

Abb. 8.4.
Blickrichtung der stärksten Doppelbilder (nur bei angehobenem Oberlid)

Parasympathisch:

- M. sphincter pupillae: Engstellung der Pupille.

Bei einer Parese des N. III finden sich daher (Abb. 8.3):

- Hängen des Oberlids (Ptose),
- Abweichung des Auges nach temporal und gering nach unten,
- Pupille weit und starr (Mydriasis).

Doppelbilder bestehen bei einer kompletten Parese des N. oculomotorius nicht, weil das Auge auf der paretischen Seite durch das hängende Oberlid verdeckt wird. Wird es angehoben, treten Doppelbilder auf, die beim Blick zur gesunden Seite und nach oben am stärksten sind (Abb. 8.4).

Eine komplette Lähmung des N. oculomotorius ist selten wegen der breiten Ausdehnung seines Kerngebiets im Hirnstamm und der raschen Auffaserung des Nerven nach seinem Eintritt in die Orbita. Angesichts dieser anatomisch bedingten, vielfältigen Vulnerabilität des Nerven ist es verständlich, daß Teilparesen zu einer Vielfalt schwer zu diagnostizierender Lähmungsbilder führen. Die Ptosis ist das auffallendste, meist das erste, wenn auch das am schnellsten wieder verschwindende Symptom. Es fehlt auch bei einer Teilparese selten.

8.3.2 Nervus trochlearis (IV. Hirnnerv)

Er innerviert den M. obliquus superior, der den Bulbus senkt, ihn einwärts rollt und gering abduziert. Bei paretischem Muskel steht das Auge deshalb nach oben und nasal und ist auswärts gerollt (Abb. 8.5), Doppelbilder werden beim Blick zur paretischen Seite und unten, also besonders beim Lesen und Schreiben sowie beim Treppensteigen maximal (Abb. 8.6).

Die Rollung des gelähmten Auges nach außen bewirkt eine Drehung der vertikalen optischen Achse. Die Doppelbilder stehen dadurch schräg zueinander. Der Kranke kann sie noch verstärken, wenn er den Kopf zur kranken Seite neigt (Abb. 8.7). Er bringt die Sehachsen wieder zur Deckung, wenn er den Kopf zur gesunden Seite neigt (Abb. 8.8). Es kommt dabei zu einer kompensatorischen Einwärtsrollung des gesunden Auges und damit zur Angleichung der optischen Achsen beider Augen. Das neurophysiologische Signal für diesen Vorgang kommt im wesentlichen vom Sakkulus, der die Veränderung der Schwerkraftrichtung feststellt.

Senkt der Kranke zusätzlich den Kopf, dann wandert das gesunde Auge kompensatorisch nach oben, wo das gelähmte Auge bereits steht. Das neuro-

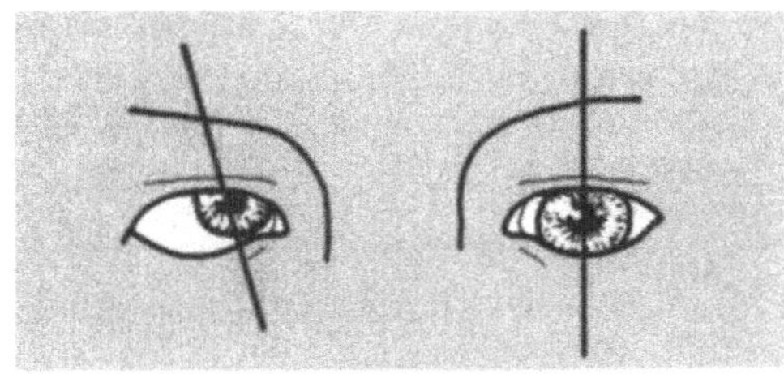

Abb. 8.5. Bild einer rechtsseitigen Trochlearisparese

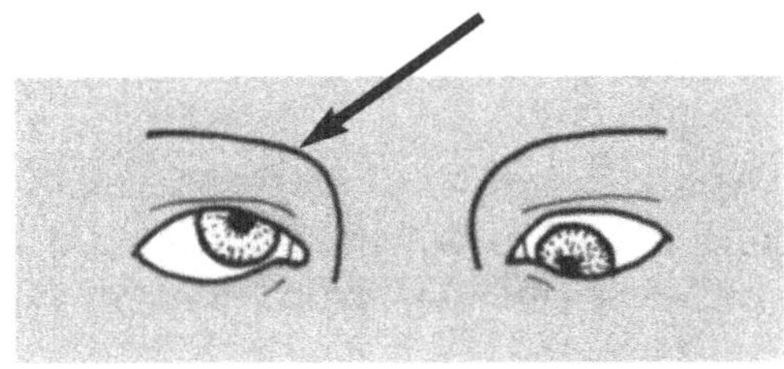

Abb. 8.6. Blickrichtung der stärksten Doppelbilder bei rechtsseitiger Trochlearisparese

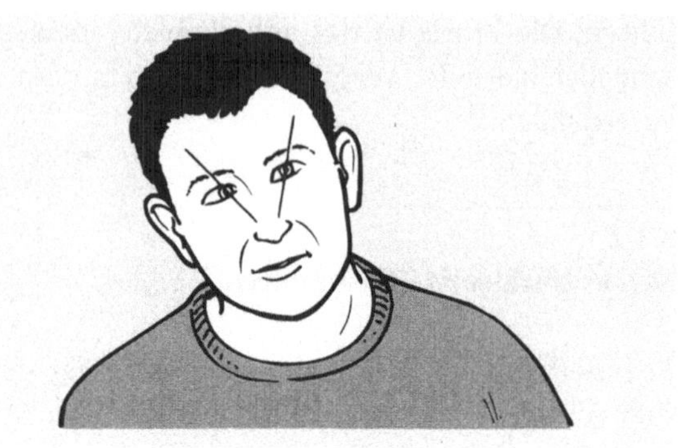

Abb. 8.7.
Verstärkung der Sehachsendifferenz bei Kopfneigung zur kranken Seite bei rechtsseitiger Trochlearisparese

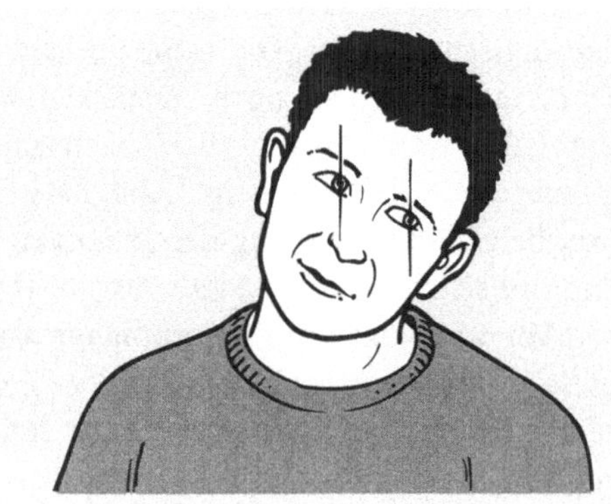

Abb. 8.8.
Bielschowsky-Phänomen. Angleichung der Sehachsen bei Kopfneigung zur gesunden Seite. Angleichung der Augenstellung durch Kopfneigung nach vorn

physiologische Signal hierzu kommt im wesentlichen vom Utrikulus, der die Veränderung der Kopfstellung zur Horizontalen feststellt.

Der Patient mit einseitiger Trochlearisparese fällt durch eine charakteristische Kopfhaltung auf, die er zur Vermeidung von Doppelbilder einnimmt. Sie besteht in einer Kopfneigung nach vorn und zur gesunden Seite (Bielschowsky-Phänomen).

8.3.3 Nervus abducens (VI. Hirnnerv)

Der N. abducens innerviert den M. rectus lateralis, der den Bulbus nach außen führt. Da der N. abducens von allen Hirnnerven den längsten Weg innerhalb der Schädelhöhle hat, ist er besonders häufig von einer Lähmung betroffen (ca. doppelt so häufig wie der N. trochlearis und ca. 4mal so häufig wie der

Abb. 8.9.
Bild einer rechtsseitigen Abduzenslähmung

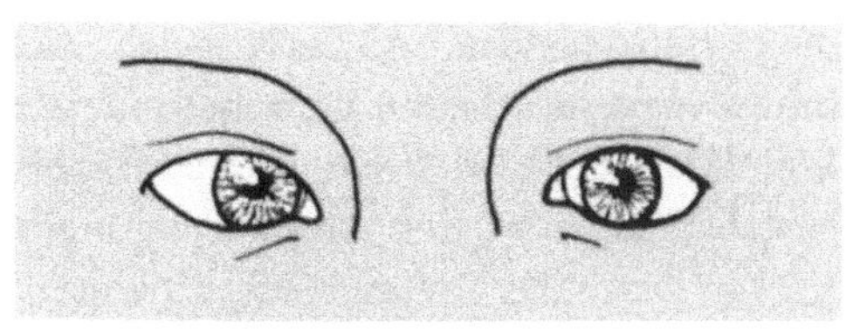

Abb. 8.10.
Blickrichtung der stärksten Doppelbilder bei rechtsseitiger Abduzenslähmung

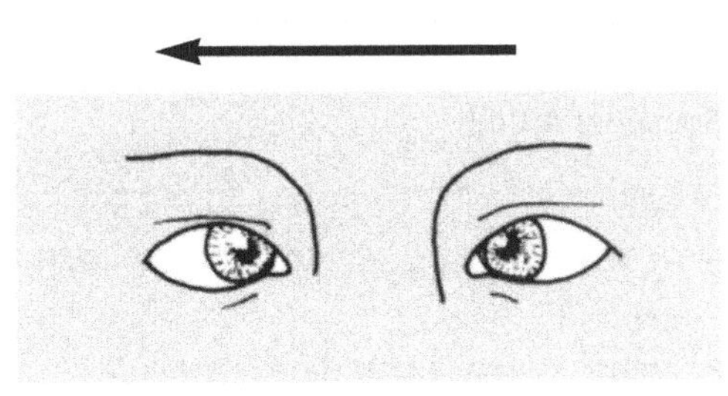

Abb. 8.11.
Kompensatorische Kopfhaltung bei rechtsseitiger Abduzenslähmung

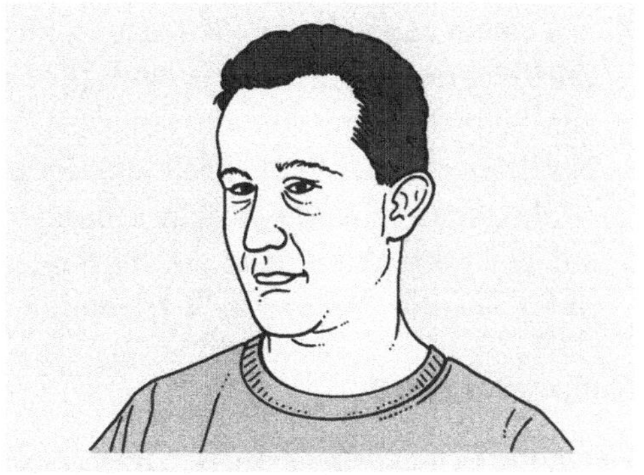

N. oculomotorius). Auf der Lähmungsseite steht der Bulbus im medialen Augenwinkel (Abb. 8.9) durch den Tonus des nicht gelähmten Antagonisten M. rectus medialis. Die maximalen Doppelbilder treten beim Blick zur gelähmten Seite auf (Abb. 8.10). Beim Lesen können dagegen Doppelbilder fehlen, weil die Abduktionsstellung des gelähmten Auges die Konvergenzbewegung bei der Naheinstellung z. T. vorwegnimmt. Beim Blick in die Ferne kann die Abduzenslähmung durch Kopfwendung zur kranken Seite kompensiert werden (Abb. 8.11).

8.4 Nervus trigeminus (V. Hirnnerv)

Der N. trigeminus und sein Gasser-Ganglion im Cavum Meckeli gehen eine enge topographische Beziehung zum Felsenbein ein. Dadurch sind Störungen des N. statoacusticus und des N. facialis nicht selten mit Störungen des N. trigeminus vergesellschaftet, ganz besonders bei raumfordernden Prozessen im Kleinhirnbrückenwinkel. Enge topographische Beziehungen des N. trigeminus bestehen auch zu den Augenmuskelnerven, die medial und oberhalb des Nerven durch das Cavum Meckeli ziehen.

Empfohlene orientierende Untersuchungen des N. trigeminus sind im folgenden Abschnitt aufgelistet.

Sensibler Anteil

Mit spitzem Instrument zart an der Haut streichen

- an der Stirn ca. 3 cm seitlich der Mittellinie zur Untersuchung des N. supraorbitalis,
- an der Wange zur Untersuchung des N. infraorbitalis,
- am Unterkiefer zur Untersuchung des N. mandibularis,
- auf der Zunge zur Untersuchung des N. lingualis,
- mit einem angespitzten Wattebausch die Cornea berühren. Es entsteht eine Zuckung des M. orbicularis oculi (Kornealreflex). Der Patient sollte dabei zur Seite blicken; von der anderen Seite wird, ohne die Wimpern zu berühren, mit der Watte leicht die Cornea berührt. (Bei Kleinhirnbrückenwinkeltumoren ist die Abschwächung bzw. das Fehlen des Kornealreflexes auf der erkrankten Seite ein führendes und früh erscheinendes Zeichen dafür, daß der Tumor den N. trigeminus berührt.)

Motorischer Anteil

Die motorischen Anteile des N. trigeminus ziehen mit seinem 3. Ast. Sie versorgen die gesamte Kaumuskulatur. Die Funktion der Mundöffnung ist leichter zu prüfen als die Funktion der Mundschließer.

- Beim Öffnen des Mundes weicht der Unterkiefer nach der kranken Seite ab, weil der M. pterygoideus medialis der gesunden Seite den Unterkiefer zur kranken Seite zieht. Mahlbewegungen zur gesunden Seite können nicht mehr ausgeführt werden.
- Eine schon länger bestehende Parese des motorischen Trigeminusanteils erkennt man an der Skelettierung des Gesichts durch die Atrophie des M. masseter und des M. temporalis.

8.5 Nervus facialis (VII. Hirnnerv)

Der VII. Hirnnerv (Abb. 8.12) führt überwiegend motorische Fasern. Seine sensiblen, sensorischen und autonomen Anteile werden auf Grund ihres Ver-

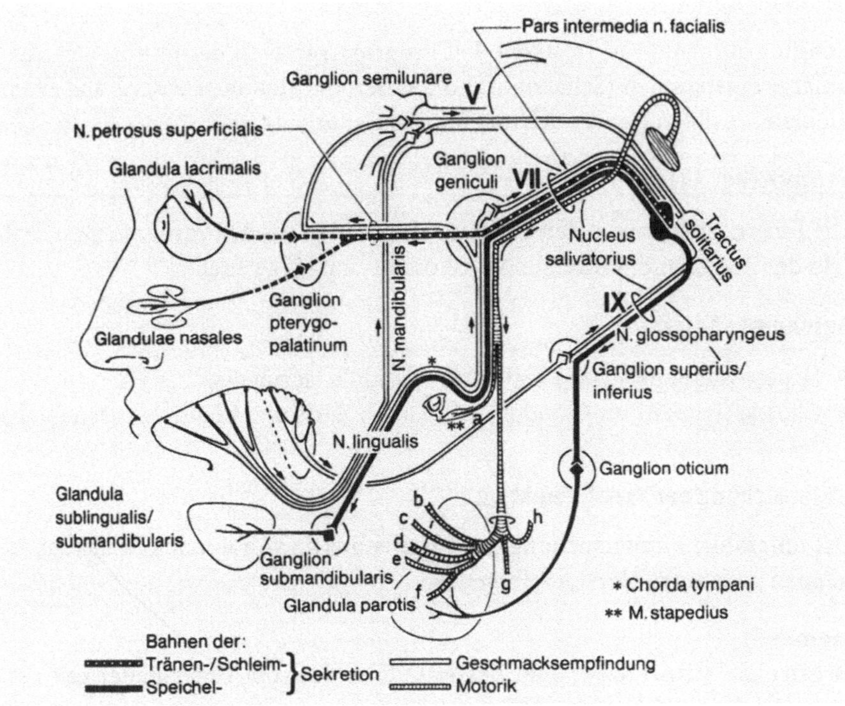

Abb. 8.12. Der N. facialis (VII. Hirnnerv) und seine Beziehungen zum N. trigeminus (V. Hirnnerv) und N. glossopharyngeus (IX. Hirnnerv). Motorische Fasern a, N. stapedius; b, Rr. temporofrontales; c, R. zygomaticus; d, Rr. buccinatorii; e, R. marginalis mandibulae; f, Rr. colli; g, Kaudaler Ast; h, N. retroauricularis. (Nach Mumenthaler 1982)

laufs zwischen den motorischen Fasern des N. facialis und dem N. statoacusticus als N. intermedius bezeichnet.

Motorischer Anteil

Von zentral nach peripher entsprechend dem Abgang der einzelnen Nerven geordnet:

- N. stapedius zum M. stapedius,
- N. retroauricularis zum M. occipitalis und den Muskeln der Ohrmuschel,
- kaudaler, nicht benannter Ast zum M. styloideus und zum hinteren Bauch des M. biventer,
- Rr. temporofrontales,
- R. zygomaticus,
- Rr. buccinatorii,
- R. marginalis mandibulae,
- Rr. colli.

} zur mimischen Muskulatur

Sensibler Anteil

Sensible afferente Fasern sollen den Propriorezeptoren der mimischen Muskulatur entstammen (Schaltenbrand). Außerdem stammen Fasern aus einem kleinen sensiblen Hautbezirk im äußeren Gehörgang.

Sensorischer Anteil

Die Fasern entstammen den Geschmackspapillen aus den vorderen zwei Dritteln der Zunge und werden in der Chorda tympani geleitet.

Autonomer Anteil

- N. petrosus superficialis major zur Glandula lacrimalis,
- Chorda tympani zur Glandula submandibularis und Glandula submentalis.

Untersuchung der Fazialisfunktion

Die empfohlene Untersuchung der Fazialisfunktion kann anhand der im folgenden genannten Nerven erfolgen.

Motorisch

■ **Stirnast.** Stirnrunzeln oder besser Öffnen des vom Untersucher mit dem Finger fixierten Oberlids (Abb. 8.13). Dabei kommt es zu einer maximalen Innervation des M. frontalis.

■ **Augenast.** Schließen der Augenlider oder besser: Der Untersucher öffnet die fest geschlossenen Augen, indem er mit dem Daumen die Oberlider nach oben zieht (Abb. 8.14). Dabei werden bereits geringe Tonusdifferenzen zwischen rechts und links deutlich.

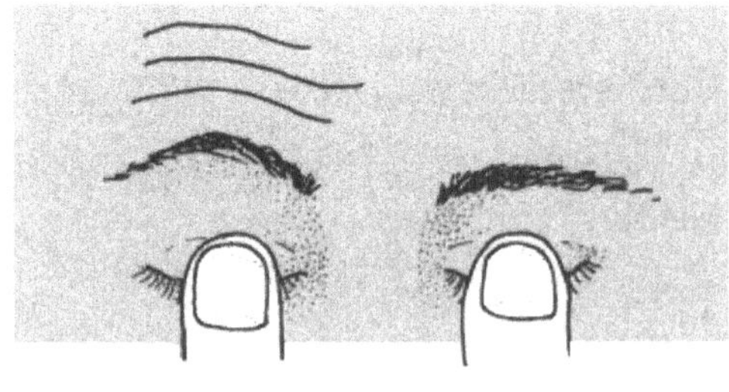

Abb. 8.13. Untersuchung der Stirnastfunktion bei linksseitiger Fazialisparese

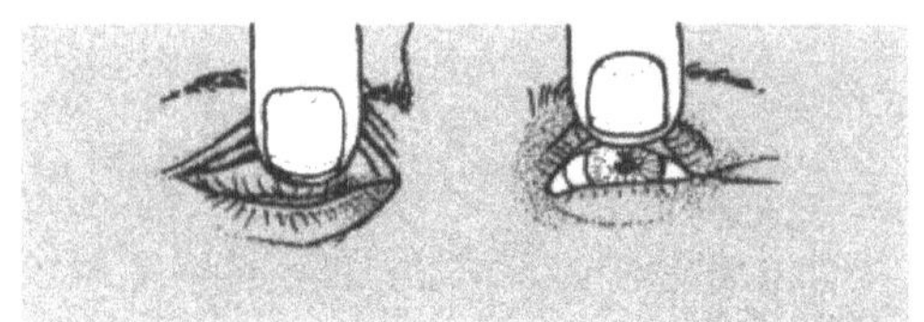

Abb. 8.14. Untersuchung der Augenastfunktion bei linksseitiger Fazialisparese

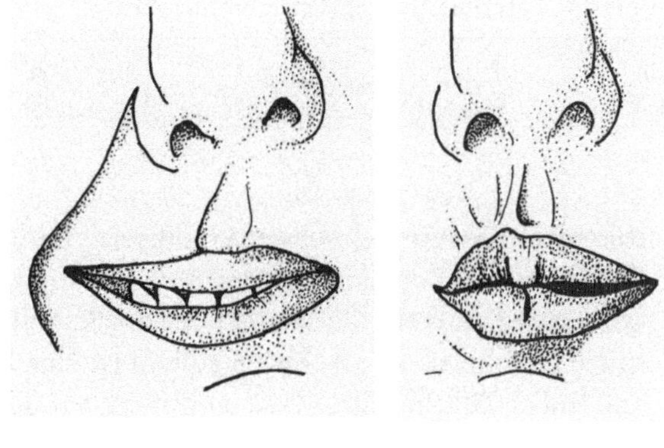

8.15 8.16

Abb. 8.15. Untersuchung der Mundastfunktion durch Zähnezeigen; Fazialisparese links

Abb. 8.16. Untersuchung der Mundastfunktion durch Mundspitzen: Fazialisparese links

■ **Mundast.** Zähnezeigen: Beurteilt wird die Seitendifferenz der sichtbaren Zähne am Oberkiefer (Abb. 8.15).

■ **Mundspitzen** (Abb. 8.16). Beurteilt wird die Verkürzung des Abstands vom Philtrum zum Mundwinkel (Stennert).

■ **N. stapedius.** Stapediusreflexmessung mit einem Impedanzgerät.

Sensibel

Mit spitzem Instrument, z.B. einer Nadel, oder einem feinen, unbewehrten Watteträger, werden die Vorderwand des äußeren Gehörgangs und der Traguswulst abgetastet. Die Empfindung der kranken Seite wird mit derjenigen der gesunden Seite verglichen. Das von Hitselsberger angegebene Zeichen einer Verminderung der Sensibilität der Gehörgangsvorderwand ist häufig bei Tumoren im inneren Gehörgang und im Kleinbrückenwinkel positiv, noch bevor die motorische Funktion des N. facialis beeinträchtigt wird. Grund: sensible Fasern sind empfindlicher gegen Kompression als motorische. Dieser Test zeigt häufiger positive Resultate, wenn die Untersuchung bei 60–70 dB weißem Rauschen im freien Schallfeld durchgeführt wird. Berührungsgeräusche können dann nicht gehört werden.

Sensorisch

Prüfung der Geschmacksfunktion am Seitenrand der Zungenspitze:

- mit Filterpapierblättchen 0,5 × 1 cm oder mit Wattedriller, die in Zuckerlösung getaucht werden; (Konzentrationsstufen: 4%, 10% und 40%),
- mit einem Elektrogustometer. Dabei wird mit einer elektrischen Sonde zuerst ein überschwelliger Reiz von 50–100 μA Gleichstrom zum Erkennen des metallisch-sauren Geschmacks angeboten. Die Stromstärke wird dann

Tabelle 8.1. Logarithmische Skala zur Bestimmung der Seitendifferenz

dB	0	4	8	12	16	20	24	28	32
μA	8	13	20	32	50	80	127	201	318

stufenweise bis zur Reizschwelle reduziert. Die Sonde soll bei den jeweiligen Reizstufen die Zunge nicht länger als 5 s berühren, um eine Schwellenabwanderung zu verhindern. Die normale Schwelle im Bereich der Zungenspitze liegt bei 5–20 μA. Entscheidend ist eine Differenz zwischen rechter und linker Zungenseite. Diese wird nicht auf der absoluten μA-Skala, sondern auf einer logarithmischen Skala (Tabelle 8.1) bestimmt (Rollin). Eine Seitendifferenz von mehr als 4–5 dB gilt als pathologisch. Eine komplette Ageusie des jeweiligen Areals liegt vor, wenn bis zu einer Stromstärke von 300 μA keine Geschmacksempfindung angegeben wird. Bei Stromstärken von mehr als 350 μA werden bereits sensible Nervenendigungen des N. trigeminus in der Zunge gereizt.

Autonom

Bestimmung der Tränensekretion mit dem Schirmer-Test: 2 Streifen Filterpapier (0,1 mm stark, 5 cm lang, 5 mm breit) werden mit einem umgeknickten Ende (5 mm) in den Konjunktivalsack eingehängt (Abb. 8.17). Bei Lagophthalmus muß die Tränenflüssigkeit vorher ausgetupft werden. Nach 5 min kann an den Streifen die Länge der benetzten Fläche abgelesen werden. Der Schirmer-Test ist pathologisch (Miehlke 1981), wenn

- der Unterschied zwischen der Tränensekretion beider Augen 30% der totalen beidseitigen Sekretion übersteigt (Abb. 8.18a),
- wenn die Summe der Sekretion beider Augen unter 25 mm liegt (Abb. 8.18b).

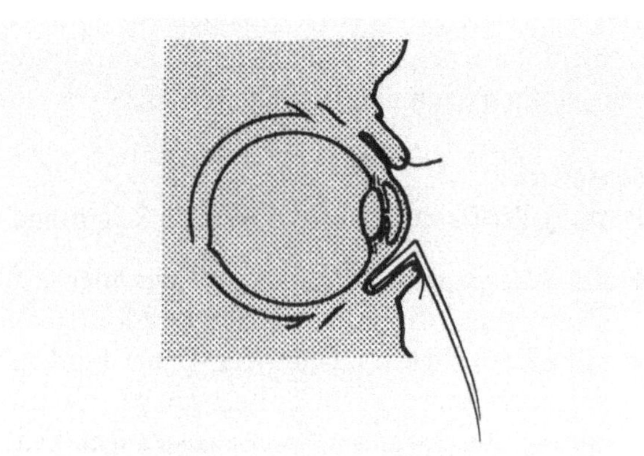

Abb. 8.17. Plazierung des Filterpapierstreifens im Konjunktivalsack

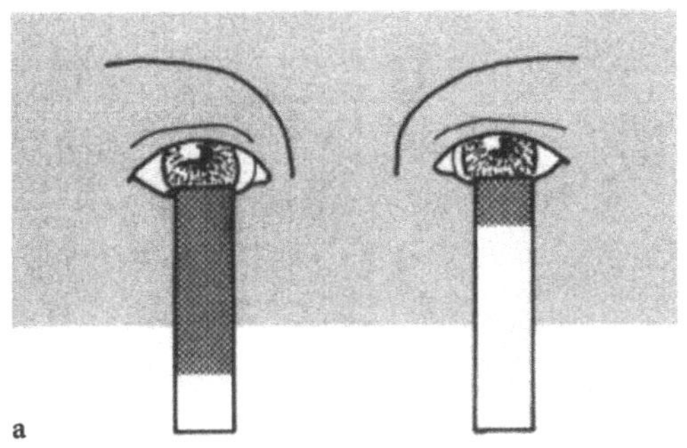

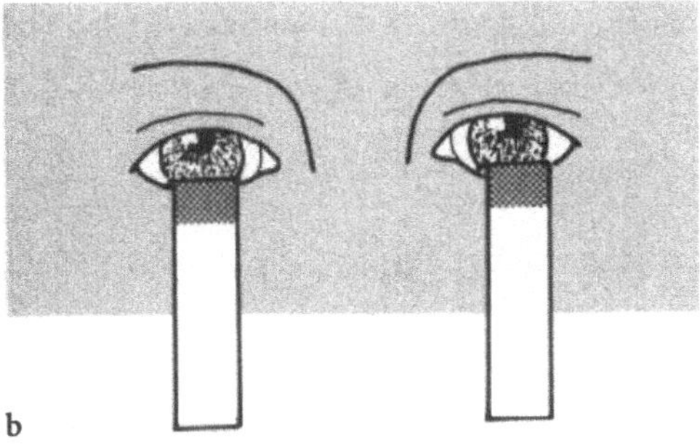

Abb. 8.18 a, b.
Schirmer-Test. **a** Bild einer linksseitigen Parese des N. petrosus superficialis major. Wegstreckendifferenz $Z = \frac{x - y}{x + y} \cdot 100$; pathologischer Bereich: $Z > 30\,\%$.
b Bild einer beidseitigen Herabsetzung der Tränensekretion (z. B. beim Sjoegren-Syndrom); pathologischer Bereich: $x + y < 25$ mm

8.6
Nervus statoacusticus – Pars acustica (VIII. Hirnnerv)

Die Kontrolle des Hörvermögens gehört zu jeder orientierenden Untersuchung der Hirnnerven. Über das Hörvermögen kann man sich am schnellsten mit einer Stimmgabel A1 (ca. 440 Hz) orientieren.

Stimmgabelversuch nach Weber

Die Untersuchung beginnt mit dem Versuch nach Weber. Die angeschlagene Stimmgabel wird auf den Scheitel oder den Oberrand der Stirnmitte aufgesetzt (Abb. 8.19).

- Bei normalem Hörvermögen wird der Ton in Kopfmitte wahrgenommen (Abb. 8.19 a).
- Bei einer sensoneuralen Schwerhörigkeit, ausgehend von einer Schädigung des Innenohrs oder weiter zentral, wird der Ton auf der Seite des gesunden Ohrs wahrgenommen (Abb. 8.19 c).
- Bei einer Schalleitungsschwerhörigkeit wird der Ton auf der Seite des kranken Ohrs wahrgenommen (Abb. 8.19 b).

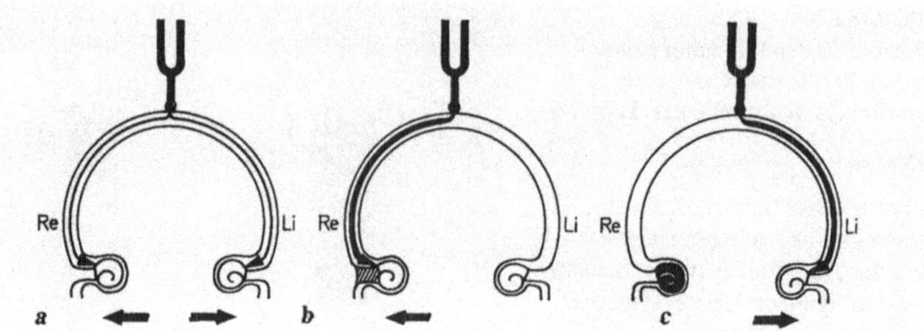

Abb. 8.19 a–c. Stimmgabelversuch nach Weber. **a** Normales Hörvermögen, **b** Schalleitungsschwerhörigkeit rechts, **c** sensoneurale Schwerhörigkeit rechts. (Aus Boenninghaus 1996)

Bei einer symmetrischen Schwerhörigkeit derselben Genese ist die Wahrnehmung des Stimmgabeltons nicht lateralisiert, wird also wie beim Gesunden in der Mitte gehört.

Stimmgabelversuch nach Rinne

Die weitere Differenzierung einer Schwerhörigkeit erfolgt mit dem Stimmgabelversuch nach Rinne. Es wird dabei die Lautstärke des Stimmgabeltons verglichen

- wenn die Stimmgabel vor das äußere Ohr gehalten wird, ohne es zu berühren (Abb. 8.20), so daß der Ton über Luftleitung gehört wird,
- wenn die Stimmgabel auf das Mastoid aufgestellt wird, so daß der Ton über Knochenleitung gehört wird.

Bei der Untersuchung können die im folgenden genannten Befunde auftreten.

■ **Normales Hörvermögen (Abb. 8.20 a).** Der Ton wird über Luftleitung länger und lauter gehört als über Knochenleitung, weil der Ton von der Schallleitungskette etwa 22fach verstärkt wird.

Bezeichnung: Rinne positiv.

■ **Schalleitungsschwerhörigkeit (Abb. 8.20 b).** Der Ton wird über Knochenleitung lauter und länger gehört als über Luftleitung, die durch einen pathologischen Prozeß im Gehörgang oder im Mittelohr behindert ist.

Bezeichnung: Rinne negativ.

■ **Sensoneurale Schwerhörigkeit (Abb. 8.20 c).** Der Stimmgabelton wird über Luftleitung gar nicht, über Knochenleitung durch Fortleitung zur kontralateralen Seite am gesunden Ohr wahrgenommen.

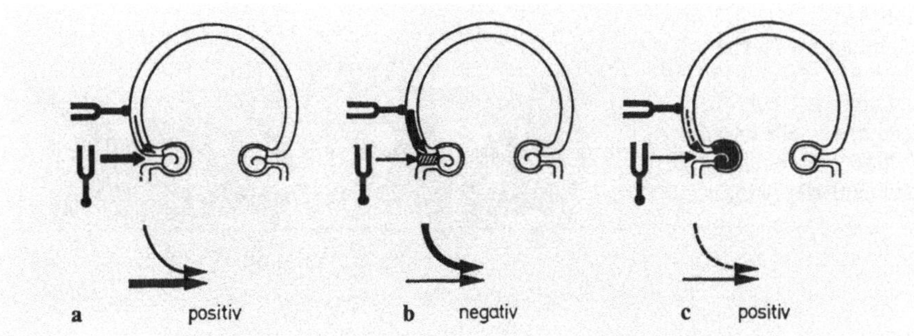

Abb. 8.20 a–c. Stimmgabelversuch nach Rinne. **a** Normales Hörvermögen, **b** Schalleitungsschwerhörigkeit rechts; **c** sensoneurale Schwerhörigkeit rechts. (Aus Boenninghaus 1996)

Die Stimmgabelprüfungen sind nicht oder nur bedingt aussagekräftig.

- bei einer kombinierten Schalleitungs- und sensoneuralen Schwerhörigkeit. Hier mischen sich die Stimmgabelbefunde.
- Bei einer isolierten Schwerhörigkeit im Hochtonbereich.
- Bei Kindern. Sie machen bis zum 8.–10. Lebensjahr so schwankende Angaben, daß selten eindeutige Schlüsse aus den Befunden gezogen werden können.

8.7 Nervus glossopharyngeus (IX. Hirnnerv)

Er führt wie der N. facialis motorische, sensible, sensorische und autonome Fasern.

Motorischer Anteil

Die motorischen Fasern kommen zusammen mit den motorischen Fasern des N. vagus aus dem Nucleus ambiguus. Nach getrenntem Verlauf in unterschiedlicher Verteilung bilden die motorischen Fasern beider Nerven den Plexus pharyngeus. Von ihm werden die Muskelfasern des weichen Gaumens und der M. constrictor pharyngis versorgt. Bei einer Lähmung kann daher der weiche Gaumen nicht angehoben werden. Bei einer einseitigen Lähmung weicht die Uvula zur gesunden Seite ab, wenn man den Buchstaben A intonieren läßt (Abb. 8.21). Außerdem verschieben sich die Gaumenbögen ungleichmäßig (Kulissenphänomen). Wegen der Atonie des Schlundschnürers ist der Schluckakt schwer gestört. Beim Röntgenbreischluck bleibt das Kontrastmittel im Sinus piriformis der gelähmten Seite hängen.

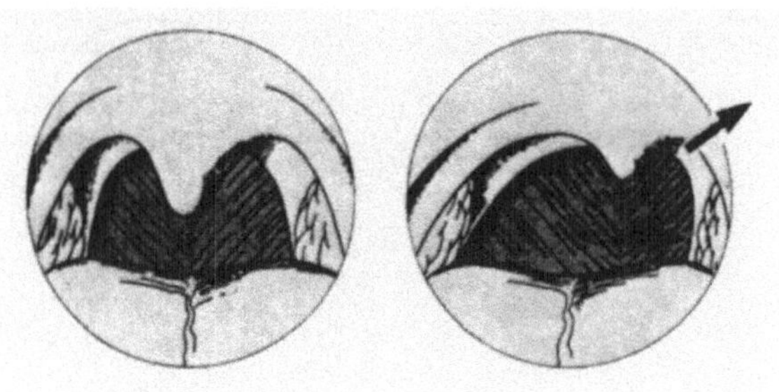

Abb. 8.21. Lähmung des Plexus pharyngeus rechts mit Verziehung der Uvula zur gelähmten Seite und mit Kulissenphänomen. (Aus Mumenthaler 1982)

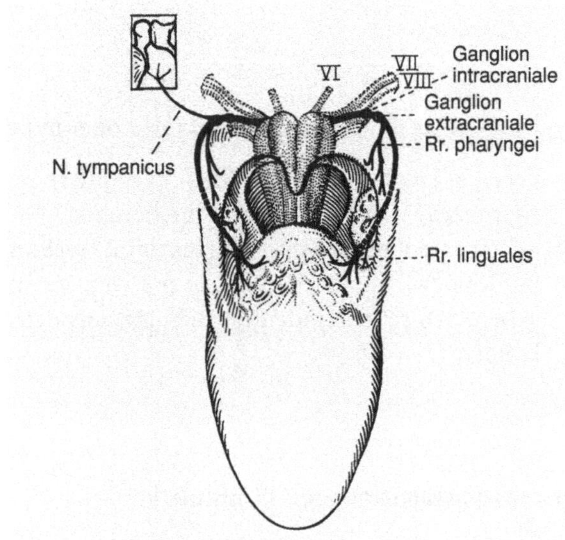

Abb. 8.22. Sensibles Versorgungsgebiet des N. glossopharyngeus. (Nach Benninghoff 1940)

Sensibler Anteil

Die afferenten sensiblen Fasern kommen von Schleimhautarealen des Rachens, des Zungengrunds und des weichen Gaumens (Abb. 8.22). Sensible Fasern von der Paukenhöhlenschleimhaut werden über den N. tympanicus zum N. glossopharyngeus geleitet. Die Funktion des sensiblen Anteils wird am besten geprüft, indem man die Rachenhinterwand am Übergang zur Seitenwand mit einem nicht zu spitzen Gegenstand, z. B. mit einem unbewehrten Watteträger, berührt und so den Würgreflex auslöst. Bei einseitiger Lähmung läßt sich der Würgreflex nur von der gesunden Seite auslösen.

Sensorischer Anteil

Afferente sensorische Fasern von den Geschmackspapillen des Zungengrunds laufen mit dem N. glossopharyngeus zum Hirnstamm und bilden zusammen mit sensorischen Fasern vom N. facialis den Nucleus tractus solitarii.

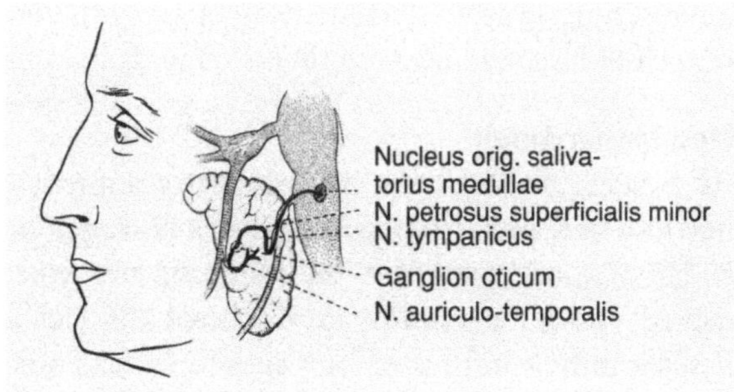

Abb. 8.23. Versorgung der Parotisdrüse mit sekretorischen Fasern aus dem N. glossopharyngeus. (Aus Benninghoff 1940)

Die Untersuchung der Geschmacksfunktion des N. glossopharyngeus ist technisch identisch mit der Untersuchung der Geschmacksfunktion der Zungenspitze, allerdings werden am Zungengrund alle vier Geschmacksqualitäten geprüft. Dazu verwendet man unterschiedlich konzentrierte Lösungen folgender Substanzen:

- Glucose (süß): 4 %, 10 %, 40 %,
- Kochsalz (salzig): 2,5 %, 7,5 %, 15 %,
- Essigsäure (sauer): 1 %, 5 %, 10 %,
- Chinin (bitter): 0,075, 0,5, 1 %.

Autonomer Anteil

Diese Fasern versorgen die Glandula parotis sekretorisch. Sie verlaufen mit dem N. tympanicus zum Plexus tympanicus in der Schleimhaut der medialen Paukenhöhlenwand (Abb. 8.23). Von dort ziehen sie weiter mit dem N. petrosus superficialis minor zum Ganglion oticum unterhalb des Foramen ovale (Jakobson-Anastomose). Nach Umschaltung gelangen sie mit den N. auriculotemporalis aus V 3 zur Parotisdrüse.

Eine Kurzuntersuchung dieses Anteils des N. IX ist nicht möglich. Erst nach Sondierung und Drainage des Ausführungsgangs der Drüse kann die Sekretion gemessen werden.

8.8 Nervus vagus (X. Hirnnerv)

Von den verschiedenen Fasersystemen des N. vagus sind im Kopf-Hals-Bereich v.a. die motorischen Fasern für die quergestreifte Muskulatur des Pharynx und der Speiseröhre sowie die motorischen und sensiblen Fasern für den Kehlkopf wichtig. Von der Haut des äußeren Gehörgangs empfängt der N. vagus sensible Fasern über den R. auricularis nervi vagi. Diese Fasern sind entwicklungsgeschichtlich der Rest eines größeren Asts, der das Seitenlinienorgan bei Fischen und Amphibien versorgt (Benninghoff 1940).

Motorischer Anteil

Im Bereich des Rachens und weichen Gaumens besteht eine so starke Vernetzung von motorischen Fasern des N. vagus mit motorischen Fasern des N. glossopharyngeus, daß die Funktion nur eines der beiden Nerven nicht geprüft werden kann. Nur im Kehlkopf läßt sich an der Stimmlippenbeweglichkeit mittels indirekter Laryngoskopie die Funktion des N. laryngicus caudalis (= N. recurrens) als Teil des N. vagus betrachten.

Die motorische Funktion des N. laryngicus cranialis, der den äußeren Kehlkopfmuskel M. cricothyreoideus versorgt, kann nur elektromyographisch geprüft werden.

Sensibler Anteil

Sensible afferente Fasern gelangen von den Schleimhäuten des Kehlkopfs oberhalb der Stimmritze, von der Epiglottis und von Teilen des Hypopharynx mit dem R. laryngeus cranialis des N. vagus zum Zentralnervensystem. Die Grenzen zum Versorgungsgebiet des N. glossopharyngeus sind fließend. Das Areal ist einer Untersuchung schwer zugänglich, so daß im Rahmen einer Routineuntersuchung der sensible Anteil des N. laryngicus cranialis nicht geprüft werden kann. Allerdings liefert die Anamnese gewisse Hinweise: Patienten mit gelähmter Schlundmuskulatur (N. IX) verschlucken sich leicht beim Trinken. Ist die Sensibilität des Kehlkopfeingangs (N. laryngicus cranialis zum N. vagus) intakt, kommt es schon im Anfang des Schluckaktes zum Husten, weil der Hustenreflex vom Kehlkopfeingang ausgelöst wird. Ist die Sensibilität des Kehlkopfinnern (N. X) jedoch auch ausgefallen, wird der Hustenreiz erst spät im Verlauf des Schluckaktes ausgelöst, nämlich erst beim Eindringen von Flüssigkeit in die Luftröhre. Hier ist die Gefahr einer Pneumonie besonders groß.

8.9 Nervus accessorius (XI. Hirnnerv)

Der rein motorische Hirnnerv XI versorgt den M. sternocleidomastoideus und den M. trapezius. Bei einer Lähmung kann der Arm nicht über die Horizontale gehoben werden. Die Funktion läßt sich demnach gut prüfen, indem der Patient den Arm gegen Widerstand (Festhalten durch den Untersucher) über die Horizontale heben soll.

Die Funktion des M. sternocleidomastoideus kann man prüfen, indem man die Hand an die Frontotemporalregion der Gegenseite legt und den Patienten gegen diesen Widerstand den Kopf drehen läßt.

8.10 Nervus hypoglossus (XII. Hirnnerv)

Dieser wiederum rein motorische Hirnnerv innerviert die Zungenmuskulatur. Bei einer einseitigen kompletten Lähmung wird die Zunge auf der gelähmten Seite hochgradig atrophisch. Die Schleimhaut senkt sich zu tiefen Falten ein. Im Verlauf sind fibrilläre Zuckungen der Zungenmuskulatur zu beobachten. Beim Vorstrecken der Zunge weicht die Zungenspitze zur gelähmten Seite ab. Subtotale Paresen lassen dieses Phänomen nur schwer erkennen. Es ist deshalb diagnostisch aufschlußreicher, die Patienten ihre Zunge innen gegen die Wange drücken zu lassen und als Untersucher einen Gegendruck von außen auszuüben (Mumenthaler 1990).

Die Sprache kann kloßig werden. Bei doppelseitiger Lähmung ist der Schluckakt hochgradig gestört.

8.11 Diagnostische Schritte bei der orientierenden Untersuchung der Hirnnerven

1. Schritt

Grobe Prüfung des Riechvermögens durch Schnüffeln an einem allgemein bekannten Geruchsstoff, z. B. Kaffee, Schwefelwasserstoff, Pfefferminz.

2. Schritt

Grobe Prüfung des Sehvermögens getrennt für jedes Auge mit einer Sehtafel; Prüfung des Gesichtsfelds durch einen von außen zur Mitte geführten Finger des Untersuchers.

3. Schritt

Prüfung der Augenmotilität (Hirnnerven III, IV, VI). Der Patient verfolgt mit den Augen den in ca. 50 cm Entfernung geführten Finger des Untersuchers, der mehrmals in einem Bogen horizontal, vertikal und diagonal bewegt wird. Der Patient soll angeben, ob er Doppelbilder hat. Bei dieser Prüfung wird darauf geachtet, ob ein Fixationsnystagmus besteht!

4. Schritt

- Prüfung der Sensibilität der Gesichtshaut im Versorgungsgebiet der drei Äste des N. trigeminus durch Überstreichen der Haut mit einem unbewehrten Wattedriller oder einer Nadel
  - lateral an der Stirn,
  - an der Wange,
  - am horizontalen Ast des Unterkiefers.

- Prüfung des Kornealreflexes mit einem zugespitzten Wattebausch. Der Patient blickt zur Seite. Von der anderen Seite wird mit der Watte die Kornea berührt.

Prüfung der motorischen Funktion des N. trigeminus

- ▼ durch maximales Öffnen des Mundes (Abweichung des Unterkiefers zur gelähmten Seite),
- ▼ durch Mahlbewegung des Unterkiefers (kann zur gesunden Seite nicht abweichen).

5. Schritt

Prüfung der motorischen Funktion des N. facialis.

- Stirnast: Stirn runzeln lassen oder willkürliches Öffnen des geschlossenen Auges gegen Widerstand;
- Augenast: gleichzeitiges Öffnen der mit maximaler Kraft geschlossenen Oberlider durch die Daumen des Untersuchers;
- Mundast: Zähnezeigen: Seitenvergleich der dann sichtbaren Zähne des Oberkiefers;
- Mundspitzen: Seitenvergleich des Abstandes Philtrum – Mundwinkel.

6. Schritt

Prüfung der sensiblen Zone des N. facialis an der Gehörgangsvorderwand mit einem spitzen Instrument (Hitselsberger-Zeichen bei Tumoren der hinteren Schädelgrube).

7. Schritt

Stimmgabelprüfung zur Untersuchung des Hörvermögens durch

- Versuch nach Weber,
- Versuch nach Rinne.

8. Schritt

Prüfung der motorischen Funktion des N. glossopharyngeus durch Beobachtung des weichen Gaumens bei wiederholter Phonation des Buchstaben A. Bei Lähmung weicht das Zäpfchen zur gesunden Seite ab, und es entsteht eine unsymmetrische Verschiebung der Gaumenbögen (Kulissenphänomen).

9. Schritt

Prüfung der sensiblen Funktion des N. glossopharyngeus durch Auslösung des Würgreflexes an der lateralen Rachenhinterwand.

10. Schritt

Prüfung der motorischen Funktion des N. vagus durch Beobachtung der Stimmlippenbeweglichkeit bei indirekter Laryngoskopie.

11. Schritt
Prüfung der motorischen Funktion des N. accessorius

- durch Heben der Arme seitwärts über die Horizontale hinaus gegen Widerstand (M. trapezius);
- durch Drehung des Kopfes gegen den Widerstand der Hand des Untersuchers, die an der kontralateralen Temporofrontalregion liegt (M. sternocleidomastoideus).

12. Schritt
Prüfung der Funktion des N. hypoglossus

- durch Anpressen der Zunge an die Wange. Kontrolle des Anpreßdrucks durch Gegendruck von außen durch den Untersucher (auch bei Teilparesen deutlich);
- durch Herausstrecken der Zunge. Die Zungenspitze weicht zur gelähmten Seite ab (nur bei kompletten Paresen).

Übersichtsarbeiten

Schmidt D, J-P Malin (Hrsg) (1995) Erkrankungen der Hirnnerven. Thieme, Stuttgart
HH Naumann (Hrsg) (1990) Differentialdiagnostik. Thieme, Stuttgart

Kapitel 9

Untersuchungen des vestibulospinalen Systems 9

Die Prüfung vestibulospinaler Funktionen erfaßt ein komplexes motorisches System, das neben den vestibulospinalen Reflexen eine supraspinale Kontrolle hat. Zudem interferiert die Willkürmotorik. Daraus ergibt sich, daß auch Störungen vielfältige Ursachen haben und nur wenige Untersuchungsergebnisse einer umschriebenen Ursache zugeordnet werden können. Auf dieses Dilemma für den Untersucher haben schon Jongkees (1979) und Pfaltz (1955) ausdrücklich hingewiesen. Am Krankheitsbild des akuten einseitigen Vestibularisaufalls läßt es sich am besten verdeutlichen. Der Untersucher findet eine klar sichtbare, diagnostisch verwertbare Fallneigung zur erkrankten Seite, allerdings nur am Anfang, denn rasch setzen zentrale Kompensationsvorgänge ein, die die gerichtete Fallneigung in eine diagnostisch nicht mehr verwertbare Unsicherheit übergehen lassen. Im Romberg-Test wird die Unsicherheit an einem verstärkten ungerichteten Schwanken deutlich. In dieser Situation kann den Untersucher nur noch eine exakte Anamnese zum ursprünglichen Symptom der gerichteten Fallneigung zurückführen.

Im Begutachtungsfall muß überdies mit einer willkürlichen Beeinflussung der Symptomatik gerechnet werden.

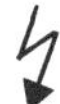
Vestibulospinale Untersuchungsergebnisse können am leichtesten durch Simulation und Aggravation beeinflußt werden.

9.1 Statische Untersuchungen

Romberg-Test

Beurteilt werden die Schwankungen des Körpers beim freien Stehen mit geschlossenen Augen, d. h. unter Ausschluß der visuellen Kontrollmöglichkeit.

■ **Methode.** Der Patient steht aufrecht mit geschlossenen, nicht aneinander gepreßten Beinen. Er hält seine Arme horizontal nach vorn und dreht die Handflächen nach oben. Zunächst steht er ca. 30 s mit geöffneten Augen und soll dabei einen Punkt fixieren. Nach kurzer Pause zur Erholung der Schulter-Arm-Muskulatur steht er 30 s mit geschlossenen Augen. Jetzt muß darauf geachtet werden, daß weder eine Geräuschquelle noch eine Lichtquelle im Raum dem Patienten eine Orientierung ermöglichen. Es darf also auch nicht gesprochen werden. Die Beleuchtung des Raumes soll in einer diffusen, gedämpften Lichtquelle oberhalb oder besser im Rücken des Patienten bestehen. Der Untersucher steht neben dem Patienten, um ihn auffangen zu können, falls er fällt. Eine Berührung während der Untersuchung muß vermieden werden, weil sie Orientierungshilfe wäre.

Die Frage, ob beim Romberg-Test Schuhe getragen werden dürfen oder nicht, wird häufig diskutiert. Aus hygienischen Gründen werden die Schuhe meist anbehalten. Die Schuhe wirken aber als Stütze und sind für eine vergleichende Untersuchung zu unterschiedlich gebaut. Korrekt ist es, den Test ohne Schuhe auszuführen. Ein guter Kompromiß sind Einmalschuhe aus Kunststoff, wie sie im Operationssaal verwendet werden.

Bei Verdacht auf Simulation oder Aggravation müssen die Patienten mit dem Jendrassik-Handgriff abgelenkt werden. Sie müssen, wie aus Abb. 9.1 ersichtlich, die Hände mit gebeugten Fingern ineinander verhaken und kräftig auseinanderziehen. Der Ablenkeffekt ist sehr gut, allerdings wird angenommen, daß es durch die Anspannung der Schulter- und Nackenmuskulatur über die spinovestibulären und spinozerebellären Bahnen zu einer Veränderung des Tonus im Gleichgewichtssystem und damit zu einer Veränderung der Körperhaltung kommt.

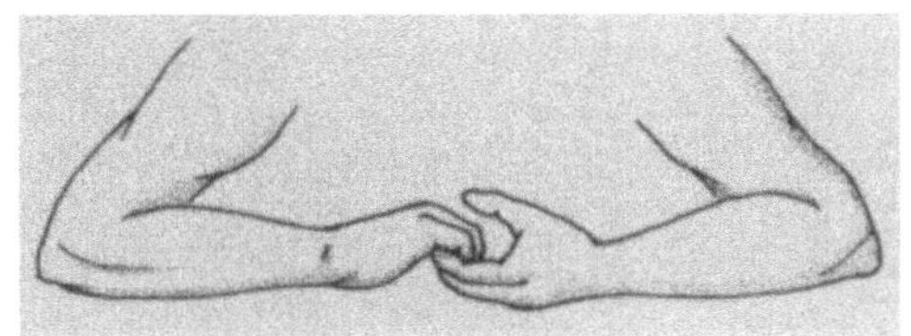

Abb 9.1. Jendrassik-Handgriff zur Ablenkung eines Patienten beim Romberg-Test

■ **Bewertung des Romberg-Tests.** Untersucht man ohne elektronische Hilfsmittel, dann werden Stärke (Amplitude) und Richtung der Schwankung lediglich beobachtet und notiert. Ein Gesunder schwankt mit geöffneten Augen – sowohl was die Amplitude der Schwankung, als auch was die Geschwindigkeit der Schwankbewegung anbelangt – geringer als bei geschlossenen Augen. Die Schwankung nach vorn und nach hinten (um die X-Achse) ist etwa gleich groß wie die Schwankungen zur Seite (um die Y-Achse) (Holtmann u. Scherer 1984; Stoll 1981). Die Geschwindigkeit der Schwankbewegung ist klein, mit Ausnahme von kurzen, raschen Ausgleichsbewegungen. Größe, Gewicht und Alter haben keine Auswirkung auf das Schwankverhalten.

Eine Fallneigung in eine bestimmte Richtung läßt sich am besten beobachten, wenn der Patient vor einer senkrechten Linie steht (Romberg de fil a plomb). Hierzu kann ein Türpfosten oder die Senkrechte eines Schrankes herangezogen werden (Abb. 9.2).

Bei elektronischer Registrierung – man nennt sie Posturographie (engl. „posture") – steht der Patient auf einer Platte, unter deren vier Ecken Druckmeßgeräte (Piezokristalle oder Dehnungsmeßstreifen) angebracht sind. Nach elektronischer Verstärkung und Voranalyse mit einem Summierverstärker erhält man die Komponenten X und Y eines Punkts, der die Schwankungsbewegung des Körpers im Verlauf des Romberg-Tests auf der Stehfläche

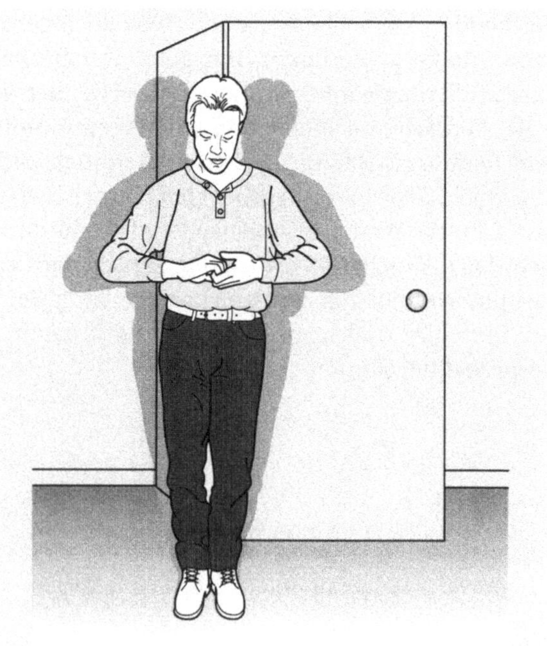

Abb. 9.2. Romberg-Test „de fil a plomb". Eine Referenzlinie (Schrankkante) wird benutzt, um Schwankungen besser ablesen zu können

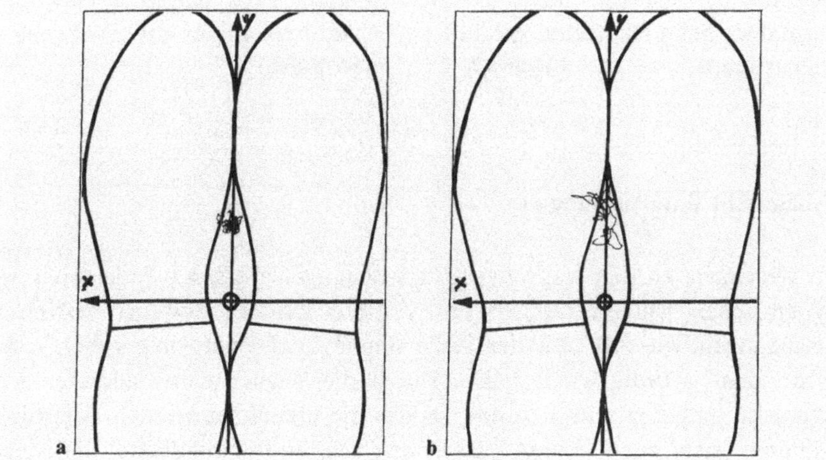

Abb. 9.3 a, b. Graphische Registrierung des Schwerpunkts beim Romberg-Test. **a** Augen offen, **b** Augen geschlossen

nachzeichnet. Dieser Punkt entspricht nicht dem Körperschwerpunkt. Bewegungen des Punkts entstehen nicht nur durch Verlagerung des Körperschwerpunkts, sondern auch durch Scherkräfte. Eine gute Benennung gibt es für diesen Punkt nicht, er wird i.allg. als „Kraftschwerpunkt" bezeichnet. Seine Vektoren werden auf einem X-Y-Schreiber aufgezeichnet (Abb. 9.3).

Zur elektronischen Analyse wird die Veränderung jedes Vektors einzeln im Zeitverlauf dargestellt. Der mathematische Mittelwert jeder Komponente ergibt die Koordinate für das *Zentrum* der Schwankung. Die Standardabweichung der Schwankbewegung um den mathematischen Mittelwert ergibt einen Anhalt für die *Amplitude* der Schwankung.

Durch Kombination der beiden Komponenten entsprechend der Formel

$$R = \sqrt{\frac{(x^2 \times y^2)}{2}}$$

erhält man den *Radius*, den der Kraftschwerpunkt im Verlauf der Schwankung beschreibt. Für die Bestimmung der Schwankungsintensität gibt es keine mathematische Definition. Weder die Länge der zurückgelegten Schwankspur noch die Amplitude können allein die Intensität der Schwankung hinreichend genau beschreiben.

Die Einzelkomponenten sowie der Radius der Schwankung können weiter analysiert werden, z.B. mit der Frequenzanalyse der im Romberg-Test vorkommenden Bewegungen. Beim Gesunden bestehen die Schwankungen im wesentlichen aus sehr tiefen Frequenzen unter 1 Hz. Höhere Frequenzen, besonders bei 3 Hz, treten gehäuft bei Kleinhirnkranken auf (Dichgans u. Diener 1990).

9.2 Dynamische Untersuchungen

Im Gegensatz zu den statischen Untersuchungen muß der Patient bei den dynamischen Untersuchungen des vestibulospinalen Systems bestimmte Bewegungen, wie z.B. „auf der Stelle treten", „auf einer Linie gehen" oder „schreiben", ständig wiederholen. Durch die Wiederholung addieren sich schwache pathologische Befunde, so daß sie erkennbar werden. Allerdings addieren sich auch Störeinflüsse, wie z.B. unterschiedliche Beinlänge, fehlerhafte Untersuchungsbedingungen usw. Außerdem werden andere Regelsysteme zugeschaltet. Wie bei den statischen Untersuchungen gilt, daß ein pathologischer Befund wegen der fortschreitenden kompensatorischen Vorgänge nur in der Anfangszeit einer Erkrankung auf ihre Lokalisation hinweist.

9.2.1 Unterberger-Tretversuch

Der Patient tritt mit horizontal nach vorne gestreckten Armen 50 Schritte auf der Stelle, wobei auch die Oberschenkel jeweils bis zur Horizontalen angehoben werden. Während der Untersuchung sind visuelle, akustische und taktile Orientierungsmöglichkeiten auszuschalten, d.h. der Patient schließt die Augen, es darf nicht gesprochen werden, Geräusche sind zu vermeiden, und der Patient darf nicht berührt werden. Es wird ein Kreis mit 1 m Radius und Gradeinteilung auf den Boden gemalt (Abb. 9.4). Klebebänder sind ungünstig, da man sie mit weichen Schuhen fühlen kann. Der Patient soll bequeme Schuhe tragen. Bei der Einbestellung zur Untersuchung (s. S. 660) muß darauf hingewiesen werden.

Bei einer Tonusdifferenz im vestibulären System kommt es zu einer allmählichen Drehung des Patienten zur Seite des geringeren Tonus, z.B. zur Seite eines Labyrinthausfalls bzw. in Richtung der langsamen Phase eines Nystagmus. Das Ergebnis wird als pathologisch gewertet, wenn die Drehbewegung einen Winkel von 60° nach rechts oder 40° nach links übersteigt. Im Gegensatz zum Romberg-Test kann das Ergebnis des Unterberger-Tretversuchs direkt am Boden in Winkelgraden abgelesen werden, was die Beliebtheit der Untersuchung erklärt.

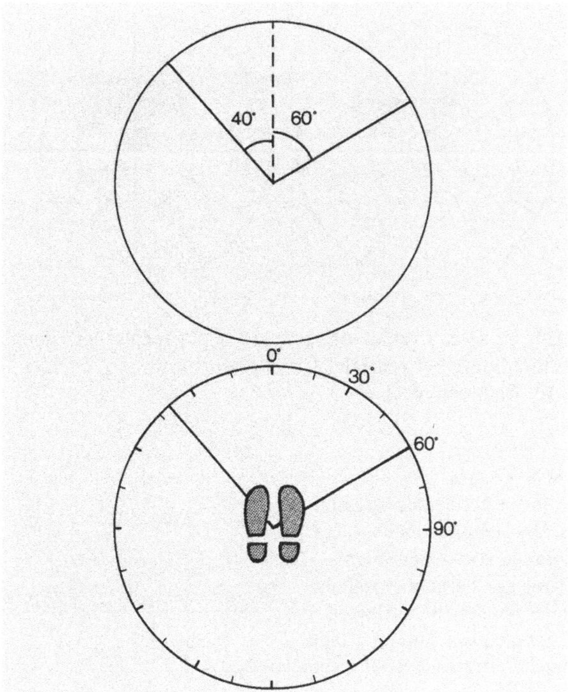

Abb. 9.4.
Kreis und Normbereiche für den Unterberger-Tretversuch

Auch bei gesunden Probanden kommt es in der Regel zu einer langsamen Bewegung nach vorn, die nicht bewertet wird, solang sie nicht mehr als 1 m beträgt, der Patient also innerhalb des Kreises bleibt (Uemura et al. 1977). Jede Bewegung nach hinten ist pathologisch (Kleinhirnsymptom).

Neben dem Ausmaß und der Richtung der Abweichung ist die Qualität der Schritte zu beurteilen.

Der Unterberger-Test kann photographisch aufgezeichnet werden (Craniocorpographie nach Claussen). Dabei werden von einer Sofortbildkamera die Leuchtspuren von Lämpchen, die auf den Schultern und auf einem Helm befestigt sind, aufgezeichnet (Abb. 9.5 a). Eine Abweichung nach links von 45° und nach rechts von 60° wird hier als pathologisch angesehen. Eine Schwankungsbreite von mehr als 17,5 cm während eines einzelnen Schrittes wurde bei zentral vestibulären Störungen gefunden (Abb. 9.5 b). Ein besonderer Vorteil dieser Methode liegt in ihrer Reproduzierbarkeit. Es können mehrere Untersuchungen auf ein Bild belichtet werden. Eine Simulation wird dabei rasch offenkundig, denn es ist einem Gesunden nicht möglich, mehrfach dasselbe pathologische Schwankungsbild darzubieten (Abb. 9.5 c).

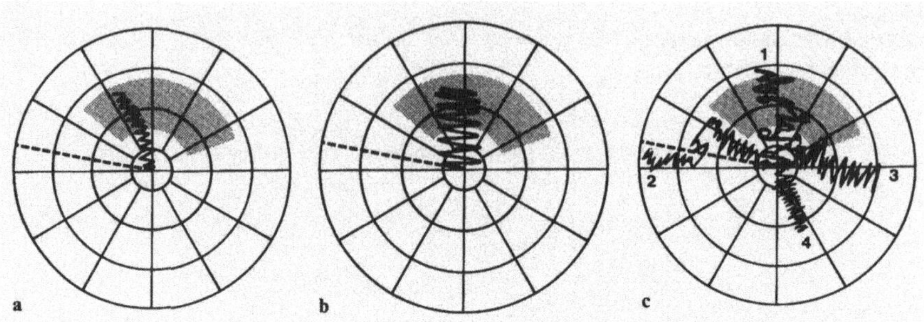

Abb. 9.5 a–c. Craniocorpographie. **a** Normales Bewegungsmuster, **b** verbreiterte Lateralschwankung bei zentraler Gleichgewichtsstörung, **c** fehlende Reproduktion bei Simulation. (Aus Claussen 1975)

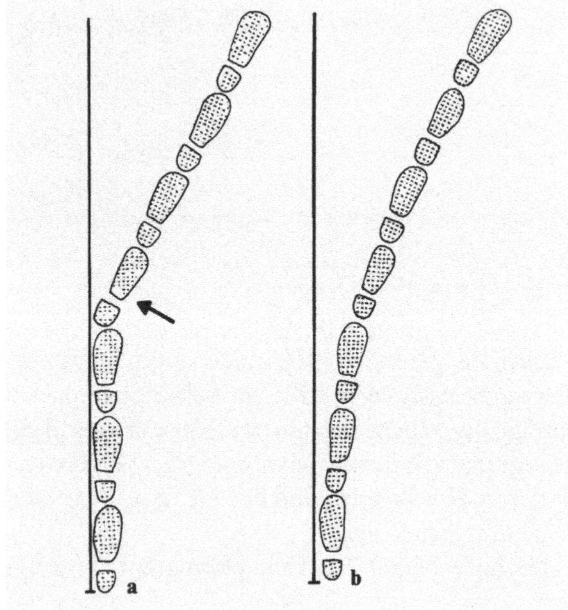

Abb. 9.6 a, b. Blind- oder Seiltänzergang. **a** Abweichung eines Gesunden von der geraden Linie nach einem einzelnen falschen Schritt, **b** Abweichung eines Kranken 4 Tage nach Labyrinthausfall rechts

9.2.2 Blind- oder Seiltänzergang

Der Patient folgt einer auf den Boden gemalten, 4 m langen Linie Schritt vor Schritt mit geschlossenen Augen. Dieser gebräuchliche Test ist jedoch nicht zu empfehlen, weil 1. selten ein geeigneter geräuscharmer Raum von 4 m Länge zur Verfügung steht, und 2. ein einmaliger falscher Schritt, wie er auch beim Gesunden vorkommt, den Patienten in eine ganz andere Richtung bringt (Abb. 9.6).

Das Ergebnis, nämlich die Abweichung von der Linie, steht dann in keinem Verhältnis zum normalen Ergebnis der übrigen Gleichgewichtsuntersuchungen.

Eine pathologische Tonusdifferenz führt zu einer bogenförmigen Abweichung der Gehlinie (Abb. 9.6 b).

9.2.3 Sterngang nach Babinski und Weil

Bei diesem Test muß der Patient abwechselnd 2–3 Schritte vorwärts und rückwärts gehen. Auf engem Raum summieren sich kleine Winkelabweichungen zu einer Rotation (Abb. 9.7). Der Test ist aussagekräftiger als der Seiltänzergang, jedoch erübrigt auch er sich bei sorgfältiger Ausführung des Unterberger-Tretversuchs.

9.2.4 Kombinierte Untersuchungen

Bei diesen Untersuchungen versucht man, die Aussagekraft der Posturographie zu erhöhen, indem der Romberg-Test mit zusätzlichen Reizen kombiniert wird, z. B. mit einer ruckartigen Kippung oder der Längs- oder Querverlagerung der Plattform. Zusätzlich kann das optische Bild eines Raums, in den der Untersuchte hineinblickt, gekippt werden. Geschieht diese Kippung des Raums synchron und richtungsäquivalent mit der Kippung der Plattform, entsteht eine ausschließlich vom Gleichgewichtsorgan gesteuerte vestibulospinale Reaktion, denn das optische Bild bleibt stabil. Wird der Raum gekippt ohne Kippung der Plattform, besteht eine ausschließlich vom optischen System getriggerte vestibulospinale Reaktion.

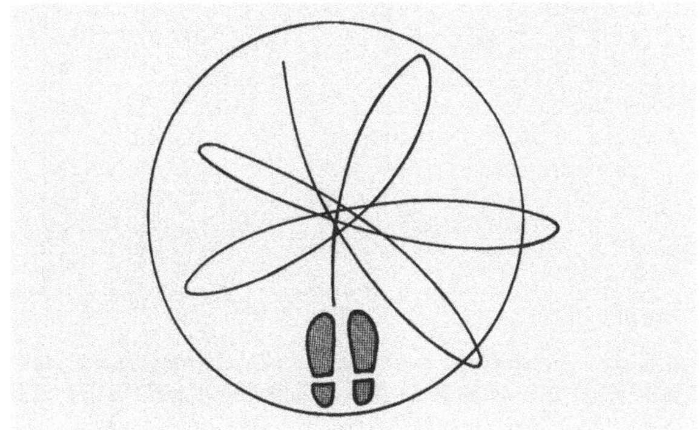

Abb. 9.7. Sterngang nach Babinski und Weil bei einem Patienten 4 Tage nach einem Labyrinthausfall rechts

Bei diesen aufwendigen Untersuchungen ist es sinnvoll, parallel zur Messung des Kraftschwerpunkts die elektrische Aktivität der Unterschenkelmuskulatur (M. gastrocnemius und M. tibialis ant.) zu messen. Weiterführende Literatur: Brandt et al. 1990.

9.2.5 Zeichentest nach Fukuda

Von Fukuda wurde 1959 ein vertikaler Zeichentest entwickelt, der die Beeinflussung der Schulter-Arm-Muskulatur durch das vestibuläre System untersucht. Es werden Zeichen in vertikaler Anordnung geschrieben. Kommt es beim Schreiben mit geschlossenen Augen zu einer Entartung der Zeichen oder zu einer Seitabweichung der Vertikalreihe, so liegen pathologische Verhältnisse vor.

Dieser Test geht besonders auf die Fertigkeit der Japaner im Malen vertikaler Zeichen ein, ist also nicht ohne weiteres auf unsere Verhältnisse zu übertragen. Von Stoll wurden Normwerte für die deutsche Bevölkerung ermittelt.

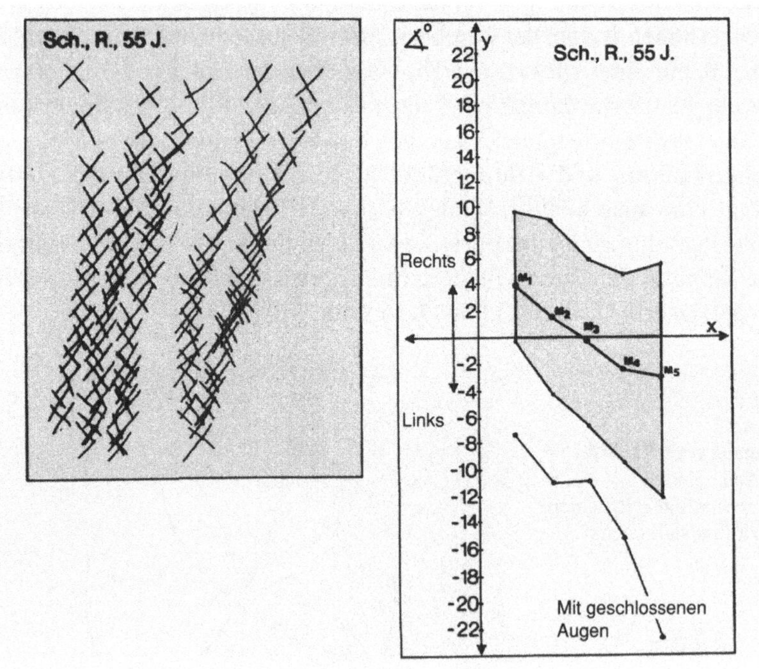

Abb. 9.8. Auswertung des vertikalen Zeichentests nach Stoll. Mittelwerte M1–M5, die 10. und 90. Perzentile umschließen den gerasterten Bezirk, in dem die Befunde von 80 % der Gesunden liegen. Die Werte eines Patienten mit Menière-Krankheit links liegen außerhalb des Bereichs.

Er empfiehlt, 5mal 10 vertikal angeordnete Kreuzchen zügig von oben nach unten zu malen. Die bleistifthaltende Hand und der Arm dürfen dabei den Tisch nicht berühren. Der Test wird zuerst mit geöffneten und dann mit geschlossenen Augen ausgeführt. Bei pathologischem Befund sollte der Test wiederholt werden, um die Reproduzierbarkeit sicherzustellen.

■ **Auswertung.** Ausgehend vom ersten Kreuz wird in jede Reihe die Gerade gelegt, die jedem der nachfolgenden Kreuze am nächsten kommt. Nun wird der Abweichwinkel dieser Linie von der Senkrechten bestimmt. Abb. 9.8 zeigt den Mittelwert des Abweichwinkels jeder Reihe mit der 10. und 90. Perzentile zusammen mit klinischen Beispielen.

Bei einer vestibulären Störung kommt es zu einer Abweichung der korrekt gezeichneten Kreuze von der Vertikalen, bei einer zerebellären Ataxie dagegen können die Kreuze nicht korrekt gezeichnet werden. Die Händigkeit wirkt sich bei diesem Test aus. Ein Patient mit einer linksseitigen zerebellären Läsion kann z. B. den Test mit der rechten Hand nahezu normal ausführen. Es wird deshalb empfohlen, den Test nicht nur mit der rechten, sondern auch mit der linken Hand auszuführen.

Spezielle Literatur zu den vestibulospinalen Untersuchungen: Granit und Pompejano 1979; Kornhuber 1974; Uemura, Suzuki, Hozawa, Highstein 1977; Stoll 1981.

KAPITEL 10

Technik der Leuchtbrillenuntersuchung

10

Praktische Hinweise
für die Benützung der Leuchtbrille

1925 wurde auf der Sitzung des Medizinischen Vereins Greifswald von H. Frenzel (Abb. 10.1) eine Zelluloid-Autobrille zur Beobachtung von Augenbewegungen vorgestellt, deren Gläser gegen Lupen mit + 20 Dioptrien ausgetauscht worden waren (Abb. 10.2). Zwei Taschenlampenbirnchen, die seitlich im Inneren der Brille angebracht waren, ermöglichten die Beobachtung der Augenbewegungen im Dunkelraum. Die Beleuchtung der Brille verhinderte überdies die Fixation, da es unmöglich ist zu fixieren, wenn man vom Hellen ins Dunkle blickt. Damit war die bereits vor dieser Zeit bekannte Lupenbrille nach Bartels, die keine Beleuchtung hatte, entscheidend verbessert worden.

Mit der Leuchtbrille nach Frenzel war es möglich geworden, auch ohne die aufwendigen, bisher bekannten mechanischen und optischen Hilfsmittel einen Nystagmus zu erkennen und Gleichgewichtsstörungen zu diagnostizieren. Es kam zu einer bedeutenden Intensivierung der vestibulären Forschungstätigkeit.

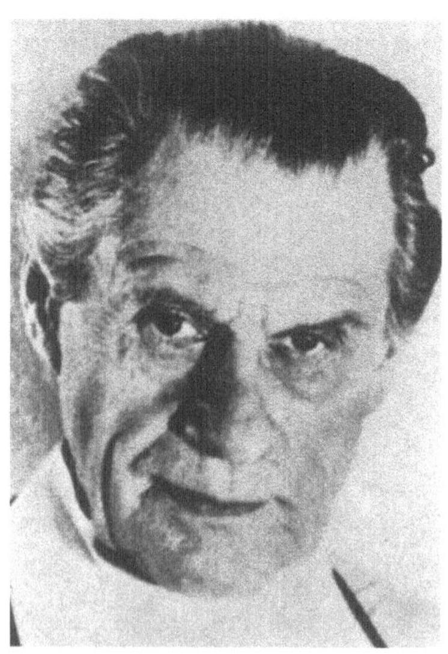

Abb. 10.1.
Hermann Frenzel (1895–1967)

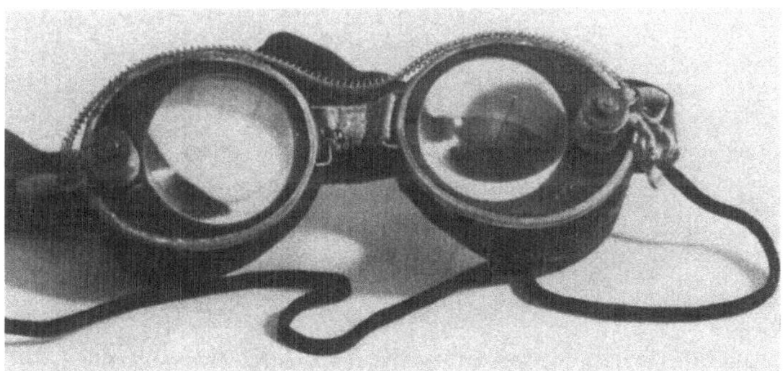

Abb. 10.2. Die von Frenzel für die Nystagmusbeobachtung umgebaute Autobrille

Die Leuchtbrille ist auch heute noch ein unentbehrliches Hilfsmittel bei jeder Gleichgewichtsprüfung. Einige wichtige Nystagmusformen, wie z.B. der rein rotierende und der Lage- und Lagerungsnystagmus, können sogar nur mit der Leuchtbrille bzw. einer Videobrille entdeckt werden. !

Eine weitere Verbesserung der Leuchtbrillentechnik stammt von Blessing. Er hatte eine indirekte Beleuchtung eingeführt und mußte für die gleichmäßige Ausleuchtung der Brille ein weißes Brillenmaterial anstelle des schwarzen der Frenzelbrille verwenden. Der Grund für diese Änderung lag darin, daß manche Personen, so auch Frenzel selbst, infolge der seitlichen, direkten Beleuchtung einen optokinetischen Nystagmus willkürlich generieren konnten.

Eine vollständige Gleichgewichtsprüfung beinhaltet immer die Untersuchung mit der Leuchtbrille. !

Verschiedene Leuchtbrillenmodelle sind auf dem Markt.

■ **Einfache Leuchtbrille** (Abb. 10.3). Die Stromversorgung der Leuchtbirnen erfolgt über ein Kabel von einem Transformator.

- Vorteil: gleichmäßige Helligkeit, geringes Gewicht, unerheblicher Stromverbrauch.
- Nachteil: Kabel verwindet sich und stört bei der Lagerungsprüfung.

■ **Leuchtbrille mit Batteriehandgriff** (Abb. 10.4).

- Vorteil: Bewegungsfreiheit bei der Lage- und Lagerungsprüfung.
- Nachteil: wechselnde Helligkeit bei Beleuchtung (frisch geladene Batterien geben zu helles, schwache Batterien zu wenig Licht); hoher Batterienverbrauch (zu verbessern bei Verwendung wiederaufladbarer Akkus).

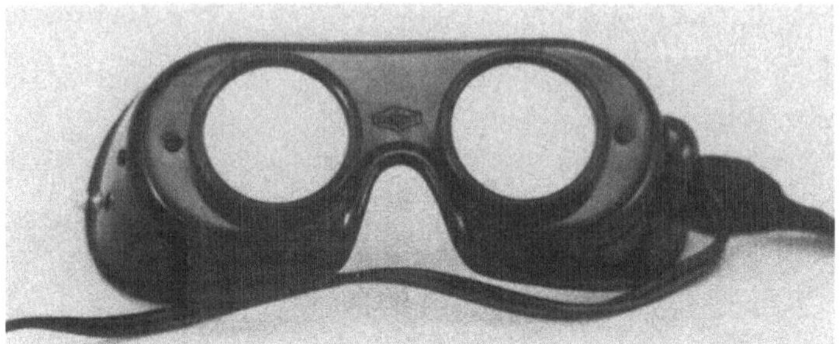

Abb. 10.3. Leuchtbrille nach Frenzel. Stromversorgung durch Transformator

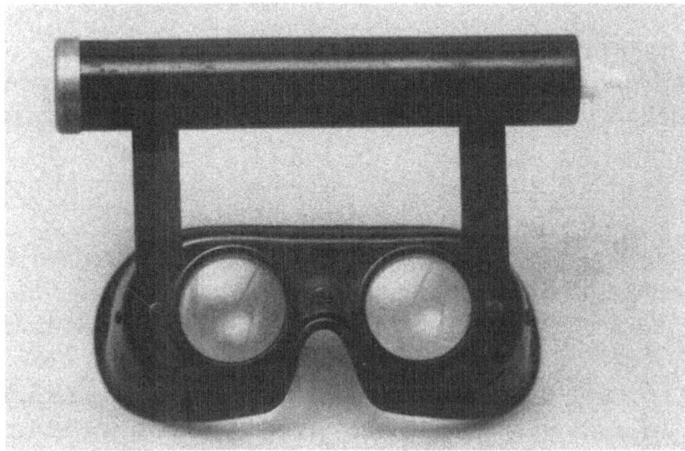

Abb. 10.4. Leuchtbrille nach Frenzel mit Batteriehandgriff

■ Leuchtbrille mit aufklappbaren Gläsern

- Vorteil: Man kann die Augenbewegungen in raschem Wechsel mit und ohne Fixationsmöglichkeit betrachten. In Untersuchungspausen kann die Brille aufgeklappt bleiben.
- Nachteil: Die mit einem Gummiband am Kopf befestigte Brille wird bei längeren Untersuchungen durch ihr Gewicht unangenehm. Dieses Modell ist entbehrlich. Man kann das einfache Modell, statt es mit einem Gummiband am Kopf zu befestigen, dem Patienten vorhalten bzw. abnehmen, wenn der Untersuchte fixieren soll.

Praktische Hinweise für die Benützung der Leuchtbrille

- ▼ Der Untersuchungsraum muß stark abgedunkelt sein, sonst können besonders helle Gegenstände wie Arztkittel usw. schemenhaft erkannt und fixiert werden.

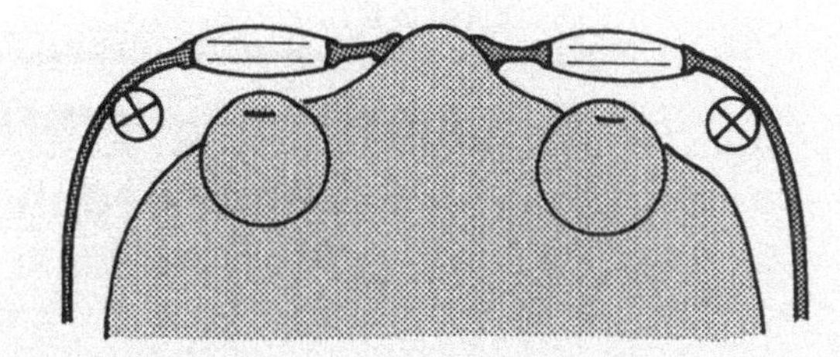

Abb. 10.5. Horizontalschnitt durch eine Frenzel-Brille

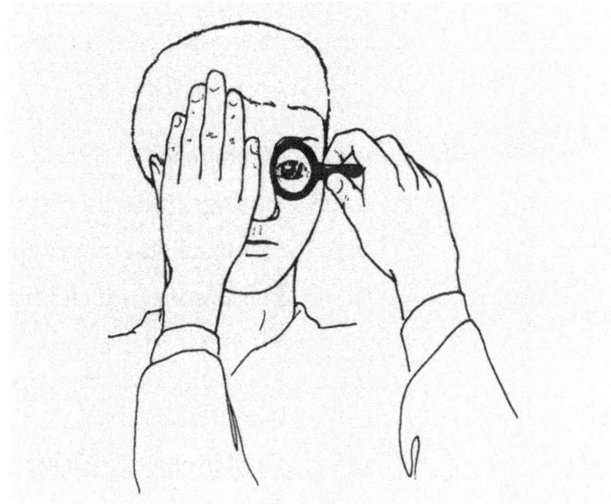

Abb. 10.6. Nystagmusbeobachtung mit einer Ohrlupe

- In der Leuchtbrille befinden sich die beiden Lichtquellen an den Seiten (Abb. 10.5), damit sie nicht fixiert werden können. Zu große Helligkeit führt zu Blendeffekten mit gehäuftem Blinzeln; das erschwert die Beobachtung (wird bei Verwendung der Blessingbrille vermieden).
- Ein schwacher Nystagmus wird durch zu helles Licht unterdrückt. Die Helligkeit ist richtig, wenn der Leuchtfaden der Birnchen gerade weiß glüht.
- Bei Transformatorbetrieb und 6-V-Birnchen ist die optimale Helligkeit bei einer Betriebsspannung von 2 V gegeben. Bei Batteriebetrieb sollte man die Frenzelbrille nach dem Einsetzen neuer Batterien 5 min lang brennen lassen, um die immer vorhandene Überladung abzubauen. Bei Akkubetrieb kommt eine Überladung nicht vor.
- Hat man keine Frenzel-Brille zur Hand, dann kann man einen starken Nystagmus auch mit einer Ohrlupe feststellen (Abb. 10.6). Der Raum muß so weit abgedunkelt sein, daß man die Augen gerade noch erkennen kann.

KAPITEL 11

Registrierung von Augenbewegungen 11

11.1 Geschichtlicher Überblick

11.1.1 Mechanische Methoden

Die ersten Versuche, Augenbewegungen mechanisch zu untersuchen, wurden in der 2. Hälfte des 19. Jahrhunderts gemacht. Die einfachste Methode bestand darin, den Zeigefinger auf das geschlossene Oberlid zu legen. Man konnte damit die Bewegungen der Hornhaut fühlen (Mach 1873). Diese Methode wurde später verfeinert durch Auflegen einer luftgefüllten Blase auf das Augenlid. Gemessen wurde die Volumen- und Druckänderung der Luft innerhalb der Blase (Buys 1909). Registriert wurde auch durch Auflegen einer kleinen Gummimembran auf den Bulbus und durch Hebelübertragungen (Witmer 1917). Direkte Bewegungsübertragungen über leichte Stäbe, die am anästhesierten Auge befestigt waren, wurden von Berlin (1891), Delabarree (1898) und Cords (1927) verwendet. Der Augenarzt Johannes Ohm aus Bottrop (Abb. 11.1) führte 1928 mit seinem Hebelnystagmographen (Abb. 11.2) zum ersten Mal Reihenuntersuchungen an Bergarbeitern durch und klärte den Bergarbeiternystagmus auf (s. S. 59).

Abb. 11.1. Johannes Ohm (1880–1961)

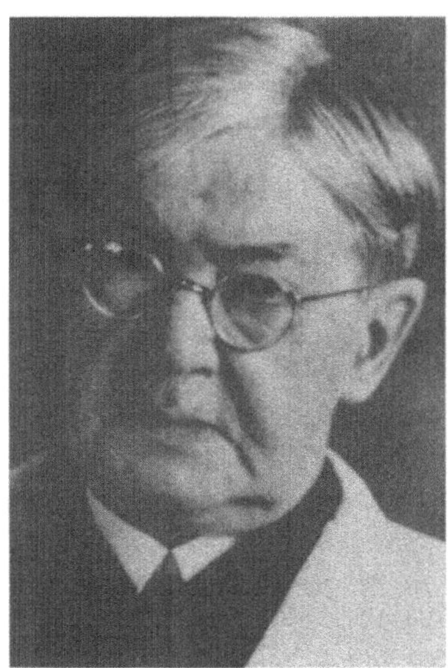

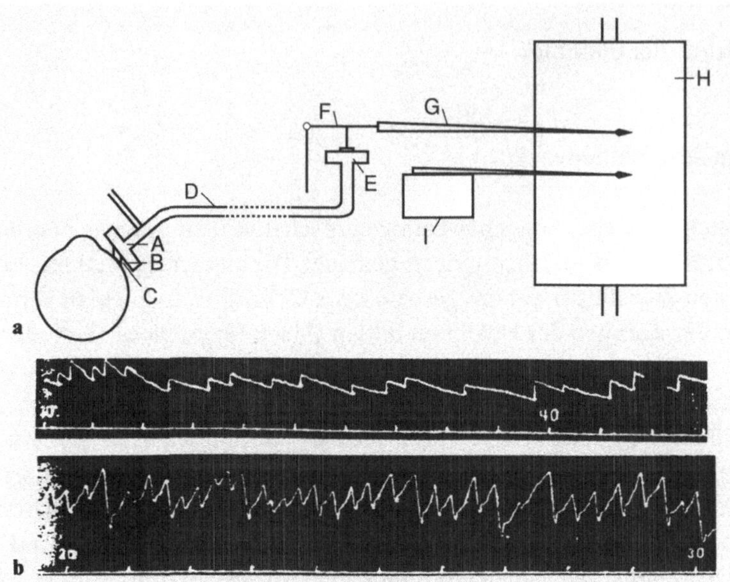

Abb. 11.2 a, b. Ohmscher Hebelnystagmograph mit Zeitmarkierung. **a** Das Hebelsystem setzt am anästhesierten Auge an. Es überträgt die Augenbewegungen am Punkt *E* auf eine extrem leichte, ausbalancierte Feder (*F* + *G*). Sie ritzt zusammen mit einer Feder *I* für die Zeitmarkierung die Augenbewegung auf eine sich drehende gerußte Trommel *H*. **b** Zugehörige Nystagmusregistrierung

11.1.2 Photographische Methoden

Eine direkte photographische Aufnahme der Augenbewegungen wurde erstmals 1899 von Dodge angefertigt (Abb. 11.3). Das Bild des Auges wurde dabei auf eine vertikale Platte fokussiert, die durch die viskösen Kräfte eines Ölbades, oder später (1901) durch Luftdruck gebremst, mit konstanter Geschwindigkeit nach unten fiel. Dadurch konnte die Verlagerung der Hell-Dunkel-Grenzen des Auges auf der Platte direkt abgelesen werden. Diese Methode wurde durch die Entwicklung der Filmkamera verfeinert (Dodge 1907, Judd 1905, Totten 1926). Dodge und Cline benutzten 1901 eine raffinierte stroboskopische Aufnahmetechnik, die in Abb. 11.4 erläutert wird.

Direkte Videoaufnahmen wurden 1960 von Llewellyn-Thomas und 1963 von Young durchgeführt. Die Verkleinerung der Videoaufnahmegeräte mit Hilfe der CCD-Chips („Charged Coupled Device") führte ab 1983 zum Einsatz der Videotechnik für die Aufzeichnung von Augenbewegungen bei Astronauten und Kosmonauten an Bord von Spacelab-Flügen der NASA und an Bord der Raumstation MIR. Zum klinischen Einsatz kam die Videookulographie ab 1991 durch die Arbeiten von Clarke (1991) und Teiwes (1991) (s. S. 139).

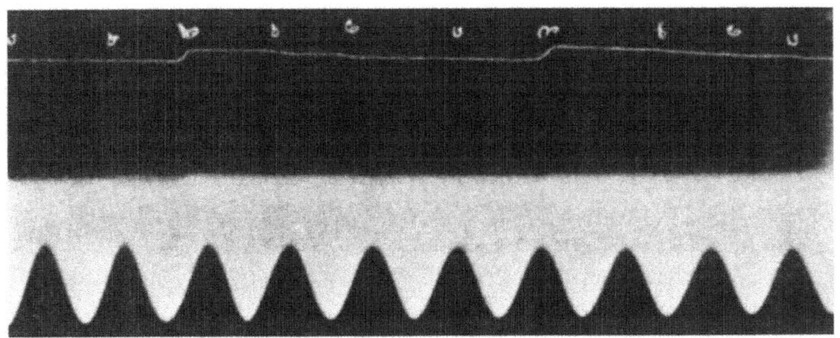

Abb. 11.3. Direkte photographische Augenbewegungsregistrierung aus dem Jahr 1899. (Nach Dodge 1901)

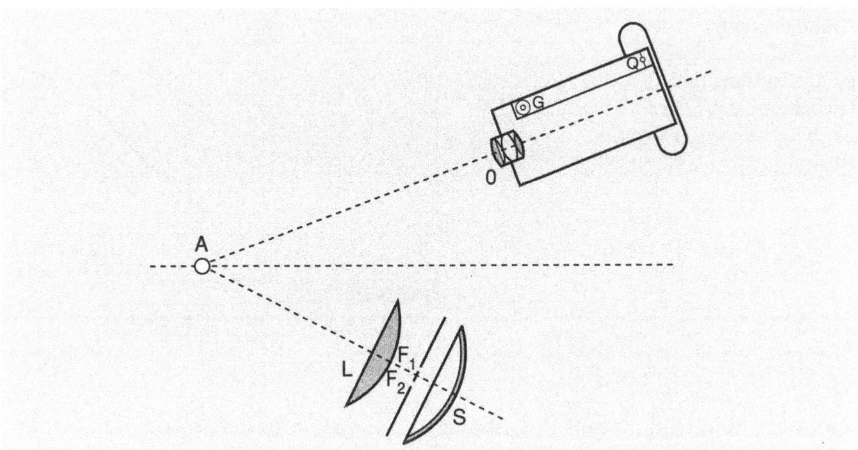

Abb. 11.4. Stroboskopische Nystagmusregistrierung nach Dodge u. Cline (1901). Der Lichtblitz wurde mit einem Lichtbogen zwischen den Metallfäden F_1 und F_2 erzeugt und über ein Spiegel-(*S*) und Linsensystem (*L*) auf das Auge (*A*) fokussiert. Die Reflexion des Lichts am Auge *A* wurde mit einer Kamera aufgenommen. Zur Zeitmarkierung besaß diese Kamera ein eigenes kleines Stroboskop (*G*)

11.2 Elektronystagmographie

11.2.1 Elektrische und elektrophysiologische Grundlagen

Im Augapfel besteht eine elektrische Spannung zwischen der positiv geladenen Hornhaut (vorderer Augenpol) und der negativ geladenen Netzhaut (hinterer Augenpol). Die Spannung wird als *korneoretinales Potential* be-

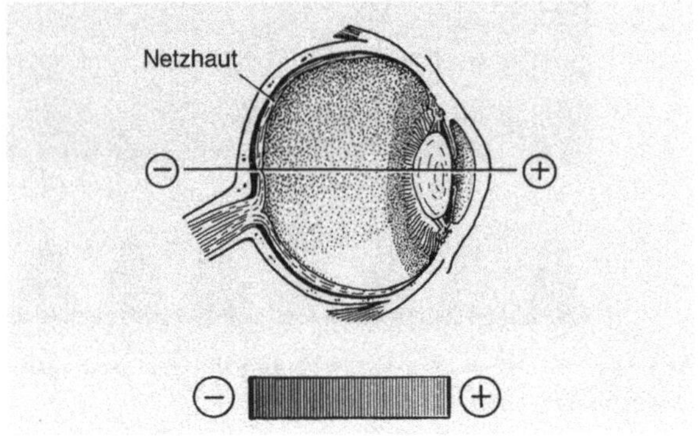

Abb. 11.5.
Das korneoretinale Potential zwischen Netzhaut und Hornhaut (*oben*) bildet physikalisch einen beweglichen elektrischen Dipol (*unten*)

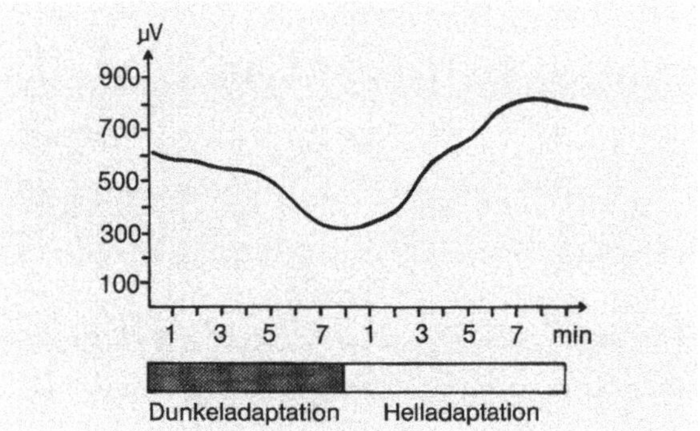

Abb. 11.6.
Veränderung des korneoretinalen Potentials bei Abdunklung und Beleuchtung des Auges. (Nach Sachsenweger 1975)

zeichnet (Abb. 11.5). Dieses Potential läßt um das Auge herum ein elektrisches Feld entstehen, dessen Richtung sich bei Augenbewegungen in charakteristischer Weise verschiebt. Das Auge stellt also einen beweglichen elektrischen Dipol dar.

Zwei Mechanismen bauen das korneoretinale Potential auf:

- Ein vom Lichteinfall unabhängiger Anteil kommt wahrscheinlich durch das Donnan-Gleichgewicht zwischen intraokulärer Flüssigkeit und Blut zustande, die verschiedene elektrische Eigenschaften haben.
- Ein vom Lichteinfall abhängiger Anteil entsteht in den Sinneszellen der Netzhaut. Bei Abdunklung verkleinert sich das Potential in Form einer gedämpften Schwingung (Abb. 11.6). Ein sog. Dunkeltal wird nach 8–10 min erreicht. Bei Belichtung des Auges wächst das Potential wieder an. Der „Lichtgipfel" ist nach ca. 10–12 min erreicht (Sachsenweger 1975).

Wenn Augenbewegungen mit Hilfe des korneoretinalen Potentials sehr genau gemessen werden sollen, wie dies bei wissenschaftlichen elektronystagmographischen Untersuchungen erforderlich ist, dann muß nach Abdunklung bis zur Einstellung des konstanten Ruhepotentials mindestens 15 min gewartet werden.

11.2.2
Ableitung des korneoretinalen Potentials

Dreht sich der Augapfel, dann dreht sich das elektrische Feld mit ihm. Wenn Elektroden temporal befestigt werden, sind sie stationär gegenüber dem sich drehenden elektrischen Feld. Man kann bei Augendrehungen dann die Änderung des Potentials abgreifen und an einem Meßgerät sichtbar machen. Da die Stärke des Zeigerausschlags am Meßgerät der Amplitude der Augenbewegung bis etwa 30° proportional ist, kann die Stärke der Augenbewegungen in diesem Bereich am Zeigerausschlag direkt abgelesen werden.

Bei fortlaufender Registrierung der Potentialänderungen mit einem Schreiber entsteht ein Elektrookulogramm (EOG). Wird es zur Registrierung eines Nystagmus verwendet, wird der Begriff Elektronystagmogramm (ENG) gebraucht.

11.2.3
Entstehung des Elektrookulogramms

Beim Blick geradeaus (Abb. 11.7) verläuft die Bipolachse des Auges senkrecht zur Elektrodenachse. Es wird das Ruhepotential abgeleitet. Der Zeiger am Meßgerät wird auf Null gestellt. Beim Blick nach rechts (Abb. 11.8) ist die Netzhaut des linken Auges der linken Elektrode näher, die ein negatives Potential abgreift. Die Netzhaut des rechten Auges hat sich von der rechten Elektrode

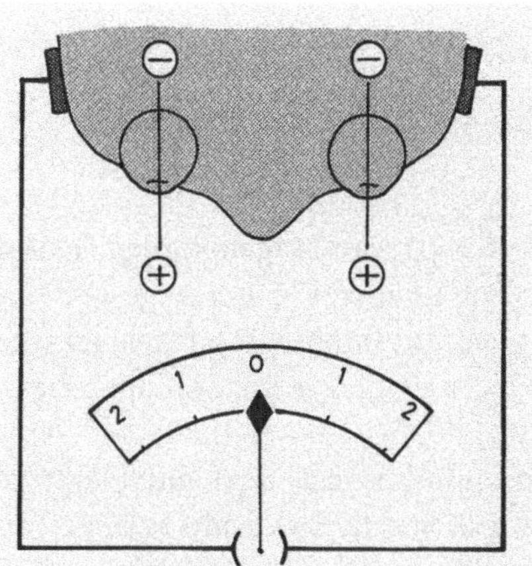

11.7

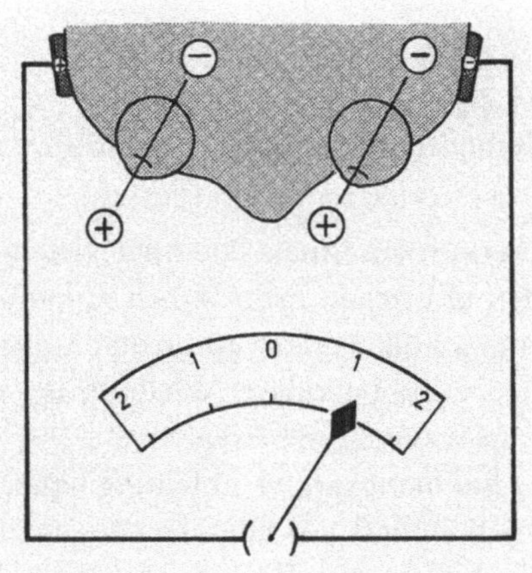

11.8

Abb. 11.7. Elektrische Grundlagen bei der Ableitung eines Elektrookulogramms. Ruhestellung beim Blick geradeaus

Abb. 11.8. Veränderung des Ruhepotentials beim Blick nach rechts

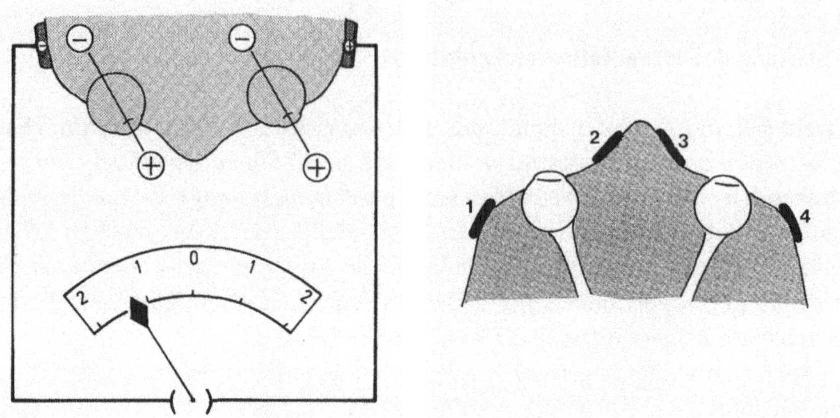

11.9 11.10

Abb. 11.9. Veränderung des Ruhepotentials beim Blick nach links

Abb. 11.10. Elektrodenposition bei monokulärer (1+2) und (3+4) sowie bei binokulärer (1+4) Ableitung

entfernt, die positive Hornhaut dagegen hat sich ihr angenähert. Die rechte Elektrode greift deshalb ein positives (oder besser: ein weniger negatives) Potential ab. Die Potentialänderung an den Elektroden erzeugt am Meßgerät einen Zeigerausschlag.

Beim Blick nach links (Abb. 11.9) wird entsprechend von der rechten Elektrode ein negatives und von der linken Elektrode ein positives Potential abgegriffen.

11.2.4 Technik der Ableitung

Das korneoretinale Potential wird mit Hautelektroden aufgenommen. Je nach den klinischen Erfordernissen kann das Potential von jedem Auge getrennt (monokulär) oder von beiden Augen gemeinsam (binokulär) abgeleitet werden. Die binokuläre Ableitung ist möglich, weil sich beim Gesunden beide Augen synchron bewegen.

Bei *monokulärer* Ableitung (Abb. 11.10 und Abb. 11.11) liegt eine Elektrode (1) temporal am lateralen Augenwinkel, die zweite Elektrode (2) liegt am Nasenabhang in Höhe des medialen Augenwinkels. Am anderen Auge wird mit den Elektroden (3) und (4) entsprechend abgeleitet. Bei *binokulärer* Ableitung (Abb. 11.12 und 11.10) liegen die beiden Elektroden 1 und 4 an den äußeren Augenwinkeln.

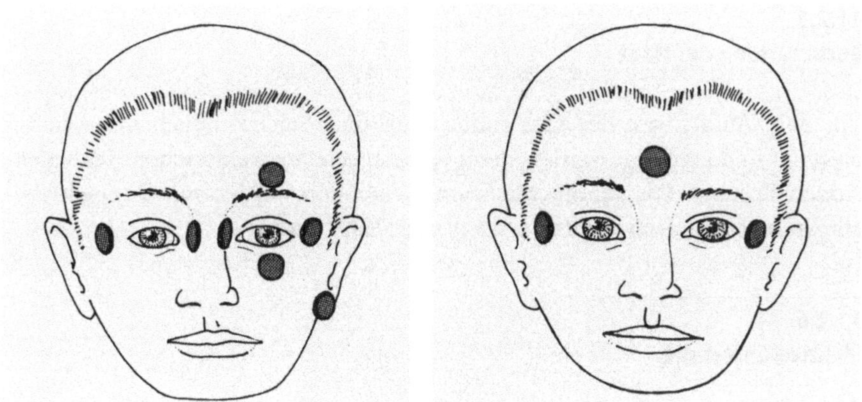

Abb. 11.11. Elektrodenposition bei monokulärer horizontaler und vertikaler Ableitung

Abb. 11.12. Elektrodenposition bei binokulärer Ableitung

Die Potentialänderungen pro Winkelgrad Augenbewegung betragen bei monokulärer Ableitung 4–12 μV (entspricht 0,000004 V) und bei binokulärer Ableitung 5–18 μV (Claussen 1975).

Zum Vergleich: Beim EKG beträgt die Änderung des elektrischen Feldes ca. 1000 μV pro Herzaktion. Beim EEG kann man Spannungsamplituden bis zu 500 μV messen.

Mit der bisher beschriebenen Elektrodenanordnung können nur *horizontale* Augenbewegungen erfaßt werden, die im täglichen Leben am häufigsten vorkommen. *Vertikale* Augenbewegungen werden mit zwei weiteren Elektroden an der Wange und an der Stirn abgeleitet (Abb. 11.11). In der Regel begnügt man sich mit der vertikalen Ableitung an einem Auge.

Zusätzlich zu den beiden aktiven Elektroden muß noch eine sog. *Nullelektrode* am Körper vorhanden sein. Diese Elektrode verbindet den Körper mit dem Nullpunkt des Verstärkers. Die Nullelektrode wird entweder in Stirnmitte oder am Ohrläppchen befestigt.

Die elektronystagmographische Registrierung kann Augendrehungen von 1–2 Winkelgrad noch auflösen. Die dabei auftretenden winzigen Potentialschwankungen müssen ca. einmillionfach verstärkt werden. Artifizielle Störungen bei der Ableitung und beim Transport des Signals werden entsprechend mitverstärkt. Sie können dabei so groß werden, daß sie die Änderung des elektrischen Feldes der Augenbewegung vollständig überdecken. Dies macht deutlich, wie wichtig eine in allen Einzelheiten sorgfältige Ableittechnik für eine wirklich einwandfreie Nystagmusregistrierung ist.

11.2.5
Vorbereitung der Haut

Vor dem Aufbringen der Elektroden muß die Haut gründlich mit Alkohol entfettet und gereinigt werden, denn Fette stören den elektrischen Haut-Elektroden-Kontakt. Die gebräuchlichsten Elektroden werden mit Doppelkleberingen befestigt. Diese haften auf fettfreier Haut besser.

11.2.6
Elektrodentechnik

Auf dem Markt befinden sich unterschiedlich gebaute Elektroden, die aber nicht alle zur Ableitung dieses Potentials verwendbar sind.

Napfförmige Elektroden bestehen entweder aus einem Kunststoffkörper mit einer Metallplatte am Napfboden (Abb. 11.13) oder sind ganz in Metall ausgeführt (Abb. 11.14). Sie werden mit Elektrodenpaste gefüllt und mit Doppelkleberingen an der Haut befestigt. Ganzmetallelektroden haben z.T. eine kleine Öffnung am Napfboden. Hier kann beim Aufkleben überschüssige Elektrodenpaste entweichen, oder es kann mit einer abgeschliffenen, stumpfen Kanüle Elektrodenpaste nachgefüllt werden. Bei Untersuchungen, die mehrere Stunden dauern, ist es günstiger, die Elektroden zuerst anzukleben und erst dann Elektrodenpaste mit der Kanüle über diese Öffnung einzufüllen. Es wird dabei vermieden, daß Paste zwischen Doppelklebering und Haut gerät und damit das Haften der Elektrode beeinträchtigt.

ENG-Elektroden bestehen aus Silber. Durch den Salzgehalt des Schweißes bildet sich mit der Zeit eine Silberchloridschicht aus, die die Elektrode auf der Kontaktseite matt und schwarz werden läßt. Dieser Silberchloridbelag ist erwünscht, weil er als Puffer einer Polarisierung der Elektrode entgegenwirkt.

Unter *Polarisierung* versteht man die Änderung des Ruhepotentials zwischen zwei Elektroden bei ungleicher Schweißabsonderung. Der Salzgehalt und die Feuchtigkeit des Schweißes erzeugen bei ihrem Kontakt mit

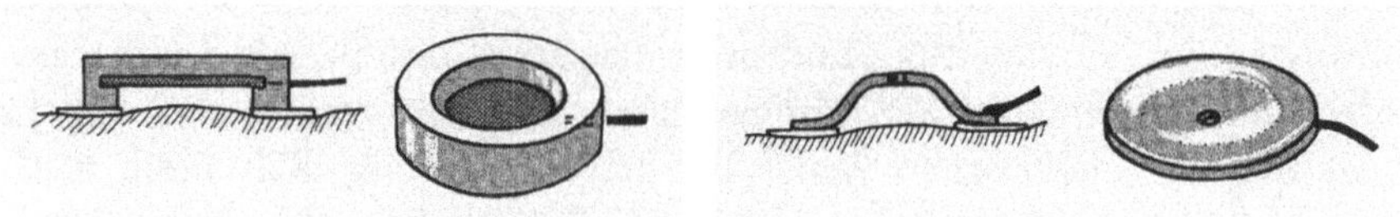

11.13 11.

Abb. 11.13. Napfförmige Elektrode in Kunststoffausführung

Abb. 11.14. Napfförmige Elektrode in Ganzmetallausführung

dem Metall der Elektrode eine sogenannte Kontaktspannung. Ist die Schweißabsonderung unter den Elektroden unterschiedlich stark, entsteht ein elektrisches Element mit zwei Spannungspolen. Es wird zusätzlich zum erwünschten Signal eine Gleichspannung abgegriffen, die zu einem erheblichen, langsamen Zeigerausschlag am Meß- oder Registriergerät führen kann (Drift).

Eine Silberelektrode wird durch einen Silberchloridbelag „schwer polarisierbar". Man bezeichnet sie etwas übertrieben als „unpolarisierbare Elektrode".

Der Silberchloridbelag darf beim Reinigen der Elektrode nicht entfernt werden! 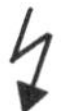

Industriell gefertigte Elektroden sind z. T. bereits chloriert. Sie gewährleisten über Jahre hinweg eine einwandfreie Ableitung. Bei Störungen und besonders vor wissenschaftlichen Langzeituntersuchungen muß bei Silberelektroden auf gute Chlorierung geachtet werden. Sie kann folgendermaßen gefördert werden:

- *langsam*: wenn die Elektrode ständig in Salzlösung aufbewahrt wird;
- *schnell*: durch elektrische Chlorierung. Die Elektrode wird an den positiven Pol einer Gleichspannungsquelle (z. B. Taschenlampenbatterie 4,5 V) angeschlossen und wird ca. 5 min in eine gesättigte Kochsalzlösung getaucht, die mit dem negativen Pol der Spannungsquelle verbunden ist. Es bildet sich dann an der Silberelektrode ein Belag aus Silberchlorid.

Eine Silber-Silberchlorid-Elektrode hat einen Nachteil: Der Übergangswiderstand zwischen Haut- und Elektrode ist größer. Dadurch werden an dieser Stelle vermehrt Störsignale aufgenommen (Rauschen, Brummen).

Unter *Rauschen* und *Brummen* versteht man die Entstehung störender Potentiale an der Elektrode oder eine Einstreuung von störenden, meist sinusförmigen Potentialen auf induktivem oder elektrostatischem Weg in die Übertragungsstrecke zwischen Hautelektrode und Ableitgerät.

Widerstandsrauschen: An der Elektrode entsteht ein Widerstandsrauschen durch Wärmebewegung der Ladungsträger. Es handelt sich um ein weißes Rauschen, d. h. alle Frequenzanteile sind gleichmäßig vertreten. Die Stärke des Rauschens ist abhängig von der Höhe des Widerstands. Widerstandsrauschen tritt auch an defekten Kabeln auf, besonders wenn oxydative Prozesse den Defekt mitverursacht haben. Der normalerweise sehr niedrige Widerstand eines Kabels steigt dann sehr stark an.

Rauschen, das innerhalb von Tagen auftritt, ohne daß die Ableittechnik geändert worden ist, weist auf ein defektes Ableitkabel hin (brüchig, kalte Lötstellen am Stecker usw.).

Elektromagnetisches Rauschen: Eine elektromagnetische Einstreuung entsteht, wenn ein Ableitkabel durch das elektrische Wechselfeld eines benachbarten 220-V-, 50-Hz-Netzkabels geführt wird. Um diese sehr unangenehme Einstreuung zu vermeiden, sollte ein Ableitkabel nie in der Nähe eines Netzkabels verlegt werden. Besonders hoch ist die Einstreuung, wenn Netz- und Ableitkabel parallel verlaufen. Dasselbe passiert, wenn das Ableitkabel durch das umgebende Magnetfeld eines Transformators geführt wird. Transformatoren finden sich in allen Geräten, meist an deren Rückseite. Die Drossel einer Neonröhre erzeugt ebenfalls ein störendes Magnetfeld. Es kann vermieden werden, wenn die Drossel außerhalb des Ableitraums installiert wird. Wenn dies nicht möglich ist, sollte Neonbeleuchtung unbedingt vermieden werden.

Übersprechen: Eine Einstreuung durch Übersprechen liegt vor, wenn in einem mehradrigen Kabel neben der Übertragung eines schwachen Körpersignals (z. B. Nystagmus) ein starkes Signal, z. B. zur Steuerung eines Gerätes, geleitet wird. Die beiden parallel sehr nahe aneinanderverlaufenden Kabel wirken dann wie die parallelen Platten eines Kondensators, wobei das starke Steuersignal eine Potentialänderung auf das Ableitkabel überträgt (Übersprechen). In einem solchen Fall müssen die Kabel einzeln abgeschirmt oder getrennt verlegt werden.

Hochfrequenzstörung: Eine Einstreuung von hochfrequenten Radiofrequenzen besteht nahezu immer. Diese Frequenzen sind aber so hoch, daß sie bei der Elektronystagmographie nicht stören (s. Filtertechnik S. 128).

11.2.7 Elektrodenpaste, Elektrodengelee

Um den elektrischen Übergang zwischen Elektroden und Haut zu optimieren, wurden elektrolythaltige Pasten bzw. Gelees entwickelt, die eine sehr gute elektrische Leitfähigkeit besitzen. Sie enthalten zusätzlich Puffer, die einen Teil der im Schweiß vorhandenen Elektrolyte binden. Klinikapotheken neigen dazu, diese Substanzen aus Kostengründen selbst herzustellen. Dies ist bei Kurzzeitableitungen und bei der Ableitung größerer elektrischer Felder wie beim EKG möglich. Bei länger dauernden neurophysiologischen Ableitungen, besonders mit kleinen Elektroden, haben sich diese Substanzen jedoch nicht bewährt.

! Substanzen zur Übertragung des Ultraschalls sind für die Elektronystagmographie nicht geeignet, weil die Trägersubstanzen von der Haut resorbiert werden und die Elektroden dann austrocknen.

11.2.8 Technik der Potentialübertragung

Der Transport des Potentials mit abgeschirmten Kabeln von den Elektroden bis zum Registriergerät ist über eine Distanz von 2–3 m problemlos. Bei längeren Übertragungsstrecken und elektromagnetisch überlagerten Untersuchungsräumen (stark verkabelte Wände, Neonbeleuchtung) kann jedoch Rauschen bei der Registrierung auftreten. Um dies zu verhindern, muß das Potential möglichst nah am Ableitort für den Transport in ein niederohmiges Potential umgewandelt werden, das weniger störanfällig ist.

Der Widerstand ist am Haut-Elektroden-Kontaktpunkt hoch, nämlich 2000–10000 Ohm. Damit nimmt das Potential leicht Störungen auf. Um den Widerstand auf das für den Transport geeignete Maß von 50–100 Ohm senken zu können, macht man sich die Eigenschaft eines jeden Verstärkers zunutze, unabhängig von der Verstärkung eines Potentials auch seinen Widerstand zu senken. Die hierzu verwendeten Geräte werden *Vorverstärker* oder Impedanzwandler (Impedanz = Widerstand) genannt. Üblicherweise ist die Verstärkerleistung nur gering, z.B. 10fach. Der technische Aufbau solcher Geräte ist mit den modernen integrierten Schaltkreisen einfach, Eigenbau ist möglich.

11.2.9 Technik der Verstärkung

Ein Großteil handelsüblicher Registriergeräte (Schreiber) haben einen genormten +/–1 V Eingang, d.h. ein Potential muß eine Spannung von 2 V aufweisen, um am Registriergerät einen Vollausschlag hervorzurufen. Zur Bewegung der Schreibvorrichtung in den Registriergeräten ist zudem eine gewisse Leistung nötig. Das korneoretinale Potential hat weder die geforderte Spannung noch die notwendige Leistung. Neben dem bereits erwähnten Vorverstärker, der zur Impedanzwandlung benützt wird, braucht man deshalb einen *Zwischen-* bzw. *Signalverstärker*, der die Spannung auf das geforderte Niveau von +/–1 V bringt, und einen *End-* bzw. *Leistungsverstärker*, der die Stromstärke erhöht. Letzterer hängt vom Strombedarf der Schreibsysteme ab und ist deshalb immer im Schreiber integriert.

Der Zwischenverstärker muß folgende Bedingungen erfüllen:

- Der Eingangswiderstand des Verstärkers muß wesentlich höher sein als der Widerstand des abgegriffenen Potentials, in der Regel über 1 M Ohm.
- Der Verstärker muß ein Differenzverstärker sein, d.h. das Potential von jeder Elektrode muß getrennt gegen die Nullelektrode verstärkt werden.

- Der Verstärker muß Signale um das Einmillionfache verstärken können. EEG-Verstärker haben diesen Leistungsbereich, EKG-Verstärker in der Regel nicht. Sie verstärken nur ca. zehntausendfach.
- Der Verstärker muß in der Lage sein, einer Abwanderung des Signals durch Drift entgegenzuwirken. Dies geschieht technisch auf sehr unterschiedliche Weise (s. folgenden Abschn.).

Abgewanderte Signale

■ **Resetverfahren.** Das abgewanderte Signal wird durch manuelle oder automatische Zuschaltung einer gegengerichteten Spannung ruckartig zur Null-Linie zurückgesetzt, wenn eine festgelegte Abwanderung erreicht wird (Abb. 11.15). Dieser Vorgang wird als „Reset" bezeichnet.

■ **Fortlaufende Zuschaltung einer gegengerichteten Spannung.** Das Signal durchläuft einen Widerstand (*R*) und einen in Reihe geschalteten Kondensator (*C*) (Abb. 11.16). Dieses sog. R-C-Glied (Widerstands-Kondensator-Kombination) führt ein abgewandertes Signal von den Elektroden A und B exponentiell zur Null-Linie zurück. Die Geschwindigkeit, mit der die Nullstellung erreicht wird, ist abhängig vom Produkt aus dem Widerstand und dem Kondensator. Es hat die Dimension der Zeit.

$$\mathrm{R \cdot C = \frac{V}{A} \cdot \frac{A \cdot s}{V} = s}$$

Es wird als die Zeitkonstante τ (Tau) des R · C-Glieds bezeichnet.

$$\tau = \frac{1}{\mathrm{R \cdot C}}$$

Die Zeitkonstante τ ist die Zeit in Sekunden, in der ein um eine Spannung n abgewandertes Signal auf den Wert $\frac{n}{e}$ zurückgeführt wird; e ist dabei die Basis

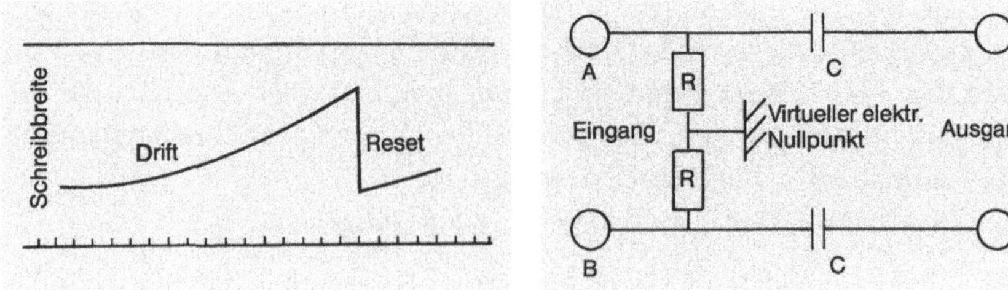

Abb. 11.15. Abwanderung eines Signals (*Drift*) und Rücksetzvorgang (*Reset*)

Abb. 11.16 Elektronische Widerstands-Kondensator-Kombination (R-C-Glied) zur fortlaufenden Signalrückführung. *R* = Widerstand. *C* = Kondensator

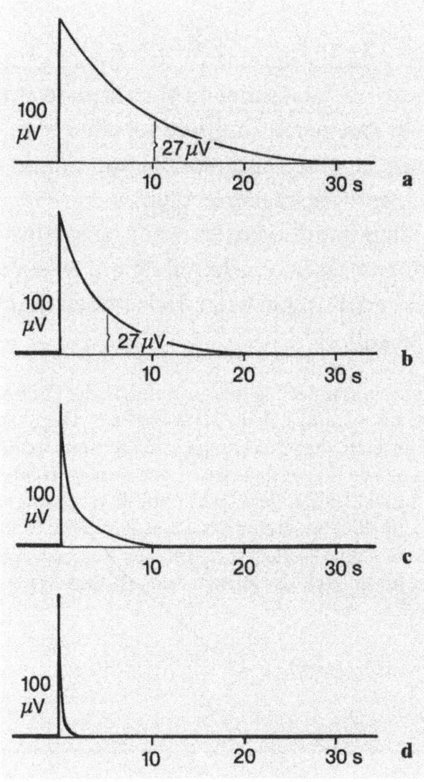

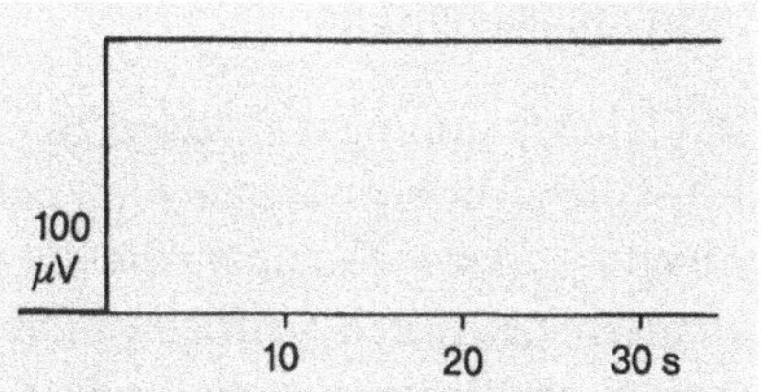

Abb. 11.18.
Gleichspannungsableitung. Das abgewanderte Signal wird nicht zur Nullinie zurückgeführt

Abb. 11.17 a–d.
Wechselspannungsableitung: Auswirkung verschiedener Zeitkonstanten (τ) auf ein rechteckförmig abgewandertes Signal. **a** $\tau = 10$ s, **b** $\tau = 5$ s, **c** $\tau = 1$ s, **d** $\tau = 0{,}1$ s

des natürlichen Logarithmus; $e = 2{,}7183$. In der Zeit τ wird damit die Abwanderung auf etwa $^1/_3$ reduziert.

Diese Ableitart wird als *Wechselspannungsableitung* oder als *AC-Ableitung* („Alternating Current") bezeichnet.

Beispiele:

- Eine Zeitkonstante von 10 s reduziert ein um 100 μV abgewandertes Signal in 10 s auf 27,183 μV (Abb. 11.17 a).
- Eine Zeitkonstante von 5 s reduziert das Signal in 5 s auf 27 μV (Abb. 11.17 b).
- Eine Zeitkonstante von 1 s reduziert das Signal in 1 s auf 27 μV (Abb. 11.17 c).

Zeitkonstanten kleiner als 1 s machen das Signal nadelförmig (Abb. 11.17 d). Diese Form kann für andere diagnostische Vorhaben verwendet werden (s. S. 125).

Eine unendlich hohe Zeitkonstante reduziert das abgewanderte Signal nicht. Die Ableitung bleibt unverändert (Abb. 11.18). Diese Ableitart wird als *Gleichspannungsableitung oder DC-Ableitung* („Direct Current") bezeichnet (s. folgenden Abschn.).

Spannungsableitung

■ **Gleichspannungsableitung.** Bei dieser Technik durchläuft das Signal kein R-C-Glied. Die registrierte Kurve gibt dann die tatsächlichen Verhältnisse am Ableitort wieder. Nachdem die Kurve nicht an einer Grundlinie gehalten wird, sondern z.B. durch Drift abwandern kann, ist eine Schreibbreite von mindestens 8 cm Voraussetzung für die Gleichspannungsregistrierung.

Die Gleichspannungsableitung muß angewandt werden, wenn zusätzlich zum Nystagmus auch andere Vorgänge gemessen werden sollen, z.B. eine Verlagerung des Schlagfeldes des Auges, oder wenn beim Halsdrehtest ein Blickrichtungsnystagmus erkannt werden soll.

Unter *Schlagfeldverlagerung* versteht man eine Positionsänderung des Augapfels in der Orbita während eines vestibulär oder optisch ausgelösten Nystagmus. Beim vestibulären Nystagmus wandert der Bulbus langsam in Richtung der langsamen Phase; das Auge „schlägt" dann nicht mehr im Bereich des Geradeausblicks, sondern beim Linksnystagmus in der rechten Hälfte der Augenhöhle, beim Rechtsnystagmus in der linken Hälfte. Bei einem optisch ausgelösten Nystagmus wandert das Auge in Richtung der schnellen Nystagmusphase; es läuft dem Reiz entgegen (Abb. 11.19). Eine übermäßig starke Schlagfeldverlagerung ist ein Zeichen für Müdigkeit, aber auch für ausgedehnte Läsionen im Bereich des Hirnstamms (Blegvad 1962; Henriksson 1967; Nathanson 1958).

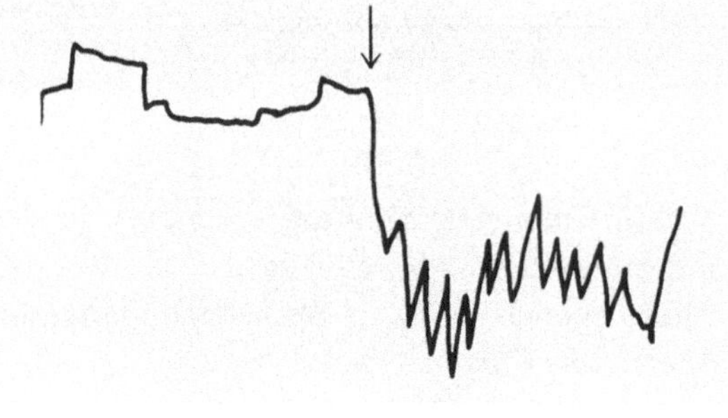

Abb. 11.19. Schlagfeldverlagerung in Richtung der schnellen Nystagmuskomponente bei einem optokinetischen Reiz (↓ Reizbeginn)

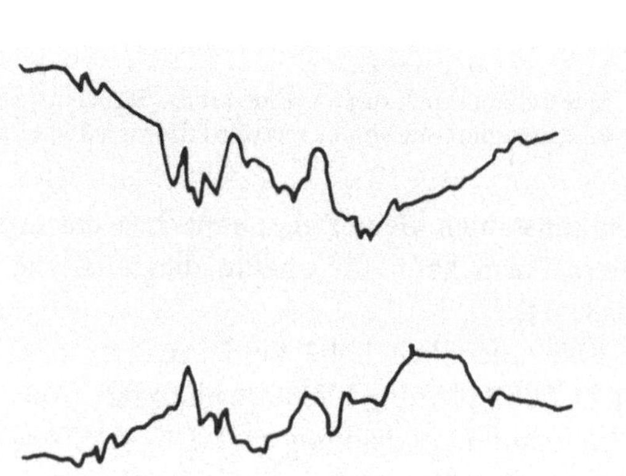

Abb. 11.20. Schlagfeldverlagerung bei Konvergenzbewegung beider Augen (monokuläre Ableitung)

Ein latentes Schielen, das bei vollständiger Dunkelheit oder im Verlauf einer Gleichgewichtsuntersuchung manifest werden kann, dämpft einen Nystagmus. Nur die Gleichspannungsableitung läßt diesen Befund an einer Konvergenz- oder Divergenzbewegung der Grundlinien erkennen (Abb. 11.20).

■ **Wechselspannungsableitung.** Je kleiner die Zeitkonstante, um so besser wird die Kurve an der Grundlinie gehalten, um so größer ist aber die Gefahr, daß sie verformt wird. Dies ist zuerst an einem steileren Abfall der Nystagmusspitzen zu erkennen, die bei einer Zeitkonstante von τ unter 1,5 s auftritt (Abb. 11.21). Sehr langsame Vorgänge, wie die langsamen Bulbusdeviationen des kindlichen Nystagmus oder ein schwacher Spontannystagmus, können bereits bei Zeitkonstanten von $\tau = 2$ s verformt sein. Eine Ableitung mit einer Zeitkonstante von $\tau = 5$ s und mehr kommt der Qualität einer Gleichstromableitung nahe, ohne deren Nachteile aufzuweisen. Es ist dann aber entsprechend der Gleichstromableitung eine große Schreibbreite erforderlich.

Eine Zeitkonstante von 1 s erlaubt die Verwendung kleiner Schreibbreiten und damit billiger Schreiber. Langsame Vorgänge wie schwacher Spontannystagmus, Bulbusdeviationen bei Hirnstammprozessen, Schlagfeldverlagerungen, langsame kindliche Nystagmusformen u.a., werden mit dieser Ableittechnik *nicht* erfaßt. Dies gilt analog für die Darstellung des Nystagmus auf einem Bildschirm.

Von Pfaltz (1980) wurde in einer Empfehlung zur Standardisierung von Gleichgewichtsprüfungen vorgeschlagen, Zeitkonstanten nicht unter 3 s zu verwenden (Henrikkson: 2–5 s). Dies bedeutet jedoch, daß eine Darstellungsbreite von 4 cm, wie sie in vielen handelsüblichen Schreibergeräten verwendet wird, zur Aufzeichnung nicht mehr ausreicht.

■ **Wechselspannungsableitungen mit sehr kurzer Zeitkonstante.** Bei sehr kurzer Zeitkonstante wird das Signal nadelförmig, da es schon nach sehr kurzer Zeit zur Null-Linie zurückgeführt wird. Je schneller sich das Auge bewegt, um so höher kann der Zeiger ausschlagen bis er zur Grundlinie zurückgeholt wird (Abb. 11.22). Die Höhe des Nadelimpulses ist damit ein Maß für die Geschwindigkeit, mit der sich das Auge bewegt.

Die Richtung des Nadelimpulses gibt die Richtung an, in die sich das Auge bewegt hat (Abb. 11.23). Es ist zu beachten, daß der Nadelimpuls immer nur am Anfang jeder Bewegung auftritt. Im Verlauf der weiteren Bewegung mit gleicher Geschwindigkeit bleibt die Kurve dann auf der Grundlinie.

Diese von Henriksson als *Derivationstechnik* bezeichnete Ableitart ist identisch mit einer Methode, die in der Technik als *Differenzierung eines Signals* bezeichnet wird.

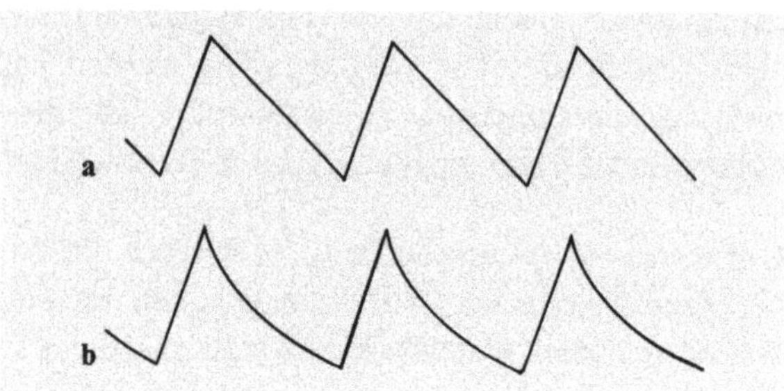

Abb. 11.21. Verformung der langsamen Phase des Nystagmus. **a** Gleichspannungsableitung; **b** Wechselspannungsableitung mit zu geringer Zeitkonstante

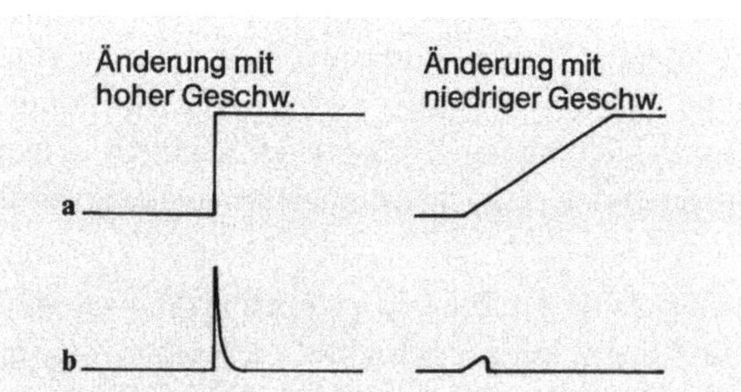

Abb. 11.22 a, b. Auswirkung einer sehr kurzen Zeitkonstante (< 0,1 s) auf ein abwanderndes Signal. **a** Veränderung des Signals (Gleichspannungsableitung); **b** bei Wechselspannungsableitung (τ < 0,1 s) bestimmt die Geschwindigkeit der Signalveränderung in **a** die Höhe des Impulses in **b**

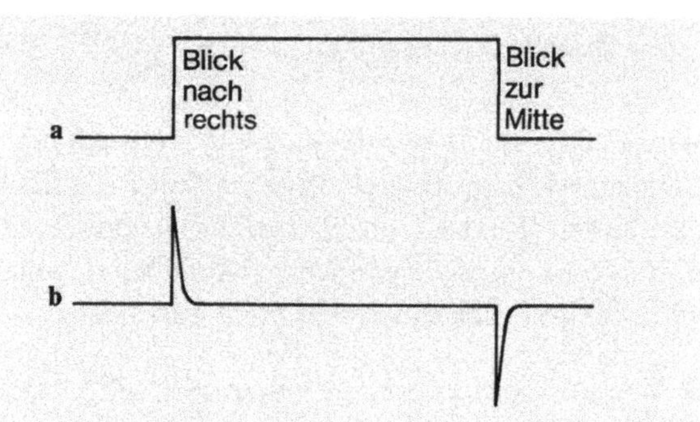

Abb. 11.23 a, b. Darstellung der Blickbewegungsrichtung bei Ableitung mit sehr kurzer Zeitkonstante. **a** Gleichspannungsableitung; **b** Wechselspannungsableitung (τ < 0,1 s)

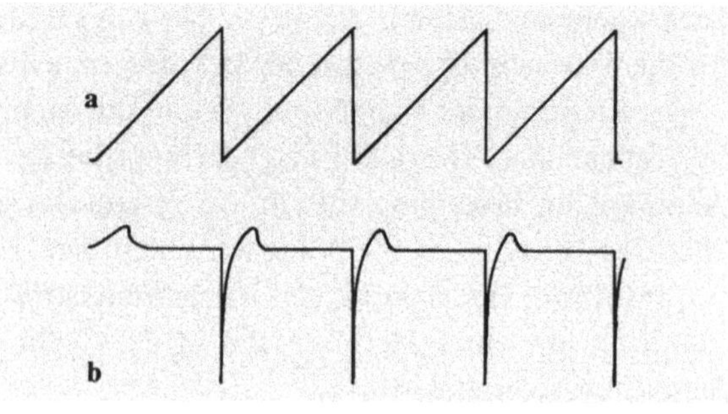

Abb. 11.24 a, b. Differenzierung eines Nystagmussignals. **a** Gleichspannungsableitung; **b** Wechselspannungsableitung (τ < 0,1 s)

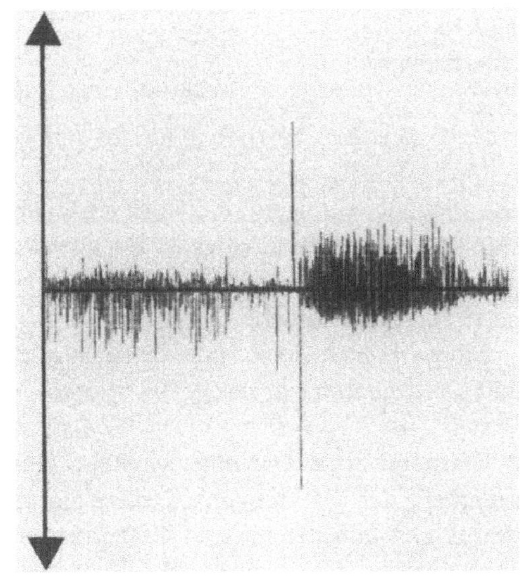

Abb. 11.25. Differenzierung eines thermischen Nystagmus und Darstellung mit sehr langsamer Papiergeschwindigkeit. *Linker Bildteil*: 44° links; langsame Phase oben, schnelle Phase unten; *rechter Bildteil*: 44° rechts; langsame Phase unten, schnelle Phase oben. Deutlich sichtbar ist eine Seitendifferenz der Reizantwort

Bei der Differenzierung eines Nystagmussignals (Abb. 11.24) wird die schnelle Phase wegen ihrer großen Geschwindigkeit besonders sichtbar. Diese Technik wird häufig benützt, um Ort und Richtung der schnellen Phase für eine spätere, computergestützte Auswertung zu definieren. Die Methode kann auch zur automatischen Bestimmung der Nystagmusfrequenz verwendet werden. Dabei werden Ausschläge ab einer bestimmten Höhe jeweils als eine schnelle Nystagmusphase gezählt. Es ist aber zu beachten, daß jede schnelle Willkürbewegung des Auges und auch Lidschläge als vermeintliche Nystagmusschläge mitgezählt werden. Der Fehler kann dadurch so bedeutsam werden, daß ein Vergleich mit der Originalkurve notwendig ist.

Bei sehr langsamer Papiergeschwindigkeit läßt sich mit dieser Ableittechnik annäherungsweise ein Überblick über den Verlauf einer vestibulären Reaktion gewinnen (Abb. 11.25). Eine korrekte Bewertung der Reaktionsstärke ist damit aber nicht möglich.

Die Nystagmusdifferenzierung gibt annäherungsweise auch einen Überblick über den Verlauf der langsamen Phase des Nystagmus. Wegen der starken Artefaktüberlagerung gerade der langsamen Phase, kann eine analytische Aussage jedoch nicht gemacht werden. Analysegeräte, die auf dieser Technik basieren, sind wertlos.

11.2.10
Filtertechnik

Filter dienen dazu, Störpotentiale aus dem gewünschten Signal zu eliminieren.

Unregelmäßig auftretende Artefakte, wie Lidschläge und schnelle willkürliche Augenbewegungen, sind einer schnellen Nystagmusphase so ähnlich, daß eine Trennung nicht möglich ist. Dagegen können hochfrequente regelmäßige Sinusschwingungen, wie z. B. das Widerstandsrauschen, durch die Wahl geeigneter Filter unterdrückt werden.

Filterqualitäten werden durch die Begriffe *Grenzfrequenz, Flankensteilheit* und *Gleichtaktunterdrückung* beschrieben.

■ **Grenzfrequenz.** Darunter versteht man die Frequenz, oberhalb oder unterhalb der die Frequenzen eines Signals unterdrückt werden. Zwischen der oberen und der unteren Grenzfrequenz liegt der Übertragungsbereich (Abb. 11.26).

Ein *Tiefpaßfilter* läßt tiefe Frequenzen passieren und unterdrückt hohe Frequenzen oberhalb der oberen Grenzfrequenz.

Die untere Grenzfrequenz ist im Fall der Wechselspannungsableitung durch die Zeitkonstante bestimmt nach der Formel:

$$FG = \frac{1}{2\pi \cdot \tau}$$

Sie liegt bei einer Zeitkonstante von

τ = 0,1 s bei 1,6 Hz,
τ = 1 s bei 0,16 Hz,
τ = 3 s bei 0,06 Hz.

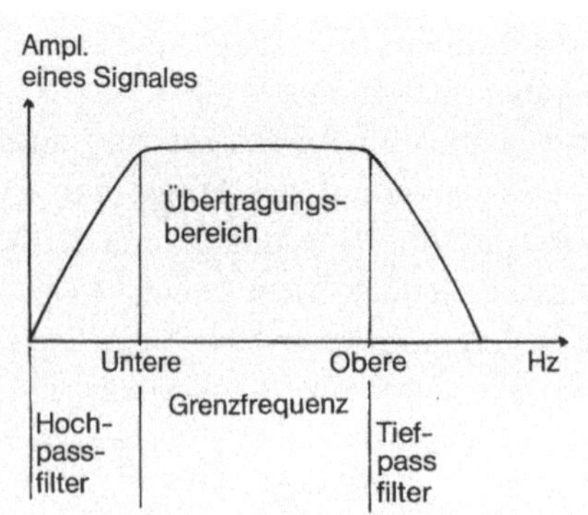

Abb. 11.26. Zuordnung von Grenzfrequenz, Filtern und dem Übertragungsbereich

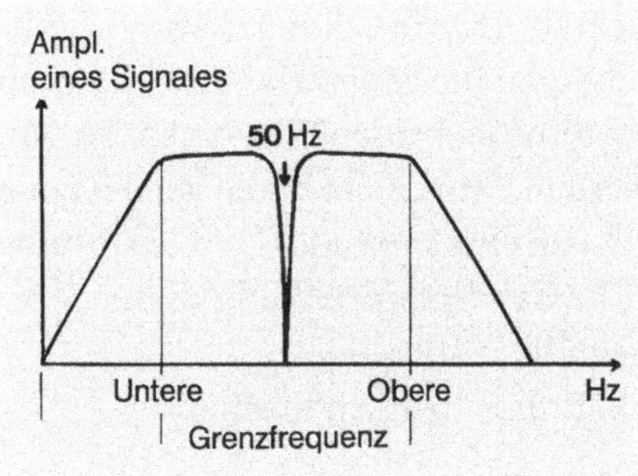

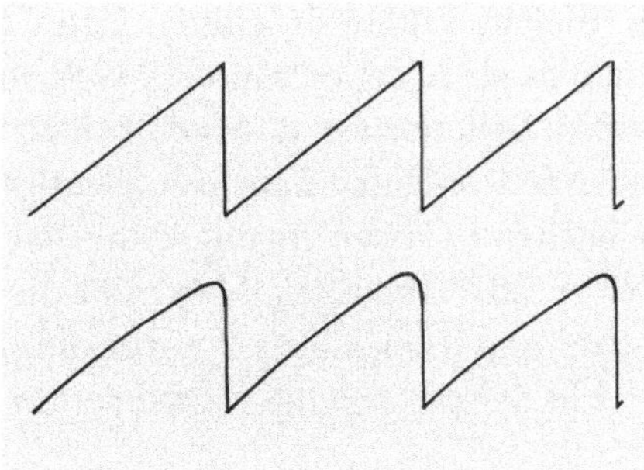

Abb. 11.27.
Wirkungsweise eines Kerbfilters bei 50 Hz

Abb. 11.28. Verformung eines Nystagmussignals durch einen Kerbfilter mit nicht ausreichend hoher Flankensteilheit (*untere Kurve*)

Das bedeutet, daß bei einer Zeitkonstante von 1 s Vorgänge unterdrückt werden, die langsamer als eine Sinusschwingung von 7,5 s Dauer ablaufen.

Bei einer Gleichspannungsableitung ist die untere Grenzfrequenz gleich Null, d.h. auch ganz langsam ablaufende Signale werden registriert. Die obere Grenzfrequenz eines Filters muß, um ein Signal zuverlässig aufzeichnen zu können, weit oberhalb der maximal zu erwartenden Frequenz liegen. Die maximale Nystagmusfrequenz liegt bei etwa 7 Hz. Für die klinische Routineuntersuchung genügt eine obere Grenzfrequenz von 35 Hz. Damit werden zugleich Einstrahlungen der störenden Wechselstromfrequenz von 50 Hz vermieden.

Sollen noch raschere Vorgänge, wie z.B. Einstellsakkaden, untersucht werden, muß die obere Grenzfrequenz des Filters noch höher, z.B. mit 70 Hz, gewählt werden. Die Ausschaltung von evtl. auftretenden 50 Hz-Wechselstromfrequenzen bei diesem Filtertyp gelingt durch Zuhilfenahme eines Kerbfilters (engl. „notch-filter"), das isoliert die 50 Hz-Frequenz blockiert (Abb. 11.27).

■ **Flankensteilheit.** Unter der Flankensteilheit eines Filters versteht man die Zeit, die vergeht, bis ein Filter in seinem speziellen Grenzbereich effektiv wird. Sie wird in dB-Abfall pro Frequenzoktave angegeben. Für die obere und untere Grenzfrequenz genügt eine Flankensteilheit von 18 dB. Ein scharfes Kerbfilter bei 50 Hz benötigt dagegen eine Flankensteilheit von ca. 40 dB.

Filter, besonders Kerbfilter, deren Flankensteilheit nicht hoch genug gewählt ist, können das Potential verformen. Man erkennt dies an einer Abrundung der Nystagmusspitzen (Abb. 11.28).

■ **Gleichtaktunterdrückung.** Unter Gleichtaktunterdrückung (engl.: „Common mode rejection ratio", CMRR) versteht man die Fähigkeit eines Filters, in einem Differenzverstärker eine Grundspannung an beiden Eingängen, die von allen frei verlegten Kabeln aufgefangen werden kann, nicht in die Verstärkung eingehen zu lassen. Im ungünstigsten Fall kann eine störende Grundspannung bis zu 20 V vorliegen. Man mißt die Stärke der Unterdrückung dieser Störspannung (Gleichtaktunterdrückung) ebenfalls in dB.

Ein Beispiel soll die komplizierten Verhältnisse deutlich machen.

Es soll ein Signal von 0,1 mV verstärkt werden. Dieses Signal ist überlagert von einer unerwünschten Grundspannung von 10 mV.

Am Eingang A eines Differenzverstärkers messen wir 10,05 mV. Am Eingang B eines Differenzverstärkers messen wir 10,15 mV.

Die Spannungsdifferenz des zu verstärkenden Signals beträgt 0,1 mV. Ein Differenzverstärker mit idealer Gleichtaktunterdrückung und dem Verstärkungsfaktor 1000 würde nur diese Spannungsdifferenz von 0,1 mV auf 0,1 V (1) verstärken.

Fehlt die Gleichtaktunterdrückung, wird die gesamte Spannung von 10,05 mV verstärkt auf 10,05 V. Die auf 0,1 V verstärkte Differenzspannung, die in unserem Beispiel eigentlich gemessen werden sollte, würde sich auf dem Registriergerät gegenüber der Grundspannung von 10,05 V kaum abheben.

Eine Gleichtaktunterdrückung von z. B. 100 dB, dies entspricht dem Faktor 1:100 000, reduziert die Verstärkung der Grundspannung auf 0,1005 mV. Die unerwünschte Grundspannung verursacht also noch einen Fehler von ± 0,1005 mV (2).

Die erwünschte Spannung (1) und der Fehler aus der unerwünschten Grundspannung (2) werden addiert oder subtrahiert:

0,1 V + 0,0001005 V = 0,1001005 V
0,1 V - 0,0001005 V = 0,0998995 V

Dieses Beispiel zeigt, daß nach der Gleichtaktuntersuchung das mitverstärkte Störsignal gegenüber dem erwünschten Signal vernachlässigt werden kann.

Für die hohen Anforderungen an die Meßgenauigkeit wissenschaftlicher Untersuchungen muß die Gleichtaktunterdrückung im Bereich 90–120 dB liegen (100 dB entsprechen einem Unterdrückungsverhältnis von 1:100 000; 110 dB entsprechen einem Verhältnis von 1:300 000).

11.2.11 Technik der Registrierung

Die Registrierverfahren in der gesamten Medizintechnik haben sich seit der ersten Auflage dieses Buches im Jahr 1984 fundamental geändert.

Von den in der Erstauflage genannten Schreibverfahren (Tintendirektschreiber, Düsenschreiber, Kohlepapierdurchschreibregistrierer, thermoelektrische Zeigerschreiber), wird heute praktisch kein einziges mehr hergestellt. Registriergeräte der damaligen Generation wurden aus analogen Einzelschreibsystemen zusammengesetzt, wobei jedes einzelne Schreibsystem einen

Schreibhebelarm besaß, der einen begrenzten Registrierausschlag verwirklichen konnte. Allein das Düsenschreibsystem hatte keinen direkten Kontakt mit dem Registrierpapier.

Mit den Hebelschreibern konnten Schreibbreiten von 40 – max. 60 mm (bei Thermoschreibern unter starker Frequenzeinschränkung auch bis 100 mm) erreicht werden; Düsenschreiber wurden bis 80 mm Schreibbreite verwendet. Da mit Hebelschreibern keine sich überschneidenden Kurven aufgezeichnet werden konnten, mußte für Vielfachschreiber (z.B. EEG-Geräte mit 16 Kanälen) ein Kompromiß zwischen Einzelschreibbreite der Kanäle und Gesamtpapierbreite eingegangen werden, da letztere nur bis etwa 50 cm Breite noch einigermaßen sicher geführt und bewegt werden konnte; die Einzelschreibbreite ergab sich dadurch nur zu etwa 30 mm. Da für die ENG-Kurven jedoch Registrierbreiten von mindestens 50 mm, besser 60 oder 80 mm vonnöten sind, um eine genügend gute Auflösung z.B. der Spontannystagmusbewegungen auf Sinusbewegungskurven der Augen (s. Abb. 16.32) zu liefern, beschränkte sich die Auswahl des Registriergeräts auf wenige Ausführungen mit geringer Kanalzahl, unter Verzicht auf polygraphische Aufzeichnungen.

Thermokammschreiber

Die Einführung der Thermokammschreiber Mitte der 80er Jahre brachte eine vollständige Neuorientierung der Aufzeichnungsverfahren. Anfängliche Befürchtungen über kurze Lebensdauer dieser Thermokämme haben sich inzwischen als unbegründet erwiesen; im Gegenteil: Sie sind zuverlässiger und wartungsfreier als alle andere bisherigen Schreibverfahren.

Ein *Thermokamm* besteht aus einer Vielzahl von einzelnen Heizelementen, die digital angesteuert werden und in unglaublich kurzer Zeit (innerhalb von Millisekunden!) so aufgeheizt werden können, daß sie auf einem thermosensitiven Registrierpapier einen dunklen Punkt erzeugen. Sie sind so klein, daß bis zu 16 Heizelemente pro Millimeter aufgebaut werden können. In den meisten Geräten werden 8 Elemente/mm verwendet, was eine sehr hohe Auflösung und „treppenstufenfreie", glatte Kurven ergibt. Die internationale Bezeichnung für die Auflösung wird in dpi („dots per inch") angegeben, und 200 dpi entsprechen 8 Punkten/mm. Die Ansteuerung erfolgt – wie bereits erwähnt – digital. Dadurch wird in Verbindung mit der extrem kurzen Aufheizzeit der Einzelelemente ein sehr hoher Frequenzbereich erzielt, der mehrere Hundert Hertz erreicht. Gleichzeitig ist es auch möglich, die Einzelschreibbreite deutlich zu erweitern. Sie kann ohne Probleme 200 mm erreichen, und Kurven können sich ohne gegenseitige Beeinflussung überschneiden. Dadurch kann die Registrierpapierbreite kleiner gewählt werden, denn dieses thermosensitive Registrierpapier ist ein beschichtetes Spezialpapier und dementsprechend teurer als Normalpapier. Auch auf die Qualität des

Registrierpapiers muß man achten; es gibt unterschiedliche Qualitäten, die sich durch den Kontrast der Kurven und durch die Haltbarkeit voneinander unterscheiden. Grundsätzlich sind alle thermosensitiven Papiere gegen Wärmeeinwirkung und UV-Licht empfindlich und müssen deshalb möglichst dunkel und kühl archiviert werden. Man muß besonders auf die vom Hersteller zugesagte Lagerzeit achten. Sie sollte den gesetzlichen Bestimmungen entsprechen und möglichst 10 Jahre erreichen. Selbst bei den besten und damit teuersten Registrierpapieren ist ein allmähliches Verblassen der aufgezeichneten Daten nicht zu vermeiden.

Die digitale Ansteuerung der Thermokämme bietet einen weiteren großen Vorteil. Zusätzlich zu den Kurvenaufzeichnungen können auch alphanumerische Schriften registriert werden und sogar – mit Einschränkungen – Tabellen und Graphiken.

Computertechnik und Dokumentendrucker

Der stürmische Einzug der Computer in viele Bereiche der Medizin hat auch einen Großteil der Meß- und Dokumentationstechnik verändert. Die physiologischen Meßwerte werden dabei schon kurz nach der Aufnahme digitalisiert und so weiter verarbeitet. Heutige Analyseprogramme nehmen dabei einen Großteil der Vermessungsarbeit ab, und fertige Programme beurteilen die Meßwerte und geben Voranalysebefunde ab. Da praktisch alle Computer mit einem Drucker ausgestattet sind, können die Meßdaten, zusammen mit den statistischen oder errechneten Werten und dem ärztlichen Befund und Kommentar, ausgedruckt werden. Hierbei gibt es gleichfalls unterschiedliche Druckertechnologien, angefangen vom Nadeldrucker über Tintenstrahldrucker bis zum Laserdrucker mit der höchsten Auflösung. Tintenstrahldrucker bieten dabei noch einen weiteren Vorteil: Sie sind auch als Farbdrucker verfügbar und können z.B. die einzelnen Kurven in unterschiedlichen Farben darstellen, was der Deutlichkeit und Übersichtlichkeit sehr zugute kommt. Computer können auch ein weiteres Programm lösen: die Archivierung. Massenspeicher, wie Disketten, auswechselbare Festplatten, aber auch optische Speicherplatten, dienen der Archivierung großer Datenmengen und bieten extrem kurze Zugriffzeiten, wenn sie z.B. für vergleichende Beurteilungen benötigt werden. Optische Plattenspeicher (CD-ROM) sind dabei sehr sicher auch für Langzeitarchivierung.

11.2.12 Einrichtung des Untersuchungsraums

Folgende Mindestmaße sollten bei der Planung eines Untersuchungsraumes berücksichtigt werden:

- Liege für die thermische Untersuchung sowie für die Lage und Lagerungsprüfung: Neben dem Platz für die freistehende Liege (0,7 oder 0,8 × 2 m) wird auf allen Seiten im Kopfbereich ein Freiraum von ca. 1 m benötigt (Abb. 11.29).
- Dreh- oder Pendelstuhl. Für jeden Dreh- oder Pendelstuhl wird vom Hersteller der jeweilige Platzbedarf angegeben. Er ist nicht identisch mit der Stellfläche. Zusammen mit einer Sicherheitszone von mindestens 30 cm ist ein kreisförmiger Bereich von ca. 2 m Durchmesser einzuplanen (Abb. 11.30). Bei Drehstühlen, die mittels einer Kippvorrichtung auch als Liege zur thermischen Prüfung verwendet werden können, müssen zusätzlich zur Rotationszone noch der Längsraum bei Kippung und der Freiraum um den Kopf berücksichtigt werden.
- Einrichtung für die optokinetische Untersuchung. Der Platzbedarf zur Durchführung ist sehr unterschiedlich, je nach Art der benützten Geräte. Trommeln oder Schirme, auf die das Reizmuster projiziert wird und die am Drehstuhl befestigt werden, benötigen keinen zusätzlichen Raum. Dies gilt auch für kreisförmige Trommeln, die von der Decke abgesenkt werden. Dagegen besteht ein erheblicher Platzbedarf bei halbkreisförmigen Wänden, die isoliert aufgestellt oder an der Wand befestigt werden. Diese großflächigen Wände brauchen einen Abstand von 1,5 m vom Kopf der untersuchten Person (Abb. 11.31).
- Elektronische Geräte. Elektronische Steuer- und Registriergeräte benötigen einen Raum von mindestens 1 m^2.
- Vestibulospinale Untersuchungen. Die statischen vestibulospinalen Untersuchungen benötigen keinen besonderen Freiraum. Der Romberg-Test kann auf kleinster Fläche durchgeführt werden. Für die dynamischen Unter-

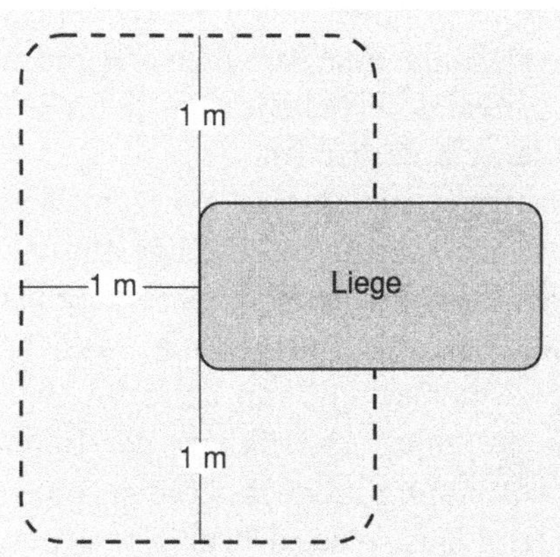

11.29

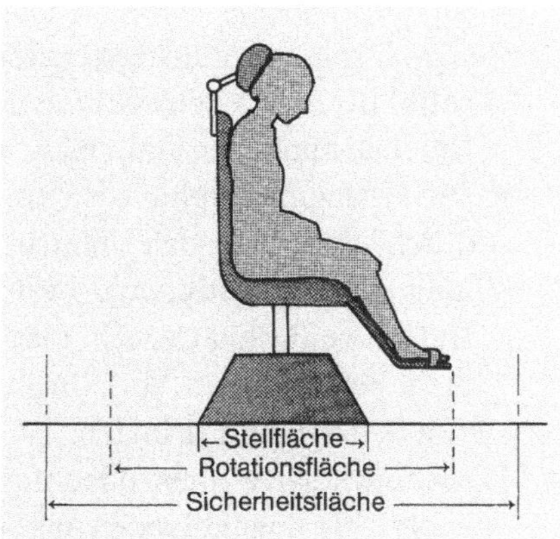

11.30

Abb. 11.29. Platzbedarf für die Lage- und Lagerungsprüfung

Abb. 11.30. Platzbedarf für einen Drehstuhl

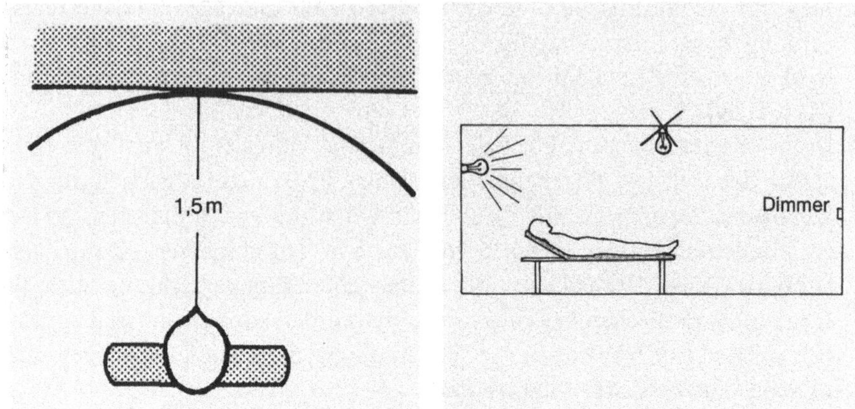

11.31 11

Abb. 11.31. Platzbedarf für die optokinetische Reizung bei Verwendung einer nicht am Drehstuhl befestigten Projektionswand

Abb. 11.32. Lokalisation der Beleuchtung in einem Untersuchungsraum

suchungen ist ein entsprechender Freiraum einzuplanen, für den Unterberger-Tretversuch z. B. ein kreisförmiger Raum von 1,5 m Durchmesser.

Allgemeine Anforderungen

Allgemeine Anforderungen an den Untersuchungsraum betreffen Beleuchtung, Verdunklung, elektrostatische Abschirmung und Türen.

▼ Beleuchtung: Ein wichtiger Faktor bei der Planung eines neurootologischen Untersuchungsraums ist die Beleuchtung. Folgende Regeln sind zu beachten:

- Im Blickfeld der untersuchten Personen sollten keine Beleuchtungskörper sein. Am günstigsten werden sie hinter dem Patienten angebracht (Abb. 11.32). Die Beleuchtung muß stufenlos verstellbar sein, da für jede Untersuchung eine andere Lichtstärke erforderlich ist.
- Die Nystagmographie wird am günstigsten in vollständiger Dunkelheit durchgeführt. Für den Untersucher ist jedoch eine vollständige Abdunklung nicht günstig. Am besten ist die Abschirmung der einzelnen Untersuchungsplätze, z. B. Liege und Drehstuhl getrennt mit möglichst dicht schließenden Vorhängen. Der Untersucher kann dann im abgedunkelten Raum arbeiten. Ist eine getrennte Abdunklung der Untersuchungsplätze nicht oder nur unvollständig möglich, können große, lichtdichte Augenklappen aus Stoff (sog. „Just-relaxed-Brillen") verwendet werden (Abb. 11.33). Feste, lichtdichte Brillen, wie z. B. geschwärzte Gletscher- oder Taucherbrillen, sind weniger empfehlenswert, da sie leicht an den Elektroden reiben und dabei Artefakte erzeugen.

Abb. 11.33.
Großflächige Augenklappen aus Stoff für die Nystagmographie bei unvollständiger Abdunklung des Untersuchungsraums

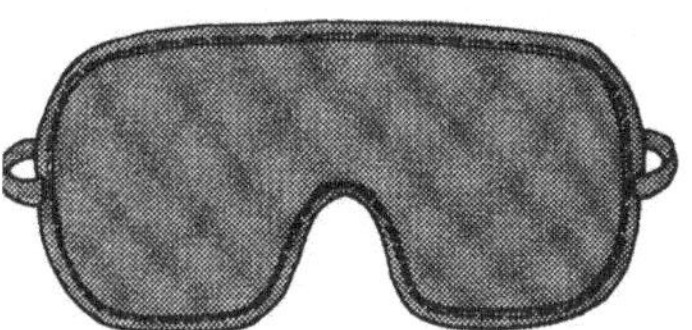

> **!** Bei Benutzung der Videookulographie zur Beobachtung und Registrierung eines Nystagmus ist ein Dunkelraum nicht mehr notwendig. Die höheren Investitionskosten dieser modernen Technik werden wieder wettgemacht, wenn Gleichgewichtsuntersuchungen in Räumen zusammen mit anderen Untersuchungen (z. B. Hörprüfungen) durchgeführt werden können.

- Elektrostatische Abschirmung: Bei Verwendung moderner Filter ist eine elektrostatische Abschirmung im Sinne eines Faradayschen Käfigs nicht notwendig.
- Türen: Ruhe im Untersuchungsraum ist erwünscht, da Schall eine Orientierung ermöglicht. Es hat sich als günstig erwiesen, wenn die Türen zum Untersuchungsraum von außen nur mit Schlüssel zu öffnen sind.

11.3 Photoelektronystagmographie (PENG)

Die Photoelektronystagmographie wurde beim Versuch, den Gleichgewichtsnerv elektrisch zu reizen, entwickelt. Eine elektrische Registrierung des Nystagmus war zunächst nicht möglich, weil der Reizstrom den Ableitstrom störte. Die ersten funktionstüchtigen Geräte wurden 1951 von Torok, Guillemin und Barnothy gebaut. Ein kleines, rechteckiges Lichtband im nicht-sichtbaren Infrarotbereich wurde auf die Iris-Sklera-Grenze des Auges fokussiert (Abb. 11.34). Das von der hellen Sklera stark, von der dunklen Iris nur schwach reflektierte Licht wurde von einer nur im Infrarotbereich sensiblen Photozelle gemessen.

Pfaltz und Richter (1956) verbesserten diese Methode, indem sie das Auge zentrisch in leicht elliptischer Form beleuchteten und die Helligkeitsänderungen mit zwei Photozellen abgriffen (Abb. 11.35). Bei Bewegung des Auges in Richtung einer Photozelle nimmt an dieser die gemessene Lichtstärke ab, weil ihr nun die dunkle Iris gegenübersteht. An der anderen Photozelle nimmt die gemessene Lichtstärke zu, weil ihr die helle Sklera gegenübersteht. Die Gleichspannungssignale von den beiden Photozellen werden einem Differenzverstärker zugeleitet.

Das Verfahren wurde 1964 von Gestewitz und Schaffrath weiterentwickelt durch Verbesserung des Zentrierverfahrens, durch Messung der Bewegung

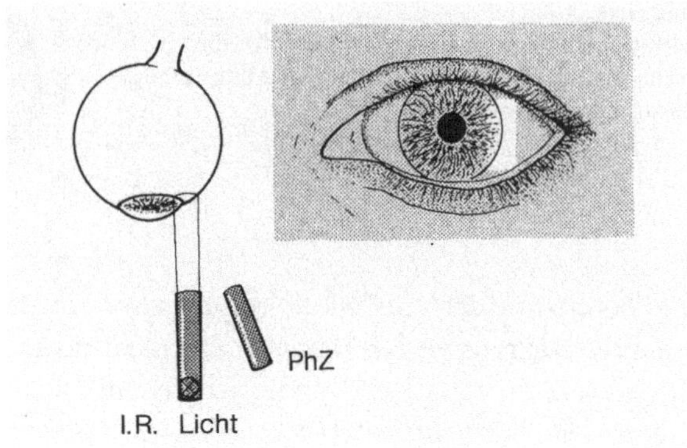

Abb. 11.34.
Methode der Photoelektronystagmographie nach Torok, Guillemin u. Barnothy. *IR* = Infrarot

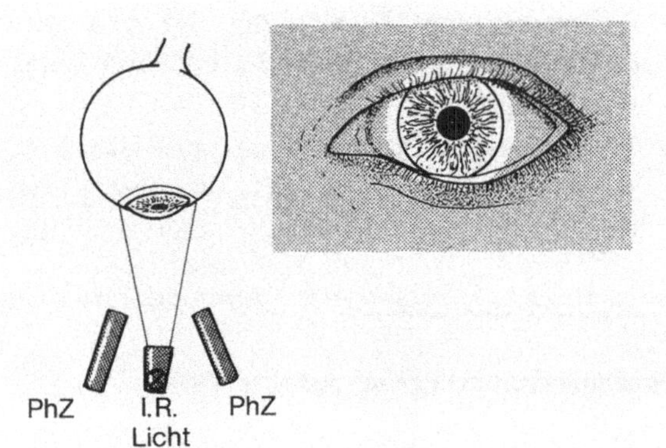

Abb. 11.35.
Methode der Photoelektronystagmographie nach Pfaltz u. Richter

beider Augen simultan, durch Verwendung eines 16-Bit-Rechners zur Erfassung und Bewertung der erhaltenen Signale sowie durch die vollautomatische Kalibrierung vor Untersuchungsbeginn.

Von Meienberg wurden ein stabiles Kopfgestell mit Plazierungshilfen für die Ableitvorrichtung und eine fest installierte Lidblinkkontrolle entwickelt.

Vorteile der Photoelektronystagmographie:

- Sie ist, zusammen mit der Videookulographie, eine Methode, um einen galvanisch ausgelösten Nystagmus (s. S. 283) zu registrieren.
- Das photoelektrische Signal ist 20–40mal größer als das mit Hautelektroden gemessene korneoretinale Potential. Die zur Registrierung erforderliche Verstärkung ist geringer. Hochfrequenzeinstreuung und Verstärkerrauschen, wie sie bei elektronystagmographischer Registrierung vorkommen, sind unbekannt. Es erübrigen sich damit die Hoch- und Tiefpaßfilter.

- Die Methode arbeitet ohne Hautkontakt. Die Kurven werden durch Veränderungen des Hautwiderstands nicht beeinflußt. Auch Potentiale aus der Kaumuskulatur stören die Ableitung nicht.
- Die bei der Photoelektronystagmographie erreichte Artefaktarmut ergibt zusammen mit dem größeren Auflösungsvermögen eine höhere Genauigkeit der Nystagmusaufzeichnung. Augenbewegungen bis zu einer Größenordnung von 0,2 Winkelgraden können einwandfrei registriert werden (Pfaltz 1970).

Nachteile der Photoelektronystagmographie:

- Bei geschlossenen Augen ist eine Registrierung nicht möglich. Unruhige Personen mit häufigen Lidschlägen und unwillige Kinder können mit dieser Methode nicht untersucht werden. Hier ist die elektronystagmographische bzw. videookulographische Registrierung vorzuziehen.
- Die Photozellen und die Infrarotlichtquelle sind an einem Brillengestell befestigt. Nach der Justierung der Photozellen darf die Lage der Brille nicht mehr verändert werden. Wegen ihres Gewichts wird sie aber vom Patienten gern verschoben, was eine Nachjustierung notwendig macht. Für längerdauernde Untersuchungen wird deshalb die Elektronystagmographie bzw. Videookulographie bevorzugt.

11.4 Methoden zur dreidimensionalen Erfassung von Augenbewegungen

11.4.1 Magnetische Okulographie

Eine magnetische Methode zur Messung von Augenbewegungen in den drei Ebenen des Raums wurde 1963 erstmals von Robinson beschrieben. Er plazierte eine Spule aus Magnetdraht in eine harte Haftschale und befestigte sie unbeweglich am Auge durch Bildung eines Vakuums zwischen Haftschale und Hornhaut. Um den Kopf wurden 3 magnetische Wechselfelder in den drei Ebenen des Raums aufgebaut, die in der Spule eine entsprechende Wechselspannung induzierten. Diese Spannung wurde untersucht. Es stellte sich heraus, daß das Signal proportional zum Sinus der Winkelposition des Auges war. Mit dieser als „Search-Coil-System" bezeichneten Methode konnte bei Verwendung zweier Spulen erstmals neben der horizontalen und vertikalen Augenbewegung auch die *Augentorsion* gemessen werden.

Die Verbreitung dieses Systems war eingeschränkt durch Irritationen an der Kornea. Collewijn et al. (1975) verbesserten die Methode durch Verwen-

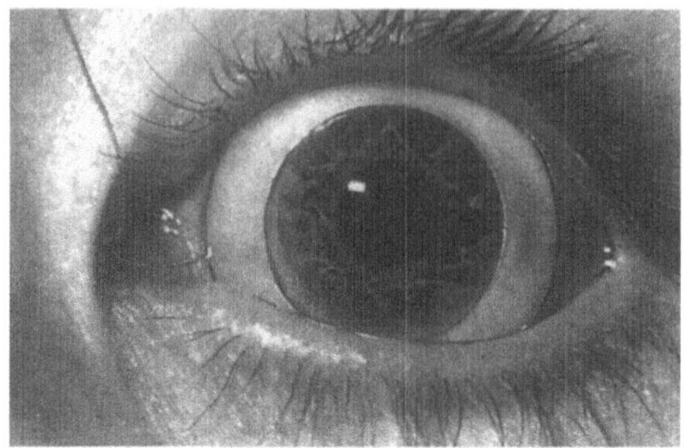
a

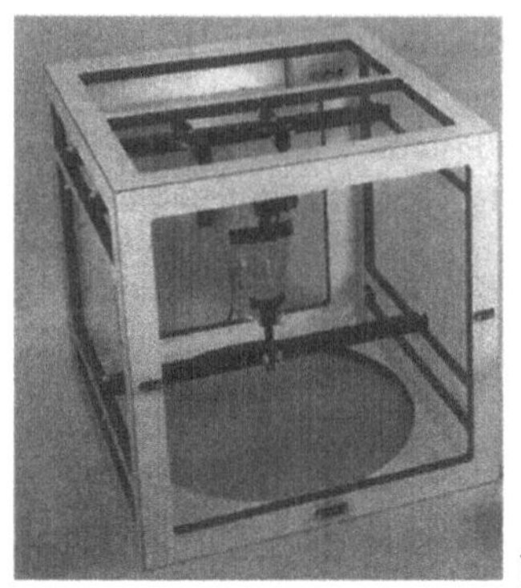
b

Abb. 11.36 a, b. Die Scleral-search-coil-Technik. Ein Auge mit applizierter Prüfspule (**a**) und die Meßvorrichtung (**b**) sind illustriert

dung eines weichen Silikonrings. Sie mußten die Kornea aber weiterhin anästhesieren. Es kam außerdem zu einer Erhöhung des intraokulären Drucks von 12 auf 20 mmHg.

Eine weitere Verbesserung an den Verbindungsdrähten von der Spule zum Meßgerät wurde von Reulen und Bakker (1982) vorgeschlagen. Manche Hornhautirritationen konnten damit verhindert werden. Eine Lokalanästhesie der Hornhaut war aber weiterhin notwendig. Erst der Einsatz weicher Haftschalen durch Kenyon (1985) verhinderte nachhaltig die Hornhautreizung sowie die Erhöhung des intraokulären Drucks. Die Haftschalen konnten außerdem auch ohne lokale Anästhesie eingesetzt werden.

Die derzeit verwendete Haftschale enthält eine Spule, bestehend aus 5 Windungen von 0,1 mm starkem Kupfermagnetdraht mit einem Durchmesser von 10 mm (Abb. 11.36). In einer von Remmel (1984) vorgeschlagenen Methode wird der Kopf zwischen je zwei Helmholtz-Spulen für horizontale und vertikale Augenbewegungen plaziert (Abb. 11.36). Sie haben einen Durchmesser und einen Abstand von jeweils 51 cm. Zwei unterschiedliche magnetische Wechselfelder werden aufgebaut, 50 kHz in der horizontalen Spule und 75 kHz in der vertikalen Spule (Mc Elligutt et al. 1979: 75 und 150 kHz). Das in der Spule am Auge induzierte elektrische Signal wird nun nicht mehr über Drähte zum Verstärker geleitet, sondern von weiteren kopfnahen Induktionsspulen aufgefangen, verstärkt und mit einem Phasendetektor in die einzelnen 50- und 75-kHz- (bzw. 75- und 150-kHz-)Komponenten zerlegt. Das System erlaubt eine lineare Aufzeichnung im Bereich von 3° Augenabweichung mit einer Genauigkeit von weniger als einem Bogengrad.

Der Vorteil des Search-Coil-Systems gegenüber der Elektrookulographie bzw. Elektronystagmographie liegt in der Stabilität der Potentiale auch über einen großen Zeitraum, der Linearität über einen großen Bereich und dem Fehlen von Artefakten wie Drifts, Muskelpotentialen und Rauschen. Lidschläge stören bei der Untersuchung mit Search Coils nicht, was als Vorteil gegenüber der Elektrookulographie und der Videookulographie gewertet werden kann. Die hohe zeitliche Auflösung der magnetischen Okulographie erlaubt es, auch sehr schnelle Sakkaden in allen drei orthogonalen Ebenen aufzuzeichnen, ein Vorteil gegenüber der „langsameren" Videookulographie.

Das Einsatzgebiet der magnetischen Okulographie liegt somit bei wissenschaftlichen Untersuchungen langsamer und schneller Augenbewegungen horizontaler, vertikaler und torsionaler Richtung, wobei aufgrund der Stabilität des Potentials die Methode besonders für Langzeituntersuchungen geeignet ist.

11.4.2 Videookulographie

Der Einsatz moderner CCD-Videosysteme in der Gleichgewichtsdiagnostik bringt Verbesserungen von ausschlaggebender Bedeutung (s. Übersicht S. 146). Einerseits werden viele Probleme der Elektrookulo- bzw. Elektronystagmographie wie Drift, Brumm- und muskuläres Störsignal umgangen, andererseits werden völlig neue Bereiche, wie die Augentorsion, der klinischen Diagnostik von Gleichgewichtsstörungen zugängig gemacht. Diese werden u. a. von den Otolithenorganen hervorgerufen. Die Registrierbarkeit und Meßbarkeit torsionaler Augenbewegungen ist somit unabdingbare Voraussetzung für die Untersuchung von Otolithenorganen, eine Tatsache, auf die schon Bárány und Frenzel hingewiesen haben. Die Videoaufzeichnung von vestibulären Augenbewegungen ermöglicht außerdem erstmals, die physiologisch vestibulären Reflexe und Krankheitssymptome dem Lernenden und auch dem Patienten zu demonstrieren. Auch die Archivierbarkeit der originalen Augenbewegungen ist ein unschätzbarer Vorteil der Videotechnik gegenüber allen Methoden, die die Augenbewegungen zuerst in elektrische Teile zerlegen, die man anschließend nur in der Vorstellung wieder in Augenbewegungen rückübertragen kann (was in der Regel nur dem Erfahrenen mit genügender Sicherheit gelingt).

Es sind für wissenschaftliche Zwecke Helme entwickelt worden, welche mit Sensoren die Kopfbeschleunigungen in allen drei Ebenen des Raumes messen. Gleichzeitig werden die Augenbewegungen über die Videookulographie registriert, und die Komponenten der Augenbewegungen in den 3 Ebenen horizontal, vertikal und torsional errechnet (Abb. 11.37). Daraus läßt sich die Qualität des vestibulookulären Reflexes bestimmen.

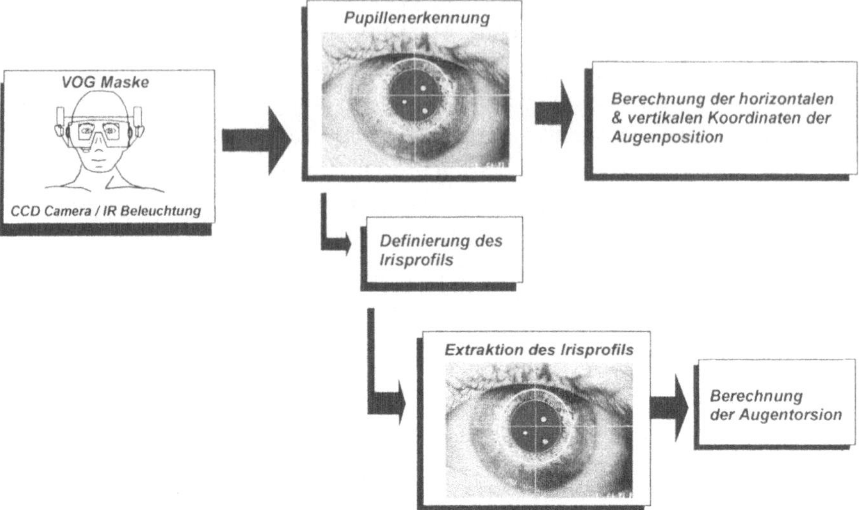

Abb. 11.37. Prinzip der dreidimensionalen Videookulographie

Technik der Videookulographie

Ein CCD-(„Charged Coupled Device") Videosystem wurde erstmals von einer europäischen Arbeitsgruppe für vestibuläre und okulomotorische Forschungen in Schwerelosigkeit eingesetzt. Das in Frankreich entwickelte System (EMIR) war an einem Helm integriert, der alle Komponenten eines Gleichgewichtslabors enthielt. Die Berliner Arbeitsgruppe mit Clarke, Teiwes, Scherer entwickelten für die „Videookulographie" eine lichtdicht abschließende Maske. Sie enthält Infrarotleuchtdioden und die Videokamera. Alternativ kann das Bild des Auges über halbdurchlässige Spiegel auf die Videokamera übertragen werden.

Das Signal wird für die Auswertung bzw. zur Befunddokumentation einem Videorecorder zugeleitet oder in digitalisierter Form in einem Rechner abgespeichert. Über eine rechnergestützte Bildauswertung wird das Videosignal in 2 Stufen bearbeitet, die im folgenden erläutert werden.

■ **Berechnung horizontaler und vertikaler Augenbewegungen.** Es werden die Helligkeitswerte jedes einzelnen Videobildes ermittelt. Werte unterhalb einer niedrigen Schwelle sind identisch mit der schwarzen Pupille. Die Mittelwerte niedrigster Helligkeitswerte in horizontaler und vertikaler Richtung markieren das Zentrum der Pupille. Augenbewegungen in zweidimensionaler Richtung (horizontal und vertikal) können durch fortlaufende Bestimmung von Ortsveränderungen des Pupillenmittelpunkts in jedem Bild zeitgerecht bestimmt werden. Man erhält auf diese Weise ein Echtzeitsignal, wie man es

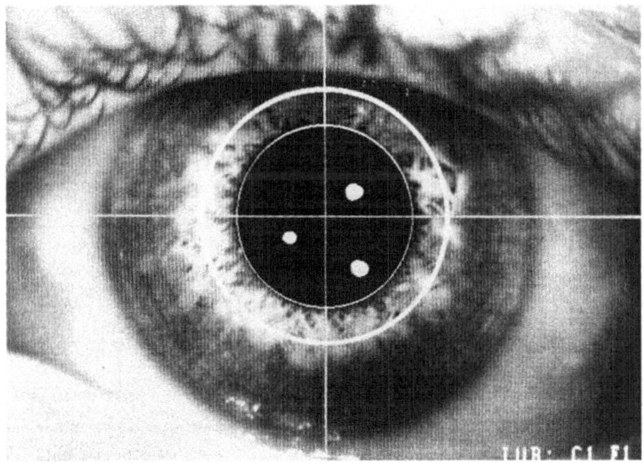

Abb. 11.38. Ringstruktur im Videobild der Iris. Ausgehend vom Zentrum der Pupille kann der Ring in eine Zone mit großen Helligkeitsunterschieden gelegt werden

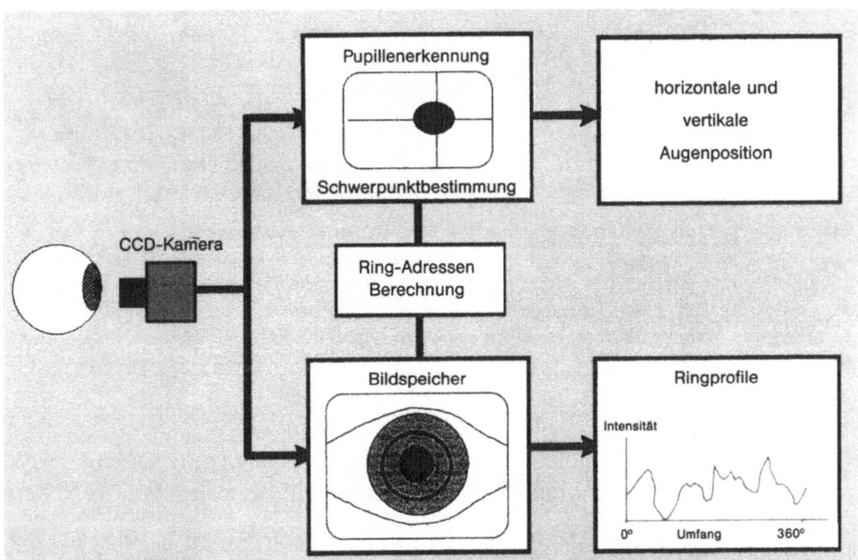

Abb. 11.39. Videookulographische Analyse von Augenbewegungen in den 3 Achsen: horizontal, vertikal und torsional. Eine CCD-Videokamera nimmt die Augenbewegungen auf. Über eine Schwerpunktbestimmung wird zuerst das Zentrum der Pupille bestimmt und ein Kreuz angelegt. Aus der Bewegung des Pupillenmittelpunkts kann ohne Zeitverzögerung die horizontale und vertikale Bewegung errechnet werden. Anschließend wird um das Zentrum der Pupille ein Ring an die Stellen in die Iris gelegt, die große Helligkeitskontraste aufweisen. Es wird ein Ringprofil erstellt, das die Helligkeit entlang dem Ring angibt. (Nach Teiwes 1991)

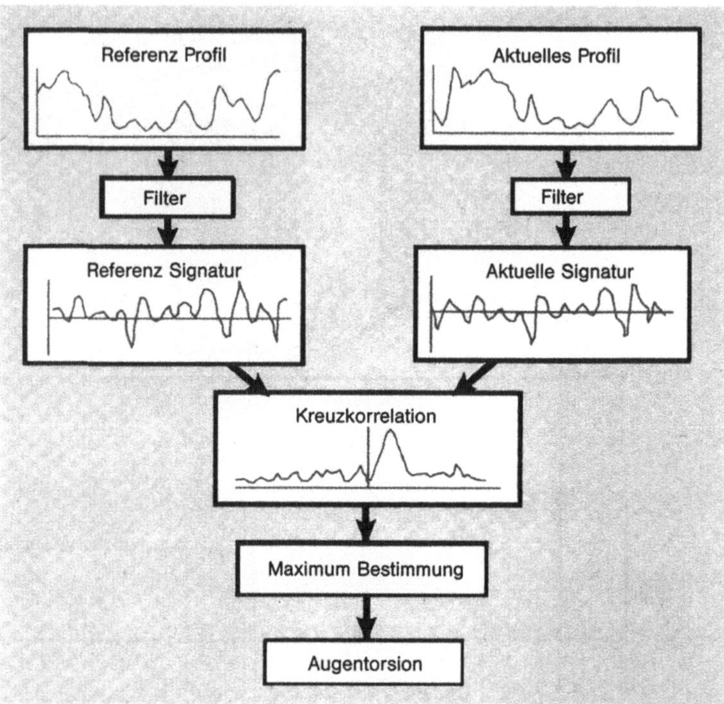

Abb. 11.40. Videookulographische Analyse torsionaler Augenbewegungen. Von der Helligkeitsverteilung im Irisringprofil wird zu Beginn der Analyse zuerst ein Referenzprofil erstellt. Das im Verlauf des Nystagmus aufgetretene aktuelle Profil wird nach jeweiliger Filterung mit dem Referenzprofil über eine Kreuzkorrelation verglichen. Die Abweichung des Maximums vom Zentrum ergibt das Ausmaß der Augentorsion. (Nach Teiwes 1991)

von der Elektro- bzw. Photoelektronystagmographie gewohnt ist. Als Nebenprodukt kann die Pupillenweite gemessen werden.

■ **Berechnung der „Augentorsion"**. Zur Messung der Augentorsion werden die Helligkeitswerte der Iris bestimmt. Sie sind bei jedem Menschen, wie beim Fingerabdruck, unterschiedlich ausgeprägt. Ausgehend vom Zentrum der Pupille wird ein Ring in das Videobild der Iris an einer Stelle gelegt, an der große Kontraste vorhanden sind (Abb. 11.38). Der Rechner bestimmt die Helligkeitswerte entlang eines variablen Sektors der Ringstruktur (von 0–360°) und erstellt ein Intensitätsprofil (Abb. 11.39, 11.40). Im Verlauf einer Augentorsion verschiebt sich dieses Profil gegenüber dem zuerst gemessenen Referenzprofil. Über eine Kreuzkorrelation können Winkel und Geschwindigkeit der Augentorsion kontinuierlich gemessen werden.

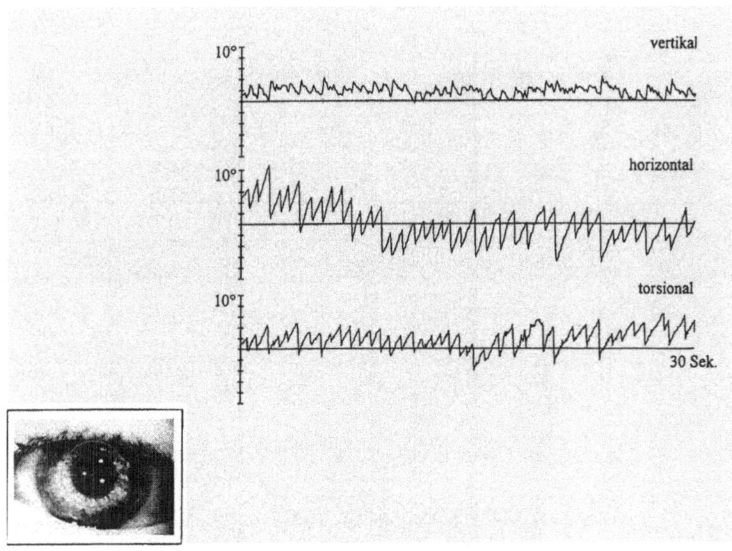

Abb. 11.41. Beispiel eines kalorischen Nystagmus mit vertikaler, horizontaler und torsionaler Komponente

Die leichte Handhabbarkeit der Videobrille erlaubt ihren Einsatz ähnlich der Leuchtbrille. Bei Verwendung einer Brille mit je einer Videokamera für jedes Auge ist eine monokuläre Aufzeichnung und Analyse der Augenbewegungen in allen Achsen möglich. Die beiden Videobilder können auf einem speziellen Videorekorder gemeinsam aufgezeichnet werden, so daß die zeitliche Korrelation der Augenbewegungen gesichert ist.

Das Beispiel einer dreidimensionalen Augenbewegungsanalyse beim benignen paroxysmalen Lagerungsschwindel ist in Abb. 11.42 wiedergegeben, das einer thermischen Prüfung in Abb. 11.41. Die Videookulographie vereint die Vorteile des messenden Verfahrens der Elektronystagmographie mit denen der direkten Augenbeobachtung mit der Leuchtbrille. Weitere Vorteile liegen in der großen Genauigkeit von ca. 0,1° Auflösung.

Drift und Rauschen treten nicht auf. Bei geschlossenen Augen ist die Methode nicht anwendbar; häufige Lidschläge erschweren die Untersuchung. Bei herkömmlichen Videosystemen stehen grundsätzlich nur 50 Halbbilder pro Sekunde zur Verfügung. Die Analyse schneller Augenbewegungen (Sakkaden) ist damit nicht möglich. Neue Techniken der Hochfrequenzvideookulographie ermöglichen aber inzwischen eine Bildfrequenz von 250 Hz. Die Aufzeichnung und Messung von Sakkaden ist damit gewährleistet.

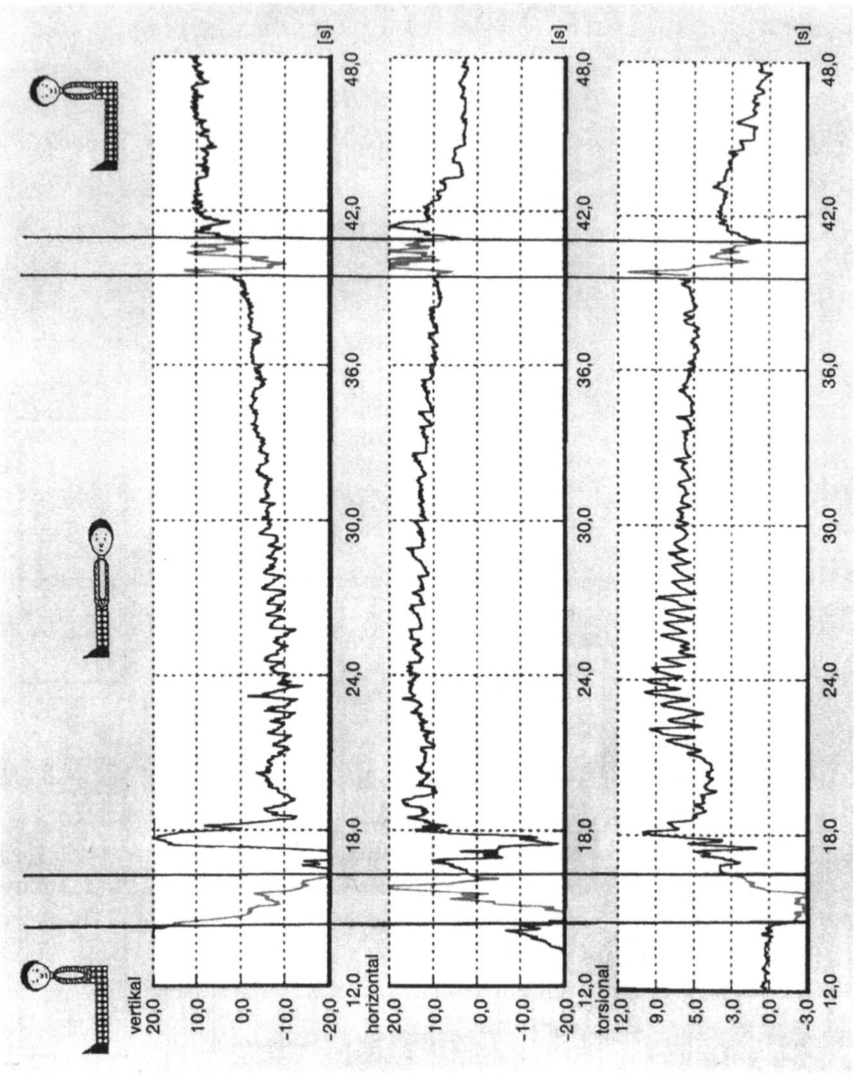

Abb. 11.42. Videookulographische Aufzeichnung eines benignen paroxysmalen Lagerungsnystagmus mit Analyse der vertikalen (*obere Kurve*), horizontalen (*mittlere Kurve*) und torsionalen (*untere Kurve*) Nystagmuskomponente. *Grüner Kurvenanteil:* Bewegungsartefakte

Vorteile der Videookulographie

- Dokumentierbarkeit der originalen Augenbewegungen,
- Demonstrierbarkeit der Augenbewegungen für Lehrzwecke,
- Darstellbarkeit der Augenbewegungen in allen drei Achsen des Raumes (horizontal, vertikal und torsional),
- die Untersuchung von Probanden und Patienten in hellen Räumen ist bei Verwendung von lichtdichten Masken möglich,
- bei Verwendung halbdurchlässiger Spiegel (Abb. 11.43) oder bei der Beobachtung der Augen von unten ist die Untersuchung langsamer Blickfolgebewegungen und eines optokinetischen Nystagmus (Abb. 11.44) möglich,
- bei Verwendung halbdurchlässiger Spiegel oder der Beobachtung der Augen von unten sind arbeitsmedizinische Untersuchungen bei freier Beweglichkeit des Probanden möglich,
- die zeitsynchrone Messung und Analyse der Bewegung beider Augen in allen Ebenen ist technisch bereits realisiert,
- Artefaktarmut,
- hohe Genauigkeit (Auflösung unter 0,1 Grad).

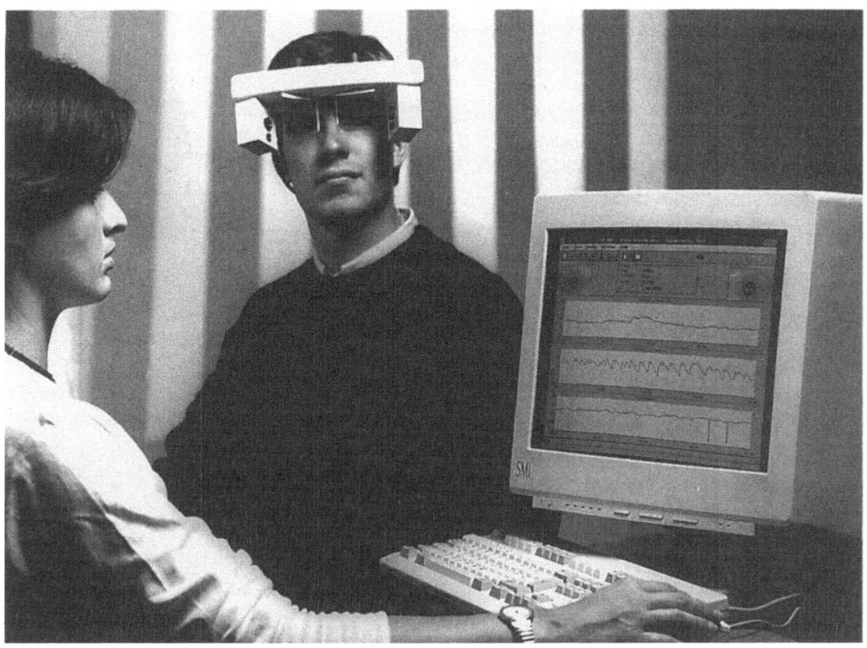

Abb. 11.43. Freisichtbrille mit halbdurchlässigen Spiegeln

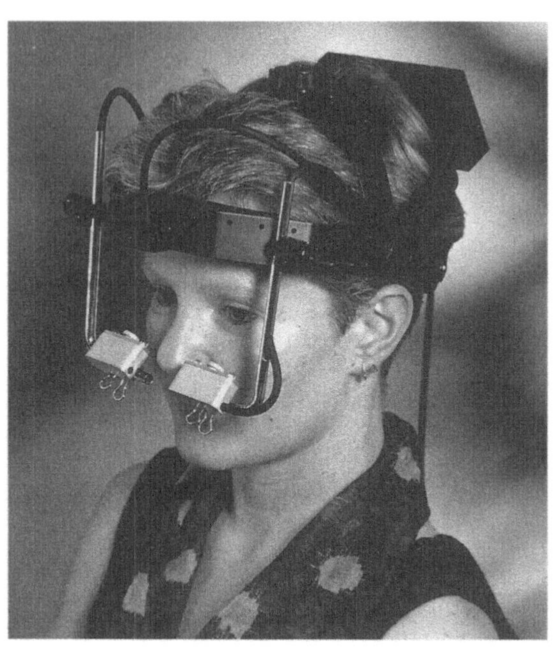

Abb. 11.44.
Kopfgestell zur Videobeobachtung der Augen von unten

Kapitel 12

Eichung von Augenbewegungen 12

Eichung von Augenbewegungen

Mit Hilfe der Elektro-, Video- und Photoelektronystagmographie werden Augenbewegungen aufgezeichnet. Man erhält am Registriergerät Spannungsänderungen, die den Bewegungsablauf des Augapfels wiedergeben. Eine meßtechnische Bewertung ist aber noch nicht möglich, weil die absolute Höhe der Spannung, z. B. die Höhe des korneoretinalen Potentials oder die Amplitude des Videosignals, von Mensch zu Mensch verschieden ist. Nystagmuskurven von verschiedenen Patienten und Wiederholungsuntersuchungen von einem Patienten können nicht miteinander verglichen werden ohne vorangehende Eichung mit einer definierten Augenbewegung.

Der Patient blickt abwechselnd auf 2 Punkte, die von der Mitte der Sehachse einen Abstand von je 10 Winkelgraden haben (Abb. 12.1). Die Augen beschreiben dadurch einen Drehwinkel von insgesamt 20°, der vom Schreiber oder vom Monitor in Form eines Ausschlags registriert wird. Die Eichung dieses Ausschlags und die Berechnung der Geschwindigkeit, mit der sich das Auge bewegt hat, kann auf zwei Wegen erfolgen: mit der Normaleichung und der sog. biologischen Eichung.

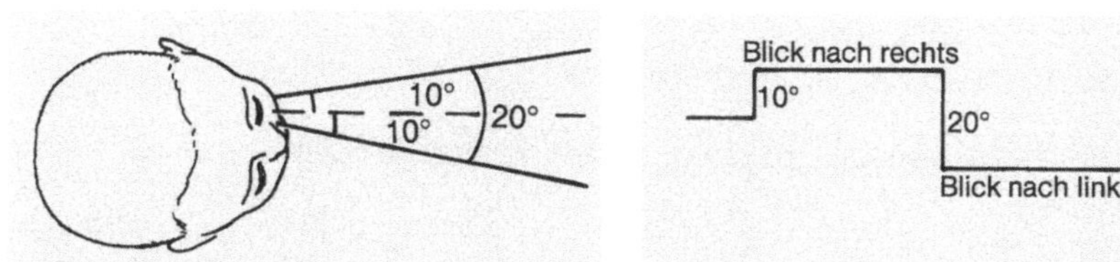

12.1 12.2

Abb. 12.1. Blickwinkeleichung

Abb. 12.2. Schreiberausschlag bei der Blickwinkeleichung

■ **Die Normaleichung.** Die Amplitude des Schreiberausschlags wird in Millimetern gemessen und zu den Winkelgraden der Augenbewegung in Beziehung gesetzt.

Beispiel: 10 mm Schreiberausschlag = 20° Augenbewegung (Abb. 12.2).

Eine im Verlauf der nun folgenden Untersuchung vorkommende Augenbewegung, deren Winkel x gemessen werden soll, erzeugt einen Schreiberausschlag von 5 mm. Die Berechnung des Winkels x erfolgt mit einem Dreisatz.

10 mm Schreiberausschlag = 20° Augenbewegung.
1 mm Schreiberausschlag = 2° Augenbewegung.
5 mm Schreiberausschlag = $5 \cdot 2 = 10°$ Augenbewegung.

Die Augenbewegung hatte einen Winkel (Amplitude) von 10°.

Man kann auch die *Geschwindigkeit* der Augenbewegung berechnen. Dazu läßt sich die cm-Einteilung des Schreiberpapiers benützen, sofern die Papiergeschwindigkeit 1 cm/s beträgt. Gemessen wird, um wieviel mm sich das Signal in 1 Sekunde (= 1 cm) von der Grundlinie entfernt hat (Abb. 12.3). In unserem Beispiel sind es 5 mm. Dieser Weg (y) pro Sekunde muß wiederum mit einem Dreisatz in die Augengeschwindigkeit umgerechnet werden.

10 mm Schreiberausschlag = 20° Augenbewegung.
1 mm Schreiberausschlag = 2° Augenbewegung.
5 mm Schreiberausschlag = $5 \cdot 2 = 10°$ Augenbewegung.

Das Auge bewegte sich mit einer Winkelgeschwindigkeit von 10°/s.

■ **Die sog. „biologische Eichung".** Im Gegensatz zur Normaleichung wird bei der biologischen Eichung der Schreiberausschlag durch Veränderung der Verstärkerleistung so eingestellt, daß die Winkelgrade der Augenbewegung mit dem Schreiberausschlag in Millimetern übereinstimmen (Abb. 12.4).

Beispiel: 20° Augenbewegung = 20 mm Schreiberausschlag. Die Wegstrecke der Augenbewegung (x) kann nun direkt in mm bzw. in Grad Augenbewegung abgelesen werden. x = 5 mm bedeutet, das Auge hat sich um 5° bewegt.

Die Geschwindigkeit der Augenbewegung (y) errechnet sich aus: y = 5 mm/s; das Auge hatte eine Geschwindigkeit von 5°/s.

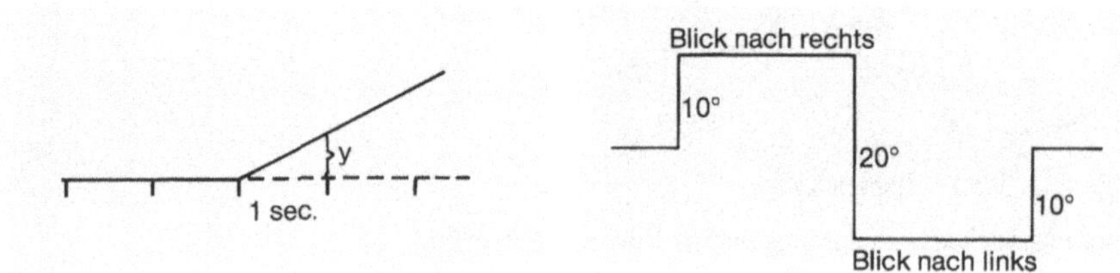

Abb. 12.3. Berechnung der Geschwindigkeit einer Augenbewegung

Abb. 12.4. „Biologische" Blickwinkeleichung. Der Schreiberausschlag in mm entspricht den Winkelgraden der Augenbewegung

Diese Eichmethode hat wesentliche Vorteile, denn es entfällt die Umrechnung.

Die Kurven können nun auch optisch miteinander verglichen werden, denn sie sind durch die biologische Eichung auf dasselbe Niveau gebracht. Allerdings müssen Eichung und Einstellung des Verstärkers sorgfältig vorgenommen werden. Wird z. B. für eine Augenbewegung von 20° am Verstärker nur ein Ausschlag von 18 mm eingestellt, so geht bereits ein Fehler von 10% in die Berechnung ein. Diese Fehlergröße darf keinesfalls überschritten werden. Sollte sich bei der Auswertung der Kurve herausstellen, daß der Eichwert am Schreiber niedriger als 18 mm oder höher als 22 mm liegt, so muß die Geschwindigkeit eines Nystagmusschlags mittels Normaleichung, also Dreisatz, nachbestimmt werden.

Diese sog. *Blickwinkeleichung* ist durch Störungen im schnellen Einstellsystem der Augen (sakkadisches System), beim Vorliegen eines okulären oder Blickrichtungsnystagmus und bei unwilligen Patienten erheblich erschwert. Die Höhe des Ausschlags bei der Eichung kann dann schwer ablesbar sein. Um trotzdem eine ausreichende Genauigkeit zu erzielen, wird die Blickwinkeleichung mindestens fünfmal wiederholt, und ein Mittelwert wird daraus gebildet.

Technisch wird zur Durchführung der Blickwinkeleichung von der Industrie entweder eine Lichtpunktleiste, die elektronisch angesteuert wird, oder ein Eichkreuz angeboten, auf dem die Eichpunkte mit Lämpchen markiert werden können (Abb. 12.5). Der Abstand der Lämpchen vom Zentrum wird beim Aufbau des Untersuchungsplatzes aus dem Abstand des Eichkreuzes bzw. der Lichtleiste von der untersuchten Person eingestellt. Er errechnet sich mit der Winkelfunktion

$$x = \tan \alpha \text{ x } y,$$

wobei x der Abstand eines Lämpchens vom Zentrum in cm ist (Abb. 12.6).

y ist der Abstand des Eichkreuzes von den Augen in cm; er sollte ca. 150–200 cm betragen. α ist der definierte Blickwinkel von 10° (tan 10 = 0,176).

Beispiel: Abstand zur Wand y = 1,5 m

$$x = 0{,}176 \cdot 150 = 26{,}4 \text{ cm}.$$

Jedes Birnchen soll 26,4 cm vom Zentrum entfernt sein.

Statt des teuren Eichkreuzes bzw. einer Lichtleiste kann man auch selbsthaftende Papierpunkte an die Wand kleben. Bei einer Untersuchung im Liegen, wie sie bei der thermischen Prüfung vorkommt, werden die Eichpunkte an die Decke geklebt.

Kurzsichtige müssen bei der Eichung ihre Brille tragen!

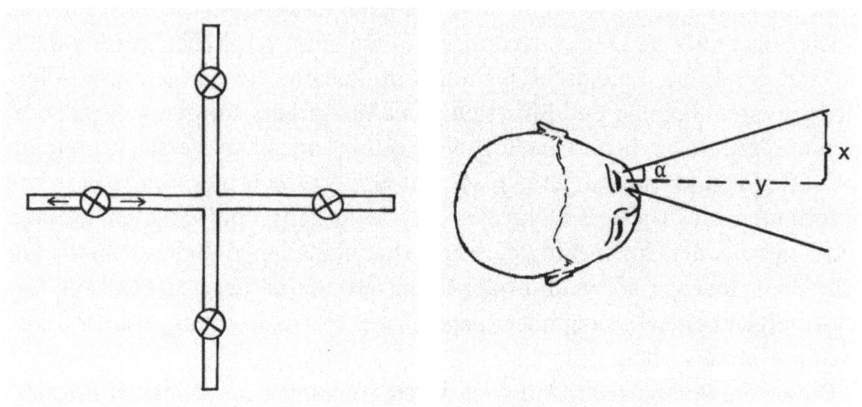

Abb. 12.5. Eichkreuz

Abb. 12.6. Berechnung der Lage der Eichpunkte: $x = \tan \alpha \cdot y$

Im Verlauf einer längerdauernden Untersuchung kann sich das korneoretinale Potential ändern (s. S. 114). Damit ändert sich auch die Höhe des Zeigerausschlags bei der Blickwinkeleichung, und es ergibt sich die Notwendigkeit, mehrmals nachzueichen. Grundsätzlich soll am Ende jeder Untersuchung der Zeigerausschlag bei der Blickwinkeleichung nachgemessen werden, ohne den Verstärker zu verändern! Findet man eine, die 10%-Grenze übersteigende Abweichung des Zeigerausschlags, so wird die Geschwindigkeit des Nystagmus anhand des Mittelwerts aus den Eichungen vom Anfang und vom Ende der Untersuchung errechnet.

Bei der Eichung ist die Polung der Elektroden oder der Photodioden bzw. der Videoanalyse zu kontrollieren. Entsprechend einer internationalen Vereinbarung soll eine Augenbewegung nach rechts einen Zeigerausschlag nach oben bewirken, eine Augenbewegung nach links einen Ausschlag nach unten. Für die vertikale Ableitung gilt: Eine Augenbewegung nach oben ergibt einen Zeigerausschlag nach oben, eine Augenbewegung nach unten einen Ausschlag nach unten.

KAPITEL 13

Aufrechterhaltung eines hohen Wachheitsgrads 13

Die Verschaltung des Gleichgewichtszentrums im Hirnstamm ermöglicht schon beim Gesunden Störeinflüsse auf den Nystagmus, um so mehr beim Kranken. Bereits 1895 wurde von Bach mitgeteilt, daß die Stärke des Nystagmus bei sinkendem Wachheitsgrad bis zum völligen Erlöschen abnimmt. Dies kann zu den gravierenden Fehldiagnosen eines beidseitigen Ausfalls der Gleichgewichtsfunktion oder auch einer einseitigen Untererregbarkeit führen. Systematische Untersuchungen wurden 1960 bis 1962 in Pensacola, Florida, von der Arbeitsgruppe Collins (1962), Guedry (1961) u.a. durchgeführt, später von Mulch (1979), Hofferberth u. Moser (1980).

Mit einem stark reduzierten Wachheitsgrad muß man bei Patienten rechnen, die bereits einen weiten Anreiseweg, andere Untersuchungen oder Wartezeiten hinter sich haben. Bei Patienten, die beruflich stark belastet sind, sinkt bei Dunkelheit der Wachheitsgrad rasch ab. Bei stationären Patienten muß an sedierende Medikamente gedacht werden.

Ein reduzierter Wachheitsgrad führt zunächst zu charakteristischen Veränderungen der Nystagmuskurve. Man beobachtet sehr langsame, sinusförmige Wellen (Abb. 13.1), außerdem wird die Nystagmusantwort auf experimentelle Reize von Untersuchung zu Untersuchung kleiner (Abb. 13.2).

Maßnahmen zur Steigerung und Aufrechterhaltung eines hohen Vigilanzniveaus sind während einer elektronystagmographischen Ableitung unerläßlich.

Vorschläge zur Steigerung und Aufrechterhaltung eines hohen Vigilanzniveaus

- Leichte Rechenaufgaben:
  - „Serielles Abziehen“ (Vorschlag Mulch): Dabei werden z.B. von 1000 immer 7 abgezogen, von 500 immer 3 oder von 700 immer 6 usw. Das Rechnen erfolgt still. Ab und zu fragt der Untersucher nach dem augenblicklichen Stand, um die Mitarbeit zu kontrollieren. Die Schwierigkeit der Aufgabe wird dem Intelligenzgrad der untersuchten Person angepaßt.

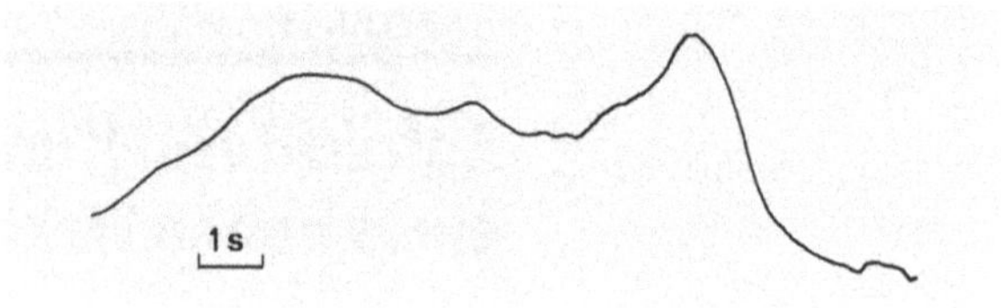

Abb. 13.1. Typische Nystagmuskurve bei Müdigkeit

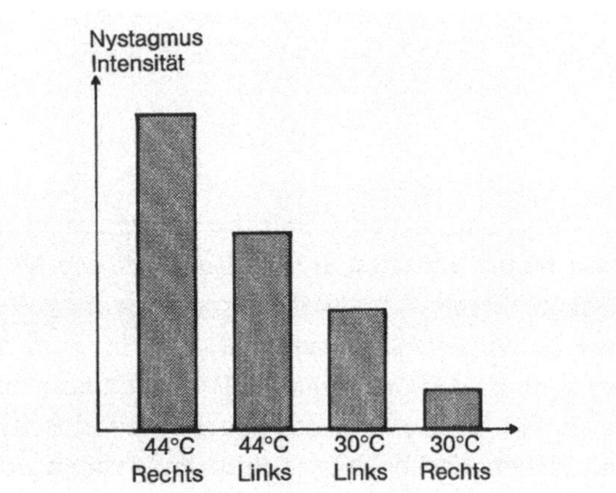

Abb. 13.2. Abnahme der thermischen Reaktion von Spülung zu Spülung bei Müdigkeit

- Vorspielen einfacher Rechenaufgaben über einen Kassettenrekorder (Vorschlag Hofferberth/Moser). Dabei werden in zufälliger Reihenfolge bei jeder Rechenaufgabe richtige und falsche Ergebnisse angeboten. Der Proband drückt bei richtigem Ergebnis einmal, und bei falschem zweimal auf einen Knopf, wobei er auf dem Schreiber ein entsprechendes Rechtecksignal abbildet. Damit ist eine Kontrolle der Mitarbeit gegeben.
- Lautes Rechnen: Durch lautes Rechnen wird die Artefaktrate in den Kurven durch Potentiale der Kaumuskulatur sowie erhöhte Augenunruhe verstärkt. Lautes Rechnen kann nicht empfohlen werden.
- Fortlaufendes Zählen: Die Nystagmusantwort kann durch fortlaufendes Zählen nicht erhöht werden (Collins).

Die Auswahl der Methode hängt im Einzelfall von den Gegebenheiten des Untersuchungsraumes und der zu untersuchenden Personen ab. Das leise serielle Abziehen ist für sehr müde Patienten schwierig und wird von unwilligen Patienten nicht befolgt. Das Abspielen von Rechenaufgaben kann nicht durchgeführt werden, wenn noch andere Untersuchungen im selben Raum gleichzeitig stattfinden. Es ist am günstigsten, mit beiden Methoden arbeiten zu können und sie von Fall zu Fall einzusetzen.

Nystagmusanalyse 14

Für die meßtechnische Erfassung und die Bewertung des elektronystagmographisch registrierten Nystagmus gibt es bisher keine allgemein anerkannten Regeln. Zur Auswertung wird der Nystagmus üblicherweise in seine Elemente zerlegt, die einzeln oder in verschiedenen Kombinationen beurteilt werden. Entweder wird die gesamte Reizantwort erfaßt oder nur Teilbereiche von ihr. In der Regel wird das Maximum der Reizantwort zur Beurteilung herangezogen, je nach Fragestellung eventuell auch die gesamte Reizantwort. Wird ein Nystagmus nicht aufgezeichnet sondern mit der Leuchtbrille beobachtet, dann kann der Erfahrene die Intensität der vestibulären Reaktion abschätzen, der Anfänger muß die Nystagmusschläge auszählen.

Die Wahl der Parameter zur Beurteilung wird von der Art des Reizes, von der Fragestellung und von der zur Verfügung stehenden Zeit abhängen. Eine Abteilung mit mehreren Angestellten wird aufwendige Parameter heranziehen können, die die Intensität des Nystagmus sehr gut wiedergeben, während sich die Praxis auf schnell zu bestimmende Parameter beschränken muß.

Im folgenden wird die Aussagekraft der einzelnen Parameter besprochen, aus der sich ihr Anwendungsbereich ergibt.

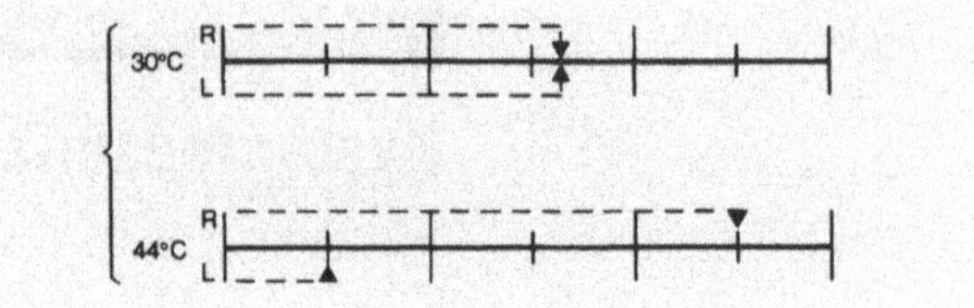

Abb. 14.1.
Darstellung einer Seitendifferenz bei der thermischen Reaktion mit dem Parameter „Reaktionsdauer" nach Henriksson, gemessen in Minuten

14.1 Dauer der Reizantwort

Dieser Parameter wurde vor Einführung der Elektronystagmographie durch Jung und noch lange danach nahezu ausschließlich gemessen. Von Henrikkson (1967) wurde er auch zur Bewertung der thermischen Reaktion empfohlen (Abb. 14.1). In den letzten Jahren verliert er an Bedeutung, weil

- bei Beobachtung mit der Leuchtbrille der letzte Nystagmusschlag und damit die Dauer der Reizantwort schwierig zu bestimmen ist;
- elektronystagmographisch bis zum Ende der Reaktion aufgezeichnet werden muß (mit großem Aufwand an Zeit und Registrierpapier);
- bei gleicher Nystagmusdauer die Nystagmusintensität doch unterschiedlich sein kann. (Darauf haben bereits Mittermeier und Christian 1954 hingewiesen.)

Nach Mulch (1978) ist die Dauer der Nystagmusreaktion jedoch geeignet zur Feststellung eines Richtungsüberwiegens.

■ **Empfehlung.** Der Parameter „Reaktionsdauer" ist in den meisten Fällen unzweckmäßig. Für kurze Reaktionszeiten, z. B. für die postrotatorische Reaktion, ist er bedingt geeignet.

14.2 Schlagzahl-Parameter

Die Zahl der Nystagmusschläge wird während der gesamten Reizantwort oder in einem definierten Zeitabschnitt bestimmt. Wird die gesamte Reaktion ausgezählt, erhält man die *Gesamtschlagzahl.* Meist wird die Schlagzahl nur im Maximum der Reaktion oder bei der thermischen Reaktion im Intervall von der 60.–90. Sekunde nach Spülbeginn bestimmt. Wird die Schlagzahl auf eine Sekunde bezogen, erhält man die Nystagmusfrequenz (F = Schlagzahl/Zeitspanne).

14.2.1
Gesamtschlagzahl

Die Gesamtschlagzahl ist ein wesentlich besseres Maß für die Intensität einer vestibulären Antwort als die Reaktionsdauer. Allerdings muß, wie bei der Bestimmung der Reaktionsdauer, das Ende der vestibulären Reaktion abgewartet werden. Die elektronystagmographische Registrierung erlaubt eine fehlerfreie Auszählung, soweit die Nystagmusschläge von Artefakten unterschieden werden können. Bei der Nystagmusbeobachtung mit der Leuchtbrille wird das Zählen der Schläge um so schwieriger, je höher die Frequenz ist, d.h. die Fehler nehmen mit steigender Frequenz zu. Ab 3 Hz werden bis zu 20% Abweichung von den elektronystagmographisch gemessenen Werten festgestellt.

■ **Empfehlung.** Der Parameter Gesamtschlagzahl wird heute nur noch selten bei Routineuntersuchungen verwendet, da es Parameter gleicher Qualität gibt, die schneller zu bestimmen sind. Für wissenschaftliche Untersuchungen und bei automatischer Nystagmusanalyse ist der Parameter als zusätzliches Maß der Nystagmusintensität nach wie vor geeignet. Es sind Einschränkungen in der Dynamik des Parameters zu beachten, die auf Seite 156 beschrieben werden.

14.2.2
Schlagzahl bzw. Frequenz in einem umschriebenen Zeitabschnitt

Mulch fand bei der thermischen Prüfung an Gesunden eine hohe Korrelation zwischen der Schlagzahl im Maximum der Reaktion und der Gesamtschlagzahl (Mulch 1973). Diese Beobachtung gestattet es, statt der Gesamtschlagzahl einen umschriebenen Zeitabschnitt, in dem das Maximum der Reaktion enthalten sein muß, zur Auszählung der Nystagmusschläge zu verwenden. Für die thermische Untersuchung hat man sich auf ein Zeitfenster von 30 s geeinigt. Es liegt bei der Nystagmusbeobachtung mit der Leuchtbrille zwischen der 60. und 90. Sekunde nach Spülbeginn (Abb. 14.2a) und wird bei elektronystagmographischer Registrierung auf das Maximum der Reaktion gelegt (Abb. 14.2b). Diese beiden Zeitfenster können übereinstimmen, bei verzögerter oder verkürzter Reaktion liegen sie aber auf verschiedenen Phasen des Nystagmusablaufs. Die Festlegung des Zeitfensters auf die 60. bis 90. Sekunde nach Spülbeginn für die Nystagmusbeobachtung mit der Leuchtbrille kann demnach zu einem Fehler führen, der nur durch Registrierung der Nystagmusschläge verhindert werden kann.

14.2

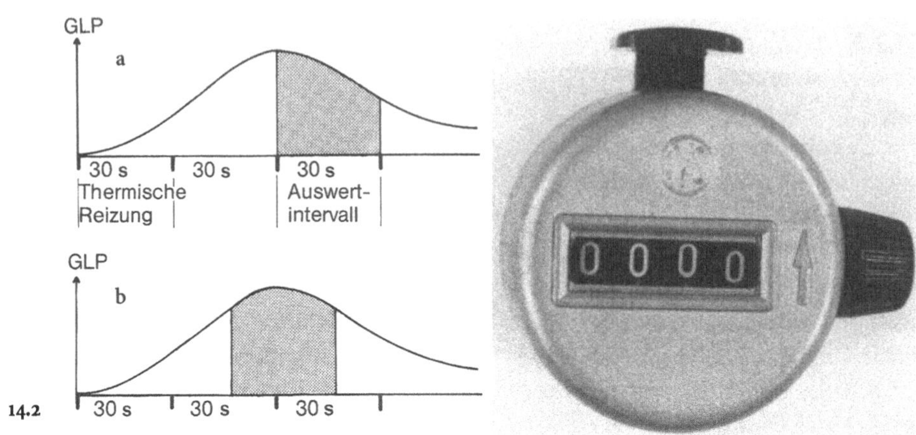

14.3

Abb. 14.2 a, b. Auswertung einer thermischen Reaktion. **a** Im festgelegten Intervall der 60.–90. Sekunde nach Spülbeginn, wie es bei der Nystagmusbeobachtung mit der Leuchtbrille verwendet wird; **b** mit variablem Intervall von 30 s Dauer am Maximum der Reaktion, wie es bei elektronystagmographischer Registrierung verwendet wird

Abb. 14.3. Handzähler zur Dokumentation der Nystagmusschlagzahl

■ **Empfehlung.** Für die Auszählung der Nystagmusschläge bei der Untersuchung mit der Leuchtbrille verwende man einen einfachen Handzähler (käuflich als Leukozytenzähler) (Abb. 14.3). Ausgezählt wird der Zeitbereich von der 60. bis zur 90. Sekunde nach Spülbeginn. Daraus ergibt sich folgende Regel:

- 30 s spülen,
- 30 s warten,
- 30 s zählen.

Die Vorteile der leichteren Bestimmbarkeit des Parameters *Schlagzahl* bzw. *Frequenz* werden durch erhebliche Nachteile geschmälert. Zu ihrem Verständnis muß man sich die Zusammenhänge vor Augen führen, durch die ein Nystagmus variieren kann. Wie bereits auf Seite 24 demonstriert, entsteht ein physiologischer Nystagmus als Kompensationsleistung der Augen im Verlauf einer Kopfbewegung. Nachdem die Augen sich nicht so weit drehen können wie der Kopf bzw. der Körper, muß die Kopfdrehung (Abb. 14.4 a) gleichsam „zerhackt" werden. Es ist unbedeutend, ob die Kopfbewegung seltener mit großer Amplitude (b) oder häufiger mit kleiner Amplitude (c) zerhackt wird. Die Nystagmusstärke bleibt gleich.

Addiert man die Amplituden aller Nystagmusschläge zur Gesamtamplitude, erhält man für jeden Moment der Nystagmuskurve das Ausmaß der

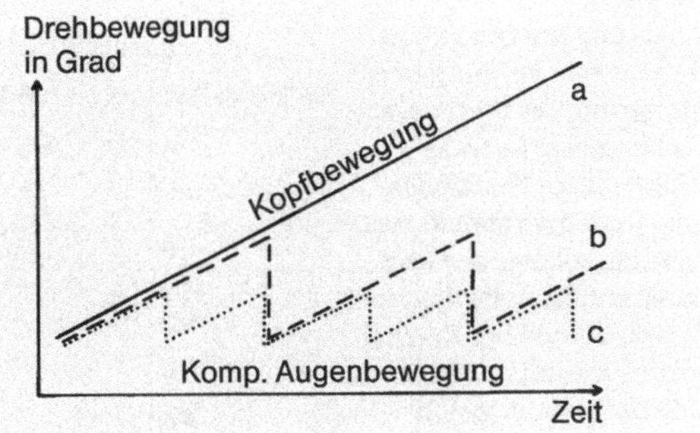

Abb. 14.4. Kompensation einer Kopfbewegung (*a*) durch Gegenbewegung der Augen, die selten mit großer Amplitude (*b*) oder häufig mit kleiner Amplitude (*c*) zerhackt wird

bis dahin abgelaufenen Kopfbewegung. (Dies gilt nur, wenn die Kopfbewegung mit offenen Augen erfolgt. Die Kompensationsleistung muß dann 100 % sein. Das heißt:

Die Kompensationsleistung wird allein durch die Summe der Amplituden, also durch die Gesamtamplitude repräsentiert.

Die Frequenz (Zerhackrate) und die Einzelamplitude sind nur Varianten innerhalb dieser Regel. Sie werden vom Zentralnervensystem nach Bedarf moduliert. Daraus folgt:

Die Frequenz ist eine variable Größe, die für sich betrachtet kein Abbild der Nystagmusstärke ist. Nur in Kombination mit der Nystagmusamplitude entspricht sie der zugrundeliegenden Kopfbewegung (bei geöffneten Augen).

Finden wir in zwei Nystagmuskurven dieselbe Frequenz vor, so bedeutet dies *nicht* einen Nystagmus gleicher Stärke, wie aus Abb. 14.4 klar hervorgeht. Es kommt häufig vor, daß die Frequenz des links- und rechtsgerichteten Nystagmus bei ein- und derselben Person unterschiedlich ist. Eine Bewertung dieses Nystagmus allein anhand der Frequenz ist fehlerhaft.

Die alleinige Berücksichtigung der Frequenz weist noch eine weitere Schwäche auf. Die Steigerungsfähigkeit (Dynamik) der Frequenz erreicht unter Umständen ihre Grenze, bevor die Nystagmusstärke ihren Höhepunkt erreicht hat. Diese Grenze, von der an die Frequenz nicht mehr zunehmen kann, obwohl der Reiz noch weiter zunimmt (Abb. 14.5), ist individuell sehr

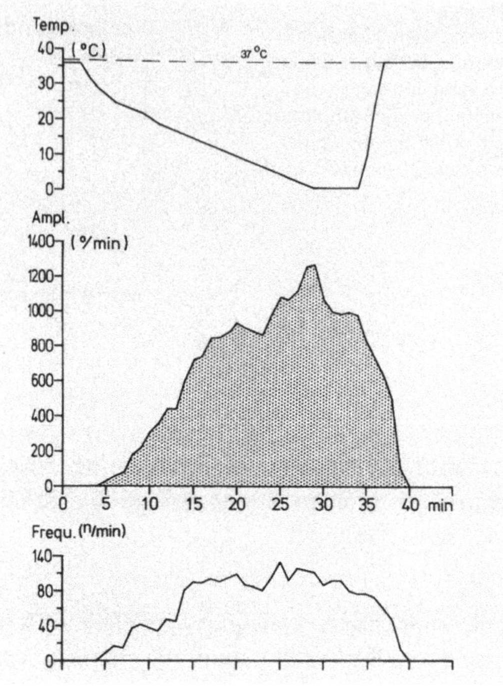

Abb. 14.5. Änderung der Qualität der Reizantwort bei langsamer Steigerung des thermischen Reizes (*obere Kurve*). Während die Nystagmusamplitude (*mittlere Kurve*) ansteigt, solange der Reiz zunimmt, folgt die Frequenz (*untere Kurve*) der Reizsteigerung nur bis zur 15. Minute und bleibt dann gleich

verschieden. Sie ist zudem von Faktoren wie Müdigkeit, Medikamenten oder Toxinen abhängig. Die Nystagmusstärke kann dann nur durch Erhöhung der Amplitude anwachsen.

Die Frequenz gibt die Stärke eines Nystagmus nicht in allen Bereichen einer vestibulären Reaktion wieder.
Schemata, die die Frequenz zugrundelegen, können die Bewertung einer vestibulären Reaktion irreleiten.

■ **Empfehlung.** Wird ein Nystagmus mit der Leuchtbrille beobachtet, dann zählt der Unerfahrene die Nystagmusschläge, bis er gelernt hat, zusätzlich zur Frequenz auch die Amplitude abzuschätzen und in die Bewertung miteinzubeziehen.

Wird ein Nystagmus elektronystagmographisch oder mit anderen Methoden abgeleitet, dann soll die Frequenz zur Beurteilung der Reaktionsstärke *nicht* herangezogen werden, denn es gibt bessere und ebenso rasch zu bestimmende Parameter.

14.3 Geschwindigkeit der langsamen Nystagmusphase (GLP)

Seit langem ist bekannt, daß die Geschwindigkeit der langsamen Nystagmusphase eng mit der Auslenkung der Kupula und damit direkt mit dem vestibulären Reiz korreliert (Dohlman 1926). Außerdem korreliert die GLP eng mit der Nystagmusamplitude (Mulch 1978).

Im angloamerikanischen Sprachraum wird die Geschwindigkeit der langsamen Nystagmusphase als SPV („Slow phase velocity") abgekürzt. Eine entsprechende Abkürzung ist die im Deutschen noch nicht gebräuchliche GLP, die im vorliegenden Buch verwendet wird.

Die GLP kann nur bei Registrierung des Nystagmus bestimmt werden. Voraussetzung ist eine Eichung der Augenbewegung entsprechend Kapitel 12 S. 147.

Man mißt die GLP, indem man die langsame Nystagmusphase auf dem Registrierpapier verlängert und ihre Schnittpunkte A und B mit 2 Sekundenlinien *a* und *b* markiert (Abb. 14.6). Durch Punkt A legt man eine Horizontale und markiert deren Schnittpunkt C mit Sekundenlinie b.

Die Strecke C–B gibt in Millimetern an, um wieviel sich z.B. das korneoretinale Potential in 1 s verändert hat. Die Veränderung des korneoretinalen Potentials in Millimetern muß nun anhand der Eichung (s. S. 147) in *Winkelgrad Augenbewegung* umgerechnet werden. Bei der sog. biologischen Eichung (1 mm entspricht 1 Winkelgrad), die wir empfehlen, entspricht die Strecke C–B in Millimetern dem *Winkel der Augenbewegung pro Sekunde.*

Wenn benachbarte Nystagmusschläge eine sehr unterschiedliche GLP aufweisen, müssen 3 oder mehr Nystagmusschläge ausgewertet und daraus der Mittelwert gebildet werden (Abb. 14.7). Voraussetzung für die Berechnung der GLP ist eine horizontale Grundlinie der Ableitung. Eine ansteigende Grundlinie (Drift) verstärkt fälschlich die GLP, eine fallende verringert sie (Abb. 14.8 und 14.9). Bei der Untersuchung unruhiger Personen mit langer Zeit-

14.6
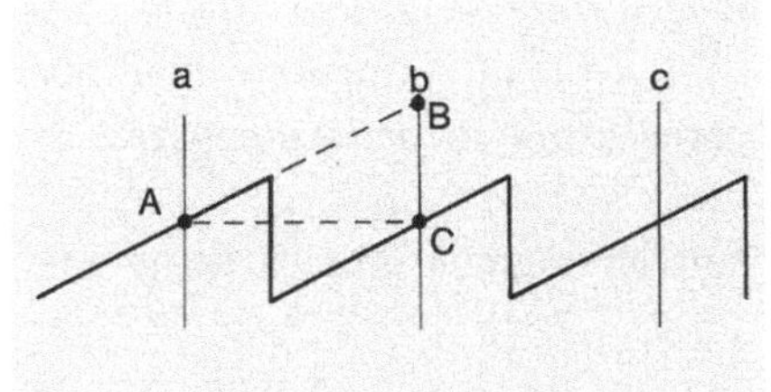

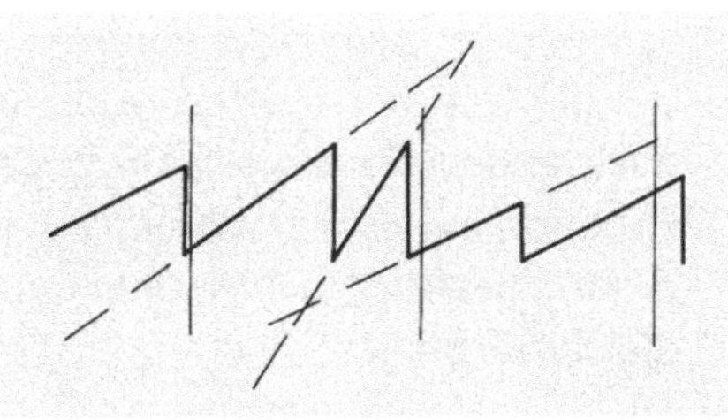
14.7

Abb. 14.6. Berechnung der GLP (s. Text)

Abb. 14.7. Bildung eines Mittelwerts aus mehreren Schlägen bei unregelmäßigem Nystagmus

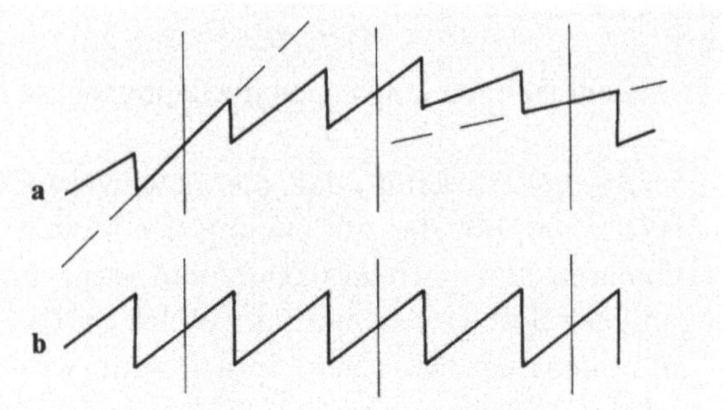

Abb. 14.8 a, b.
a Veränderung der GLP bei ansteigender und abfallender Kurve; **b** dieselbe Kurve bei Registrierung mit kurzer Zeitkonstante

konstante oder bei DC-Ableitung kann es vorkommen, daß die Kurve ständig driftet und eine Auswertung der GLP nicht zuläßt. Man kann sich behelfen, indem man

- das korneoretinale Potential zusätzlich mit kurzer Zeitkonstante ableitet (Abb. 14.8b);
- zur Auswertung des Nystagmus die Summe der Amplituden in einem bestimmten Areal heranzieht (s. S. 162).

Die hohe Korrelation der GLP mit dem vestibulären Reiz und die leichte sowie rasche Bestimmbarkeit sind die Gründe für die Beliebtheit dieses Parameters. Allerdings gelten einige Einschränkungen:

- Die GLP ist in hohem Maße abhängig vom Wachheitsgrad. Bei Müdigkeit kann die GLP weit absinken.
- Ein sich schnell ändernder Reiz, z.B. der Stopp aus einer Drehung heraus oder ein schneller Pendelreiz kann von der GLP nicht rasch genug beantwortet werden (genaue Erläuterung hierzu s. S. 246). Die maximale GLP der postrotatorischen Reaktion gibt demnach nicht die maximale Kupulaauslenkung wieder. Außerdem bleibt bei diesen Reizen die Grundlinie selten horizontal. Hier muß die Amplitude der Nystagmusschläge zur korrekten Auswertung herangezogen werden (Kornhuber 1974).
- Im Verlauf der Reaktion auf einen längerdauernden Reiz, z.B. den thermischen, treten sehr rasch zentrale, gegengerichtete Ausgleichsvorgänge auf, die die GLP herabsetzen (Abb. 14.10). Die GLP, in geringerem Maß aber auch andere Parameter, korrelieren deshalb nur in der Anfangszeit der Reaktion mit dem vestibulären Reiz.
  Beim unerschöpflichen optokinetischen Nystagmus gibt es keine Ausgleichsvorgänge.
- Die GLP ist nicht geeignet zur Bewertung von Vorgängen, in denen Nystagmusschläge mit deutlichen Pausen voneinander abgesetzt sind, z.B. in manchen Formen von Spontannystagmus und bei Langzeitreizen. In sol-

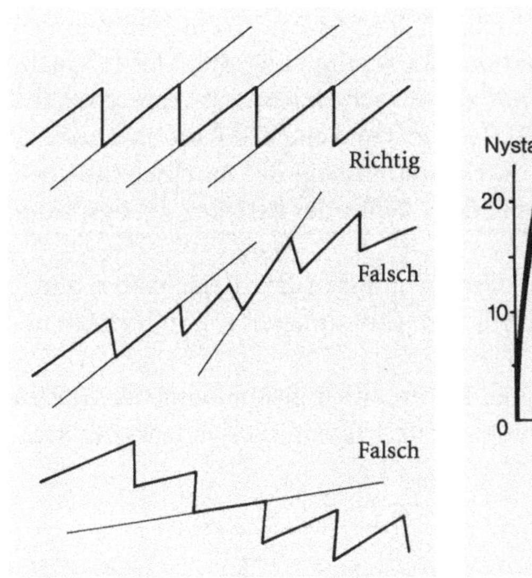

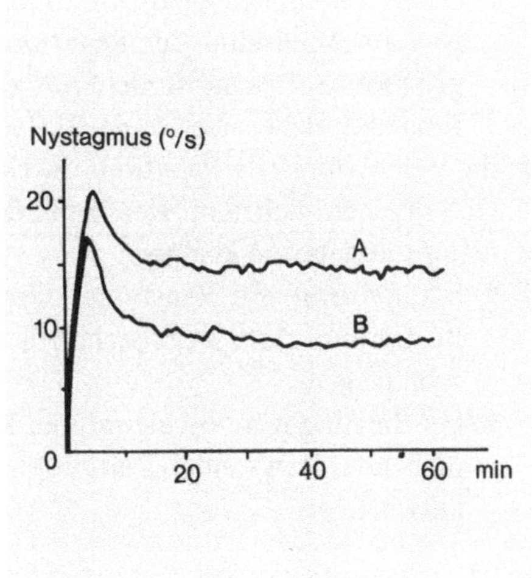

Abb. 14.9. Auswertung eines Nystagmus mit dem Parameter GLP. Die Auswertung ist nur dann richtig, wenn die Grundlinie des Nystagmus horizontal verläuft

Abb. 14.10. Unzureichende Wiedergabe eines Adaptationsvorgangs auf einen längerdauernden Reiz (Scherer et al. 1978 und 1980). *Kurve A*: Verlauf der GLP bei einem thermischen Langzeitreiz. Die gemessene Nystagmusstärke sinkt gegenüber der maximalen Reizantwort nur um 28%. *Kurve B*: Verlauf eines zusammengesetzten Parameters (GLP · F). Die gemessene Nystagmusstärke sinkt gegenüber der maximalen Reizantwort um 44%

chen Kurvenverläufen bewertet die GLP eines einzelnen Nystagmusschlags den Nystagmus zu hoch. Die Nystagmusstärke muß hier mit zusammengesetzten Parametern, z.B. GLP · F, bestimmt werden (s. S. 165).

■ **Empfehlung.** Die GLP ist der Standardparameter der Nystagmographie, da sie mit dem Reiz korreliert und leicht mit Lineal und Bleistift zu bestimmen ist. Nur mit Einschränkungen ist sie für die postrotatorische Reaktion auf einen Stopp aus einer Drehung heraus zu verwenden. Bei Nystagmuskurven, in denen Pausen zwischen den einzelnen Nystagmusschlägen vorkommen, ist ein zusammengesetzter Parameter vorzuziehen.

Sofern nicht mit halb- oder vollautomatischer Nystagmusanalyse die gesamte vestibuläre Reaktion ausgewertet werden kann, was zweifellos das beste Ergebnis brächte, werden ausgewertet:

- die thermische Reaktion:
  - ▾ durch Bestimmung der durchschnittlichen GLP im festgelegten Zeitraum 60.–70. Sekunde nach Spülbeginn oder besser

  - durch Bestimmung der durchschnittlichen GLP in einem Zeitraum von 10 s am Maximum der Reaktion; die Bestimmung der GLP in einem größeren Zeitraum ist nicht nötig, weil nach Mulch (1978) eine sehr hohe Korrelation zwischen einer GLP pro 10 s und einer GLP pro 30 s besteht;
- die perrotatorische Reaktion: durch Bestimmung der durchschnittlichen GLP in einem Zeitraum von 10 s in der 2. Hälfte der Beschleunigungsphase.
- die optokinetische Reaktion:
  - bei Reizung mit konstanter Geschwindigkeit des Reizmusters durch Bestimmung der durchschnittlichen GLP anhand von 3 Nystagmusschlägen;
  - bei Reizung mit beschleunigten Reizen durch Bestimmung der GLP an mehreren festgelegten Zeitpunkten zur Erfassung des Verlaufs der Reizantwort.

14.4 Nystagmusamplitude

Die Amplitude eines Nystagmusschlags ist die Senkrechte vom oberen Umkehrpunkt der Kurve auf die Grundlinie (Abb. 14.11). Diese Senkrechte kommt der schnellen Nystagmusphase so nah, daß annäherungsweise ihre Länge mit der Amplitude übereinstimmt. Bei Ableitung mit längeren Zeitkonstanten wird die Grundlinie zudem variabel, und die Messung der echten Amplitude wird damit erschwert. Zur Vereinfachung kann man deshalb sagen:

Die Länge der schnellen Nystagmusphase darf als Amplitude gelten.

Sie ist das Maß, um wieviel sich das Auge im Verlauf des Nystagmusschlags gedreht hat.

Bei der thermischen Reaktion korreliert nach Mulch (1978) die Amplitude sehr gut (mehr als 0,95 von 1) mit der GLP. Allerdings besteht ein sehr wesentlicher Unterschied zwischen der Amplitude und der GLP. Die Amplitude tritt in linearem Maßstab in Erscheinung, d.h. eine Verdoppelung der vom Auge zurückgelegten Strecke ergibt eine Verdoppelung der Amplitude.

Die GLP tritt in logarithmischem Maßstab in Erscheinung, d.h. eine Verdoppelung des Winkels der langsamen Nystagmusphase ist mehr als eine Verdoppelung der Geschwindigkeit der Augenbewegung (Abb. 14.12).

Praktisch wird die Amplitude entweder als „Gesamtamplitude" bestimmt oder als „Summe der Amplituden in einem festgelegten Zeitintervall".

Bei kurzen und überschaubaren vestibulären Reaktionen wie dem Pendeltest und der postrotatorischen Reaktion, wird die Gesamtamplitude be-

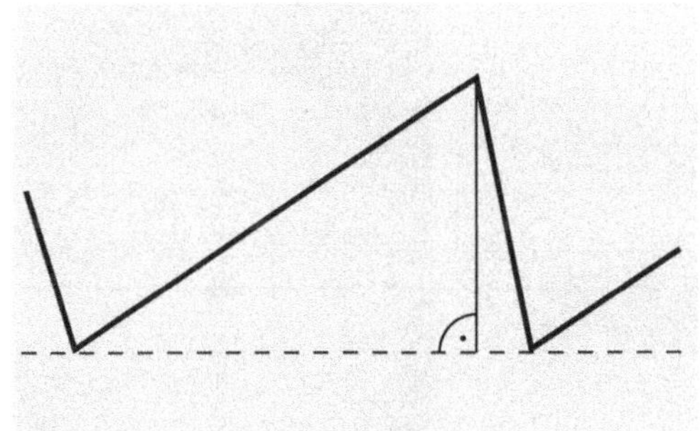

14.11

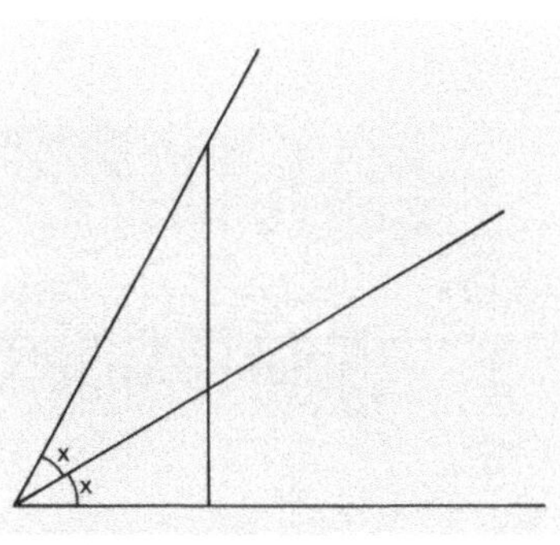

14.12

Abb. 14.11. Verhältnis von rascher Nystagmusphase zur Amplitude (dünne Linie). Die Amplitude eines Nystagmusschlags ist die Senkrechte vom oberen Umkehrpunkt von langsamer zu schneller Phase auf die Grundlinie. Sie ist nur bei horizontalem Kurvenverlauf ohne Drift bestimmbar

Abb. 14.12. Erscheinung der GLP im logarithmischen Maßstab

stimmt, wie auch immer dann, wenn der Nystagmus vollautomatisch analysiert wird.

Die Summe der Amplituden in einem bestimmten Intervall wird immer dann bestimmt, wenn die vestibuläre Reaktion lang dauert (z.B. die thermische Reaktion in der 60.–70. Sekunde), oder wenn eine wellenförmig verlaufende Grundlinie die Messung der GLP nicht zuläßt. Die Amplitude wird hier – beginnend von einem beliebigen Punkt und immer endend an einem Punkt gleicher Höhe – bestimmt. Der Auswertfehler bei ansteigender Kurve wird durch den Fehler bei absteigender Kurve aufgehoben.

Die Amplitude wird angegeben als „Gesamtamplitude“ oder als „durchschnittliche Amplitude pro Sekunde“, d.h. die im Zeitraum gemessene Summe der Amplituden wird durch die Zahl der Sekunden dividiert. Zu beachten ist, daß die Meßgenauigkeit mit der Länge des Auswertintervalls zunimmt.

■ **Auswertmethoden.** Die Bestimmung der Amplitude ist ohne Hilfsmittel zeitaufwendig. Man benützt ein Blatt Papier, an dessen freiem Rand die Amplitude eines jeden Nystagmusschlags Stück für Stück aufgetragen wird (Abb. 14.13). Danach wird die am Papierrand zurückgelegte Strecke gemessen.

Eine billige, aber relativ ungenaue Methode ist die Summierung der Amplituden mit einem Streckenmeßgerät, wie es zum Ablesen von Entfernungen auf einer Landkarte verwendet wird (Abb. 14.14). Die schnelle Phase eines jeden Nystagmusschlags wird abgefahren, wobei besonders darauf geachtet werden muß, daß das Meßgerät senkrecht gehalten wird. Nach Beendigung der Messung wird auf einem Millimeterpapier „zurückgefahren“, bis der Zeiger wieder auf Null steht. Die zurückgelegte Strecke entspricht der Summe der Amplituden (Fehler bei wiederholter Messung ca. 10 %).

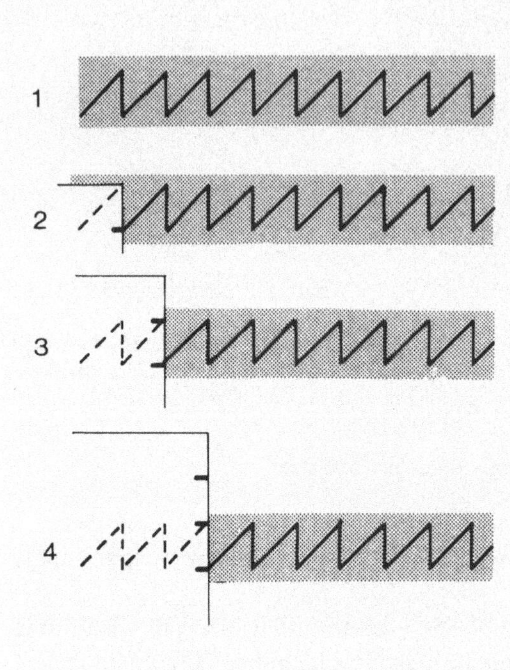

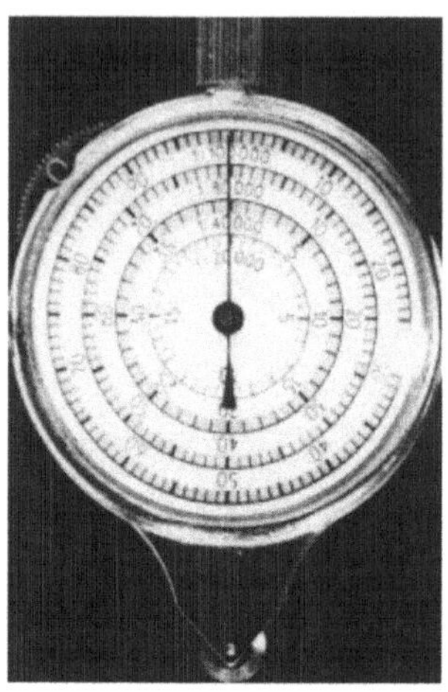

Abb. 14.14. Amplitudenmessung mit einem Streckenmeßgerät

Abb. 14.13. Messung der Amplitude des Nystagmus durch stufenweises Auftragen auf den Rand eines Papierblattes

Eine ebenfalls verhältnismäßig billige und weit zuverlässigere Methode ist die Messung der Amplitude mit einem Präzisionswiderstand. Dabei treibt ein Rad von 6,4 cm Durchmesser ein Zehngangpräzisionspotentiometer von 2 kΩ an. Ein handelsübliches digitales Ohmmeter (Empfindlichkeit 2 kΩ) mißt den zurückgelegten Weg. Die Amplitude kann direkt abgelesen werden.

Messungen durch verschiedene Personen differieren um ± 3 %, mehrfache Messungen durch dieselbe Person nur um ± 1,5 %. Die Zeit für die Auswertung einer postrotatorischen Reaktion von 40 s Dauer beträgt ca. 30 s, die Dauer für die Auswertung eines 10-Sekunden-Fensters im Bereich des Maximums einer thermischen Reaktion ca. 10 s.

■ **Empfehlung.** Der Parameter *Amplitude* muß bei der Untersuchung mit der Leuchtbrille herangezogen werden, um zusätzlich zur Frequenz die Intensität des Nystagmus abzuschätzen. Die Beurteilung wird mit den von Frenzel angegebenen Symbolen als fein - mittel - grobschlägiger Nystagmus dokumentiert.

Bei nystagmographischer Registrierung ist die Amplitude aus meßtechnischen Gründen der GLP unterlegen, allerdings gibt es neuerdings Hilfsmittel (Abb. 14.13-14.15), die die Bestimmung der Amplitude rasch und sicher

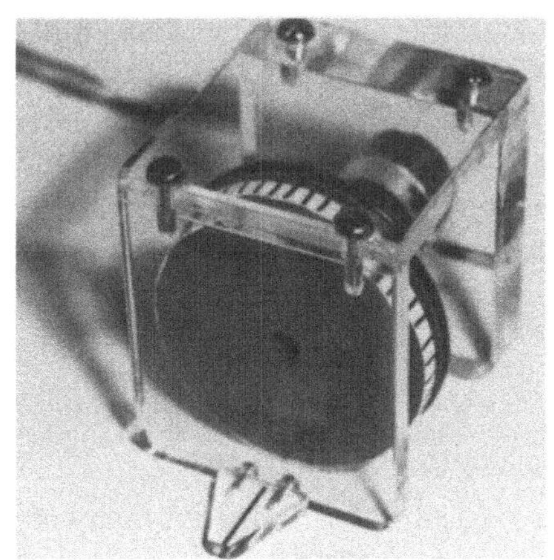

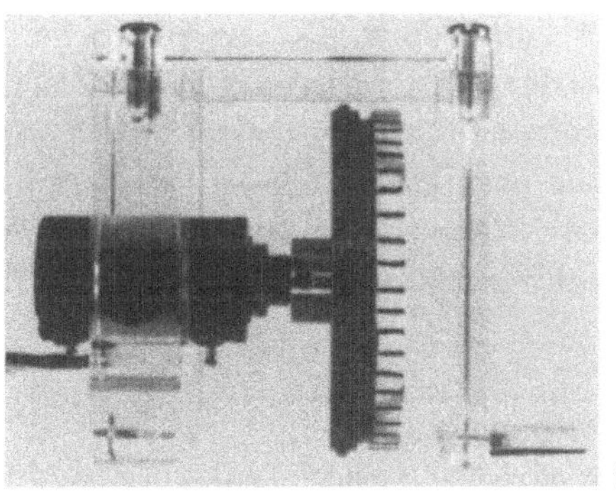

a b

Abb. 14.15 a, b. Amplitudenmessung mit einem Präzisionspotentiometer. **a** Schrägsicht. **b** Seitenansicht

zulassen. Statistisch sind die Parameter *GLP* und *Amplitude* beim Gesunden gleich zuverlässig (Mulch 1978). Inwieweit sie sich aber bei der Erfassung pathologischer Befunde unterscheiden, ist statistisch noch nicht nachgewiesen. Hier wird sicher die vollautomatische Nystagmusanalyse mit ihren vielen Möglichkeiten Klärung bringen.

Aus theoretischen Überlegungen heraus (s. S. 162) sollte die Amplitude verwendet werden:

- zur Bestimmung kurzer Nystagmusreaktionen, denen ein sich rasch ändernder Reiz zugrundeliegt, wie z.B. der postrotatorischen und der Pendelreaktion;
- zur Bestimmung aller Nystagmuskurven, die keine horizontal verlaufende Grundlinie haben, so daß die Bestimmung der GLP unmöglich ist.

14.5 Zusammengesetzte Parameter

Um die Schwächen der einzelnen Parameter zu eliminieren und die Genauigkeit der Auswertung zu erhöhen, werden die Meßwerte mehrerer Parameter kombiniert. Allerdings ist dieser Weg bei manueller Auswertung immer mit Zeitaufwand verbunden.

Diese zusammengesetzten Parameter werden mit Begriffen wie „Nystagmusenergie" oder „Nystagmusintensität" bezeichnet, z.B.:

Energie = Gesamtamplitude × Frequenz;
Energie = GLP × Frequenz;
Intensität = Amplitude/Dauer.

■ **Empfehlung.** Die systematische Anwendung zusammengesetzter Parameter bleibt wegen des hohen Zeitaufwands der automatischen oder halbautomatischen Nystagmusanalyse vorbehalten. Kombinierte Parameter müssen aber angewandt werden, wenn ein Nystagmus von Pausen durchsetzt ist (s. S. 160). Dies ist häufig beim Spontannystagmus, aber auch bei Langzeitreizung der Fall (Scherer et al. 1978 und 1980, Abb. 14.10).

14.6 Halbautomatische Nystagmusanalyse

Zur halbautomatischen Auswertung der Nystagmuskurve benutzt man entweder die Steigung der langsamen Nystagmusphase, die mit einem drehbaren Fadenkreuz bestimmt wird, oder die Umkehrpunkte des Nystagmus werden mechanisch oder elektronisch bestimmt und daraus die entsprechenden Parameter elektronisch berechnet. Schwierige und artefaktreiche Kurven, wie sie bei wissenschaftlichen Experimenten auftreten, sind oft nur manuell oder halbautomatisch zu analysieren. Wir digitalisieren dazu die Kurve und speichern sie auf einem PC ab. Sie wird zur Bearbeitung auf einem Monitor eingelesen, ähnlich der fortlaufenden Darstellung des EKG in der Intensivmedizin. Mit einer Maus werden die Umkehrpunkte eines Nystagmusschlags als Basis für die Berechnung der verschiedenen Nystagmusparameter markiert.

14.7 Vollautomatische Nystagmusanalyse

Zur elektronischen Analyse von Nystagmuskurven sind mehrere Algorithmen entwickelt worden, die heute einen hohen Grad an Genauigkeit aufweisen bei allerdings unterschiedlicher Zuverlässigkeit, besonders bei schwierigen, artefaktbeladenen Nystagmuskurven. Im folgenden werden die wichtigsten Grundlagen der derzeit verfügbaren Rechnersysteme besprochen.

Von Juhola u. Pyykkö wurde 1988 ein Programm vorgestellt, bei dem das Signal in 20 ms lange Abschnitte aufgeteilt und die Augengeschwindigkeit innerhalb dieser Intervalle nach der Methode der „kleinsten Quadrate" bestimmt wird. Damit läßt sich eine Glättung und Analyse der Augengeschwindigkeit durchführen.

Wall u. Black unterscheiden zwischen langsamen und schnellen Phasen eines Nystagmus anhand eines „synthetischen Nystagmus", der aus dem Verbinden sich abwechselnder lokaler Minima und Maxima gebildet wird. Das Liniensegment der größten Steigung wird als mögliche schnelle Phase gewählt. Übersteigt seine Amplitude und Steigung gesetzte Grenzwerte, so wird der Kurvenabschnitt als schnelle Phase eines Nystagmus bestätigt. Die Autoren bestimmen außerdem das Rauschen im zu untersuchenden System. Nachteile der Methode liegen in der zum Zeitpunkt der Systembeschreibung (1981) nicht möglichen Echtzeitanalyse und in der nicht möglichen Erkennung und Darstellung einzelner Nystagmusschläge. Dadurch entfällt jede zusätzliche Information bezüglich Amplitude und Frequenz der Nystagmusreaktion.

Von Wortmann wurde 1983 ein zweistufiges System vorgestellt, bestehend aus einer Mustererkennung und einer Selektionsstufe. In der Mustererkennungsphase wird nach „Dreiecken beliebiger Form" gesucht, die aus der Aufeinanderfolge eines ansteigenden und abfallenden „Trends" im Eingangssignal gebildet werden. In der Selektionsstufe wird geprüft, ob die folgenden Bedingungen erfüllt sind und damit ein gültiger Nystagmusschlag vorliegt:

- $2°/s \leq GLP \leq 80°/s$,
- $25°/s \leq GSP \leq 250°/s$,
- $GSP \geq 120$ oder $GSP \geq 85 \cdot 60 \times GLP$,
- $1{,}2°/s \leq$ Amplitude $\geq f\,(GSP/GLP)$,

wobei GLP = Geschwindigkeit der langsamen Phase und GSP = Geschwindigkeit der schnellen Phase.

Durch die feste Vorgabe, zu erfüllender Kriterien in der Selektionsstufe läßt sich eine zufriedenstellende Funktionsweise des Algorithmus jedoch nur für ähnliche Nystagmusarten erreichen. Der Algorithmus erscheint nicht flexibel genug, um den gesamten Dynamikbereich von Nystagmusreaktionen abzudecken.

Bei dem von Allum u. Mitarb. 1989 vorgestellten Analysesystem TENA IV handelt es sich um eine ständig weiterentwickelte Version des bereits 1975 vorgestellten Programms MITNYS. Die Abtastfrequenz für die Datenerfassung ist mit 100 Hz fest vorgegeben. Die Mustererkennung erfolgt prinzipiell über die 1. zeitliche Ableitung des Nystagmogramms. Es werden 3 unterschiedliche Schätzwerte für die Augengeschwindigkeit berechnet:

- α = momentane Augengeschwindigkeit, ergibt sich aus der Differenz der Augenposition zweier unmittelbar aufeinanderfolgender Abtastzeitpunkte (10 ms);
- β = lokale Augengeschwindigkeit, ermittelt aus 8 benachbarten Abtastintervallen (80 ms);
- ψ = Langzeitaugengeschwindigkeit (ermittelt über 1-s-Intervalle).

Mit Hilfe dieser Schätzwerte wird versucht, schnelle Nystagmusphasen zu erkennen. Vereinfacht läßt sich sagen, daß eine schnelle Phase angenommen wird, wenn die folgenden Kriterien erfüllt sind:

- Das Vorzeichen von α unterscheidet sich von dem Vorzeichen von β und ψ (Steigungstest);

- $\alpha > 180°$ oder ($\alpha > 50°/s$ und $\alpha >$Faktor $\times\ \beta$) (Geschwindigkeitstest);
- $\beta > 20°/s$ und α hat das gleiche Vorzeichen wie die letzten 50 Werte der momentanen Augengeschwindigkeit mit der größeren Varianz (Varianztest).

Keck stellte 1984 einen Algorithmus vor, der in den folgenden Jahren ständig weiterentwickelt wurde. Er arbeitet nach dem Verfahren der Minimum-Maximum-Suche. Ein Rechtsnystagmus z.B. wird aus der schnellen Phase des vorhergehenden Nystagmusschlags und der langsamen Phase des aktuellen Schlags gebildet. Die Entscheidung, ob eine ermittelte Min-Max-Min-Folge einen gültigen Nystagmusschlag darstellt, wird anhand zweier zu erfüllender Kriterien getroffen:

- Die Dauer der langsamen Phase muß wenigstens 100 ms betragen.
- Die Geschwindigkeit der schnellen Phase (GSP) muß in einem bestimmten Verhältnis zur Geschwindigkeit der langsamen Phase (GLP) stehen.

Es wird gefordert:

$$\text{GSP} \geq \begin{cases} 2{,}5 \cdot \text{GLP, wenn GLP} < 2{,}5 \\ 1{,}2 \cdot \text{GLP} + 3{,}25 \text{ sonst.} \end{cases}$$

Eine Besonderheit des Programms liegt in der Erkennung der Extrema: Nach konventioneller Art wird die Position des kleinsten bzw. größten Werts der Augenposition seit dem zuletzt erkannten Nystagmusschlag registriert. Parallel dazu erfolgt jedoch die Erkennung von Übergängen zwischen schnellen und langsamen Phasen anhand der zweiten zeitlichen Ableitung der gemessenen Augenposition – der Augenbeschleunigung. In dieser Kurve finden sich die bei solchen „Phasenwechseln" entstehenden plötzlichen Änderungen der Augengeschwindigkeit als „hohe Zacken" wieder. Wird hier ein Wert gefunden, dessen Betrag einen bestimmten Schwellenwert übersteigt, wird der Phasenwechsel erkannt. Seine Richtung ergibt sich aus dem Vorzeichen des Werts für die Augenbeschleunigung. Die Auswertung dieser Kurve ermöglicht das Erkennen von „schnellen Phasen" innerhalb langsamer Phasen.

Die bisher genannten Analyseprogramme sind im wesentlichen für Echtzeitanalysen im Routinebetrieb der Gleichgewichtsdiagnostik entwickelt worden. Sie arbeiten außerdem mit fest vorgegebenen Abtastfrequenzen von 100 Hz (Allum et al. 1989; Keck 1984). Für wissenschaftliche Zwecke und insbesondere für die Analyse von Daten, die aus Videobildern der Augenbewegung gewonnen wurden, benötigt man eine jeweils angepaßte Abtastrate (Schultze 1991).

Die Analogdaten des Nystagmogramms werden dabei in digitalisierter Form zur Befunddokumentation und späteren Wiederholung der Analyse abgespeichert. Das Analyseverfahren basiert auf der Erkennung von jeweils 3 Punkten der Nystagmuskurve:

- Anfangspunkt der langsamen Nystagmusphase,
- Umkehrpunkt zwischen langsamer und schneller Phase,
- Endpunkt der schnellen Nystagmusphase.

Erfüllen die dabei gefundenen Abschnitte im Okulogramm eine Reihe von Kriterien, so werden sie als Nystagmus anerkannt. Abgesehen von den geforderten Verhältnissen der Phasengeschwindigkeit zueinander, sind alle für die Mustererkennung bedeutsamen Parameter frei einstellbar. Es sind individuelle Parametersätze für die einzelnen Untersuchungen und für unterschiedliche Abtastfrequenzen vorhanden. Ausgehend von der Tatsache, daß eine schnelle Nystagmusphase nicht willkürlich unterbrochen werden kann, sondern immer von einem langsameren Ereignis gefolgt wird, werden der Endpunkt der schnellen Nystagmusphase und danach retrospektiv ihr Anfangspunkt und der Anfangspunkt der langsamen Phase bestimmt (Abb. 14.11). Über eine lineare Regression und flexible Grenzwerte werden die Nystagmusschläge variiert, wobei die von Keck (1984) und Wortmann (1983) geforderten Verhältnisse zwischen schneller und langsamer Nystagmusphase eingehalten werden müssen.

Teil III

Diagnostischer Untersuchungsgang

An den Anfang des diagnostischen Untersuchungsgangs sind grundsätzlich die *grob orientierenden Untersuchungen* und die *Leuchtbrillenuntersuchung* zu stellen, denn mit ihnen werden bereits spontan vorhandene oder nur bei alltäglichen Bewegungen und Körperhaltungen sichtbare Krankheitszeichen gesucht. Sie würden vom weiteren Untersuchungsgang am stärksten verändert werden. Außerdem wird nach Symptomen gesucht, die jede weitere Untersuchung hinfällig machen oder den weiteren Untersuchungsgang drastisch verändern.

Es folgen die *experimentellen Untersuchungen.* Ihre Reihenfolge richtet sich nach der Dauer ihrer Nachwirkung und ihrer Provokation von vegetativen Symptomen. An den Anfang setzen wir die nahezu nachwirkungsfreien *okulomotorischen Prüfungen*, lassen dann die *physiologischen Gleichgewichtsprüfungen* wie Dreh- und Pendelprüfungen folgen und setzen die sehr provokativen Untersuchungen wie den *Halsdrehtest* und die *thermische Prüfung* an den Schluß.

Kapitel 15

Orientierende Untersuchungsverfahren 15

Diese Untersuchungsmethoden sollen Erkrankungen schon im Vorfeld einer groß angelegten, meßtechnisch und zeitlich aufwendigen Untersuchung aufspüren, so daß diese entweder nicht mehr nötig sind oder wegen der Wahrscheinlichkeit falsch positiver (z.B. Alkohol) oder falsch negativer (z.B. Müdigkeit) Ergebnisse nicht mehr möglich sind. Durch Spezifikation des Untersuchungsablaufs kann auch ein Zeitgewinn erreicht werden (z.B. beim akuten einseitigen Ausfall der Labyrinthfunktion).

Bei der Diagnostik von Gleichgewichtsstörungen wird selten die zugrundeliegende Erkrankung anhand eines Befundes gefunden. Häufig müssen verschiedene Symptome wie ein Puzzle zu einem Gesamtbild zusammengesetzt werden. Zu diesem Puzzle tragen auch die orientierenden Untersuchungen entscheidend bei, z. B. die Fingeruntersuchungen, die eine Augenmuskelparese aufdecken oder der Abdecktest, der eine latente Schielstellung erkennen läßt.

Die orientierenden Untersuchungen sind auch hilfreich bei der Bewertung artefaktreicher oder zweifelhafter meßtechnischer Befunde.

Orientierende Untersuchungen sind deshalb nicht fakultativ durchzuführen, sondern obligat an den Beginn jeder Gleichgewichtsdiagnostik zu stellen.

Zweckmäßigerweise finden sie direkt im Anschluß an die HNO-ärztliche Grunduntersuchung statt, d.h., der Patient sitzt dabei noch im Untersuchungsstuhl. Zur Dokumentation empfiehlt sich der im Anhang (S. 656 u. 657) abgedruckte Bogen.

15.1 Fingeruntersuchungen der Augenmotilität und Augenkoordination

15.1.1 Nachblicken

Der Patient blickt einem Gegenstand (oder Finger) nach, den der Untersucher in horizontaler, vertikaler und diagonaler Richtung im Gesichtsfeld des Patienten führt.

Gesucht werden:

- eine Gesichtsfeldeinschränkung: Sie führt nicht nur bei älteren Menschen zu einer Unsicherheit beim Gehen und bei der räumlichen Wahrnehmung sowie zu Störungen okulomotorischer Untersuchungen.
- Augenbewegungsstörungen, z.B. eine Augenmuskellähmung: In der Regel ist eine Augenmuskellähmung mit Doppelbildern kombiniert. Manchmal ist sie aber durch eine spezielle Kopfhaltung kompensiert, z.B. bei einer Trochlearisparese, und wird dann vom Patienten nicht in der Anamnese angegeben.
- ein okulärer Fixationsnystagmus. Kennzeichen: pendelförmige Augenbewegungen, die beim Blick nach lateral in einen Blickrichtungsnystagmus großer Amplitude übergehen und bei Konvergenz und einäugigem Sehen gehemmt werden. Der Nystagmus ist bei Fixation stärker als ohne Fixation. Die Unterscheidungskriterien zwischen vestibulärem Nystagmus und okulärem Fixationsnystagmus sind in Tabelle 15.1 wiedergegeben.
- ein Blickrichtungsnystagmus: differentialdiagnostisch zu trennen vom physiologischen Endstellnystagmus. Es handelt sich um einen Blickrichtungsnystagmus, wenn ein nach lateral gerichteter Nystagmus bei Seitenblick unter 30° auftritt.

Tabelle 15.1. Unterscheidungsmerkmale zwischen vestibulärem Nystagmus und okulärem Fixationsnystagmus

Vestibulärer Spontannystagmus	Okulärer Fixationsnystagmus
- Ruckartig mit langsamer und darauffolgender schneller Phase.	- Pendelförmig mit zwei langsamen oder zwei mittelschnellen Phasen. Beim Blick zur Seite wird der okuläre Fixationsnystagmus ebenfalls ruckartig, seine schnelle Phase geht in Blickrichtung.
- Bei Fixation wird ein vestibulärer Spontannystagmus unterdrückt.	- Bei Fixation wird ein okulärer Fixationsnystagmus verstärkt.
- Der Nystagmus ist meist begleitet von Schwindel.	- Kein Schwindel - Charakteristische Kopfhaltung nach unten und gedreht (s. S. 448).

15.1.2
Untersuchung der langsamen Blickfolgeleistung

Untersucht wird ein dynamischer okulomotorischer Vorgang. Der Patient blickt dabei einem langsam (unter 40°/s) sinusförmig bewegten Gegenstand nach, der in horizontaler Richtung ca. 50 cm vor dem Patienten mit max. 40 cm Amplitude hin und her bewegt wird. Geeignet dafür ist ein horizontal bewegtes Pendel, das von der Decke hängt. Bei Nichtbenutzung wird es an der Wand des Untersuchungsraums befestigt. Beim Gesunden sind die Augenbewegungen glatt und - wie der Reiz - sinusförmig; bei zentralen Gleichgewichtsstörungen sind sie von raschen Augenbewegungen (Sakkaden) durchsetzt. Diese Untersuchung kann auch mit dem Finger des Untersuchers als bewegtem Gegenstand durchgeführt werden. Dabei ist zu beachten, daß auch beim Gesunden zahlreiche Sakkaden aufgrund einer nicht glatten Fingerbewegung und aufgrund eines unruhigen Hintergrunds auftreten können. Sie sind nur zu vermeiden, wenn der Hintergrund optisch ruhig ist, d.h., der Finger sollte nicht zwischen Untersucher und Patient hin und her geführt werden, sondern der Untersucher steht seitlich, und der Finger wird vor einem ruhigen Hintergrund geführt.

15.1.3
Untersuchung der Suppressionsfähigkeit eines Nystagmus

Sie ist bei zentral vestibulären, speziell zerebellären Erkrankungen gestört, aber auch nach Alkoholgenuß. Der Patient wird dabei auf einem Untersuchungs- oder Bürostuhl hin und her gedreht. Er fixiert seinen eigenen vorgehaltenen Finger. Durch die Fixation wird der während der Drehbeschleunigung auftretende Nystagmus unterdrückt.

Besteht trotz Fixation ein deutlicher Nystagmus oder gibt der Patient an, der fixierte Finger bewege sich oder sei verschwommen, so ist eine exakte Alkoholanamnese zu erstellen. Es ist zu beachten, daß alle Gleichgewichtsuntersuchungsbefunde durch Alkohol gestört werden. Bei der thermischen Prüfung können artifizielle Seitendifferenzen entstehen.

Besteht bei gutachterlichen Untersuchungen eine verminderte Suppressionsfähigkeit (sie ist nystagmographisch zu dokumentieren) sowie ein konvergierender oder divergierender Lagenystagmus, so muß Alkoholgenuß durch eine Blutalkoholuntersuchung ausgeschlossen werden.

15.1.4 Blicksprünge (Sakkaden)

Sie können orientierend geprüft werden, wenn der Patient den erhobenen Zeigefinder der rechten und linken Hand des Untersuchers abwechselnd anblickt. Der Abstand der Hände voneinander sollte ca. 30 cm betragen, der Abstand vom Patienten ca. 50 cm. Hypometrien (zu kurzer Blicksprung) und Hypermetrien (zu langer Blicksprung) treten vor allem bei einer zerebellären Störung auf. Sie werden durch die Korrekturbewegungen am Ende einer Sakkade erkannt. Zur Sakkadenverlangsamung kommt es bei Müdigkeit (z. B. Sedierung) und Alkoholgenuß, aber auch bei neurologischen Systemerkrankungen und entzündlichen Erkrankungen der supranukleären pontinen Region.

15.2 Abdeck- und Aufdecktest

Gesucht wird ein latenter Strabismus (Heterophorie). Typisches Beschwerdebild sind Kopfschmerzen und Schwindel, die im Verlauf des Tages und besonders beim Lesen zunehmen und bei Abdecken eines Auges verschwinden.

Der Patient fixiert bei diesem Test einen Punkt oder besser eine punktförmige Lichtquelle in 5–6 m Abstand. Mit einer kleinen Platte von 6 cm Durchmesser oder mit der Hand wird ein Auge abgedeckt bzw. Platte oder Hand werden beim Aufdecktest entfernt. Wegen des fehlenden Fusionszwangs driftet beim Abdecktest ein heterophobes Auge in die Schielstellung ab bzw. geht beim Aufdecktest von der Schielstellung in die Fusionsstellung.

15.3 Leuchtbrillenuntersuchung zur Fahndung nach Spontan- und Provokationsnystagmus

15.3.1 Spontannystagmus

Unter einem Spontannystagmus versteht man einen Nystagmus, der wirklich spontan und ohne weiteres Zutun vorhanden ist (Frenzel 1925; 1982). Ein Spontannystagmus wird beim Blick geradeaus und beim Blick in die vier Hauptrichtungen, d.h. ca. 20° nach rechts, links, oben und unten gesucht. Ein extremer Seitwärtsblick muß vermieden werden, weil er den physiologischen Endstell- oder Ermüdungsnystagmus hervorrufen kann.

Darstellung des Spontannystagmus

Zur Darstellung des Nystagmus wurde 1938 von Frenzel ein Sechseck-Schema entwickelt, das einer geometrischen Feldeinteilung der Orbita entspricht (Abb. 15.1, 15.2). In dieses Schema werden die Nystagmusqualitäten mit Symbolen eingetragen.

Schlagrichtung

Die Richtung der schnellen Nystagmuskomponente wird mit Pfeilen wiedergegeben (Abb. 15.3). Der Nystagmus kann rein horizontal, rein vertikal und rein rotierend sein. Daneben kommen Mischformen vor, die entweder direkt, wie der Diagonalnystagmus, oder durch Aufschlüsseln in die beteiligten Komponenten dargestellt werden.

Ändert ein Spontannystagmus im Verlauf der Untersuchung mehrfach seine Form oder Richtung, so sollen die Symbole der vorkommenden Nystag-

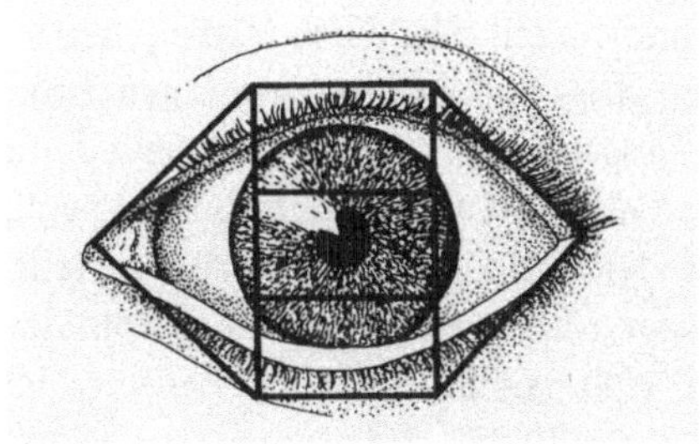
15.1

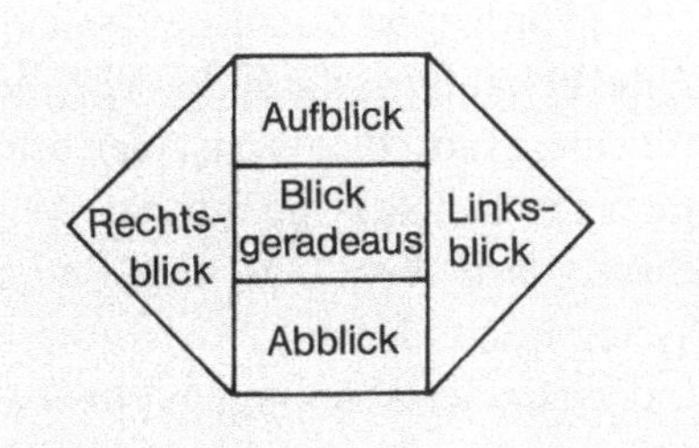

15.2

Abb. 15.1. Geometrische Einteilung der Orbita (nach Frenzel)

Abb. 15.2. Grundschema zur Dokumentation des Spontannystagmus

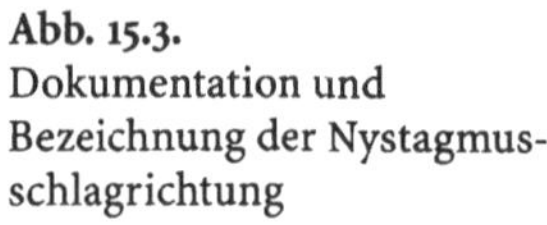

Abb. 15.3. Dokumentation und Bezeichnung der Nystagmusschlagrichtung

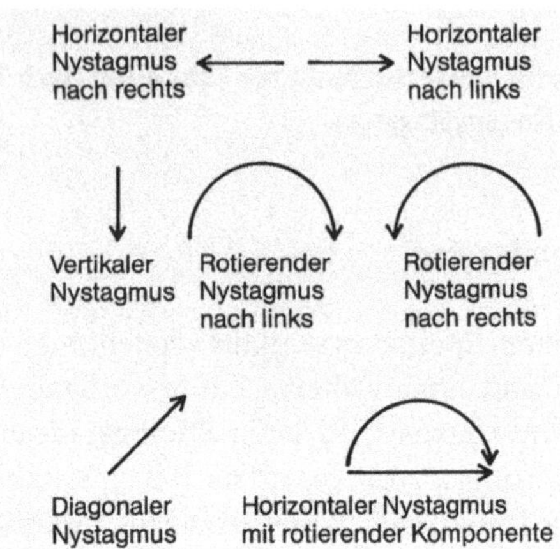

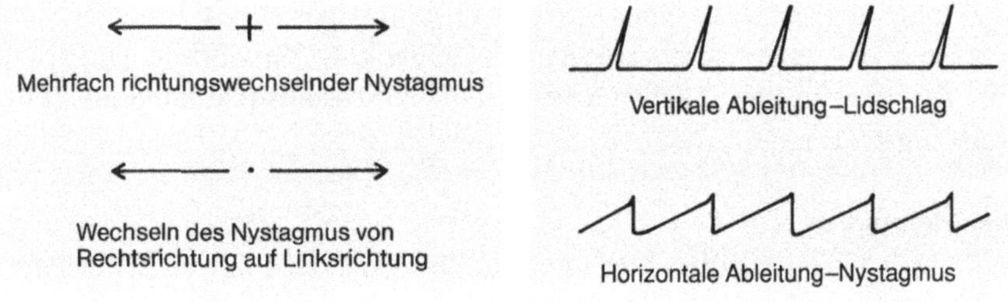

15.4 15

Abb. 15.4. Verbindende Nystagmussymbole

Abb. 15.5. Synchronisierung von Lidschlag und linksgerichtetem horizontalem Nystagmus

musqualitäten mit Plus- oder Punkt-Zeichen verbunden werden (Abb. 15.4). Diese von Frenzel angegebenen „verbindenden" Symbole haben sich nicht eingebürgert.

Eindeutiger ist es, solche Nystagmusänderungen schriftlich festzuhalten.

Recht häufig verläuft die schnelle Phase eines Spontannystagmus synchron mit einem Lidschlag, sie ist gleichsam im Lidschlag verborgen. Man sieht dann unter der Leuchtbrille nur das Wegdriften des Bulbus, nämlich die langsame Phase. Nach dem Lidschlag finden wir den Bulbus wieder zurückgestellt. Nystagmographisch läßt sich dieser Vorgang bei gleichzeitiger horizontaler und vertikaler Ableitung gut beobachten (Abb. 15.5).

Einen Sonderfall dieser Verhältnisse stellt die „langsame Deviation" (Frenzel) dar. Unter der Leuchtbrille und bei elektronystagmographischer DC-Ableitung beobachtet man bei akuten frontalen Großhirnläsionen eine

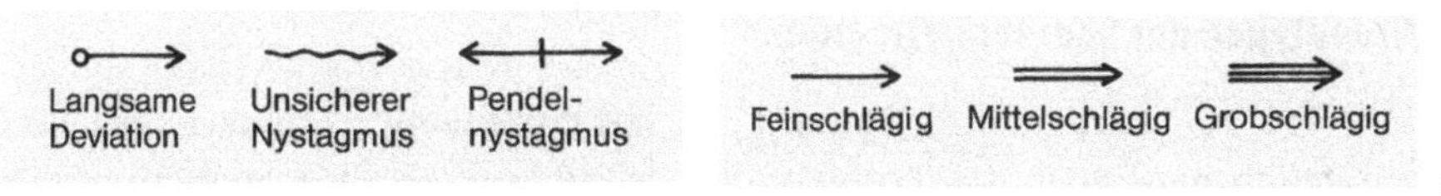

15.6 15.7

Abb. 15.6. Sonderformen

Abb. 15.7. Darstellung der Nystagmusamplitude

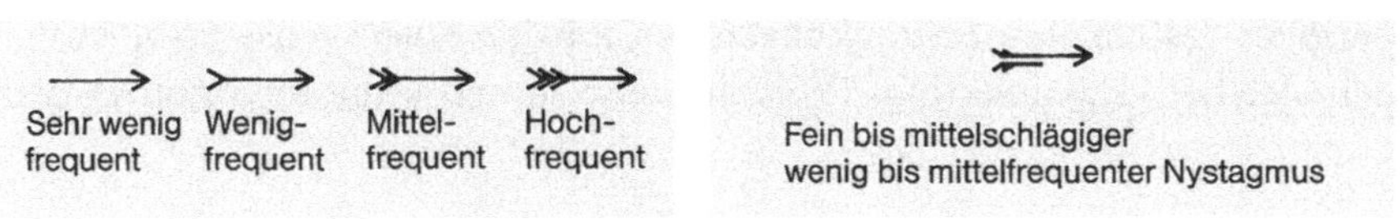

15.8 15.9

Abb. 15.8. Darstellung der Nystagmusfrequenz

Abb. 15.9. Darstellung von Übergangsformen der Nystagmusintensität

sehr langsame Bewegung beider Bulbi nach der Seite des Herdes (ipsiversiv), bei pontomesenzephalen Läsionen eine sehr langsame Bulbusbewegung zur Gegenseite (kontraversiv). Von Frenzel wurde der langsamen Deviation ein gesondertes Symbol zugeordnet (Abb. 15.6). Für den Unerfahrenen liegt eine Verwechslung mit dem vorher beschriebenen und viel häufigeren, sehr langsamen Spontannystagmus, dessen schnelle Phase im Lidschlag verborgen ist, nahe.

Augenbewegungen, die sich nicht eindeutig in langsame und schnelle Teilbewegungen zerlegen lassen, bei denen der Nystagmuscharakter also zweifelhaft ist, werden mit einer Schlangenlinie bezeichnet (Abb. 15.6) Ein Pendelnystagmus wird gekennzeichnet durch einen Doppelpfeil.

Intensität

Bei der Untersuchung mit der Leuchtbrille kann die Intensität eines Nystagmus vom Untersucher nur geschätzt werden. Dokumentiert werden die Amplitude und die Frequenz, und zwar erfolgt die Kennzeichnung der Amplitude durch die Zahl der Pfeilstriche, die Kennzeichnung der Frequenz durch die Zahl der Pfeilfähnchen (Abb. 15.7, 15.8). Die Einordnung der beobachteten Nystagmusparameter in diese Intensitätsabstufungen ist zwar zu einem großen Teil in das Ermessen des Untersuchers gestellt, jedoch ist bekannt, daß ein erfahrener Untersucher eine sehr große Sicherheit in der Beurteilung eines Nystagmus erlangt. In Zweifelsfällen werden von Frenzel Übergangsschätzungen empfohlen, nämlich die Halbierung eines Pfeilstrichs oder das Weglassen eines der beiden Pfeilfähnchen (Abb. 15.9).

Grundtypen des Spontannystagmus

Von Frenzel wurden drei Grundtypen des Spontannystagmus angegeben; zusätzlich muß noch das Problem des sog. physiologischen Spontannystagmus diskutiert werden.

Richtungsbestimmter Spontannystagmus

Er schlägt bei allen Augenstellungen in dieselbe Richtung (Abb. 15.10). Ein horizontaler richtungsbestimmter Spontannystagmus kommt vorwiegend bei peripher-vestibulären Erkrankungen vor, z.B. bei einem einseitigen Ausfall der Gleichgewichtsfunktion. Typischerweise nimmt seine Intensität in dem

Abb. 15.10.
Richtungsbestimmter Spontannystagmus nach rechts 5 Tage nach Ausfall des linken Gleichgewichtsorgans

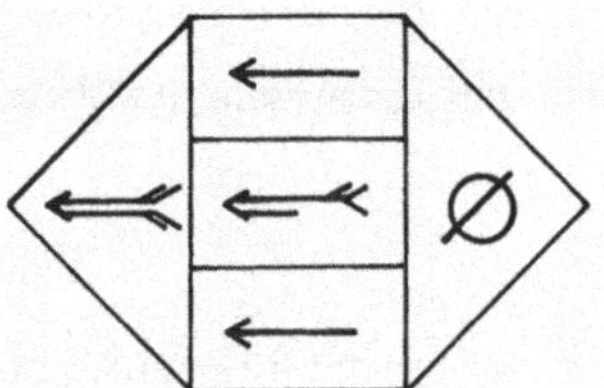

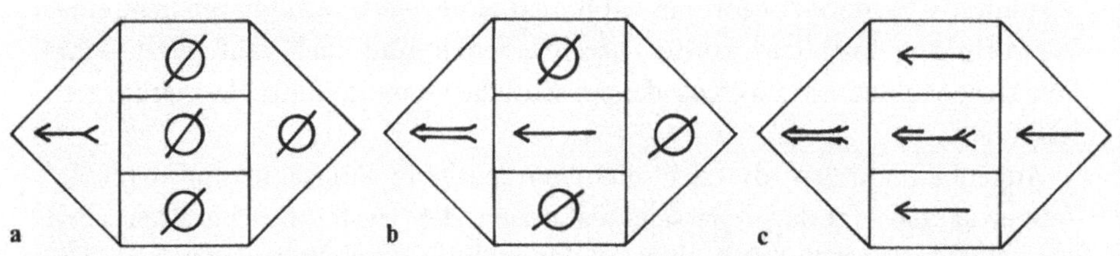

Abb. 15.11 a–c. Intensitätsabschätzung des richtungsbestimmten Spontannystagmus nach Alexander (1912). **a** Spontannystagmus 1. Grades, **b** Spontannystagmus 2. Grades, **c** Spontannystagmus 3. Grades

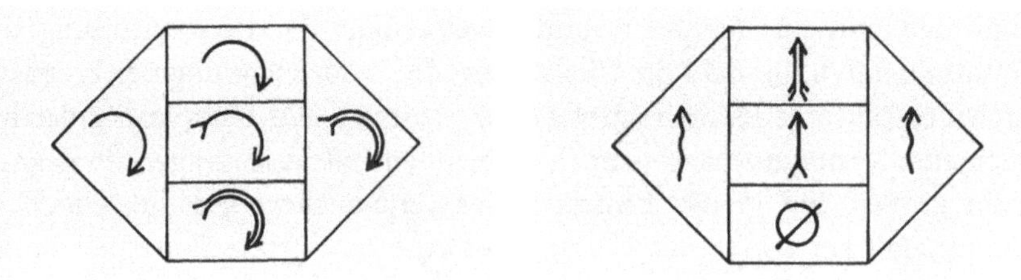

15.12

Abb. 15.12. Rein rotierender, richtungsbestimmter Spontannystagmus bei Hirnstammgliom

Abb. 15.13. Rein vertikaler, richtungsbestimmter Spontannystagmus bei Lues III

Maße zu, in dem das Auge in die Richtung der schnellen Nystagmusphase blickt. Von Alexander wurde 1912 eine Gradeinteilung für dieses Intensitätsgefälle angegeben. Demnach spricht man von einem Spontannystagmus 1. Grades, wenn der Nystagmus nur beim Blick in die Richtung der schnellen Phase, von einem Spontannystagmus 2. Grades, wenn er auch beim Blick geradeaus und von einem Spontannystagmus 3. Grades, wenn er sogar beim Blick in Richtung der langsamen Phase auftritt (Abb. 15.11). Im Gegensatz zum rein horizontalen richtungsbestimmten Spontannystagmus sind der rein rotierende (Abb. 15.12) und der rein vertikale (Abb. 15.13) richtungsbestimmte Spontannystagmus vornehmlich zentrale Symptome. Die pathogenetischen Möglichkeiten sind zahlreich; der Vertikalnystagmus wird gehäuft bei Lues III gesehen. Differentialdiagnostisch muß eine isolierte Störung der Otolithenorgane bedacht werden (s. S. 571).

Regelmäßiger Blickrichtungsnystagmus

Dieser Typ des Spontannystagmus tritt nur auf, wenn die Augen die Geradeausposition verlassen. Seine schnelle Phase schlägt immer zur Seite der Blickrichtung, d. h. beim Blick nach rechts entsteht ein Rechtsnystagmus, beim Blick nach links ein Linksnystagmus. Beim Blick geradeaus besteht kein Nystagmus (Abb. 15.14, 15.15).

Dieser Nystagmus darf nicht mit dem physiologischen *Endstellnystagmus* verwechselt werden. Hierbei handelt es sich um einen Nystagmus, der physiologisch bei starkem Blick zur Seite auftritt (Abb. 15.16). Er entsteht nach Kornhuber ab einem Blickwinkel von 20°, wird mit zunehmendem Seitblick stärker und besteht so lang, wie der Seitblick anhält, ist aber oft unregelmäßig.

Der Blickrichtungsnystagmus tritt auf bei zentralen Störungen im Bereich des Hirnstamms, aber auch des Großhirns. Frenzel vermutet, daß pathologische Prozesse im zentralen optischen System dieses Symptom mitverursachen.

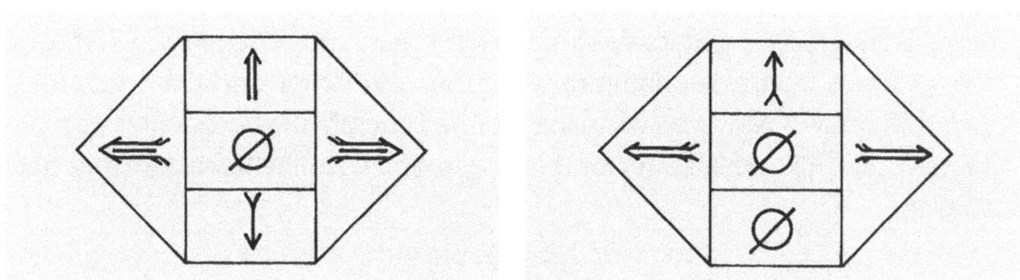

4

15.15

Abb. 15.14. Starker, regelmäßiger Blickrichtungsnystagmus bei basaler Enzephalitis

Abb. 15.15. Regelmäßiger Blickrichtungsnystagmus bei Frontalhirnabszeß

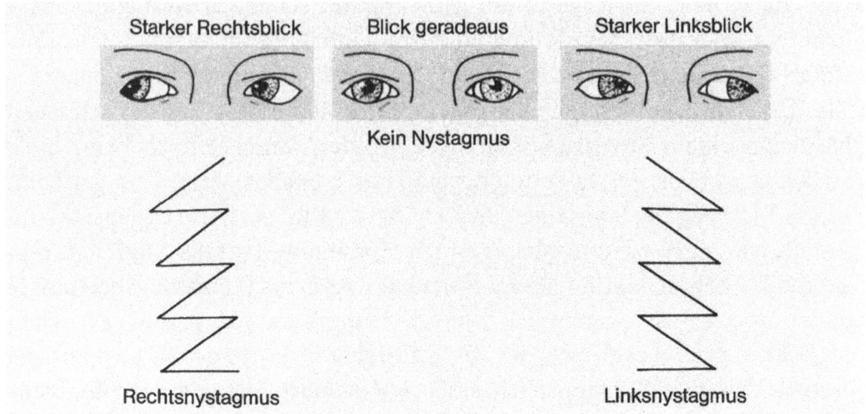

Abb. 15.16. Physiologischer Endstellnystagmus bei starkem Seitblick

Regelloser Blickrichtungsnystagmus

Er unterscheidet sich vom regelmäßigen Blickrichtungsnystagmus durch wechselnde Stärke und durch sein Vorhandensein auch beim Blick geradeaus. Hier sind vermutlich optische und vestibuläre Bahnen von der Störung betroffen, die zwischen dem Gleichgewichtskerngebiet und der Vierhügelplatte sowie in den basalen Kleinhirnkernen zu suchen ist. Bei der multiplen Sklerose ist der regellose Blickrichtungsnystagmus ein typischer Befund (Abb. 15.17). Tumoren der Pons und des kaudalen Hirnstamms können ihn als Frühsymptom verursachen, Tumoren des Kleinhirnbrückenwinkels erst, wenn sie auf den Hirnstamm drücken (Abb. 15.18).

Differentialdiagnostisch abzugrenzen ist er vom:

- angeborenen oder erworbenen okulären Fixationsnystagmus (Abb. 15.19, 15.20). Dieser zeigt zusätzlich zum charakteristischen Pendelverlauf beim Blick zur Seite nahezu immer einen kräftigen Blickrichtungsnystagmus, der auch bei Ausschaltung der Fixation mit der Leuchtbrille zu sehen ist. Er könnte dann für einen regellosen Blickrichtungsnystagmus gehalten werden.
- Rebound-Nystagmus (Abb. 15.21). Dieser seltene Spontannystagmus kehrt seine Schlagrichtung stets dann um, wenn man vom Blick in die Richtung der raschen Phase des Spontannystagmus zur Mitte zurückblicken läßt. Der Rebound-Nystagmus kann auch ohne Leuchtbrille beobachtet werden. Er tritt familiär gehäuft auf und soll von einer zerebellären Störung herrühren.

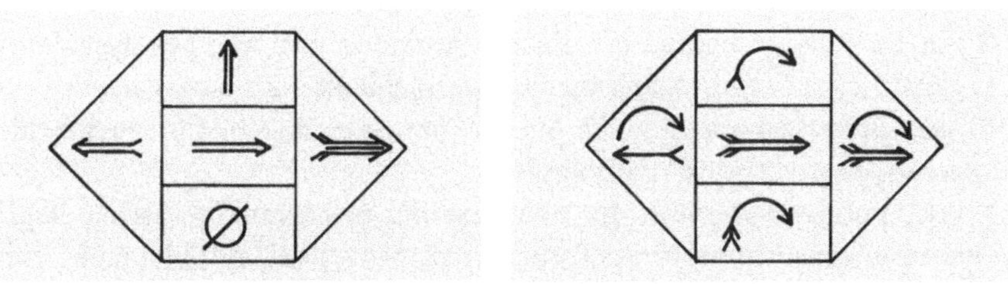

Abb. 15.17. Regelloser Blickrichtungsnystagmus bei multipler Sklerose

Abb. 15.18. Regelloser Blickrichtungsnystagmus bei Hirnstammtumor

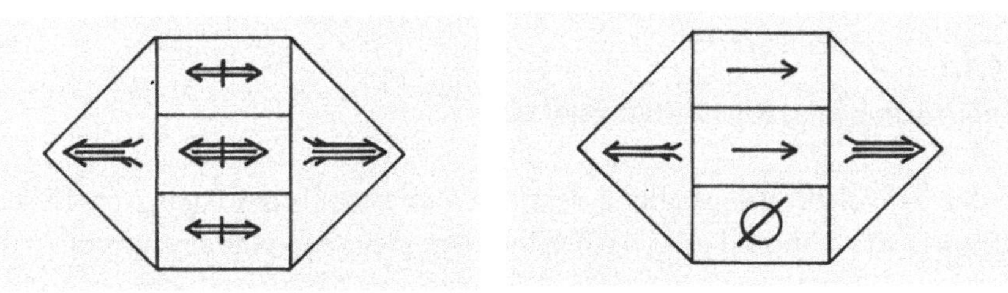

Abb. 15.19. Okulärer Fixationsnystagmus bei Beobachtung *ohne* Leuchtbrille

Abb. 15.20. Okulärer Fixationsnystagmus bei Beobachtung *mit* Leuchtbrille

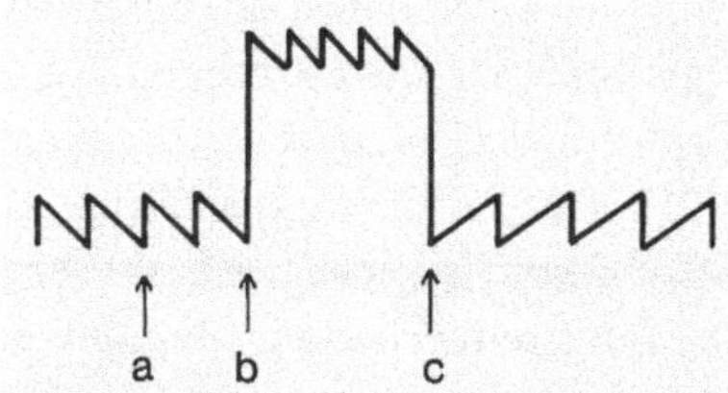

Abb. 15.21.
Rebound-Nystagmus (DC-Ableitung).
a Spontannystagmus nach rechts, **b** Blick nach rechts in Richtung der schnellen Phase, **c** Blick zurück zur Mitte. Es kommt zu einer Umkehr des Spontannystagmus. Er verläuft nun nach links

Physiologischer Spontannystagmus

Bei über 50 % aller gesunden Personen konnte von Mulch/Lewitzki (1977) und Mulch/Trinker (1975) ein Nystagmus auch ohne Reizung einer Afferenz, also *spontan* nachgewiesen werden. Er wird nur sichtbar bei nystagmographischer Registrierung in vollständiger Dunkelheit, nicht aber bei den üblichen Untersuchungen mit einer Leuchtbrille. Damit unterscheidet er sich eindeutig von einem pathologischen Spontannystagmus (Mulch 1977). Die Ursache dieses physiologischen Spontannystagmus ist nicht bekannt. Diskutiert werden frühe Traumen, Zustände nach entzündlichen Veränderungen am Ohr, aber auch belanglose Seitendifferenzen im Regelkreis.

- Ein Spontannystagmus bei einem Gesunden, der nur bei nystagmographischer Registrierung vorhanden ist, gilt als physiologisch.
- Jeder Spontannystagmus, der bei der Untersuchung mit der Leuchtbrille gefunden wird, gilt als pathologisch.
- Ein Spontannystagmus, der zwar nur bei nystagmographischer Registrierung, jedoch bei einem Patienten mit Schwindel und/oder einer zum Spontannystagmus passenden Seitendifferenz der vestibulären Erregbarkeit beobachtet wird, ist pathologisch.

15.3.2 Untersuchung des Provokationsnystagmus

Unter Provokationsnystagmus versteht man einen pathologischen Nystagmus, der nur während oder nach provozierenden Maßnahmen auftritt.

Lockerungsmaßnahmen

Durch heftige Reizung des Gleichgewichtssystems wird eine in Ruhe kompensierte Störung wieder zum Vorschein gebracht. Provozierende Lockerungsmaßnahmen sind alle kurzen, heftigen Kopfbewegungen wie Kopfschütteln, schnelles Bücken und Wiederaufrichten (Abb. 15.22 a – e), aber auch unphysiologische Reize wie die thermische Prüfung. Als Standardprovokation wird der Kopf des Patienten vom Untersucher 5mal kurz und kräftig in horizontaler und vertikaler Ebene geschüttelt. Bei jeder pathologischen Tonusdifferenz der Gleichgewichtskerne bleibt dieser „Kopfschüttelnystagmus" als Restsymptom am längsten erhalten. Dementsprechend geben die Patienten eine kurze Unsicherheit während des Kopfschüttelns an und berichten typischerweise von einer kurzen Unsicherheit beim Überqueren einer Fahrbahn infolge der dabei notwendigen kurzen und raschen Kopfbewegung beim Beobachten des Verkehrs.

Nystagmus bei Einnahme der Schwindellage

In der Untersuchungssituation wird der Kopf bzw. der Körper in die Haltung oder Lage gebracht, in welcher der Patient Schwindel angibt. Die Untersuchung ist besonders wichtig bei Störungen von seiten der HWS. Berichtet ein Patient z. B. von einem Schwindel beim Blick nach oben, so wird versucht, die auslösende Haltung zu finden und den auftretenden Nystagmus zu beobachten. Die Haltung wird grundsätzlich mehrfach eingenommen, um die Reproduzierbarkeit der Störung zu prüfen (Abb. 15.23).

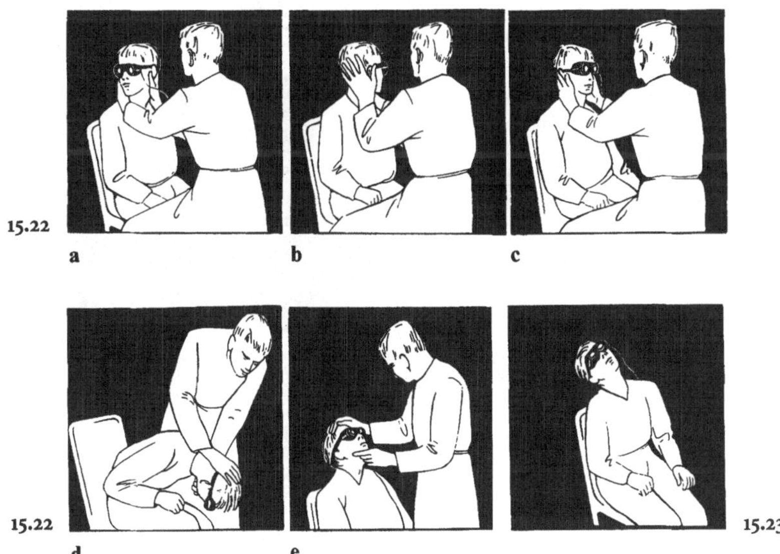

Abb. 15.22 a–e. Lockerungsmaßnahmen. **a–c** Kopfschütteln, **d, e** schnelles Bücken und Wiederaufrichten. (Aus Frenzel, Minningerode u. Stenger 1982)

Abb. 15.23. Untersuchung in der Schwindellage. (Aus Frenzel, Minningerode u. Stenger 1982)

Lageprüfung

Hierbei wird der liegende Körper langsam von der Rückenlage in die Rechts- und in die Linksseitenlage gedreht (Abb. 15.24). Der Patient darf sich zum Drehen also nicht aufsetzen. Der Kopf darf in Seitenlage nicht frei hängen (Kissen!). Bei sehr korpulenten Patienten kann sich der erfahrene Untersucher auf die Drehung allein des Kopfes beschränken. Allerdings liegt ein Nachteil in der gleichzeitigen Rotation der HWS, so daß zervikale Faktoren das Untersuchungsergebnis beeinflussen können.

Der bei der Lageprüfung auftretende Lagenystagmus wird entsprechend dem Vorschlag Frenzels nach Richtung und Dauer in drei Felder eingetragen (Abb. 15.25).

Im folgenden werden die zwei Arten des Lagenystagmus beschrieben.

Richtungsbestimmter Lagenystagmus

Dieser meist wenig intensive, doch unerschöpfliche Lagenystagmus, der immer dieselbe Richtung aufweist, ist als ein gelockerter Spontannystagmus zu deuten (Abb. 15.26). Er ist bei allen Untersuchungen ständig vorhanden, wobei seine Stärke von der Intensität der provozierenden Maßnahme abhängt. Es ist gleichgültig, ob ein richtungsbestimmter Lagenystagmus aus mehreren

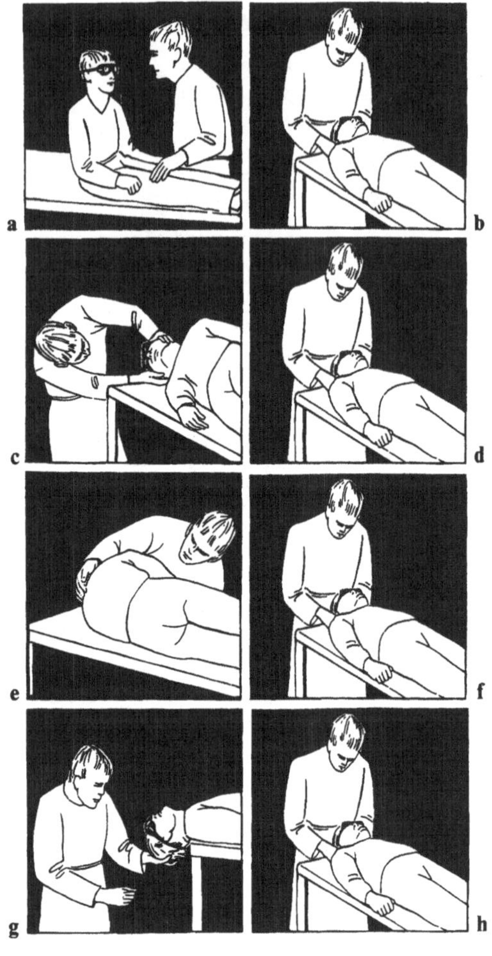

Abb. 15.24 a–h.
Lageprüfung. **a** Sitzend, Kopf aufrecht (Null-Lage); **b** Rückenlage, **c** Rechtslage, **d** 2. Rückenlage, **e** Linkslage, **f** 3. Rückenlage, **g** Kopfhängelage, **h** 4. Rückenlage. Alle Lageänderungen werden langsam vorgenommen. (Aus Frenzel, Minningerode u. Stenger 1982)

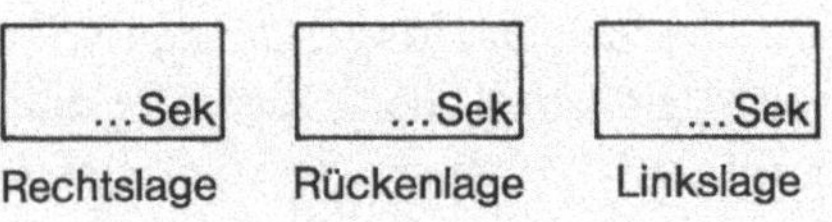

Abb. 15.25.
Schema zur Dokumentation des Lagenystagmus

Abb. 15.26. Richtungsbestimmter Lagenystagmus nach rechts zusammen mit Spontan- und Kopfschüttelnystagmus nach rechts 14 Tage nach einem Labyrinthausfall links

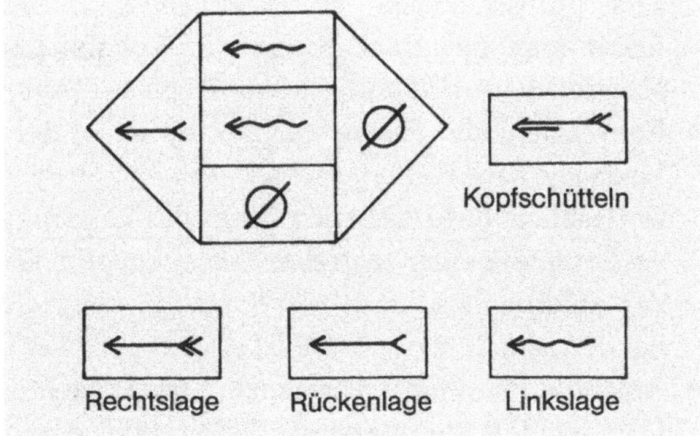

Komponenten zusammengesetzt ist, ob er rein rotierend oder ob er nur horizontal ist.

Charakteristisch ist, daß ein Richtungswechsel in die entgegengesetzte horizontale oder in eine vertikale Schlagrichtung nicht erfolgt (Frenzel 1982).

Regelmäßiger richtungswechselnder Lagenystagmus

Er zeichnet sich durch die Symmetrie des Gesamtbilds aus. Die genaue Entstehungsursache ist nicht bekannt. Wahrscheinlich handelt es sich um eine pathologische Unfähigkeit des Gleichgewichtskerngebietes, Änderungen der schwerkraftbedingten Signale vom Utrikulus und Sakkulus entsprechend zu verarbeiten. Solche Änderungen treten beim Lagewechsel auf.

Drei Formen werden beobachtet:

- Divergierender Lagenystagmus: Er ist bei Rechtslage nach rechts und bei Linkslage nach links gerichtet (Abb. 15.27). Dieser Nystagmus tritt bei Intoxikationen und großflächigen Infektionen des Zentralnervensystems auf. Er ist regelmäßig in den ersten Stunden nach Alkoholgenuß zu finden (s. S. 307). Auch Narkotika verursachen ihn. Er ist deshalb einige Stunden nach einer Narkose noch zu beobachten.

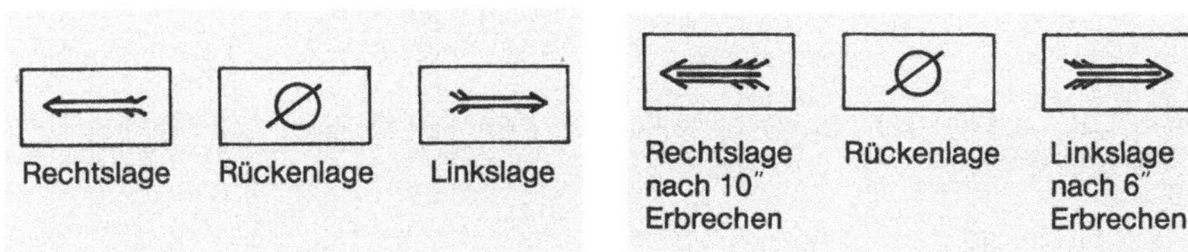

Abb. 15.27. Regelmäßig richtungswechselnder Lagenystagmus (divergierend) 60 min nach Alkoholgenuß

Abb. 15.28. Divergierender, regelmäßig richtungswechselnder Lagenystagmus bei Enzephalitis

Sehr grobschlägigen, mittelfrequenten, divergierenden Lagenystagmus findet man bei einer basalen Enzephalitis. Kurz nach Einnahme der Schwindellage tritt heftiges Erbrechen auf (Abb. 15.28).

- Konvergierender Lagenystagmus: Er ist bei Rechtslage nach links und bei Linkslage nach rechts gerichtet (Abb. 15.29). Bei dieser 1948 von Meyer zum Gottesberge beschriebenen Form des Lagenystagmus handelt es sich um ein Symptom einer zentralen Erkrankung im Gleichgewichtskerngebiet. In der Abklingphase nach Alkoholgenuß kann dieser Nystagmus auch vorhanden sein. In diesem Fall ist er aber peripher bedingt.
- Regellos richtungswechselnder Lagenystagmus: Für diese Nystagmusform ist die Asymmetrie des Gesamtbilds charakteristisch. Es können alle Schlagrichtungen einschließlich rotierender Augenbewegungen vorkommen (Abb. 15.30). Die Pathogenese ist nicht einheitlich. Von den peripheren Erkrankungen kann nur der Morbus Menière zu einem solchen Bild führen. Der Nystagmus ist hier meist von geringer Intensität und transitorisch. Auf die Nachwirkungen eines Lagerungsnystagmus (s. S. 190) ist zu achten.
- Auch bei zentralen Erkrankungen, v. a. wenn deren Entstehung länger zurückliegt (Schädel-Hirn-Traumen oder apoplektische Insulte), findet man oft den regellos richtungswechselnden Lagenystagmus. Er ist häufig kontinuierlich schlagend und wird von uncharakteristischen Beschwerden begleitet (Abb. 15.31).

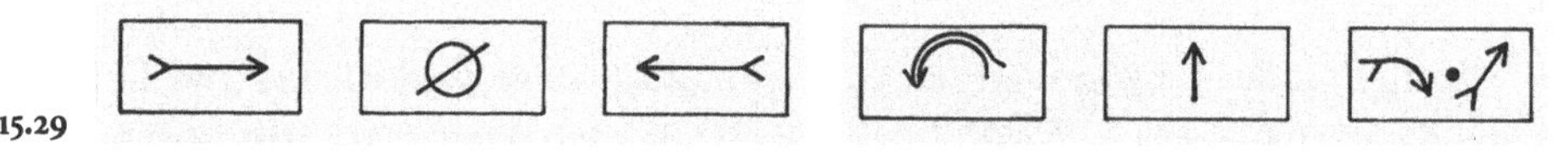

Abb. 15.29. Konvergierender, regelmäßig richtungswechselnder Lagenystagmus 8 h nach Alkoholgenuß

Abb. 15.30. Regellos richtungswechselnder Lagenystagmus nach apoplektischem Insult

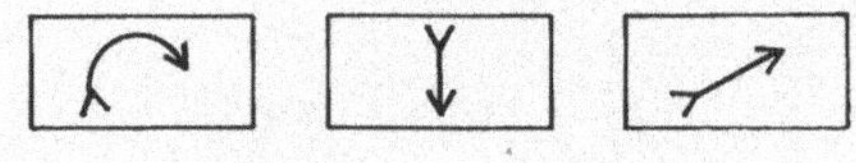

Abb. 15.31. Regellos richtungswechselnder Lagenystagmus 2 Jahre nach einem okzipitalen Schädel-Hirn-Trauma

Lagerungsprüfung nach Hallpike – Stenger

Diese Untersuchung ist eine Kombination aus einer stark provozierenden Körperhaltung, nämlich der Kopfhängelage mit geradem und gedrehtem Kopf und raschen Lageänderungen. An der provokativen Maßnahme sind mehrere Faktoren beteiligt:

- die Halswirbelsäule (durch die Überstreckung des Kopfes, die mit Kopfdrehung kombiniert wird),
- Massenverschiebungen innerhalb des Schädels durch die raschen Lageänderungen und
- ein kräftiger Gleichgewichtsreiz durch die schnellen Kopfbewegungen.

Entsprechend vielfältig sind auch die Ursachen eines auftretenden Nystagmus. Mechanische Irritationen an der Arteria vertebralis, Durchblutungsstörungen im Vertebralis-Basilaris-Kreislauf und auch rein periphere Erkrankungen an den Gleichgewichtsorganen müssen in Betracht gezogen werden.

Die Prüfung beginnt in der Nullstellung, in der der Patient auf der Untersuchungsliege sitzt (Abb. 15.32). Er wird dann schnell innerhalb von 1–2 s in

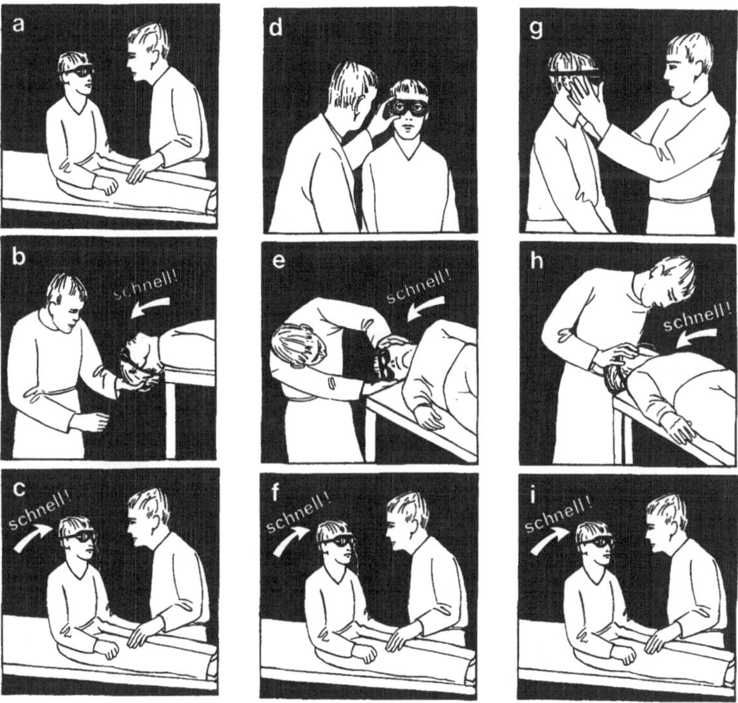

Abb. 15.32 a – i. Ablauf der Lagerungsprüfung. (Aus Frenzel, Minningerode u. Stenger 1982)

die gerade Kopfhängelage gebracht (Lagerung). Diese Position wird 5–10 s eingehalten und der Patient danach rasch wieder aufgesetzt. Nach einer Pause von ca. 5 s zur Nystagmusbeobachtung wird der Kopf zur Seite gedreht und der Lagerungsvorgang bei Kopfhaltung rechts und links wiederholt.

Ablauf der Lagerungsprüfung

a. Patient sitzt, Kopf gerade
b. Umlagerung in die gerade Hängekopflage; 5 s zur Nystagmusbeobachtung
c. Aufrichtung zum Sitzen; 5 s zur Nystagmusbeobachtung
d. Kopfdrehung nach rechts
e. Umlagerung in die rechte Kopfhängelage; 5 s zur Nystagmusbeobachtung
f. Aufrichtung zum Sitzen; 5 s zur Nystagmusbeobachtung
g. Kopfdrehung nach links
h. Umlagerung in die linke Kopfhängelage; 5 s zur Nystagmusbeobachtung
i. Aufrichtung zum Sitzen; 5 s zur Nystagmusbeobachtung

Der Lagerungsnystagmus wird entsprechend einer Empfehlung Frenzels in ein Schema eingetragen (Abb. 15.33).

Formen des Lagerungsnystagmus

■ **Benigner paroxysmaler Lagerungsnystagmus (Canalolithiasis).** Er ist ein rotierender Nystagmus und tritt erst nach einer Latenz von einigen Sekunden nach dem Umlagern vom Sitzen in die Kopfhängelage auf. Beim Wiederaufrichten wird er gegenläufig (Abb. 15.34). Er entwickelt sich crescendo-decrescendoartig, wird sehr heftig und dauert selten länger als 15 s. Kurz vor dem Nystagmus setzt bereits ein sehr heftiges Schwindelgefühl ohne Übelkeit ein, das ebenfalls einen crescendo-decrescendoartigen Verlauf hat. Andere Symptome fehlen. Der benigne paroxysmale Lagerungsnystagmus ist reproduzierbar, wird aber zunehmend schwächer, ein Effekt, der therapeutisch genutzt wird. Dieses Symptom wird auf eine Erkrankung des Gleichgewichtsorgans (Canalolithiasis s. S. 362) zurückgeführt.

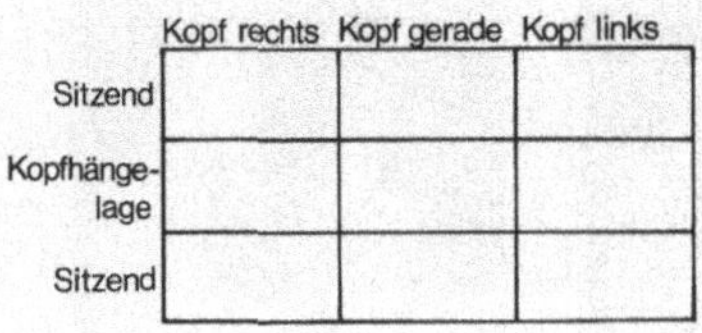

15.33

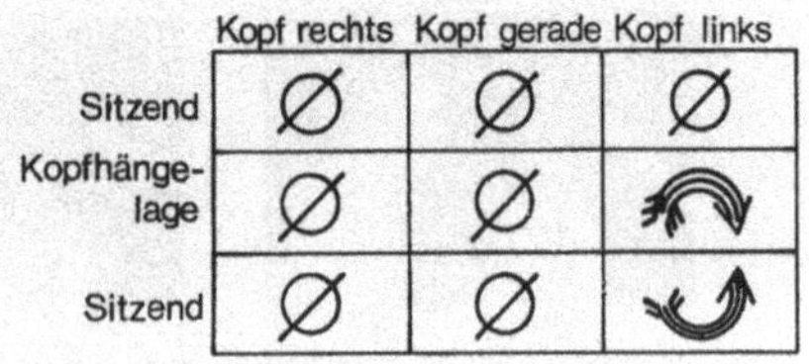

	Kopf rechts	Kopf gerade	Kopf links
Sitzend			
Kopfhänge-lage			
Sitzend			

15.34

	Kopf rechts	Kopf gerade	Kopf links
Sitzend	Ø	Ø	Ø
Kopfhänge-lage	Ø	Ø	↷
Sitzend	Ø	Ø	↶

Abb. 15.33. Schema zur Dokumentation des Lagerungsnystagmus

Abb. 15.34. Benigner paroxysmaler Lagerungsnystagmus nach Schädel-Hirn-Trauma

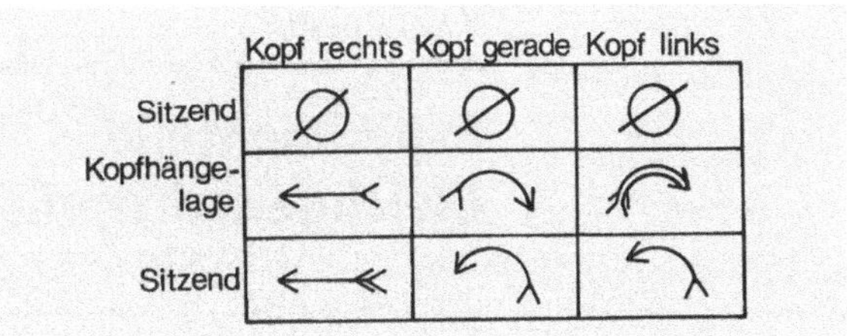

Abb. 15.35. Lagerungsnystagmus bei HWS-Syndrom

■ **Lagerungsnystagmus bei HWS-Syndrom.** Die Symptome sind ähnlich denen bei einer Canalolithiasis, jedoch nicht so regelmäßig bezüglich Richtung und Ausprägung des Nystagmus (Abb. 15.35). Bei Überstreckung des Halses in Kopfhängelage kann ein Nystagmus auftreten mit Latenz, mit Crescendo-Decrescendocharakter, aber von deutlich geringerer Stärke und mit geringerem Begleitschwindel. Er kann horizontal gerichtet sein. Die für eine Canalolithiasis typische Gegenläufigkeit des Nystagmus beim Wiederaufrichten fehlt. Dagegen kann dieser Nystagmus bei Drehung des Kopfes die Richtung ändern.

Deutliche Störungen sind reproduzierbar, geringere selten. Die Stärke und Richtung des Nystagmus kann bei wiederholten Prüfungen sehr unterschiedlich sein (s. S. 478).

Übersichtsliteratur: Frenzel, Minningerode u. Stenger 1982.

Kapitel 16

Experimentelle Gleichgewichtsprüfungen 16

Gut zugängliche Afferenzen des Gleichgewichtssystems wie das Gleichgewichtsorgan, das Auge und die Somatosensoren im Halsbereich werden unter teilweise standardisierten Versuchsbedingungen gereizt. Die Reizantwort wird an den Efferenzen als Nystagmus oder als Fallneigung gemessen.

Die klinisch wichtigste Untersuchungsmethode ist die *thermische Reizung* des Gleichgewichtsorgans. Mit ihr wird die Funktionstüchtigkeit des einzelnen Gleichgewichtsorgans gemessen. Der Reiz ist unphysiologisch.

Die *Drehprüfungen* stellen dagegen physiologische Reize dar. Sie sind schonender, erregen aber beide Gleichgewichtsorgane gleichzeitig. Eine Aussage über die Funktion des einzelnen Gleichgewichtsorgans ist damit nicht möglich! Dagegen gestattet die Untersuchung einen Einblick in die zentralvestibulären Funktionen.

Mit *okulomotorischen Reizen* wird der Einfluß einer bewegten Umwelt auf das Gleichgewichtssystem untersucht. Es sind physiologische Reize, die vom Auge aufgenommen werden.

Sensible Afferenzen aus der Hals- und Nackenregion gehen ebenfalls Verbindungen mit dem Gleichgewichtssystem ein. Beim Gesunden können wir sie meßtechnisch nicht erfassen. Durch Veränderungen an der Halswirbelsäule sowie Verspannungen der Muskulatur werden die sensiblen Afferenzen indessen irritiert, und wir können als Folge davon einen Nystagmus bei Drehung des Kopfes gegenüber dem Rumpf sichtbar machen.

Die Reihenfolge der Beschreibung experimenteller Gleichgewichtsprüfungen richtet sich nach der klinischen Bedeutung und nicht nach der durchzuführenden Reihenfolge.

16.1 Thermische Untersuchung des Gleichgewichtsorgans

16.1.1 Geschichtlicher Überblick

1860 entdeckten Brown Sequard, Schmiedkam und Hensen, daß eine Spülung des äußeren Gehörgangs mit kaltem Wasser die Symptome Schwindel, Fallneigung zur gespülten Seite und Nystagmus hervorruft. Die Herkunft dieser Symptome war zu dieser Zeit noch unbekannt, denn die Bogengänge wurden für Organe des Richtungshörens gehalten. In den folgenden Jahren wurden tierexperimentell die Abschnitte des 8. Hirnnerven durchtrennt, die von den Bogengängen wegführten. Als sich nach dieser Maßnahme eine Fallneigung einstellt, wie man sie bei der Gehörgangsspülung mit kaltem Wasser gesehen hatte, war klar geworden, daß die Bogengänge Bestandteile des statischen Systems sein mußten, und daß der Effekt der Gehörgangsspülung mit kaltem Wasser von diesen Bogengängen herrühren mußte.

46 Jahre nach Entdeckung des thermischen Effekts versuchte Bárány 1906 (Abb. 16.1) den zugrundeliegenden physikalischen Mechanismus zu erklären. Nach seiner Ansicht führt eine Spülung des Gehörgangs mit Wasser, dessen Temperatur von der Körpertemperatur abweicht, zu einer in das Felsenbein fortgeleiteten Temperaturänderung. In den Bogengängen ändert sich dadurch das spezifische Gewicht der Endolymphe. Steht ein Bogengang senkrecht, dann soll die in ihm abgekühlte Flüssigkeit absinken, die erwärmte aufsteigen. Besteht zusätzlich eine Temperaturdifferenz an den Schenkeln des Bogengangs, dann soll es zu einer Flüssigkeitsrotation kommen. Sie sei der adäquate Reiz für das Gleichgewichtsorgan.

Diese 1914 mit dem Nobelpreis ausgezeichnete Theorie wurde später zwar durch klinische sowie physiologische Untersuchungen, besonders von Brünings (1910), und Dohlman (1925) aber auch Ruttin (1926), Magnus (1926)

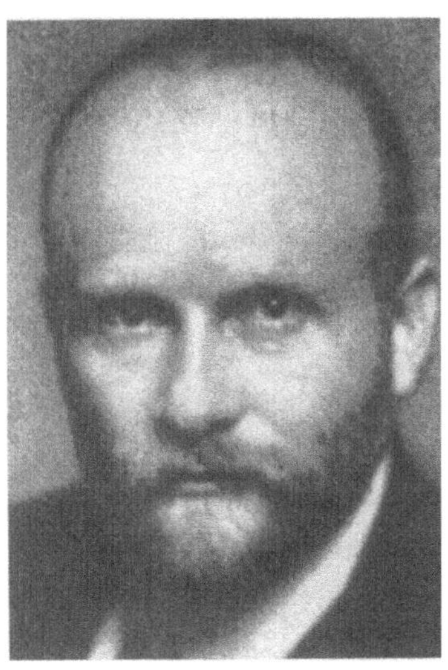

Abb. 16.1. Robert Bárány (1876–1936)

und de Kleyn (1927) gestützt. Untersuchungen in der Schwerelosigkeit des Weltraums an Bord des Space Labs und der MIR-Station zeigen jedoch eindeutig, daß eine thermische Reaktion bei *allen* Versuchspersonen in Schwerelosigkeit auch bei fehlendem spezifischem Gewicht und damit fehlender Konvektion auslösbar ist und die Theorie Báránys somit nicht in der Lage ist, den thermischen Effekt zu beschreiben (Scherer 1984).

Die Theorie Báránys kann auch nicht alle Besonderheiten der thermischen Reaktion erklären, so z.B. die unterschiedliche Stärke der Nystagmusreaktion in Rücken- und Bauchlage, die Fixierung der Kupula an der Oberseite der Ampulle, die eine echte „Strömung" der Endolymphe nicht möglich macht und weitere Punkte. Es fehlte deshalb schon damals nicht an Widerspruch gegen Báránys Theorie.

Bartels vertrat die Ansicht, daß der thermische Reiz durch direkte Wirkung von Wärme und Kälte auf das Sinnesepithel zustandekommt. Er konnte aber nicht erklären, warum die Nystagmusstärke durch Lageänderung des Bogengangs variierte. Dieser direkten Wirkung wird heute die größte Wahrscheinlichkeit, den Reiz auszulösen, zuerkannt, insbesondere seitdem bekannt ist, daß vestibuläre Sinneszellen unter veränderten Temperaturbedingungen ihre Länge ändern können (Zenner u. Zimmermann 1991).

Von Caneghem (1946) diskutierte die Möglichkeit, daß die thermische Reaktion durch den Anstieg und den Abfall des intralabyrinthären Drucks beim Erwärmen bzw. Abkühlen der Endolymphe zustandekommen könne. Experimentelle Untersuchungen durch Scherer, Clarke und Baethke haben die Wirksamkeit einer Druckänderung der Endolymphe bei Erwärmung und Abkühlung bestätigt (Scherer, v. Baumgarten 1984). Steinhausen (1933) und

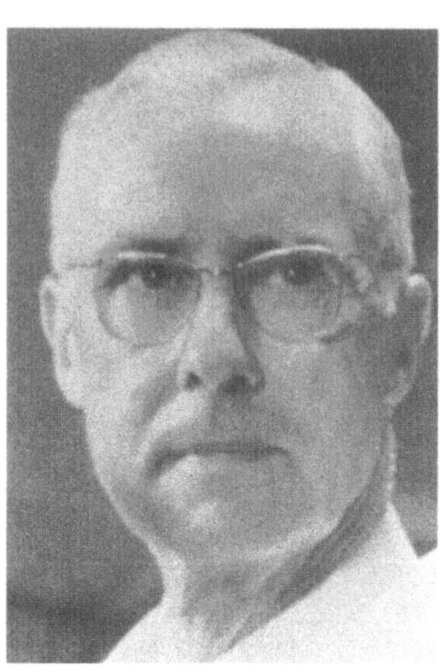

Abb. 16.2. Gösta Dohlman (1889–1983)

Dohlman (1925, Abb. 16.2) konnten am lebenden Tier die Bewegung der Kupula beobachten, die Stärke des von ihnen gefilmten Kupulaausschlages hat sich später allerdings als Artefakt erwiesen.

16.1.2 Technik der thermischen Prüfung

Die heute allgemein angewandte Technik geht auf Untersuchungen von Thornval (1917) zurück. Er schlug neben der Kaltreizung die noch wichtigere Warmreizung vor und gab die Wassertemperaturen von 44° C und 30° C an, die gleich starke, aber entgegengesetzt gerichtete Reaktionen hervorrufen. Seitdem sind viele verschiedene Methoden der thermischen Labyrinthprüfung beschrieben worden. Auf eine einheitliche Methode konnte man sich allerdings nie einigen. Für den deutschsprachigen Raum wurde 1980 und 1996 von Kommissionen zur Standardisierung von Gleichgewichtsprüfungen Empfehlungen zur Durchführung und Bewertung der thermischen Prüfung herausgegeben (Mulch, Scherer 1980; Helling, Scherer, Westhofen 1996), auf die sich die nachfolgende Beschreibung stützt.

Körperhaltung

Die Körperhaltung bei der thermischen Prüfung orientiert sich an dem ursprünglich von Veits und später von Brünings eingeführten und auf der Konvektionstheorie Báránys basierendem Konzept einer Optimumstellung bei 60° Kopfhaltung nach oben bei sitzenden Patienten (der horizontale

Bogengang steht senkrecht) und einer Pessimumstellung bei 30° nach unten (der horizontale Bogengang steht waagerecht). Diese Optimum-Pessimum-Stellungen können nach den Untersuchungen im Weltraum und nach Untersuchungen des Nystagmus bei unterschiedlichen Körperpositionen durch Clarke et al. (1988) nicht mehr aufrecht gehalten werden, da im Einzelfall der optimale Reaktionsbereich breit ist und nicht notwendigerweise an der Optimumstellung nach Brünings liegen muß (Abb. 16.3). Es gibt nämlich gesunde Personen, die an der sog. Pessimumstellung ein Optimum ihrer thermischen Reaktion haben und umgekehrt (Abb. 16.4). Nur die Mittelwerte vieler Probanden beschreiben eine Kurve, die den alten Erwartungen ähnlich ist. Bei klinisch nicht gerechtfertigter geringer thermischer Erregbarkeit ist es damit ratsam, in einer anderen Körperposition zu untersuchen.

In der Zwischenzeit sind mehrere Theorien zur Entstehung des thermischen Effekts entwickelt worden:

- Volumenänderung mit nachfolgenden reibungsabhängigen Volumenverschiebungen (Grohmann 1985; Scherer et al. 1985),
- Druckänderung innerhalb des Endolymphsystems (v. Baumgarten et al. 1980),
- schleichende Endolymphströmungen an der Wand des Endolymphschlauches (Pau et al. 1988),
- direkte Temperatureffekte an den afferenten Nerven,
- direkte Temperatureffekte an den primären vestibulären Sinneszellen (Zenner et al. 1990).

Je nach den klinischen Erfordernissen gibt es zwei Methoden der thermischen Prüfung.

■ **Methode nach Hallpike (1955).** Der Patient liegt, der Kopfteil der Liege ist um 30° angehoben (Abb. 16.5). Der laterale Bogengang steht nun senkrecht, entsprechend der früheren Optimumstellung nach Brünings. Der Patient bleibt in dieser Lage bis zum Ende der thermischen Untersuchung.

- Vorteil: immer gleiche, definierte Kopfhaltung.
- Nachteil: Im Liegen sinkt die Aufmerksamkeit. Der Platzbedarf für die Untersuchung ist groß.

■ **Methode nach Veits** (1928). Der Patient sitzt. Während der Spülung wird der Kopf ca. 30° nach vorn geneigt (Abb. 16.6). In dieser Haltung steht der laterale Bogengang waagerecht, entsprechend der früheren Pessimumstellung nach Brünings. 20–30 s nach Spülende wird der Kopf langsam um 90° angehoben und auf eine Kopfhaltung aufgestützt. Er steht jetzt 60° nach oben geneigt. Der Sinn dieses Vorgehens liegt darin, daß während des eigentlichen Reizvorgangs

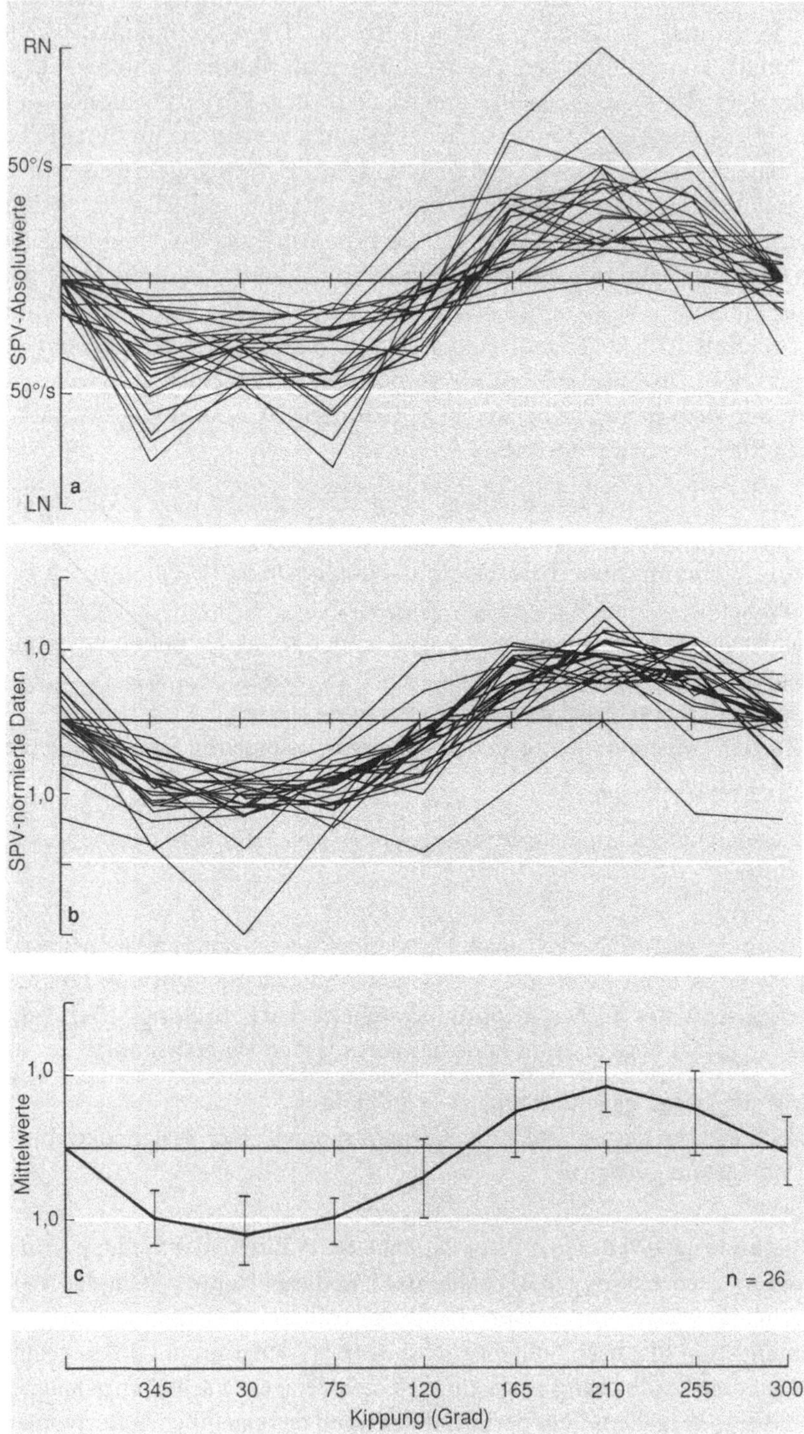
RN
50°/s
SPV-Absolutwerte
50°/s
LN
a
1,0
SPV-normierte Daten
1,0
b
1,0
Mittelwerte
1,0
c
n = 26
345
30
75
120
165
210
255
300
Kippung (Grad)

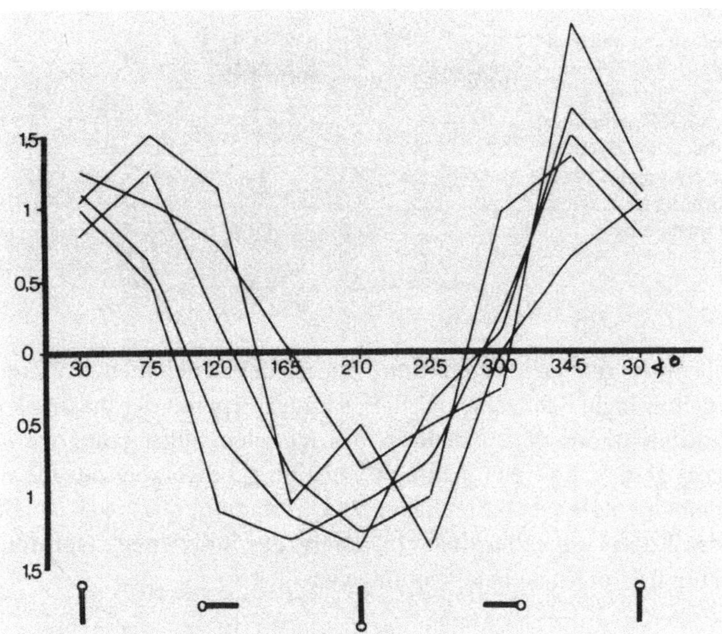

Abb. 16.4. Sonderfälle aus der Abb. 16.3. In die Abbildung ist die Stellung des horizontalen Bogengangs eingezeichnet. Beim Drehwinkel 120° liegt er waagerecht (Pessimumstellung). Mehrere Personen haben bei diesem Drehwinkel nahezu ein Maximum ihrer thermischen Reaktion

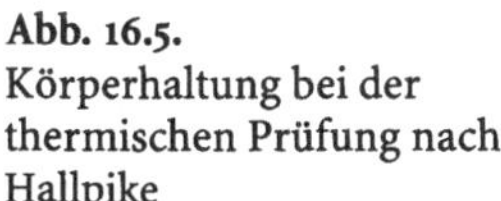

Abb. 16.5.
Körperhaltung bei der thermischen Prüfung nach Hallpike

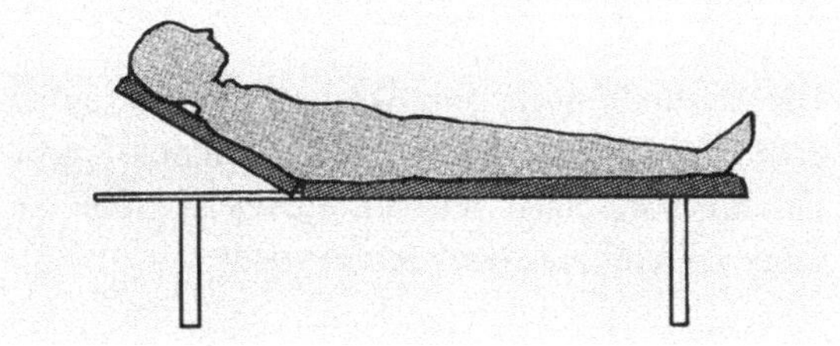

Abb. 16.3 a–c. Verlauf des thermischen Nystagmus bei Kippung der Versuchspersonen (n = 26) in der Querachse; **a** Absolutwerte der Daten; **b** normierte Daten, **c** Mittelwertkurven; *SPV* „Slow Phase Velocity". (Nach Clarke 1988)

Abb. 16.6.
a Körperhaltung während der thermischen Prüfung nach Veits (Pessimumstellung); **b** Körperhaltung zur Beobachtung des thermischen Nystagmus bei der Untersuchung nach Veits (Optimumstellung)

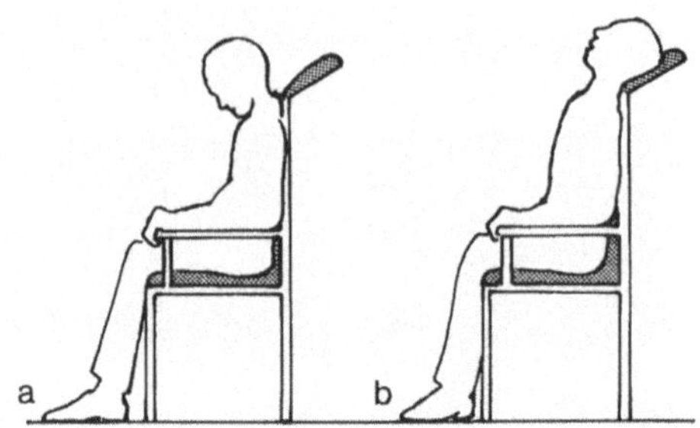

das mit einer gewissen Latenz und zahlreichen Artefakten einhergehende Reizergebnis nicht beobachtet wird. Erst zum Zeitpunkt der maximalen Temperaturdifferenz an den Schenkeln des lateralen Bogengangs wird dieser senkrecht gestellt und damit in eine Position gebracht, bei der die meisten Patienten eine starke Reaktion haben. Der Nystagmus setzt nach der Umlagerung des Kopfes augenblicklich ein, sofern das individuelle Optimum bzw. Pessimum den angegebenen Positionen entspricht.

- Vorteil: Die Aufmerksamkeit des Patienten ist im Sitzen höher als im Liegen. In der Pause zwischen 2 Spülungen kann man den Patienten kurz wegsetzen und einen anderen Patienten an seiner Stelle untersuchen. Der Platzbedarf eines Stuhls ist geringer als der einer Liege.
- Nachteil: Bei nystagmographischer Registrierung werden durch die Bewegung des Kopfes beim Anheben die Registriervorrichtungen bewegt; außerdem können sich Elektroden von der Haut lösen, so daß Artefakte entstehen und eine Wiederholung der Untersuchung notwendig wird.

Die Methode nach Hallpike im Liegen ist günstiger, wenn der Nystagmus elektronystagmographisch oder videookulographisch registriert wird.
Die Methode nach Veits im Sitzen ist günstiger, wenn der Nystagmus mit einer Leuchtbrille beobachtet wird.

Reizmedium

Bei der thermischen Prüfung muß eine möglichst große Wärmemenge vom Gehörgang auf den Labyrinthknochen übertragen bzw. von diesem abgeführt werden. Dazu eignet sich Wasser wegen seiner hohen Wärmekapazität und wegen seines sicheren Kontaktes mit der Gehörgangshaut am besten.

Das Wasser wird mit einem elektronisch geregelten Durchlauferhitzer oder mit einem thermostatgeregelten Wasserbad erwärmt und auf konstanter Temperatur gehalten. Die Regelschwankungen sollten ± 0,25°C nicht überschreiten. Wasserbädern müssen algen- und pilzhemmende Mittel zugesetzt werden, sofern das Wasser nicht täglich erneuert wird.

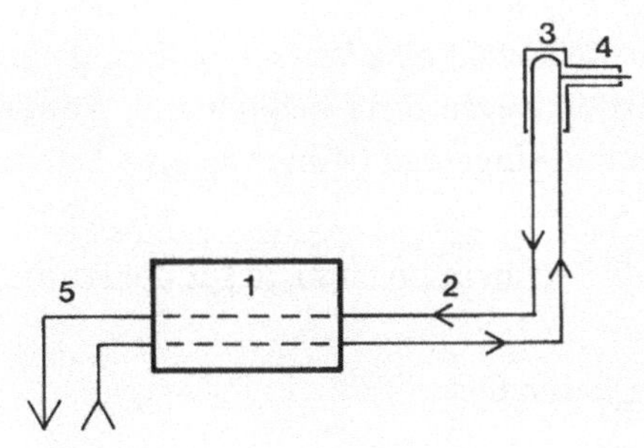

Abb. 16.7. Zirkulationstechnik nach Dohlman zur Spülung mit Wasser definierter Temperatur. *1* Temperiergerät, *2* Zirkulationsleitung zum Handgriff, *3* Spülhandgriff, *4* Ohransatz (mit Silikonschlauch bewehrt), *5* Zu- und Ableitung des Wassers

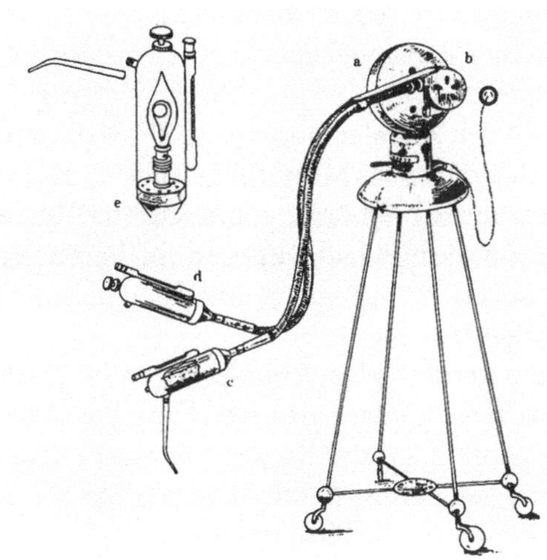

Abb. 16.8. Luftgebläse *a* zur Reizung des Gleichgewichtsorgans. Mit Glühlampen *e* an den Endstücken *c* und *d* konnten verschiedene Temperaturen erzeugt werden

Bei modernen Durchlauferhitzern wird das temperierte Wasser fortlaufend durch eine Zirkulationsleitung gepumpt, von der mit einem Handgriff auf kurzer Strecke abgezapft wird (Abb. 16.7). Diese 1925 von Gösta Dohlman erstmals beschriebene Zirkulationstechnik verringert die Wassermenge undefinierter Temperatur auf 1–2 ccm. Steht keine Zirkulationsleitung zur Verfügung, dann muß vor jeder Spülung das untemperierte Wasser im Schlauch gründlich ausgespült werden. Trotzdem entspricht die Temperaturgenauigkeit dieser Methode in der Regel nicht den geforderten Bedingungen.

Das Wasser kann auch durch Mischen von kaltem und warmem Wasser von Hand mit einem Thermometer auf die gewünschte Temperatur gebracht werden. Diese Methode ist für Notfalluntersuchungen am Krankenbett zweckmäßig, nicht jedoch für die Routinediagnostik.

Ruttin erwähnte 1922, daß auch Luft als Reizmedium in Frage komme (Abb. 16.8). 1944 beschrieb auch Frenzel „die Verwendung eines Luftgebläses zur Gleichgewichtsreizung". Beide verwendeten Luft aber nur, wenn ein Trommelfelldefekt eine Wasserspülung nicht zuließ. In letzter Zeit wurde die Luftreizung wegen ihrer bequemeren Anwendung in der Routinediagnostik zunehmend eingesetzt (Albernaz 1972, Estelrich 1975, Capps 1973).

Luft als Reizmedium ist nicht für die Routinediagnostik geeignet.

Gründe dafür sind:

- Die Wärmekapazität ist zu gering. Die Reizstärke einer Wasserspülung mit 30 °C kann mit Luft eben noch nicht erreicht werden, die einer Wasserspülung mit 44 °C jedoch nicht mehr.
- Bei einer Trommelfellperforation, bei der die Vertreter der Luftreizung den hauptsächlichen Gewinn erblicken, gelangt Luft in das Mittelohr und reizt direkt den lateralen Bogengang. Die Reizstärke ist abhängig von der Menge an Luft, die in das Mittelohr gelangt ist, also von der Größe der Perforation.
- Bei feuchtem Gehörgang und feuchter Paukenhöhle kann es beim Einblasen von warmer Luft aufgrund von Verdunstungskälte zu einer Abkühlung des lateralen Bogengangs und damit zu einer paradoxen Reaktion kommen (Burian et al. 1980).
- Schon geringfügige Veränderungen im Gehörgang, wie eine dünne Ceruminalschicht oder eine Verdickung der Gehörgangshaut haben einen starken Einfluß auf das Ergebnis der Luftreizung. Dadurch wird die ohnehin schon sehr große Schwankungsbreite der thermischen Reaktion an Gesunden noch erheblich erhöht.

■ **Vorgehen bei pathologischen Veränderungen im Mittelohr.** Bei großen Operationsdefekten und besonders bei großen, vom Gehörgang zugänglichen Mastoidhöhlen ist ein Seitenvergleich der thermischen Erregbarkeit nicht mehr möglich, da eine der wesentlichen Voraussetzungen eines seitengleichen Reizes, nämlich ein nahezu identischer Wärmeenergietransport durch einseitige, operationsbedingte knöcherne Veränderungen, nicht mehr gegeben ist. Hier kommt es nur darauf an festzustellen, ob das Gleichgewichtsorgan erregbar ist oder nicht. Es genügt das Einblasen kalter Luft, wie sie in jeder HNO-Therapiesäule zur Verfügung steht. Bei größeren Höhlen liegt der horizontale Bogengang sehr oberflächlich. Ein geringer Reiz führt bereits zu einer heftigen Reaktion und u. U. zum Erbrechen. Ein Luftreiz von 5 s Dauer genügt in der Regel, um eine Erregbarkeit nachzuweisen.

Bei Defekten im Epitympanon aufgrund eines Cholesteatoms kann ohne Bedenken gespült werden. Ein Seitenvergleich der Erregbarkeit ist aber nicht sinnvoll, weil das Cholesteatom Knochen zerstört und die verschlechterte Wärmeübertragung eine Untererregbarkeit vortäuschen kann.

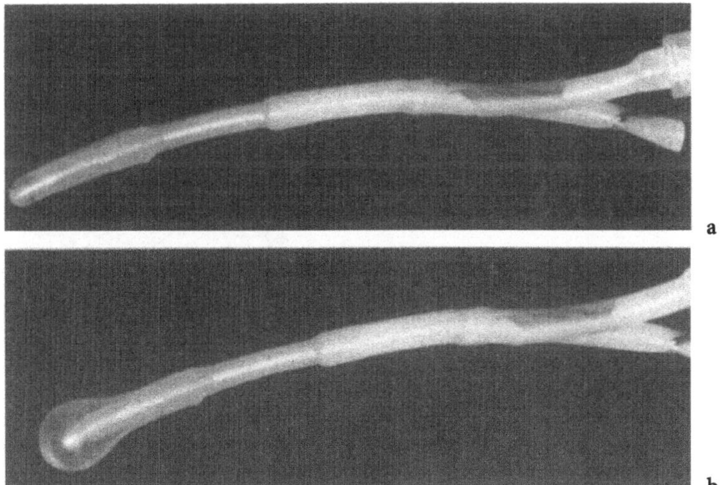

Abb. 16.9 a, b. Ballonmethode zur thermischen Untersuchung des Gleichgewichtsorgans bei großen zentralen und randständigen Trommelfelldefekten. Der Wasserdruck zur Aufblähung des Ballons wird durch die unterschiedliche Weite von zu- und abführendem Schlauch erreicht. **a** Ruhezustand; **b** Gummimembran durch Wasserdurchfluß aufgebläht

Kleine zentrale Trommelfelldefekte kann man vor der Spülung mit einem kleinen salbenhaltigen Wattetampon oder mit einer Silikonfolie abdecken.

Große zentrale und auch randständige Defekte kann man mit Watte und Silikonfolie nicht mehr abdecken. Sie können nur mit einem größeren technischen Aufwand, z.B. der Ballonmethode, so gereizt werden, daß ein Vergleich mit der gesunden Seite möglich ist: Zur thermischen Reizung schmiegt sich eine aufblasbare, sehr dünne Gummimembran unter Wasserdruck an die Gehörgangswand an. Das Wasser wird über ein Schlauchsystem wieder aus der Membran abgeleitet (Thermostimulator nach Scherer; Abb. 16.9). Dieses Reizsystem ist nur in Verbindung mit einem Durchlauferhitzer einsetzbar. Ein amerikanisches Ballonsystem arbeitet mit einem Wasserbad.

Spültechnik

Zur thermischen Spülung wird ein weicher Schlauch aus Silikongummi oder echtem Gummi mit einem Lumen von mind. 1,5 mm in den knöchernen Anteil des äußeren Gehörgangs eingeführt. Harte Schläuche können zu Verletzungen der sehr zarten Gehörgangshaut und des Trommelfells führen. Ein zu kleines Lumen erzeugt einen unerwünschten Düseneffekt. Um Verletzungen des Trommelfells zu vermeiden, muß der Schlauch 1,5 cm vor seinem Ende markiert sein. Befindet sich diese Markierung in Höhe des Tragus, dann ist die Schlauchspitze noch 8–10 mm vom Trommelfell entfernt, liegt aber noch ausreichend weit im knöchernen Gehörgang (Abb. 16.10). Liegt der Schlauch nur

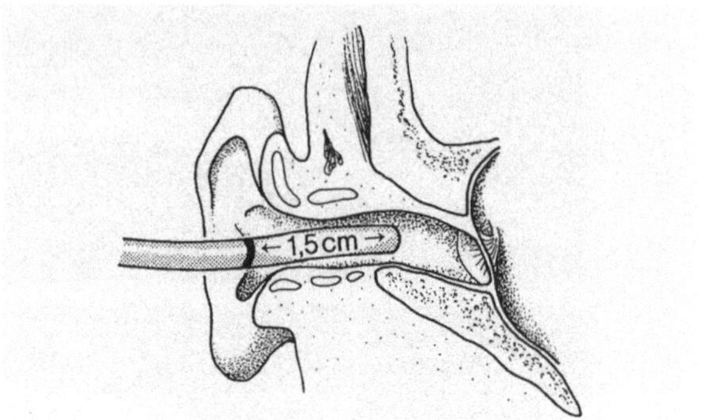

Abb. 16.10.
Technik der Spülung bei der thermischen Gleichgewichtsprüfung

im knorpeligen Gehörgang, bilden sich Wirbel vor dem Trommelfell, die einen Wasser- und damit Wärmeaustausch verhindern.

Wassermenge

Die Wassermenge beeinflußt in weiten Bereichen das Ergebnis der Reizung nicht, sofern nicht eine Menge von 50 ccm unterschritten wird. Bewährt hat sich eine Spülung mit 50–100 ccm Wasser. Es wird mit einer Nierenschale oder mit anklebbaren Kunststoffbeuteln aufgefangen. Wasserspülungen von 250 ccm und mehr, wie sie von Hallpike vorgeschlagen wurden, bringen keinen Vorteil, sondern nur Probleme beim Auffangen des Wassers. Bei der sog. Minimalspülung wird der Gehörgang mit einer Pipette mit wenigen Kubikzentimetern Wasser gefüllt. Diese heute mancherorts noch anzutreffende Methode ist abzulehnen, weil die Wassermenge und die Wärmemenge durch die Weite des Gehörgangs festgelegt ist, d.h. die Reizstärke von der Gehörgangsweite abhängt (Abb. 16.11a).

Spüldauer

Die Spüldauer beeinflußt die Stärke des Reizes erheblich. Man hat sich auf eine Spüldauer von 30 s geeinigt, weil mit kürzeren Spülzeiten der Einfluß von Artefakten wächst und längere Spülzeiten keinen Gewinn bringen. Wesent-

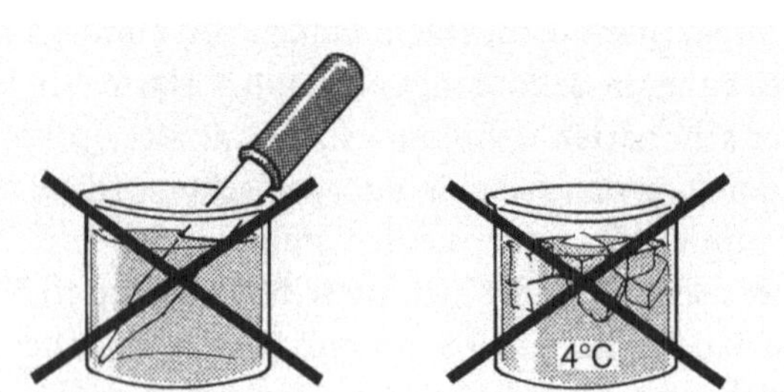

Abb. 16.11 a, b.
a Abzulehnende Minimalspülung; **b** abzulehnende Eiswasserspülung

licher als die exakte Einhaltung der empfohlenen 30 s ist jedoch eine exakt gleiche Spülzeit für alle 4 Spülungen bei einem Patienten. Sie ist Voraussetzung für einen Seitenvergleich der Reizantworten.

Wassertemperaturen

Als *Warmreiz* wurde Wasser von 44 °C, als *Kaltreiz* Wasser von 30 °C definiert. Diese Temperaturen sind gleich weit nach oben und unten von der Körpertemperatur 37 °C entfernt und sollten demnach eine gleich starke, wenn auch entgegengesetzte Reaktion hervorrufen. Tatsächlich ist dies aber nicht der Fall, denn zum einen ist die Körpertemperatur nicht konstant 37 °C, zum anderen erzeugt die Warmspülung einen Schreckeffekt, der die Vigilanz erhöht. Außerdem liegt die Temperatur der Gehörgangshaut unter der Kerntemperatur.

Zum Nachweis einer Resterregbarkeit ist ein *Starkreiz* erforderlich, der mit Wasser von 20 °C durchgeführt wird. Eine tiefere Wassertemperatur kann von elektronisch geregelten Geräten, die keine gesonderte Kühleinrichtung haben, nicht mehr sicher konstant gehalten werden. Starkreize von 17 °C, wie sie auch empfohlen werden, sind deshalb abzulehnen.

Der stärkste thermische Reiz ist eine Spülung mit Eiswasser, die gelegentlich zur Anwendung kommt, um einen kompletten Ausfall des Gleichgewichtsorgans nachzuweisen. Die Eiswasserspülung ist aber weder sinnvoll noch notwendig (Abb. 16.11 b). Sie ist sehr schmerzhaft und doch nicht aussagekräftig, denn ein Eiswassernystagmus kann ein latenter Spontannystagmus sein, der durch unspezifische Reaktionen, z. B. den Schmerz, zum Vorschein kommt. Dementsprechend läßt sich auch nach Durchtrennung des Gleichgewichtsnerven mit Eiswasser noch ein Nystagmus zur Gegenseite auslösen (Cawthorne 1946).

Reizfolge

Die Untersuchung muß immer mit dem Warmreiz begonnen werden, um Fehlinterpretationen zu vermeiden und um Zeit zu sparen. Grund für eine Fehlinterpretation ist, daß der Warmreiz eine vorhandene Seitendifferenz vergrößert, während der Kaltreiz sie verschleiert.

Diese sehr wichtige Regel kann am besten an einem Beispiel erläutert werden:

Es bestehe eine uns noch nicht bekannte Untererregbarkeit des linken Gleichgewichtsorgans mit einem latenten Spontannystagmus nach rechts und einem Überwiegen der nach rechts gerichteten Nystagmusschläge bei allen experimentellen Untersuchungen. In der Abbildung 16.12 dokumentieren wir dieses sog. Richtungsüberwiegen durch eine Verschiebung der Grundlinie in Richtung bzw. zugunsten des Rechtsnystagmus.

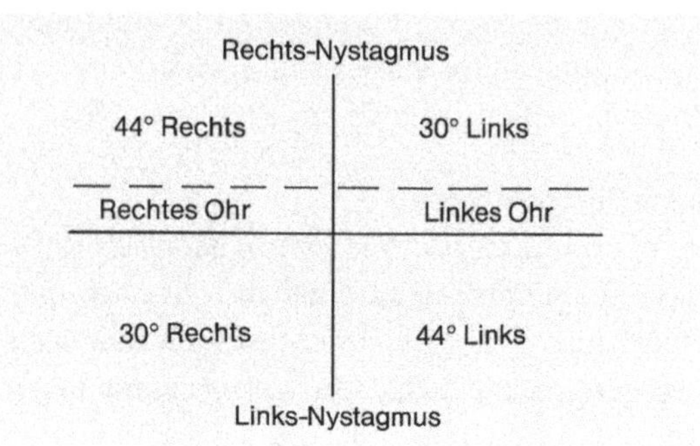

Abb. 16.12. Verschiebung der Grundlinie durch einen Spontannystagmus bzw. ein Richtungsüberwiegen bei Dokumentation der thermischen Befunde

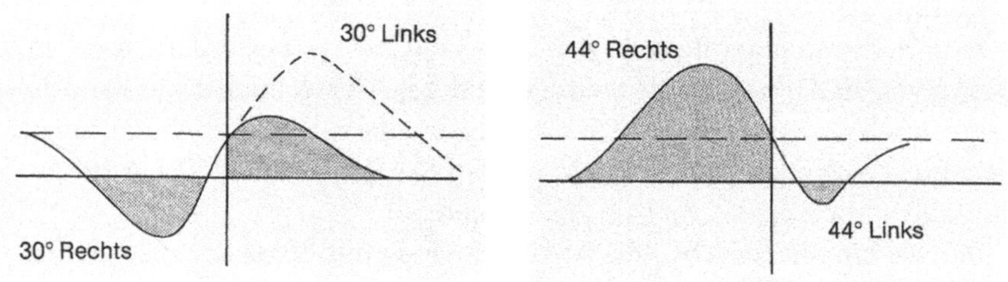

Abb. 16.13. Vertuschender Effekt einer Kaltreizung bei Richtungsüberwiegen und Untererregbarkeit

Abb. 16.14. Verstärkender Effekt einer Warmreizung bei Richtungsüberwiegen und Untererregbarkeit

■ **Fall 1.** Wir beginnen mit einer Kaltspülung. Eine Spülung mit 30 °C rechts führt zu einem Nystagmus nach links (Abb. 16.13). Dieser Nystagmus muß gegen das vorhandene Richtungsüberwiegen nach rechts ankämpfen. Die sichtbare Reaktion wird deshalb klein sein. Eine Spülung mit 30 °C links führt zu einem Nystagmus nach rechts. Dieser wird durch ein vorhandenes Richtungsüberwiegen nach rechts gefördert und würde eine erheblich größere Reaktion hervorrufen (gestrichelte Linie in Abb. 16.13). Das linke Gleichgewichtsorgan reagiert in unserem Beispiel aber schlecht. Wir können trotz der Förderung durch das Richtungsüberwiegen nur eine schwache Reaktion auslösen, die sich nicht wesentlich von der Reaktion der rechten Seite unterscheidet, so daß der Eindruck einer seitengleichen Reaktion entsteht. Der Kaltreiz hat in diesem Fall die bestehende Seitendifferenz verschleiert.

■ **Fall 2.** Wir beginnen mit einer Warmspülung (gleicher Patient). Eine Spülung mit 44 °C rechts erzeugt einen Nystagmus nach rechts (Abb. 16.14). Dieser wird durch das Richtungsüberwiegen nach rechts gefördert. Wir erhalten eine sehr starke Reaktion. Eine Spülung mit 44 °C links erzeugt einen

Nystagmus nach links. Dieser wird durch das Richtungsüberwiegen nach rechts gebremst. Zusätzlich besteht die Untererregbarkeit links. Wir erhalten somit eine sehr schwache Reaktion. Der Warmreiz hat in diesem Fall die bestehende Seitendifferenz hervorgehoben.

Für den seltenen Fall, daß bei einem Patienten ein Spontannystagmus in Richtung eines geschädigten Gleichgewichtsorgans vorbesteht - bei zentralen Schäden oder bei Erholungsnystagmus - gilt natürlich, daß ein Kaltreiz die Seitendifferenz hervorhebt und der Warmreiz sie verschleiert.

Wenn der Warmreiz eine seitengleiche Reaktion hervorruft und kein Spontan-, Lage- und Lagerungsnystagmus besteht, dann kann auf die Kaltreizung verzichtet werden. Besteht aber eine Seitendifferenz der Nystagmusantwort, dann muß die Kaltspülung folgen, um alle Möglichkeiten der Diagnostik auszuschöpfen. !

Die Reihenfolge der Reize wird so ausgewählt, daß jeweils ein Nystagmus in entgegengesetzter Richtung ausgelöst wird, um zentrale Gewöhnungsvorgänge zu vermeiden.

Rechts	44 °C	→	Rechtsnystagmus
Links	44 °C	→	Linksnystagmus
Links	30 °C	→	Rechtsnystagmus
Rechts	30 °C	→	Linksnystagmus
Bei Bedarf:			
Links	20 °C	→	Rechtsnystagmus
Rechts	20 °C	→	Linksnystagmus

Mehr als 6 Spülungen hintereinander sind nicht sinnvoll, weil es auch bei konstant aufrechtgehaltenem Wachheitsgrad durch Habituation zu einer steten Abnahme der Reizantwort kommt.

Wird vor Beginn der thermischen Prüfung mit einer Leuchtbrille ein Spontannystagmus entdeckt, so kann man sich auf die Spülungen beschränken, die einen dem Spontannystagmus entgegengerichteten Nystagmus auslösen. Er ist, besonders bei Untersuchung mit der Leuchtbrille, leichter zu beurteilen als ein mit dem Spontannystagmus gleichgerichteter, thermischer Nystagmus.

Zum Beispiel Spontannystagmus nach rechts - sinnvolle Spülungen: 44 °C links, 30 °C rechts; Spontannystagmus nach links - sinnvolle Spülungen: 44 °C rechts, 30 °C links.

Durch den Wegfall von zwei Spülungen haben wir Zeit gewonnen. Bedenkt man vor der thermischen Untersuchung die möglichen Ursachen eines Spontannystagmus, dann kann die Untersuchungszeit weiter verkürzt werden.

Beispiel: Spontannystagmus nach rechts. Er kann von einem akuten Ausfall des linken Gleichgewichtsorgans herrühren. Wie bereits erwähnt, können die Spülungen 44 °C rechts und 30 °C links entfallen. Wir beginnen die thermische Untersuchung mit der Reizung der möglicherweise kranken linken Seite. Erhalten wir keine Reizantwort, kann sofort, d.h. ohne Einhaltung einer Reizpause (s. unten) mit der Spülung der vermutlich gesunden Seite fortgefahren werden. Beginnt man indessen die thermische Untersuchung auf der vermutlich gesunden Seite und erhält eine Reizantwort, muß eine Reizpause (s. unten) eingehalten werden.

Pausen zwischen den Spülungen

Die thermische Reizung des Gleichgewichtsorgans erzeugt einen Temperaturgradienten am lateralen Bogengang. Er ist noch 10 min nach dem Ende einer thermischen Reizung nachweisbar, wie von Kleinfeld und Dahl (1974) bei direkten Messungen gefunden wurde. Dieser nach 10 Minuten nur noch sehr kleine Temperaturgradient erzeugt zwar keinen Nystagmus mehr, kann aber das Ergebnis einer nachfolgenden Untersuchung in nicht vorhersehbarer Weise beeinflussen. Eine Pause von mehr als 10 min zwischen den einzelnen Spülungen ist im klinischen Alltag schwer einzuhalten. Als Kompromiß für die klinische Routineuntersuchung wurde ein 7-min-Abstand zwischen dem Beginn zweier Spülungen vorgeschlagen, für wissenschaftliche Untersuchungen aber eine Pause von mindestens 10 min gefordert, (siehe dazu auch Abb. 16.23 auf S. 216.)

16.1.3 Modifikationen der thermischen Reizung

Simultane Reizung der Gleichgewichtsorgane

Von Bruukler wurde 1971 und von Reker 1980 eine simultane, bilaterale, bithermische Reizung der Gleichgewichtsorgane vorgeschlagen. Durch die simultane Reizung beider Gleichgewichtsorgane heben sich die Reizantworten bei seitengleicher Erregbarkeit auf. Bei seitendifferenter Erregbarkeit tritt ein Nystagmus auf, der beim Kaltreiz zur weniger erregbaren Seite und beim Warmreiz zur besser erregbaren Seite zeigt. Diese an sich zeitsparende Methode weist aber erhebliche methodische Nachteile auf, wie dies von Furman et al. 1988 an einem Krankengut von mehr als 600 Patienten nachgewiesen wurde. Die simultane Reizung ist dabei statistisch deutlich der normalen thermischen Reizung unterlegen. Gegen die simultane Reizung spricht außerdem, daß die Beurteilung des naturgemäß schwachen „Differenznystagmus“ schwierig ist. Er hebt sich aus dem Grundrauschen der nystagmographischen Ableitung kaum heraus. Außerdem kommt es durch die Reizung vertikaler Bogengänge und möglicherweise der Otolithenorgane zu einem Vertikalnystagmus, dessen klinische Bedeutung noch nicht untersucht ist.

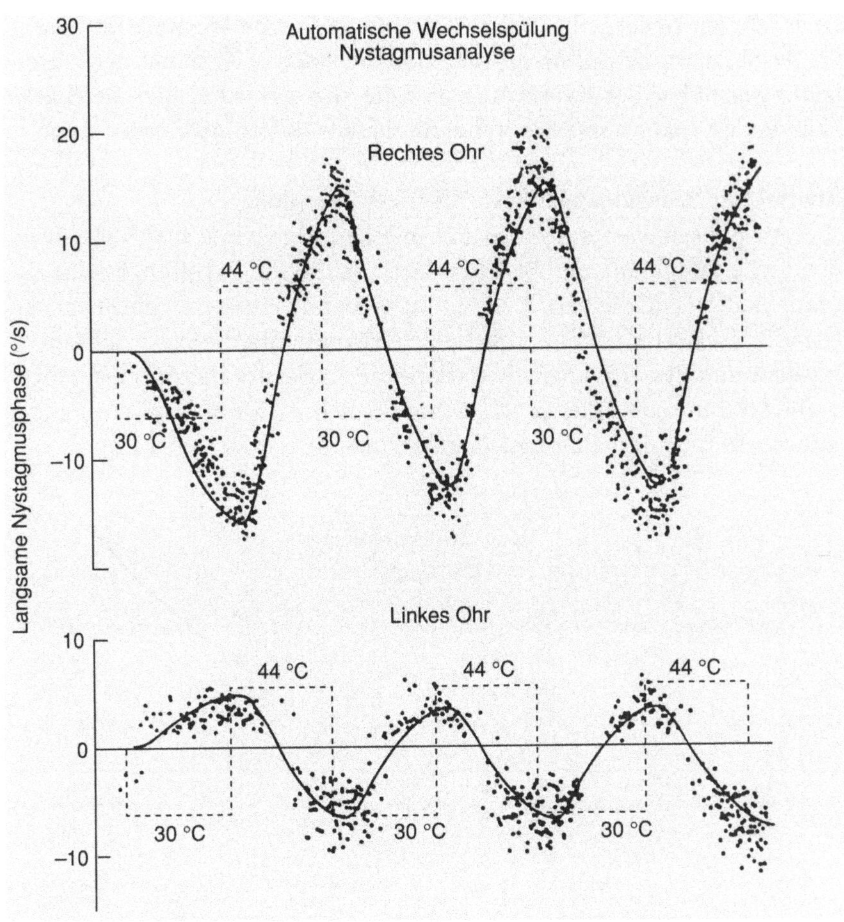

Abb. 16.15. Nystagmusphase bei einer Wechselspülung auf dem rechten Ohr (*obere Kurve*) und dem linken Ohr (*untere Kurve*) mit 6 Spülungen von je 100 s Dauer. Die Rechteckkurve gibt den Wechsel zwischen Heiß- und Kaltreiz wieder, die durchgezogene Kurve den gemittelten Verlauf der Reaktion. (Nach Reker 1980)

Thermische Wechselspülung

Von Reker wurde 1980 eine automatische Wechselspülung eingeführt, bei der unilateral mit sinusförmig wechselnden Wassertemperaturen gereizt wurde. Die sinusförmige Reizung erzielte er, indem er einen Irrigator zur Ohrspülung automatisch alle 60 s an Wasserbäder unterschiedlicher Temperatur (44 °C und 30 °C) anschloß. Die Temperatur und somit die „Reizrichtung" wurde 11mal gewechselt, davon die erste Reizung wegen mangelnder Genauigkeit verworfen. Insgesamt wird mit dieser Methode jedes Ohr 5mal warm und 5mal kalt gereizt. Der Nystagmus wird automatisch analysiert. Wie Abb. 16.15 zeigt, folgt er sehr gut einer mathematisch berechneten Temperaturwelle im Felsenbein. Bestätigt wurde mit dieser Methode die stärkere Reaktion der Warmreizung gegenüber der Kaltreizung und die sich mit steigender Reizstärke verkürzende Zeitkonstante des Nystagmusabfalls (Reker 1980; Reker 1989).

Thermische Kurzzeitreize oder Reize niedriger Intensität

Die Nystagmusantwort auf einen thermischen Reiz weist eine hohe interindividuelle Streubreite auf, bedingt durch zahlreiche Faktoren, welche die Reizapplikation und die Reizweiterleitung beeinflussen. So geht die inter- und intraindividuell sehr unterschiedliche Gehörgangsweite, die Dicke der Gehörgangshaut und des Trommelfells stark in die Stärke des thermischen Reizes ein, und zwar um so stärker, je schwächer der Reiz ist. Kurzzeitspülungen und Schwachreize sind deshalb generell abzulehnen.

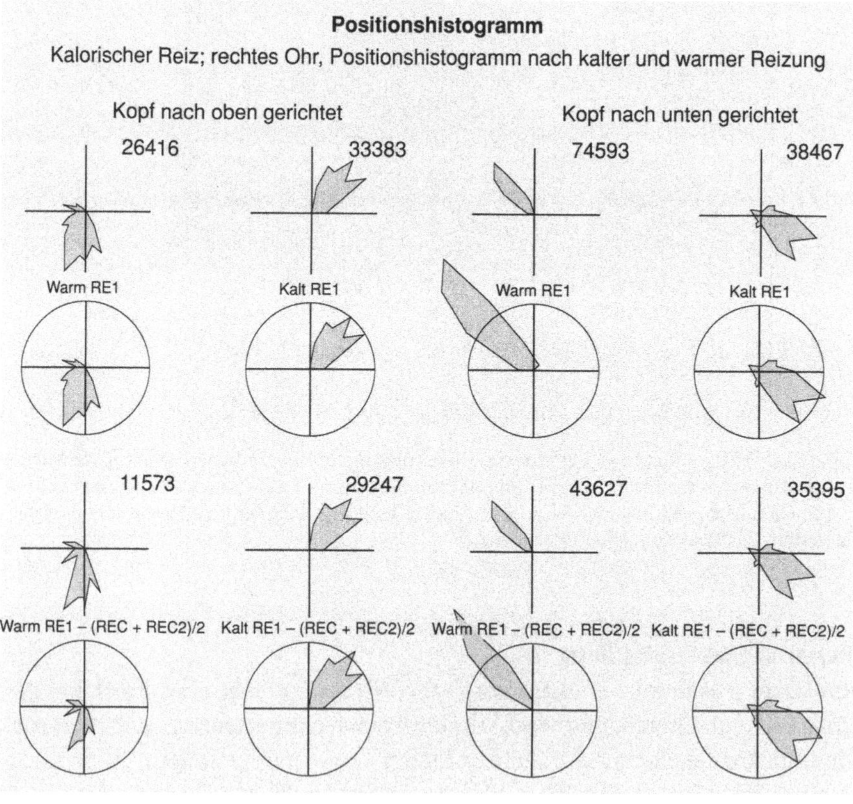

Abb. 16.16. Kombination aus kalorischem Test und posturographischer Aufzeichnung der dabei auftretenden vestibulospinalen Reaktion. Darstellung des Positionshistogramms aus dem Statokinesigramm bei Warmreizung links und Kaltreizung rechts. Die jeweils obere Kurve entspricht dem tatsächlichen Meßwert, die eingekreiste Kurve dem berichtigten Wert unter Berücksichtigung der Körperschwankung vor dem kalorischen Reiz. (Nach Hadj-Djilani 1988)

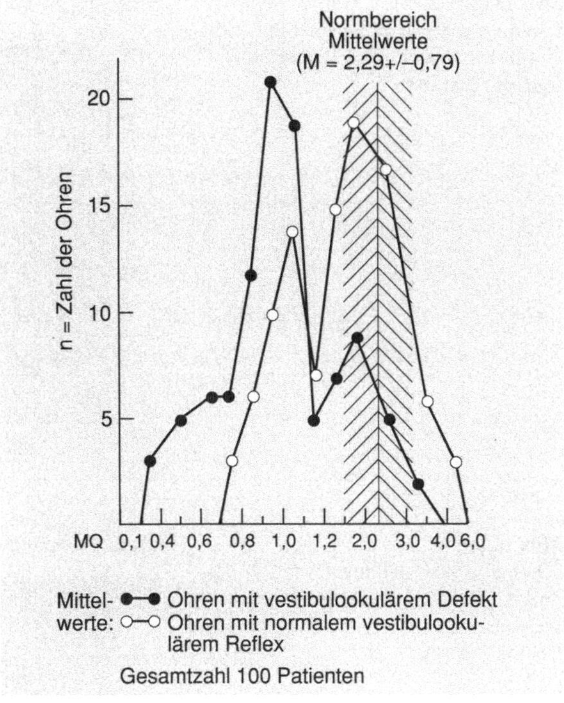

Abb. 16.17. Mittelwertverteilung der posturographisch gemessenen vestibulospinalen Reaktion bei kalorischer Reizung. Dargestellt sind die Befunde von 100 Patienten mit einseitiger vestibulärer Reaktion. (Nach Hadj-Djilani 1990)

Thermische Reizung und posturographische Registrierung

Von Hadj-Djilani wurde 1988 eine Untersuchung beschrieben, bei der die thermische Reizung mit einer posturographischen Untersuchungsmethode kombiniert ist. Gemessen wird dabei die Auswirkung einer unilateralen vestibulären Reizung auf das vestibulospinale System (Abb. 16.16). Die Autorin fand dabei Patienten, die am vestibulospinalen System pathologische Befunde im Sinn eines unilateralen Funktionsdefizits aufwiesen, nicht dagegen bei Registrierung des horizontalen Nystagmus (Abb. 16.17). Die posturographische Registrierung der thermischen Reizantwort wird deshalb von ihr als nützliche Zusatzuntersuchung angesehen.

16.1.4 Wahl der Nystagmusparameter bei der thermischen Prüfung

Nystagmusparameter bei Untersuchung mit der Leuchtbrille

Als Parameter für die Erregbarkeit wird die Schlagzahl des Nystagmus am Reaktionsmaximum (Kulminationsschlagzahl) von der 61. bis zur 90. Sekunde nach Spülbeginn empfohlen. Wir schlagen vor, die Ergebnisse der 44 °C- und der 30 °C-Reizung eines jeden Ohres zu addieren und in ein Schema zur Darstellung der Seitendifferenz einzutragen (Abb. 16.18). Das Schema enthält

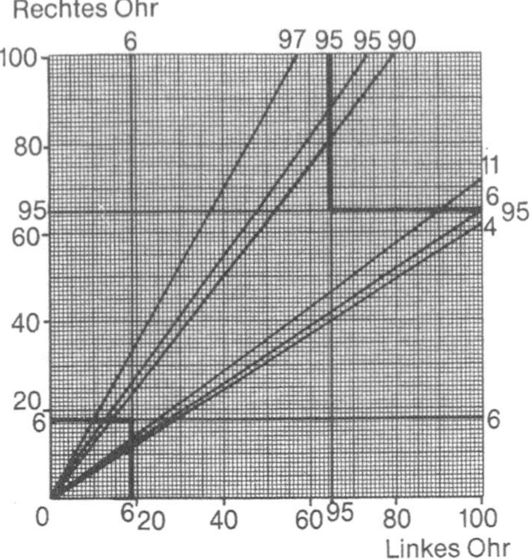

Abb. 16.18.
Schema zur Darstellung einer Seitendifferenz. Parameter: max. Nystagmusfrequenz pro 10 s

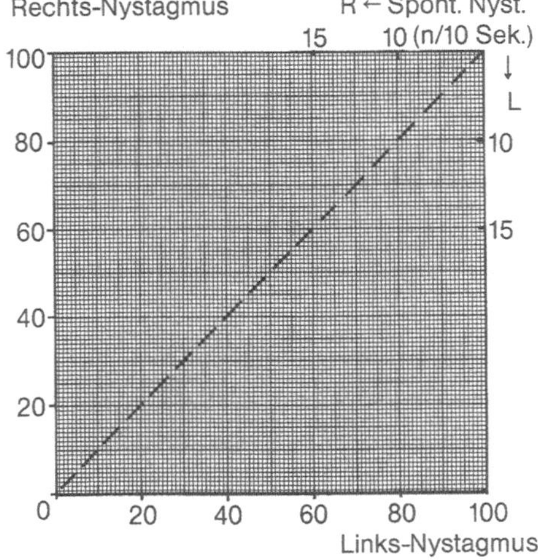

Abb. 16.19.
Schema zur Darstellung des Richtungsüberwiegens und eines Spontannystagmus. Parameter: max. Nystagmusfrequenz pro 10 s

Perzentil-Linien, welche die Streubreite der gesunden Bevölkerung markieren (Mulch u. Scherer 1980).

Zwischen den Perzentilen 90 und 11 liegen die thermischen Reaktionen von 80% aller Gesunden, zwischen 95 und 6 die von 90%, zwischen 97 und 4 die von 94% aller Gesunden. Die horizontalen und vertikalen Perzentilen markieren die Streubreite der Ergebnisse jedes Gleichgewichtsorgans getrennt. Sie rahmen ein Feld links unten ein, in denen Patienten mit sehr schwachen Reaktionen (z.B. nach Streptomycin-Therapie) zu finden sind, und ein Feld rechts oben, in denen wir die Patienten mit einer symmetrischen, übermäßig kräftigen Erregbarkeit (z.B. als Enthemmungssymptom nach Schädel-Hirn-Traumen) finden.

Die Summe der Schlagzahl der rechtsgerichteten (44 °C rechts und 40 °C links) und der linksgerichteten (44 °C links und 30 °C rechts) Nystagmusschläge wird in ein Schema zur Darstellung des Richtungsüberwiegens eingetragen (Abb. 16.19).

Unter *Richtungsüberwiegen* („Directional Preponderance", DP) versteht man das Überwiegen einer bestimmten Nystagmusrichtung bei der thermischen oder auch bei anderen experimentellen Prüfungen. Dieses Richtungsüberwiegen kann Zeichen eines latenten Spontannystagmus oder einer zentral-vestibulären Störung sein. Es kommt sehr häufig auch beim Gesunden vor. Die Streubreite des Richtungsüberwiegens beim Gesunden ist noch größer als die der Seitendifferenz. Perzentilen sind daher nicht angebracht.

Das Schema zur Bestimmung des Richtungsüberwiegens dient zusätzlich der Dokumentation des Spontannystagmus. Dabei wird der Spontannystagmus entsprechend seiner Stärke (Schlagzahl pro 10 s) und Richtung am rechten und oberen Rand des Schemas eingetragen und dieser Punkt mit dem Nullpunkt links unten verbunden.

Die Kulminationsfrequenz gibt die thermische Reaktionsintensität in Grenzfällen nicht ausreichend genau wieder, z. B. bei einem Nystagmus hoher Frequenz, aber sehr kleiner Amplitude oder bei einem Nystagmus niedriger Frequenz aber sehr hoher Amplitude. Es ist deshalb notwendig, in diesen beiden Fällen die besondere Nystagmusqualität ergänzend mit den von Frenzel angegebenen Symbolen zu bezeichnen. Auf diese Besonderheit der Kulminationsfrequenz wird im Kap. 14 eingegangen (s. S. 155 und 157).

Nystagmusparameter bei elektronystagmographischer und videookulographischer Registrierung

Hier stehen für die Bestimmung der Erregbarkeit der Gleichgewichtsorgane mehrere Parameter zur Verfügung:

- die maximale Geschwindigkeit der langsamen Nystagmusphase (GLP), gemittelt in einem 10 Sekundenintervall am Maximum der thermischen Reaktion.
  Dieser Parameter wird bestimmt durch Anlegen von Tangenten an die langsamen Phasen dreier typischer Nystagmusschläge, deren Basis annähernd horizontal verläuft. Die Berechnung der Nystagmusgeschwindigkeit erfolgt analog Kap. 14, S. 159.
  Wir schlagen vor, die Summe der Reizantwort des rechten und des linken Ohrs wieder in das Schema zur Darstellung der Seitendifferenz einzutragen (Abb. 16.20). Die entsprechenden Perzentillinien markieren auch bei diesem Parameter die Streubreite der Ergebnisse gesunder Personen jeden Lebensalters.

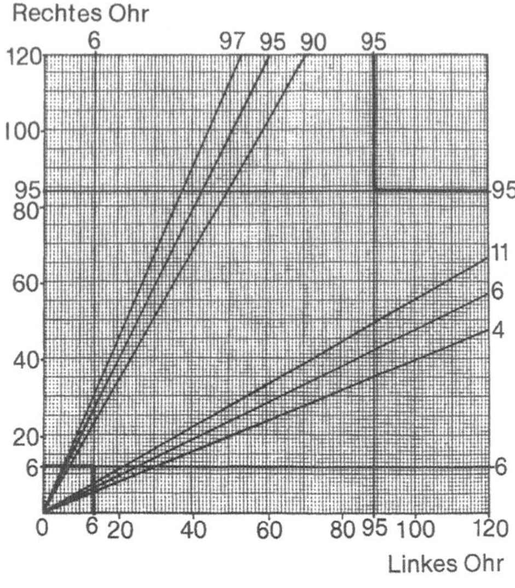

Abb. 16.20.
Schema zur Darstellung der Seitendifferenz. Parameter: Geschwindigkeit der langsamen Nystagmusphase (GLP) pro 10 s am Maximum der Reaktion

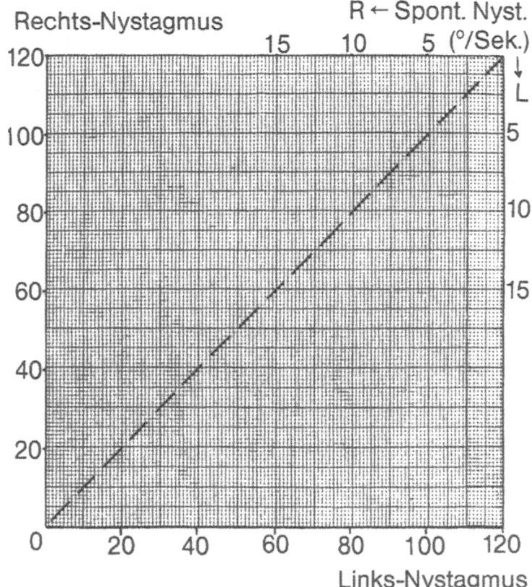

Abb. 16.21.
Schema zur Darstellung des Richtungsüberwiegens und des Spontannystagmus. Parameter: Geschwindigkeit der langsamen Nystagmusphase (GLP) pro 10 s am Maximum der Reaktion

Die Ergebnisse der Spülungen mit Rechts- und Linksnystagmus werden wieder summiert und in das Schema zur Darstellung des Richtungsüberwiegens eingetragen (Abb. 16.21). Dieses Feld dient, wie bereits auf S. 213 beschrieben, auch der Dokumentation des Spontannystagmus.

- Kulminationsschlagzahl in einem 30-s-Intervall im Bereich des Maximums der thermischen Reaktion.

  Dieser Parameter wird auch dann zur Auswertung herangezogen, wenn der Nystagmus mit der Leuchtbrille beobachtet wird. Er ist dabei jedoch zeit-

lich definiert von der 60.–90. Sekunde nach Spülbeginn und muß nicht mit dem Maximum der Reaktion zusammenfallen.
Bei nystagmographischer Registrierung wird ein Zeitfenster von 30 s so gelegt, daß das Reaktionsmaximum in diesem Fenster liegt.
Der Parameter wird in den bereits vorgestellten Schemata dokumentiert. Es ist auf S. 222 wiedergegeben.

- Amplitude des Nystagmus: Dieser Parameter ist manuell nur unter größerem Zeitaufwand, halb- oder vollautomatisch jedoch leichter zu bestimmen. Dabei mißt man die Länge der schnellen Nystagmusphase, die annäherungsweise der Nystagmusamplitude entspricht. Die genaue Methode der Amplitudenberechnung ist im Kapitel Nystagmusanalyse s. S. 162 beschrieben.
- Aufwendige Parameter wie Amplitude × Frequenz (A × F) oder die Geschwindigkeit der langsamen Phase des Nystagmus über die gesamte Reaktionsdauer können im klinischen Betrieb aus zeitlichen Gründen nur mit halb- oder vollautomatischen Analysegeräten bestimmt werden.

16.1.5 Streubreite der thermischen Befunde

Betrachtet man die thermischen Befunde von 100 gesunden Personen jeden Alters in der Abb. 16.22, so erkennt man eine erhebliche interindividuelle Streubreite. Auch die intraindividuelle Streubreite bei wiederholten Untersuchungen ist hoch (Abb. 16.23). Man hat sich darüber Gedanken gemacht.

Es ist kaum vorstellbar, daß die überaus empfindlichen und anatomisch präzise gebauten Gleichgewichtsorgane so unterschiedlich reagieren. Zur Klärung wurde die interindividuell variierende Pneumatisation des Warzenfortsatzes und die damit unterschiedliche Wärmeenergiefortleitung im Felsenbein herangezogen. Dagegen sprechen jedoch die auffallenden Schwankungen der thermischen Erregbarkeit, die bei ein und derselben Person unter verschiedenen Untersuchungsbedingungen (Abb. 16.23) gefunden wurden.

Nach dem heutigen Kenntnisstand muß man folgende Schlüsse ziehen:

- Nur ein kleiner Teil der Streubreite entsteht aufgrund anatomisch-physikalischer Ursachen (unterschiedliche Weite des Gehörgangs, unterschiedliche Pneumatisation).
- Der Bogengang-Kupula-Apparat ist aufgrund hydraulischer Gesetzmäßigkeiten ein sehr genau und seitengleich arbeitendes Meßgerät. Tierversuche mit Ableitungen am Nervus vestibularis bei rotatorischer Reizung haben dies deutlich gezeigt (Dohlman 1925).
- Eine Modulation der Reizantwort kann über das efferente vestibuläre System bereits an der Rezeptorstelle einsetzen. Funktion und Arbeitsweise

Abb. 16.22. Befunde der thermischen Prüfung von 102 Personen jeden Lebensalters mit Perzentilen der Streubreite. (Aus Mulch u. Scherer 1980)

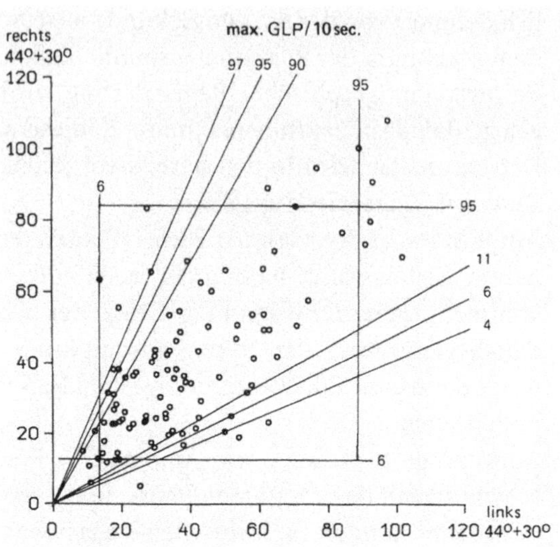

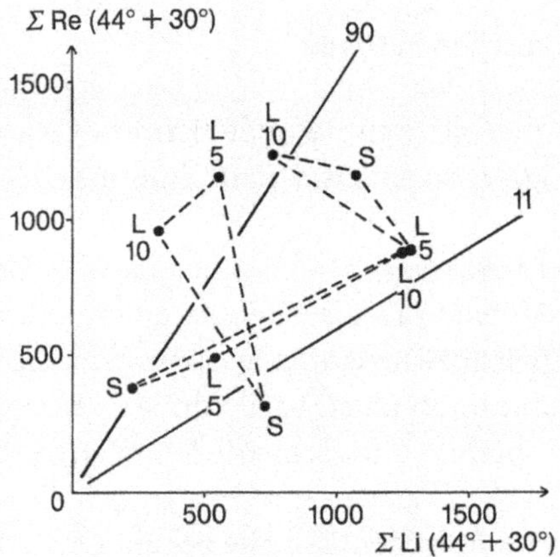

Abb. 16.23. Veränderung thermischer Befunde bei verschiedenen Untersuchungsbedingungen. Parameter: Summe der Geschwindigkeiten der langsamen Nystagmusphasen über die gesamte Reaktionsdauer. Die Linien 11 und 90 markieren Perzentilen. Dargestellt sind die Befunde von 3 Gesunden bei Untersuchungen im Sitzen (*S*) und im Liegen (*L*). Die Untersuchung im Liegen wurde einmal mit einer Pause von 5 min (*L5*) und einmal mit einer Pause von 10 min (*L10*) zwischen den Spülungen durchgeführt. Alle thermischen Untersuchungen erfolgten an verschiedenen Tagen

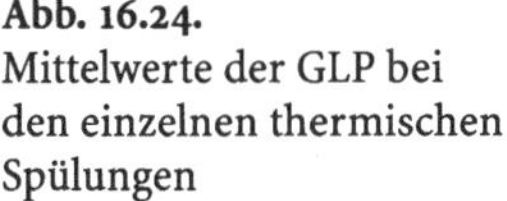

Abb. 16.24. Mittelwerte der GLP bei den einzelnen thermischen Spülungen

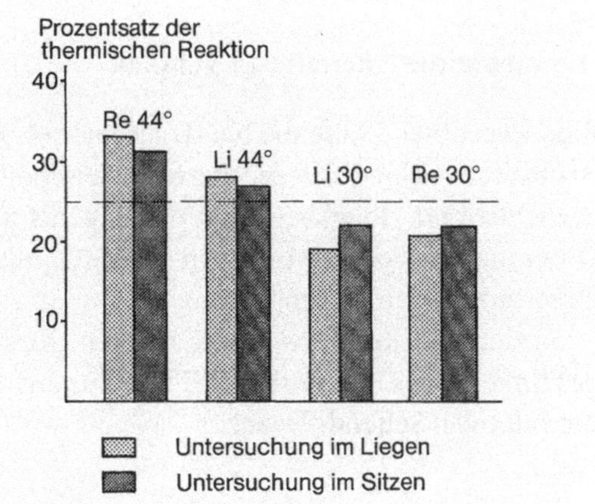

dieses Systems sind bis heute wenig bekannt. Bei Ausfall eines Gleichgewichtsorgans setzt es wahrscheinlich die Erregbarkeit der gesunden Seite herab (sog. kompensatorische Mindererregbarkeit der gesunden Seite), um auf diese Weise die Seitendifferenz des vestibulären Tonus abzubauen.

- Eine weitere Modulation der Reizantwort ist denkbar über die Otolithenorgane, die den Bogengangapparat beeinflussen können. Wie bei der Entstehung des thermischen Reizes kommen auch hier verschiedene Mechanismen der Otolithenstimulation in Frage:
  - die Temperaturänderung beeinflußt direkt die Nervenzellen in den Otolithenorganen (Theorie von Bartels),
  - der thermische Effekt bewirkt auch einen Otolithenreiz (s. S. 266).
- der weitaus größte Anteil an der Streubreite thermischer Befunde entsteht zentral im Gleichgewichtskerngebiet. Dort fließen die zahlreichen Afferenzen des vestibulären Systems zusammen und beeinflussen sich gegenseitig. Versuche am Verhalten blinder Fische in der Schwerelosigkeit des Weltalls und nach der Landung haben dies deutlich gezeigt (v. Baumgarten 1972).
- Ein nicht zu unterschätzender Faktor ist die fremde Untersuchungssituation und die ängstliche Anspannung vor der thermischen Prüfung. Sie läßt das Ergebnis des ersten Reizes besonders hoch werden (Abb. 16.24). Von Kornhuber wird dies als das „Phänomen des ersten Reizes" bezeichnet (Kornhuber 1966). Bereits der zweite und noch mehr der dritte Reiz zeigen statistisch einen deutlichen Abfall der Reaktionsintensität. Durch die übermäßig starke erste Reizantwort entsteht eine „scheinbare" Seitendifferenz von 5–6%, wobei das zuerst gespülte rechte Ohr vermeintlich stärker reagiert als das linke. Die Seitendifferenz ist bei Erstuntersuchungen um 8% größer als bei Wiederholungsuntersuchungen.

16.1.6 „Normbereiche“ thermischer Befunde

Eine wesentliche Aufgabe bei der Interpretation thermischer Befunde ist die Beurteilung einer Seitendifferenz zwischen rechtem und linkem Gleichgewichtsorgan. Jongkees (1949) schlug zur zahlenmäßigen Erfassung dieser Differenz eine Formel vor, die in der Mathematik zur Berechnung der relativen Differenz zweier Zahlen dient.

Summe der Reizantwort des rechten Ohrs minus Summe der Reizantwort des linken Ohrs dividiert durch ihre Summe entspricht dem hundertsten Teil der relativen Seitendifferenz.

Oder:

$$\frac{(44\text{ re.} + 30\text{ re.}) - (44\text{ li.} + 30\text{ li.})}{44\text{ re.} + 44\text{ li.} + 30\text{ li.} + 30\text{ re.}} \times 100 = X$$

Untersuchungen an Gesunden durch Mulch und Scherer (1980) zeigten aber, daß diese in der Mathematik anwendbare Formel beim Menschen nicht gültig ist, weil die Voraussetzung einer linearen Beziehung zwischen Zähler und Nenner nicht zutrifft.

! **Die Formel zur Berechnung der relativen Seitendifferenz ist nicht einsetzbar zur Berechnung der Differenz einer thermischen Erregbarkeit.**

Jongkees hatte 1952 anhand der relativen Seitendifferenz eines normal verteilten Kollektivs als Grenze zwischen normalen und pathologischen Befunden eine Differenz von 20% angegeben. Diese Grenze wurde zwar allgemein übernommen und klinisch verwendet, sie basiert aber auf einem statistischen Fehler im Umgang mit der Mittelwertberechnung einer über Null verteilten Gaußschen Kurve. Tatsächlich hat eine Nachprüfung von Scherer und Mulch an 204 Gesunden ergeben, daß der Mittelwert der Streuung thermischer Befunde bei 21% liegt und nicht, wie irrtümlich von Jongkees angenommen, bei 0,8% (Abb. 16.25). Jonkees hatte versäumt, das Vorzeichen zu negieren, d.h. mit absoluten Zahlen zu rechnen.

Daraus folgt:

1. Wenn der Mittelwert der Seitendifferenz beim Gesunden bei 21% liegt, dann kann die Grenze zwischen Gesunden und Kranken nicht bei 20% liegen.
2. Wegen der großen Streubreite bis zu einer Seitendifferenz von 80% beim Gesunden ist jede feste Grenze zwischen gesund und krank absurd.
3. Die Standardabweichung der Seitendifferenz thermischer Befunde ist so hoch, daß auch sie keinesfalls als Grenze zwischen Gesunden und Kranken herangezogen werden kann, wie dies jedoch von Claussen (1976) empfohlen wird.

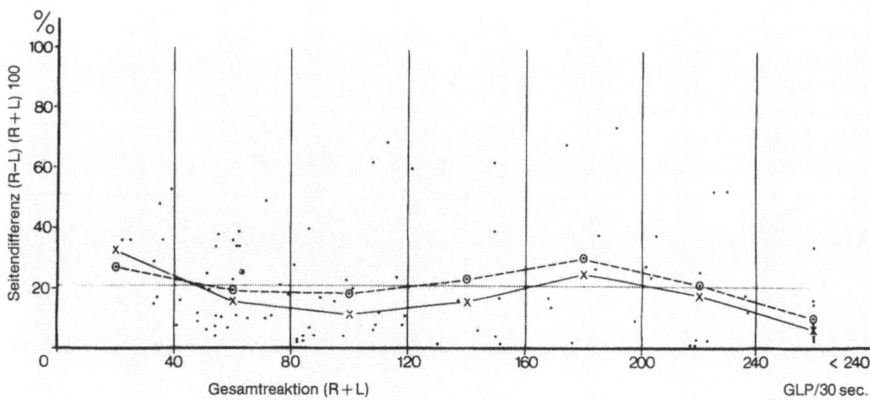

Abb. 16.25. Seitendifferenz der vestibulären Erregbarkeit in Abhängigkeit von der Stärke der Gesamtreaktion bei 102 Gesunden. o – – – o = Median; x– – – x = Mittelwert; ···· = Mittelwert aller Gesunden

4. Wenn das Ergebnis der thermischen Prüfung zahlenmäßig erfaßt werden soll, dann empfiehlt sich das „Verhältnis der Erregbarkeit" zwischen rechtem und linkem Gleichgewichtsorgan, ausgedrückt durch die Formel:

   R44 + R30 : L44 + L30.

Analog dem Vorgehen bei der Bewertung der Seitendifferenz wird auch das Richtungsüberwiegen berechnet mit der Formel

R44 + L30 : L44 + R30.

Für klinische Zwecke ist der Zahlenwert des Verhältnisses der Reizantworten zu abstrakt. Er gibt außerdem keine Auskunft über die absolute Stärke der Reaktion. Zur Veranschaulichung dient die Grafik, die bereits auf S. 212 und S. 214 vorgestellt wurde. Der Zähler der Verhältnisformel wird zur Abszisse, der Nenner zur Ordinate.

Diese Darstellung bietet den Vorteil

- eines schnellen Überblicks über das Ausmaß einer Seitendifferenz,
- eines raschen Vergleichs der Reizantwort des Patienten mit den Reizantworten von Gesunden anhand der Perzentilen,
- eines Überblicks über die absolute Stärke einer thermischen Reaktion,
- die Veränderung der Reizantwort bei Nachuntersuchungen direkt ablesen zu können, wenn man mehrere Untersuchungen in dasselbe Schema einträgt (Abb. 16.26).

Die Perzentilen müssen für jeden Parameter sowie bei Änderungen der Untersuchungstechnik neu bestimmt werden. Derzeit liegen sie für folgende Untersuchungsverfahren und Parameter vor:

Abb. 16.26.
Veränderung der Reizantwort bei Nachuntersuchungen. Patient mit Akustikusneurinom links; Untersuchungen 1, 2 und 3 im Abstand von jeweils 2 Monaten

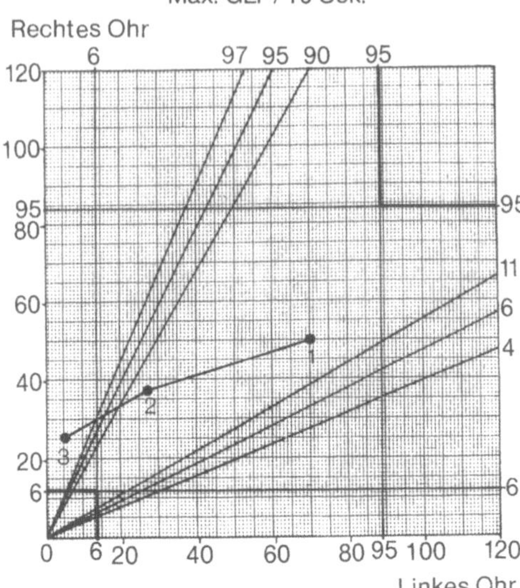

- Geschwindigkeit der langsamen Phase pro 10 s im Maximum der Reaktion (Abb. 16.27a),
- Geschwindigkeit der langsamen Phase, gemittelt in Fünf-s-Abschnitten über die gesamte Nystagmusreaktionsdauer (Abb. 16.27b),
- Schlagzahl pro 10 s im Maximum der Reaktion (Untersuchungstechnik nach Hallpike im Liegen) (Abb. 16.27c),
- Schlagzahl pro 30 s bei der Untersuchungstechnik nach Veits im Sitzen (Abb. 16.27d),
- Gesamtschlagzahl (Untersuchungstechnik nach Hallpike im Liegen) (Abb. 16.27).

Abb. 16.27 a–e. Schemata zur Dokumentation der Seitendifferenz (links) und des Richtungsüberwiegens (rechts) bei der thermischen Prüfung bei Verwendung verschiedener Parameter wie der maximalen GLP/10s (**a**), der Gesamt-GLP (**b**), der Schlagzahl/10 s (**c**), der Schlagzahl/30 s (**d**) und der Gesamtschlagzahl (**e**).

Max. GLP / 10 Sek.

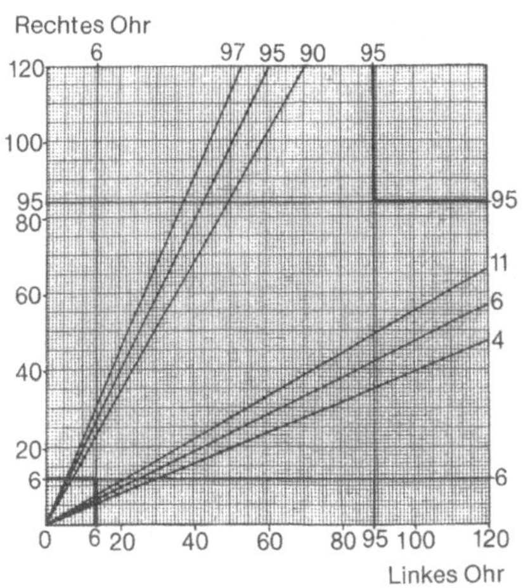

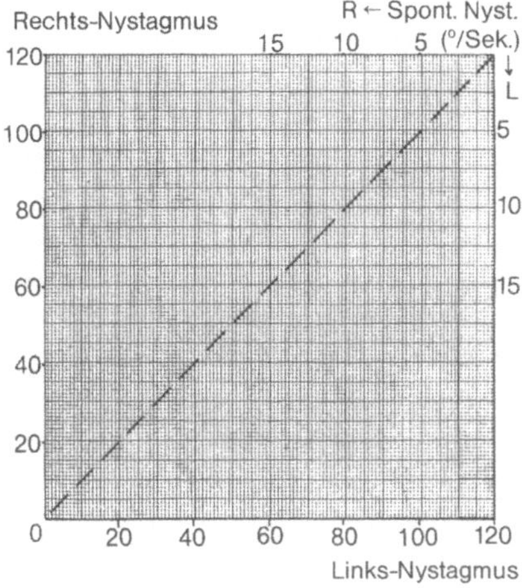

a

Gesamt GLP

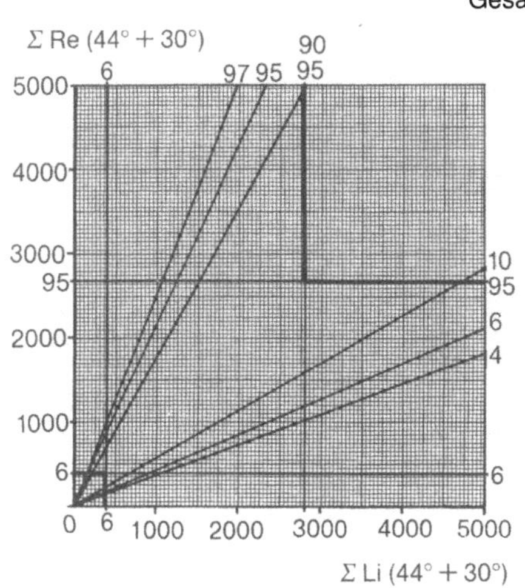

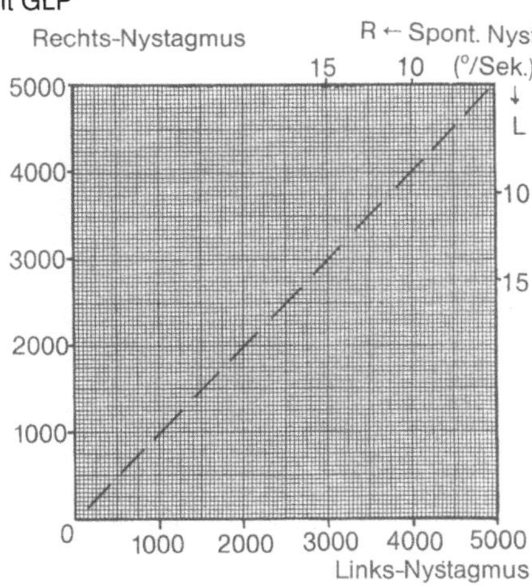

b

Schlagzahl / 10 Sek. im Liegen

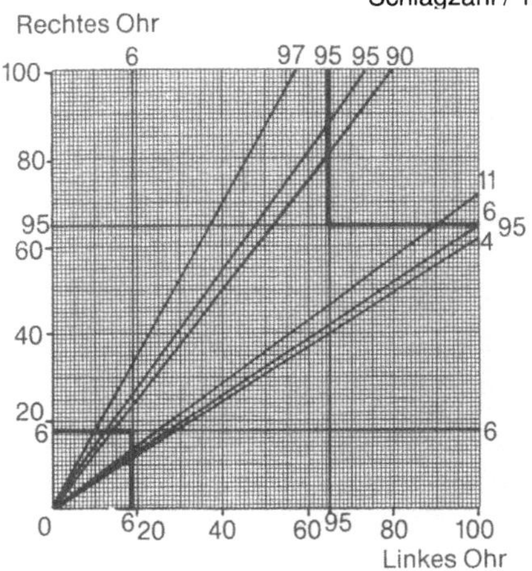

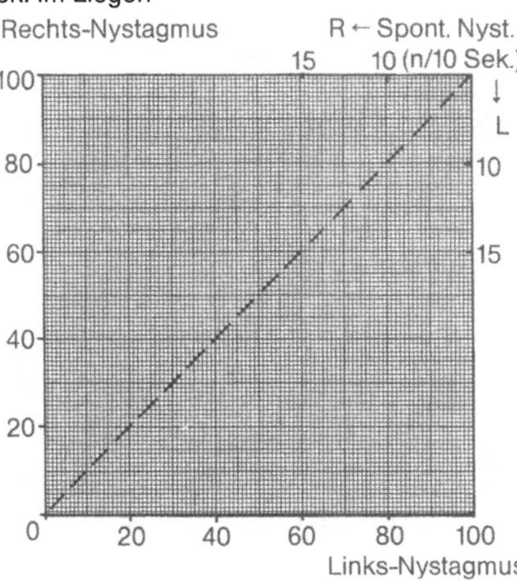

c

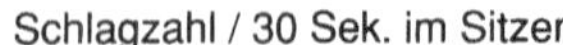

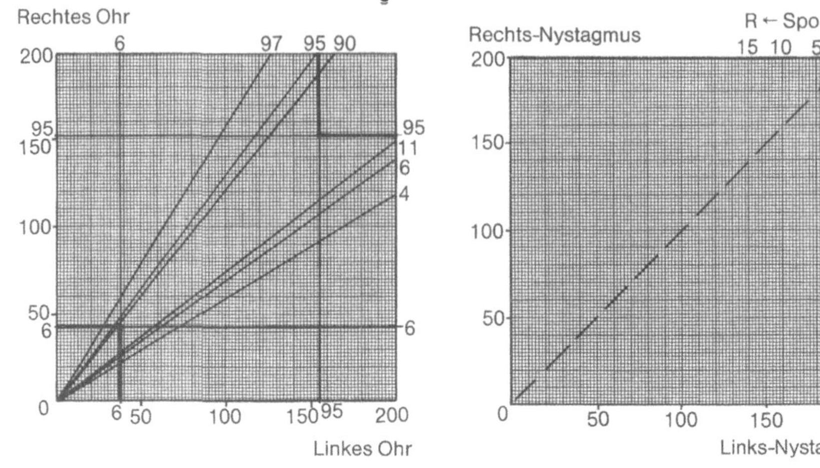

d

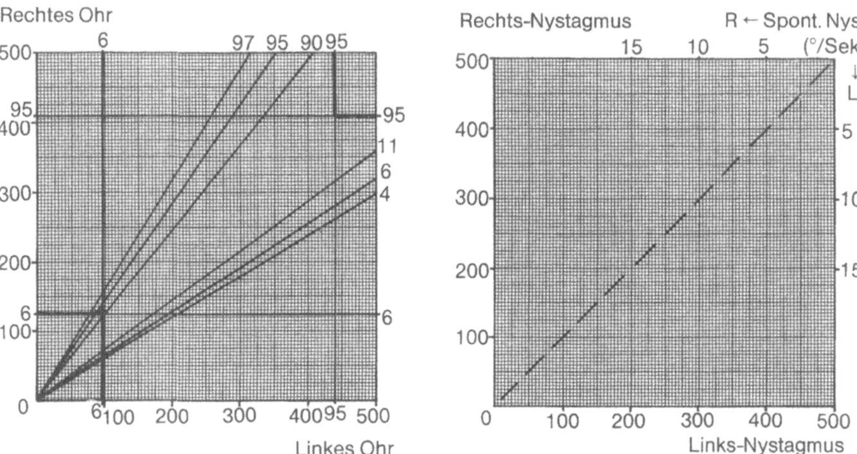

e

16.2 Okulomotorische Untersuchungen

16.2.1 Physiologie

Die okulomotorischen Untersuchungen befassen sich mit schnellen Blicksprüngen (Sakkaden), willkürlichen langsamen Blickfolgebewegungen (smooth pursuit), dem reflektorischen optokinetischen Nystagmus, der bei Betrachtung eines bewegten Reizmusters entsteht, und mit der Fixationssuppression; das ist die Fähigkeit des optischen Systems, durch Fixation einen vestibulär induzierten Nystagmus zu hemmen (s. a. S. 25).

Diese Untersuchungen gehören zu jeder gründlichen vestibulären Funktionsprüfung, da alle zerebralen, mesenzephalen und zerebellären okulomotorischen Strukturen mit den Gleichgewichtskernen verbunden sind und daher beim Zustandekommen des Symptoms „Schwindel" mitwirken können.

! **Es ist darauf zu achten, daß bei allen okulomotorischen Untersuchungen Fehlsichtige ihre Brille tragen müssen und Träger von Gleitsichtbrillen in der Peripherie verzerrt sehen.**

16.2.2 Untersuchungsmethoden

Untersuchung des Sakkadensystems

Das Sakkadensystem ist für die raschen Blicksprünge zum Erfassen eines Sehziels und auch für die schnelle Phase des vestibulären und optokinetischen Nystagmus zuständig. Während der Sakkade ist eine Korrektur der durchgeführten Augenbewegungen unmöglich. Es besteht eine Perzeptionsblockade zur Vermeidung von Scheinbildern.

Die Geschwindigkeit der Sakkaden (normal bis zu 700°/s) nimmt bei Müdigkeit, allgemeiner Sedierung, z.B. mit Diphenhydramin und Benzodiazepam sowie nach Alkoholgenuß ab, aber auch bei neurologischen Systemerkrankungen sowie entzündlichen vaskulären und neoplastischen Veränderungen der supranukleären pontinen Region. Kleinhirnerkrankungen führen zu fehlerhaften Blicksprüngen, wobei entweder das Ziel nicht erreicht wird (Hypometrien) oder das Auge zu weit bewegt wird (Hypermetrien) (Abb. 16.28). Das Sakkadensystem wird untersucht, indem Lichtpunkte an verschiedenen Orten, entweder in regelmäßiger (z.B. bei der Blickwinkeleichung) oder in zufälliger Reihenfolge aufleuchten.

Es wird die Fähigkeit bestimmt, den Ort des jeweils aufleuchtenden Punktes anzusehen. Diese Untersuchung kann elektronystagmographisch durchgeführt werden, sie ist aber die Domäne des High-speed-Videosystems (s. S. 232). Es können Latenz, Geschwindigkeit, Zielgenauigkeit und Synchronität der beiden Augen bestimmt werden.

Untersuchung der Blickfolgebewegung: der Sinusblickpendeltest („eye tracking test")

Dieser Test untersucht das langsame Blickfolgesystem. Der Patient blickt einem schwingenden Pendel nach. Die Augen beschreiben eine glatte Sinusbewegung, die vom langsamen Blickfolgesystem gesteuert wird (Abb. 16.29). Erfolgt die Stimulation mit einem elektronisch gesteuerten Lichtpunkt, kann die Geschwindigkeit des Reizes fortlaufend gemessen und mit der Geschwin-

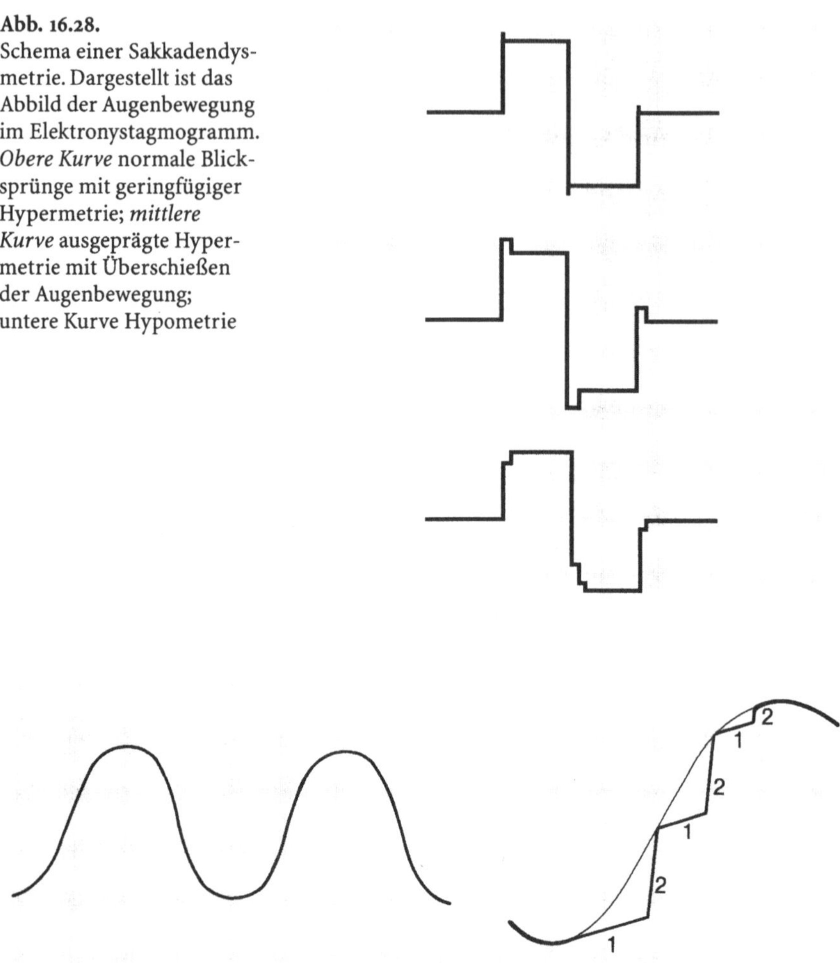

Abb. 16.28. Schema einer Sakkadendysmetrie. Dargestellt ist das Abbild der Augenbewegung im Elektronystagmogramm. *Obere Kurve* normale Blicksprünge mit geringfügiger Hypermetrie; *mittlere Kurve* ausgeprägte Hypermetrie mit Überschießen der Augenbewegung; untere Kurve Hypometrie

Abb. 16.29. Glatte, ungestörte Blickfolgebewegung

Abb. 16.30. Blickfolgebewegung mit Auffangsakkaden. *1* Ungenügende Folgebewegung, *2* Sakkaden

digkeit der Augenbewegung verglichen werden. Der Faktor Augenbewegung: Objektbewegung („pursuit velocity gain“) ist bei einer glatten Folgebewegung = 1. Ein Gesunder kann einem sinusförmig bewegten Sehziel bis zu einer Geschwindigkeit von 50°/s und einer Frequenz bis zu 1 Hz folgen. Bei höherer Reizstärke oder einer Erkrankung kann das Auge dem Sehziel nicht mehr adäquat folgen, es hängt nach. Der Faktor Augenbewegung: Objektbewegung wird kleiner als 1. Das Abbild des fixierten Punkts auf der Netzhaut gerät zunehmend aus der Fovea, der Zone des schärfsten Sehens. Um ein weiteres Abdriften zu verhindern, wird nun das sakkadische System eingesetzt. Es

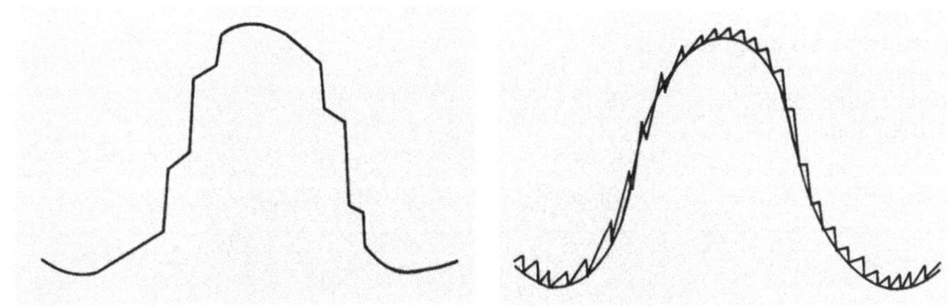

Abb. 16.31. Sakkadierte Sinusblickbewegung

Abb. 16.32. Überlagerung einer Sinusblickpendelbewegung durch einen Spontannystagmus

führt das Auge rasch in die Richtung des bewegten Objektes, bis das Abbild des Gegenstandes auf der Netzhaut wieder in der Fovea liegt – sogenannte Auffangsakkaden („catch up-saccades") (Abb. 16.30). Nun übernimmt wieder das langsame Folgesystem die Steuerung der Augenbewegung. Wenn die Objektgeschwindigkeit immer noch über der maximal möglichen Folgebewegung liegt, driftet das Abbild des Gegenstands wieder aus der Fovea, das sakkadische System wird erneut eingesetzt usw. Die Augenbewegung wird treppenförmig oder „sakkadiert".

Beim Kranken treten sakkadierte Augenbewegungen schon bei niedriger Reizstärke mit Pendelgeschwindigkeiten bis zu 35°/s auf. Die Sakkaden liegen am auf- und absteigenden Schenkel der Sinuskurve, denn dort ist die Geschwindigkeit der Augenbewegung am höchsten (Abb. 16.31). An den Wendepunkten ist die Augenbewegung langsam und die Blickfolgebewegung glatt.

Es gibt zwei pathologische Befunde, die von einer Störung des langsamen Blickfolgesystems abgegrenzt werden müssen:

- Überlagerung der Sinusblickpendelkurve durch einen vestibulären Spontannystagmus: Wenn ein vestibulärer Spontannystagmus vorliegt und die Fähigkeit, diesen Nystagmus durch Fixation zu unterdrücken, gestört ist, oder wenn Fehlsichtige keine Brille tragen und die Fixation damit eingeschränkt ist, dann ist die Sinusblickpendelkurve durch den vestibulären Nystagmus überlagert.
  Im Gegensatz zur gestörten Sinusblickpendelbewegung ist der überlagernde Nystagmus gerade in den Wendepunkten besonders deutlich zu sehen. Zusätzlich unterscheiden sich die Bilder im auf- und absteigenden Schenkel der Blickbewegung (s. Abb. 16.32).
- Überlagerung durch einen Blickrichtungsnystagmus: Blickt man zur Seite und hält diese Blickposition, dann sind neuronale Strukturen im pontinen Hirnstamm und im Flokkulus aktiviert. Bei einer Störung im okulomotorischen System kann das Auge in Lateralposition nicht gehalten werden, und

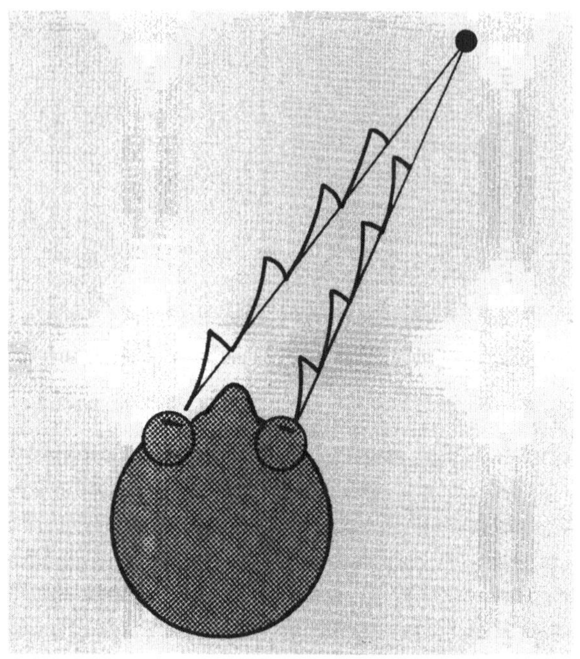

Abb. 16.33. Entstehung eines Blickrichtungsnystagmus bei gestörter Haltefunktion beim Blick zur Seite

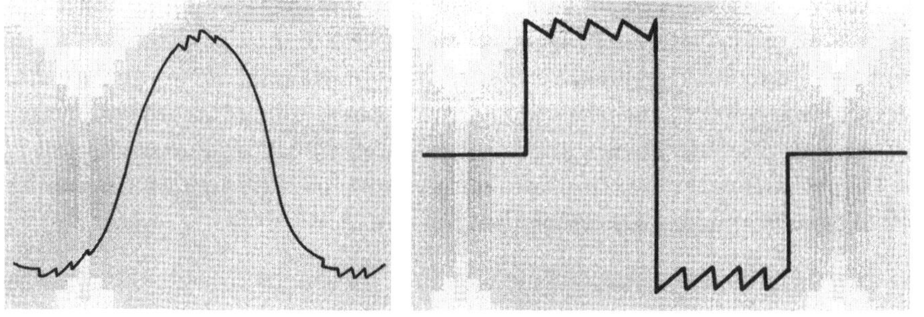

Abb. 16.34. Überlagerung einer Sinusblickpendelbewegung durch einen Blickrichtungsnystagmus

Abb. 16.35. Überlagerung der Blickwinkeleichung durch einen Blickrichtungsnystagmus

es kommt zu einem Rückdriften. Das Abbild des fixierten Gegenstands auf der Netzhaut wandert aus der Fovea heraus und muß über eine Sakkade wieder zurückgeholt werden. Es entsteht ein Blickrichtungsnystagmus, dessen schnelle Phase immer in Richtung des fixierten Objektes weist (Abb. 16.33). Beim Sinusblickpendeltest ist dieser Nystagmus nur am Wendepunkt, d.h. am lateralen Punkt der Pendelbewegung sichtbar (Abb. 16.34), und zwar am unteren Wendepunkt nach links, am oberen nach rechts gerichtet. Die schnelle Flanke der Kurve ist glatt.

Der Blickrichtungsnystagmus ist auch bei der Blickwinkeleichung zu sehen (Abb. 16.35).

■ **Durchführung des Sinusblickpendeltests.** Vom Fachhandel werden Geräte angeboten, die aber nur dann notwendig sind, wenn eine elektronische Auswertung angestrebt wird. Für die Routineuntersuchung genügt ein Pendel aus einer Metallkugel oder aus einer Leuchtbirne, die mit einem Faden an der Decke befestigt sind. Das Pendel soll ca. 1 m vor dem Auge des Patienten schwingen. Die Amplitude der Schwingung darf 30° zur Seite, also 60° insgesamt nicht überschreiten. Sie ist abzulesen an der Amplitude der Augenbewegung auf dem Schreiberpapier (bei biologischer Eichung maximal 6 cm). Die Geschwindigkeit der Pendelbewegung soll 35–40°/s nicht überschreiten. Sie kann wie bei einer Pendeluhr an der Länge des Pendels variiert werden. Dabei gelten folgende mathematischen Regeln:

Bei gegebener Pendellänge l (z.B. Abstand von der Decke bis zur Augenhöhe des Patienten) muß der Winkel α berechnet werden, um den der Pendel abgelenkt werden muß, damit er beim Zurückschwingen eine maximale Geschwindigkeit von ω (35–40°/s) hat. Dazu dient die Formel:

$$\alpha = \text{arc.cos.} \left(1 - \frac{l \cdot \omega^2 \max}{2\,g}\right)$$

wobei g = Erdbeschleunigung = 9,81 m/s^2, ω zu rechnen im Bogenmaß (rad/s), ω^2 von 35° = 0,61.

Aus dem Winkel α kann man die Amplitude der Pendelbewegung errechnen mit der Formel:

$$\text{Ampl.} = \frac{\tan \alpha \cdot l}{2}$$

Es ist zu beachten, daß die Amplitude nicht mehr als 60° beträgt!

Zum Sinusblickpendeltest gibt es auch einen Screening-Test, der vor jeder Untersuchung mit der Leuchtbrille geprüft werden sollte. Der Untersucher führt seinen Finger in ca. 50 cm Abstand vor den Augen des Patienten sinusförmig mit ansteigender Geschwindigkeit hin und her (Amplitude ca. 30 cm) und beobachtet gleichzeitig die Folgebewegung der Augen. Eine Sakkadierung ist leicht zu erkennen.

Untersuchung des optokinetischen Nystagmus

Bei dieser Untersuchung wird dem Patienten ein bewegtes Umfeld simuliert. Das gelingt um so besser, je mehr Netzhautfläche von dem sich bewegenden Reiz bedeckt wird und je weniger stehende Anhaltspunkte erblickt werden können. Der Reiz besteht aus schwarzen Schattenstreifen, die von einer rotierenden Streifentrommel auf einen bogenförmigen Horizont projiziert werden, oder aus schwarzen Streifen, die auf eine drehbare Wand geklebt oder gemalt werden. Die Bewegung dieser Streifen erzeugt reflektorisch eine Folgebewegung der Augen, die von einer raschen Rückstellbewegung gefolgt wird (optokinetischer Nystagmus, s. auch S. 26).

Zu Beginn des optokinetischen Nystagmus kommt es zu einer Schlagfeldverlagerung des Bulbus in Richtung der schnellen Nystagmusphase, d.h. das Auge läuft dem Reiz entgegen. Hierin unterscheidet sich der optokinetische vom vestibulären Nystagmus, bei dem es zu einer Schlagfeldverlagerung in Richtung der langsamen Nystagmusphase kommt.

Von Mioshi und Pfaltz (1973) wurde die Beziehung zwischen Streifenzahl, Streifengeschwindigkeit und optokinetischem Nystagmus untersucht. Die Zahl der Streifen bestimmt die Frequenz des Nystagmus, die Geschwindigkeit der Streifen die Geschwindigkeit der langsamen Phase. Bei hoher Reizgeschwindigkeit werden vom Auge Streifen übersprungen, d.h. trotz Steigerung der Reizgeschwindigkeit nehmen GLP (Geschwindigkeit langsamer Phase) und Frequenz ab. In der Praxis hat sich eine Zahl von 24 Streifen pro 360° bewährt. Dies entspricht einer Streifenbreite von 10 cm oder 7,5 Winkelgrad bei 50 cm Abstand zum Auge.

■ **Geräte für die optokinetische Untersuchung.** Ein optimales Reizergebnis wird erzielt, wenn sich der Kopf des Patienten im Zentrum einer Halbkugel befindet, auf deren Innenwand von einem Projektor Schattenstreifen projiziert werden (Abb. 16.36). Halbkugel und Streifenprojektor sind am Drehstuhl befestigt und gestatten so eine synchrone Drehstuhl- und Streifenbewegung für experimentelle Untersuchungen. Eine synchrone Untersuchung des vestibulären und optokinetischen Systems gelingt auch mit einer sogenannten optokinetischen Kabine. Hier steht der Drehstuhl in einer Kabine, auf deren drehbare Innenwand schwarze Streifen gemalt sind (Abb. 16.37).

Eine sehr platzsparende Methode ist das Absenken eines trommelförmigen Rundhorizontes von der Decke (Abb. 16.38). Ein Streifenprojektor über dem Kopf des Patienten wirft horizontal rotierende, vertikale Lichtstreifen auf die schwarze Innenwand. Der Trommeldurchmesser soll 120 cm betragen, die Trommelhöhe mindestens 80 cm. Die Trommel ist nach oben zeltförmig mit schwarzem Tuch abgedeckt.

Von der Industrie wird eine kreisförmig gebogene Projektionswand angeboten, die an der Wand oder auf einem Stativ befestigt ist (Abb. 16.39). Sie ist 120 cm hoch, 180 cm breit und hat einen Blickwinkel von 90°. Ihr Abstand vom Patienten beträgt 120 cm. Der Platzbedarf der Projektionswand ist groß. Es können mehrere stehende Linien (Rand der Projektionswand usw.) gesehen werden. Dadurch ist die Simulation einer bewegten Umwelt weniger vollkommen, als bei den vorgenannten Reizgeräten.

Für orientierende Untersuchungen werden motorgetriebene, rotierende Handtrommeln gebaut, an deren Außenfläche schwarze Streifen aufgeklebt

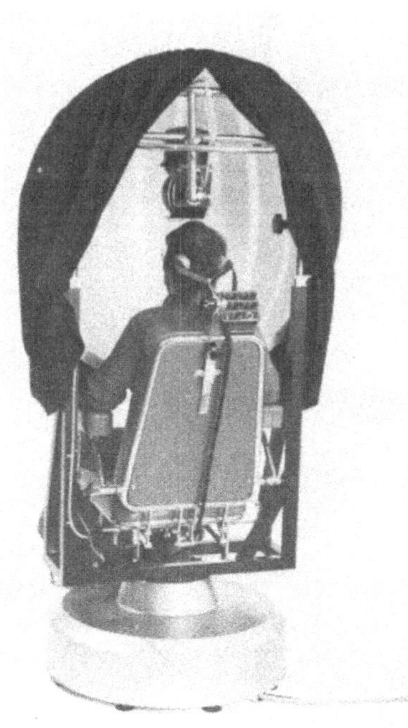
a

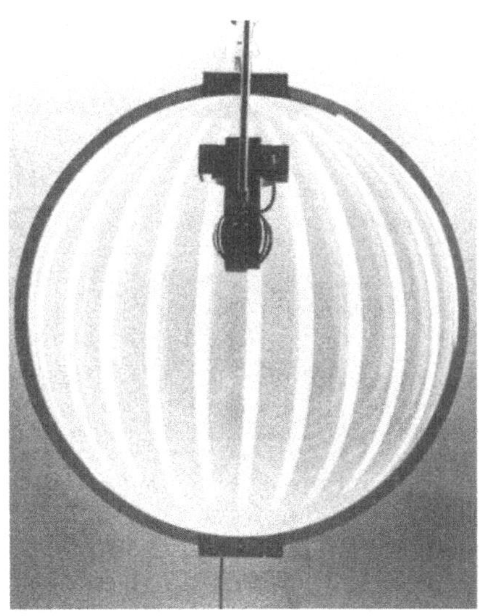
b

Abb. 16.36 a, b. Halbkugelförmige Projektionswand zur optokinetischen Reizung **a** auf Drehstuhl montiert (Werksphoto Fa. Stille); **b** Wandmontage (Werksphoto Fa. Stille)

Abb. 16.37.
Drehkabine mit vertikalen Streifen zur optokinetischen Reizung (Werksphoto Fa. Tönnies)

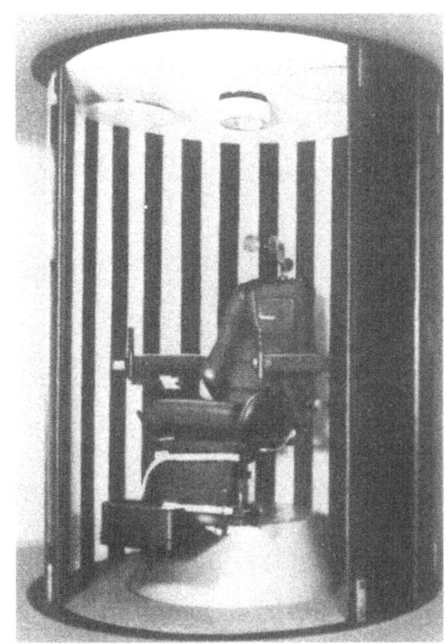

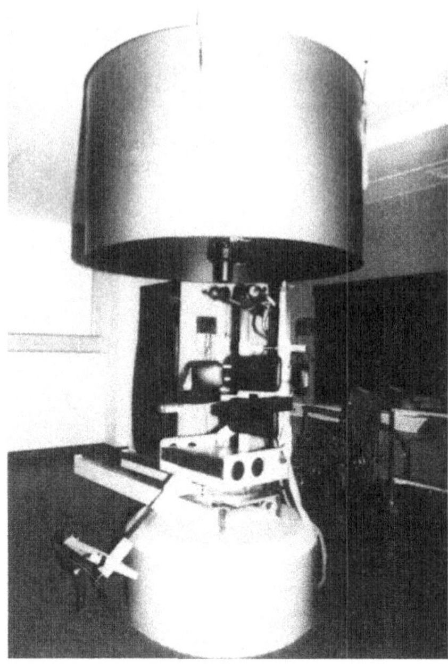

16.38

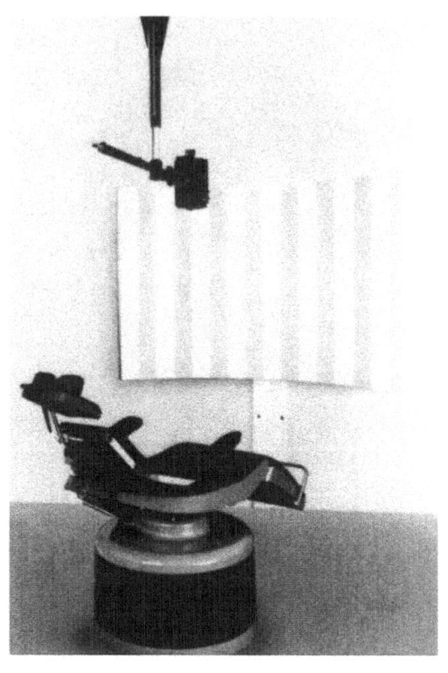

16.39

Abb. 16.38. Projektionstrommel, die zur optokinetischen Reizung auf den Drehstuhl abgesenkt werden kann (Pfaltz)

Abb. 16.39. Projektionswand zur optokinetischen Reizung (Werksphoto)

Abb. 16.40. Selbstgebaute optokinetische Handtrommel für die orientierende Untersuchung

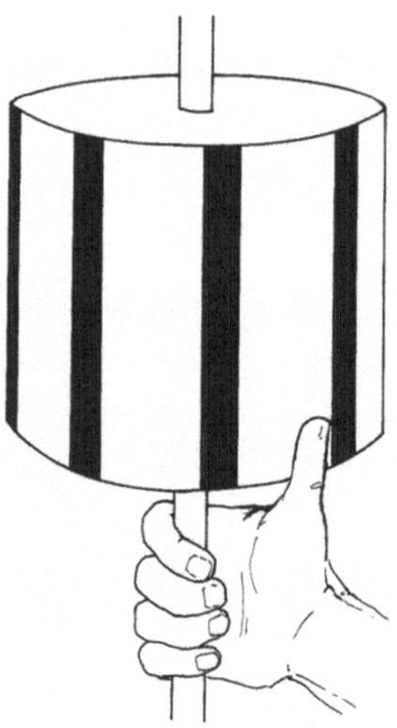

sind. Verzichtet man auf eine definierte Reizgeschwindigkeit, was für Screening-Untersuchungen durchaus möglich ist, dann kann eine solche Trommel auch sehr leicht mit einer leeren Waschmitteldose selbst hergestellt werden. Decke und Boden werden von einem Rundstab durchbohrt. Die Außenseite wird weiß gestrichen und mit schwarzen Streifen entsprechend Abb. 16.40 beklebt. Durchmesser der Dose: 23 cm; Höhe: 24 cm; Zahl der Streifen: 6; Breite der Streifen: 3 cm; Abstand der Streifen: 6,2 cm. Statt der Streifen können auch Bilder (z.B. Mickey Mouse oder die Skyline von New York) verwendet werden. Dies erhöht die Aufmerksamkeit.

Die Dose wird ca. 50 cm vom Patienten entfernt gehalten und vom Untersucher manuell gedreht. Der auftretende optokinetische Nystagmus wird gleichzeitig beobachtet.

Der diagnostische Wert der orientierenden Untersuchung mit einer Handtrommel ist nicht hoch. Das Reizbild ist zu inhomogen, und zu viele stationäre Gegenstände sind sichtbar. Gänzlich ungeeignet dagegen sind schmale Stoffbänder, die ein Quermuster haben und vor den Augen des Untersuchten hin und her bewegt werden.

Geräte zur optokinetischen Reizung sind technisch aufwendig, und es besteht ein Mißverhältnis zwischen Reizaufwand und Aussagekraft der Untersuchung. Es wird sich bessern einerseits durch den Einsatz der Virtual-reality-Technik (VR) (Lamprecht et al. 1996) auf der Seite der Reiztechnik (Abb. 16.41) und durch den Einsatz von High-speed-Videosystemen auf der Reaktionsseite (Abb. 16.42).

■ **Ablauf einer optokinetischen Untersuchung.** Die Streifen zur Erzeugung eines optokinetischen Nystagmus werden mit konstanter Geschwindigkeit ca. 20 s lang gedreht. Nach einer Pause von 10 s, die eingehalten wird, um den physiologischen Nachnystagmus abklingen zu lassen, erfolgt die Reizung in entgegengesetzter Richtung. Drei verschiedene Reizstärken, z. B. 40, 60 und 80°/s

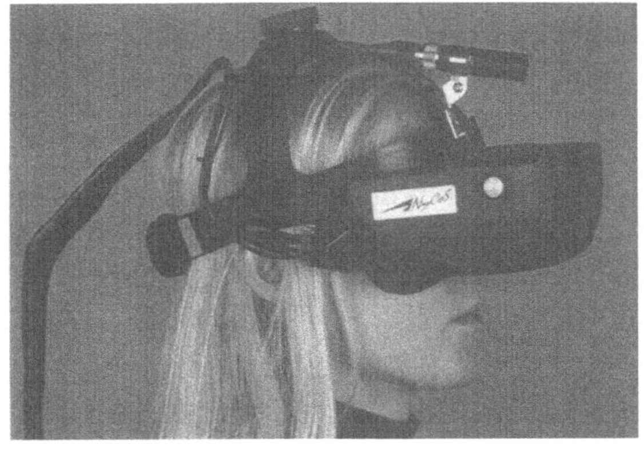

Abb. 16.41. Vorrichtung für den Einsatz der Virtual-reality-Technik zur okulomotorischen Stimulation. Die Videokamera über dem Sichtschirm nimmt das Umweltbild auf, das in den Sichtschirm übertragen werden kann (Abb. wurde zur Verfügung gestellt von Prof. Lamprecht, Essen)

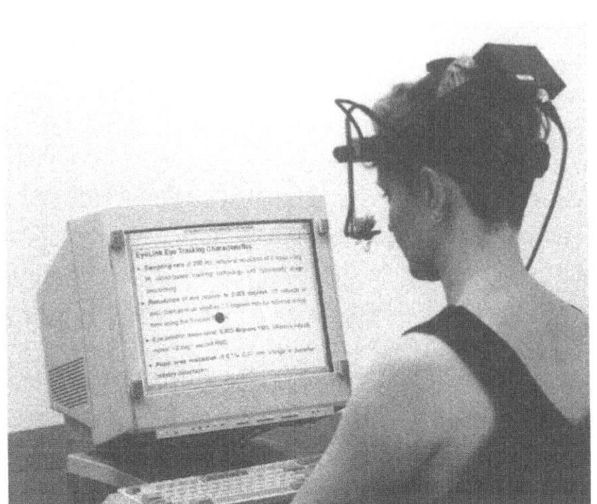

Abb. 16.42.
High-speed-Videosystem zur Erfassung von schnellen und langsamen Augenbewegungen bei freiem Sichtfeld. Extrem kleine Videokameras beobachten die Augen von unten. Sie sind an Bügeln befestigt. Das System kann u. a. von Behinderten zur optischen Steuerung von Rechnern (eye-mouse) benutzt werden. Der Punkt auf dem Bildschirm entspricht der Stelle, auf die geblickt wird (siehe auch Abb. 11.37) (Quelle: Firma SMI, Teltow)

werden nacheinander eingesetzt. Verglichen wird die Geschwindigkeit der langsamen Nystagmusphase (GLP) bei links- und rechtsgerichteter Reizung sowie das Ausmaß der Nystagmuszunahme bei Reizsteigerung.

Von Suzuki und Komdsuzaki wurde 1961 eine optokinetische Reizung beschrieben, bei der das Reizmuster kontinuierlich innerhalb von 25 s mit $4°/s^2$ auf 100°/s beschleunigt wird. Sofort anschließend erfolgt eine identische, aber negative Beschleunigung bis zum Stillstand des Reizmusters. Derselbe Durchgang schließt sich in Gegenrichtung an. Der Nystagmus wird mit kurzen Zeitkonstanten und sehr langsamer Papiergeschwindigkeit aufgezeichnet. Beim Gesunden entsteht ein Reaktionsmuster, das dem Reizmuster sehr ähnlich ist. Beim Kranken ist das Reaktionsmuster gelichtet und abgeflacht.

Diese Untersuchung wurde von Mang, Scherer et al. (1978) so modifiziert, daß sie in der Diagnostik zentraler Störungen aussagekräftiger ist (Abb. 16.43). Der optokinetische Reiz wird dabei mit $1{,}2°/s^2$ bis zu einer Endgeschwindigkeit von 40°/s beschleunigt.

Bei zentralen Störungen kann ein typisches pathologisches Reaktionsmuster beobachtet werden (Abb. 16.44): Bei niedriger Reizstärke folgt die Reaktion regelrecht der Zunahme der Reizgeschwindigkeit. Im Gegensatz zum Gesunden, bei dem die GLP dem Reiz bis zu seiner Endgeschwindigkeit von 40°/s folgt, fällt beim Patienten mit einer zentralen Störung die Nystagmusreaktion schon früh ab. Der Nystagmus wird arrhythmisch und verformt oder kann vollständig zum Stillstand kommen. Bei Reduzierung der Reizstärke, d.h. im abfallenden Schenkel des Reizmusters, erholt sich der Nystagmus schnell wieder und folgt erneut dem Reiz. Die Nystagmusintensität stellt sich damit in zwei Gipfeln dar, wobei der Gipfel bei Reizminderung höher ist als bei Reizsteigerung.

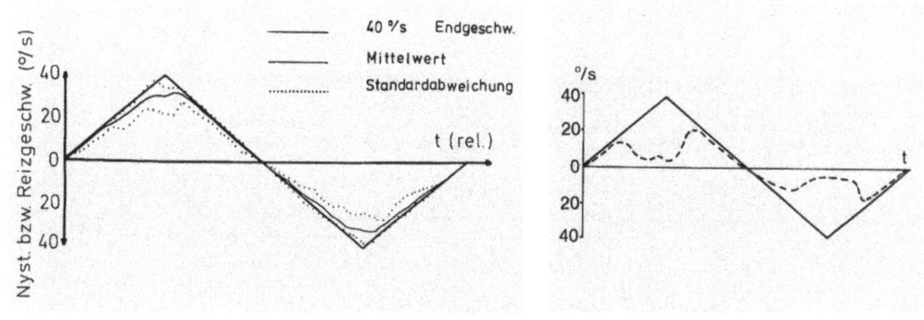

16.43 16.44

Abb. 16.43. Reaktionsmuster Gesunder im optokinetischen Beschleunigungstest. b = 1,2°/s

Abb. 16.44. Typisches Reaktionsmuster im optokinetischen Beschleunigungstest bei zentralen Störungen. *Durchgezogene Linie* Reizmuster; *gestrichelte Linie* Reizantwort (Nystagmus)

Das bedeutet, daß eine Reizsteigerung an das okulomotorische System größere Anforderungen stellt als eine Reizminderung. Beim Patienten mit zentralen Gleichgewichtsstörungen kommt dies besonders deutlich zum Vorschein.

Ein optokinetischer Nystagmus wird sehr leicht von einem vestibulären Spontannystagmus überlagert, d.h. er wird in der Richtung des Spontannystagmus verstärkt und in der Gegenrichtung abgeschwächt. Es kommt aber niemals zu einer Dysrhythmie des optokinetischen Nystagmus. Sie wird, wie oben erwähnt, nur bei Erkrankungen im okulomotorischen System gesehen.

Eine paradoxe, „inverse“ optokinetische Reaktion beobachtet man bei einem angeborenen und bei einem okulären Fixationsnystagmus (s. S. 448). Bei Bewegung des Reizmusters nach rechts kommt es zu einem Rechtsnystagmus (normal: Linksnystagmus) und bei linksgerichteter Reizung zu einem Linksnystagmus (normal: Rechtsnystagmus). Der Nystagmus kann gelegentlich im Verlauf der Reizung in eine Richtung sogar mehrfach umschlagen.

Manche Patienten schließen die Augen aus Unaufmerksamkeit oder zur Aggravation und provozieren damit eine Störung des optokinetischen Nystagmus, wie sie bei einer Erkrankung im okulomotorischen System gesehen wird. Die Bilder unterscheiden sich aber durch folgende Merkmale:

- Schließt der Patient die Augen, kommt der Reiz nicht mehr zur Wirkung. Der Nystagmus ist *sofort* gestoppt; es können noch einige schwache gegengerichtete Nystagmusschläge sichtbar werden. Werden die Augen geöffnet, ist der Reiz in voller Stärke sofort wieder wirksam. Zwischen dem Lidschluß und dem Öffnen der Lider wird eine gerade Linie aufgezeichnet (Abb. 16.45).
- Bei einem Kranken mit einer zentralen Gleichgewichtsstörung fällt die Nystagmusintensität *langsam* ab und ist von einer Verformung der einzelnen Schläge und von Dysrhythmie (Abb. 16.46) begleitet. Zu einer geraden Linie

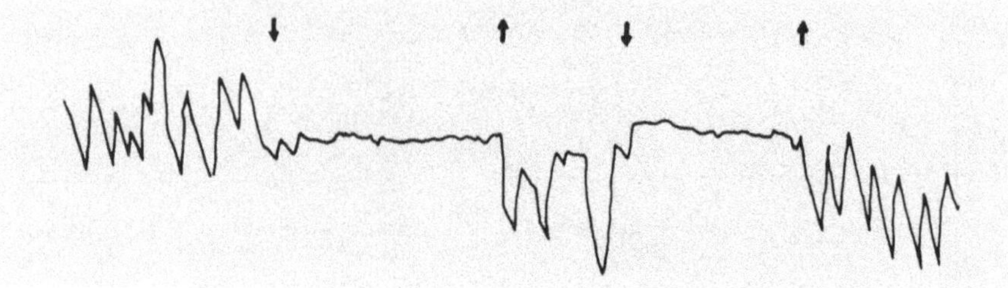

Abb. 16.45. Verlauf des optokinetischen Nystagmus bei Lidschluß ↓ und Öffnen der Lider ↑

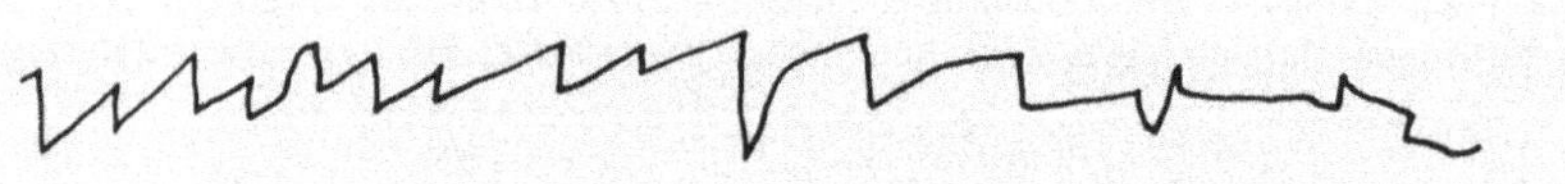

Abb. 16.46. Pathologische Abnahme und Verformung des optokinetischen Nystagmus bei zentralen Störungen

kommt es, im Gegensatz zur Aufzeichnung bei Lidschluß, nie. Es sind immer einzelne Nystagmusschläge oder auch Gruppen von Nystagmusschlägen zu sehen. Wird die Reizstärke gesenkt, nimmt die Nystagmusintensität nicht ruckartig, sondern allmählich wieder zu.
Zu beachten ist, daß ein pathologisches Nystagmusbild auch bei einer mangelhaften Reizvorrichtung auftreten kann. In Zweifelsfällen sollte die optokinetische Reizung an einigen Gesunden kontrolliert werden.

Untersuchung der Fixationssuppression

Physiologischerweise ist das willkürliche optische System dem reflektorisch arbeitenden vestibulären System übergeordnet, d.h. wenn wir einen Punkt fixieren, wird ein vestibulärer Nystagmus unterdrückt (Fixationssuppression). Dieser Mechanismus befähigt uns in der Eisenbahn, trotz Kurvenfahrt Zeitung zu lesen. Er ist aber gleichzeitig eine der fundamentalen Ursachen für die Reisekrankheit, auf die in Kap. 32, S. 548 ausführlich eingegangen wird.

Die Fähigkeit, Nystagmus durch Fixation zu unterdrücken, ist ein empfindlicher Parameter für Erkrankungen im okulomotorischen System, speziell im langsamen Blickfolgesystem. Demnach finden wir Störungen der Fixationssuppression sowohl bei ipsilateralen parietookzipitalen Läsionen als auch bei zerebellären Läsionen, die den Flokkulus einschließen. Kann z.B. ein Rechtsnystagmus nicht unterdrückt werden, ist die Störung rechts lokalisiert. Die Suppressionsfähigkeit wird auch nachhaltig durch Alkohol gestört. Klinisch ist es schwierig, diese toxische Wirkung von echten Erkrankungen abzugrenzen.

■ **Untersuchungstechnik.** Als orientierende Untersuchungsmethode (s. auch S. 174) läßt man den Patienten den eigenen Finger fixieren, den er bei ausgestrecktem Arm nach oben hält. Nun muß er entweder stehend mit dem Oberkörper oder Kopf um die vertikale Körperachse hin und her rotieren (Brandt 1988 b), oder er sitzt auf einem Drehhocker oder Schreibtischdrehstuhl und wird vom Untersucher hin und her gedreht. Ein Nystagmus darf dabei nicht auftreten. Fehlsichtige müssen ihre Brille tragen.

Im Verlauf einer vestibulären Reizung in vollständiger Dunkelheit wird ein Punkt im Gesichtsfeld des Patienten plötzlich erleuchtet (elektrische Birne), und er wird aufgefordert, diesen Punkt zu fixieren. Nystagmographisch läßt sich die Unterdrückung des Nystagmus sehr gut ablesen und messen. Die Fixationssuppression wird im Rahmen der Pendelprüfung und der thermischen Prüfung mit untersucht.

Bei der Pendelprüfung wird der Reiz so lange gesteigert, bis ein kräftiger Nystagmus auftritt. Dann wird während 2–3 kompletten Sinusschwingungen ein Fixationspunkt sichtbar gemacht. Bei Fixation dieses Punktes darf ein Nystagmus nicht mehr vorhanden sein.

Bei der thermischen Prüfung wird zuerst bei vollständiger Dunkelheit die Zeit abgewartet, die man zur Auswertung des thermischen Nystagmus braucht, d.h. mindestens 40 s. Dann wird für 10 s ein Fixationspunkt erleuchtet. Die Fixationssuppressionsprüfung muß sowohl bei einem Rechts- als auch bei einem Linksnystagmus durchgeführt werden. Am besten eignen sich die 44° Spülungen, da sie den stärksten Nystagmus erzeugen.

Zur Beurteilung der Suppressionsfähigkeit ist ein kräftiger Nystagmus von mindestens 20° GLP Voraussetzung. Einen schwachen Nystagmus zu unterdrücken, gelingt auch dem Kranken. Läßt sich bei einem Patienten kein kräftiger Nystagmus auslösen, dann ist die Untersuchung der Suppressionsfähigkeit nicht aussagefähig.

■ **Bewertung der Befunde.** Ein nicht vollständig unterdrückter Nystagmus wird in % des zuletzt ohne Fixation vorhandenen Nystagmus bewertet.

Beispiel (Abb. 16.47): Geschwindigkeit des Ausgangsnystagmus: 27°/s; Geschwindigkeit des Nystagmus bei Fixation: 8°/s.

100% = 27°
1% = 0,27°
8°/s: 0,27° = 30 (%)

Der Nystagmus wurde bis zu einer Stärke von 30% des Ausgangswerts unterdrückt, oder besser, der Nystagmus wurde um 70% supprimiert.

Normbereiche der visuellen Fixationssuppression sind bisher nicht erarbeitet worden. Die klinischen Befunde zeigen jedoch, daß ein kräftiger thermischer

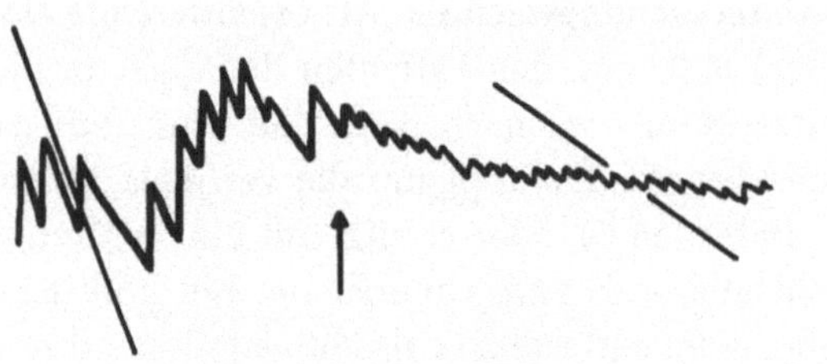

Abb. 16.47. Untersuchung der Fixationssuppression. Ein thermischer Nystagmus wird durch Fixation (↑) um 70 % unterdrückt

Nystagmus mit einer GLP von mehr als 40° auch vom Gesunden nur zu 80–90 % unterdrückt werden kann. Wahrscheinlich spielen alltägliche toxische und pharmakologische Einwirkungen eine Rolle, denn z. B. Alkohol führt zu einer solch nachhaltigen Störung der Fixationssuppression, daß der beschriebene Screening-Test zur Untersuchung des Alkoholeinflusses auf Autofahrer verwendet werden kann. Eine ähnliche Wirkung haben Phenothiazine, Phenobarbital und Carbamacepin (Bittencourt).

Übersichtsarbeiten: Brandt u. Büchele 1983; Miyoshi u. Pfaltz 1973 und 1974; Dix 1980; Brandt 1991.

16.3 Drehprüfungen

16.3.1 Geschichtlicher Überblick

Im Zusammenhang mit Drehbewegungen gibt es Effekte, die subjektiv sehr eindrucksvoll wahrgenommen werden. Dazu gehören die *Nachdrehempfindungen* nach langdauernden Drehbewegungen, wie z. B. nach Walzertanzen sowie die *Bewegungskrankheiten.* Die vestibuläre Forschung hat deshalb mit Drehprüfungen begonnen. Im Mittelalter konstruierte man Drehstühle, die allerdings in der Art eines Folterinstruments zur Therapie von Psychosen eingesetzt wurden (Abb. 16.48).

Zu Beginn des 19. Jahrhunderts beschäftigte sich der Prager Physiologe Johann Evangelista Purkinje mit den Drehnachempfindungen. Er stellte 1820 mit einfachen Mitteln das Purkinje-Gesetz auf, wonach die Ebene der scheinbaren Drehung ihre Lage in bezug auf den Kopf beibehält, also gewissermaßen vom Kopf mitgenommen wird. In der Praxis bedeutet dies, daß die nach Walzertanzen auftretenden Nachempfindungen in horizontaler Ebene drehen. Wird der Kopf um 30° gehoben, dann wird auch die Ebene der Drehnachempfindung um diesen Winkel nach oben gekippt.

Das Purkinje-Gesetz wurde später mit verbesserten Reizmethoden bestätigt und hat noch heute Gültigkeit. Allerdings gilt es nur für die unmittelbar dem

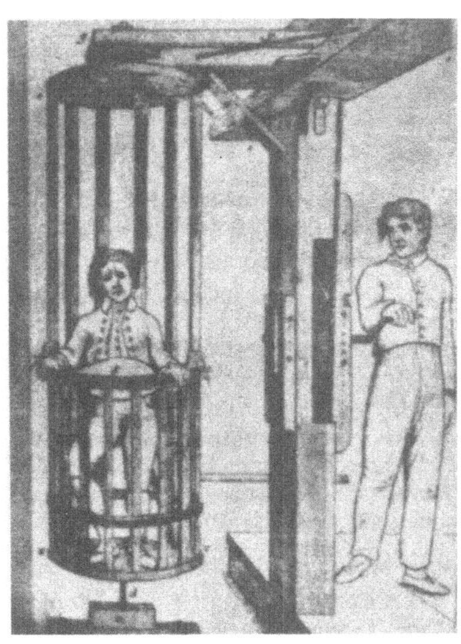

Abb. 16.48.
Im Mittelalter wurden Drehreize zur Therapie von Psychosen eingesetzt. (Aus Güttich 1944)

Abbremsen folgende, sog. erste Phase der Drehnachempfindung. Alle späteren Phasen, die z.T. gegengerichtet, z.T. gleichgerichtet sind, und die Purkinje nicht bekannt waren, sind zentral bedingt und nicht abhängig von der Kopfhaltung.

Im letzten Viertel des 19. Jahrhunderts begann eine systematische Forschungstätigkeit mit Drehstuhlkonstruktionen von Kreidl u.a. (Abb. 16.49). Sie achteten nicht nur auf die subjektiven Drehempfindungen, sondern bestimmten zusätzlich auf „manuellem" Weg den rotatorischen Nystagmus. Der Untersucher mußte dazu hinter der Versuchsperson auf der Dreheinrichtung stehen und seine Finger auf die geschlossenen Augenlider der Versuchsperson legen (Palpationsmethode nach Mach, Breuer, Kreidl). Er fühlte das Vorbeigleiten der Cornea während des Nystagmus und konnte so die Frequenz bestimmen. Der Untersucher mußte ebenfalls die Augen schließen, um während der Drehstuhlbewegung keine Übelkeit zu erleiden.

Mach entwickelte 1873 einen Drehstuhl zur exzentrischen Drehreizung (Abb. 16.50). Um die Jahrhundertwende waren schon einfache Pendelstühle gebräuchlich.

Die erste klinische Anwendung der Drehstuhlprüfung stammt von Bárány (1907). Der Drehstuhl wurde manuell 10mal in 20 s gedreht, dann plötzlich angehalten (Abb. 16.51), und die Dauer des postrotatorischen Nystagmus wurde bestimmt. Bárány fand so einen Mittelwert von 22 s für den ersten postrotatorischen Nystagmus mit großer Schwankungsbreite.

Dieses Reizverfahren wurde auch nach Einführung elektrisch betriebener Drehstühle beibehalten und bildet noch heute die Basis für die am häufigsten angewandte rotatorische Untersuchungsmethode.

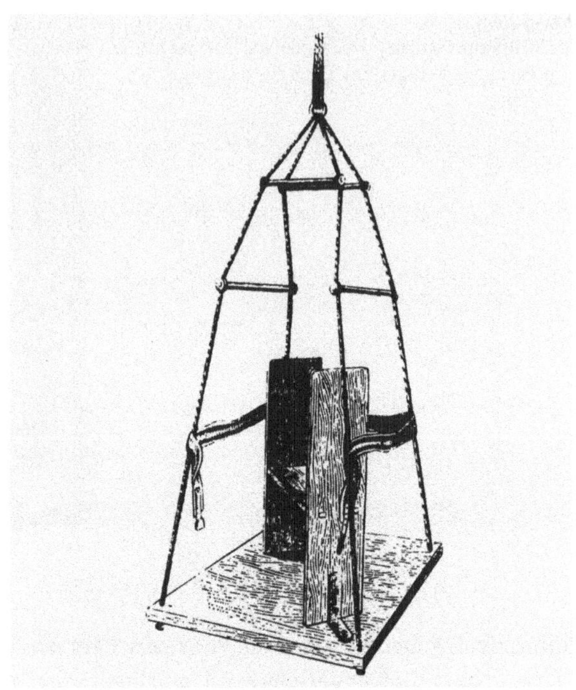

Abb. 16.49.
Drehstuhl nach Kreidl (1891)

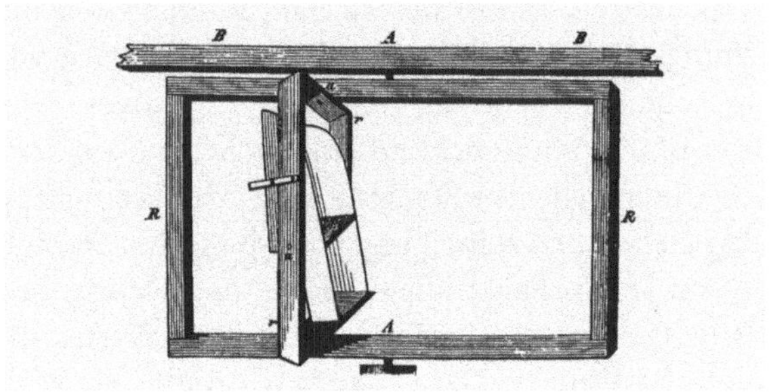

Abb. 16.50.
Drehstuhl zur exzentrischen Reizung nach Mach (1873)

Von Veits wurde 1931 eine unterschwellige Beschleunigung vorgeschlagen. 1948 änderten van Egmond, Groen und Jongkees das Testverfahren von Bárány. Sie beschleunigten unterschwellig und stoppten aus verschiedenen Geschwindigkeiten ab (Kupulometrie). Von Hallpike und Hood wurde 1953 ein trapezförmiges Reizverfahren mit gleichwertiger Be- und Entschleunigung vorgeschlagen.

Montandon führte 1954 die Schwellenbestimmung des Nystagmus mit zu- und abnehmenden Drehreizen ein. Er fand eine mittlere Schwelle von $1°/s^2$, die aber durch eine Verbesserung der Reiztechnik später noch wesentlich (auf $0{,}05°/s^2$) gesenkt werden konnte. Die Schwellenmessung nach Montandon war aufwendig. Ihr diagnostischer Wert ist nach Untersuchungen von Haas et al. (1965) den überschwelligen Reizverfahren unterlegen.

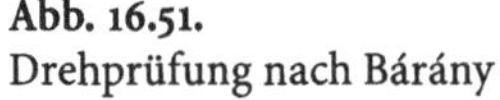

Abb. 16.51.
Drehprüfung nach Bárány

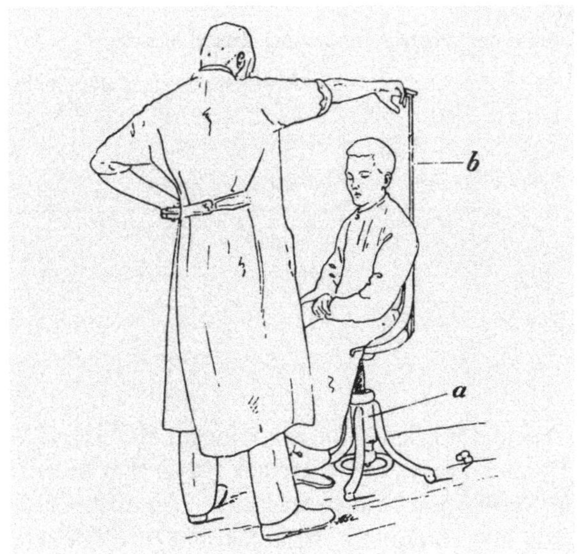

Oosterveld (1984) untersuchte mit leicht überschwelligen Reizen die Latenz bis zum Auftreten eines Nystagmus. Diese lange vernachlässigte Untersuchungsmethode lebt heute in Form sog. harmonischer Pendelstuhlschwingungen wieder auf.

Mach erkannte 1885, daß die Bogengänge auch durch sinusförmige Bewegungen gereizt werden können. 1962 wurde von Greiner der Torsionspendelstuhltest in die Klinik eingeführt. Er wurde vor allem wegen seiner geringeren Kosten gegenüber einem elektrisch betriebenen Drehstuhl populär. Heute verfügen die meisten elektronisch gesteuerten Drehstühle auch über Pendeleinrichtungen. Der Pendeltest hat sich einen festen Platz im vestibulären Untersuchungsgang erobert.

16.3.2 Physiologie

Wird der Kopf in der Ebene eines Bogengangpaares gedreht, so bleibt die Endolymphe aufgrund ihrer Trägheit zurück (Abb. 16.51). Es kommt zu einer, der Drehrichtung gegenläufigen Flüssigkeitsrotation, die so lange dauert, wie die Drehbeschleunigung anhält. In der Ampulle eines jeden Bogengangs sitzt die Kupula als Meßorgan. Steinhausen glaubte 1933, die Kupula bewege sich wie eine Schwingtür, die von der rotierenden Flüssigkeit geöffnet wird. Heute wissen wir, daß die Kupula an ihren Rändern mit der Ampullenwand flüßigkeitsdicht verbunden ist und deshalb von der rotierenden Flüssigkeit nur aus-

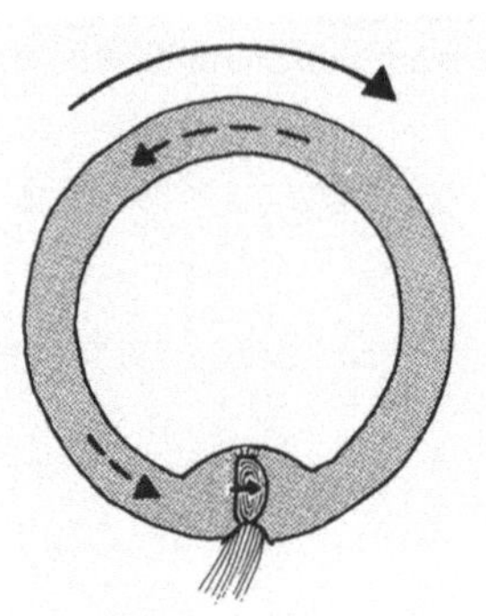

Abb. 16.52.
Schema der Drehreizverarbeitung. Erklärung s. Text

gebuchtet werden kann. In geringem Maß ist sie auch flüssigkeitsdurchlässig (Dohlman 1925), was Wittmaak (1934) aber bestritten hat. Sinneshaare, die in die Kupula hineinragen, werden bei der Ausbuchtung gebeugt. Findet die Beugung in Richtung des Utrikulus statt (utrikulopetal), so wird die Nervenzelle depolarisiert. Daraus folgt eine Steigerung der Grundfrequenz an Aktionspotentialen im Nervus vestibularis. Bei einer Beugung in entgegengesetzter Richtung (utrikulofugal) kommt es zu einer Hyperpolarisation der Nervenzelle und damit zu einer Reduzierung der Grundfrequenz im Nervus vestibularis.

Die Grundfrequenz liegt bei ca. 70–90 Aktionspotentialen/s. Sie kann bis auf 0 Hz abgesenkt, aber weit über 180 Hz gesteigert werden. Daraus resultiert bei starker Drehbeschleunigung von mehr als $200°/s^2$ ein asymmetrisches Verhalten zwischen depolarisierender und hypopolarisierender Reizung. Diese Asymmetrie spielt bei der Kompensation einseitiger, peripher-vestibulärer Defekte eine wesentliche Rolle und ist Ursache des Kopfschüttelnystagmus.

Da die Bogengangspaare im Schädel anatomisch und funktionell gegenläufig ausgerichtet sind, führt z.B. eine Drehbeschleunigung nach rechts im rechten horizontalen Bogengang zu einer utrikulopetalen Kupulaauslenkung und damit zu einer Steigerung der Grundfrequenz der Aktionspotentiale (s. Abb. 6.1, S. 54). Im linken horizontalen Bogengang entsteht dagegen eine utrikulofugale Auslenkung und damit eine Verminderung der Grundfrequenz der Aktionspotentiale (II. Ewald-Gesetz von 1892).

Der Sinn dieser funktionellen Gegenschaltung der beiden Bogengangsysteme ist die Erhöhung ihrer Empfindlichkeit, denn die Steigerung und Verminderung der anderen Seite ergibt eine größere Seitendifferenz der Erregung im Gleichgewichtskerngebiet (Waagenprinzip).

Bei einer Beschleunigung nach rechts ist die Grundfrequenz im rechten N. vestibularis erhöht und somit auch eine Erregung im rechten Gleichgewichtskerngebiet gegeben. Von dort leitet das mediale Längsbündel die Information weiter zu den Kernen des linken N. abducens und des rechten N. oculomotorius. Durch Zug des M. abducens links und M. rectus me-

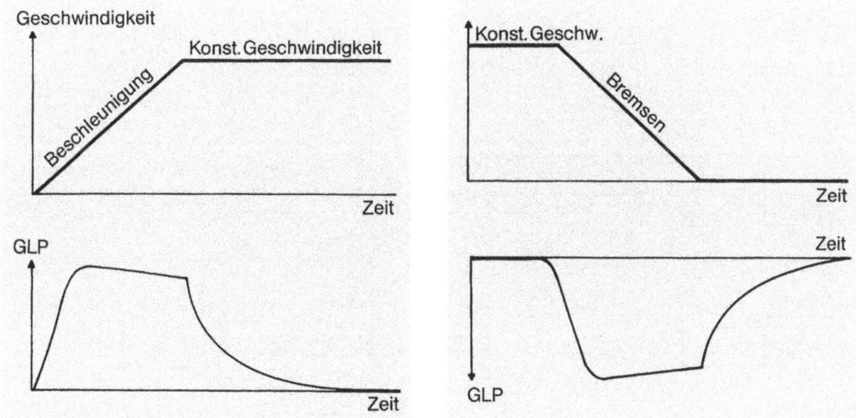

Abb. 16.53. Verlauf der Drehstuhlbewegung (*obere Kurve*) und des daraus resultierenden Nystagmus (*untere Kurve*)

Abb. 16.54. Verlauf des Nystagmus (*untere Kurve*) beim Bremsen aus konstanter Geschwindigkeit (*obere Kurve*)

dialis oculi rechts entsteht eine synchrone Bewegung beider Augen nach links, die von einer schnellen Rückstellbewegung nach rechts gefolgt wird. Durch die Beschleunigung nach rechts ist ein Nystagmus nach rechts entstanden.

Eine Beschleunigung führt immer zu einem gleichgerichteten Nystagmus.

Sobald die Beschleunigung aufhört, die Körperdrehung aber mit konstanter Geschwindigkeit fortgesetzt wird, kommt es zu einer allmählichen, reibungsbedingten Angleichung der Endolymphbewegung an die Körperbewegung; der Druck auf die Kupula läßt nach, und in Dunkelheit sistiert der Nystagmus exponentiell (Abb. 16.53). Synchron mit dem Nystagmus nimmt auch die Drehempfindung ab, obwohl die Drehung anhält.

Eine Bewegung mit konstanter Geschwindigkeit ist kein Gleichgewichtsreiz.

Wird aus einer Drehbewegung mit konstanter Geschwindigkeit gebremst, dann hat die Endolymphe aufgrund ihrer Trägheit das Bestreben, sich weiter zu drehen. Es kommt zu einem Flüssigkeitsdruck auf die Kupula und zu einem dem ursprünglichen Gleichgewichtsreiz entgegengerichteten Nystagmus (Abb. 16.54).

Eine Beschleunigung nach rechts führt zu einem Rechtsnystagmus.
Eine Bremsung aus Rechtsdrehung führt zu einem Linksnystagmus.

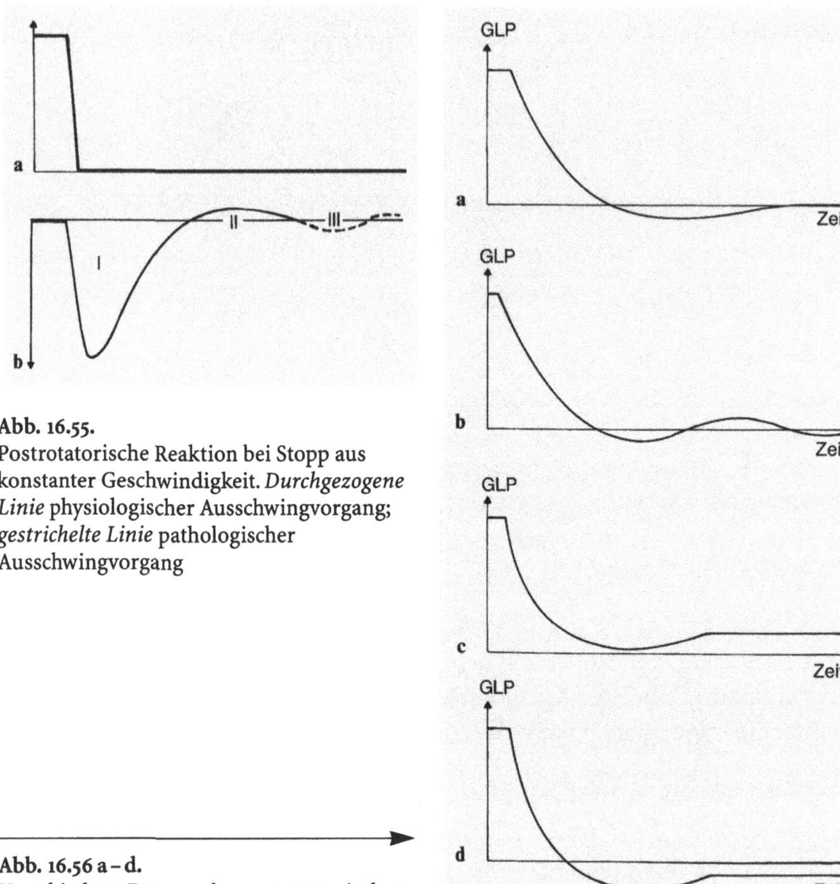

Abb. 16.55.
Postrotatorische Reaktion bei Stopp aus konstanter Geschwindigkeit. *Durchgezogene Linie* physiologischer Ausschwingvorgang; *gestrichelte Linie* pathologischer Ausschwingvorgang

Abb. 16.56 a–d.
Verschiedene Formen der postrotatorischen Reaktion. Erklärung s. Text

Einen *impulsartigen* Reiz erhält man, wenn aus einer Bewegung mit konstanter Geschwindigkeit abrupt gebremst wird (Abb. 16.55a). Es entsteht ein Nystagmus, obwohl der Drehstuhl bereits steht. Er wird *postrotatorischer Nystagmus* genannt. Wie der Nystagmus beim langsamen Bremsen ist er entgegengerichtet und nimmt exponentiell ab.

Statt des exponentiellen Abfalls kann ein Drehnystagmus auch in einer oder mehreren Phasen ausschwingen. Dies wird am Beispiel des postrotatorischen Nystagmus in Abb. 16.55b demonstriert. Dieser Ausschwingvorgang kommt nicht von einem Hin- und Herschwingen der Kupula nach Beendigung eines Reizes, denn die Kupula ist sehr stark gedämpft, sondern ist Zeichen eines zentralen Regelvorgangs.

Die einzelnen Phasen eines Ausschwingvorgangs werden mit römischen Ziffern bezeichnet.

- Phase I: vestibulärer Nystagmus als Reaktion auf den auslösenden Gleichgewichtsreiz;
- Phase II: gegengerichtete zentrale Nystagmusphase. Sie läßt sich durch starke Reize noch beim Gesunden hervorrufen.

Phase III, IV usw. sind Phasen, die nur bei einer pathologischen zentralen Enthemmung des vestibulären Systems auftreten können, z. B. bei einer Kleinhirnstörung nach Sturz auf den Hinterkopf.

Jeder Ausschwingvorgang, der über die II. Phase hinausgeht, ist pathologisch.

Die rotatorischen Reaktionen können zusammen mit einem Spontannystagmus charakteristische Bilder erzeugen. Die normale postrotatorische Reaktion hat z. B. gewöhnlich eine Ausschwingphase (Abb. 16.56a). Eine pathologische Enthemmung des vestibulären Systems erkennt man an einem verlängerten Ausschwingvorgang (Abb. 16.56b). Ein bestehender Spontannystagmus in Richtung des postrotatorischen Nystagmus verstärkt diesen. Die II. postrotatorische Phase bewirkt keinen gegengerichteten Nystagmus, sondern nur ein kurzes Sistieren des Spontannystagmus (Abb. 16.56c).

Besteht ein Spontannystagmus, der dem postrotatorischen Nystagmus entgegengerichtet ist, dann kommt es zu einer verringerten Phase I und zur verstärkten Phase II (Abb. 16.56d).

16.3.3 Untersuchungstechnik

Verschiedene Untersuchungstechniken ermöglichen unterschiedliche Aussagen:

- Mit dem Schwachreiz, d. h. einem geringen überschwelligen Reiz, läßt sich das Ausmaß der Kompensation eines vestibulären Defekts am besten bestimmen (s. 331).
- Mit einem starken, impulsartigen Reiz sind verlängerte Ausschwingvorgänge am besten zu beobachten.
- Sinusoidale Reize sind besonders geeignet, pathologische Nystagmusformen aufzuzeichnen.
- Die Messung von Latenzzeit und Phasenverschiebungen sollen Hinweise zur Unterscheidung von peripher- und zentral-vestibulären Störungen geben (Wolfe et al. 1986). Diese Aussage ist bisher noch nicht ausreichend gefestigt.

Die genannten Reizelemente können zur Untersuchung getrennt eingesetzt werden, oder sie werden zu verschiedenen Reizmustern kombiniert.

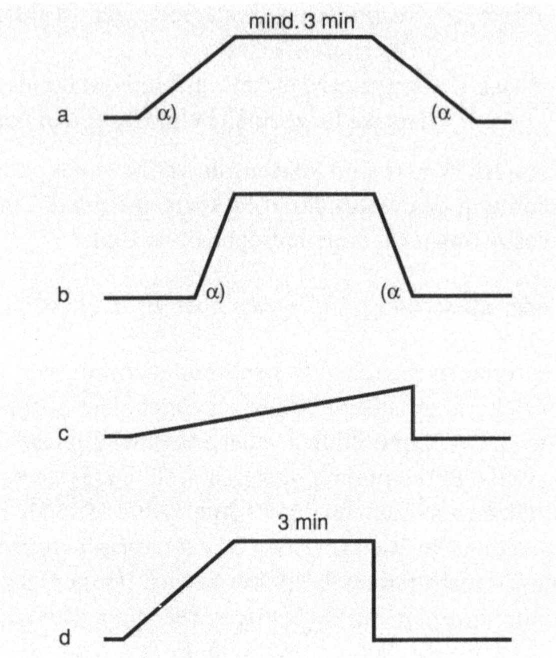

Abb. 16.57.
a Drehstuhluntersuchung mit 2 Schwachreizen; **b** Drehstuhluntersuchung mit 2 Starkreizen, **c** dreieckförmiger Drehreiz mit unterschwelliger Beschleunigung; **d** kombinierte Untersuchung mit einem Schwachreiz (Beschleunigung) und einem Starkreiz (Bremsen)

Trapezoider Reiz

Er vereint zwei Schwachreize (Abb. 16.57a) oder zwei Starkreize (Abb. 16.57b) in einem Untersuchungsgang, in dem die Stärke der Beschleunigung und der Bremsung gleich sind. Zwischen Beschleunigung und Bremsung muß eine Phase von mindestens 3 min konstanter Geschwindigkeit liegen, um die Interferenz der beiden Reize zu vermeiden. Beim Gesunden erhält man gleich starke, rechts- bzw. linksgerichtete Nystagmusschläge, deren Geschwindigkeit der langsamen Phase von der Stärke der Beschleunigung abhängt.

In dieser Untersuchung sind bereits beide Reizrichtungen in identischer Form enthalten.

Dreieckförmiger Reiz

■ **Untersuchung mit nur einem Starkreiz.** Bei diesem Reizmuster wird unterschwellig (0,5–1°/s²) beschleunigt bis zu einer definierten Endgeschwindigkeit (meist 90°/s) und der Stuhl dann innerhalb von 1–2 s zum Stehen gebracht (Abb. 16.57c). Der Reiz ist asymmetrisch und muß deshalb in entgegengesetzter Richtung wiederholt werden. Da der Reiz unterschwellig ist, kann sofort nach dem Erreichen der Endgeschwindigkeit abgebremst werden. Besteht in der Beschleunigung aber ein Nystagmus in Drehrichtung, muß man

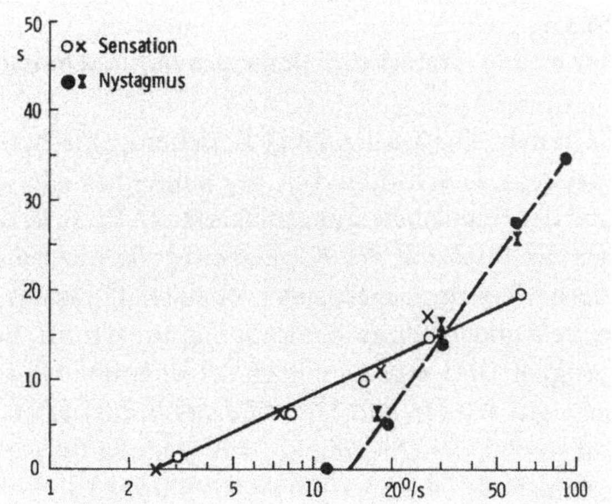

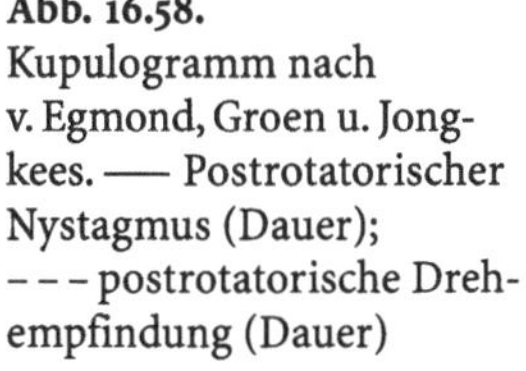
Abb. 16.58.
Kupulogramm nach v. Egmond, Groen u. Jongkees. —— Postrotatorischer Nystagmus (Dauer); - - - postrotatorische Drehempfindung (Dauer)

vor dem Abbremsen eine Phase konstanter Geschwindigkeit einhalten, bis der Nystagmus nicht mehr sichtbar ist.

Führt man die Untersuchung mehrfach aus, variiert aber die Endgeschwindigkeit; dann entsteht bei Messung der Nystagmus- und Drehempfindungsdauer ein Kupulogramm nach Egmond, Groen und Jongkees (Abb. 16.58). Aus dem Verlauf der Kurven zueinander und deren Neigungswinkel kann man die Funktion eines Bogengangpaares ablesen. Beim Gesunden bildet jeder Parameter eine gerade Linie. Bei pathologischen Prozessen sind diese Linien gebogen. Genaue Hinweise auf die Durchführung dieser Untersuchung sind bei Jongkees (1979) zu finden. Die an sich sehr gründliche und aussagekräftige Untersuchung dauert lange. In einem neurootologischen Labor, in dem täglich mehrere Patienten untersucht werden müssen, ist sie nicht durchführbar.

■ **Kombinierte Reizverfahren.** Einen Schwach- und Starkreiz kann man kombinieren, wenn man überschwellig z.B. mit $2°/s^2$ bis zu einer Endgeschwindigkeit von z.B. $90°/s^2$ beschleunigt (Abb. 16.57d). Wegen der überschwelligen Beschleunigung muß mindestens 3 min mit konstanter Geschwindigkeit gedreht werden, bis der Beschleunigungsnystagmus abgeklungen ist. Es folgt dann der Starkreiz in Form einer heftigen Bremsung von 1–2 s Dauer. Nach einer Pause von mindestens 3 min schließt sich die Untersuchung in Gegenrichtung an.

Von den rein rotatorischen Untersuchungen wird dieses Reizmuster am häufigsten angewendet, weil es Schwach- und Starkreize kombiniert und in annehmbarer Zeit (ca. 13 min) durchzuführen ist.

16.3.4 Bewertung rotatorischer Untersuchungsergebnisse

Es besteht eine gesetzmäßige Beziehung zwischen den Nystagmusparametern Frequenz, Geschwindigkeit der langsamen Phase und Amplitude einerseits und der Kupulabewegung andererseits. Diese Beziehung gilt aber nur so lang, wie die Intensität der Kupulabewegung nicht die Änderungsfähigkeit eines dieser Nystagmusparameter übersteigt. Daraus folgt: Bei *schwachen* und *mittelstarken* Reizen sind alle Parameter zur Bewertung eines Nystagmus geeignet. Die Geschwindigkeit der langsamen Phase gibt die Kupulabewegung sehr gut wieder und läßt sich rasch auswerten. Sie wird im Verlauf einer konstanten Beschleunigung aus dem Mittelwert dreier Nystagmusschläge gebildet, die eine horizontale Grundlinie haben müssen. Je nach der Art des Schemas, das zur Dokumentation von Befunden benützt wird, kann ein anderer Parameter zweckmäßiger sein. So empfiehlt sich z. B. die Auswertung der Amplitude in einem 10-s-Intervall, wenn die Amplitude auch bei der postrotatorischen Reaktion als Parameter verwendet wird (s. S. 162).

Bei *starken impulsartigen* Reizen, insbesondere beim ruckartigen Abbremsen aus konstanter Geschwindigkeit, können manche Parameter der schnellen Änderung der Kupulaposition nicht folgen. Wie Grohmann (1968) theoretisch am Modell errechnete, erreicht die Kupula nach einem Geschwindigkeitssprung von

$$\frac{\pi}{2}\ s^{-1}$$

bereits nach 0,06 s ihr Maximum an Auslenkung und beginnt sofort mit der aperiodischen Rückbewegung in die Null-Lage. Geht man von einer maximalen Nystagmusfrequenz von ca. 5 Hz aus sowie von der Tatsache, daß innerhalb eines Nystagmusschlages die Geschwindigkeit der langsamen Phase nicht wesentlich geändert werden kann, so ist frühestens alle 0,2 s mit einer Änderung des Nystagmusparameters zu rechnen (Abb. 16.59). Bei Personen, die keine hohen Nystagmusfrequenzen bilden können, wie z. B. Kinder, ist die Diskrepanz noch größer.

Die Aussage von Groen, daß im Moment des Abbremsens die Geschwindigkeit der langsamen Phase mit der aufgezwungenen Drehung übereinstimme, kann also nicht bestätigt werden (Grohmann 1968).

Zwei weitere Punkte beeinträchtigen die Auswertung bei impulsartigen Reizen:

- Die Rückstellbewegung der Kupula unmittelbar nach dem Abbremsen geschieht so schnell, daß das Maximum der Nystagmusreaktion aufgrund der Trägheit der Parameter nicht zum selben Zeitpunkt auftreten muß. Dies

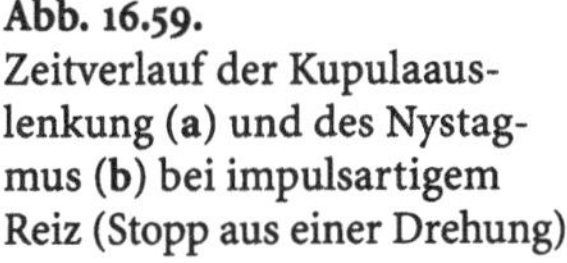

Abb. 16.59.
Zeitverlauf der Kupulaauslenkung (**a**) und des Nystagmus (**b**) bei impulsartigem Reiz (Stopp aus einer Drehung)

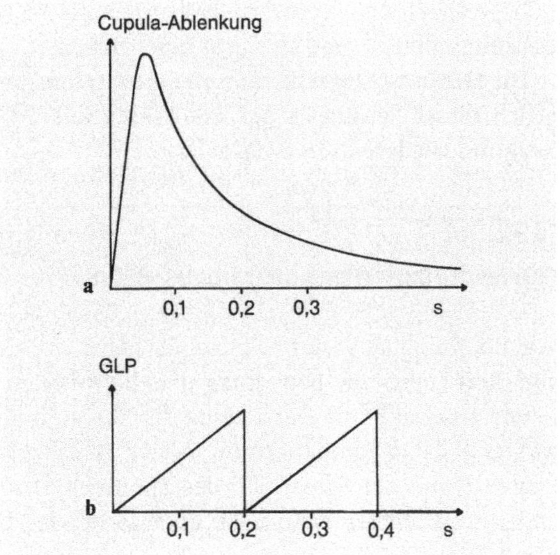

gilt ganz besonders dann, wenn bei einem Stopp aus Linksdrehung eine andere Nystagmusfrequenz entsteht als bei einem Stopp aus Rechtsdrehung. Wird nur die GLP am Maximum der postrotatorischen Reaktion (Kulmination) zur Auswertung herangezogen, wie dies z. T. empfohlen wird, können Seitendifferenzen gemessen werden, die in Wirklichkeit gar nicht vorhanden sind.

Daraus ergibt sich, daß das Maximum der Nystagmusreaktion als Maß der Gleichgewichtsantwort auf impulsartige Reize *nicht* herangezogen werden darf.

- Durch den heftigen Bremsvorgang entstehen Artefakte – insbesondere eine Abwanderung der Nystagmuskurve in den ersten Sekunden – die eine Beurteilung gerade dieser Anfangszeit, in der das Nystagmusmaximum zu suchen ist, erschweren.

Zur Auswertung des impulsförmigen Reizes sollte deshalb die gesamte postrotatorische Reaktion herangezogen werden. Der am besten geeignete Parameter ist die Gesamtamplitude, die durch das Aufsummieren der Amplituden aller schnellen Nystagmusschläge erhalten wird. Der Zeitaufwand ist vertretbar, da die postrotatorische Reaktion kurz ist. Die Gesamtamplitude hat gegenüber der Geschwindigkeit der langsamen Phase den Vorteil, daß eine vorübergehende Abwanderung der Kurve von der Null-Linie das Ergebnis der Messung nicht beeinflußt.

Methoden zur Bestimmung der Gesamtamplitude: Am einfachsten und billigsten ist es, die Amplitude aller Nystagmusschläge entlang dem Rand eines Papiers aufzutragen und die Gesamtstrecke der schnellen Nystagmusschläge abzulesen. Preiswerte halbautomatische Geräte zur Bestimmung der Gesamtamplitude sind ab S. 163 beschrieben.

Die Gesamtschlagzahl kann zur Auswertung herangezogen werden, wenngleich dieser Parameter nur mit Einschränkung ein Bild der tatsächlichen Reaktion wiedergibt (s. S. 155).

16.3.5 Graphische Darstellung rotatorischer Befunde

Von Boenninghaus wurde 1980 ein Schema veröffentlicht, das auf ein Schema von Stoll (1982) zur Bewertung der thermischen Prüfung zurückgeht (Abb. 16.60). Es erlaubt die Darstellung der per- und postrotatorischen Schlagzahl während der Kulminationsphase, der Schlagzahl in der postrotatorischen Phase II und der Schlagzahl des Spontannystagmus. Auch die Darstellung anderer Parameter kann nach entsprechender Umbenennung der Koordinaten erfolgen.

Platzsparender und übersichtlicher als diese Darstellung ist die graphische Auftragung des Verhältnisses der Reizantworten Rechtsnystagmus: Linksnystagmus, wie wir sie schon von der thermischen Prüfung her kennen (Abb. 16.61). Auf die Darstellung des postrotatorischen Nystagmus II, der bei einseitigem Auftreten in der Regel einem Spontannystagmus entspricht, wird

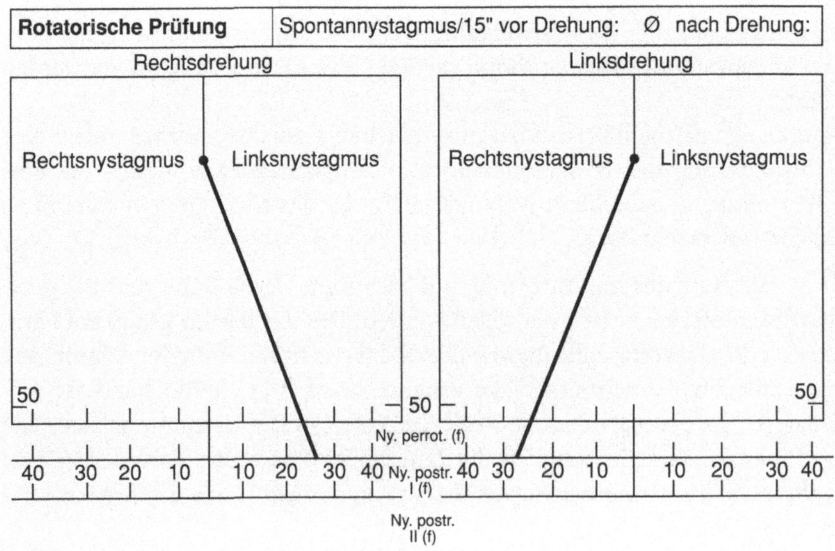

Abb. 16.60. Schema nach Stoll/Boenninghaus zur Dokumentation rotatorischer Befunde. Beispiel eines Normalbefundes

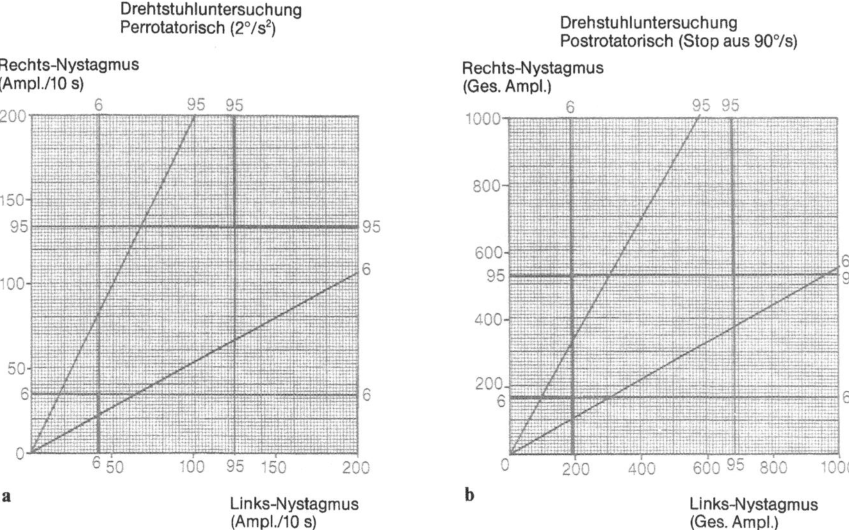

Abb. 16.61 a, b. Graphische Darstellung rotatorischer Befunde und Perzentilen Gesunder. **a** Perrotatorisch. Summe der Amplituden im Zeitraum 15–25 s nach Beginn einer Beschleunigung von 2°/s²; **b** postrotatorisch nach Stopp aus einer Drehgeschwindigkeit von 90°/s: Gesamtamplitude

bei diesem Schema zugunsten der Übersichtlichkeit verzichtet. Es ist nicht erforderlich, einen Spontannystagmus in dieses Schema einzuzeichnen. Er wird im Schema der thermischen Prüfung dokumentiert.

16.3.6 Untersuchungen mit dem Pendelstuhl

Durchführung der Untersuchung

Die Pendelprüfung dient der Untersuchung des zentral vestibulären Systems sowie der Beobachtung zentraler Ausgleichsvorgänge eines peripher-vestibulären Defekts. Sie ermöglicht einen direkten Vergleich des Nystagmus auf Rechts- und Linksbeschleunigung. Drei verschiedene Reizmuster werden angewandt:

- Ein *mechanischer Pendelstuhl* mit einer Torsionsfeder wird um 180° aus der Ruhelage gebracht. Er führt dann eine freie Pendelbewegung aus, deren Amplitude und Geschwindigkeit immer kleiner wird, bis der Stuhl steht (Greiner 1969; Abb. 16.62). Vorteil: Die Kosten eines mechanischen Pendelstuhls sind wesentlich niedriger als die eines elektronisch gesteuerten Pendelstuhls. Nachteil: Der Untersuchungsgang kann nicht modifiziert werden. Der Reiz ist anfangs stark und nimmt dann ab. Wegen des provokativen

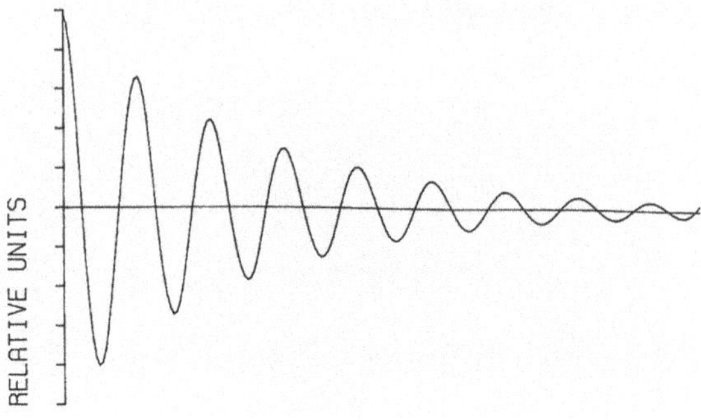

Abb. 16.62.
Bewegungsform eines Torsionspendelstuhls

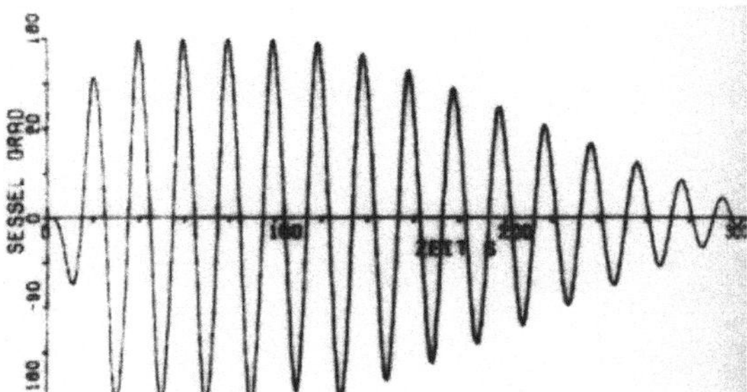

Abb. 16.63.
Bewegungsform einer Pendelstuhlreizung (Moser u. Ranacher 1984, Graz)

Charakters der starken Anfangsbeschleunigung kann ein latenter Spontannystagmus sichtbar werden und die bei abklingendem Reiz schwächer werdende Reizantwort überlagern. Eine Aussage über die Schwelle des Nystagmus ist dadurch erschwert.

- Der *Drehstuhl* wird mit einem Motor betrieben, die Steuerung erfolgt elektronisch. Er erreicht eine Auslenkung von 180° nach einer Seite. Mit einer Amplitude von 360° wird er nun 5mal kontinuierlich hin und her bewegt. Es schließen sich 10 gedämpfte Schwingungen an, bis der Pendelstuhl zum Stillstand kommt (Moser 1980; Abb. 16.63).
- Der *Pendelstuhl* wird mit elektronischer Steuerung langsam zunehmend beschleunigt, bis er eine maximale Geschwindigkeit von 40°/s erreicht. Dann schwingt er in derselben Charakteristik wie bei der Zunahme des Reizes wieder aus (Abb. 16.64). Bei diesem Untersuchungsgang ist sowohl eine Aussage über die Nystagmusschwelle als auch über die Reaktion auf einen mittelstarken rotatorischen Reiz möglich.
  Bei herabgesetzter Schwelle findet man bereits bei der ersten Pendelung einen deutlichen Nystagmus, bei angehobener Schwelle erst bei stärkeren Reizen.

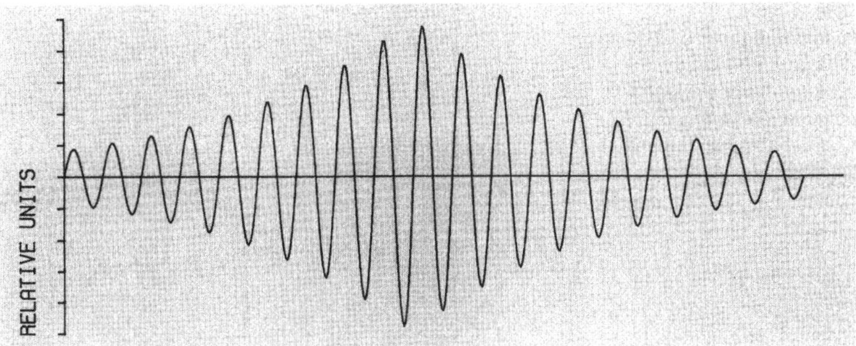

Abb. 16.64. Pendelstuhlreizung mit zu- und abnehmender Reizstärke

Bewertung des Pendeltests

Ein Pendelstuhl ändert laufend Beschleunigung und Geschwindigkeit sinusartig. Dementsprechend ändert sich auch der daraus resultierende Pendelnystagmus sinusartig (Abb. 16.65). Er beginnt mit einer von der Reizstärke abhängigen Latenz, steigt bis zu einem Maximum an und fällt dann wieder ab. Das Maximum der Reizantwort kann anhand des Nystagmusschlags mit der schnellsten Geschwindigkeit der langsamen Phase bei geringer Reizstärke nur unsicher, bei großer Reizstärke dagegen sicher festgelegt werden (Abb. 16.66). Der Nystagmus wird folgendermaßen ausgewertet:

- zeitaufwendig mit der Gesamtamplitude, d.h. der Summe der Amplituden aller schnellen Nystagmusphasen,
- zeitsparend durch die Geschwindigkeit des schnellsten Nystagmusschlags,
- bei Benützung eines Rechners durch Aneinanderreihen (Kumulieren) der Geschwindigkeiten der langsamen Nystagmusphasen unter Weglassen der schnellen Nystagmusphasen. Derartige Kurven werden Kumulogramme genannt bzw. – da sie reine Kompensationsleistungen der Augen darstellen – Kompensationskurven (Moser u. Ranacher 1984) (Abb. 16.67).

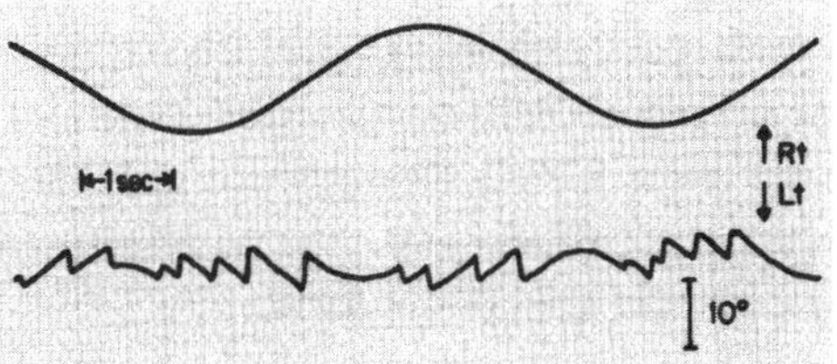

16.65

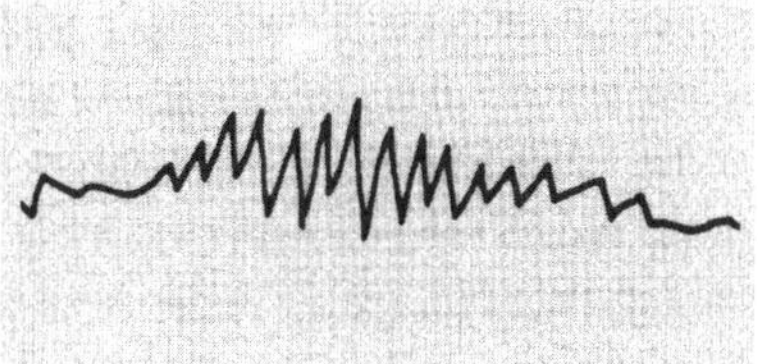

16.66

Abb. 16.65. Darstellung der Drehstuhlgeschwindigkeit und des dazugehörigen Pendelnystagmus

Abb. 16.66. Nystagmus einer Pendelreizhalbwelle

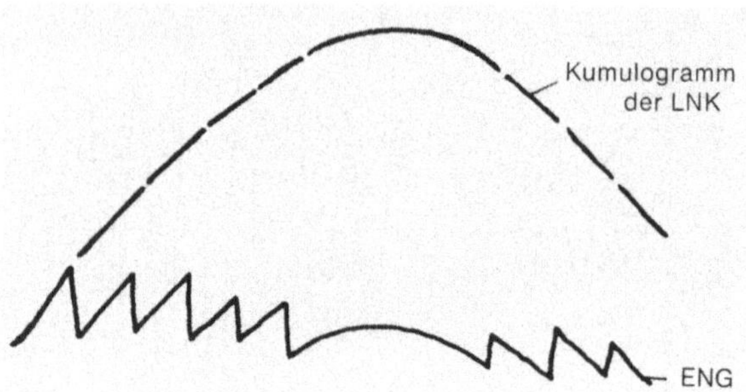

Abb. 16.67. Pendelnystagmus und dazugehöriges Kumulogramm der langsamen Nystagmuskomponente (LNK) durch Addition der langsamen, bei Weglassen der schnellen Phasen

Interpretation der Befunde

Die Gesamtamplitude einer Pendelbewegung zeigt stark altersabhängige Streuungen. Bei Kindern ist die Amplitude sehr groß. Sie nimmt mit zunehmendem Alter kontinuierlich ab (Abb. 16.68). Im Seitenvergleich zwischen einer Pendelbewegung nach rechts und links besteht beim Gesunden nur eine geringe Streuung. Beim Kranken findet man eine Seitendifferenz im Pendeltest, solange eine periphere Erkrankung nicht genügend kompensiert ist und bei einem Spontannystagmus. Ein ähnliches Verhalten zeigt die Geschwindigkeit der langsamen Phase (GLP).

Im Gegensatz zum Verhalten der Gesamtamplitude und der Geschwindigkeit der langsamen Nystagmusphase nimmt die Schlagzahl mit zunehmendem Lebensalter zu (Abb. 16.69). Die Streubreite dieses Parameters ist sehr hoch, d.h. seine Aussagekraft ist wenig verläßlich.

Mit zunehmendem Alter nimmt die Fähigkeit, die Pendelstuhlbewegung durch Nystagmus zu kompensieren, ab. Sie beträgt 100 %, wenn Pendelstuhl und Augenbewegung gleich stark sind, d.h. wenn eine Pendelstuhldrehung von z.B. 180° eine Drehbewegung der Augen von 180° auslöst. Diese Kompensationsleistung Gesunder fällt mit zunehmendem Alter kontinuierlich von ca. 70 % auf 20 % ab (Abb. 16.70).

Neben der Nystagmusquantität und der Seitendifferenz wird v.a. die Nystagmusqualität beurteilt. Ein Gesunder hat einen regelmäßigen Pendelnystagmus (Abb. 16.65, 16.66). Bei zentralen Störungen, besonders nach Schädelhirntraumen ist der Pendelnystagmus verformt (Abb. 16.71). Die Nystagmusschläge sind unregelmäßig (zentrale Nystagmusschrift oder écriture centrale).

Bei Durchblutungsstörungen findet man kleine Nystagmusamplituden (Abb. 16.72) und eine normale bis hohe Frequenz bei sonst normal geformten Nystagmusschlägen (kleine Nystagmusschrift oder „petite écriture").

Dokumentation der Pendeluntersuchung

Eine graphische Darstellung des Pendeltests ist wegen des großen Zeitaufwands den Gleichgewichtslabors vorbehalten, die über eine halb- oder voll-

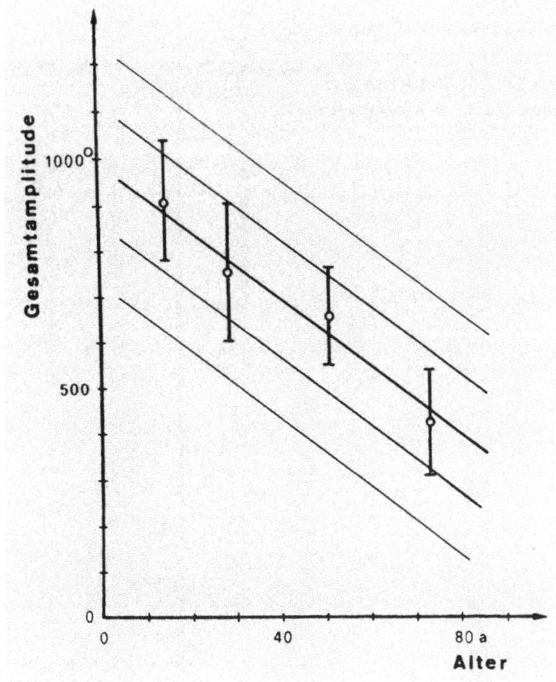

Abb. 16.68.
Altersabhängigkeit der Gesamtamplitude des Pendelnystagmus. (Aus Ranacher 1979)

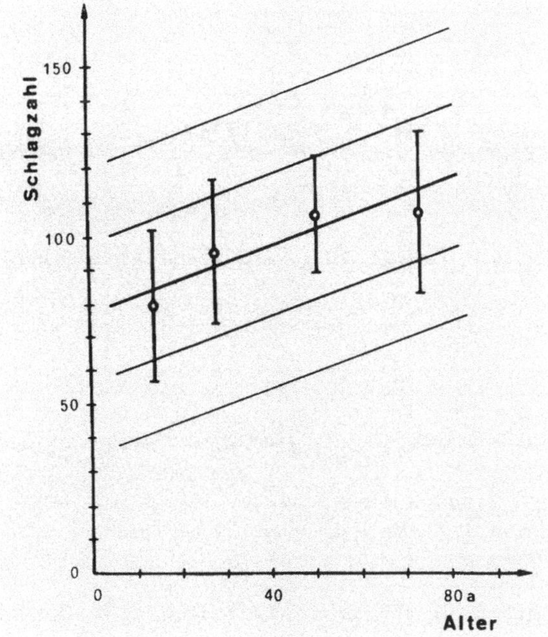

Abb. 16.69.
Abhängigkeit der Schlagzahl eines Pendelnystagmus vom Lebensalter. (Moser 1980)

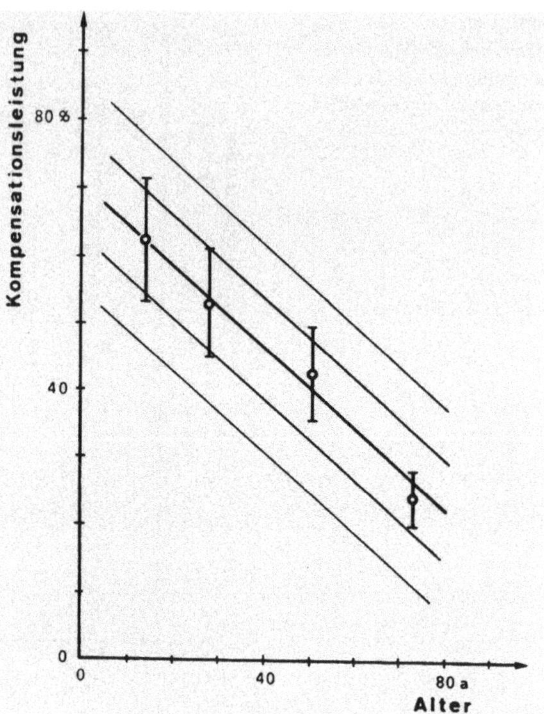

Abb. 16.70. Abhängigkeit der Kompensationsleistung Gesunder vom Lebensalter beim Pendelnystagmus. (Moser 1980)

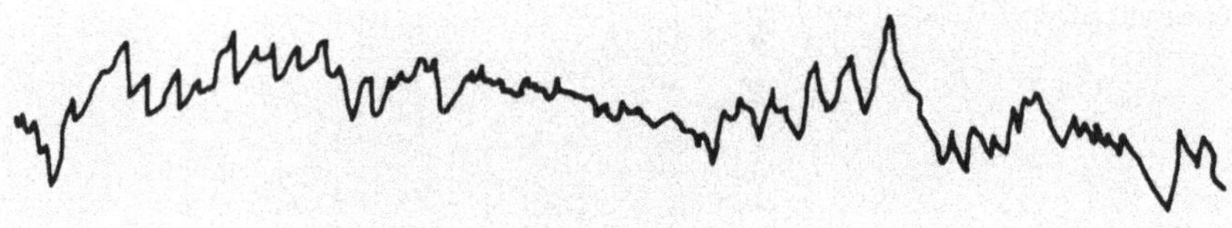

Abb. 16.71. Zentrale Nystagmusschrift eines Patienten mit Schädel-Hirn-Trauma

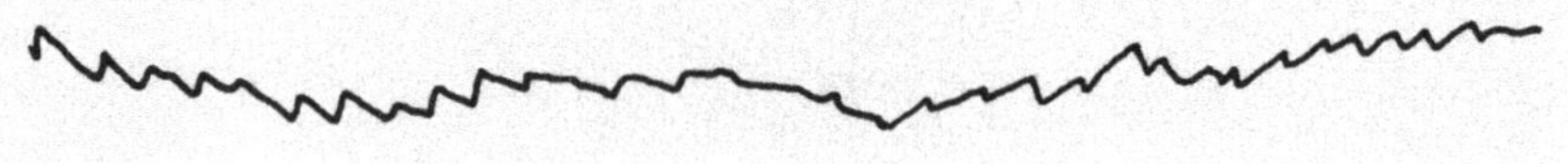

Abb. 16.72. Kleine Nystagmusschrift bei einem Patienten mit zerebraler Durchblutungsstörung

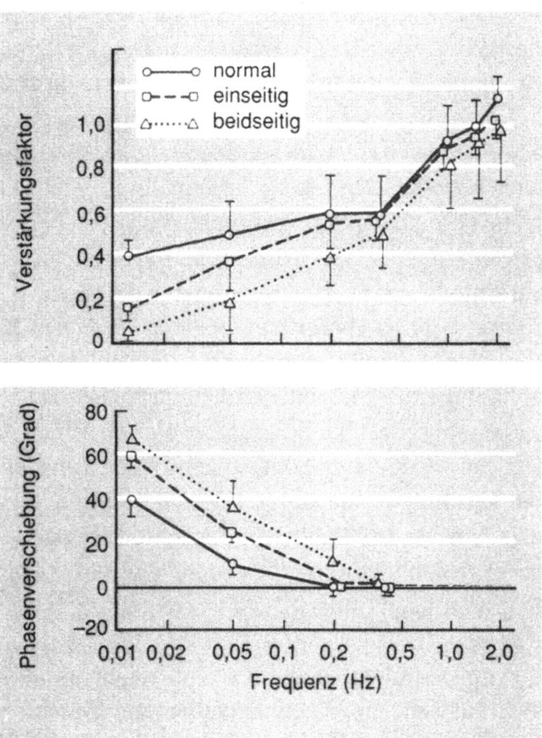

Abb. 16.73. Verstärkungsfaktor und Phasenverschiebung beim „slow harmonic test" bei Gesunden und Patienten mit einseitigen oder beidseitigen vestibulären Funktionsdefiziten. (Nach Wolfe et al. 1978)

automatische Auswertung verfügen. Wesentlicher ist zudem die Beurteilung der Nystagmusqualität, die sich in einer Kurve nicht dokumentieren läßt. Der Pendeltest wird deshalb in der Regel durch Inspektion der Kurve ausgewertet.

Recruitment des Pendeltests

Häufig beobachtet man bei einem Pendeltest eine Seitendifferenz der Nystagmusstärke, solange der Reiz schwach ist, und eine seitengleiche Reaktion bei starken Reizen. Es handelt sich um ein echtes Recruitmentphänomen, das aber im Gegensatz zum Recruitment der Audiometrie nie auf einen bestimmten Krankheitstyp bezogen werden konnte. Klinisch ist es somit nicht verwertbar.

Messung von Latenz und Phasenverschiebung

Bei jeder rotatorischen Reizung des Gleichgewichtsorgans kommt es erst nach einer gewissen zeitlichen Verschiebung, der Latenzzeit, zu einer Nystagmusantwort. So ist bei einer sinusförmigen Pendelung eines Probanden parallel zum Wechsel der Drehstuhlbewegung auch eine wechselnde Nystagmusantwort bzw. eine Umkehr der Schlagrichtung zu beobachten. Diese zeitliche Verschiebung kann bei einer Sinusbewegung als Phasenverschiebung in Grad angegeben werden. Die Größe der Phasenverschiebung ist abhängig von der

Pendelfrequenz. Unter anderem von Mathog und von Wolfe et al. (1986) wurde deshalb eine spezielle frequenzabhängige Drehpendelprüfung („sinusoidal harmonic acceleration test") entwickelt. Beginnend mit 0,01 Hz wird die Frequenz üblicherweise in Oktavsprüngen gesteigert. Dabei wird der Proband auf eine jeweils festzulegende maximale Winkelgeschwindigkeit (meist 50°/s) während der Pendelung beschleunigt. Zur Durchführung sind allerdings technisch aufwendige, computergesteuerte, elektrische Drehstühle nötig. Zu erwähnen ist bei der „sinusoidal harmonic acceleration" die hohe Breite der verschiedenen Beschleunigungsreize, welche von $3°/s^2$ bei 0,01 Hz bis über $100°/s^2$ bei 0,32 Hz reichen. Bei sonst üblichen Drehpendelprüfungen werden Beschleunigungen bis max. $18°/s^2$ erreicht. Das eigentliche Ziel der frequenzabhängigen Pendelung, nämlich peripher- von zentralvestibulären Störungen sicher abgrenzen zu können, wurde allerdings nicht erreicht. In der Tat zeigt sich bei vestibulären Schäden eine Änderung der Phasenverschiebung, welche bei Gesunden eine nur sehr geringe inter- und intraindividuelle Streuung zeigt. Probst und Pfaltz (1983) konnten aber anhand der „sinusoidal harmonic acceleration" keine verbesserten diagnostischen Aussagen bei vestibulären Erkrankungen finden. Der Test ist aber gut brauchbar bei der Beurteilung des Kompensationsverlaufs einer ein- oder beidseitigen peripher-vestibulären Störung. Ähnlich wie bei extrem hohen Impulsbeschleunigungen kommt es auch bei sehr niedrigen sinusförmigen Beschleunigungen zu einem bleibenden Abfall des Verstärkungsfaktors, einem veränderten Seitenüberwiegen und zu einer pathologischen Erhöhung der Phasenverschiebung (Abb. 16.73). Bei vestibulären Erkrankungen konnte Wolf et al. zusätzlich zeigen, daß anscheinend nicht nur die Änderung von Beschleunigungsreizen, sondern auch allein die Änderung der Pendelfrequenz einen Einfluß auf die zuvor genannten Faktoren zu haben scheinen.

Sonderformen rotatorischer Untersuchungstechnik

Von Moser wurde 1985 eine originelle Methode beschrieben, um die symmetrische Funktion des vestibulären Systems nach der Kompensation eines einseitigen Labyrinthdefekts zu testen. Er versuchte, die subjektive Drehempfindung im Pendeltest durch Gegendrehung eines Lenkrads zu kompensieren. Die Lenkradbewegung wurde mit der Stuhlbewegung und dem auftretenden Nystagmus korreliert. Der Patient hatte dabei die Aufgabe, das vor ihm am Drehpendelstuhl befestigte Lenkrad gegen die Stuhlrotation zu bewegen und zu versuchen, gleiche Auslenkung zu erzielen, d.h. die Empfindung der Stuhlbewegung durch Gegenlenkung zu kompensieren. Bei gesunden Personen waren Stuhlbewegung, Augen- und Lenkradbewegung symmetrisch (Abb. 16.74a). Bei Personen mit einem physiologischen Spontannystagmus war die Augenbewegung asymmetrisch, d.h., die Kompensationskurve entfernte sich von der Grundlinie (Abb. 16.74b), die Lenkradbewegung blieb

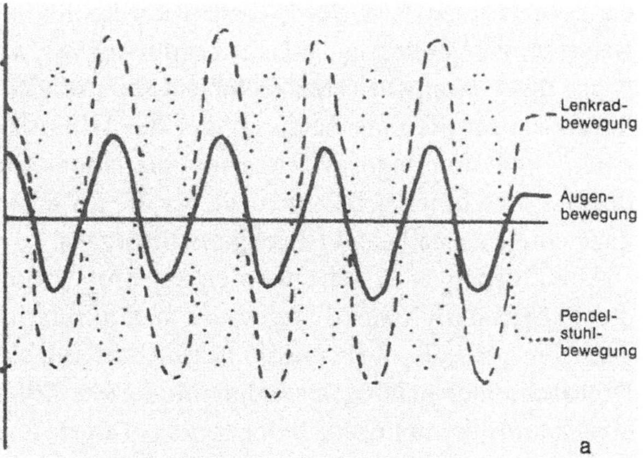

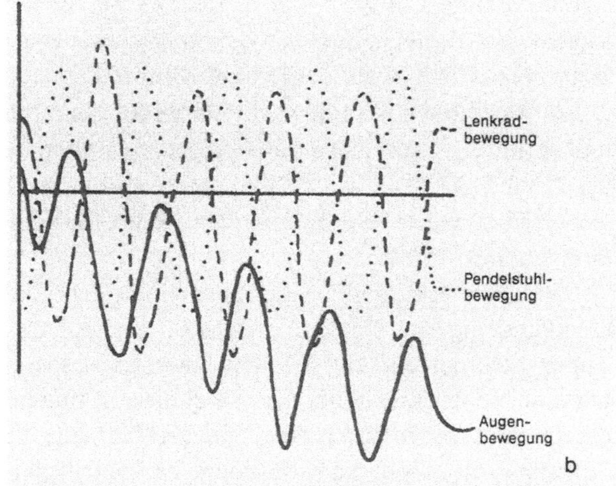

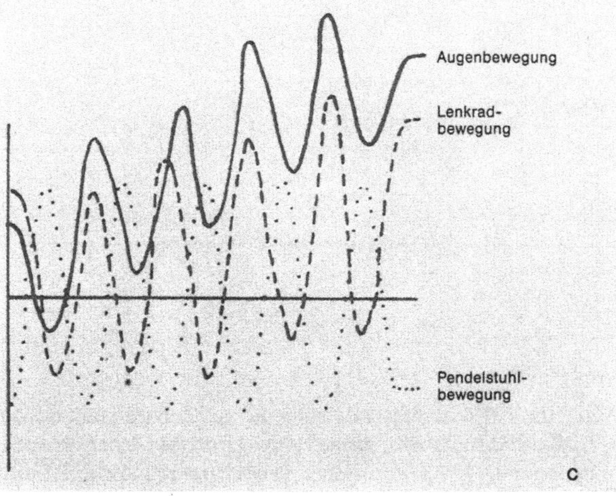

Abb. 16.74 a – c. **a** Darstellung von Pendelstuhlbewegung, Augenbewegung und kompensierender Lenkradbewegung bei Gesunden. Die Bewegungen sind zueinander symmetrisch; **b** Personen mit einem „physiologischen Spontannystagmus" haben asymmetrische Augenbewegungen, während die kompensatorische Lenkradbewegung symmetrisch ist; **c** Patienten mit Spontannystagmus und Schwindel zeigen eine Asymmetrie von kompensatorischen Augen- und Lenkradbewegungen (nach Moser 1985)

dagegen symmetrisch. Bei Patienten mit Spontannystagmus und Schwindel waren Augenbewegung und Lenkradbewegung asymmetrisch als Zeichen eines nicht kompensierten Defekts (Abb. 16.74c). Dieser Test eignet sich besonders für die Entscheidung über die Arbeitsfähigkeit von Personen, die einen Spontannystagmus haben und an exponierten Stellen und an gefährdenden Maschinen arbeiten sowie für die Entscheidung einer Fahrfähigkeit nach einem Ausfall eines Gleichgewichtsorgans.

Von Fineberg et al. (1987) wurden Eigenrotationstests angegeben, bei denen der Patient aktiv akustisch gesteuerte Kopfrotationen durchführt mit Frequenzen von 0,5 bis 6 Hz (vestibulärer Autorationstest – VAT). Gegenüber den Drehstuhluntersuchungen werden mit diesem Test höhere Beschleunigungen erreicht und damit höhere Anforderungen an ein krankes vestibuläres System. Gemessen wird die Qualität des vestibulookulären Reflexes.

Eine weitere klinisch wichtige Testform ist die Rotation um eine nicht vertikale Achse. Dabei kommt es zu einer kombinierten Otolithenbogengangsreizung. Dieser Test ist auf S. 267 beschrieben.

Kombinationen aus rein vestibulären Reizen mit dem Pendeltest und vestibuläre Reize, kombiniert mit okulomotorischen Reizen, wurden mehrfach beschrieben. Getestet wird dabei der vestibulookuläre Reflex (VOR) und der visuell überlagerte vestibulookuläre Reflex (V-VOR) oder die Suppressionsfähigkeit des VOR (s. S. 234).

Mizukoshi et al. beschrieben 1984 eine solche Untersuchung. Dabei wurde eine Pendelung im Dunkeln durchgeführt. Nach einer Meßphase wurden die Augen geöffnet und die Streifen einer feststehenden optokinetischen Volltrommel beobachtet (Abb. 16.75). Bei dieser Untersuchungsform kommt es zu einem dem vestibulären Reiz gleichgerichteten optokinetischen Stimulus. Störungen in einem oder in jedem der beteiligten Systeme können unterschieden werden.

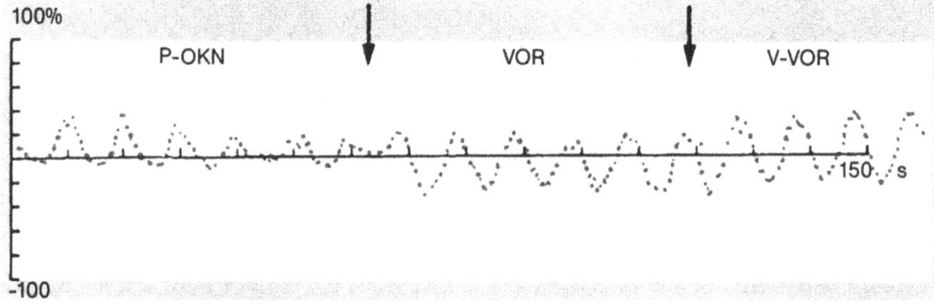

Abb. 16.75. Kombinierte Reizung des vestibulären und des okulomotorischen Systems (nach Mizukoshi et al. 1984): Ablauf einer optokinetischen Pendelreizung (*P-OKN*), einer Pendelstuhlreizung (*VOR*) und einer Pendelstuhlreizung bei Fixation eines stationären Umfelds (*V-VOR*). Dargestellt ist der Nystagmusverlauf bei automatischer Analyse

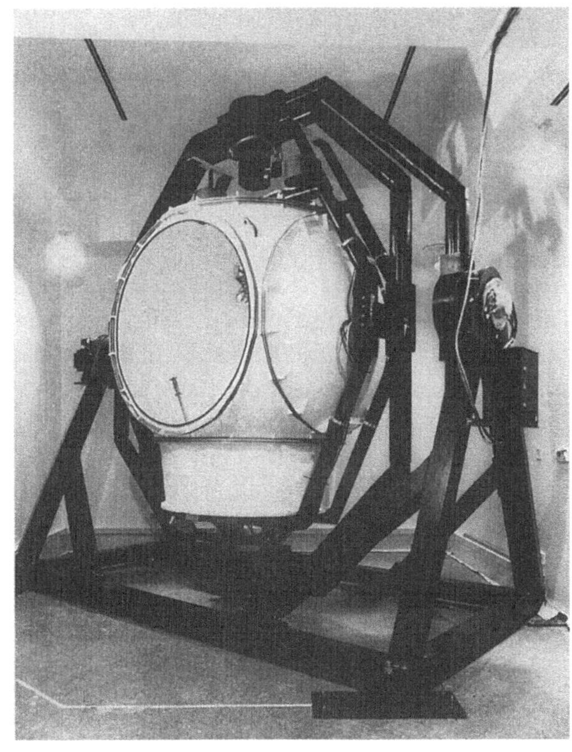

Abb. 16.76. Großuntersuchungsanlage der Neurologischen Klinik der Universität Tübingen zur rotatorischen Untersuchung von Personen in allen Ebenen des Raumes. Die Ringe an der Kapsel sind die Induktionsspulen für das „Search-Coil"-Aufnahmesystem der Augenbewegungen

Rotatorische Reize um unterschiedliche Achsen, die unterschiedliche Bogengangspaare stimulieren, sind nur mit großem technischen Aufwand durch eine vollkardanische Aufhängung einer Patientengondel mit dem Kopf als Mittelpunkt zu erzielen. Solche als „Gimbal-System" bezeichneten Geräte zur Untersuchung von Menschen stehen derzeit nur an wenigen Orten für wissenschaftliche Untersuchungen zur Verfügung, z.B. in der Neurologischen Klinik der Universität Tübingen (Abb. 16.76). Weitere Einrichtungen: „Human Movement and Balance Unit", National Hospital London; „Good Samaritian Hospital", Portland, USA. Die Registrierung der bei Rotation ausgelösten Augenbewegungen erfolgt über ein Search-Coil-System (König et al. 1991). Bei dem an der HNO-Klinik der FU-Berlin verwendeten Anlage wird der Nystagmus über ein Videookulographiesystem aufgezeichnet.

16.4 Reizung der Otolithenorgane

Im Gegensatz zur Reizung horizontaler Bogengänge hat die Otolithenreizung keinen Eingang in das Routinespektrum klinischer Untersuchungen gefunden.

Jongkees hat im Handbuchartikel 1980 bereits verwundert darüber berichtet, schreibt selbst aber nur wenig über Untersuchungen der Otolithenorgane. Diese Vernachlässigung eines Systems, das in der Evolution früher angelegt wurde als das Bogengangsystem, hat mehrere Gründe. Zum einen fehlt noch das Bewußtsein, daß auch die Otolithenorgane krank sein können, zum anderen sind Geräte zur isolierten Reizung der Maculae sacculi und utriculi aufwendig, wenn man vom einfachen Kopfneigen absieht. Außerdem treten bei Otolithenstimulationen u.a. rotierende bzw. torsionale Augenbewegungen auf, für die es lange keine klinisch einsetzbare Meßmethode gab. Dies wird sich jetzt ändern. In der Zwischenzeit ist bekannt, daß es im zentralvestibulären System eine Hierarchie gibt und daß das Otolithensystem dem Bogengangsystem übergeordnet ist (Harris 1986). Außerdem sind jetzt Geräte für statische Otolithenuntersuchungen (Kipptische) und für dynamische Untersuchungen (Drehstühle mit gekippter und nach lateral verschobener Achse sowie einseitige thermische Otolithentests) entwickelt worden. Untersuchungsmethode für die Reizantwort (Search-Coil-System und Videookulographie) stehen nun zur Verfügung. Diese Untersuchungsmethoden müssen am Patienten getestet werden; manche werden bestehen bleiben, wenn ihre Aussagekraft hoch ist, andere werden wieder aus dem Blickfeld verschwinden.

16.4.1 Otolithenreizung durch Kippen des Kopfes

Die Otolithenorgane werden fortwährend durch die Schwerkraft stimuliert, im Stehen vornehmlich die Maculae sacculi. Wird der Kopf gekippt und in dieser Position belassen, ändert sich die Richtung, mit der die Schwerkraft einwirkt; es kommt zu einer kompensatorischen Änderung der Augenposition: bei Kopfneigung zur Seite in Form einer Gegenrollung oder Augentorsion („Ocular Counterrolling"). Diese bleibt bestehen, solange die Kopfposition unverändert bleibt; allerdings müssen gleichzeitig Nackenreflexe ausgeschlossen sein, d.h. für klinische Zwecke muß der ganze Körper gekippt werden, nicht nur der Kopf in den Kopfgelenken.

Gemessen wird die Gegenrollung entweder mit der subjektiven Nachbildmethode oder mit „Search Coil" bzw. videookulographischen Meßtechniken. Die Nachbildmethode wurde 1927 von Fischer in die Klinik eingeführt. Der Patient beobachtet dabei einen vertikalen Lichtstreifen. Nach Erlöschen des Lichtstreifens entsteht ein Nachbild, das sich bei Augentorsion mitdreht. Der Patient wird nun zur Seite gekippt und muß die Lage des Nachbildes anzeigen. Der Winkel zwischen der gekippten Achse des Patienten und dem Nachbild

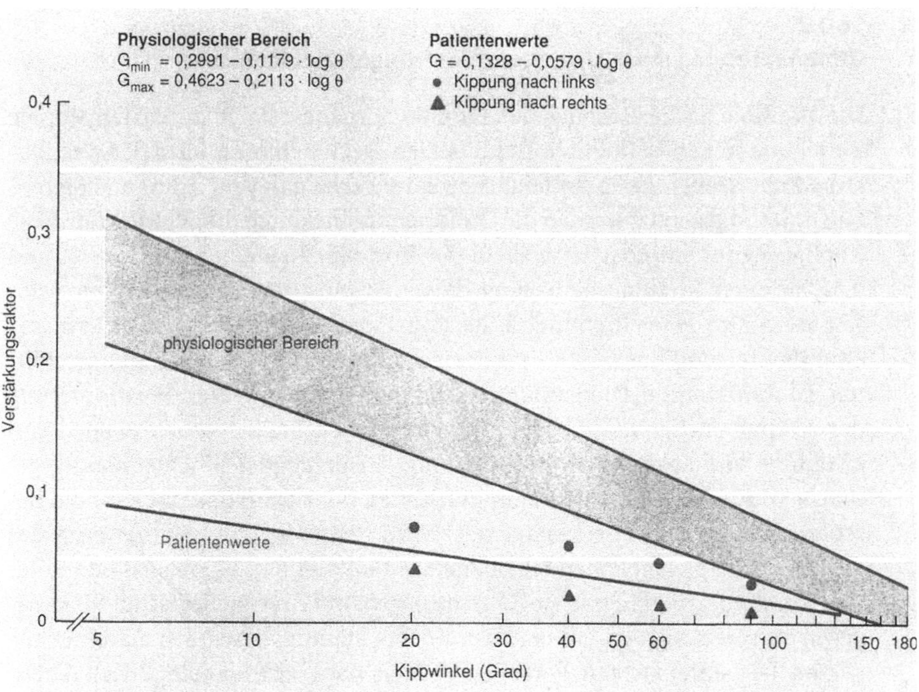

Abb. 16.77. Physiologischer Bereich der Augengegenrollung Gesunder, definiert durch die Standardabweichung, verglichen mit dem Mittelwert von Patienten mit Labyrinthdefekt. (Nach Vogel et al. 1986)

gibt das Ausmaß der Augengegenrollung an. Von Vogel wurde die Untersuchungsmethode im Rahmen seiner Forschung bei Weltraumexperimenten weiterentwickelt. Es steht jetzt eine leicht zu handhabende Maske zur Verfügung. Das Nachbild wird über eine Blitzlichtleiste erzeugt, die Winkelbestimmung der Augenrollung über eine schwach beleuchtete rote Linie, die gedreht und mit dem Nachbild zur Deckung gebracht werden kann. Abb. 16.77 zeigt den Verlauf der Gegenrollung bei Gesunden. Es hat sich bei Untersuchungen an Kranken gezeigt, daß das linke Otolithensystem vorwiegend für Augenrollung gegen den Uhrzeigersinn, das rechte für Augenrollung im Uhrzeigersinn zuständig ist (Lackner 1987, Wetzig 1989).

Die kompensatorische Augenrollung bei statischer Kippung des Kopfes kann mit der Nachbildmethode, mit „Search Coil"- und videookulographischen Methoden gemessen werden. Für die Augengegenrollung während einer Kopfkippung d.h. bei dynamischer Kippung ist die Nachbildmethode nicht geeignet.

16.4.2 Otolithenreizung durch Linear- und Zentrifugalbeschleunigung

Die physiologische Reizung der Otolithenorgane erfolgt durch tangentiale Bewegung der mit Otolithen beschwerten Deckmembran über den vestibulären Sinneszellen. Es kommt dabei zu einer Verbiegung der Kino- und Stereozilien. Ständig gereizt werden die Otolithenorgane durch die Schwerkraft. Eine Kopfbewegung im Gravitationsfeld der Erde führt zu einer Modulation und u.U. zu einer Richtungsänderung dieses Grundstimulus, eine Kippung des Kopfes nur zu einer Richtungsänderung. Experimentell verwendet man zur Otolithenreizung lineare und rotatorische Reize, z.B. Beschleunigungsschlitten, Fahrstühle und Drehstühle mit gekippter Achse. Durch Positionierung der zu untersuchenden Personen können die optimalen Arbeitsebenen von Utrikulus und Sakkulus in die Richtung der erzeugten Beschleunigung gebracht werden. Bei Beschleunigungsschlitten oder Fahrstühlen bleibt die Beschleunigungsrichtung konstant oder wird beim Hin- und Herbewegen des Schlittens bei gleichbleibender Ebene um 180° gedreht. Eine konstante Rotation um die Körperlängsachse (Z-Achse), genannt Bratspießrotation führt dagegen zu einem sich gegenüber dem Körper ständig drehenden Schwerkraftvektor. Die untersuchten Personen spüren nach einer anfänglichen Drehbewegung nur noch eine Auf- und Abbewegung entlang der einwirkenden Schwerkraft. Untersuchungen mit einem solchen Gerät wurden erstmals 1963 von Guedry durchgeführt.

Konstante Drehungen in Zentrifugen erzeugen eine Zentrifugalkraft, die je nach der Länge des Zentrifugenarms und der Drehgeschwindigkeit zu hohen konstanten linearen Otolithenreizen führen kann. Der Mensch hält je nach Position zur Zentrifugalkraft bis zu 3 g längerfristig aus. Höhere Beschleunigungen werden nur für Sekunden toleriert.

Eine frei hängende „passive" Zentrifugengondel wird sich bei Rotation in die resultierende Richtung zwischen Schwerkraft und Zentrifugalkraft einstellen. Bei sitzender Position einer Versuchsperson in der Gondel wird die Kraft dann stets von oben (Y-Achse) kommen. Aktiv gesteuerte Gondeln können in jede gewünschte Richtung gedreht werden. Damit läßt sich die Zentrifugalkraft in jede gewünschte Ebene bringen. Alle erdenklichen Stimulationen der Otolithenorgane sind dabei möglich. Beispielhaft dafür ist die Zentrifuge im flugmedizinischen Institut in Königsbrück bei Dresden (Abb. 16.78). Von Clarke et al. wurden 1990 Otolithenstimulationen auf dieser Zentrifuge durchgeführt, die den Weg zu einem einseitigen thermischen Otolithentest bereiteten (s. S. 266).

Parallelschaukeln erzeugen auf einfache Weise lineare Beschleunigungen. Dabei werden 4 Kanten einer Liege mit Stangen beweglich an der Decke befestigt. Einfache Parallelschaukeln erzeugen zusätzlich zur Linearbeschleuni-

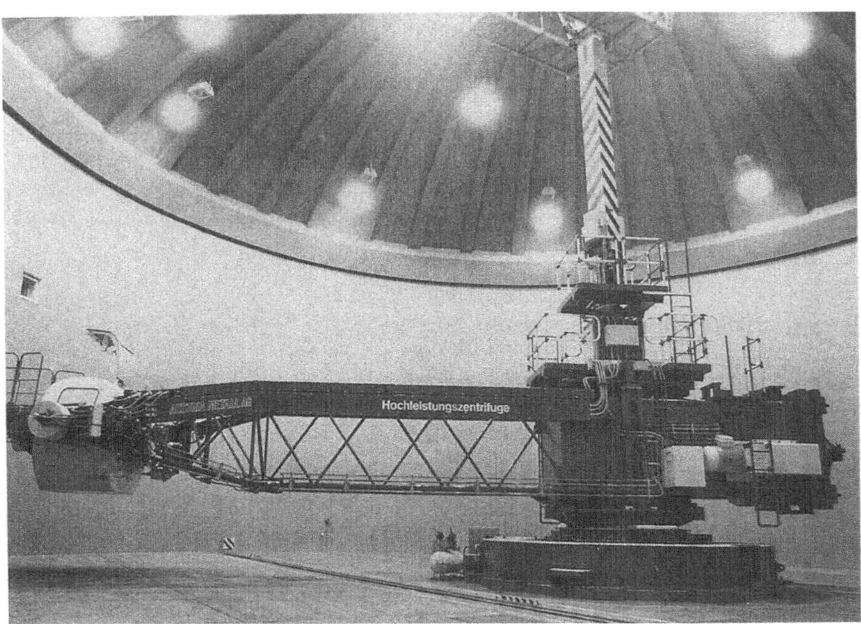

Abb. 16.78. Hochleistungszentrifuge des Flugmedizinischen Instituts in Königsbrück bei Dresden. Die Personengondel kann aktiv gesteuert werden, so daß die Zentrifugalkraft von verschiedenen Richtungen auf den Körper der Versuchsperson einwirken kann

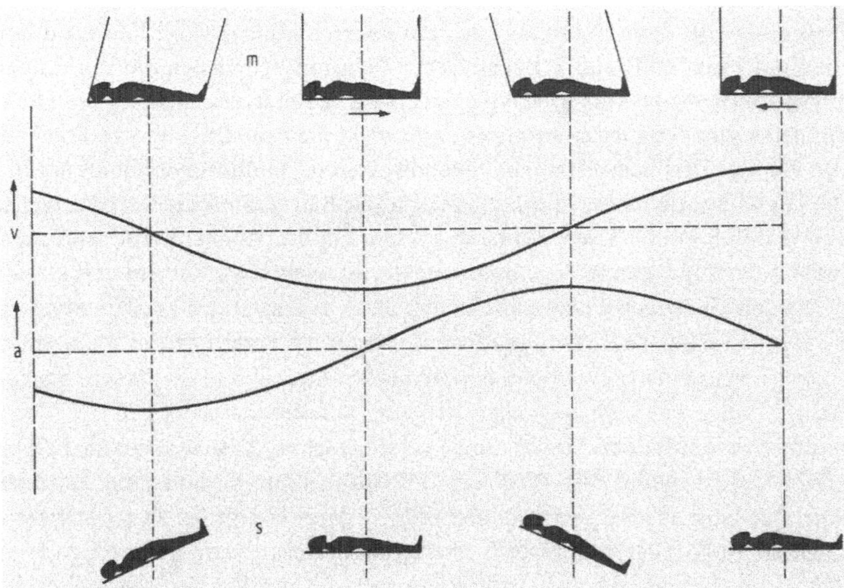

Abb. 16.79. Bewegungsform (*m*) einer Parallelschaukel mit Geschwindigkeits- (*v*) und Beschleunigungsprofil (*a*) sowie subjektive Empfindung (*s*). (Nach Jongkees 1980)

gung in horizontaler Richtung eine kleine vertikale Linearbeschleunigung, da bei Auslenkung die Schaukel zusätzlich angehoben wird. Dies kann durch Gelenke in den Stangen und zusätzliche Aufhängung der Schaukel an Seilen verhindert werden. Wird die Ebene der Linearbeschleunigung durch die Binauralachse gelegt (Y-Achse), entsteht ein horizontaler Nystagmus, bekannt als L-(Linear) oder Otolithennystagmus (Baloh et al. 1988).

16.4.3 Einseitige Otolithenreizung

Untersuchungen der Augengegenrollung bei Kippung des Kopfes haben gezeigt, daß das linke Otolithensystem vorwiegend für Gegenrollung gegen den Uhrzeigersinn, das rechte für Gegenrollung im Uhrzeigersinn zuständig ist (Diamond u. Markham 1983, Lackner et al. 1987). Diese Seitentrennung der Aufgaben für die Otolithenorgane und klinische Bedürfnisse machen es sinnvoll, nach Untersuchungsmethoden für die unilaterale Reizung der Otolithenorgane zu suchen. Ähnlich wie eine Drehbeschleunigung immer die Bogengänge beider Seiten stimuliert, wirkt eine Linearbeschleunigung auf die Otolithenorgane beider Seiten.

Von Wetzig et al. und von Baumgarten wurde 1989 eine Methode vorgestellt, die auf eine Idee von E. Martin zurückgeht. Grundlage ist die Position der Otolithenorgane im Schädel. Sie liegen asymmetrisch. Bei einer reinen Drehbewegung tritt deshalb immer auch ein überschwelliger Otolithenreiz durch die Zentrifugalkraft auf. Bei zentrischer Rotation heben sich die Wirkungen auf. Wird der Kopf exzentrisch plaziert durch Lateralverschiebung des Drehstuhlsitzes im Verlauf der Rotation, dann wirkt die Zentrifugalkraft stärker auf das von der Drehachse entfernt liegende „äußere“ Otolithenorgan als auf das der Drehachse näherliegende „innere“. Im Idealfall verläuft die Rotationsachse genau durch ein Gleichgewichtsorgan, sein Otolithensystem wird nun nicht mehr zentrifugal gereizt. Die Zentrifugalkraft wirkt dann nur im exzentrisch gelegenen Gleichgewichtsorgan. Es entsteht ein einseitiger Otolithenreiz. Er beträgt bei einer Drehgeschwindigkeit von 30 Umdrehungen/min 0,69 m/s^2 (0,07 g). Dies entspricht einem Kippwinkel von ca. 4° um die nasookzipitale Achse. Dabei tritt eine Augengegenrollung auf, die entweder mit der Nachbildmethode, mit dem „Search-Coil-“ oder besser mit dem videookulographischen System meßbar ist. Wird ein Drehstuhlsitz im Verlauf einer Rotation vom Zentrum aus zunehmend lateralisiert, dann kommt es zu einer zunehmenden Augengegenrollung, die weitgehend linear verläuft (Abb. 16.80a). Abweichungen von der Linearität (Abb. 16.80b) beruhen wahrscheinlich auf einem ungleichen Otolithengewicht zwischen rechtem und linkem Gleichgewichtsorgan.

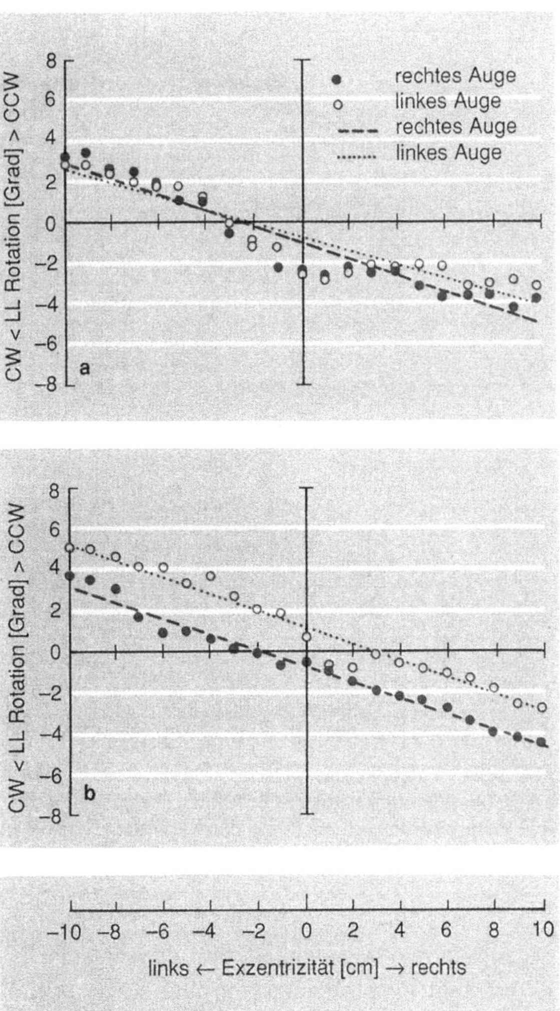

Abb. 16.80. Verhalten der Augengegenrollung (Ordinate) bei Rotation im Uhrzeigersinn (CW) und gegen den Uhrzeigersinn (CCW) bei gleichzeitiger Verlagerung des Drehsitzes aus der Drehachse (Abszisse); **a** symmetrischer Befund, **b** parallele Abweichung der Augengegenrollung links. (Nach Wetzig et al. 1989)

Zusammen mit der Unschärfe bei der Messung geringfügiger Augentorsionen entsteht bei dieser Untersuchung eine erhebliche Schwankungsbreite der Befunde, welche die Interpretation im Einzelfall erheblich erschwert. Von Clarke et al. (1996a, b) wurde diese Methode einer einseitigen Messung der Otolithenfunktion verbessert durch Anwendung einer sinusoidalen Mehrfachmessung. Dabei wird auf einer Drehstuhlanlage die Versuchsperson bzw. der Patient beschleunigt bis zu einer Drehbeschleunigung von 300°/s und dann mit konstanter Geschwindigkeit weitergedreht. Nach Abklingen der Bogengangsreaktion wird der Stuhl sinusförmig um 3,5 cm zur Seite in die Exzentrizität, wieder zurück zum Mittelpunkt sowie daraufhin in die ent-

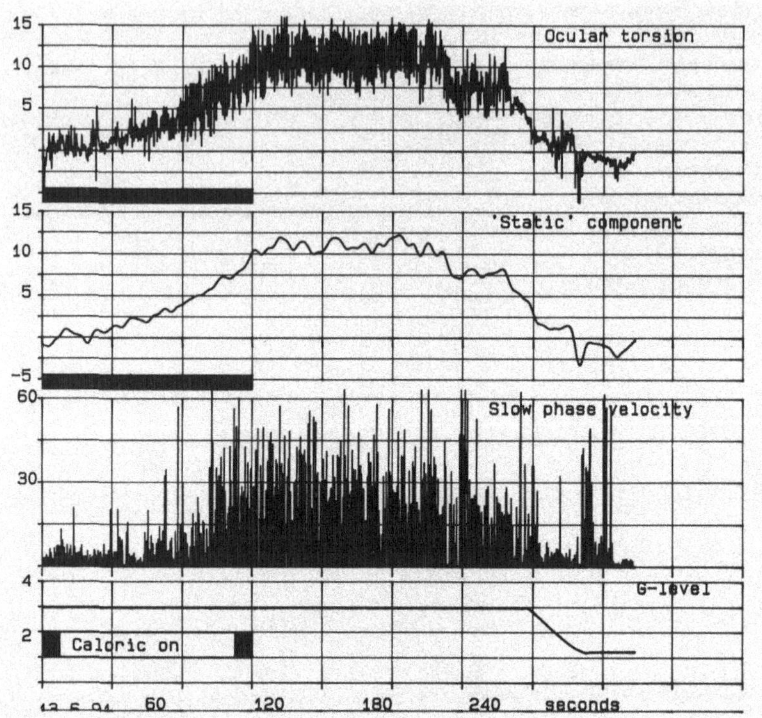

Abb. 16.81. Videookulographische Analyse einer thermischen Reaktion in einer Zentrifuge bei 3 g Beschleunigung in der Utrikulusachse; *obere Kurve* Augentorsion; *mittlere Kurve* statische Komponente; *mittlere Kurve unten* differenziertes Nystagmussignal, *untere Kurve* Dauer des thermischen Reizes und der erhöhten Beschleunigung (g). (Aus Clarke et al. 1992)

gegengesetzte Exzentrizität und erneut zurück zum Mittelpunkt gefahren. Es entsteht eine Augengegenrollung, die mittels dreidimensionaler Videookulographie gemessen wird. Der Vorgang wird im Verlauf der konstanten Rotation zwanzigmal wiederholt. Die Werte werden gemittelt, und man erhält ein weitgehend artefaktfreies Abbild der jeweiligen einseitigen Otolithenfunktion. Erste klinische Befunde an Patienten nach Operation eines Akustikusneurinoms zeigen im Vergleich zum Gesunden eine auf der operierten Seite deutlich reduzierte Reizantwort.

Von Clarke et al. wurde 1991 im Verlauf eines Experiments in einer Zentrifuge entdeckt, daß ein thermischer Reiz nicht nur zu einem horizontalen Nystagmus mit vertikaler und torsionaler Komponente führt, sondern auch zu einer tonischen Augentorsion (Abb. 16.81). Dieser Effekt, der als „einseitiger thermischer Otolithentest" anzusehen ist, beweist, daß im Verlauf der thermischen Reizung auch die Otolithenorgane stimuliert werden. Damit wird die klinische Bedeutung der thermischen Reizung des Gleichgewichtsorgans

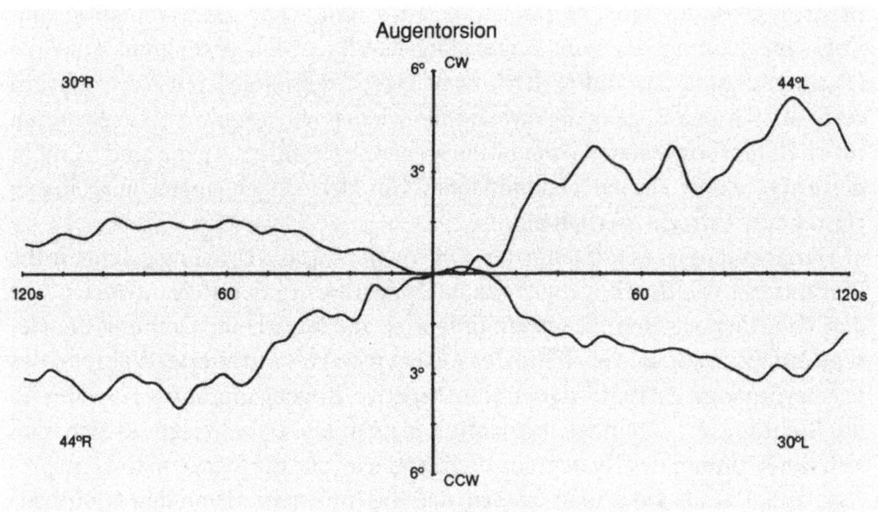

Abb. 16.82. Videookulographische Bestimmung der statischen thermischen Augentorsion bei einer Gruppe von 4 gesunden Personen. (Nach Clarke et al. 1992)

unterstrichen. Abb. 16.82 zeigt das Ergebnis erster Reihenuntersuchungen an Gesunden und Patienten mit einseitigem Ausfall eines Gleichgewichtsorgans.

16.4.4 Kombinierte Bogengang-Otolithen-Reize

Ein kombinierter Reiz für Bogengänge und Otolithenorgane tritt prinzipiell bei jeder Kopfrotation auf, weil die asymmetrisch angeordneten Otolithenorgane über die Zentrifugalkraft gereizt werden. Ihre Wirkungen heben sich aber auf, wenn die Rotationsachse genau zwischen ihnen liegt. Der bei Drehstuhlbeschleunigung auftretende Nystagmus nimmt trotz fortgesetzter Rotation mit einer Zeitkonstante von ca. 20 s ab, da die Bogengangsapparate nur auf Beschleunigungen empfindlich sind, nicht aber auf konstante Drehbewegungen. Wenn die Rotationsachse gekippt wird („Off Vertical Axis Rotation"), dann werden die Otolithenorgane mit dem Ausmaß der Kippung zunehmend gereizt, und zwar während der Dauer der Rotation fortlaufend. Es entsteht ein Nystagmus, der im Gegensatz zum Nystagmus einer normalen Rotation nicht abnimmt. (OVAN = Off Vertical Axis Nystagmus) (Correia u. Guedry 1966, Goldberg u. Fernandez 1982, Guedry 1965, Hain 1986, Harris 1987, Young u. Henn 1975). Er ist überlagert von einer Modulation derselben Frequenz wie die zugrundeliegende Rotation. Bei einer Bratspießrotation von 60°/s entsteht eine mittlere Augengeschwindigkeit von 15°/s mit einer Modulation von 5°/s

(Benson u. Bodin 1966, Correia u. Guedry 1966). Für die Modulation und Aufrechterhaltung des vom Bogengang herrührenden Nystagmus sind die Otolithenorgane zuständig, denn nach Durchtrennung deren Nervenfasern verhielt sich der Bogengangsnystagmus wieder wie gewohnt (Janecke et al. 1970). Unter fortgesetzter Stimulation stehende Otolithenorgane sind somit in der Lage, einen einmal entstandenen, von den Bogengängen ausgelösten Nystagmus aufrechtzuerhalten.

Harris (1986) ist es mit Hilfe der „Off-Vertical-Axis“-Drehung gelungen, die Reizantwort von den Bogengängen in Opposition zu den Reizantworten von den Otolithenorganen zu setzen, indem er aus konstanter Drehung die Geschwindigkeit auf ca. die Hälfte des Ausgangswertes reduzierte. Während des Bremsvorgangs entstand dabei eine negative Bogengangsantwort, während die Richtung der Otolithenstimulation gleichblieb. Dabei zeigte es sich, daß sich die Richtung des Nystagmus nicht änderte, nur die Stärke nahm entsprechend ab. Daraus kann man folgern, daß die Information von den Otolithenorganen gegenüber den Informationen von den Bogengängen dominiert, was gut zu den Experimenten von Clarke et al. (1991) sowie Oosterveld et al. (1969) im Parabelflug paßt. Dort war es bei einer Änderung der Otolitheninformation durch fehlende und verstärkte Schwerkraft zu einer analogen Änderung der kalorischen Reizantwort gekommen.

Übersichtsliteratur: Grohmann 1972 (theoretisch mathematisch); Jongkees 1979 (klinisch); Moser 1980 (Pendeltest); Clarke 1995 (Otolithentests).

16.5 Untersuchung zervikaler Gleichgewichtsstörungen

Die Beschreibung der Untersuchungsmethoden zervikaler Gleichgewichtsstörungen ist wegen der Komplexität des Gebiets nicht von dem Kapitel über zervikale Erkrankungen zu trennen. Didaktische Überlegungen zwingen aber zur Auflistung bei den Untersuchungsmethoden, damit Kapitel in sich geschlossen sind. Der Autor empfiehlt dem Leser aber dringend, das Kapitel über zervikale Erkrankungen (S. 474) simultan zum Untersuchungskapitel zu lesen.

Entsprechend dem Ursprung zervikaler Störungen (vaskulär, somatisch, vegetativ) empfiehlt sich folgende Nomenklatur für die zervikalen Gleichgewichtsstörungen:

- vaskulär-zervikale Gleichgewichtsstörungen (verursacht durch den vaskulären Anteil); sie sind ein Teil des vertebro-basilären Syndroms und erzeugen den vaskulären Zervikalnystagmus;
- somatisch-zervikale Gleichgewichtsstörungen (verursacht durch den somatischen Anteil); sie rufen den somatischen Zervikalnystagmus hervor;

Hülse (1981) bezeichnet diesen Anteil als „Störsyndrom des Rezeptorsystems im HWS-Bereich"; in diesen Bereich gehören auch die funktionellen zervikalen Gleichgewichtsstörungen;

- vegetativ-zervikale Gleichgewichtsstörungen (verursacht durch den vegetativen Anteil); ihr Anteil am Zervikalnystagmus kann bisher nicht dargestellt werden. Von Barre (1926) wurden diese Störungen als „Syndrome sympathique cervical superieur" bezeichnet.

Hülse (1981) verwendet den Begriff „neural" allein für den vegetativen Anteil. „Neural" ist aber ein übergeordneter Begriff, unter den auch der sensible Anteil fällt. Der Vorschlag Brandts (1983), den Begriff „zervikaler Schwindel" nur für den sensiblen Anteil halsbedingter Gleichgewichtsstörungen zu reservieren, ist ebenfalls abzulehnen, denn „zervikaler Schwindel" ist ein Überbegriff.

16.5.1 Vaskulärer Anteil

Vaskuläre Störungen können rein mechanisch entstehen oder im Rahmen einer Gefäßerkrankung auftreten. Ein typisches Beispiel einer rein mechanischen Störung liegt bei Patienten mit einem Foramen arcuale atlantis vor (S. 493), durch das die A. vertebralis verläuft, in Kombination mit einer Hypermobilität und der Angewohnheit, auf dem Bauch zu schlafen. Die A. vertebralis kann dabei eingeklemmt werden. Dagegen werden Erkrankungen als Folge von Durchblutungsstörungen im Bereich der Aa. vertebrales und der A. basilaris auch unter dem Begriff „vertebrobasiläre Insuffizienz" zusammengefaßt. Dabei handelt es sich um eine Erkrankung des höheren Lebensalters.

Die beiden Aa. vertebrales können auf ihrem Verlauf im Hals durch anatomische, degenerative und funktionelle Veränderungen an Knochen, Muskeln und Bindegewebe beeinträchtigt werden (Krogdahl u. Torgersen 1940; De Keyn u. Nieuwenhuyse 1927). Arteriosklerotische Ablagerungen, die besonders an der atlantookzipitalen Ausgleichsschleife zu finden sind (Abb. 16.83), wirken zusammen mit anatomisch vorgegebenen Kaliberschwankungen der Vertebralgefäße. Bei Kopfbewegungen kann eine Verminderung der Blutzufuhr zum Versorgungsgebiet der A. vertebralis eintreten. Gerade das vestibuläre Kerngebiet reagiert sehr empfindlich auf Störungen der Blutversorgung, denn es nimmt im lateralen Anteil des Hirnstamms einen großen Raum ein und wird auch bei zirkumskripten hypoxischen Läsionen leicht betroffen. Die Symptome können von einer geringen Unsicherheit bei bestimmten Kopfhaltungen über Drehgefühl beim Blick nach oben bis zum plötzlichen Hinstürzen („Drop attack") variieren. Neben vestibulären Symptomen treten

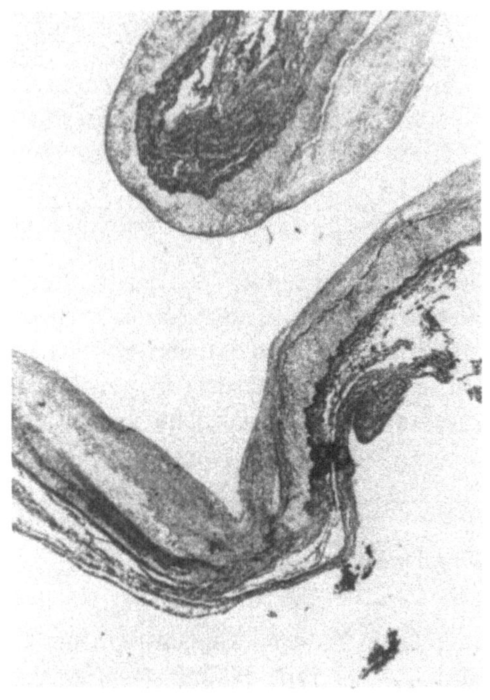

Abb. 16.83.
Längsschnitt der A. vertebralis beim Durchtritt durch das Foramen costotransversarium des Atlas mit sklerotischen Ablagerungen an den Krümmungsstrecken. (Aus Rieben 1978)

auch Symptome aus benachbarten Strukturen auf, wie Sehstörungen, Kopfschmerzen, Pyramidenzeichen, okulomotorische Störungen, retikuläre Zeichen und Störungen von seiten anderer Hirnnerven (Liedgren u. Ödkvist 1980). An audiologischen Symptomen findet man Tinnitus und fluktuierenden Hörverlust. Die Abgrenzung zu einer Ménière-Krankheit kann schwierig sein. Schwere Durchblutungsstörungen im vertebrobasilären Gebiet mit gravierenden, z.T. bleibenden Ausfällen, wie z.B. das Wallenberg-Syndrom, bereiten dagegen diagnostisch keine Schwierigkeiten.

Untersuchungsmethode

Von Causse et al. wurde 1979 eine Untersuchungsmethode zur Diagnostik gefäßbedingter Gleichgewichtsstörungen angegeben. Die Autoren gehen davon aus, daß eine längerdauernde Irritation des vestibulären Systems nur von einer Durchblutungsstörung herrühren kann. Zwei bis drei Minuten nach einer Halsdrehung seien nur noch vaskuläre Zeichen vorhanden, die propriorezeptiven und sympathischen Störungen seien bis dahin abgeklungen. Der Kopf wird bei der Untersuchung maximal retroflektiert und maximal gedreht (Abb. 16.84). Dadurch soll nach De Kleyn und Nieuwenhuyse der Blut-

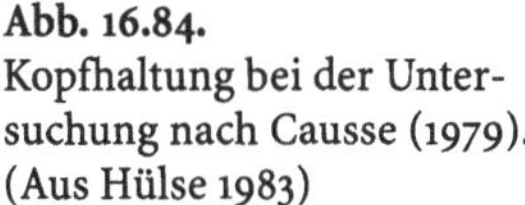

Abb. 16.84.
Kopfhaltung bei der Untersuchung nach Causse (1979). (Aus Hülse 1983)

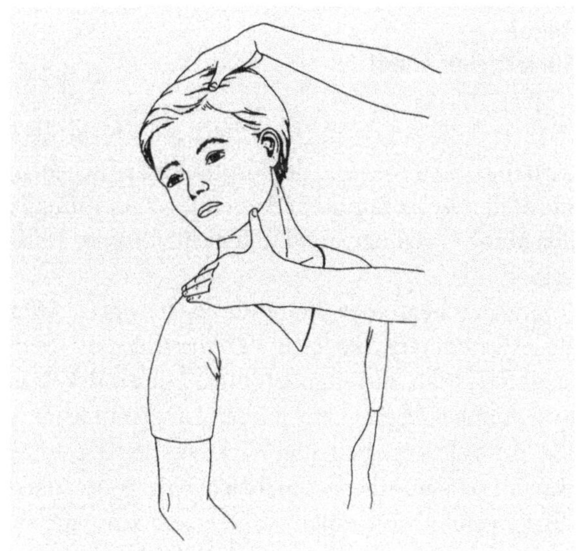

fluß in der A. vertebralis der Gegenseite eingeschränkt werden. Andere Autoren halten eine Kompression der A. vertebralis auch auf der ipsilateralen Seite für möglich. In dieser Position wird der Kopf 4 min lang von einer Hilfsperson gehalten. Ein zweiter Untersucher bedient den Schreiber. Die Augenbewegungen werden

- vor der Untersuchung registriert zum Ausschluß eines Spontannystagmus;
- 30 s lang nach Einnahme der Untersuchungsposition zur Feststellung somatischer und vegetativer Befunde;
- 30 s lang nach Ablauf von 3 min zur Feststellung vaskulärer Auswirkungen.

Als pathologischer vaskulärer Befund wird gewertet, wenn ein Nystagmus oder Kippdeviationen (s. S. 418) nur bei der letzten Registrierung von 3 min auftreten und wenn sie von der 2. zur 3. Registrierung zunehmen. Besteht bei der 1. Registrierung vor Untersuchungsbeginn ein Spontannystagmus, dann kann auch ein verstärkter Nystagmus in derselben Richtung nicht als pathologisch bewertet werden.

Eine Nystagmusumkehr ist immer pathologisch. !

Steht ein Fußschalter zum Starten und Abschalten des Schreibers zur Verfügung, kann der Test von *einer* Person durchgeführt werden. Mechanische Haltesysteme für den Kopf des Patienten werden von den Patienten nicht toleriert und sind außerdem gefährlich.

16.5.2 Somatischer Anteil

Während die Augen und das Gleichgewichtsorgan uns Informationen über die Stellung und Bewegung des Kopfes im Raum geben, wird die Information über die Stellung des Kopfes in Beziehung zum Rumpf über ein komplexes System aus Muskel-, Sehnen- und Gelenkfühlern des Halsbereichs (Brandt 1983) vermittelt.

Entsprechend der Einbindung sensibler Afferenzen in das vestibuläre Regelsystem (zervikovestibuläre Interaktion, Brandt) führt eine Störung dieser Afferenzen zu seitenbetontem Schwindel, Ataxie, Fallneigung usw. Diese Symptome sind einer einseitigen Labyrinthläsion sehr ähnlich. De Jong (1977) hat im Selbstversuch die Wirkung der Ausschaltung sensibler Afferenzen durch Lokalanästhesie beschrieben. Es kam zuerst zu einer Schwebeempfindung, gefolgt von einer Fallneigung zur ausgeschalteten Seite. Im Liegen bestand ein Kippgefühl zur anästhesierten Seite.

Hülse (1981) beobachtete einen Patienten, bei dem wegen zweier Neurinome die hinteren Nervenwurzeln von C2 und C3 durchtrennt werden mußten. Postoperativ fand er einen deutlichen Spontannystagmus mit etwa 2 Hz zur gesunden Seite mit entsprechenden lageabhängigen Schwindelbeschwerden. Der Spontannystagmus wurde, ähnlich wie im Tierversuch, sehr rasch kompensiert, und zwar schneller als ein Spontannystagmus, der durch Ausschaltung eines Labyrinths entsteht.

Untersuchungsmethode

Das Beschwerdebild des zervikalen Schwindels wird analog den Störungen der peripheren Gleichgewichtsorgane erst dann evident, wenn es zu einer pathologischen Seitendifferenz im Erregungsmuster zervikaler sensibler Afferenzen kommt. Diese entsteht bei Patienten, die zervikalen Schwindel haben, bei bestimmten Kopfhaltungen oder plötzlichen Kopfbewegungen. Die auslösende Kopfhaltung oder -bewegung kann von den Patienten genau benannt werden, denn sie wird gewohnheitsmäßig vermieden. Bei der Untersuchung werden diese sog. Schwindelhaltungen nun als erstes eingenommen und die Augenbewegungen mit der Leuchtbrille beobachtet. Im Anschluß erfolgt der Lagerungstest nach Hallpike-Stenger (s. S. 188), bei dem verschiedene extreme Kopfhaltungen jeweils durch rasche Körperbewegungen abgelöst werden.

Den Abschluß der Untersuchung bildet der Halsdrehtest („Neck-torsiontest"), beschrieben von Moser, Conraux und Greiner (1972). Der Kopf wird vom Untersucher manuell fixiert, der Körper jeweils um etwa 60° zur Seite gedreht und dort für ca. 30 s gehalten. Anschließend wird der Kopf retroflektiert und der Körper erneut zur Seite gedreht und dort gehalten (Abb. 16.88, S. 277).

Wird bei fixiertem Kopf der Rumpf gedreht, werden zervikale Afferenzen ohne gleichzeitige vestibuläre und okulomotorische Stimulation aktiviert. Unter bestimmten Voraussetzungen kann bereits während der Drehung ein zervikaler Nystagmus ausgelöst werden. Die Augenbewegungen werden entweder elektronystagmographisch oder videookulographisch registriert. Bei der in der Regel manuell ausgeführten Durchführung ist der Test unsicher, nicht standardisierbar und reproduzierbar. Außerdem treten wegen der Manipulationen am Kopf (Festhalten in Dunkelheit) Artefakte in der Ableitung von Augenbewegungen auf durch verrutschte Kabel oder schlecht sitzende Videobrille, die einen evtl. vorhandenen Nystagmus überdecken. Diese Untersuchung ist deshalb schwierig durchzuführen und äußerst schwierig auszuwerten.

Von Holtmann und Reimann ist 1988 ein Untersuchungsaufbau vorgestellt worden, mit dem unter großem Sicherungsaufwand eine maschinelle Durchführung des Halsdrehtests möglich ist. Holtmann fand Personen, die eine deutliche zervikookuläre Reizantwort in Form eines zervikal ausgelösten Nystagmus haben. Der Nystagmus tritt ohne wesentliche Latenz innerhalb von 1 oder 2 s während der Kopf-Hals-Drehung auf und überdauert den Reiz um einige Sekunden (zervikaler Nachnystagmus; Abb. 16.85). Die langsame Phase des Nystagmus wies ausnahmslos in Richtung der Rumpfdrehung, d.h., sie war der relativen Kopfdrehung entgegengerichtet. Nachdem der Nystagmus nach der schnellen Phase bezeichnet wird, handelt es sich um einen Linksnystagmus bei Rechtsdrehung des Stuhls und um einen Rechtsnystagmus bei Linksdrehung des Stuhls. Bezogen auf die Bewegung des Kopfes zum Rumpf handelte es sich um einen Linksnystagmus bei Veränderung der Kopfposition nach links und um einen Rechtsnystagmus bei Veränderung der Kopfposition nach rechts. Unmittelbar nach Beginn des Reizes war eine Schlagfeldverlagerung des Auges in Richtung der relativen Kopfbewegung zu beobachten, d.h. der langsamen Phase des Nystagmus entgegengesetzt. Schlagfeldverlagerung und langsame Phase eines schwachen zervikalen Nystagmus können sich gegenseitig auslöschen, so daß nur schnelle Sakkaden übrigbleiben. Der Intensitätsverlauf ist bei beiden Erscheinungen ähnlich. Es besteht eine starke Abhängigkeit beider Effekte von der Reizstärke (Abb. 16.86), was einem „Tuning"-Verhalten entspricht. Ein Reaktionsmaximum liegt bei einer Halsdrehgeschwindigkeit von 5°/s. Oberhalb und unterhalb dieses maximalen Bereichs fallen die Werte stark ab. Als Hauptarbeitsgebiet zervikaler Afferenzen läßt sich somit eine Halsdrehgeschwindigkeit von ca. 5°/s definieren. Nach Ablauf und Form der Augenbewegungen handelt es sich um phasische zervikale Reflexe, die der geschwindigkeitskodierten Entladungsrate zentraler Neuronen entsprechen. Diese Ergebnisse stehen im Widerspruch zu den früher veröffentlichten Einteilungen von Collard et al. (1967) und Moser et al. (1972), wonach ein Zervikalnystagmus I. Grades vorliegt, wenn der Nystagmus bei

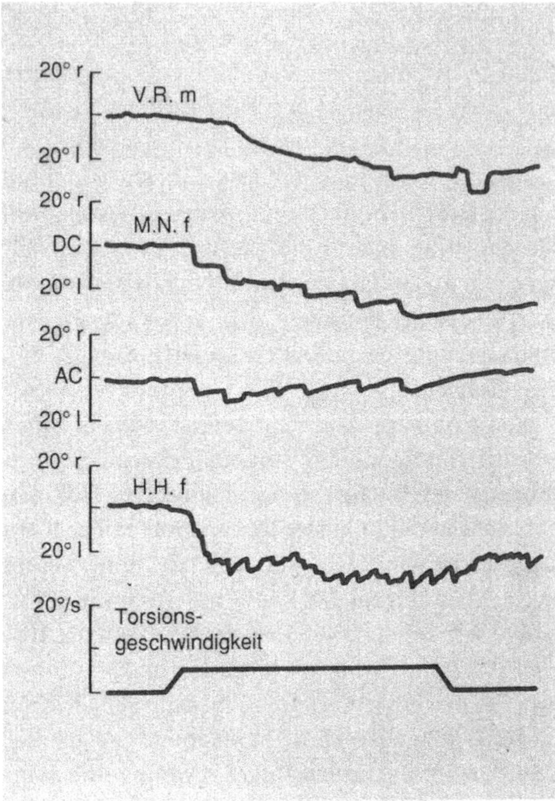

Abb. 16.85.
Zervikookuläre Reaktion verschiedener Personen VR, MN und HH. Bei Drehung des Körpers bei gleichzeitig fixiertem Kopf entstehen ein zervikaler Nystagmus und ein Drift. Die langsamen Nystagmusphasen sind durch den gleichzeitig vorhandenen Drift nach links nicht immer sichtbar. Übrig bleiben Sakkaden. *Obere Kurve* Augenbewegung, *untere Kurve* Stuhlbewegung nach rechts bei fixiertem Kopf. Daraus resultiert eine relative Kopfbewegung gegenüber dem Körper nach links; *DC* Gleichspannungsableitung, *AC* Wechselspannungsableitung. (Aus Holtmann et al. 1988)

schneller Drehung eintritt und ein Zervikalnystagmus II. Grades, wenn er auch nach langsamer Drehung zu beobachten ist. Diese Einteilung kann nach den Ergebnissen von Holtmann nicht mehr aufrechterhalten werden.

Von Dichgans et al. wurden 1974 beim Affen die Rolle vestibulärer und zervikaler Afferenzen untersucht. Er fand einen geringen Einfluß zervikaler Afferenzen auf den vestibulookulären Reflex (Verstärkungsfaktor 0,03), solange die Gleichgewichtsorgane intakt waren. Nach Labyrinthektomie stieg der Einfluß deutlich an (Verstärkungsfaktor 0,3).

Folgende Aussagen lassen sich machen:

- Es gibt beim Gesunden einen zervikal ausgelösten Nystagmus und eine zervikal ausgelöste Augendeviation. Die Stärke der Augenbewegungen steigt linear mit der Geschwindigkeit einer Halsdrehung an, wird aber oberhalb einer Geschwindigkeit von 5°/s durch labyrinthäre Impulse unterdrückt.
- Beim Wegfall der labyrinthären Impulse (z. B. bei einem Labyrinthausfall) entfällt die Hemmung. Ein zervikaler Nystagmus steigt weiter kontinuierlich an mit steigender Drehgeschwindigkeit des Halses (Abb. 16.87).

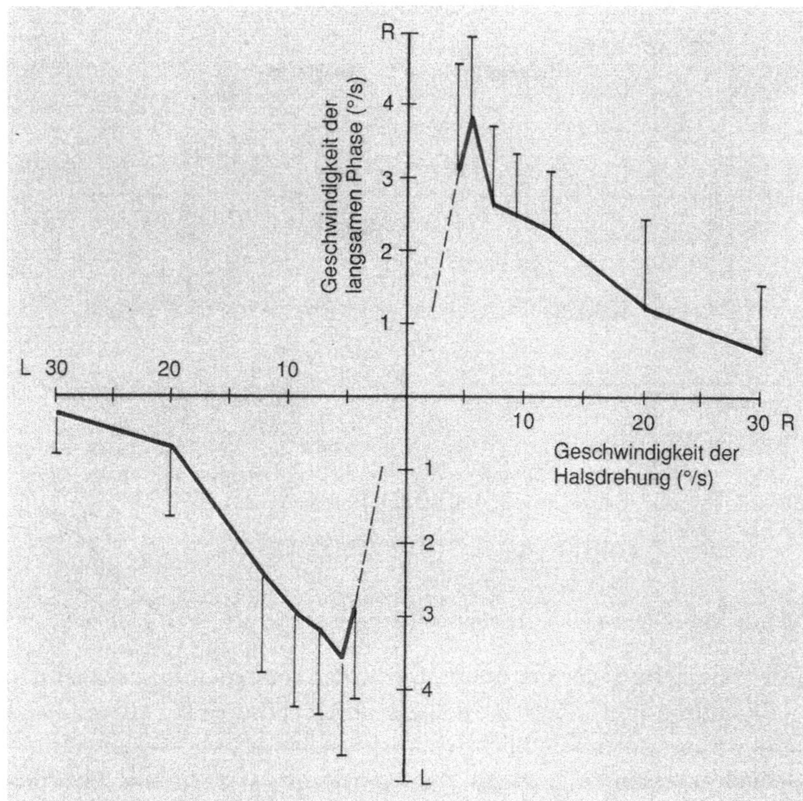

Abb. 16.86. Zervikookuläre Reaktion in Abhängigkeit von der Reizstärke. Dargestellt ist die Geschwindigkeit der langsamen Nystagmusphase bei Stuhldrehung nach rechts und links. (Nach Holtmann 1988)

- Diese zervikookulären Reflexmechanismen bestehen nahezu bei allen Personen, sind aber nur während einer Drehung vorhanden. Wird der Körper zur Seite gedreht und festgehalten (tonische Haltephase), besteht in der Regel kein Nystagmus. Von Holtmann konnte nur bei 2 von 40 Personen in dieser tonischen Haltephase ein zervikaler Nystagmus nachgewiesen werden, d.h., ein Nystagmus in tonischer Seit-Halte-Phase im Halsdrehtest wird beim Gesunden nur ausnahmsweise gefunden. Tritt in dieser Kopfposition ohne wesentliche Latenz ein Nystagmus auf, der vor dieser Untersuchung nicht vorhanden war, und ändert er seine Richtung, wenn der Hals in Gegenrichtung gedreht ist, dann ist er mit großer Wahrscheinlichkeit pathologisch. Der Nystagmus muß außerdem von den Rezeptoren des Nackens ausgelöst sein, nachdem der Kopf als Träger des Gleichgewichtsorgans fixiert war.

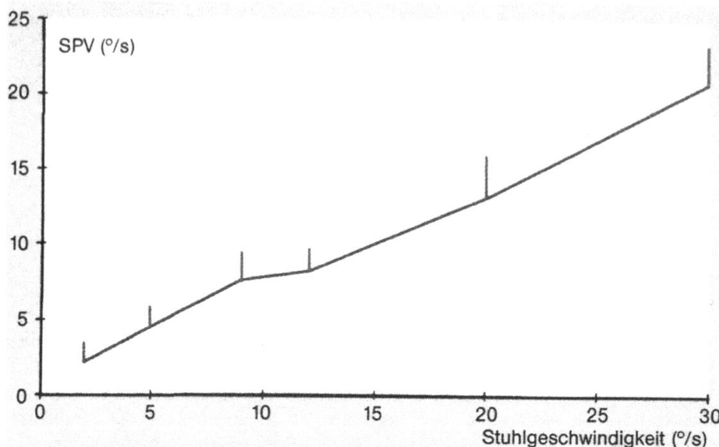

Abb. 16.87. Ausmaß der zervikookulären Reaktion bei Labyrinthlosen in Abhängigkeit von der Reizstärke (Stuhldrehgeschwindigkeit). (Nach Holtmann1988)

Folgende Befunde im Halsdrehtest haben Aussagekraft:

- Jeder Nystagmus, der bei unterschiedlichen tonischen Kopfseithaltungen die Richtung ändert beweist, daß ein durch Halsdrehung ausgelöster Befund vorliegt, sofern ein Blickrichtungsnystagmus ausgeschlossen ist.
- Gelingt es, einen eindeutigen Spontannystagmus durch eine Halstorsion umzudrehen, liegt ein eindeutig pathologischer Halsdrehtest vor.
- Tritt im Halsdrehtest erstmals ein richtungsbestimmter Nystagmus auf, kann es sich um einen pathologischen zervikalen Befund handeln, besonders, wenn Anamnese und manualmedizinischer Befund auf eine zervikale Genese hindeuten. Beweisend ist dieser Befund aber nicht, denn es kann sich um die Provozierung eines nur latent vorhandenen Spontannystagmus handeln.
- Kommt es im Halsdrehtest zu kräftigen und langanhaltenden Kippdeviationen, ist bei einer zervikalen Anamnese und einem positiven manualmedizinischen Befund ein Zusammenhang möglich, aber in keinem Fall bewiesen.

Zur Dokumentation des Nystagmus im Halsdrehtest verwenden wir ein in Abb. 16.88 dargestelltes Schema.

An dieser Stelle soll nicht verschwiegen werden, daß die Frage, ob es einen zervikal ausgelösten Schwindel gibt oder nicht, äußerst kontrovers diskutiert wird. Sowohl im HNO-Gebiet als auch unter Neurologen gibt es unterschiedliche Ansichten, wobei eine Klärung erst nach Entdeckung einer „verläßlichen" klinischen Untersuchungsmethode zu erwarten ist.

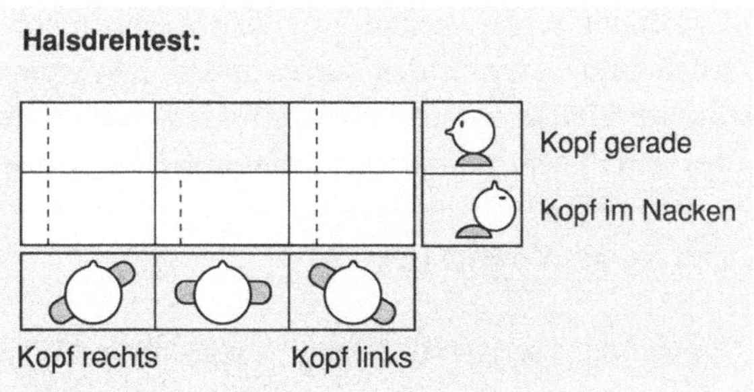

Abb. 16.88. Darstellung des Nystagmus im Halsdrehtest. Linkes kleineres Feld für einen Vertikalnystagmus; rechtes größeres Feld für einen Horizontalnystagmus

16.5.3 Vegetativer (sympathischer) Anteil („syndrom sympathique cervicale supérieur")

Die Arteria vertebralis wird auf ihrem Verlauf durch den Hals von einem autonomen, sympathischen Nervengeflecht begleitet (Plexus vertebralis). Seine Fasern kommen als Rr. communicantes albi aus dem Vorderhorn des Rückenmarks und als Rr. communicantes grisei aus dem Ganglion cervicale caudale et mediale. 1866 wurde dieses Nervengeflecht von Hirschfeld erstmals beschrieben, der annahm, es handele sich um einen einzelnen Nerven, den N. vertebralis. Die genaue Herkunft und Zusammensetzung wurde 1878–1899 von dem Pariser Physiologen François Franck untersucht. Der Plexus vertebralis hieß deshalb auch „Franckscher Nerv".

Barre und Lieou beschrieben 1926 und 1928, daß pathologische Veränderungen an der HWS und an der zervikalen Muskulatur zu einer Irritation des Plexus vertebralis führen können. Bis heute ist aber umstritten, ob eine solche Irritation direkt das Gleichgewichtskerngebiet beeinflußt oder indirekt durch Kaliberveränderungen der A. vertebralis und ihrer Äste, und damit über eine Veränderung der Durchblutung zu dieser Störung führt. Torok und Kunert fanden am Tier Potentialveränderungen im Gleichgewichtsorgan nach taktiler, chemischer und elektrischer Reizung des Nervengeflechts, die nur über das efferente vestibuläre System geleitet worden sein konnten. Die Potentialveränderungen hatten eine sehr kurze Latenz und kurze Dauer und könnten somit dem Sekundenschwindel entsprechen, der bei Patienten mit halsbedingten Gleichgewichtsstörungen gelegentlich bei Kopfbewegungen auftritt.

Eine spezielle Untersuchungsmethode für den autonomen Anteil halsbedingter Gleichgewichtsstörungen gibt es nicht. Es ist aber anzunehmen, daß sie beim Halsdrehtest miterfaßt werden.

Zusammenfassend läßt sich feststellen, daß 3 Systeme am Zustandekommen des halsbedingten Schwindels beteiligt sind: das vaskuläre, das neurogen-somatische und das neurogen-vegetative. Es ist anzunehmen, daß bei pathologischen Veränderungen am Hals mehrere dieser Systeme irritiert werden und dadurch das bunte Bild der Symptome zustandekommt. Halsbedingte Gleichgewichtsstörungen sind wahrscheinlich viel häufiger als dies allgemein angenommen wird, denn die Diagnostik am Hals ist schwierig und oft unergiebig. Bei jüngeren Patienten fehlen fast immer röntgenologisch nachweisbare Veränderungen.

! **Das Fehlen röntgenologisch nachweisbarer Veränderungen an der HWS darf nicht dazu führen, den Hals aus den differentialdiagnostischen Erwägungen bei der Suche nach einer Schwindelursache auszuscheiden.**

Übersichtsarbeiten: Hülse 1983; Junghans 1978; Moser et al. 1972; Decher 1969; Torklus und Gehle 1975; Hülse 1994 und 1996.

16.5.4 Röntgenuntersuchung der HWS

Zervikale Gleichgewichtsstörungen können von allen Abschnitten der Halswirbelsäule hervorgerufen werden. Besonders wichtig sind die Veränderungen an der oberen HWS (C1 – C3) und am kraniozervikalen Übergang.

Nicht selten findet man bei typischen Beschwerden von seiten der oberen HWS röntgenologisch nur Veränderungen an der unteren HWS (Torklus u. Gehle 1975).

Ausgangspunkt der Röntgenuntersuchung der oberen HWS sind demnach die klassischen Übersichtsaufnahmen der *ganzen* Halswirbelsäule in der Sicht von vorn (Abb. 16.89) und von der Seite (Abb. 16.90). Sie werden von beiden Seiten gelegentlich ergänzt durch zwei Standardaufnahmen in Schrägsicht (Abb. 16.91). Auf diesen Aufnahmen stellen sich die Foramina intervertebralia dar. Durch sie laufen die dorsalen Wurzeln der zervikalen sensiblen Nerven. Die Foramina costotransversaria, durch die die A. vertebralis verläuft, sind röntgenologisch nicht darstellbar. Findet man aber Einengungen der F. intervertebralia durch knöcherne Anomalien oder durch degenerative Erkrankungen, so kann man auf ähnliche Veränderungen im Bereich der F. costotransversaria und damit auf eine Einengung der A. vertebralis schließen. Die Bedeutung dieser Aufnahmen tritt gegenüber den folgenden Funktionsaufnahmen zurück.

Die Röntgenuntersuchung wird fortgesetzt durch seitliche Funktionsaufnahmen in maximaler Ante- und Retroflexion (Abb. 16.92, 16.93) sowie a.-p.-Funktionsaufnahmen bei Seitwärtsneigung des Kopfes (Abb. 16.94). Diese Aufnahmen machen Gelenkblockaden sichtbar (Torklus u. Gehle 1975) und zeigen Dislokationen von Atlas und Axis, die in der normalen Kopfhaltung nicht sichtbar sind.

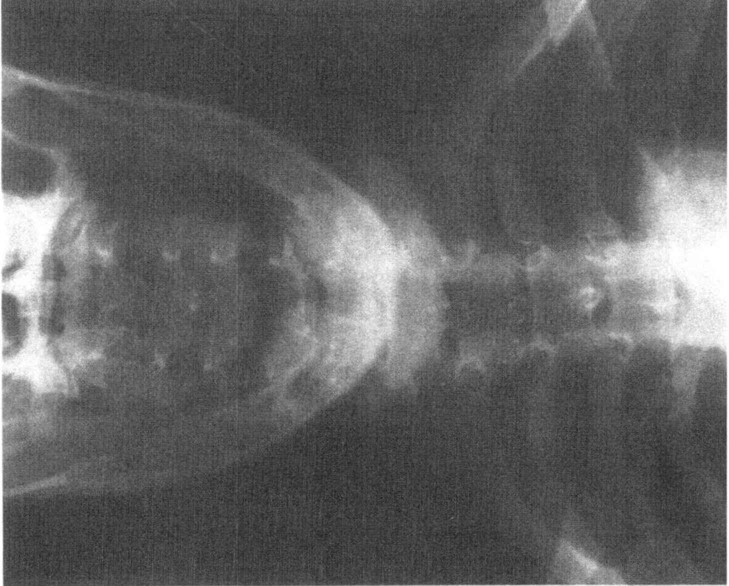

Abb. 16.89. Übersichtsaufnahme der HWS in der Vorderansicht*

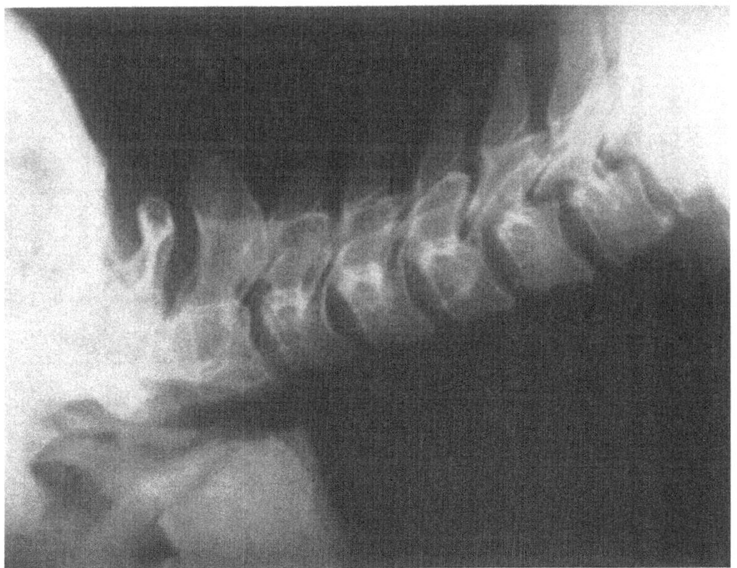

Abb. 16.90. Übersichtsaufnahme der HWS in der Seitenansicht*

* Die Röntgenaufnahmen der Abb. 16.89–16.94 verdanken wir Herrn Prof. Dr. Frey, ehem. Leiter der zentralen Röntgenabteilung der Poliklinik Innenstadt der Universität München

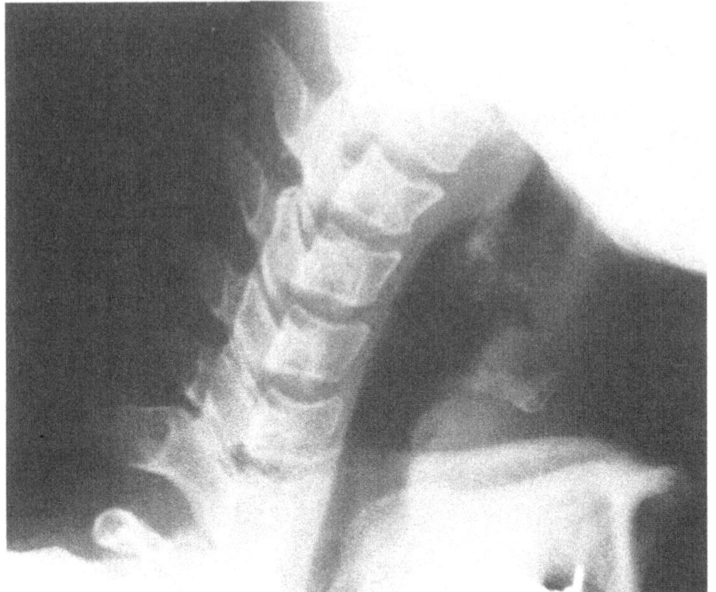

Abb. 16.92. Seitliche Funktionsaufnahme in maximaler Anteflexion*

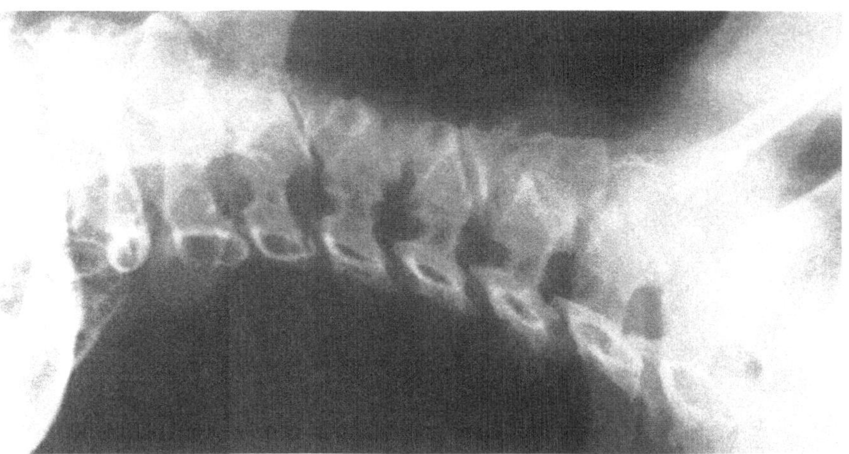

Abb. 16.91. Übersichtsaufnahme der HWS in halbschräger Sicht*

Der okzipitozervikale Übergang wird entweder konventionell in a.-p.-Sicht bei geöffnetem Mund (Abb. 16.95) oder durch ein CT dargestellt.

Wichtig ist die Aufnahme des Schädels in seitlicher Projektion (Abb. 16.96). In dieser Aufnahme wird der Kopf-Hals-Übergang von der Seite dargestellt und meßbar. Anhand der McGregor-Basallinie (Verbindung von hartem Gaumen zum Okziput) kann eine basiläre Impression nachgewiesen werden. Sie liegt vor, wenn der Dens axis diese Linie um mehr als 5 mm überschreitet. Es handelt sich dabei meist um eine okzipitale Dysplasie, die in etwa 1% vor-

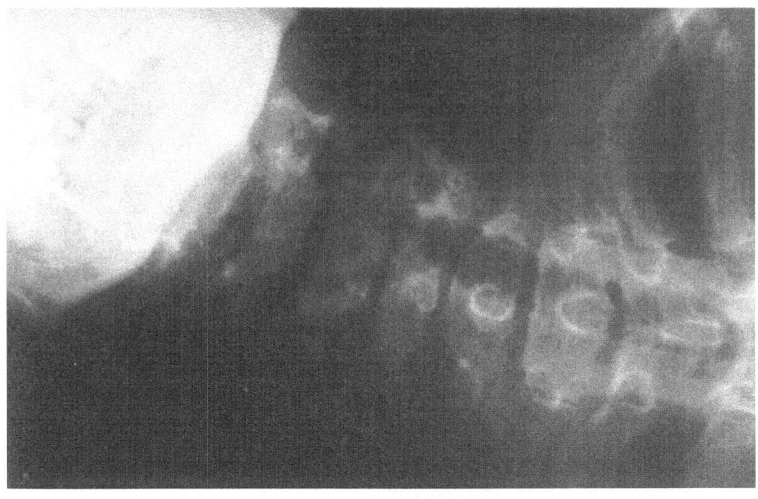

Abb. 16.94. Funktionsaufnahme der HWS von vorn bei Seitwärtsneigung des Kopfes

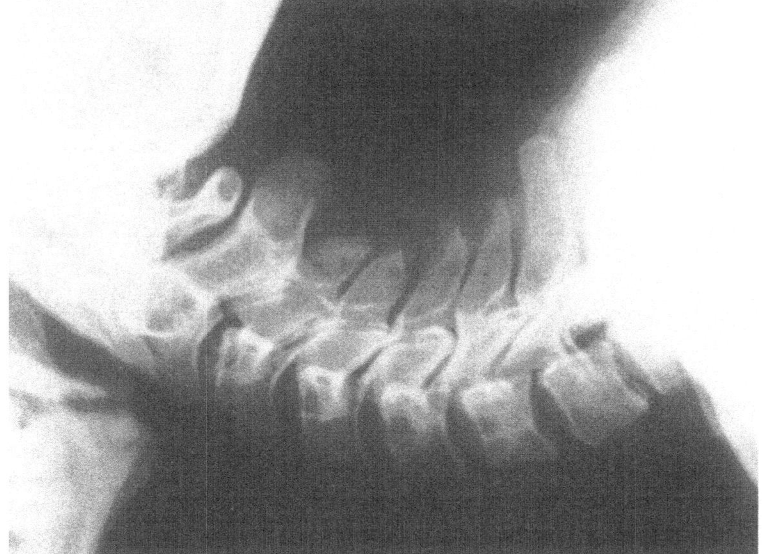

Abb. 16.93. Seitliche Funktionsaufnahme in maximaler Retroflexion*

kommt. Der normal konfigurierte Dens axis tritt durch die mangelnde Ausbildung der Schädelbasis in das Foramen occipitale magnum, wodurch anfallsartige Gleichgewichtsstörungen bei Druck des Dens auf den Hirnstamm resultieren können.

Sekundär kann eine basiläre Impression durch zerstörende Knochenprozesse im Okziput entstehen, wobei es zu einer basilären Impression durch Invagination kommt. Dies wird bei erweichenden Knochenprozessen wie M. Paget, Osteogenesis imperfecta und Osteomalazie (Torklus u. Gehle 1975),

Abb. 16.95. Aufnahme des okzipitozervikalen Übergangs von vorn durch den geöffneten Mund

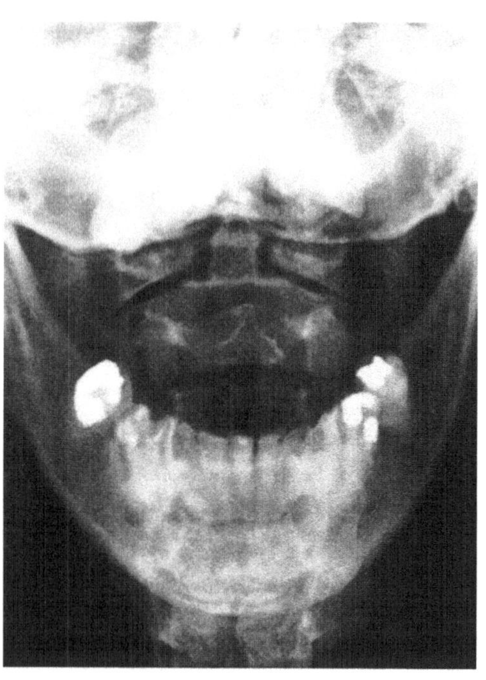

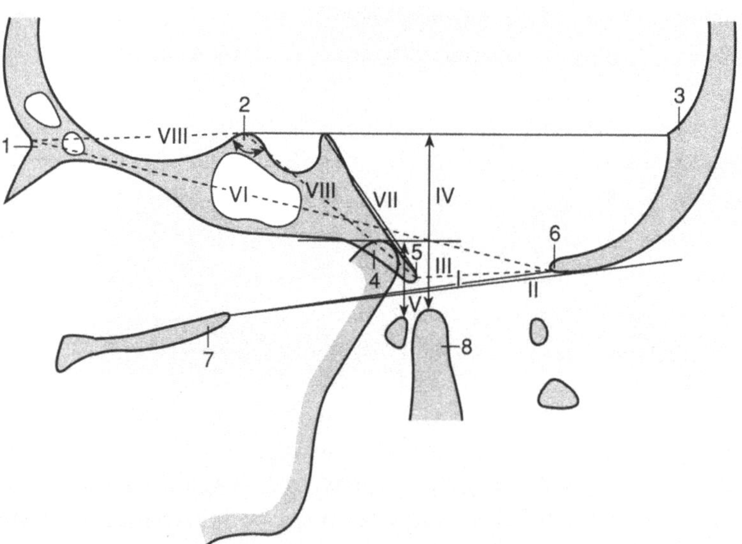

Abb. 16.96. Schema der seitlichen Schädelaufnahme zur Darstellung einer basilären Impression. (Aus Torklus u. Gehle 1975). *I* Chamberlain-Linie; *II* McGregor-Linie; *III* McRae-Linie; *IV* Höhenindex von Klaus; *V* Kiefergelenk-Atlasbogen-Abstand; *VI* Boogard-Linie; *VII + III* Boogard-Winkel; *VIII* Welcker-Winkel; *1* Nasion; *2* Tuberculum sellae; *3* Eminentia cruciformis der Protuberantia occipitalis interna; *4* Kiefergelenkköpfchen; *5* Basion; *6* Opisthion; *7* Palatum durum; *8* Densspitze

aber auch bei zerstörenden Prozessen wie Cholesteatom, Chordom u.a. gesehen.

Übersichtsarbeiten: Torklus und Gehle 1975, Meinekke 1978, Wackenheim 1985.

16.6 Reizung von vestibulären Sinneszellen und des N. vestibularis – die galvanische Reizung

Von Purkinje wurde bereits 1820 gezeigt, daß man mit galvanischem Strom Schwindel auslösen kann.

Die Applikation von galvanischem Strom auf das Mastoid polarisiert die Nervenzellen im Ganglion scarpae des N. vestibularis im inneren Gehörgang. Es ist aber nicht bekannt, inwieweit auch noch die primären Sinneszellen im Gleichgewichtsorgan beeinflußt werden, zumal isolierte vestibuläre Sinneszellen auf galvanischen Strom mit einer Längenänderung reagieren (Zenner et al. 1991). Bei Ausfall eines Gleichgewichtsorgans ist die galvanische Reizung des N. vestibularis noch möglich, bei Läsion des N. vestibularis erlischt die galvanische Reaktion. Zusammen mit der thermischen Prüfung vermag die galvanische Reizung damit eine Läsion des Endorgans von einer Läsion des N. vestibularis zu unterscheiden, was besonders bei der Diagnostik von Tumoren des N. vestibularis (Akustikusneurinom) wichtig ist.

Methode zur Reizung

Die Reizung erfolgt mit einer Gleichspannungsquelle. Die negative Kathode und die positive Anode sind verbunden mit weichen Zinnplatten von mindestens 5 × 5 cm Größe. Die Metallplatten müssen biegsam sein, damit sie sich gut an die Haut anlegen, und sie müssen von einer in Kochsalzlösung getränkten Stoffhülle bedeckt sein. Sie werden von einer Helferin, die selbst Gummihandschuhe tragen muß, gehalten.

> Zu kleine Elektroden oder eine zu kleine Auflagefläche erzeugen eine zu große Stromdichte und damit unangenehme Hautsensationen oder sogar Verbrennungen.

Über ein Potentiometer wird der Strom langsam gesteigert. Zuerst wird die Reizschwelle an einem Ohr aufgesucht und dann überschwellig gereizt. Um Unfälle zu vermeiden, muß sichergestellt sein, daß auch bei Fehlbedingung des Stromversorgungsgerätes nur max. 10 mA Strom fließen können. Eine optoelektronische Trennung des Reizstroms vom Netzstrom ist zu gewährleisten, entsprechend der MedGV.

Die Registrierung des galvanischen Nystagmus ist mit der Elektronystagmographie nur schwer und nur mit entsprechender Filtertechnik möglich.

Ungestört vom galvanischen Strom bleiben eine photoelektrische Registrierung sowie die Videookulographie.

■ **Schwellenreizung.** Bei der bipolar-binauralen galvanischen Reizung liegt die Kathode am Mastoid eines Ohrs und die Anode am anderen Mastoid. Bei dieser Reizung liegt die Schwelle für die Auslösung eines Nystagmus bei 1–2 mA. Bei der unipolar-monauralen Reizung liegt die Elektrode am Ohr (Mastoid) und die andere am Unterarm, die normale Schwelle für die Auslösung eines Nystagmus bei 1–4 mA. Der Unterschied zwischen dem Schwellenwert des rechten und linken Gleichgewichtsorgans kann 2,75 ± 2 mA betragen. Schwellenwerte > 4 mA sind als pathologisch zu beurteilen.

Klinisch muß die unipolar-monaurale Reizung durchgeführt werden, denn nur mit ihr kann man einseitige Defekte des N. vestibularis im Frühstadium eines Akustikusneurinoms entdecken (Pfaltz 1980). Die folgende Beschreibung bezieht sich auf diese Reizart. Der Nystagmus ist immer zur Kathode (–) gerichtet. Die Patienten empfinden Dauerschwindel, solange der Strom anhält. Es besteht eine Fallneigung zur Anode (+). Schwellenunterschiede von mehr als 5 mA zwischen rechtem und linkem Ohr gelten als pathologisch. Liegt die Schwelle über 4 mA, liegt eine Teilläsion des N. vestibularis vor. Läßt sich ein Nystagmus nicht auslösen, dann besteht eine komplette Läsion des N. vestibularis auf der Seite der Kathode.

■ **Überschwellige Reizung.** Wird ein um 2 mA überschwelliger galvanischer Reiz plötzlich umgepolt, tritt mit der extrem kurzen Latenz von 0,01 s eine Umkehr der Nystagmusrichtung ein (Umkehrphänomen) (Abb. 16.97). Die Nystagmusfrequenz ist im Anschluß an die Umpolung erhöht und geht im Verlauf von ca. 10 s auf ihren Ausgangswert zurück. Der Patient verspürt einen Ruck in Richtung der Anode. Das Umkehrphänomen wird mit hoher Papiergeschwindigkeit (5–10 cm/s) aufgezeichnet. Bewertet werden die Zeit bis zum Umschlagen des Nystagmus und das Verhältnis zwischen Rechts- und Linksnystagmus. Übersteigt die Latenz 1 s, liegt eine Schädigung des Hirnstamms oberhalb der Gleichgewichtskerne oder eine Schädigung im Kleinhirn vor.

Der Ausfall einer Nystagmusrichtung weist auf eine einseitige Läsion im zentralen vestibulären System hin. Der Nystagmus ist dabei zur gesunden Seite gerichtet. Bei Läsionen subkortikaler und kortikaler Strukturen kann ein Richtungsüberwiegen zur gesunden Seite auftreten, hingegen kein Nystagmusausfall in einer Richtung.

Ein verzögertes Umkehrphänomen bei gleichzeitig stark erhöhter Nystagmusfrequenz und hoher Amplitude findet sich bei zentralen Läsionen, die bis ins Mittelhirn reichen, z. B. bei multipler Sklerose. Läsionen in der Pons können auch eine Veränderung der Nystagmusform und der Frequenz hervorrufen (Dysrhythmie).

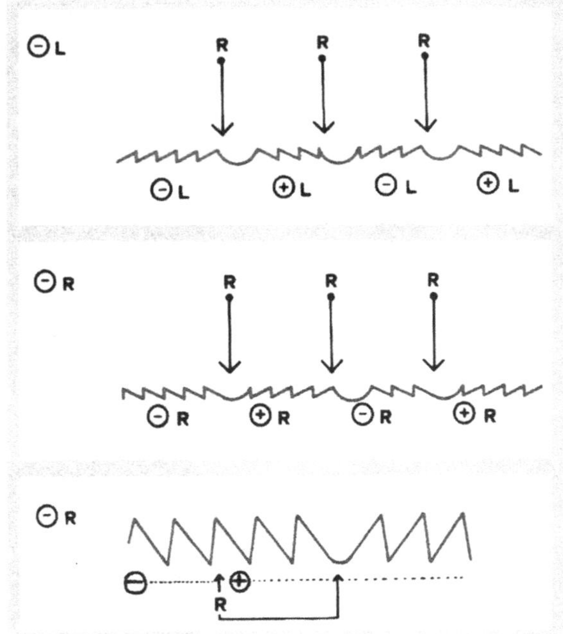

Abb. 16.97. Umkehrphänomen bei überschwelliger galvanischer Reizung. Normales Bild bei Reizung links (*oberes Bild*) und Reizung rechts (*mittleres Bild*). Pathologische Umkehrphänomene bei Reizung rechts (unteres Bild). - L = Kathode links; + L = Anode links; - R = Kathode rechts, + R = Anode rechts. (Nach Pfaltz 1980)

Die Übersicht auf S. 286 und 287 gibt den zeitlichen Ablauf einer galvanischen Reizung wieder.

Für die Dokumentation der Ergebnisse einer monauralen-unipolaren Reizung schlagen Brackmann u. Ranft (1989) die „relative Seitendifferenz" vor, wie sie schon bei der thermischen und rotatorischen Reizung gebräuchlich ist. Abweichend davon empfehlen sie aber eine logarithmische Skala (Abb. 16.98). Es entsteht ein typisches Streudiagramm, in dem Gesunde und Patienten mit Läsionen am Gleichgewichtsorgan liegen. Alle von ihm untersuchten Patienten mit Akustikusneurinom lagen außerhalb dieses Bereichs.

Es ist auffallend, daß diese Untersuchungsmethode auf der einen Seite eine hohe Aussagekraft und eine hohe diagnostische Sicherheit, auf der anderen Seite aber kaum Eingang in die Routinediagnostik großer Gleichgewichtszentren fand. Dies hat mehrere Gründe:

- Sehr häufig werden gravierende methodische Fehler gemacht:
  - ▼ die Elektroden werden zu klein gewählt oder falsch angebracht; dann entstehen bei Stromfluß unangenehme Empfindungen an der Haut, ja sogar Verbrennungen;
  - ▼ unangenehme Empfindungen entstehen auch bei zu schneller Steigerung der Stromstärke.

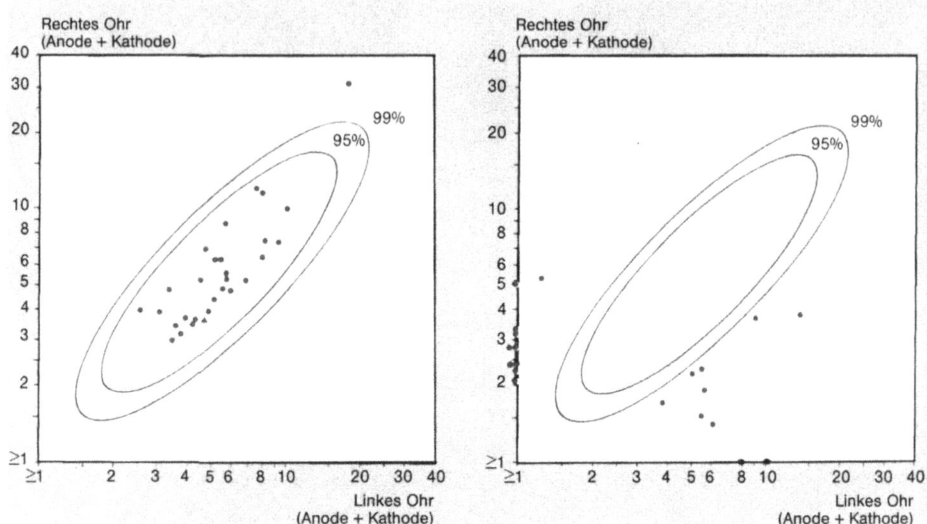

Abb. 16.98. Darstellung der galvanischen Reizung auf einer logarithmischen Skala. Links Gesunder, *rechts* Patient mit Akustikusneurinomen. Auf den Ordinaten und Abszissen ist jeweils die Geschwindigkeit der langsamen Nystagmusphase bei 7 mA [°/s] aufgetragen

- Bei monauraler-unipolarer Reizung ist die Amplitude des galvanischen Nystagmus gering. Dies erschwert die Interpretation der Untersuchung.
- Die Untersuchung kann nur von zwei Personen ausgeführt werden.
- Bisher stand nur die photoelektrische Registrierung zur Verfügung, die für das Personal schwierig zu erlernen war.

Mit dem Einsatz der Videookulographie wird es zu einer Renaissance der galvanischen Untersuchung kommen.

Bei Vermeidung methodischer Fehler und guter Einarbeitung kann dieser „retrolabyrinthäre“ Test wertvolle Beiträge zur Diagnostik leisten.

Übersicht. Zeitlicher Ablauf einer galvanischen Reizung (monaural-unipolar)

Grundsätzlich soll mit der kathodischen Reizung begonnen werden.

I. Schwellentest

A. Kathode rechts **-R**

1. *Langsames* Erhöhen der Stromstärke bis zur Schwelle
2. Erhöhung der Stromstärke um 2 mA für 30 s zur Messung der Nystagmusstärke (dient der späteren Beurteilung eines Richtungsüberwiegens)
3. *Langsame* Reduzierung der Stromstärke auf Null

B. Intervall von einigen Sekunden, bis der postgalvanische Nystagmus verschwunden ist

C. Kathode links **-L**
(Gleiches Vorgehen wie bei A)

Übersicht (Fortsetzung)

II. Überschwellige Untersuchung

A. Kathode rechts - R
1. langsame Erhöhung der Stromstärke bis 2 mA über die Schwelle; nach 30 s
2. Umpolung. Die Kathode wird zur Anode +R nach 15 s:
3. Umpolung + R → - R; nach 15 s
4. Umpolung - R → + R; nach 15 s
5. *Langsame* Reduzierung der Stromstärke auf Null

B. Pause von 30 s

C. Kathode nach links -L
Ablauf wie A1–5

16.7 Vestibulär evozierte Potentiale

Die Untersuchung evozierter Potentiale wird auf auditorischem, visuellem und somatosensorischem Bereich routinemäßig eingesetzt. Dagegen spielen vestibulär evozierte Potentiale bis heute weder wissenschaftlich noch klinisch eine bedeutende Rolle, obwohl bei der großen Varianz vestibulärer Untersuchungsergebnisse eine solche Untersuchung dringend nötig wäre. Der Grund dafür liegt in der Schwierigkeit, eine große Zahl kurzer vestibulärer Reize (Klicks) zu applizieren, und an der intensiven Verschaltung des zentralvestibulären Systems, die bewirkt, daß bei allen Reizen eine große Zahl von Störpotentialen auftritt. Außerdem liegt die Schwierigkeit in der Unfähigkeit, unilateral zu reizen, und in der Fähigkeit des vestibulären Systems, auf wiederholte Reize rasch zu adaptieren. Es sind aber vestibulär evozierte Potentiale bei rotatorischer und linearer Reizung gefunden worden, die hier beschrieben werden sollen.

Die ersten Arbeiten stammen von Greiner et al. (1967) und von Spiegel et al. (1968). Spiegel führte bei Katzen 20–30 Mitteilungen einer postrotatorischen Reaktion aus einer Drehgeschwindigkeit von 120°/s durch und fand ein Potential bei 300–600 ms, das nach Relaxation, Ablation der somatosensorischen Region und Durchtrennung des Halsmarkes bei C_1 bestehen blieb, jedoch nach Labyrinthektomie verschwand. Mulinari und Theissing versuchten 1964 bzw. 1970 eine Evozierung von galvanisch ausgelösten Reizen. Die dabei abgeleiteten Potentiale wurden 1979 von Schmidt im Tierversuch bestätigt. Sie waren nach einer Latenz von 60–80 ms beim Menschen und 1,3–3 ms beim Tier (abgeleitet von der Rachenhinterwand) aufgetreten.

Späte, rotatorisch evozierte Potentiale mit 200 ms Latenz wurden von Gerull et al. 1981 und von Hofferberth 1982 beschrieben. Gerull stellte eine Reizschwelle von $5°/s^2$ fest. Keck ermittelte 1984 eine Latenz von 150 ms. Auch bei

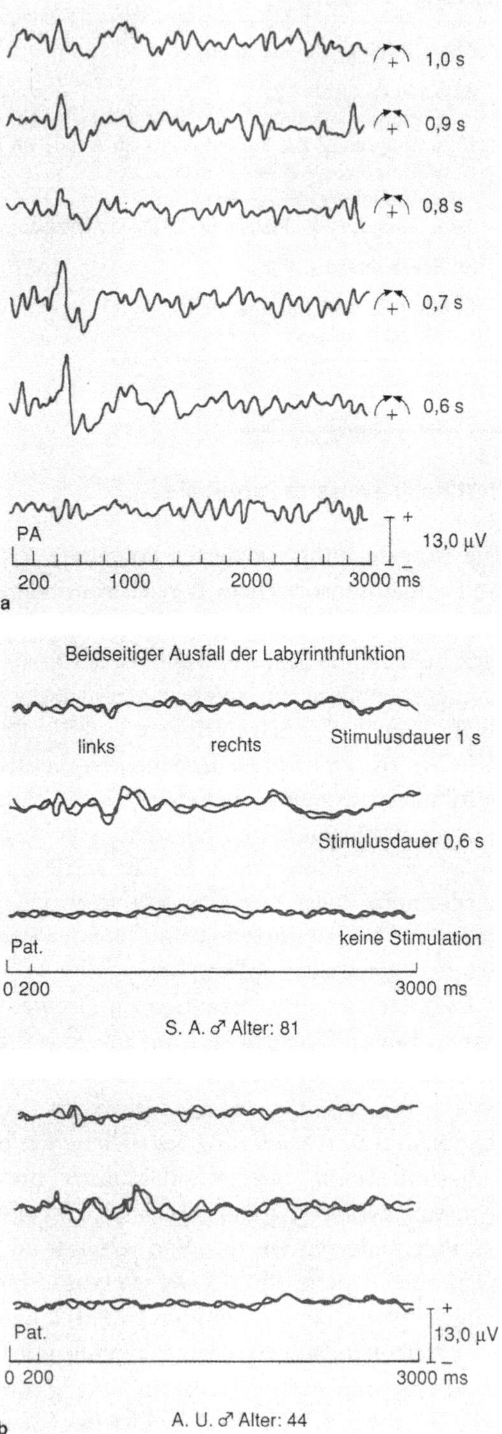

Abb. 16.99. **a** Vestibulär erzieltes Potential in Abhängigkeit von der Reizstärke (Dauer); **b** Ausfall der Reizantwort bei Patienten mit einem Ausfall der Funktion des Gleichgewichtsorgans beidseitig. (Nach Pirodda et al. 1987)

Labyrinthlosen fand er ein Potential, allerdings mit wesentlich höherer Schwelle. Es wird angenommen, daß es somatosensorischen Ursprungs ist. Um Artefakte zu vermeiden, vertäubte Keck die Untersuchten mit 70 dB weißem Rauschen und benutzte eine drahtlose Datenübertragung. Pirodda et al. 1987 demonstrierte 1987 ein evoziertes Potential in Abhängigkeit von der Reizstromstärke bei Gesunden und Labyrinthlosen (Abb. 16.99). Hood (1973, 1985) untersuchte die Abhängigkeit langsamer evozierter Potentiale von einem zusätzlichen optokinetischen Stimulus. Je größer und heller das stimulierte Gesichtsfeld war, um so größer war das gemessene Potential. Gewöhnungseffekte gab es nicht.

Frühe, rotatorisch evozierte Potentiale wurden im Tierversuch (Affen) von Böhmer et al. 1983 bestimmt. Die Latenz betrug 14 ms. Nach Neurektomie und Labyrinthektomie verschwanden die Potentiale; Kopfrotation allein beeinflußte die Potentiale wenig (Latenzverlängerungen um 4 ms), Körperbewegung allein bei feststehendem Kopf erzeugte kein Potential. Damit waren Nackenmuskelpotentiale und akustische Potentiale ausgeschlossen. Bei Ratten ließ sich ein Potential mit 7 ms ableiten (Elidan et al. 1982). Ähnlich den akustischen Potentialen konnte das Potential in einzelne Wellen unterteilt werden (Elidan et al. 1987; Abb. 16.100). Eine P1-Welle wurde dem

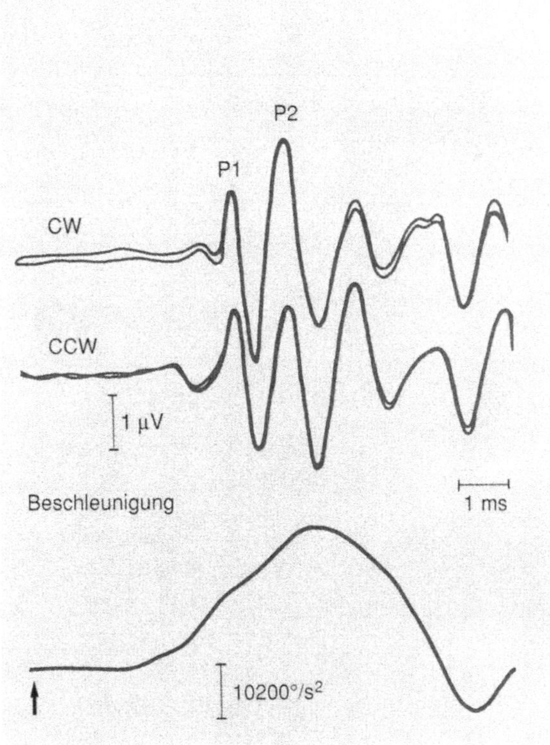

Abb. 16.100. Vestibulär rotatorisch erzieltes Potential mit Unterteilung der Wellen nach Elidan (1984, 1987). *CW* Beschleunigung im Uhrzeigersinn, *CCW* Beschleunigung gegen den Uhrzeigersinn

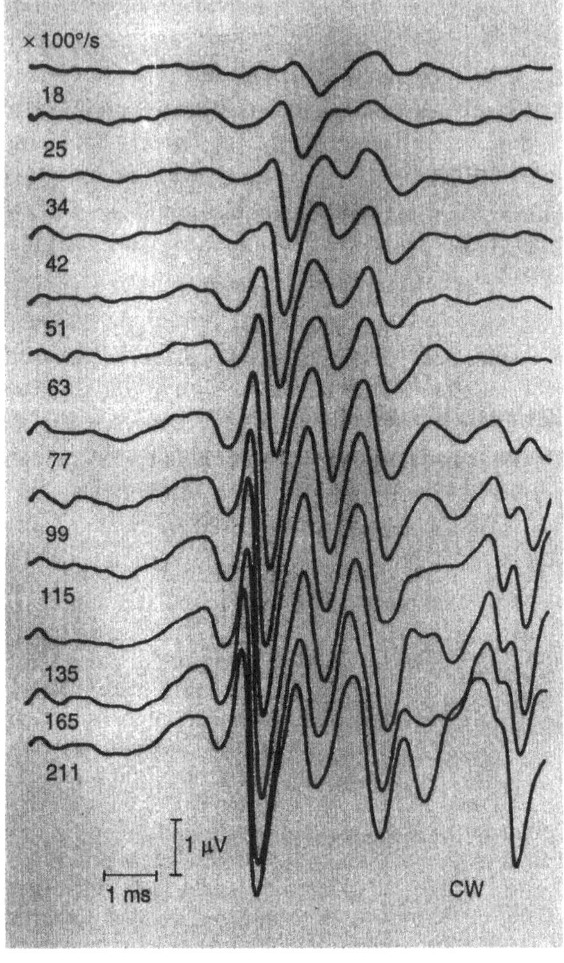

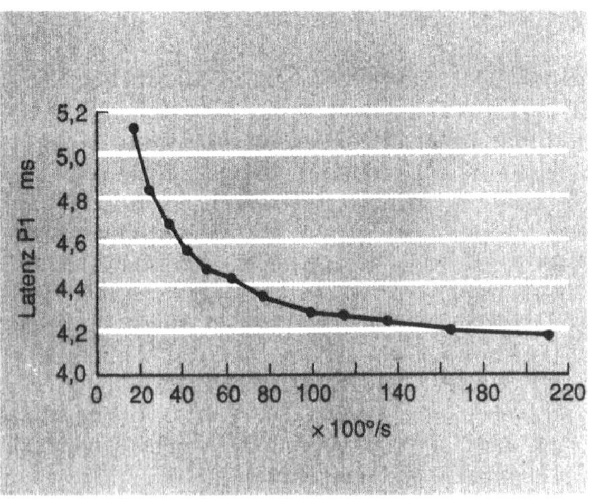

Abb. 16.101. Abhängigkeit des vestibulär evozierten Potentials (Rotation im Uhrzeigersinn) von der Reizstärke (*obere Kurve*) nach linksseitiger Labyrinthektomie. Die untere Kurve zeigt die Latenz der P1-Welle in Abhängigkeit von der Reizstärke. (Aus Elidan et al. 1984)

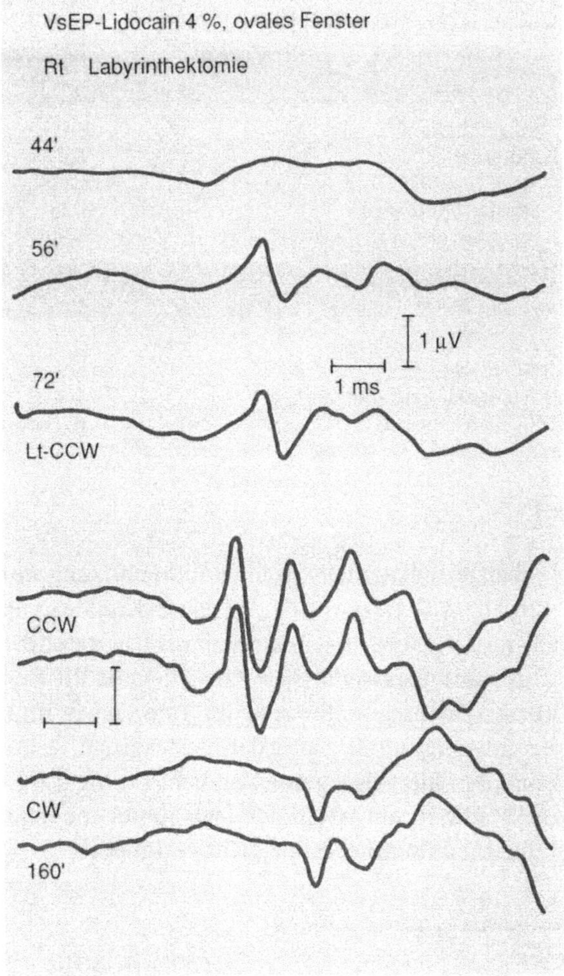

Abb. 16.102. Effekt einer Labyrinthektomie rechts und der Gabe von Lidocain ins linke runde Fenster. Das VEP verschwindet nach 5 min. Nach 44 min ist noch kein Potential sichtbar. Nach 56 min erscheint die P1-Welle. Nach 160 min ist die Reaktion wieder normal beim typischen Bild der Labyrinthektomie rechts. *VSEP* vestibulär evoziertes Potential; *Lt-CCW* Ableitung vom linken Ohr bei Beschleunigung nach links, *CCW* Beschleunigung nach links; *CW* Beschleunigung nach rechts. (Aus Elidan et al. 1984)

N. vestibularis zugeordnet, eine P2-Welle dem Nucleus vestibularis (Beschleunigung bis 30000°/s^2; Schwelle bei 1000°/s^2). Abb. 16.101 und 16.102 zeigen die Beeinflussung des Potentials durch Reizstärkeänderung sowie durch einseitige Labyrinthanästhesie.

Westhofen (1990) führt auf einer Kippliege kurze passive Kopfrotationen um die Körperlängsachse aus und erreicht dabei eine Beschleunigung von 3200°/s^2 über 175 ms sowie mehr als 12000°/s^2 am Umkehrpunkt. Zwei Triggerpunkte lösen die Berechnung früher (T1) und später (T2) Potentiale aus (Abb. 16.103). Das früheste Potential P1 tritt nach 4 ms auf, gefolgt von N1 (nach 2 ms), P2 (nach weiteren 2 ms) (Tabelle 16.1).

Tabelle 16.1. Latenzzeiten vestibulär evozierter Potentiale. Stimulation: 320°/s². Daten von 23 Gesunden. (Aus Westhofen 1990)

Rechte Kopfseite	P1	N1	P2	N2	P3	N3
Anzahl Beobachtungen	13	23	23	23	21	22
Mittelwert	2,3	3,8	5,0	7,6	7,8	10,0
Standardabweichung	1,7	2,7	2,2	4,0	2,3	3,1
Standard Kurtosis	1,7	10,6	2,3	6,4	-0,3	5,0
Schiefheit der Verteilung	2,1	5,9	2,3	4,6	0,1	3,5
Linke Kopfseite	**P1**	**N1**	**P2**	**N2**	**P3**	**N3**
Anzahl Beobachtungen	14	23	23	23	23	23
Mittelwert	2,4	3,8	5,3	7,3	9,0	11,0
Standardabweichung	1,2	1,8	2,0	2,2	2,5	2,9
Standard Kurtosis	1,2	0	-0,5	0,3	-0,3	-0,7
Schiefheit der Verteilung	1,8	0,7	0,6	1,0	0,7	0,6

Evozierte Potentiale nach Otolithenreizung wurden 1986 von Kast et al. beschrieben. Gereizt wurde mit einer Kippliege. Potentiale wurden nach 50–120 ms (N1) sowie nach 140–210 ms (P1) gefunden.

Zusammenfassend ist festzustellen, daß es vestibulär evozierte Potentiale kurzer Latenz gibt. Sie sind im Tierversuch und beim Menschen bei hoher Beschleunigung eindeutig definiert worden. Der technische Aufwand für solch hohe Beschleunigungen ist enorm. Da die Zahl der Mitteilungen außer bei der Methode von Westhofen (300) unter 100 liegt, sind die Verfahren für den klinischen Routineeinsatz nicht geeignet.

16.8 Subjektive Untersuchungsverfahren

Das vestibuläre System mit seinen verschiedenen Sensoren erzeugt nicht nur eine kompensatorische Augenbewegung und eine Veränderung des Tonus in der Streckermuskulatur, sondern auch eine subjektive Empfindung für die jeweilige Haltung und Lage im Raum. Es hat sich gezeigt, daß diese subjektiven Empfindungen z.T. sehr exakt und reproduzierbar sind und daß sie gut für Untersuchungen des vestibulären Systems herangezogen werden können. Dazu gehört die Empfindung der „Vertikalen", des „Geradeaus" und sog. „zielgerichtete" vestibuläre Untersuchungen.

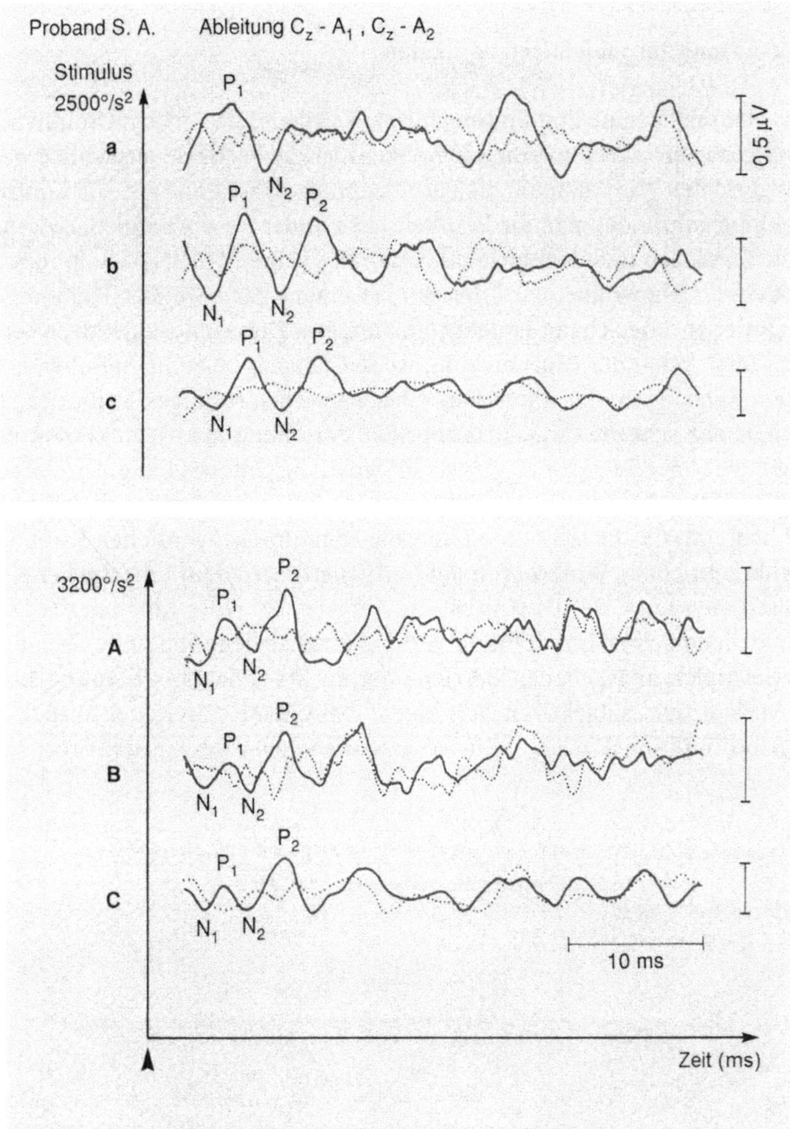

Abb. 16.103. Normalbefund der Potentialregistrierung nach passiver impulsförmiger Kopfdrehung mit 2500°/s (a–c) und 3200°/s (A–C), Zeitfenster 35 ms. Vergleich der Mitteilungsschritte 1–150 (a, A), 151–300 (b, B), mit dem endgültigen Ergebnis von 300 Mitteilungen (c, C). *Durchgezogene Kurve* Ableitung Cz–A, (Vertex C_z gegen rechtes Ohr A_1); *gepunktete Kurve* Ableitung C_z–A_2 (Vertex C_z gegen linkes Ohr A_2). Potentialmarkierung der Ableitung C_z–A_1. *Pfeil* Triggerzeitpunkt T2. Verkürzung der Latenzzeiten mit Zunahme der Stimulusintensität. (Aus Westhofen 1990)

16.8.1 Untersuchung der subjektiven Vertikalen

Jeder Mensch hat eine Empfindung für die Vertikale, die von den Otolithenorganen gesteuert wird. Im aufrechten Stand ist die Vertikale tatsächlich nach oben gerichtet. Wird man um die nasookzipitale Achse ohne visuelle Kontrolle gekippt, empfindet man die Vertikale etwa in der Resultierenden, zwischen echter Vertikalen und der eigenen Körperlängsachse (Z-Achse) (Abb. 16.104). Bei kleinem Kippwinkel wird der Winkel unterschätzt (Müller-Phänomen), bei größerem überschätzt (Auberg-Phänomen). Diese als „subjektiver Vertikalen-Test" benannte Untersuchung ist seit langem bekannt, hat aber noch keinen Eingang in die klinischen Gleichgewichtsprüfungen gefunden. Im Rahmen der schwerelosigkeitsbezogenen Forschung sind jetzt Geräte entwickelt worden (Teiwes et al. 1989), mit denen die Untersuchung der „subjektiven Vertikalen" exakt durchgeführt werden kann. Der Patient blickt in eine lichtdichte Maske. Er sieht eine Linie, die er motorisch verdrehen kann. Der dabei beschriebene Winkel (von der Vertikalen) wird dem Untersucher elektronisch angezeigt. Der Patient hat die Aufgabe, bei jeder Kippung die Linie entsprechend seiner Empfindung vertikal einzustellen. Abb. 16.105 zeigt die von Gesunden angegebenen Bereiche bei Rechts- und Linkskippung sowie den Verlauf der „subjektiven Vertikalen" bei einem einseitigen Ausfall der Labyrinthfunktion. Ein erster Einsatz an Patienten hat gezeigt, daß Störungen

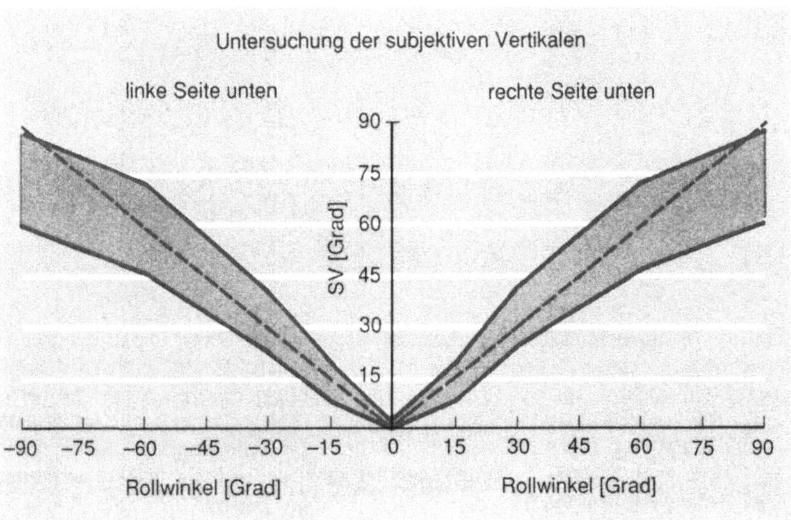

Abb. 16.104. Normbereich der Untersuchung der subjektiven Vertikalen bei Seitneigung nach rechts und links. *Gestrichelte Linie* objektive Vertikale

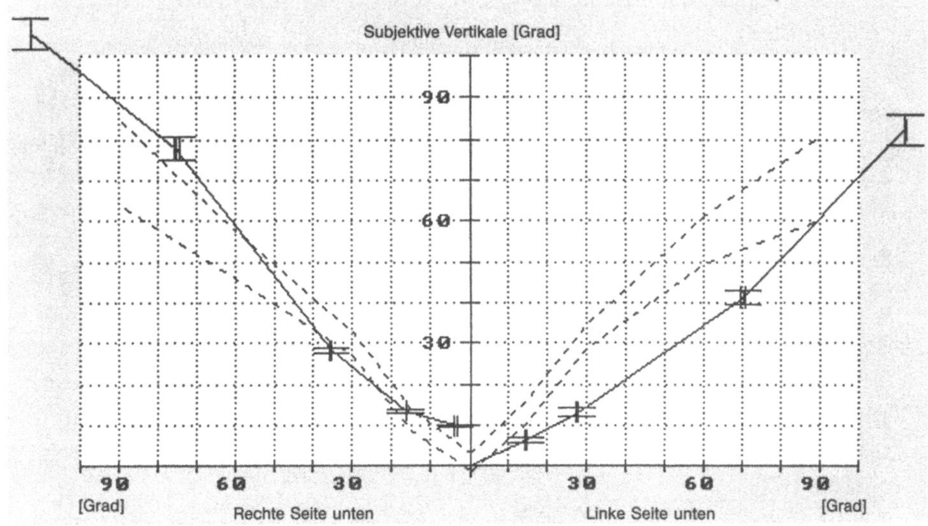

Abb. 16.105. Dokumentation der Untersuchung der subjektiven Vertikalen bei Kippung um die sagittale Achse bei einem Patienten mit linksseitigem Ausfall der Labyrinthfunktion

der subjektiven Vertikalen häufig sind, manchmal aber auch dann bestehen, wenn die thermische Reaktion seitengleich ist. Hier ist eine isolierte Störung im Bereich der Otolithen anzunehmen. Klinische Reihenuntersuchungen sind im Gang.

16.8.2 Subjektiver Geradeausblick

Ähnlich wie die Empfindung für die Vertikale hat der Körper eine genaue Empfindung für den Bereich der als „in der Mitte vor mir" oder „geradeaus" bezeichnet werden kann. Arbeiten über die Abhängigkeit des subjektiven Geradeausblicks vom visuellen System, speziell von der Augenposition, stammen von Howard (1982) und Morgan (1978). 1990 ist von Hopf und Hamann dieser Effekt und seine Bedeutung für das vestibuläre System untersucht worden. Dazu benutzten sie eine Leiste, auf der eine Leuchtdiode über eine Strecke von ± 11 cm bewegt werden konnte. Die Versuchspersonen hatten die Aufgabe, den Leuchtpunkt so einzustellen, daß er dem subjektiven Eindruck „geradeaus" entsprach.

Gesunde Versuchspersonen sind in der Lage, von exzentrischen Augenpositionen heraus ihren subjektiven Geradeauspunkt sehr nahe und mit geringer Schwankungsbreite an den objektiven Geradeauspunkt zu legen (Mittelwert

0,1° links, Standardabweichung 0,3°, Streuung von 0,7° links bis 0,4° rechts bei 20 Gesunden).

Ein Nystagmus, experimentell erzeugt oder pathologisch vorhanden, verschiebt den Geradeauspunkt in Richtung der langsamen Phase, obwohl bei Fixation des Lichtpunkts der Nystagmus unterdrückt wird. In gleicher Weise korreliert das Ausmaß der Verschiebung des subjektiven Geradeauspunkts vom objektiven Geradeauspunkt. Das vestibuläre System hat damit einen gravierenden Einfluß auf die visuelle Geradeausprojektion des Menschen.

In Analogie zu einer experimentell (thermisch) ausgelösten Gleichgewichtsstörung führt auch eine krankhafte Gleichgewichtsstörung zu einer Verlagerung des Geradeauspunkts. Er wird durch die Kompensation des Defekts wieder zum objektiven Geradeauspunkt zurückgestellt. Die Bestimmung des subjektiven Geradeauspunkts ist somit eine einfache und rasch durchführbare Methode zur Abschätzung der Kompensation eines vestibulären Defekts.

16.8.3 Zielgerichteter vestibulookulärer Reflex

Von Melvill Jones (1987) stammt das Konzept der kortikalen Kontrolle vestibulärer Hirnstammfunktionen.

Collewijn (1989) stellte dazu fest, daß die Augen-Kopf-Koordination nicht von vestibulären Informationen gesteuert ist, sondern daß eine interne Rekonstruktion des räumlichen Verhältnisses zwischen Subjekt und Ziel stattfindet. Es beruht auf der Interpretation von Informationen aus der Peripherie. Hier spielen hierarchische Vorgänge eine große Rolle. Diese primäre interne Verarbeitung hat Melvill Jones zu einem einfachen Test stimuliert.

Wenn eine Person den Kopf dreht und dabei einen Punkt fixiert, so sorgt der vestibulookuläre Reflex für eine exakte Gegenbewegung der Augen, damit der Punkt im Zentrum unseres Gesichtsfeldes bleibt. Wird dieselbe Aufgabe ausgeführt, das Licht aber kurz vor der Kopfbewegung gelöscht, dann bleibt das Auge trotzdem sehr exakt auf das nun imaginäre Ziel gerichtet. Durch Beleuchtung des Punktes nach der Kopfbewegung kann man die Exaktheit der vorher durchgeführten Augenbewegung kontrollieren, denn steht der Punkt nicht im Zentrum der Fovea, wird eine Sakkade folgen, um den Punkt einzufangen. An der Größe der Sakkade kann man den Fehler ablesen (Abb. 16.106).

Dieser Effekt setzt ein vestibuläres Erinnerungsvermögen voraus, das vermutlich von übergeordneten Zentren benutzt wird, um langsame, glatte und schnelle Augenbewegungen zu koordinieren. Bloumberg (1991) vermutet, daß diese Zentren im parietalen Kortex liegen. Von Segal u. Katsarkas (1988)

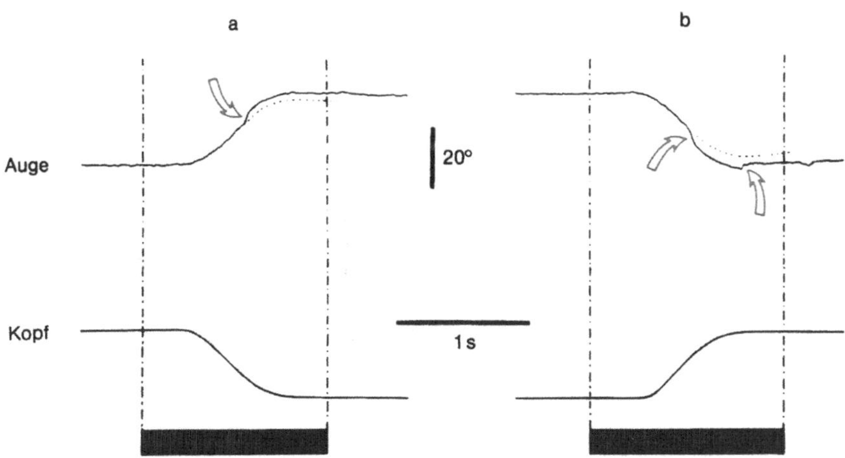

Abb. 16.106. Augenstabilisation während einer Kopfbewegung nach links (**a**) und rechts (**b**). *Obere Kurve* Augenposition, *untere Kurve* Kopfposition, *dunkler Balken* vollständige Dunkelheit. Man beachte die schnellen Sakkaden (*gebogene Pfeile*) zur Vervollständigung der langsamen Augenbewegungen (*gestrichelte Linie*). (Nach Jones 1987)

wurde dieser Test bei Patienten mit einseitigen Ausfällen der Gleichgewichtsfunktion eingesetzt. Dabei konnte gezeigt werden, daß der Körper in der Rehabilitationsphase vermehrt Sakkaden zur Kompensation des defekten vestibulookulären Reflexes einsetzt. Dieser einfache und schnell durchzuführende Test gibt somit Informationen über kompensatorische Vorgänge, und es ist sinnvoll, ihn in die „Batterie“ vestibulärer Untersuchungen aufzunehmen.

16.9 Nystagmusauslösung durch Vibration

Seit langem ist bekannt, daß bei Vibration des Kopfes ein Nystagmus ausgelöst werden kann, auch dann, wenn weder ein Spontan- noch ein Kopfschüttelnystagmus nachzuweisen sind. Von Hamann (1994, 1995) wurde untersucht, inwieweit dieser Vibrationsnystagmus differentialdiagnostisch nutzbar ist. Hamann verwendete einen handelsüblichen Vibrationsstimulator (Massagegerät) mit einer Frequenz von 50 Hz, der an das Mastoid angedrückt wurde. Beim Gesunden ohne Spontan- und Kopfschüttelnystagmus konnte kein Vibrationsnystagmus ausgelöst werden. Bei Patienten mit einer periphervestibulären Seitendifferenz der thermischen Erregbarkeit ließ sich in 80% ein Vibrationsnystagmus auslösen, dessen schnelle Phase zur gesunden Seite

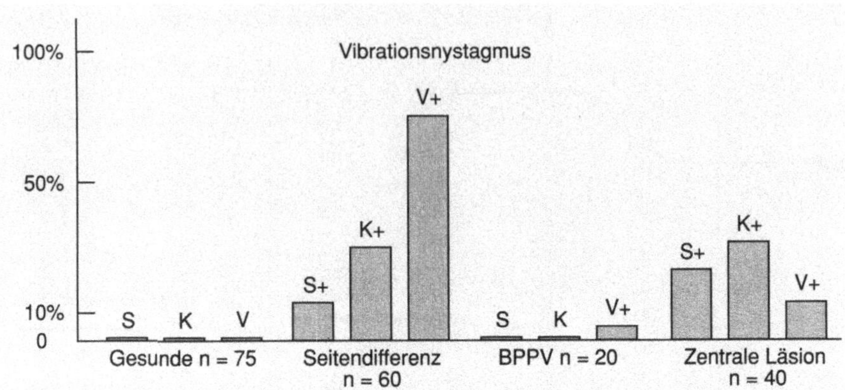

Abb. 16.107. Vergleich von Spontannystagmus (*S*), Kopfschüttelnystagmus (*K*) und Vibrationsnystagmus (*V*) bei Gesunden und vestibulär Kranken. (Aus Hamann 1994)

gerichtet war (Abb. 16.107). Es zeigte sich eine deutliche Frequenzabhängigkeit des Vibrationsnystagmus mit einem Maximum bei 30 Hz. So konnte bei Verwendung dieser Vibrationsfrequenz das Auftreten eines Nystagmus bei Patienten mit einer nachgewiesenen Seitendifferenz der thermischen Erregbarkeit bis auf 95% gesteigert werden. Damit läßt sich eine pathologische peripher-vestibuläre Seitendifferenz mit Hilfe des Vibrationsnystagmus nachweisen. Der Reiz ist somit als Screening-Methode geeignet.

Teil IV

Störfaktoren bei der Gleichgewichtsuntersuchung

Kapitel 17

Störfaktoren bei der Gleichgewichtsuntersuchung 17

Das Ergebnis einer Gleichgewichtsuntersuchung kann von vielen Faktoren beeinflußt werden, so z. B. durch:

- Willentliche Störmanöver des Patienten,
- Störfaktoren von Seiten der Vigilanz,
- Störfaktoren durch Medikamente und Toxine.

17.1 Störmanöver

Manche Patienten versuchen, Befunde zu simulieren oder zu aggravieren, wenn ein pathologischer Befund Vorteile für sie bringt, z.B. bei der Beurteilung ihrer Arbeitsfähigkeit und bei der Begutachtung von Unfallfolgen.

Die in der Audiologie bekannte *Dissimulation*, d.h. die Vertuschung pathologischer Befunde durch Personen, deren Berufsausübung durch einen pathologischen Befund gefährdet ist, wie z.B. Piloten, ist bei der Gleichgewichtsuntersuchung nicht möglich.

Am häufigsten werden die vestibulospinalen Untersuchungen wie Steh-, Geh- und Schreibteste, deren Untersuchungsziel für die Patienten erkennbar ist, willentlich gestört. Die Simulation und Aggravation ist meist so plump, daß sie leicht erkannt wird. Es gibt Patienten, die nicht schwanken, wenn sie sich unbeobachtet glauben oder wenn sie abgelenkt sind. Für uns hat sich deshalb bewährt, Gutachtenspatienten auf einem kurzen Weg, z. B. zur Hörprüfung, zu begleiten. Dabei kann das Gleichgewicht oft besser beurteilt werden als im Blindgang, Romberg- und Unterberger-Test.

Der Nachweis einer Simulation oder Aggravation ist schwierig bei intelligenten Personen, die schon häufig untersucht wurden und den Untersuchungsablauf kennen. Zur Unterscheidung hilft dem Untersucher die Kenntnis gestörter Bewegungsmuster.

Ein Patient mit einer Störung im vestibulären System kann in der Regel alleine, wenn auch unsicher stehen und gehen, sofern er nicht gerade einen akuten Labyrinthausfall oder Menière-Anfall erlitten hat.

Patienten mit einer mittelstarken Kleinhirnataxie können ebenfalls alleine gehen und stehen. Ist die Kleinhirnataxie so ausgeprägt, daß der Patient geführt werden muß, dann sind auch andere zerebelläre Symptome wie Intentionstremor und Dysdiadochokinese erkennbar. Ein solcher Patient kann nicht mehr schreiben.

Eine ausgeprägte Fallneigung mit einer Unfähigkeit, alleine zu gehen und zu stehen, findet man auch bei spastischen Paresen der unteren Extremität (Mono- oder Paraspastik) und bei der fortgeschrittenen Polyneuropathie.

Berührt man einen Patienten mit vestibulärer Ataxie im Romberg-Test, schwankt er sofort weniger, weil er einen zusätzlichen Orientierungspunkt spürt.

Ein Simulant schwankt verstärkt in die Richtung der Berührung, denn er weiß, daß dort jemand steht, der ihn notfalls auffangen kann.

Die Schwankungen eines Patienten mit ausgeprägter Kleinhirnataxie oder spastischer Parese bessern sich durch eine zusätzliche Orientierung nicht.

Rascher Richtungswechsel gelingt Simulanten immer gut, Ataktikern immer schlecht. Man provoziert einen raschen Richtungswechsel, wenn man mit dem Patienten am Untersuchungszimmer „aus Versehen" vorbeiläuft und umkehren muß.

Wird der Romberg-Test photographisch dokumentiert (s. S. 101), so wird ein Simulant bei mehrfacher Durchführung des Tests überführt, da er ein pathologisches Schwankungsbild nicht reproduzieren kann.

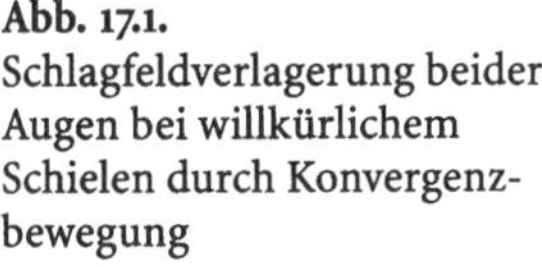

Abb. 17.1.
Schlagfeldverlagerung beider Augen bei willkürlichem Schielen durch Konvergenzbewegung

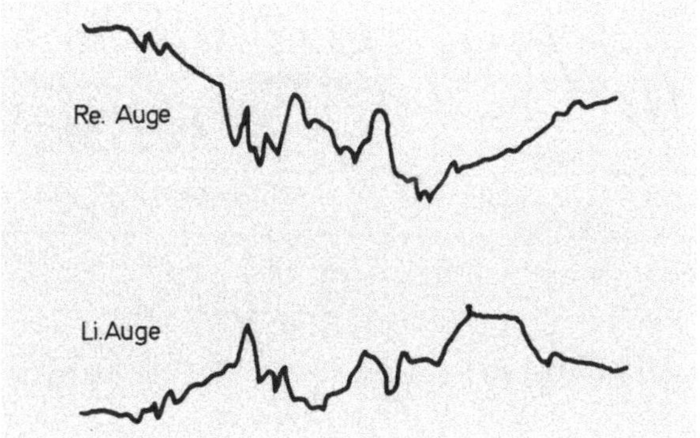

Ganz besonders wachsam ist auf Störversuche im Verlauf einer nystagmographischen Ableitung zu achten. Die Patienten fühlen sich im Dunkelraum unbeobachtet und unternehmen alles, um die Ableitung zu stören. Sie schließen die Augen beim optokinetischen Test und bei der Aufforderung, die Augen geöffnet zu halten; sie schielen oder fixieren einen imaginären Punkt. Nur die Wachsamkeit des Untersuchers und die Kenntnis von Störbildern im ENG bewahren vor Fehlbeurteilungen.

Willkürliches Schielen ist nur bei monokulärer Ableitung an der symmetrisch konvergierenden Schlagfeldverlagerung der Augen zu erkennen (Abb. 17.1), während *pathologisches Schielen* in der Regel unsymmetrisch auftritt.

Unsymmetrische, d.h. nichtkonjugierte Augenbewegungen können nicht simuliert werden.

Schlagfeldverlagerungen können nur bei großer Schreibbreite und Registrierung mit Zeitkonstanten von mindestens 5 s oder besser mit DC-Ableitung erkannt werden.

Das *Fixieren eines imaginären Punktes* geschieht bei der thermischen Prüfung oft reflektorisch aus Angst vor dem Drehgefühl, aber auch als beabsichtigtes Störmanöver. Fixation führt zu einer plötzlichen Abnahme der Nystagmusamplitude bei gleichbleibender oder erhöhter Frequenz (Abb. 17.2). Bei monokulärer Ableitung führt sie gleichzeitig zu einer Schlagfeldverlagerung beidseits nach innen. Durch Ablenkung des Patienten (Anreden oder Jendrassik-Handgriff) wird die Fixation aufgehoben.

Das *willkürliche Augenschließen* im optokinetischen Test führt zu einem abrupten Sistieren des Nystagmus, weil der Reiz entfällt, und zu einem ebenso plötzlichen Einsetzen des Nystagmus, wenn die Augen wieder geöffnet werden

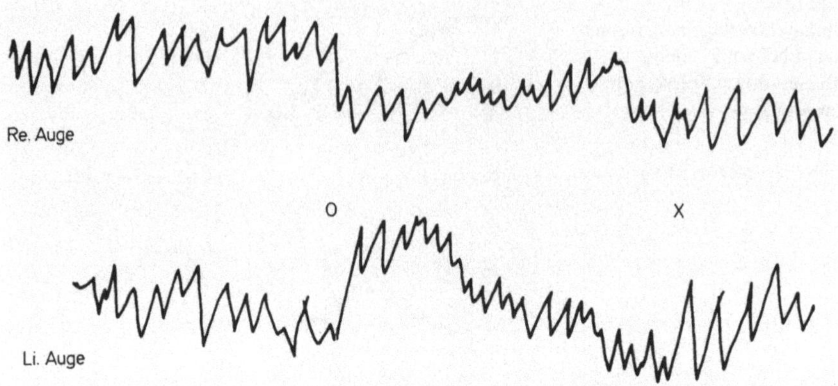

Abb. 17.2. Veränderung des Nystagmusablaufs beim Fixieren eines imaginären Punkts. *O* Beginn der Fixation, *X* Ende der Fixation

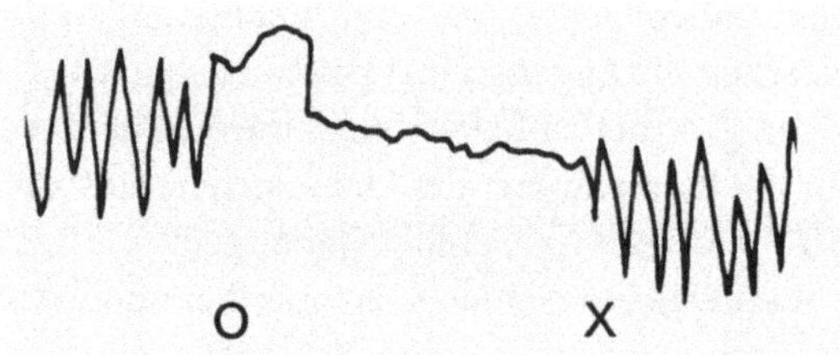

Abb. 17.3. Veränderung des optokinetischen Nystagmus beim Schließen (*O*) und Öffnen (*X*) der Augen

(Abb. 17.3). Ein pathologischer Befund im optokinetischen Test äußert sich dagegen durch ein *langsames* Sistieren des Nystagmus (s. S. 645).

Hin- und Herblicken sowie der Versuch, durch die Projektionsstreifen hindurchzublicken, erzeugten Befunde wie bei einer zentralen Gleichgewichtsstörung.

17.2 Vigilanz

Müdigkeit ist der Hauptfeind der Gleichgewichtsuntersuchung, da der Nystagmus von der Vigilanz in hohem Maße abhängt. Durch Vigilanzminderung wird der Nystagmus folgendermaßen beeinträchtigt:

- Zuerst verschwindet ein Spontannystagmus,
- dann ist ein schwacher bis mittelstarker pathologischer Befund im Halsdrehtest nicht mehr zu erkennen;
- im weiteren nimmt die Reizantwort bei experimenteller Untersuchung ab, und zwar die Antwort auf physiologische Reize stärker als die Antwort auf

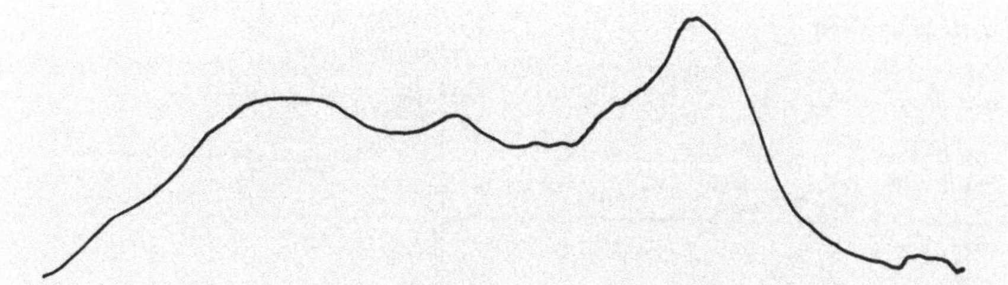

Abb. 17.4. Charakteristische langsame Wellenbewegung der Augen bei Müdigkeit

unphysiologische Reize. Ein rotatorischer Starkreiz – z.B. Stopp aus 90° Drehgeschwindigkeit – löst noch bei Müdigkeit einen Nystagmus aus, dessen Abklinggeschwindigkeit aber erhöht ist.

- Die thermische Reaktion nimmt von Spülung zu Spülung stärker ab (s. Abb. 16.24, S. 217). Es entsteht eine artifizielle Seitendifferenz.
- Der optokinetische Nystagmus ist durch Müdigkeit um so geringfügiger gestört, je mehr Netzhautfläche vom Reiz erfaßt wird. Die optokinetische Reaktion mit kleinen Reizfeldern und v.a. der willkürlich ablaufende Sinusblickpendeltest werden dagegen von Müdigkeit stark beeinflußt.

Verminderte Vigilanz ist auch zu erkennen am Auftauchen charakteristischer langsamer Wellenbewegungen, die nur bei Ableitung mit langer Zeitkonstante (mehr als 3 s) erfaßt werden. Sie verschwinden und machen dem Nystagmus Platz, wenn man den Patienten anspricht (Abb. 17.4).

Maßnahmen zur Aufrechterhaltung der Vigilanz sind bereits ausführlich beschrieben worden (s. S. 151). Gelingt es trotz der Rechenaufgaben nicht, die langsamen Wellen zu beseitigen, so ist die nystagmographische Untersuchung wertlos und muß am ausgeruhten Patienten wiederholt werden.

17.3 Medikamente

Jedes Medikament mit sedierender Wirkung beeinträchtigt die Gleichgewichtsuntersuchung. Es sind dies:

- alle Medikamente gegen Reisekrankheit (Abb. 17.5),
- alle Antihistaminika und deren Derivate,
- alle Psychopharmaka,
- alle Schlafmittel,
- viele Schmerzmittel, besonders die barbiturathaltigen,

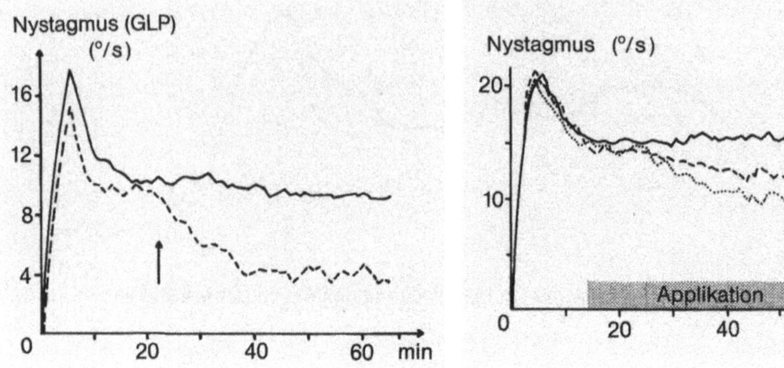

Abb. 17.5. Abnahme eines thermischen Nystagmus nach Injektion (↑) eines Antivertiginosums (Diphenhydramin). — Plazebogruppe; --- Verumgruppe. (Aus Scherer u. Bschorr 1980)

Abb. 17.6. Abnahme eines thermischen Nystagmus — unter der Wirkung durchblutungsfördernder Medikamente (Bencyclan --- und Naftidrofuryl ··· Placebogruppe). (Aus Scherer et al. 1978)

- viele Medikamente, welche die Hirndurchblutung verbessern (Abb. 17.6),
- β-Blocker und Koronartherapeutika,
- Antikonvulsiva.

Diese Medikamente müssen, soweit vertretbar, 2 Tage vor einer elektronystagmographischen Untersuchung abgesetzt werden. Können Medikamente nicht abgesetzt werden, wie z. B. β-Blocker und Antikonvulsiva, dann ist der Untersuchungsbefund mit entsprechender Einschränkung zu versehen. Bei der Einbestellung der Patienten muß auf sedierende Medikamente hingewiesen werden (s. S. 660).

17.4 Beeinflussung der Untersuchung durch Toxine

Es gibt chemische Substanzen, wie manche Antibiotika und Zytostatika, die das Gleichgewichtsorgan toxisch schädigen. Von ihnen soll hier nicht die Rede sein, denn ihre schädigende Wirkung wird mit der Gleichgewichtsuntersuchung nachgewiesen. Es gibt dagegen Gifte, welche die Untersuchung behindern, allen voran die „Genußgifte" Alkohol und Nikotin. Sie verändern das Untersuchungsergebnis nachhaltig!

Alkohol beeinflußt das vestibuläre System bereits in der sehr geringen Konzentration von unter 0,1‰ Blutalkoholgehalt. Mit einer Alkoholwirkung auf das vestibuläre System ist bereits zu rechnen, wenn Alkohol am Abend vor der Untersuchung getrunken wurde. Viele Patienten sind an alkoholische

Getränke zum Mittagessen gewöhnt. Eine Gleichgewichtsuntersuchung im Anschluß daran ist vollkommen wertlos, auch wenn die getrunkene Alkoholmenge gering war.

17.4.1 Alkoholinduzierte Befunde

Divergierender Lagenystagmus (Positional Alcohol Nystagmus – PAN I)

Er entsteht, wenn der Blutalkoholgehalt 0,38‰ übersteigt und hält an, bis er unter 0,33‰ abfällt (Money 1974). Dieser Nystagmus schlägt zur rechten Seite, wenn man rechts liegt, und zur linken, wenn man links liegt (Abb. 17.7).

Nach einer Pause von ca. 1–2 Stunden, in der kein Nystagmus besteht, erscheint ein

Konvergierender Lagennystagmus (PAN II)

Er entsteht, wenn der Blutalkoholgehalt bis auf ca. 0,2‰ abgefallen ist und hält länger an, als Alkohol im Blut nachweisbar ist (Money 1974). Der Nystagmus schlägt bei Rechtslage nach links und bei Linkslage nach rechts (Abb. 17.8).

Der alkoholbedingte Lagennystagmus entsteht dadurch, daß die auf Winkelgeschwindigkeit spezialisierten Bogengangsrezeptoren in Rezeptoren zur Messung der Schwerkraft (Gravi-Rezeptoren) umfunktioniert werden. Physiologischerweise ist das spezifische Gewicht der Endolymphe und das der Kupula gleich. Dadurch reagiert die Kupula nicht auf eine Änderung der Schwerkraft. Alkohol (chemisch: leichtes Wasser) diffundiert in die Endolymphe und verringert ihr spezifisches Gewicht. Die Kupula wird relativ schwerer und wirkt nun als Schwerkraftrezeptor ähnlich einem Otolithen. Den Beweis für diese Theorie erbrachte Money (1974a, b) mit Deuterium (Synonym: schweres Wasser). Trinkt man eine dem Alkohol äquivalente Menge an Deuterium, dann tritt exakt der umgekehrte Effekt auf. Statt PAN I entsteht PAN II. Gibt man äquivalente Dosen von Alkohol und Deuterium gleichzeitig, entsteht kein Lagenystagmus.

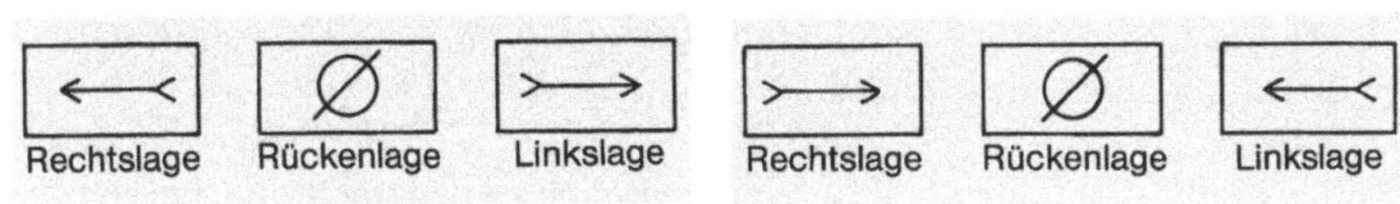

Abb. 17.7. PAN I (divergierender Lagenystagmus)

Abb. 17.8. PAN II (konvergierender Lagenystagmus)

Bei labyrinthlosen Menschen wurden PAN I und PAN II nicht beobachtet.

Wahrscheinlich werden auch die ausfahrenden Bewegungen des Angetrunkenen durch die „übergewichtige" Kupula hervorgerufen.

Zentrale Störungen

Neben dem rein physikalischen Effekt auf das Gleichgewichtsorgan verursacht Alkohol noch eine sehr typische, toxische, zentrale Störung. Physiologischerweise ist das optische dem vestibulären System übergeordnet und damit der Vorrang einer Willkürbewegung der Augen vor einem reflektorischen Nystagmus sichergestellt, d. h. *ein Nystagmus verschwindet bei Fixation.* Diese Regel ermöglicht es uns, während einer Kurvenfahrt Zeitung zu lesen.

Alkohol entkoppelt das optische und das vestibuläre System. Damit kann trotz Fixation ein vestibulärer Nystagmus bestehen.

Es ist vorstellbar, daß alkoholisierte Autofahrer beim Durchfahren einer Kurve von der Fahrbahn geraten, weil das Bild der Straße wegen des vestibulären Nystagmus verschwimmt.

Die Störung der visuellen Fixationssuppression ist ein sehr empfindlicher Parameter für die Alkoholwirkung (s. S. 234).

Veränderung der Reaktion auf experimentelle Reize

Neben der klassischen Alkoholwirkung PAN I und PAN II und der Störung der visuellen Fixationssuppression führt Alkohol zu einer gravierenden Veränderung der Reaktion auf experimentelle Reize:

- Der optokinetische Nystagmus wird deformiert und zeigt noch Stunden nach Alkoholgenuß eine hochsignifikante Seitendifferenz (Abb. 17.9).
- Im Pendeltest findet man neben einer zentralen Nystagmusschrift eine auffallende Seitendifferenz (Abb. 17.10).
- Bei der thermischen Prüfung nimmt eine bestehende Seitendifferenz erheblich zu und kann die Richtung wechseln (Abb. 17.11). Der Alkohol kann eine Seitendifferenz auch erst entstehen lassen.

Aus der Kenntnis der Alkoholwirkung kann gefolgert werden:

- Jeder pathologische Befund kann durch Alkohol ausgelöst sein.
- Jeder pathologische Befund kann durch Alkohol verstärkt und in seiner Richtung umgekehrt werden.

Daraus ergibt sich folgende Empfehlung: Bei einer Begutachtung, bei der der vestibuläre Befund einen wesentlichen Einfluß auf die Minderung der Erwerbsfähigkeit hat, *muß* die Blutalkoholkonzentration bestimmt werden.

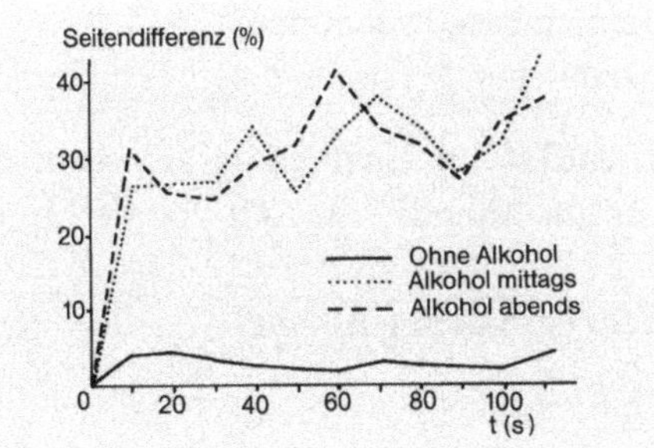

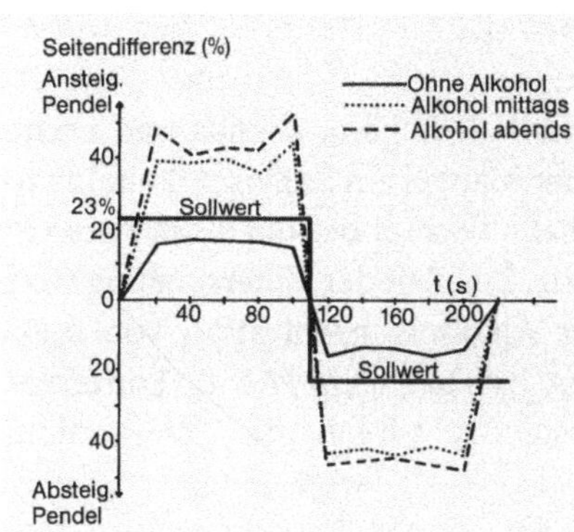

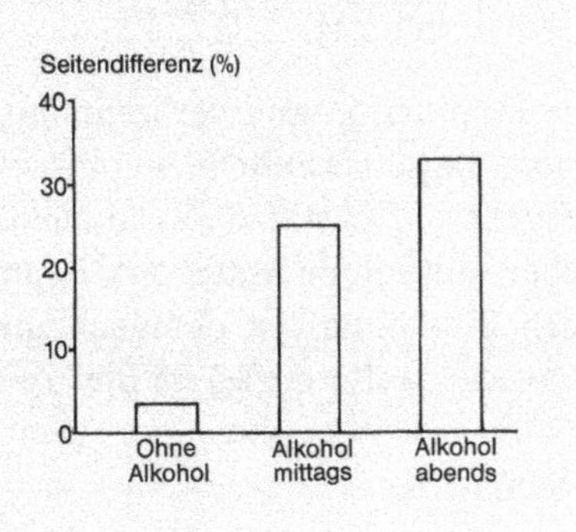

17.10 17.11

Abb. 17.9. Seitendifferenz im optokinetischen Test mit beschleunigter Reizung mit und ohne Alkoholwirkung. Bei dieser Untersuchung wurde Alkohol mittags getrunken und ca. 2 h später eine Gleichgewichtsprüfung durchgeführt, oder Alkohol abends getrunken und die Untersuchung am Morgen, ca. 13 h später, durchgeführt. (Aus Scherer u. Holtmann 1983)

Abb. 17.10. Seitendifferenz der Nystagmusantwort im Pendeltest bei zu- und abnehmender Reizstärke mit und ohne Alkoholeinwirkung. (Aus Scherer u. Holtmann 1983)

Abb. 17.11. Seitendifferenz der Reizantwort bei thermischer Prüfung Gesunder mit und ohne Alkoholeinwirkung (Aus Scherer u. Holtmann 1983)

17.4.2 Einschätzung der Blutalkoholkonzentration anhand anamnestischer Angaben

Die Blutalkoholkonzentration C kann mit der Formel

$$C = \frac{A}{p \cdot r}$$

errechnet werden (Möller 1961).

C = Konzentration in Promille (‰)

A = Aufgenommene Alkoholmenge in g. Sie wird errechnet aus der Menge und der Konzentration des Getränks

p = Gewicht des Patienten bzw. Probanden
r = Konstante (bei weiblichen Personen 0,55, bei männlichen 0,68)

Beispiel: Getrunken wurde von einer 70 kg schweren Gutachtenspatientin $^1/_2$ Liter 12%iger Wein am Abend, d.h. 10 h vor der gutachterlichen Untersuchung.

A: 1 Liter 12%iger Wein enthält 12 g Alkohol

$^1/_2\,l = 6\,g$

$A = 6\,g$

$$C = \frac{6}{70 \cdot 0{,}55} = 1{,}6\,‰$$

Die Elimination und Verbrennung des Alkohols beginnt abends und nachts sofort. Tagsüber besteht ein physiologischer Mangel am Enzym Alkoholdehydrogenase. Der Abfall des Blutalkoholgehalts beträgt bei uneingeschränkter Leberfunktion im Mittel 0,15 ‰ pro Stunde. Zur Zeit der Untersuchung (10 h nach Einnahme) ist demnach mit einer Alkoholkonzentration von 0,1‰ (1,6-(10 · 0,15) = 0,1‰) im Blut zu rechnen. Es besteht ein PAN II (konvergierender Lagenystagmus), der noch mindestens 4–5 h lang die Untersuchung stören wird.

17.4.3 Nikotininduzierte Befunde

Die Wirkung von Nikotin auf das vestibuläre System ist noch nicht ausreichend erforscht. Auf das Zentralnervensystem und die peripheren autonomen Nervenzellen wirkt Nikotin depolarisierend, d.h. erregend, und in höheren Dosen lähmend. Wegen seiner Wirkung gleichzeitig am sympathischen und parasympathischen System ist das Bild der Nikotinwirkung sehr komplex (Möller 1961).

Die Schwankungen eines Gesunden, die elektronisch auf einer Meßplattform gemessen werden, nehmen nach Inhalation einer Zigarette deutlich zu (Abb. 17.12). Außerdem potenziert Nikotin die Alkoholwirkung auf das vestibuläre System. Die Schwankungsintensität im Romberg-Test nimmt unter gleichzeitigem Einfluß von Alkohol und Nikotin deutlich mehr zu als die Addition der Einzelwerte ausmachen würde.

17.4.4 Koffeininduzierte Befunde

Koffein wirkt in den üblichen Dosen von 50–100 mg stimulierend auf das ZNS und der narkotisierenden Wirkung des Alkohols entgegen. Es ist zu ver-

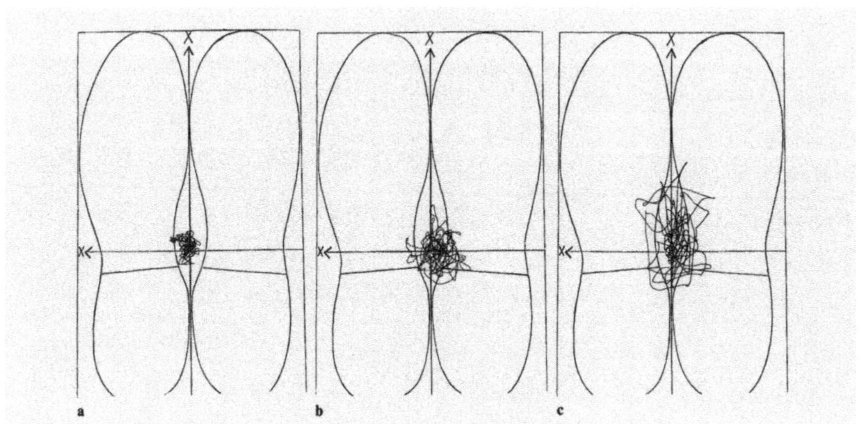

Abb. 17.12 a, b. **a** Schwankung beim Romberg-Test ohne Toxinwirkung, **b** 10 min nach Genuß von 10 ml 45%igem Schnaps, **c** nach Genuß von Schnaps und Inhalation einer Zigarette

muten, daß Koffein selbst das vestibuläre System beeinflussen kann. Inwieweit Koffein die Wirkung von Alkohol auf das vestibuläre System reduzieren kann, ist noch nicht ausreichend untersucht.

Teil V

Peripher-vestibuläre Erkrankungen

Kapitel 18

Akuter einseitiger Funktionsverlust des Gleichgewichtsorgans 18

18.1 Pathophysiologie

Ein Funktionsverlust eines der beiden Gleichgewichtsorgane führt zu einer Senkung der Spontanaktivität im Gleichgewichtsnerven dieser Seite und damit zu einer Abnahme des afferenten Informationsstroms zum Gleichgewichtskerngebiet. Dort kommt es zu einer Seitendifferenz der neuronalen Aktivität, wie sie physiologischerweise bei Drehbeschleunigungen auftritt (Abb. 18.1). Über das mediale Längsbündel die Seite wechselnd setzt sich diese Seitendifferenz fort bis zu den Augenmuskelkernen. Es kommt zu einer Erhöhung des ipsilateralen Augenmuskeltonus. Die Augen werden synchron aus der Mittelstellung zur kranken bzw. niedertonisierten Seite gezogen mit einer Geschwindigkeit, die vom Ausmaß der Seitendifferenz abhängt. Diese Bewegung wird als der *langsame Anteil* des vestibulären Nystagmus, oder isoliert betrachtet, auch als *langsame Deviation* oder *Shift* bezeichnet. Von einem individuell verschiedenen altersabhängigen Triggerpunkt ab werden die Augen sehr rasch zurückgestellt. Diese Rückbewegung wird als die *schnelle Phase des Nystagmus* bezeichnet. Sie ist nach kontralateral gerichtet. Die schnelle Phase entspricht einer Sakkade. Sie wird vom Sakkadensystem (s. S. 30 u. 404) getriggert. Der Weg, gemessen in Winkelgraden, den die Augen zurücklegen, entspricht der Amplitude des Nystagmus.

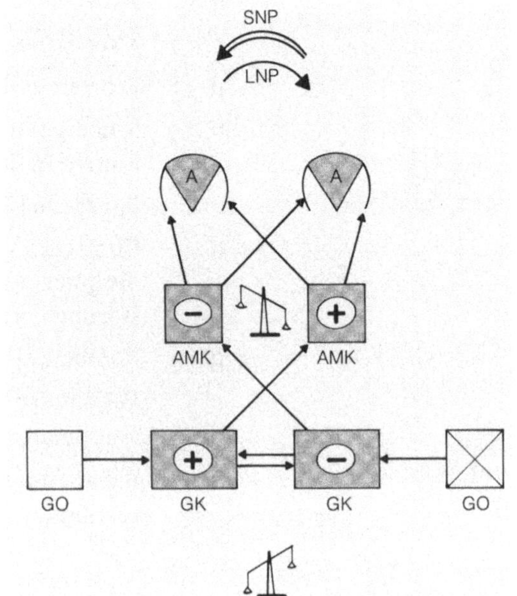

Abb. 18.1. Seitendifferenz der neuronalen Aktivität im Gleichgewichtskerngebiet (*GK*) und in den Augenmuskelkernen (*AMK*) bei einseitigem Funktionsverlust (*X*) im Gleichgewichtsorgan (*GO*). Es resultiert eine langsame Deviation der Augen (*A*) zur Seite der Läsion (*LNP* langsame Phase des Nystagmus), gefolgt von einer raschen Rückstellbewegung (*SNP* schnelle Phase des Nystagmus). Sie ist immer zur gesunden Seite gerichtet

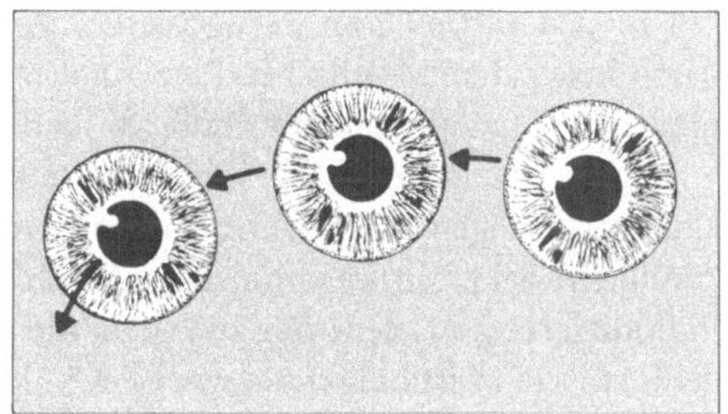

Abb. 18.2.
Schnelle Phase des Nystagmus bei einem kompletten Ausfall des Gleichgewichtsorgans einer Seite. Die schraubenförmige Bewegung ist aus einer horizontalen, vertikalen und rotierenden Komponente zusammengesetzt

Der Funktionsverlust eines Gleichgewichtsorgans führt vornehmlich zu einem horizontal gerichteten Nystagmus mit vertikalen und rotierenden Anteilen. Das Auge macht dabei eine weit ausladende, schraubenförmige Bewegung entsprechend Abb. 18.2. Die jeweiligen Anteile der Einzelkomponenten (horizontal, vertikal und torsional) können erst seit dem Einsatz der dreidimensionalen Videookulographie routinemäßig bestimmt werden (Clarke, Teiwes, Scherer 1991). Statistische Untersuchungen gibt es bisher nicht.

18.2 Medizingeschichte

Im Gegensatz zum Hörorgan wurde die Funktion des Gleichgewichtsorgans als Meßgerät der Statik erst Ende des 19. Jahrhunderts entdeckt. Nach diesem Zeitraum und besonders nach der Einführung der thermischen Reizung in die Klinik durch Bàràny ab 1906 konnten die z. T. dramatisch ablaufenden Schwindelbeschwerden mancher Patienten einer Funktionsstörung der Gleichgewichtsorgane zugeordnet werden. Davor waren sie als „Fußtritte des Satans" (Luther; s. auch S. 342) oder als kardiale oder zerebrale Erkrankungen bezeichnet worden.

Der früher bei Schwindelbeschwerden häufig ausgeführte Aderlaß hatte durch seinen blutverdünnenden Effekt eine positive Wirkung bei Durchblutungsstörungen. Wahrscheinlich war er wirkungsvoller als die heute so oft verwendete medikamentöse durchblutungsfördernde Therapie (s. S. 338).

Die erste Mitteilung über einen akuten Ausfall des Gleichgewichtsorgans ohne begleitende Hörstörung stammt von Ruttin 1908 und 1909. Er hatte diese Krankheit als *Neuritis* gedeutet. 1924 beschrieb Nylen ebenfalls einen akuten einseitigen Vestibularisausfall, den er auf eine Neuritis des Nervus vestibularis zurückführte. Dix und Hallpike beobachteten bei ihren Patienten, daß dem Gleichgewichtsausfall häufig ein Infekt der oberen Luftwege vorangegangen war. Sie prägten 1949 den Begriff der *Neuronitis vestibularis* und stellten fest, daß die Störung im Gleichgewichtsorgan und im peripheren Neuron bis hin zu den vestibulären Kerngebieten liegen könne. Pfaltz konnte 1955 mit dem Einsatz der galvanischen Reizung diese Ansicht bestätigen und in jedem Einzelfall eine topische Zuordnung durchführen.

Der Begriff „Neuronitis vestibularis“ setzt eine Entzündung als Ursache der akuten Gleichgewichtsstörung voraus. Zunehmend wurden aber nicht-entzündliche Faktoren bekannt, z. B. die Durchblutungsstörungen. Um einer Präjudizierung aus dem Weg zu gehen, wurden mehr deskriptive Begriffe eingeführt, wie „vestibuläre Neuropathie“ (Haas u. Becker 1958), „plötzlicher vestibulärer Funktionsausfall“ („Sudden loss of vestibular function“; Lindsay u. Hemenway 1956) oder „akute, isolierte, periphere Vestibularisstörung“ (Kornhuber u. Waldecker 1958).

Auch heute sprechen wir rein deskriptiv von einem „akuten Vestibularisausfall“ oder besser von einem „akuten Funktionsverlust eines Gleichgewichtsorgans“, wenn die Ätiologie unklar ist, und von einer „Neuronitis vestibularis“, wenn eine entzündliche Genese wahrscheinlich ist, z. B. bei Herpes zoster oticus oder bei einem von Haensch et al. (1974) beschriebenen Fall einer Infektion mit Toxoplasma gondii.

Übersichtsliteratur: Meran u. Pfaltz 1979; Reker 1981; Hamann 1994.

18.3 Ätiologie und Pathogenese des peripher-vestibulären Funktionsverlusts

Über die Ätiologie der Erkrankung wissen wir ähnlich wenig wie über die des Hörsturzes. Neben Entzündungen, vaskulären Störungen, toxischen Einwirkungen und Traumen muß auch mit Störungen biochemischer Vorgänge im Gleichgewichtsorgan gerechnet werden, deren Nachweis bis heute noch nicht gelungen ist.

18.3.1 Entzündliche Störungen

Eine entzündliche Erkrankung des Labyrinths wird als Labyrinthitis bezeichnet. Ist der vestibuläre Anteil des Labyrinths betroffen, dann treten Schwindel und Nystagmus auf. In sehr frühen Stadien der Labyrinthitis kann der Nystagmus zum erkrankten Ohr gerichtet sein als Zeichen einer entzündungsbedingten Aktivierung der Sinneszellen. Sehr rasch folgt darauf ein Ausfall der Sinneszellfunktion mit dem entsprechenden Ausfallnystagmus. In der Regel wird der Patient erst in diesem Stadium vom Arzt gesehen.

Bei einer bakteriellen Infektion des Labyrinths sind immer kochleäre und vestibuläre Anteile betroffen. Dasselbe gilt für eine Nervenschädigung bei bakterieller Meningitis. Für Virusinfekte gilt dies nicht. Hier können einzelne Teile des Labyrinths betroffen sein.

Virusinfekte

Nahezu alle Viren können Nervengewebe schädigen bzw. benützen periphere Nerven, um ins ZNS zu gelangen. Sie werden als „neurotrope Viren" bezeichnet. Zum Nachweis einer isolierten Schädigung von Teilen des VIII. Hirnnerven durch eine Virusinfektion wird nach einem erhöhten serologischen Titer von Antikörpern gegen Viren gesucht. Neben den Viruserkrankungen, die eine Polyneuritis, Meningitis oder Meningoenzephalitis hervorrufen, gibt es Virusinfektionen, die aufgrund ihrer Symptomenkonstellation diagnostiziert werden können.

Zoster oticus
Es handelt sich um die zweite Manifestation einer Varizella. Aufgrund einer Hirnstammbeteiligung kommt es zum Befall mehrerer Hirnnerven.

Typische Symptome: Herpetiforme Effloreszenzen an der Ohrmuschel und im Gehörgang kombiniert mit Paresen mehrerer Hirnnerven (VII, VIII) und Ohrenschmerzen. Die Symptome treten nicht gleichzeitig auf. Oft folgen die Hautsymptome den Paresen nach. Eine einseitige Fazialisparese wird dann oft als idiopathische Fazialisparese angesehen.

Ursache: Infektion mit Viren aus der Herpes-Varizellengruppe.

Therapie:

- virostatisch (z. B. Aciclovir): Die Behandlung ist nur im Bläschenstadium sinnvoll. Die Dosierung beträgt bei parenteraler Gabe 5 mg/kg/Körpergewicht alle 8 h für ca. 7 Tage, bei oraler Gabe 800 mg alle 5 h;
- durchblutungsfördernd: z. B. Aderlaß bei einem Hämatokrit über 0,45, sonst medikamentös;
- vor einer abschwellenden Therapie mit Kortison bei einer begleitenden Fazialisparese ist wegen der Gefahr einer Virämie und dem Auftreten einer Zosterenzephalitis früher gewarnt worden. Heute wird Kortison als Frühtherapeutikum angewandt, allerdings nur in Kombination mit Aciclovir,
- Varizella-Hyperimmunglobulin: nur bei immunsupprimierten oder immungeschwächten Patienten.

Grippeotitis
Typische Symptome: Schwere bis schwerste Ohrenschmerzen; Blutblasen im Gehörgang und auf dem Trommelfell; hämorrhagisches Serotympanon sowie Gleichgewichtsfunktionsstörung und/oder kochleäre Hörstörung.

Ursache: Infektion mit Grippevirus A, B oder C.

Therapie: Symptomatisch gegen Schmerzen; durchblutungsfördernde Maßnahmen bei Labyrinthbefall.

Virusinfekte, die nur selten das Gleichgewichtsorgan befallen

■ **Masern.** Dehnt sich die selten auftretende Masernenzephalitis auf den medullären Bereich aus, kann das vestibuläre System betroffen sein.

■ **Mumps.** Wird der VIII. Hirnnerv bei einer Mumpsinfektion geschädigt, steht der irreversible Ausfall des N. cochlearis im Vordergrund. Der N. vestibularis kann mitbetroffen sein.

■ **Zeckenenzephalitis.** Die durch Viren übertragbare sog. Frühsommermeningoenzephalitis führt zu multiplen Ausfällen, auch zum Ausfall des N. vestibularis. Davon abzugrenzen ist die viel häufiger vorkommende, ebenfalls durch Zeckenbiß übertragene, durch Spirochaeten ausgelöste Borreliose. Dabei kommt es im Einstichgebiet der Zecke zu einer nach außen wandernden Rötung (Erythema migrans). Nach wochen- bis monatelanger Latenz kann eine Meningoradikulitis mit Hirnnervenläsionen auftreten, wobei ein- oder doppelseitige periphere Fazialisparesen am häufigsten sind.

Therapie: Penicillin- oder Cephalosporin parenteral über mindestens 2 Wochen; Kortikosteroide nur bei Schmerzen im Rahmen des Bannwarth-Syndroms (lymphozytäre Meningoradikulitis).

Literatur: Diehl u. Holtmann 1989; Pfister u. Weber 1990.

Bakterielle Infekte

Bakterien können von lateral über eine Otitis media akuta, Otitis media chronica oder über die Keimbesiedlung eines Cholesteatoms (Pseudomonas) ins Innenohr gelangen und eine Durchwanderungslabyrinthitis auslösen. Von medial kommen die Keime über eine Meningitis oder Meningoenzephalitis. Primär ist dabei der VIII. Hirnnerv betroffen, es kann jedoch auch über den inneren Gehörgang zu einer Labyrinthitis kommen.

Typische Symptome: Mehr oder weniger akut auftretender Schwindel, der längere Zeit anhält. Zu Anfang kann der Nystagmus zum erkrankten Ohr gerichtet sein. Er schlägt aber sehr schnell um in einen Ausfallnystagmus.

Differentialdiagnostische Abgrenzung: Sie muß im wesentlichen zu einer, durch einen destruktiven Ohrprozeß hervorgerufenen Labyrinthfistel erfolgen. Bei einer Labyrinthfistel ist die Stärke des Schwindels wechselnd, z.T. ist er anfallsartig. Das Hörvermögen schwankt. Die Abgrenzung zur bakteriellen Labyrinthitis gelingt leicht mit dem Fistelsymptom (Politzer-Ballon bei Trommelfelldefekt; Valsalva-Versuch bei intaktem Trommelfell).

Systemisch kann es ebenfalls zu einer Infektion des Innenohrs kommen, z. B. bei Listeriose, Toxoplasmose, Lues oder Borreliose.

Listeriose
Durch die Infektion mit den gram-positiven Stäbchen kann es zu einer granulierenden Meningoenzephalitis kommen. Die Listerien werden entweder direkt im Stuhl, Urin und Liquor oder indirekt über den Nachweis von Agglutininen im Serum (Widal-Reaktion) nachgewiesen.

Therapie: Ampicillin.

Toxoplasmose
Durch Infektion mit den sichelförmigen Protozoen kommt es zu herdförmigen, nekrotisierenden Entzündungen mit dem Bild einer akuten oder subakuten Meningoenzephalitis, Meningomyelitis und Meningoradikulitis. Es kann aber auch zu schubweise auftretenden Symptomen von unterschiedlicher Lokalisation wie bei einer multiplen Sklerose kommen (Mumenthaler 1990). Es können auch isoliert die Symptome einer akuten peripheren Funktionsstörung des Gleichgewichts- und Hörorgans auftreten, wie auch das Bild einer Menière-Krankheit. Bei immungeschwächten Patienten (AIDS oder immunsuppressive Therapie) tritt die Toxoplasmose häufig als opportunistische Erkrankung des ZNS auf. Die Diagnose wird gestellt durch direkten Erregernachweis und serologisch durch den Sabin-Feldmann-Neutralisationstest, die Komplementbindungsreaktion, die indirekte Immunfluoreszenz- oder Hämagglutinationsreaktion oder den ELISA-Test.

Therapie: Kombination aus Pyrimethamin und Sulfonamiden.

Lues
In jedem Stadium der Lues kann das Nervensystem befallen sein, so auch das Gleichgewichtsorgan. Zusätzlich kann es zu einer Obliteration von Arterien, z. B. von Ästen der A. labyrinthi mit dem Bild eines Labyrinthausfalls kommen. Menièreartige Verläufe kommen vor. Bekannt ist das Hennebertzeichen (positives Fistelsymptom bei intaktem Trommelfell, s. S. 320).

Borreliose
(s. S. 320)

18.3.2 Durchblutungsstörungen

Das Innenohr wird im wesentlichen von der Arteria labyrinthi (Abb. 18.3) versorgt. Sie kommt in 83% aus der A. cerebelli inf. ant. oder direkt aus der

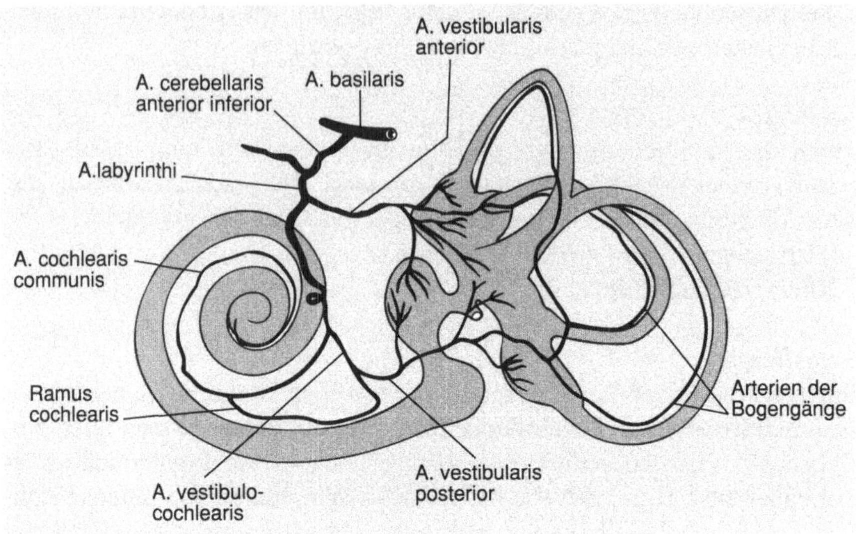

Abb. 18.3. Arterielle Versorgung des Innenohrs. (Aus Schuknecht 1984)

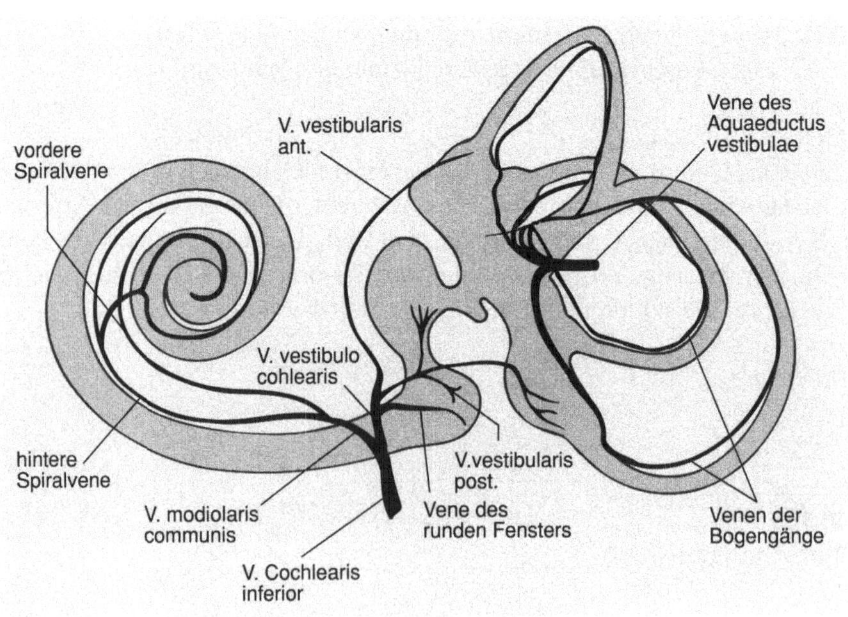

Abb. 18.4. Venöser Abfluß aus dem Innenohr. (Aus Schuknecht 1984)

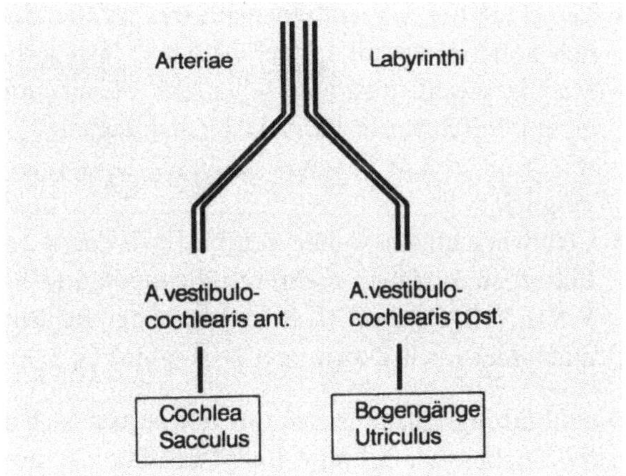

Abb. 18.5. Arterielle Versorgung des Innenohrs bei Existenz zweier Aa. labyrinthi

A. vertebralis. In 17% entspringt sie der A. basilaris. Sie teilt sich in eine A. vestibularis anterior (versorgt die Bogengänge), A. vestibulocochlearis (versorgt das Vestibulum mit Utrikulus und Sakkulus sowie die basale Schneckenwindung) und A. cochlearis (versorgt den mittleren und oberen Anteil der Schnecke). Weitaus am häufigsten bestehen aber zwei Aa. labyrinthi innerhalb des Meatus acusticus internus (Lang 1991); eine davon wird zur A. vestibulocochlearis posterior, die andere zur A. vestibulocochlearis anterior (Abb. 18.5). Die Frage, ob ein Patient eine oder zwei Aa. labyrinthi hat, spielt eine wichtige prognostische Rolle bei der Operation von Akustikusneurinomen (s. S. 374). Derzeit ist eine Darstellung dieser kleinen Arterien leider noch nicht möglich.

Die A. labyrinthi ist eine Endarterie, d.h. ein kompletter Verschluß der Arterie führt zu einer Infarzierung im entsprechenden Versorgungsgebiet. Bei einem Verschluß eines Endastes der A. labyrinthi ist eine kollaterale Versorgung innerhalb des Labyrinths möglich sowie eine Versorgung über Peri- und Endolymphe.

Die Symptome einer Durchblutungsstörung sind abhängig von der Lokalisation des Gefäßverschlusses:

- Verschluß der A. labyrinthi vor der Teilung in ihre Endäste: kompletter Labyrinthausfall, d.h. Hörsturz und Ausfall des Gleichgewichtsorgans; Prognose schlecht.
- Verschluß der A. vestibularis anterior: Ausfall des Gleichgewichtsorgans mit horizontalem Spontannystagmus.
- Verschluß der A. cochlearis: Ausfall der Kochlea mit Ausnahme von Teilen der basalen Schneckenwindung. Klinisch besteht ein Hörsturz im tiefen und mittleren Frequenzbereich.

- Verschluß der A. vestibulocochlearis: Akuter Hochtonhörverlust, gelegentlich kombiniert mit Liftgefühl oder Unsicherheit durch den Ausfall der Macula sacculi und von Teilen der Macula utriculi. Wegen des Fehlens einer klinisch einsetzbaren Untersuchungsmethode für die Otolithenorgane war eine exakte Diagnostik dieser kombinierten Störung bisher nicht möglich.
- Gefäßverschlüsse weiter zentral, z.B. der A. cerebelli inferior anterior, führen zu Ausfällen mehrerer Hirnnerven (z.B. Wallenberg-Syndrom: N.: V, VII, VIII, IX usw.) (s. S. 425) oder bei Teilläsionen zu zentralen Nystagmusbildern, z.B. Down-beat-Nystagmus (s. S. 411).

Durchblutungsstörungen im Innenohr lassen sich nicht nachweisen. Nur indirekte Zeichen wie erhöhte Blutviskosität, z.B. bei Pleozytose, eine schwere diabetische Angiopathie, ein Antiphospholipidsyndrom (s. u.) oder eine allgemeine Gefäßsklerose deuten auf eine vaskuläre Genese der Funktionsstörung hin. Hier ist eine rheologische Behandlung - bei Pleozytose auch ein Aderlaß - sinnvoll. Vor einer generellen durchblutungsfördernden Therapie bei allen ungeklärten Fällen labyrinthärer Funktionsstörungen muß aber gewarnt werden.

18.3.3 Autoimmunkrankheiten

Die Existenz einer solchen Ursache für plötzliche Funktionsstörungen ist sehr wahrscheinlich. Von Arnold (1984) wurden Antikörper gegen Innenohrgewebe im peripheren Blut entdeckt, die auf Autoimmunkrankheiten schließen lassen. Neben der Suche nach solchen Antikörpern ist das Verhältnis von T_4- zu T_8-Leukozyten bestimmbar (Bumm 1991).

Zum Formenkreis der Autoaggressionskrankheiten gehört das Cogan-Syndrom. Es ist charakterisiert durch interstitielle Keratitis und fluktuierende, progrediente, einseitige oder beidseitige kochleovestibuläre Störungen.

In den Formenkreis der Autoimmunkrankheiten gehört auch das Antiphospholipidsymptom, bei dem Antikörper gegen Phospholipide im Blut gefunden werden. Bei dieser Erkrankung kommt es zu Durchblutungsstörungen durch vermehrte Aggregation von Thrombozyten an den Gefäßwänden. Schwere Hörstürze und auch ausgedehnte Apoplexe können familiär gehäuft auftreten. Die Therapie besteht in der dauerhaften Antikoagulation mit Azetylsalizylsäure.

18.3.4 Funktionelle Minderung der vestibulären Erregbarkeit

Die Sensibilität des Gleichgewichtsorgans gegenüber natürlichen Reizen kann auf zellulärer Ebene, d.h. an den primären Sinneszellen, sowie über die efferente vestibuläre Bahn reguliert werden. Im Gleichgewichtskerngebiet und in der Formatio reticularis findet zusätzlich eine Gewichtung der afferenten Informationen entsprechend den jeweiligen Bedürfnissen statt.

Diese Möglichkeit des Gleichgewichtssystems, seine Sensibilität auf Umweltreize zu verändern, kann gestört werden. Geschieht dies durch neuronale Mechanismen, bezeichnet man die Veränderung als *funktionelle Störung.*

Funktionelle Störungen der vestibulären Erregbarkeit können bei pathologischer Aktivierung von Systemen auftreten, die an der Aufrechterhaltung des Gleichgewichts teilnehmen. Besonders zervikale Afferenzen zum Gleichgewichtskerngebiet spielen eine bedeutende Rolle (s. auch S. 32ff.). Neurophysiologisch kommen 2 Mechanismen in Frage:

- Hemmung der Aktivität im Deiter-Kern durch die Purkinje-Zellen im Kleinhirn, die ihrerseits von den sensiblen zervikalen Afferenzen über Moos- und Kletterfasern aktiviert werden.
- Aktivierung oder Hemmung der efferenten vestibulären Bahn in ihrem Kerngebiet neben dem Fazialiskern.

Bei Dysfunktionen der oberen Halsgelenke und der zugehörigen Muskeln beobachtet man dementsprechend eine fluktuierende Minderung der peripher-vestibulären Erregbarkeit mit, aber auch ohne Spontannystagmus. Es bestehen fluktuierende Schwindelbeschwerden, die nicht immer mit einem Nystagmus einhergehen. Ein Spontannystagmus wird bei 80% aller Patienten mit einer Dysfunktion der oberen Halsgelenke beobachtet (bei Gesunden in ca. 50%; Mulch et al. 1977). Er tritt häufig bei seitengleicher Erregbarkeit auf (s. auch S. 478). Fluktuierende Hörstörungen kommen vor.

18.3.5 Querfraktur des Felsenbeins

Bei der Querfraktur handelt es sich um einen Berstungsbruch der Schädelbasis. Die Frakturlinie läuft durch das Labyrinth und führt zu einem kompletten Labyrinthausfall mit Ertaubung und Ausfall des Gleichgewichtsorgans. Trommelfell und Gehörgang sind im Gegensatz zur typischen Längsfraktur nicht beschädigt. Es besteht ein Hämatotympanon, eventuell eine Liquorrhoe über die Tube.

18.3.6
Toxische Gleichgewichtsstörungen

Im Rahmen einer Mittelohrentzündung

Bei einer akuten oder subakuten Otitis media kann es zu einer toxischen kochleären Hörstörung und seltener zu einer toxischen vestibulären Funktionsstörung kommen. Die Symptomatik entspricht der entzündlichen Labyrinthitis.

Therapie: Paukendrainage; eventuell Mastoidektomie; parenterale Antibiotikatherapie.

Differentialdiagnostische Abgrenzung: Zur echten bakteriellen und viralen Labyrinthitis ist eine Abgrenzung in der Regel nicht möglich, da die Perilymphe nicht untersucht werden kann. Bei einer otogenen, bakteriellen Meningitis mit Ertaubung und Ausfallnystagmus, die operativ behandelt werden muß, ist aber von einer bakteriellen Labyrinthitis auszugehen.

Durch ototoxische Medikamente

Zu ototoxischen Medikamenten, die vornehmlich das Gleichgewichtsorgan schädigen, gehören nach Federspil (1984):

- Streptomycin,
- Gentamycin,
- Sisomycin,
- Netilmycin,
- Furosemid.

Toxische Gleichgewichtsstörungen entstehen:

- einseitig bei lokaler Behandlung einer Menière-Krankheit, aber auch durch eine antientzündliche Behandlung mit Ohrentropfen, die ototoxische Medikamente, z. B. Neomycin und Gentamycin, Lokalanästhetika und Desinfizientien wie Benzalkoniumchlorid enthalten;
- beidseitig bei enteraler und parenteraler antibiotischer Therapie mit ototoxischer Nebenwirkung.

Eine beidseitige toxische Wirkung kann auch eintreten bei Oberflächenbehandlung mit Aminoglykosiden und anderen Antibiotika (z. B. Neomycin), z. B. bei Blasenspülungen, Wundbehandlungen usw. Da die Gleichgewichtsorgane dabei gleichzeitig ausfallen, entsteht kein Drehschwindel, sondern eine starke ungerichtete Ataxie. Sie wird teilweise durch die vestibulären Ersatzsysteme (s. S. 331) kompensiert. Als Restzustand kann eine Oszillopsie bestehen bleiben. Es handelt sich dabei um kurze Scheinbewegungen der Umwelt, z. B. nach oben beim Gehen, aber auch bei anderen ruckartigen Kopfbewegungen. Sie kommen dadurch zustande, daß beim beidseitigen Ausfall der Gleichgewichtsorgane nur das okulomotorische System funktionstüchtig bleibt, um Kopfbewegungen durch entsprechende Augenbewegungen zu kompensieren. Das okulomotorische System ist aber nicht sensibel genug für kurze ruckartige Beschleunigungen, wie sie beim Gehen auftreten (Abb. 5.23).

18.3.7 Akustikusneurinom

Das Neurinom des VIII. Hirnnerven (s. auch S. 374) geht von den Schwannschen Zellen des Nervus vestibularis aus. Es wächst sehr langsam und führt in der Regel zu einem langsam einsetzenden vestibulären Funktionsverlust, der selten bemerkt wird.

Das Symptom einer akuten Funktionsstörung des Gleichgewichtsorgans und/oder des Hörorgans (wie Hörsturz) kann bei schneller Volumenzunahme des Tumors entstehen, z.B. bei einer Einblutung in den Tumor. Eine akute Störung kann auch auftreten, wenn die A. labyrinthi vom Tumor komprimiert wird und die Schwelle gerade noch ausreichender Blutzirkulation unterschritten wird.

Das Akustikusneurinom als Ursache einer akuten vestibulären oder kochleären Funktionsstörung wird bei differentialdiagnostischen Überlegungen zu wenig beachtet.

18.3.8 Fensterruptur

Die Ruptur eines der beiden Fenster zwischen Mittel- und Innenohr führt gewöhnlich zu einer akuten kochleären *und* vestibulären Funktionsstörung. Monosymptomatische Verläufe kommen vor (Freeman et al. 1974; Tonkin u. Fagan 1975). Eine Ruptur kann infolge einer Druckdifferenz zwischen Perilymphraum und Mittelohr, wie sie z.B. beim Barotrauma vorkommt, entstehen. Die Nomenklatur ist leider nicht einheitlich, da die Bezugspunkte nicht standardisiert sind.

Wählt man als Bezugspunkt den Bereich erhöhten Drucks, explodiert das Innenohr zum Mittelohr hin bei erhöhtem Innenohrdruck und das Mittelohr zum Innenohr hin bei erhöhtem Mittelohrdruck. Es ist aber klinisch sinnvoller, sich auf den Ort zu beziehen, an dem die Veränderung stattgefunden hat. So implodiert das Mittelohr unter Trommelfell- und/oder Fensterruptur bei rascher und starker Erniedrigung des Mittelohrdrucks. Das Innenohr explodiert bei starker Druckzunahme im Perilymphraum.

Ursachen einer Fensterruptur

Überdruck im Perilymphraum

Man nimmt an, daß ein rasch ansteigender Liquordruck über einen offenen Aquaeductus cochleae zu einem Druckanstieg im Perilymphraum führt. Der Liquordruck steigt bei Erhöhung des thorakalen venösen Widerstandes, z.B. beim Pressen oder beim Heben schwerer Gegenstände, an. Zu einer akuten Liquordruckzunahme kommt es auch bei Kopfstand u.ä.

Akuter Unterdruck im Mittelohr entsteht:

- im Verlauf des Landeanflugs eines Flugzeugs. Bei Menschen, deren Tube verschlossen oder insuffizient ist, oder beim Schlafenden, der zu selten Schluckbewegungen ausführt, entsteht relativ zum Kabinendruck ein Unterdruck im Mittelohr. Durch die prominente Form der Tubenöffnung im Nasenrachen wird die Tubenöffnung durch den ansteigenden Außendruck zusätzlich komprimiert (Abb. 18.6). Es ist dann nicht mehr möglich, mit dem Vasalva-Manöver einen Druckausgleich zwischen Rachenraum und Mittelohr herbeizuführen. Es kommt zuerst zu einem akuten Schmerz durch den Sog am Trommelfell und bei einer Fensterruptur zu Schwindelbeschwerden, Hörstörungen und Tinnitus. Die Innenohrsymptome werden oft erst nach der Landung bemerkt;
- beim Abstieg eines Tauchers mit insuffizienter Tubenfunktion oder falscher Technik des Valsalva-Manövers. Differentialdiagnostisch abzugrenzen sind zwei Erkrankungen beim *Aufstieg* eines Tauchers zum einen die Caisson-Krankheit, zum anderen der Druckdifferenzschwindel („alternobaric vertigo"). Dieser entsteht, wenn es aufgrund unsymmetrischer Tubenfunktion zu einer Druckdifferenz zwischen rechtem und linkem Mittelohr von mehr als 50 mm H_2O kommt (Reinholz 1982).

Akuter Überdruck im Mittelohr

Akuter Überdruck im Mittelohr entsteht

- durch erhöhte Flüssigkeitsansammlungen im Mittelohr bei einer Otitis media. Es ist denkbar, daß starke Innenohrschäden im Verlauf einer Otitis media nicht nur auf toxischen Vorgängen, sondern auch auf Undichtigkeiten der Fenster beruhen. Allerdings dürfte die verdickte Schleimhaut bei einer Otitis media einen mechanischen Schutz gegen die Ruptur eines Fensters darstellen;
- bei forciertem Einblasen von Luft oder von Medikamenten mit dem Politzer-Ballon
  - über die Tube,
  - über einen Trommelfelldefekt.
- bei der Tympanometrie, wenn eine nicht erkannte Trommelfellperforation vorliegt bei gleichzeitig verschlossener Tube.

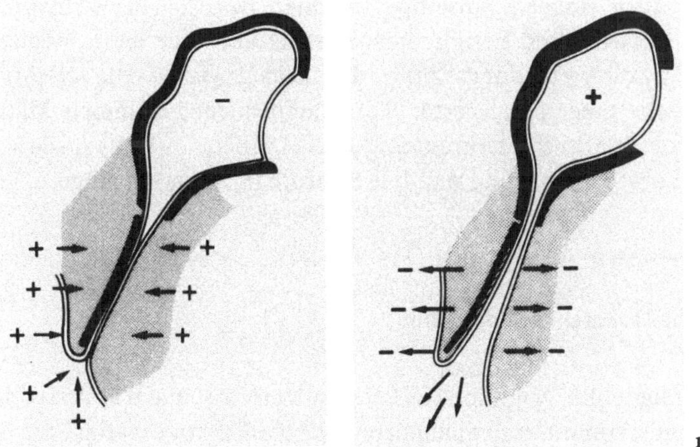

Abb. 18.6. Akuter Unterdruck im Mittelohr beim Sinkflug. An der prominenten Tubenöffnung im Rachenraum wird die Tube durch den ansteigenden Außendruck komprimiert. (Aus Head 1984)

Abb. 18.7. Akuter Überdruck im Mittelohr beim Steigflug. Durch die trompetenförmige Tubenöffnung im Mittelohrbereich kann der Überdruck ungehindert entweichen. (Aus Head 1984)

Akuter Überdruck im Mittelohr beim Steigflug oder beim Aufstieg eines Tauchers führt *nicht* zu einer Fensterruptur, da der relative Überdruck im Mittelohr gegenüber der Außenwelt durch die trompetenförmige Tubenöffnung auf der Mittelohrseite ungehindert entweichen kann (Abb. 18.7).

Bei Verdacht auf eine Fensterruptur müssen die Labyrinthfenster im Rahmen einer Tympanoskopie kontrolliert und abgedeckt werden. Die Indikation wird gestellt bei eindeutigem Zusammenhang zwischen Funktionsstörung und einem Barotrauma, bei rezidivierenden kochleovestibulären Funktionsstörungen (vestibuläre Störungen sind nicht obligat) und bei einer akuten einseitigen Ertaubung. Sichere Anzeichen für eine Fensterruptur gibt es bisher nicht.

18.3.9 Schädigung des Nervus vestibularis beim Eintritt in den Hirnstamm

Wie bereits von Dix und Hallpike 1956 sowie von Kornhuber und Waldecker 1958 betont, ist es für das Symptom des akuten einseitigen Funktionsverlusts unerheblich, ob das Gleichgewichtsorgan, der Gleichgewichtsnerv oder der Hirnstamm an der Eintrittsstelle des Nervus vestibularis gestört sind. In allen Fällen werden keine afferenten Meldungen zum Gleichgewichtskerngebiet geleitet. Auch isolierte einseitige Läsionen des Gleichgewichtskerngebiets können dasselbe Bild hervorrufen. Dies ist aber nur dann möglich, wenn gleichzeitig die Verbindungsbahnen der Gleichgewichtskerne zerstört werden. Als Ursache einer lokalisierten Hirnstammstörung kommen Mikroangiopathien bei Stoffwechselerkrankungen wie Diabetes mellitus sowie Krankheiten wie Lues (s. S. 321) und multiple Sklerose (s. S. 434) in Frage.

18.3.10
Iatrogene Läsionen des Innenohrs

Wird infolge einer Operation das Labyrinth eröffnet und tritt Peri- oder Endolymphe aus, kommt es zu einem irreversiblen Funktionsverlust des Gleichgewichts- und Hörorgans. Die Funktion kann allenfalls erhalten bleiben, wenn der Labyrinthdefekt sofort abgedeckt wird.

Iatrogene Schäden entstehen bei Mittelohr- und Mastoidoperationen. Bei der transtemporalen Freilegung des inneren Gehörgangs sind der hintere vertikale Bogengang, das Vestibulum und die Schnecke gefährdet. Der hintere vertikale Bogengang kann außerdem verletzt werden, wenn beim subokzipitalen Zugang zum Kleinhirnbrückenwinkel und zum inneren Gehörgang die hintere Lippe des inneren Gehörgangs entfernt wird.

18.4
Klinischer Verlauf einer einseitigen peripher-vestibulären Funktionsstörung

Die akute Funktionsstörung eines Gleichgewichtsorgans führt zu einer Seitendifferenz der spontanen Entladungsraten in den beiden Gleichgewichtsnerven. Das Ausmaß der Seitendifferenz und damit das Ausmaß von Symptomen und Beschwerden hängt ab von der Stärke des Funktionsverlusts. Über den vestibulookulären Reflexbogen kommt es zum Spontannystagmus, dessen schnelle Phase zur höher tonisierten Seite, d.h. bei Funktionsverlust zur gesunden Seite, gerichtet ist, und zum Drehschwindel. Bei vollständigem Funktionsverlust entsteht ein Spontannystagmus Grad II bis III nach Alexander (Abb. 18.8). Spontannystagmus und subjektives Drehgefühl sind verstärkt, wenn der Patient auf der Seite der Läsion liegt; sie sind abgeschwächt beim Liegen auf der kontralateralen Seite.

Patienten mit einem akuten einseitigen Gleichgewichtsfunktionsverlust haben weniger Beschwerden, wenn sie auf der kontralateralen Seite der Läsion liegen.

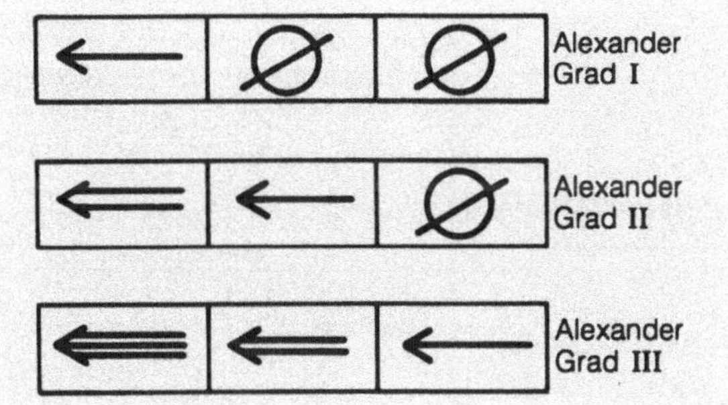

Abb. 18.8. Graduierung des Spontannystagmus nach Alexander, hier am Beispiel eines linksseitigen akuten vestibulären Funktionsverlusts

Parallel zum Spontannystagmus besteht ein Provokationsnystagmus zur gesunden Seite, d.h. bei allen Lage-, Lagerungstests sowie bei der rotatorischen und thermischen Gleichgewichtsprüfung überwiegen die dem Spontannystagmus gleichgerichteten Nystagmusschläge.

Die Minderung der Entladungsrate im Gleichgewichtsnerven bewirkt eine Tonusminderung in der zu den Streckmuskeln ipsilateral verlaufenden vestibulospinalen Bahn. Ein akuter einseitiger Gleichgewichtsfunktionsverlust führt deshalb über die Tonusminderung der Streckmuskeln immer zu einer ipsiversiven Fallneigung.

Die Patienten mit einem akuten einseitigen Gleichgewichtsfunktionsverlust haben in der Anfangszeit der Erkrankung folgende eindeutige Symptome:
- Kontraversiver Spontannystagmus,
- Kontraversiver Provokationsnystagmus,
- Ipsiversive Fallneigung.

Ist die Störung ausschließlich peripher, dann kommt es zentral zu einer Kompensation von Symptomen und Beschwerden. An diesem plastischen neuronalen Prozeß sind alle Systeme beteiligt, die am Gleichgewicht mitarbeiten.

18.4.1 Kompensationssysteme

■ **Efferentes vestibuläres System.** Die Funktion des efferenten vestibulären Systems ist noch nicht bis in alle Einzelheiten erforscht. Die Art der synaptischen Verschaltungen am Innenohr deutet aber darauf hin, daß die Empfindlichkeit der primären vestibulären Sinneszellen über diese Bahn verändert werden kann. Bei einem akuten Ausfall eines Gleichgewichtsorgans tritt im Verlauf der Kompensation wahrscheinlich über diesen Mechanismus eine

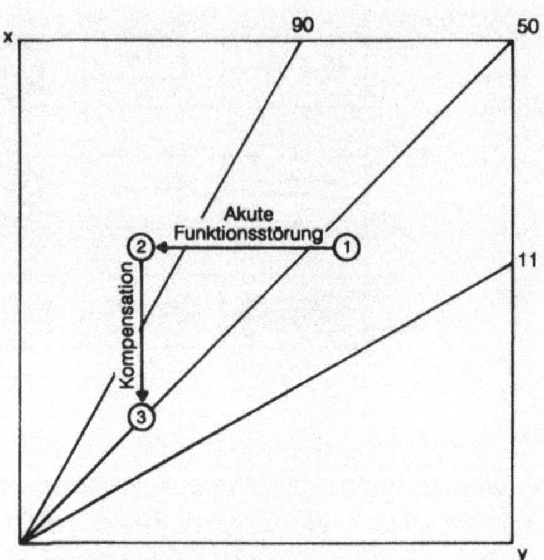

Abb. 18.9. Verlauf der Kompensation nach einem partiellen vestibulären Funktionsverlust links. *1* Ausgangspunkt, *2* Erregbarkeit nach dem Funktionsverlust. *2–3* Durch Reduzierung der Erregbarkeit auf der gesunden rechten Seite und/oder durch Neubewertung der afferenten Meldung im Gleichgewichtskerngebiet wird, bezogen auf den kalorischen Nystagmus, ein seitengleicher Befund hergestellt (*3*). *X* Kalorische Erregbarkeit des linken Gleichgewichtsorgans. *Y* Erregbarkeit des rechten Gleichgewichtsorgans. *11, 90* Interquantilbereiche; *50* Linie seitengleicher Befunde

Drosselung der Erregbarkeit der Gegenseite auf, die Seitendifferenz wird kleiner, und die Beschwerden nehmen ab (Abb. 18.9).

Dieser neurophysiologische Vorgang kann durch Training beschleunigt werden. Bei Personen mit hoher körperlicher Aktivität (z. B. Sportlern) kann es abweichend auch zu einer erhöhten Erregbarkeit der gesunden Seite kommen, was einer Anhebung des Meßbereichs des erhalten gebliebenen Gleichgewichtsorgans entspricht.

■ **Okulomotorisches System.** Mit Hilfe des okulomotorischen Systems werden die bei einer Körperbewegung auftretenden relativen Umweltbewegungen erfaßt. Bei einem Ausfall eines oder beider Gleichgewichtsorgane gehen diese okulomotorischen Informationen vermehrt in die Haltungsregulation ein. Das physikalische Training eines akuten Ausfalls fördert u.a. dieses System (s. S. 620).

Über das okulomotorische System kann das Gleichgewicht noch auf eine weitere Weise trainiert werden: Beim Gesunden wiegt der neuronale Befehl für die Augen, einen Punkt zu fixieren, stärker als der vestibulookuläre Reflex. Ein durch eine vestibuläre Erkrankung ausgelöster Spontannystagmus kann daher durch die Fixation eines stehenden Punktes unterdrückt werden. Dieser Effekt wird therapeutisch genutzt, indem man versucht, den Spontannystagmus durch Fixationsübungen zu unterdrücken (s. S. 624).

■ **Somatisches System.** Entfallen die afferenten Meldungen vom Gleichgewichtsorgan zum Gleichgewichtskerngebiet, dann werden die Informationen vom somatosensorischen System verstärkt zur Gleichgewichtsregulation herangezogen. Dieser neurophysiologische Vorgang kann durch Balanceübungen gefördert werden.

Die Schwindelbeschwerden werden abgeschwächt, und die Kompensation wird beschleunigt, wenn der Patient feststehende und sich bewegende Punkte fixieren kann.
In Dunkelheit und bei geschlossenen Augen sind Fallneigung und Spontannystagmus verstärkt.
Müdigkeit reduziert die Fähigkeit des Patienten zu fixieren und zu kompensieren. Sedierende Medikamente sind deshalb in der Behandlung der akuten einseitigen Gleichgewichtsfunktionsstörung kontraindiziert.
Alkohol hebt die Dominanz des optischen Systems gegenüber dem vestibulookulären Reflex auf. Dies hat zur Folge:

- Nach Alkoholgenuß besteht ein Spontan- und Provokationsnystagmus trotz Fixation.
- Die Kompensation eines vestibulären Defekts wird durch starken Alkoholgenuß behindert.
- Patienten mit kompensierten vestibulären Defekten können nach Alkoholgenuß dekompensieren.

An der Kompensationsleistung sind somit mehrere Sinnessysteme und mehrere zerebrale Zentren beteiligt, z. B. die Gleichgewichtskerngebiete, die Region des Nucleus motorius tegmenti als das Ursprungsgebiet der efferenten vestibulären Bahn (Strutz et al.), der Flokkulus des Kleinhirns als Relaisstation der okulomotorischen Bahn und die Region der Purkinje-Zellen im Kleinhirnwurm als wichtige Relaisstation der somatovestibulären Bahn. Statistische Aussagen über den normalen Verlauf der Kompensation sind dadurch erschwert, daß zusätzliche Schäden in einem dieser Zentren im Einzelfall nicht ausgeschlossen werden können, z. B. bei Durchblutungsstörungen, bei Traumen und bei Virusinfekten.

In Abhängigkeit von Symptomen und Beschwerden kann der Ablauf der Kompensation in fünf Stadien (Grad 0 – Grad IV) eingeteilt werden

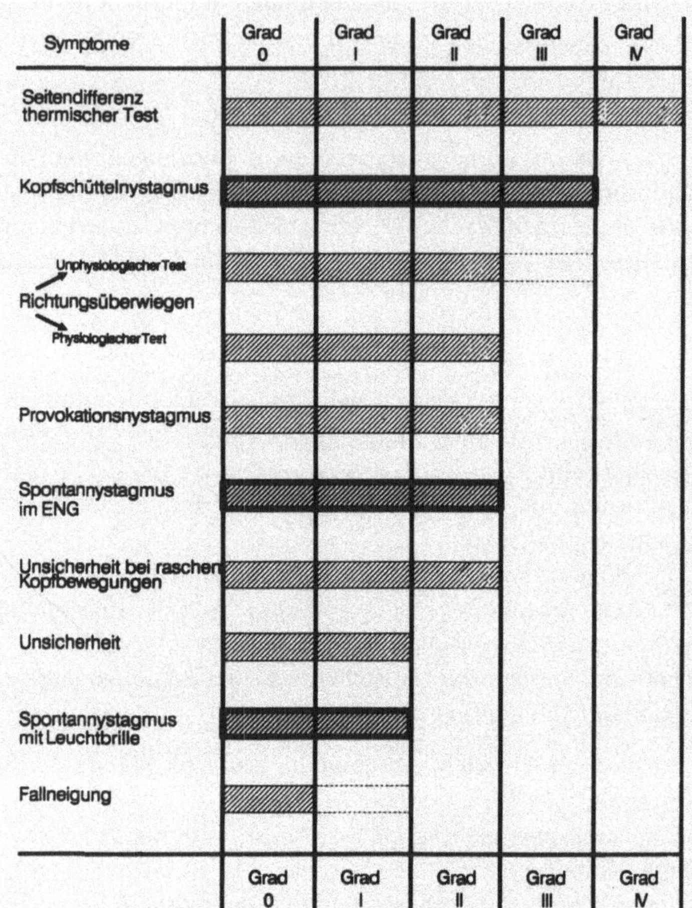

Abb. 18.10. Darstellung der Symptome in den einzelnen Kompensationsstadien *0–IV*. *Gestrichelte Linie* Das Symptom kann bei bestimmten Patienten noch abgeschwächt vorhanden sein, z. B. im hohen Alter

Tabelle 18.1. Kompensationsstadien nach einem akuten, einseitigen, vestibulären Funktionsverlust

Stadium	Definition	Charakterisierendes Symptom
Grad 0	Keine Kompensation	Keine Änderung der Symptome
Grad I	Kompensation ist mangelhaft	Spontannystagmus unter Leuchtbrille sichtbar
Grad II	Kompensation ist fortgeschritten	Spontannystagmus nur im ENG sichtbar
Grad III	Kompensation ist befriedigend	Kopfschüttelnystagmus
Grad IV	Kompensation ist komplett	Kein Symptom außer Seitendifferenz der kalorischen Erregbarkeit

(Scherer 1981). Eckpfeiler dieser Einteilung sind die für die Beurteilung der Arbeitsfähigkeit wichtigen Parameter *Spontannystagmus* und *Kopfschüttelnystagmus* (Abb. 18.10 und Tabelle 18.1).

(Weiterführende Literatur zur Begutachtung: Holtmann 1987; Stoll 1981; Feldmann 1995)

Grad 0: Ein einseitiger Gleichgewichtsfunktionsverlust ist nicht kompensiert.
Die Intensität des Spontannystagmus hat seit Beginn der Erkrankung nicht abgenommen. Es besteht somit ein kräftiger Spontannystagmus zur gesunden Seite verbunden mit einer Fallneigung zur kranken Seite.

Grad I: Die Kompensation eines vestibulären Defekts ist mangelhaft.
Dieses Stadium ist gekennzeichnet durch das Bestehen eines geringen, aber mit der Leuchtbrille noch deutlich sichtbaren Spontannystagmus und eines ausgeprägten Provokationsnystagmus. Junge Menschen haben bei geöffneten Augen im Hellen keine Fallneigung, bei geschlossenen Augen oder bei Dunkelheit eine leichte Unsicherheit. Ältere Menschen behalten auch im Hellen eine Unsicherheit, sie gehen breitbeinig, sie meiden das Gehen bei Dunkelheit.

Grad II: Die Kompensation eines vestibulären Defektes ist fortgeschritten.
Die typischen Merkmale dieses Stadiums sind:

- kein Spontannystagmus bei der Augenbeobachtung mit der Leuchtbrille;
- Spontannystagmus im ENG bei geöffneten Augen in totaler Dunkelheit;
- Provokationsnystagmus zur gesunden Seite;
- Richtungsüberwiegen des Nystagmus zur gesunden Seite bei unphysiologischen, z. B. thermischen, und bei physiologischen, z. B. rotatorischen, Untersuchungen;
- Unsicherheit mit meist nicht mehr richtungsspezifischer Fallneigung besteht nur noch bei schnellen Bewegungen und bei schwierigen vestibulospinalen Untersuchungen, z. B. dem Unterberger-Tretversuch.

Grad III: Die Kompensation ist befriedigend.
Kennzeichen:

- kein Spontannystagmus bei der Untersuchung mit der Leuchtbrille;
- kein Spontannystagmus im Nystagmogramm;
- keine Seitendifferenz bei physiologischen Gleichgewichtsuntersuchungen (z. B. Dreh- oder Pendeltest);
- keine Unsicherheit, keine Fallneigung beim Stehen und Gehen auch mit geschlossenen Augen.

Es existiert jedoch noch mehr als *ein* Zeichen der abgelaufenen Störung:

- Seitendifferenz im thermischen Test,
- Richtungsüberwiegen des Nystagmus zur gesunden Seite bei kräftiger unphysiologischer, z. B. thermischer, Reizung (kann fehlen),
- Kopfschüttelnystagmus,
- Unsicherheit bei raschen Kopfbewegungen (Manifestation des Kopfschüttelnystagmus).

Grad IV: Die Kompensation ist komplett.
Kennzeichen: Keine Beschwerden, keine Symptome, außer der noch bestehenden Seitendifferenz der thermischen Erregbarkeit.

Ein bleibender kompletter, einseitiger Ausfall des Gleichgewichtsorgans erreicht in der Regel den Kompensationsgrad III, denn ein Kopfschüttelnystagmus bleibt bestehen. War das Gleichgewichtsorgan nicht vollständig ausgefallen oder kam es zu einer Teilerholung, wird der Kompensationsgrad IV erreicht, d. h. es verschwindet auch der Kopfschüttelnystagmus.

Eine 1990 erschienene Arbeit von Halmagyi et al. mit hohen Drehreizstärken, wie sie im natürlichen Leben viel häufiger vorkommen, zeigt, daß es nach einem unilateralen vestibulären Funktionsausfall nicht zu einer vollen dynamischen Kompensation des vestibulookulären Reflexes kommt, wie dies bisher immer anhand von langsamen Drehbeschleunigungsreizen angenommen worden war (Smith u. Curthoys 1989). Bei Drehbeschleunigungen zur Seite der Läsion ist die kompensatorische Augenbewegung noch nach langer Zeit gestört (Verstärkungsfaktor 0,25), bei Beschleunigung zur gesunden Seite jedoch deutlich geringer (Verstärkungsfaktor 0,8). Ausgeglichen wird diese Störung durch Vermeidung von schnellen Kopfbewegungen zur gestörten Seite, durch Fixationssakkaden und durch Lidschläge im Verlauf der Sakkaden. Bei schnellen Kopfbewegungen traten Nystagmusschläge, z. B. der Kopfschüttelnystagmus auf, die bei langsamen Kopfbewegungen infolge der dabei noch funktionierenden Kompensation nicht vorhanden sind (Takahashi et al. 1990).

18.5 Verlauf der Erregbarkeit nach einer akuten vestibulären Funktionsstörung

Ähnlich dem klinischen Verlauf des Hörsturzes kann es nach dem einseitigen akuten Funktionsverlust eines Gleichgewichtsorgans zu einer Erholung der Funktion kommen, sofern nicht, wie z. B. bei der Pyramidenquerfraktur, eine Zerstörung der Sinneszellager oder der afferenten Nerven vorlag. In

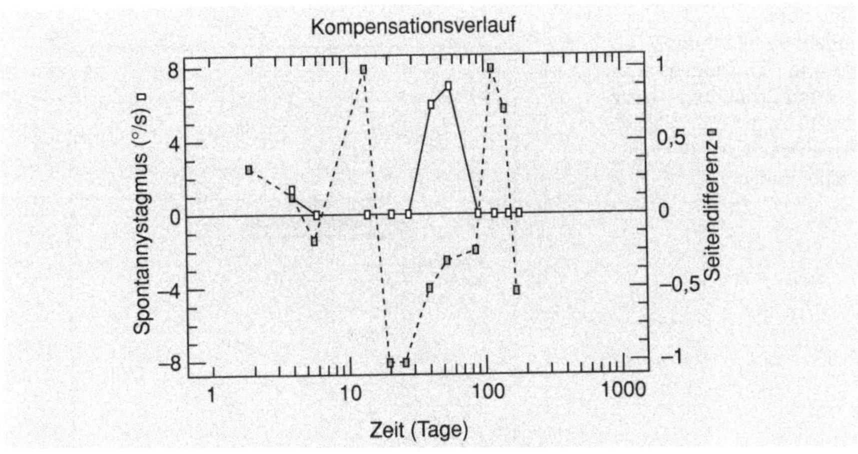

Abb. 18.11. Elektronystagmographisch beobachteter Kompensationsverlauf des Spontannystagmus sowie der Nystagmusantwort nach thermischer Reizung des Labyrinths bei einem 66jährigen Patienten mit Neuropathia nervi vestibularis links. Tag 1: erster Beginn der Symptomatik; Tag 4: erster Arztbesuch und erste Untersuchung. Rezidivierender Schwindel. Logarithmische Zeitachsen. Spontannystagmus (*linke Achse, lichte Kästchen, durchgezogene Linie*). Aufgetragen wurde die Geschwindigkeit der langsamen Nystagmusphase in °/s. Positive Werte entsprechen einem Spontannystagmus nach rechts, negative Werte einem Spontannystagmus nach links. Seitendifferenz der Nystagmusantworten (*rechte Achse, geschlossene Kästchen, gestrichelte Linie*), berechnet aus der Geschwindigkeit der langsamen Nystagmusphase nach der korrigierten Jongkees-Formel für Warm- und Kaltspülung des rechten und linken Labyrinths ((WR + KR)-(WL + KL))/(WR + KR + WL + KL). Positive Werte entsprechen einer Untererregbarkeit links, negative Werte einer Untererregbarkeit rechts. (Mit freundlicher Genehmigung von U. Lockemann u. M. Westhofen)

Analogie zum Hörsturz ist die Wahrscheinlichkeit einer Erholung bei komplettem Funktionsverlust am geringsten, bei einer Teilläsion des Gleichgewichtsorgans am größten. Aufgrund der intensiven mittellinienüberschreitenden Verschaltung der Gleichgewichtssysteme beider Seiten im Hirnstamm und der aktiven zentralen Kompensationsvorgänge kommt es im Zeitverlauf häufig zu einer wechselnden thermischen Seitendifferenz. Dabei kann das ursprünglich geschädigte Gleichgewichtsorgan stärker erregbar sein als das ungeschädigte. Lockemann (1989) fand mehrfach richtungswechselnde Seitendifferenzen bei ca. 60 % der von ihm untersuchten Patienten (Abb. 18.11). Nur bei einem Teil dieser Patienten (33 %) bestand in der Phase des Richtungswechsels ein subjektives Schwindelgefühl.

Im Gegensatz zu einem geschädigten Hörorgan, bei dem eine Vollremission vorliegt, wenn die Hörschwelle die 0-dB-Linie wieder erreicht, kann man beim Gleichgewichtsorgan mit seiner sehr unterschiedlichen individuellen

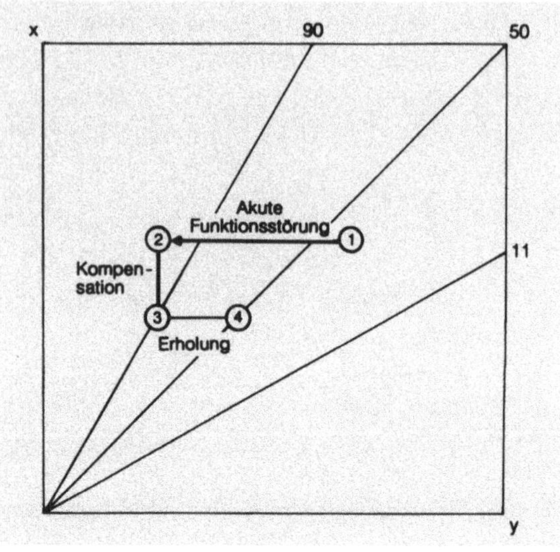

Abb. 18.12. Verlauf von Funktionsstörung *1–2*, Kompensation *2–3* und Erholung *3–4*, dargestellt an der thermischen Erregbarkeit der Gleichgewichtsorgane

Erregbarkeit nur dann von einer Vollremission sprechen, wenn die thermische Erregbarkeit vor Eintritt eines akuten Funktionsverlusts bekannt war und deren absolute Stärke wieder erreicht wird. Dies dürfte selten der Fall sein. Der Befund einer seitengleichen Erregbarkeit kann aber auch bei einer Teilremission erreicht werden, denn im Rahmen der Kompensation eines einseitigen Defekts wird die Erregbarkeit der gesunden Seite vom ZNS herabgesetzt, um die Seitendifferenz des afferenten Zustroms zu den Gleichgewichtskerngebieten abzubauen. Die Gleichgewichtsorgane „pendeln" sich in diesem Fall auf „erniedrigtem" Niveau ein (Abb. 18.12).

! Ein seitengleicher Befund bei der thermischen Reizung der Gleichgewichtsorgane bedeutet nicht, daß es zu einer Vollremission gekommen ist.

18.6 Behandlung einer akuten peripher-vestibulären Funktionsstörung

Eine akute vestibuläre Funktionsstörung wird mehrstufig behandelt.

Symptomatisch: Ein starker Schwindel wird medikamentös behandelt, solange er zu Übelkeit führt.

Kausal: Medikamentös oder operativ wird versucht, die Ursache des Funktionsausfalls zu beseitigen, z. B. durch

- durchblutungsfördernde Therapie bei einer Durchblutungsstörung,
- operative Therapie bei einem Cholesteatom, das zu einer Labyrinthfistel geführt hat,
- antibiotische und operative Therapie bei einer bakteriellen Labyrinthitis.

Funktionell: Durch eine Trainingstherapie der vestibulären Restfunktion und seiner Ersatzsysteme wird die zentralnervöse Kompensation der vestibulären Funktionsstörung beschleunigt.

Die verschiedenen Behandlungen werden in einem gesonderten Kapitel eingehend besprochen (s. S. 613).

Kapitel 19

Menière-Krankheit 19

Die Menière-Krankheit ist eine Erkrankung des Innenohrs, die auf einer Störung des Ionengleichgewichts zwischen Peri- und Endolymphe basiert.

Medizingeschichte

1861 wurde vom Chefarzt der Kaiserlichen Taubstummenanstalt in Paris, Prosper Menière (Abb. 19.1), eine Arbeit über eine Gruppe lang bekannter Krankheitssymptome veröffentlicht (Abb. 19.2).

- einseitiger, fluktuierender sowie progressiver Hörverlust;
- einseitiges Ohrgeräusch,
- Schwindelanfälle verbunden mit Übelkeit und Erbrechen.

Im Gegensatz zur herrschenden Lehrmeinung, die diese Symptome einer Störung des Zentralnervensystems zuordnete, hielt Menière sie für eine Störung des Innenohrs, speziell der Bogengänge. Insbesondere war ihm aufgefallen, daß die Kranken den Ablauf der eigentümlichen Anfälle beschreiben konnten, was gegen eine ZNS-Störung sprach. Prosper Menière verglich das Symptombild mit dem der hämorrhagischen Labyrinthitis, einer traumatischen Labyrinthschädigung bzw. dem Zustand nach tierexperimenteller Durchschneidung der Bogengänge (Stoll 1986).

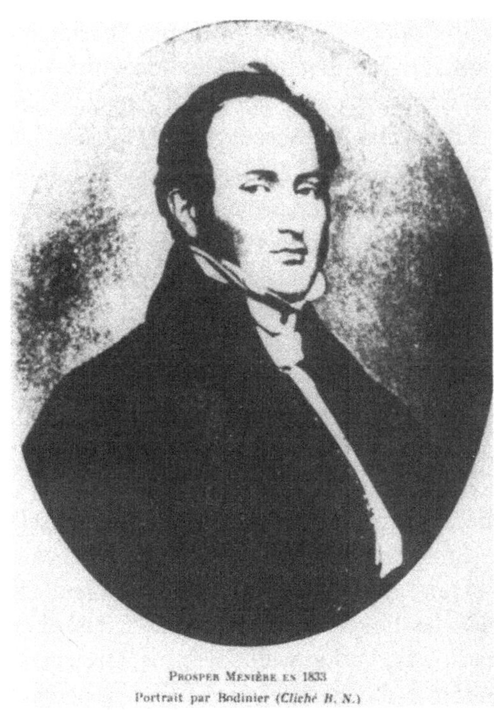

Abb. 19.1.
Prosper Menière (1801–1862)

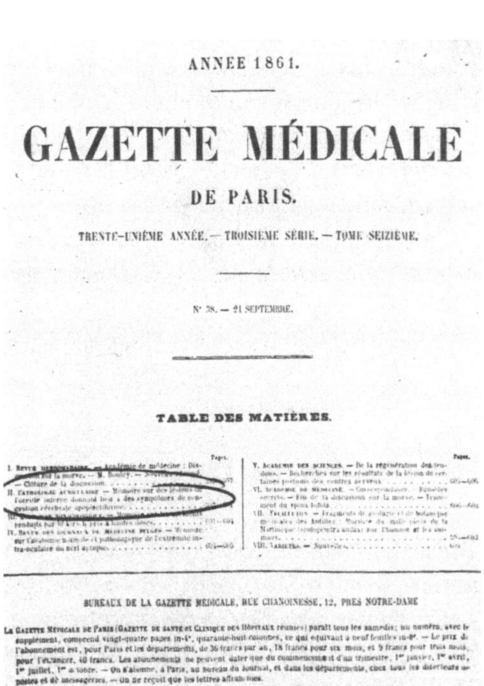

ANNEE 1861.

GAZETTE MÉDICALE

DE PARIS.

TRENTE-UNIÈME ANNÉE. — TROISIÈME SÉRIE. — TOME SEIZIÈME.

N° 38. — 21 SEPTEMBRE.

TABLE DES MATIÈRES.

BUREAUX DE LA GAZETTE MÉDICALE, RUE CHANOINESSE, 12, PRÈS NOTRE-DAME

La Gazette Médicale de Paris (Gazette de santé et Clinique des Hôpitaux réunies) paraît tous les samedis; un numéro, avec le supplément, comprend vingt-quatre pages in-4°, quarante-huit colonnes, ce qui équivaut à neuf feuilles in-8°. — Le prix de l'abonnement est, pour Paris et les départements, de 36 francs par an, 18 francs pour six mois, et 9 francs pour trois mois, pour l'étranger, 40 francs. Les abonnements ne peuvent dater que du commencement d'un trimestre, 1er janvier, 1er avril, 1er juillet, 1er octobre. — On s'abonne, à Paris, au bureau du Journal, et dans les départements, chez tous les directeurs de postes et de messageries. — On ne reçoit que les lettres affranchies.

Abb. 19.2.
Deckblatt der Arbeit Menières über die Innenohrkrankheit in der „Gazette Medical" 1861

In Frankreich fand zu seinen Lebzeiten eine Änderung der Schreibregeln statt. Der Familienname Menière wurde deshalb unterschiedlich geschrieben. Im Geburtsregister der Stadt Angers und auch von ihm selbst wurde die Schreibweise mit Accent grave (Menière) benützt. Der inoffizielle Sitzungsbericht der „Gazette medicale de Paris" und auch die Familie verwendeten die Schreibweise mit Accent aigu und Accent grave (Menière). Auch heute werden beide Schreibweisen verwendet.
Das hervorstechende und außerordentlich dramatisch empfundene Symptom der Menière-Krankheit ist der Schwindelanfall. Er kommt plötzlich oder mit nur kurzer Ankündigung durch ein anderes Symptom (Aura) und führt zu sehr heftigem Drehschwindel und zu Übelkeit. Charakteristisch ist auch eine Hörstörung im Anfall sowie ein z. T. permanent vorhandenes Ohrengeräusch. Die Symptomentrias aus Schwindelanfall, Hörstörung und Tinnitus ist nicht erst seit Menière bekannt. Mehr als 300 Jahre zuvor beschrieb Martin Luther diese Symptome. Sie waren 1527 bei ihm selbst aufgetreten.

Entsprechend den Nachforschungen von Feldmann (1988) begann Luthers Erkrankung 1527 dramatisch mit einem ungewöhnlichen Brausen und Klingen des linken Ohrs. Im Verlauf des Abendessens nahm das Klingen und Sausen zu. Luther wollte sich ins Bett legen. Auf dem Weg in seine Schlafkammer trat Übelkeit auf. Luther betete und verabschiedete sich von seiner Frau und von seinem Sohn, da er glaubte, sterben zu müssen. Der herbeigerufene Arzt verordnete warme Kissen und Tücher, worauf rasch eine Besserung eintrat. Nur das Ohrengeräusch blieb noch den nächsten Tag. Luther wurde etwa 20 Jahre hindurch von Menière-Anfällen gequält. Sie kamen in unregelmäßigen Abständen und waren in den Jahren 1527 bis 1533 besonders heftig. Sie wurden von Luther als „Faustschläge des Satans" bezeichnet. Das Geräusch in seinem linken Ohr blieb lebenslang.

Die Vorgänge im linken Ohr wurden von Luther auch als „Imbecillitas capitis" oder scherzhaft als „Caput eigensinnissimum" bezeichnet.

Weiterführende Literatur: zu Menière: Pfaltz 1986; zu Luther: Feldmann 1988, 1989.

19.1 Pathophysiologie und Klinik

Die Ätiologie der Erkrankung ist noch unbekannt (Holtmann 1990). Diskutiert werden Störungen im Kalziumstoffwechsel der hyperpigmentierten Zellen in der Wand des Endolymphschlauchs (Meyer zum Gottesberge 1988), aber auch genetische Dispositionen (Birgerson et al. 1987) und sogar atmosphärische Faktoren (Herbert et al. 1987). Der pathophysiologische und pathomorphologische Ablauf ist heute weitgehend aufgeklärt. Die Störung manifestiert

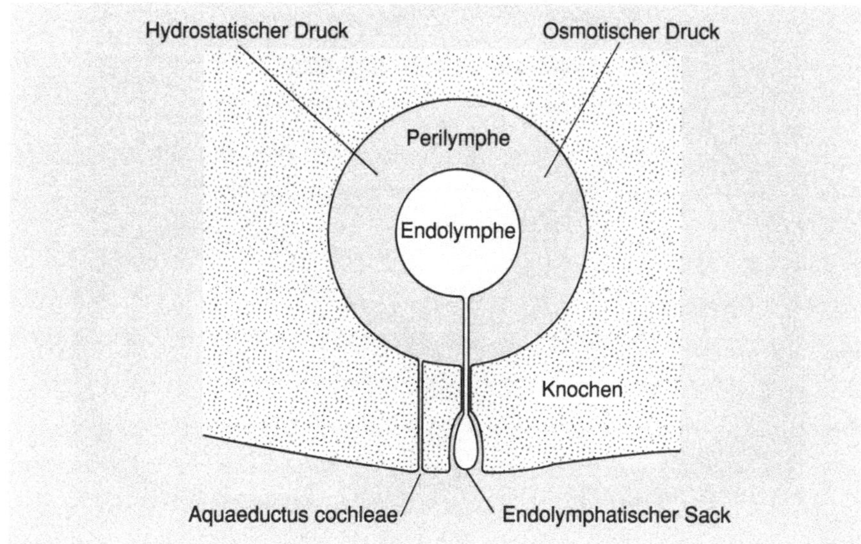

Abb. 19.3. Das Flüssigkeitsdruckverhalten von Peri- und Endolymphe. (Aus Harrison u. Naftalin 1968)

sich im Ionenmilieu der Innenohrflüssigkeiten Endo- und Perilymphe, das von biochemischen Ionenpumpen aufrechterhalten wird (Abb. 19.3). Resultat der Störung ist eine Erhöhung des osmotischen Drucks der Endolymphe. Über die semipermeable Wand des Endolymphschlauchs strömt Wasser von der Perilymphe in die Endolymphe. Der Endolymphraum erweitert sich, es entsteht ein Endolymphhydrops (Abb. 19.4). 1938 wurde er von Hallpike u. Cairnes erstmals histologisch nachgewiesen. Die Endolymphe wird fortlaufend in der Stria vascularis und im Limbus spiralis produziert (Juhn 1981; Abb. 19.5). Überschüssige Endolymphe gelangt über den Ductus endolymphaticus zum Saccus endolymphaticus. Er liegt in einer Duraduplikatur außerhalb des Felsenbeins und dient der Endolymphrückresorption. Im Tierversuch gelingt es, einen Hypdrops des Endolymphschlauchs durch Blockade des Ductus endolymphaticus auszulösen (Abb. 19.6), jedoch keinen Schwindelanfall. Es ist sehr wahrscheinlich, daß auch beim Menschen die Menière-Krankheit auf eine Störung der Endolymphresorption zurückgeht, nachdem histologisch periduktale und perisakkuläre Fibrosen gefunden wurden bis hin zum vollständigen Verschluß des Ductus endolymphaticus.

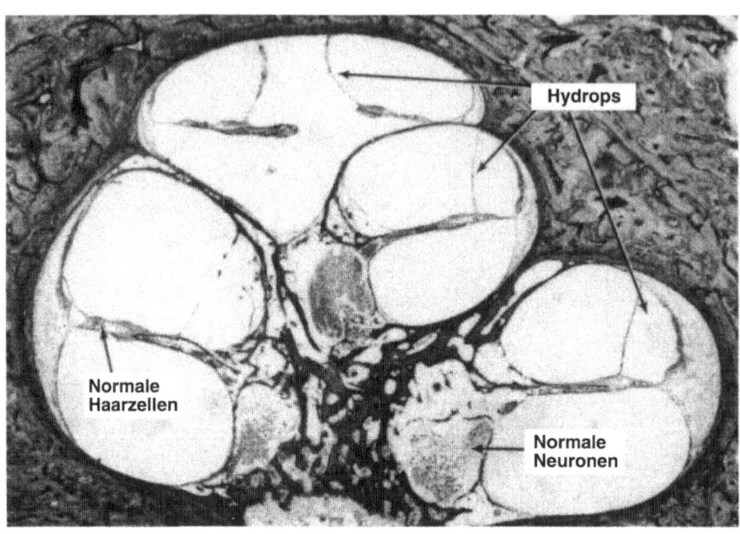

Abb. 19.4. Endolymphatische Hydrops einer 63jährigen Patientin mit langer Krankengeschichte eines M. Menière. (Aus Schuknecht 1986)

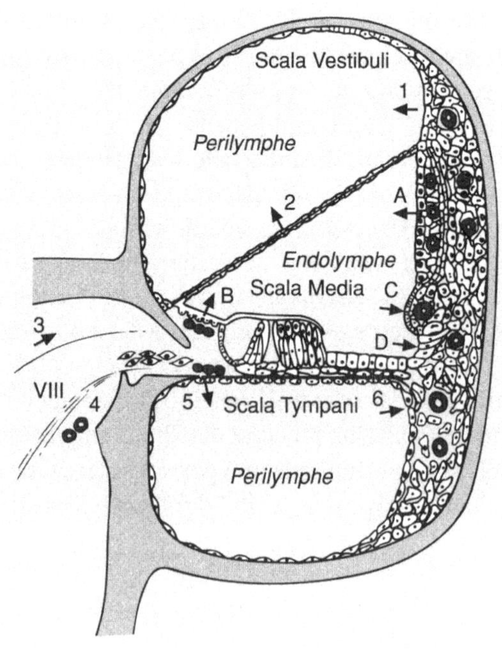

Abb. 19.5. Ort der Endo- und Perilymphproduktion und -absorption. Endolymphe: Produktions- und Absorptionsorte. *A* Stria vascularis, *B* Limbus spiralis, *C* Prominentia spiralis, *D* Sulcus externus; Saccus endolymphaticus (nicht in der Abbildung enthalten). Perilymphe: Produktions- und Absorptionsorte: *1* Gefäße der Stria vascularis, *2* Reissner-Membran, *3* subarachnoidaler Raum, *4* Gefäße des Modiolus, *5* Kapillaren des Spiralganglions, *6* Gefäße der Scala tympani, *7* Aquaeductus cochlearis (nicht in der Abbildung enthalten). (Aus Juhn u. Ryback 1981)

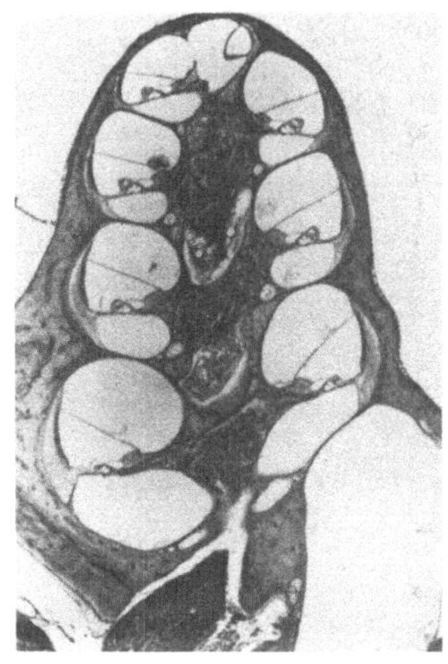
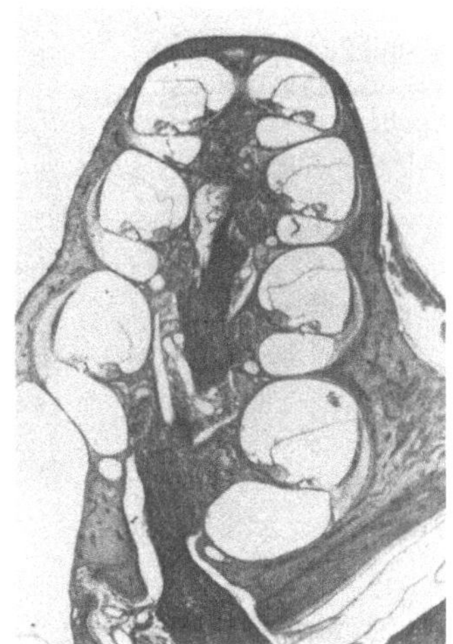

Abb. 19.6. Endolymphatischer Hydrops (*rechts*) beim Meerschweinchen, ausgelöst durch eine Unterbrechung des Ductus endolymphaticus, im Vergleich zur gesunden Seite (*links*). (Mit freundlicher Genehmigung von Prof. Arnold, München)

19.2 Anfangsphase der Erkrankung

Die Aufweitung des Endolymphraums in der Schnecke bewirkt eine Änderung der auf physikalischen Gesetzmäßigkeiten beruhenden Spektralanalyse von Geräuschen. Sinneszellen des Kortischen Organs werden am kranken Ohr dadurch an anderer Stelle als am gesunden Ohr erregt, d.h. ein Ton wird vom kranken und vom gesunden Ohr unterschiedlich wahrgenommen (Diplakusis).

In der Phase starker Druckzunahme im Endolymphschlauch empfindet der Patient ein Druckgefühl am Ohr, das in die Schläfenregion ausstrahlen kann.

Diplakusis und Druckgefühl werden als „Aura“ der Menière-Krankheit bezeichnet. Sie ist nicht bei allen Patienten vorhanden.

Alle bisherigen histologischen Untersuchungen und die physikalischen Gesetzmäßigkeiten lassen vermuten, daß der weiter zunehmende osmotische Druck der Endolymphe dazu führt, daß der Endolymphschlauch an Stellen, an denen er sich überdehnen kann, für Ionen durchlässig wird oder platzt. Dabei gelangt die kaliumreiche Endolymphe in den Perilymphraum und an die ableitenden Nervenfasern der Sinneszellen. Kaliumionen wirken als Nervenzellgift, da ein hoher Anteil extrazellulären Kaliums den Kaliumausstrom aus den Nervenzellen bei deren adäquater Reizung verhindert. Bei der vermutlich

Abb. 19.7.
Ausdehnung und Ruptur der membranösen Wände des Utrikulus (*U*) und der Ampulle (*A*) des horizontalen Bogengangs. (Aus Schuknecht 1981)

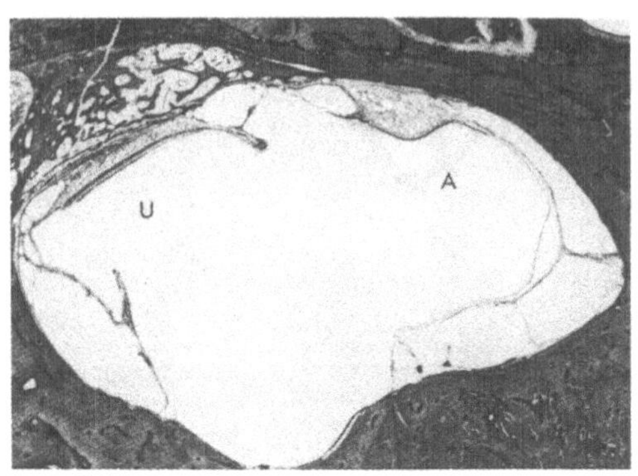

plötzlich eintretenden Durchlässigkeit bzw. beim Platzen des Endolymphschlauchs muß es deshalb zu einem schlagartig einsetzenden Ausfall der Sinnesfunktion des Innenohrs im Bereich des oder der Lecks im Endolymphschlauch kommen.

Histologische Untersuchungen an Felsenbeinen von Menière-Kranken durch Schuknecht (1981) haben gezeigt, daß der Endolymphschlauch im Bereich des Helikotremas an der Spitze der Schnecke an den Bogengangsampullen sowie am Utrikulus und Sakkulus am leichtesten überdehnt werden kann und daß dort in der Regel Rupturen entstehen (Abb. 19.7).

In dieser Anfangsphase der Erkrankung haben die Patienten die eingangs erwähnte charakteristische Symptomentrias.

■ **Schlagartig einsetzendes Drehgefühl, bedingt durch den einseitigen Ausfall der Bogengangsfunktion.** Es ist verbunden mit einem Nystagmus zur gesunden und einer Fallneigung zur kranken Seite. Manchmal besteht auch ein Liftgefühl sowie eine Unsicherheit bei Bewegungen in horizontaler Ebene. Der Drehschwindel ist so stark, daß es nahezu regelmäßig zu Übelkeit und Erbrechen kommt. Zu Beginn des Anfalls kann auch ein sog. Reiznystagmus in Richtung des kranken Ohrs bestehen, für dessen Entstehung rasche osmotische Druckveränderungen im Endolymphschlauch oder auch Hyperpolarisationsvorgänge an den Sinneszellen verantwortlich gemacht werden.

! Ein Reiznystagmus in Richtung des kranken Ohrs und eine Richtungsumkehr des Nystagmus im Verlauf des Anfalls gelten als sichere Zeichen einer Menière-Krankheit.

Die Dokumentation des Reiznystagmus und die Nystagmusumkehr im Verlauf eines Schwindelanfalls gelangen bisher nur selten. Die Entwicklung einer telemetrischen Langzeitaufzeichnung der Augenbewegungen (Wolf et al.

1990) am Krankenbett und die Videookulographie mit Bandaufzeichnung werden die eindeutige Diagnose der Menière-Krankheit erleichtern.

■ **Verlust des Hörvermögens im Bereich der tiefen Töne bis etwa 500 Hz durch einen Ausfall des kortischen Organs an der Schneckenspitze.** Manche Patienten nehmen diesen Tieftonhörverlust, insbesondere zu Beginn der Erkrankung, nur als dumpfes Gefühl wahr.

Der Tieftonhörverlust ist charakteristisch für die Menière-Krankheit. Er dient zur Bestimmung der erkrankten Seite (Abb. 19.8). !

■ **Ohrgeräusch.** Frequenz- und intensitätssynchron mit dem Hörverlust tritt ein einseitiges Ohrgeräusch auf. Es macht sich als dumpfes Rauschen bemerkbar, kann aber noch einen zweiten, helleren Ton enthalten. Die Patienten geben dann ein Sausen an. Das Ohrgeräusch überdauert in der Regel den Schwindelanfall.

Der weitere Verlauf der Erkrankung ist durch Reparaturvorgänge bestimmt. Die augenblickliche Druckentlastung bei der Entstehung des Lecks

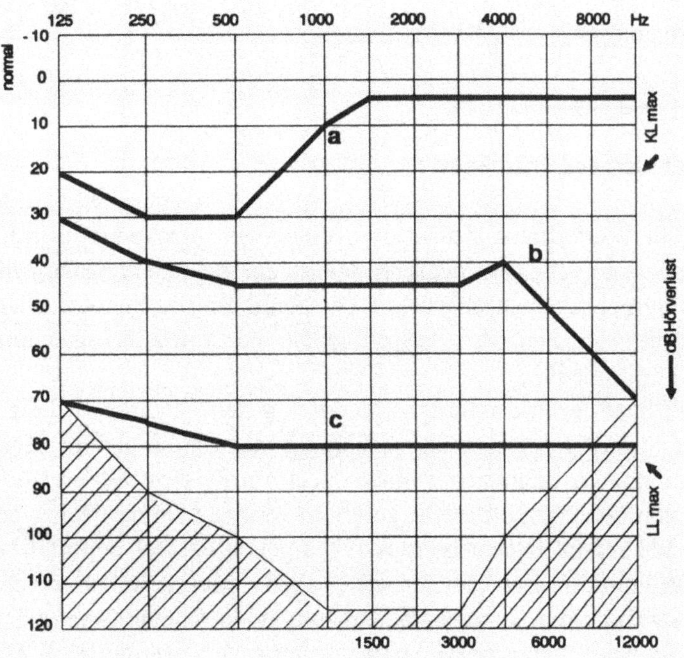

Abb. 19.8. Verlauf der Hörkurve im Frühstadium (**a**), im mittleren (**b**) und im Spätstadium (**c**) einer Menière-Krankheit

führt zu einem Kollaps des Endolymphschlauchs. Das Leck verklebt, Endolymph- und Perilymphraum sind wieder getrennt. Ionenpumpen stellen die regulären Verhältnisse des Kalium-Natrium-Gleichgewichts in der jeweiligen Lymphe wieder her. Dieser Vorgang dauert in der Anfangszeit der Erkrankung nur wenige Minuten. Es kommt dabei zu einer vollständigen Restitution der Sinnesfunktion von Hören und Gleichgewicht.

Die Anfangsphase der Menière-Krankheit ist dadurch charakterisiert, daß die Anatomie des Innenohrs nach einem Anfall vollständig wiederhergestellt wird und die Symptome vollständig verschwinden.

In einer Frühphase kann die Menière-Krankheit wohl auch in Sonderformen auftreten, je nachdem, ob es im Endolymphschlauch in der Kochlea oder im Gleichgewichtsorgan kommt. Diese als monosymptomatische Menière-Krankheit bezeichnete Frühform, in der die charakteristische Symptomentrias noch nicht ausgeprägt ist, kann differentialdiagnostische Schwierigkeiten in der Abgrenzung von anderen Innenohrkrankheiten wie Hörsturz, dem Ausfall des Gleichgewichtsorgans und von funktionellen zervikalen Störungen bereiten. Nach Pfaltz und Matefi (1981) ist die charakteristische Symptomentrias bei ca. 90% aller Kranken erst nach einem Jahr vollständig vorhanden. In einzelnen Fällen kann es aber mehr als 3 Jahre dauern, bis die Diagnose endgültig gestellt werden kann.

19.3 Phase der bleibenden Schäden

Die Anfälle wiederholen sich in unregelmäßigen Abständen; es treten auch anfallsfreie Intervalle von mehreren Jahren auf. Bei jedem neuen Anfall wird der Endolymphschlauch überdehnt. Die Membran des Endolymphschlauchs verliert die Fähigkeit, ihre ursprüngliche Form wiederzugewinnen. Ihre Elastizität nimmt ab.

Diese Phase der Erkrankung ist dadurch gekennzeichnet, daß die Restitution der Sinnesfunktion nicht vollständig ist, d.h. es bleiben Hörverluste nicht nur im Tieftonbereich, sondern auch im Bereich mittlerer und hoher Frequenzen (Abb. 19.8). Das Ohrgeräusch verbleibt immer länger nach dem Anfall und kann in ein Dauergeräusch übergehen, das sich im Anfall verstärkt. Auch die Funktion des Gleichgewichtsorgans nimmt immer mehr ab. Mit jedem Anfall kommt es zu einer zunehmenden Seitendifferenz der Erregbarkeit, die vom Zentralnervensystem kompensiert werden muß. Die Dauer des Menière-Schwindelanfalls nimmt zu; statt weniger Minuten kann der Schwindel stunden- und auch tagelang anhalten.

Differentialdiagnostische Erwägungen

In dieser Phase bleibender Schäden kann die Diagnose der Menière-Krankheit wieder schwierig werden, da ein tagelang anhaltender Schwindel, verbunden mit Hörstörungen, auch bei vaskulären Innenohrerkrankungen und bei der zerebrovaskulären Insuffizienz vorkommen. Hier ist es von entscheidender Bedeutung, vom Patienten die z.T. weit zurückliegenden klassischen Anfälle zu erfragen und so nachträglich die typische Symptomentrias aufzudecken.

Als diagnostische Maßnahme läßt sich die Empfindlichkeit der Innenohrflüssigkeit gegenüber osmotischen Veränderungen nutzen. Man verabreicht nüchtern per os das hyperosmolare Glyzerin in einer Menge von 1,5 g/kg Körpergewicht zusammen mit etwas Zitronensaft (Glyzerin- oder Klockhoff-Test). Das Glyzerin führt zu einem Anstieg der Osmolarität der Perilymphe, so daß Wasser aus der Endolymphe durch die Endolymphmembran in die Perilymphe diffundieren muß. Ein bestehender Endolymphhydrops wird abnehmen.

Klinisch ist dieser Vorgang an einer Verbesserung des Hörvermögens über eine Zeitspanne von 2–3 Stunden nachweisbar. Der Test wird als positiv und als Beweis einer Menière-Krankheit angesehen, wenn es in 3 benachbarten Frequenzen zu einer Verbesserung des Hörvermögens von mindestens 15 dB kommt.

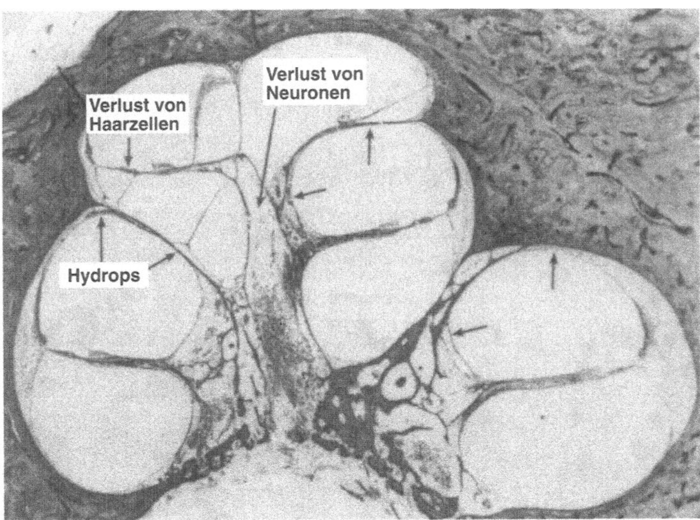

Abb. 19.9. Extreme Ausprägung eines Hydrops in der Kochlea. Die Reissner-Membran ist maximal dilatiert und an die knöcherne Wand angepreßt, besonders in der basalen Schneckenwindung. Das Corti-Organ ist degeneriert. (Aus Schuknecht u. Igarashi 1986)

Der positive Ausfall des Glyzerintests ist an das Bestehen eines Hydrops gebunden. Ein negatives Ergebnis schließt eine Menière-Krankheit aber nicht aus.
Es kann beim Glyzerintest auch zu einer Hörverschlechterung kommen. Die Indikation zu diesem Test ist deshalb streng zu stellen.

19.4 Spätphase

Die Spätphase der Erkrankung wird dadurch eingeleitet, daß das Leck im Endolymphschlauch nicht mehr verklebt (Abb. 19.10). Es besteht nun eine für Ionen offene Verbindung zwischen Endolymph- und Perilymphraum. Die den einzelnen Flüssigkeitsräumen eigene Ionenverteilung kann nicht mehr wiederhergestellt werden. In diesem sog. „ausgebrannten" Stadium kommt die Anfallstätigkeit der Krankheit zur Ruhe. Die Fluktuation des Hörvermögens nimmt ab. Es besteht nun eine weitgehend gleichbleibende, an Taubheit grenzende Schwerhörigkeit (Abb. 19.8, 19.11). Das Gleichgewichtsorgan weist eine an Ausfall grenzende Untererregbarkeit auf, die wegen der instabilen Restfunktion vom Zentralnervensystem nicht ausreichend kompensiert werden

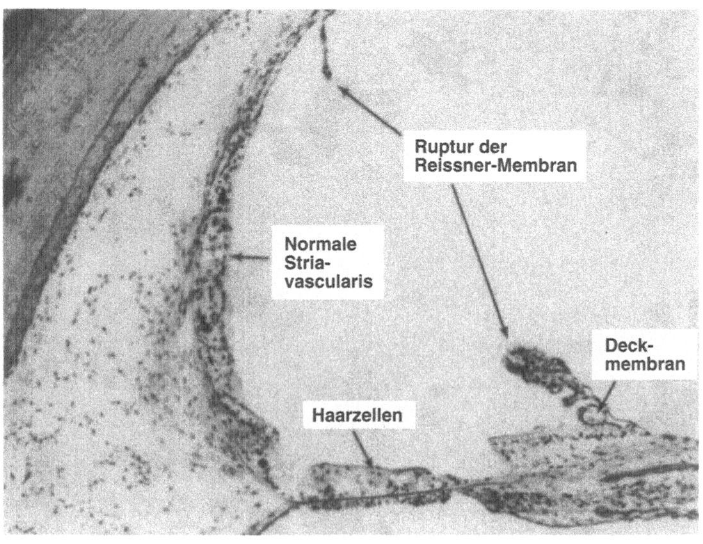

Abb. 19.10. Permanente Ruptur der Reissner-Membran bei einer 71jährigen Patientin mit jahrelangen klassischen Anfällen einer Menière-Krankheit. (Aus Schuknecht 1986)

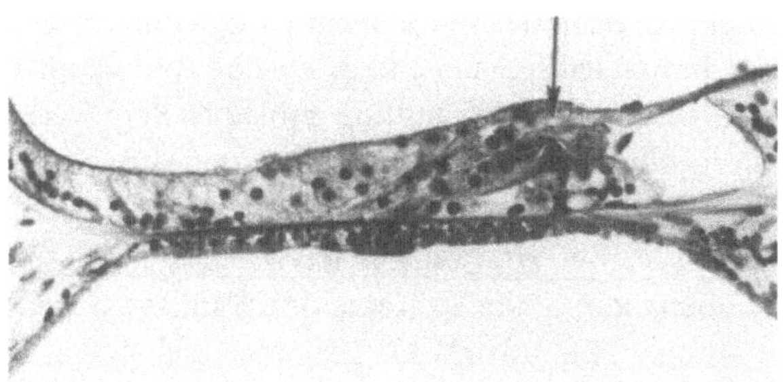

Abb. 19.11. Atrophie des Corti-Organs bei einem Patienten mit schwerer Menière-Krankheit. Die inneren Stützzellen sind teilweise kollabiert. Die Haarzellen, Deiters-Zellen und Hensen-Zellen sind verlagert und z.T. überlappt von der atrophischen Tektorialmembran (*Pfeil*). (Aus Schuknecht 1981)

kann. Die Patienten klagen deshalb über Dauerschwindel, dessen Intensität mit körperlicher und seelischer Belastung wechselt. Der Glycerin- oder Klockhoff-Test ist in diesem Stadium stets negativ.

Im Spätstadium einer Menière-Krankheit bleibt eine geringe kochleäre und vestibuläre Erregbarkeit erhalten.

Die beschriebenen pathophysiologischen Vorgänge laufen sehr unterschiedlich schnell ab. Entsprechend vielfältig ist das Beschwerdebild. Es gibt wahrscheinlich auch Verläufe, bei denen es während des ersten Anfalls zur irreversiblen Ruptur des Endolymphschlauchs kommt und bei denen der Endzustand der Erkrankung sofort eintritt. Die Erkrankung kann dann als vaskulär oder viral bedingte Labyrinthstörung mißgedeutet werden. Wegen der z.T. schwierigen Diagnostik wird die Inzidenz der Menière-Krankheit mit 0,01–0,1% sehr verschieden angegeben. Bei Kindern kommt die Erkrankung äußerst selten vor. Eine Häufung findet sich im 4. und 5. Dezennium. Eine Geschlechtspräferenz liegt nicht vor. Bei ca. 15% der Patienten und nach durchschnittlich 7 Jahren tritt die Erkrankung auch im zweiten Innenohr auf (Morgenstern 1985).

19.5 Sonderformen der Menière-Krankheit

Als Sonderform der Menière-Krankheit gilt das Lermoyez-Syndrom. Seine Anfälle unterscheiden sich von den typischen Menière-Anfällen durch die Aufeinanderfolge der kochleären und vestibulären Symptome. Zuerst tritt die Hörstörung auf, verbunden mit einem Ohrgeräusch. Mit Besserung der audiologischen Symptome setzt Schwindel ein.

Eine weitere Sonderform des M. Menière ist die Tumarkin-Otolithenkrise (Tumarkin 1936). Es handelt sich um eine plötzliche Stimulation der Otolithenorgane im Spätstadium der Erkrankung mit abruptem Verlust des Tonus in den von der vestibulospinalen Bahn versorgten Muskeln. Ein plötzliches Hinstürzen („Drop attack") ist die Folge. Medikamentös sind die Krisen nicht zu beeinflussen. Bei einwandfrei festgelegter Menière-Krankheit ist eine Gentamycinbehandlung die Therapie der Wahl sowie die chirurgischen Behandlungsmethoden. Bei unsicherer Diagnose, z.B. gutem Hörvermögen, ohne daß jemals eine Tieftonsenke im Audiogramm bestanden hätte, sind destruktive Maßnahmen aber nicht möglich. Differentialdiagnostisch muß an eine Gefäßschlinge im Kleinhirnbrückenwinkel, die auf den Nerven drückt (s. S. 354), aber auch an alle anderen anfallsartigen Gleichgewichtserkrankungen gedacht werden (s. S. 574).

19.6 Differentialdiagnose

Die Menière-Krankheit wird zu häufig diagnostiziert. Dadurch sind therapeutische Mißerfolge erklärt. Befunde, die zu keiner Erkrankung zu passen scheinen, werden gelegentlich unter den unsinnigen Sammelbegriff des „Menière-Symptomenkomplexes" subsumiert.

Differentialdiagnostisch müssen alle anfallsartig auftretenden Hör- und Gleichgewichtserkrankungen abgegrenzt werden (s. Übersicht). Sie werden in der Reihenfolge ihrer differentialdiagnostischen Bedeutung kurz besprochen.

Benigner paroxysmaler Lagerungsschwindel

Dieser 10–20 s lang anhaltende Drehschwindel wird durch rasche Körperbewegung ausgelöst. Hiermit unterscheidet sich diese Erkrankung bereits eindeutig von der Menière-Krankheit, die nicht provoziert werden kann und

Übersicht. Differentialdiagnose der Menière-Krankheit

Benigner paroxysmaler Lagerungsschwindel
Zervikale Hör- und Gleichgewichtsstörungen
Herzrhythmusstörungen
Anomalien des okzipitozervikalen Übergangs
Rezidivierende Durchblutungsstörungen im vertebrobasilären Versorgungsgebiet
Akustikusneurinom
Perilymphfistel
Borreliose
Lues

deren Anfälle länger dauern. Der bei Lagewechsel auftretende Nystagmus ist stets rotierend. Eine Hörstörung kann vorhanden sein (s. auch S. 365).

Zervikale Hör- und Gleichgewichtsstörung

Bei einer Dysfunktion der oberen HWS kann – wie bei einer Menière-Krankheit – ein einseitiges Druckgefühl in der Temporalregion vorhanden sein. Auch diese Patienten können anfallsartige Gleichgewichtsstörungen haben, die aber im Gegensatz zur Menière-Krankheit nicht mit starker Übelkeit und Erbrechen kombiniert sind. Charakteristisch für halsbedingte Störungen ist Sekundenschwindel aber auch tagelang anhaltendes Unsicherheitsgefühl, verbunden mit einer typischen Anamnese von berufsbedingter Disposition und Nackenkopfschmerzen. Schallempfindungsschwerhörigkeiten im Tieftonbereich sowie Schalleitungsstörungen durch Druck von Myogelosen auf die Tube sind bekannt (s. auch S. 475).

Herzrhythmusstörungen

Herzrhythmusstörungen können anfallsartige Gleichgewichtsstörungen auslösen. Dabei kann es auch zu Mikroembolisationen kommen (s. S. 519).

Anomalien des okzipitozervikalen Übergangs

Besonders bei der basilären Impression, bei der traumatisch und rheumatisch bedingten Lockerung des Atlasquerbandes sowie bei der Atlasringfraktur (Jefferson-Fraktur) kann der Dens axis bei bestimmten Kopfbewegungen auf die Medulla oblongata drücken und Schwindel sowie retrokochleäre Hörstörungen hervorrufen. Zur Diagnostik dieser Störungen werden Röntgenaufnahmen des Schädels im seitlichen Strahlengang sowie Spezialaufnahmen der oberen Zervikalregion angefertigt. Zu denken ist auch an das Arnold-Chiari-Syndrom, bei dem die Kleinhirntonsillen in das Foramen occipitale magnum eintreten. Bei Kopfbewegungen können sie komprimiert werden und dabei anfallsartige Schwindelbeschwerden auslösen. Im Unterschied zu der Menière-Krankheit wird bei allen diesen Erkrankungen der Schwindel durch Kopfbewegungen ausgelöst und dauert länger.

Rezidivierende Durchblutungsstörungen im vertebrobasilären Versorgungsgebiet

Diese Erkrankungen des höheren Lebensalters gehen einher mit zentralen okulomotorischen Störungen sowie einer schlechten Funktion benachbarter Hirnnerven und deren langer Bahnen. Eine Unterscheidung zur Menière-Krankheit kann schwierig sein. Hilfreich ist die Berücksichtigung des deutlichen Altersunterschiedes der betroffenen Patienten (Menière vorwiegend bei jüngeren Patienten; Durchblutungsstörungen vorwiegend bei älteren Patienten), sowie die Tatsache, daß monosymptomatische Anfälle bei den Durchblutungsstörungen nicht vorkommen.

Akustikusneurinom

Im Verlauf des Wachstums eines Akustikusneurinoms nimmt in der Regel die Erregbarkeit des Gleichgewichtsorgans langsam ab. Die Störung wird zentral fortlaufend kompensiert. Schwindelanfälle gehören deshalb *nicht* zum typischen Bild eines Akustikusneurinoms. Kommt es aber zu Einblutungen in den Tumor oder zur Kompression von Gefäßen, kann eine plötzliche Labyrinthstörung auftreten (s. S. 382).

Gefäßschlingen im Kleinhirnbrückenwinkel

Wie bei der Trigemniusneuralgie können auch mannigfaltige Symptome des VIII. Hirnnerven über eine Kompression des Nerven durch Gefäßschlingen entstehen, speziell, wenn der Nerv am Porus des inneren Gehörgangs in die Zange genommen wird (Abb. 19.12). Dazu gehören Tinnitus, Hörsturz, Gleichgewichtsstörungen bis hin zur Nervendegeneration. Auslösende Faktoren für akute Verschlechterungen sind in der Regel Blutdruck-Schwankungen. Die Symptome werden durch Abpolstern der Arterie über einen subokzipitalen Zugang beseitigt.

Perilymphfistel

Schlitzförmige Risse in der Membran des runden Fensters können zu anfallsartigen Hör- und Gleichgewichtsstörungen führen. Es fehlen allerdings die Aura und das Menière-typische Erbrechen (s. S. 320 und 327).

Lyme-Borreliose

Morbus Menière-ähnliche rezidivierende Gleichgewichts- und Hörstörungen kommen besonders bei der Lyme-Borreliose aber auch bei luetischen Innenohrveränderungen vor (s. S. 320).

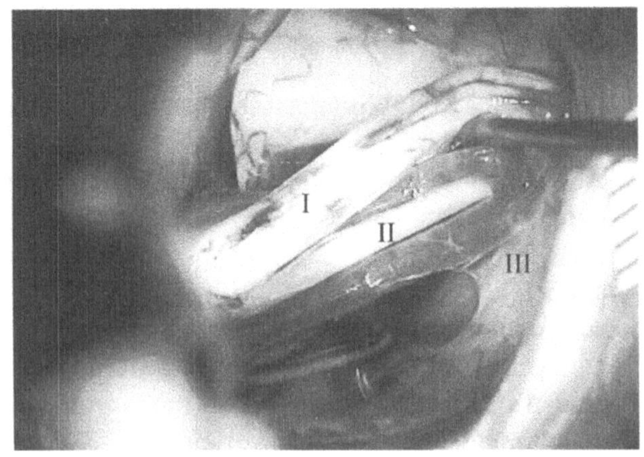

Abb. 19.12. Gefäßschlingen am Porus des inneren Gehörgangs. *I* N. facialis angehoben, *II* N. statoakustikus, *III* Arterienschlinge. (Mit freundlicher Genehmigung von Prof. Brock, Neurochirurgische Klinik, Universitätsklinikum Benjamin Franklin, Berlin)

19.7
Therapie

Die Behandlung der Menière-Krankheit muß stufenweise erfolgen und richtet sich nach dem jeweiligen Stadium der Erkrankung.

19.7.1
Konservative Therapie

Schwindelanfälle mit Übelkeit und Erbrechen werden mit schnell wirkenden antivertiginösen Substanzen (z.B. Dimenhydrinat oder Triflupromazine) intravenös oder rektal kupiert. Gleichzeitig muß eine Langzeittherapie über mehrere Monate erfolgen. In erster Linie hat sich dafür das Histaminpräparat Betahistin bewährt. Wir beginnen mit ca. 35–50 mg/Tag per os verteilt auf 3 Einzeldosen. Nach mehreren Wochen wird langsam auf die Hälfte der Eingangsdosis reduziert. Dabei ist es nützlich, vom Patienten ein Protokoll über Medikamenteneinnahme und Anfallstätigkeit führen zu lassen, um die individuelle Erhaltungsdosis zu finden.

Statistisch läßt sich nachweisen, daß die Anfallstätigkeit unter Streß zunimmt. Die Histamintherapie sollte deshalb durch eine neuroleptische oder sedierende Behandlung ergänzt werden. Dazu eignet sich das Neuroleptikum Sulpirid in einer Dosierung von 50–150 mg/Tag. Die antidepressive Eigenschaft von Sulpirid ist bei Patienten mit Menière-Krankheit erwünscht. Das Präparat hat aber ausgeprägte Nebenwirkungen besonders bei jungen Frauen. Es kann zu einer Galaktorrhoe und zu schweren Zyklusstörungen kommen. Sulpirid sollte deshalb nur Männern sowie Frauen in der Menopause gegeben werden. Wegen der zentral erregenden Wirkung ist Sulpirid außerdem nur eingeschränkt verwendbar bei Patienten mit Psychosen, Hypertonie, Herzinsuffizienz, Leber- und Nierenschäden.

Wo Neuroleptika nicht zur Anwendung kommen können, kommt eine allgemeine Sedierung oder eine durchblutungsfördernde Behandlung mit einer gleichzeitig sedierenden Substanz in Frage. Bewährt hat sich hierfür Flunarizin in einer Dosierung von 2 × 5 mg/Tag.

Die Frage, inwieweit eine allgemein durchblutungsfördernde Therapie mit chemischen oder pflanzlichen Präparaten (z.B. Gingko-Biloba-Extrakte) wirksam ist, ist nicht ausreichend erforscht. Es fällt auf, daß alle untersuchten Präparate statistisch bei der Menière-Krankheit ähnlich gut wirksam sind. Die Menière-Krankheit mit ihrem nicht vorhersehbaren Verlauf, in dem sogar Spontanheilungen vorkommen, macht jede Beurteilung des Therapieerfolgs schwierig. Zudem ist die Zahl echter Menière-Kranker deutlich niedriger als die Zahl der diagnostizierten Fälle. Bei strenger Auswahl der Patienten ist die Fallzahl für eine wissenschaftliche Bewertung des Therapie-Erfolgs zu niedrig.

Von Ehrenberger (1988) wird eine Langzeitbehandlung mit Pikrotoxin empfohlen. Die Substanz kommt im Samen der ostindischen Kletterpflanze Anamirta cocculus, den Kokkelskörnern, vor, die bereits im 16. Jahrhundert von venezianischen Seefahrern und im 19. Jahrhundert von norwegischen Seefahrern gegen Seekrankheit genommen wurden.

Pikrotoxin verhält sich wie ein Antagonist des Neurotransmitters GABA (Gammaaminobuttersäure), hat aber nicht alle Eigenschaften eines echten Antagonisten. Beim Warmblüter dient GABA als exzitatorischer Transmitter zwischen den primären vestibulären Sinneszellen (Haarzellen) und den primären Afferenzen (Felix und Ehrenberger 1985). Pikrotoxin soll die Erregungsausbreitung im Gleichgewichtsorgan blockieren und damit den Menière-Schwindelanfall. Die Substanz reichert sich im Gleichgewichtsorgan wesentlich stärker an als im peripheren Blut. Damit erreicht ihre Konzentration bei niedriger Dosierung nur im Gleichgewichtsorgan den therapeutischen Bereich. Ehrenberger empfiehlt eine Dosierung von 1 × 1 mg/Tag als Suppositorium für die erste Woche und dann 3 × 1 mg/Woche (z. B. Montag, Mittwoch, Freitag) als Dauertherapie bis zu einem Jahr. Die Suppositorien (1 mg Pikrotoxin pro Zäpfchen) werden nach entsprechender Rezeptur vom Apotheker angefertigt.

GABA ist als Neurotransmitter auch im Gleichgewichtskerngebiet aktiv. Unklar ist bisher, inwieweit Pikrotoxin in dieser Dosierung zentralvestibuläre Funktionen beeinträchtigt.

Eine kurze Zusammenstellung der konservativen Therapie befindet sich auf S. 618.

Weiterführende Literatur: Ehrenberger 1988; Streinzer et al. 1986; Miza u. Hinojose 1987; Morgenstern 1985 und 1994.

19.7.2 Ototoxische Therapie

Bei Mißerfolg der konservativen Therapie kann man unter Abwägen des Nutzens und des Risikos für das Hörorgan die ototoxische Wirksamkeit der Aminoglykoside einsetzen. Verwendet werden Substanzen, die vorwiegend das Gleichgewichtsorgan schädigen, z. B. das Gentamycin. Die Substanz wird lokal im Mittelohr appliziert. Durch Diffusion über das runde und ovale Fenster führt sie zu einer Schädigung der endolymphproduzierenden Strukturen und erst danach zu einem Untergang von Sinneszellen. Über die Behandlung wurde erstmals von Schuknecht (1959) berichtet. Er benützte die ototoxische Wirkung von Streptomycin. Von Lange (1981) kam der Vorschlag, die kochleären Strukturen durch die Gabe von Ozothin zu schützen.

Applikationsform

Die Applikation von Gentamycin wird unterschiedlich gehandhabt.

■ **Applikation über einen dünnen Schlauch.** Der Schlauch (ca. 10 cm lang; 1,6–1,8 mm dick) wird in Lokalanästhesie in eine Knochenrille gelegt, die in die hintere Gehörgangswand hinter den Limbus gefräst wird. Die Spitze des Schlauchs soll lateral der runden Fensternische liegen. Auf gute Befestigung des Schlauchs ist zu achten, damit Manipulation am Ansatz nicht zu Verletzungen des runden Fensters führen.

■ **Applikation über ein Paukenröhrchen.** Ein Paukenröhrchen wird in Lokalanästhesie in den vorderen unteren Quadranten des Trommelfells gelegt. Mit einer sehr dünnen, langen Injektionsnadel kann die Substanz unter Sicht durch das Röhrchen in das Mittelohr des liegenden Patienten gespritzt werden. Die liegende Position ist erforderlich, damit die ototoxische Substanz in den hinteren Bereich des Mittelohrs zum runden und ovalen Fenster läuft. Gefährlich ist das Einträufeln von Gentamycin in den Gehörgang und die Weiterbeförderung der Substanz durch das Paukenröhrchen mit Druckluft z.B. mit einem Politzer-Ballon, denn dabei gelangt die ototoxische Substanz auf die gesamte Mittelohr- und Mastoidschleimhaut. Tritt eine Innenohrhörstörung auf, kann das Medikament nicht schnell genug eliminiert werden.

■ **Applikation durch Trommelfellpunktion.** Diese Methode eignet sich nur bei Patienten, deren Trommelfell relativ schmerzlos punktiert werden kann.

Dosierung

Zweimal täglich werden 16 mg instilliert, und der Patient wird auf die kontralaterale Seite gelegt. Er bleibt ca. 1 h in dieser Haltung. Die Gesamtdosis sollte 300 mg nicht übersteigen. Die Behandlung wird beendet, wenn der Patient die ersten Anzeichen einer vestibulären oder kochleären Schädigung zeigt, d.h. Schwindel mit einem Spontannystagmus zur kranken Seite und/oder einem Innenohrhörverlust unterliegt. Es ist bei der Behandlung mit ototoxischen Substanzen besonders wichtig, daß der Beginn der ototoxischen Wirkung so früh wie möglich erkannt wird. Nur so ist es möglich, einen größeren Hörschaden zu vermeiden. Vor jeder neuen Instillation muß deshalb mit einer Leuchtbrille kontrolliert werden, ob ein Nystagmus zur gesunden Seite vorhanden ist. Täglich muß eine Hörprüfung über Knochenleitung durchgeführt werden. Sind die ersten Zeichen der ototoxischen Schädigung sichtbar, muß unbedingt das Mittelohr mit physiologischer Kochsalzlösung ausgespült werden, um Reste des Gentamycins zu beseitigen.

Es ist oft schwierig, einen Menière-Anfall von der ototoxischen Wirkung zu unterscheiden. Beiden gemeinsam ist der Ausfallsnystagmus ins gesunde Ohr.

Different sind die subjektiven Angaben der Patienten. Sie empfinden den ototoxischen Schwindel anders als den ihnen bekannten Anfallsschwindel der Menière-Krankheit. Im Zweifelsfall muß die Behandlung abgebrochen und, falls nötig, später noch einmal aufgenommen werden.

Es gibt Menière-Patienten mit schweren Hörstörungen. Hier wird immer wieder diskutiert, ob nicht eine hochdosierte lokale ototoxische Therapie (z.B. 0,6 ccm oder 24 mg) ohne Rücksicht auf das Hörvermögen durchgeführt werden sollte. Bei diesen Überlegungen muß berücksichtigt werden, daß die Menière-Krankheit beidseitig auftreten kann (s. S. 351). Eine Behandlung, die das Hörvermögen erhält, ist demnach besser als eine destruktive.

Erfolge der ototoxischen Therapie

Eine korrekt ausgeführte Gentamycinbehandlung hat eine hohe Erfolgsziffer. Beck und Schmidt berichteten 1978 über 95% Dauerheilungen, ein Wert, der von anderen Kliniken selten erreicht wird. Die ototoxische Behandlung beinhaltet aber auch ein nicht zu unterschätzendes Risiko eines weiteren Innenohrhörverlusts. Die Inzidenz einer Verschlechterung des Hörvermögens wird von Lang (1981) mit 25% der Fälle angegeben.

19.7.3 Chirurgische Therapie

Die Entdeckung, daß die Menière-Krankheit vom Innenohr ausgeht, führte ab der Jahrhundertwende zu operativen Eingriffen am Innenohr. Die historische Entwicklung wurde 1986 von Helms zusammengetragen.

Von den zahlreichen Operationen und deren Modifikationen sollen nur die erwähnt werden, die heute noch im Gespräch sind. Die Beschreibung aller operativen Möglichkeiten und ihre exakte Durchführung findet man bei Helms (1986).

Saccotomie

Unter diesem Begriff versteht man die Dekompression des Saccus endolymphaticus nach Shambough und die Eröffnung des Saccus endolymphaticus im Trautmannschen Dreieck des Mastoids in der Operationstechnik nach Portmann. Diese Eingriffe gehen davon aus, daß eine Druckentlastung des endolymphatischen Raums am Saccus endolymphaticus möglich ist, solang der Ductus endolymphaticus durchgängig ist. Die Methode hat weltweit Verbreitung gefunden, obwohl zahlreiche Punkte gegen einen Erfolg sprechen. Statistisch wird eine Erfolgsquote von 60–80% angegeben, eine Zahl die auch dann erreicht wird, wenn der Saccus endolymphaticus chirurgisch nicht eröffnet wird (Brettlau et al. 1980). Dazu passend sind auch Berichte von Arnold

(1988), der das Felsenbein eines Menière-Kranken untersuchen konnte. Er war 7 Jahre nach einer Saccotomie anfallsfrei gewesen. Histologisch sah man, daß bei der Operation der Saccus endolymphaticus nicht eröffnet worden war. Effektiv scheint bei dieser Operationstechnik somit die Mastoidektomie bzw. die Saccusdekompression zu sein. Inwieweit der positive Effekt der Operation ähnlich wie bei der Ultraschallapplikation auf Erschütterungen beim Bohren zurückzuführen ist, muß noch untersucht werden.

Von Moffat wurde 1994 eine Untersuchung über die Ergebnisse bei 100 Endolymph-Shunt-Operationen veröffentlicht. In 26% fand er eine Hörverschlechterung (Verbesserung in 19%), in 10% eine Verstärkung des Tinnitus (38% Verringerung). Der Schwindel dagegen war in 92% der Patienten geringer als präoperativ.

Endolymph-Perilymph-Verbindungen

Die Sacculotomie nach Fick und ihre Modifikationen gehen davon aus, daß eine vorübergehende oder permanente Verbindung zwischen Endolymph- und Perilymphraum hergestellt wird. Dies würde dem Zustand des „ausgebrannten Menière" entsprechen, bei dem ebenfalls eine dauerhafte Verbindung zwischen Endolymph- und Perilymphraum besteht. Die Erfolge dieser Operationen gingen nicht über die einer Saccotomie nach Portmann hinaus, waren aber mit einer erhöhten Inzidenz von Innenohrschäden behaftet. Von diesen Operationen ließ man deshalb wieder ab. Von Schuknecht wurde 1982 eine endokochleäre Shunt-Operation vorgeschlagen. Dabei wird vom runden Fenster aus mit einem 3 mm langen Häkchen die Lamina spiralis ossea zwischen Scala tympani und Ductus cochlearis perforiert. Die Erfolge entsprachen denen einer Saccotomie nach Portmann. Die bisher beschriebenen Hörschäden werden aber einem breiten Einsatz dieser technisch einfachen Operation im Wege stehen.

Destruktive Operationen

Bei den destruktiven Operationen wird entweder das Innenohr radikal zerstört (Labyrinthektomie) oder es wird eine Durchtrennung des afferenten Nerven (Neurektomie) durchgeführt. Es entsteht dabei ein vollständiger Ausfall des Gleichgewichtsorgans, und bei der Labyrinthektomie kommt es zusätzlich zur Ertaubung.

> ! Bevor man sich für eine destruktive Operation entscheidet, sollte man sich vergewissern, ob der postoperative Ausfallsschwindel mit seinem entsprechenden Spontannystagmus vom ZNS kompensiert werden kann. Die gute Funktion der vestibulären Ersatzsysteme (S. 331) ist für diese Eingriffe eine unumgängliche Voraussetzung.

■ **Labyrinthektomie.** Bei dieser transtympanal durchgeführten Operation wird das Innenohr breit eröffnet. Die neuronalen Strukturen werden so gründlich wie möglich entfernt. Zusätzlich wird Gentamycin instilliert.

Diese destruktive Operation sollte nur eingesetzt werden, wenn schwere Anfälle bestehen, eine konservative und ototoxische Therapie erfolglos verlaufen ist und eine schwere Hörstörung besteht. Die Möglichkeit einer funktionserhaltenden Therapie, z. B. der Neurektomie, ist zu prüfen.

Diese Bedingungen machen die technisch einfache, in Lokalanästhesie durchführbare, aber radikal destruktive Operation zu einem seltenen Eingriff.

■ **Vestibularisneurektomie.** Bei dieser Operation nach Fisch werden die afferenten vestibulären Nervenbahnen proximal der Ganglienzellen auf transtemporalem Weg im inneren Gehörgang durchtrennt. Das Hörvermögen kann dabei in einem hohen Prozentsatz erhalten werden. Unbeeinflußt bleibt bei dieser Operation das krankhafte Geschehen im Innenohr. Die Patienten verspüren deshalb weiterhin das z. T. unangenehme Druckgefühl im Ohr und den fluktuierenden Hörverlust. Die Operation ist deshalb geeignet für das fortgeschrittene Stadium der Menière-Krankheit, wenn das Hörvermögen nicht mehr fluktuiert oder für Patienten mit besonders therapieresistenten, heftigen und häufigen Anfällen.

Von Wigand (1983) wird im Verlauf der transtemporalen Operation zusätzlich zur Neurektomie nach arteriellen Gefäßschlingen am Stamm des 8. Hirn-

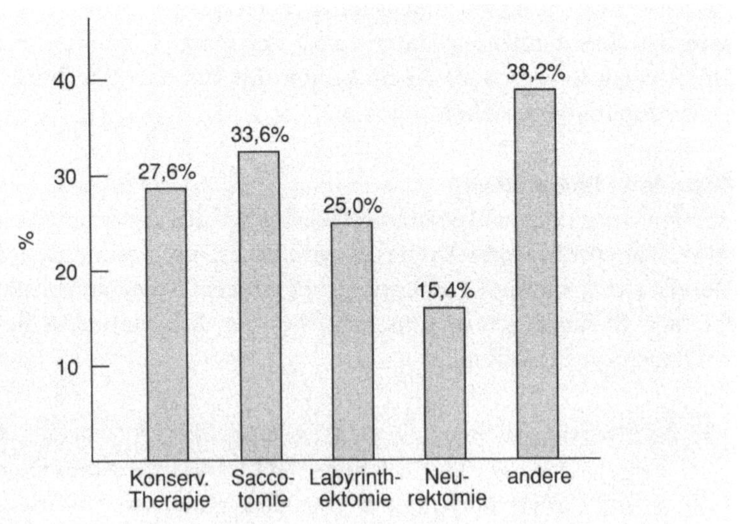

Abb. 19.13. Anteil der „Therapieversager" bei den unterschiedlichen Behandlungsformen beim M. Menière (739 Patienten). (Aus Morgenstern 1985)

nerven gesucht. Sie werden abgepolstert. Die akustischen Restsymptome treten dann nicht mehr auf.

■ **Erfolge der Behandlung der Menière-Krankheit.** Die konservative Therapie erreicht eine Besserung der Beschwerden bei ca. $^2/_3$ aller Patienten. Diese Zahl scheint magisch zu sein, denn alle Behandlungsmethoden, außer der Neurektomie, bringen statistisch dieses Ergebnis. Das zeigt Morgensterns Zusammenfassung „Therapieversager“ (1985) bei 739 Patienten (Abb. 19.13). Als behandelnder Arzt sollte man sich deshalb bei der Wahl der durchzuführenden Behandlung nach dem klinischen Bild des jeweiligen Patienten richten. Eine herausragende Therapieform gibt es nicht.

Benigner paroxysmaler Lagerungsschwindel

Der erstmals von Bárány 1920/21 beschriebene „benigne periphere paroxysmale Lagerungsschwindel" ist eine häufige Erkrankung des Gleichgewichtsorgans. Es handelt sich dabei um kurze, äußerst heftige Schwindelbeschwerden, die bei raschen Körperbewegungen, meist beim Umlagern im Liegen, aber auch beim Hinlegen oder Aufrichten, auftreten. Nahezu synchron zu den Beschwerden besteht ein sehr heftiger rotierender Nystagmus, der mit einer Latenz von wenigen Sekunden beginnt und innerhalb von ca. 20 s an- und wieder abschwillt (Crescendo-Decrescendo-Verlauf). Obwohl Anamnese und Symptome dieser Erkrankung eine klare Trennung von anderen vestibulären Erkrankungen zulassen, und sie weitaus häufiger ist als die Menière-Krankheit oder der akute Ausfall des peripheren Gleichgewichtssystems, wird sie noch zu selten diagnostiziert. Die Gründe liegen in einer zu wenig sorgfältigen Anamnese, einer häufigen Verwechslung mit halsbedingtem Schwindel und in der häufig zu oberflächlichen Untersuchung, wodurch die mit einer Latenz von mehreren Sekunden auftretenden Symptome übersehen werden können.

20.1 Pathophysiologie des Nystagmus

Schuknecht (1969) nahm an, daß der pathophysiologische Mechanismus dieser Erkrankung auf einer Änderung der mechanischen Charakteristik

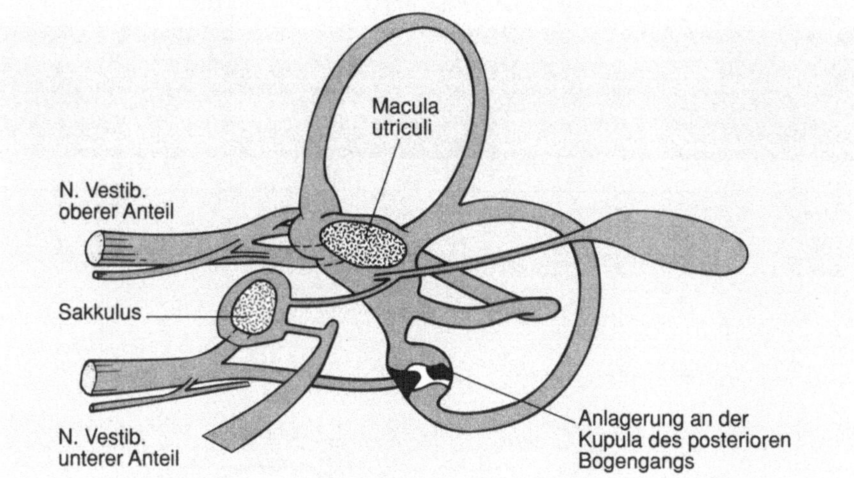

Abb. 20.1. Schema der anatomischen Beziehungen zwischen Utrikulus und Kupula des hinteren Bogengangs. Auf der Kupula liegt eine Ablagerung, die vor der Präparation wahrscheinlich im Kanal des Bogengangs lag (der Verf.). (Aus Schuknecht u. Ruby 1973)

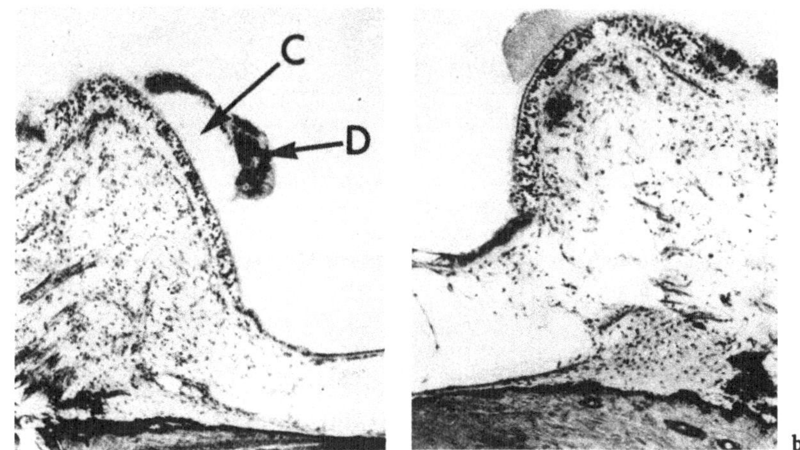

Abb. 20.2 a, b. a Kupulolithiasis: Ablagerung eines dichten Granulats (*D*) auf der Kupula (*C*) des hinteren Bogengangs des linken Ohrs. Der Patient hatte über einen heftigen Lagerungsschwindel geklagt. **b** Kupula der anderen Seite. (Aus Schuknecht 1969)

der Kupula im hinteren vertikalen Bogengang beruht. Durch Anlagerung von Otolithen oder anderen „schwergewichtigen" Gegenständen an die Kupula soll sie als zusätzlicher Schwerkraftrezeptor fungieren und beim Umlagern den heftigen Nystagmus hervorrufen (Abb. 20.1, 20.2 und Tabelle 20.1). Aus dieser Betrachtungsweise entstand die Bezeichnung „Kupulolithiasis".

Tabelle 20.1. Verteilung und Größe der Ablagerungen. (Aus Schuknecht u. Ruby 1973)

Größe der Ablagerungen	Lokalisation			Gesamt
	Oberer vertikaler Kanal	Lateraler Kanal	Hinterer vertikaler Kanal	
Klein	21	35	69	125
Mittel	3	5	12	20
Groß	0	1	3	4
Gesamt	23	41	84	

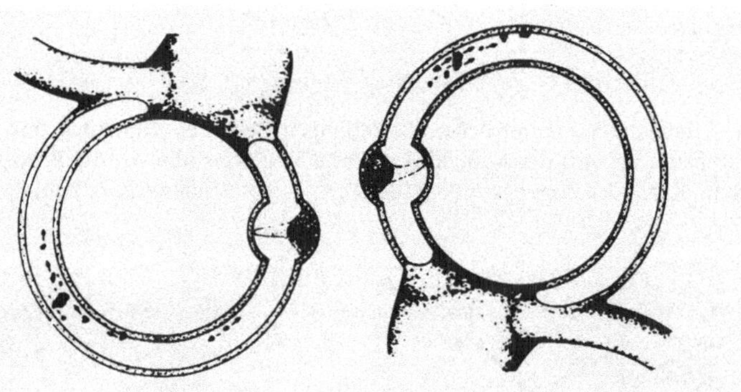

Abb. 20.3. Schematische Darstellung der Kanalolithiasis durch abgesprengtes, spezifisch schweres Utrikulus-Otolithen-Material, welches im hinteren Bogengang bei Kopflagerung (durch Änderung der Schwerkraftrichtung) nach unten sedimentiert, wie „Spritzenstempel" die Endolymphe bewegt und die Kupula auslenkt. *Links* Ampullofugale Auslenkung bei Lagerung auf das Läsionsrohr; *rechts* Ausschwemmen des Materials durch Lagewechselübungen (Aus Baloh et al. 1993)

Die von Schuknecht aufgestellte Theorie ist nicht schlüssig, denn würden, wie bei der Kupulolithiasis postuliert, die Auflagerungen direkt auf der Kupula liegen, dann müßten beim Umlagern der Schwindel und der Nystagmus ohne Latenz auftreten. Neue Denkmodelle gehen davon aus, daß Otokonien oder anderes schwergewichtiges Material im Kanal des Bogengangs liegen - und nicht auf der Kupula. Beim Umlagern sollen diese Steine verrutschen und dabei eine Flüssigkeitswelle auslösen, welche die Kupula und die Sinuszellen adäquat, aber nach einer Latenz stimulieren soll. Dieses Denkmodell wird als *Kanalolithiasis* (Abb. 20.3) bezeichnet (Baloh et al. 1993 , Brandt et al. 1994). Von Suzuki wurden Experimente am isolierten Bogengang des Froschs durchgeführt, die dieses Denkmodell bezüglich der Latenz des Auftretens von Schwindel bestätigen.

Es ist weiterhin denkbar, daß durch die angelagerten Otolithen die Kupula aus ihrer Verankerung am Dach der Ampulle gerissen wird und sie vorübergehend wie eine Schwingtür funktioniert. Möglich ist auch, daß die zur Dämpfung vorhandenen Mukupolisaccharide zu beiden Seiten der Kupula (s. S. 7) durch die „Fremdkörper" beeinträchtigt werden. Für diese noch unbewiesenen Denkmodelle spricht die häufige Spontanheilung der Erkrankung und das klinisch beobachtete Auftreten der Erkrankung während der Funktionswiederkehr nach einem akuten Ausfall des Gleichgewichtsorgans.

20.2 Symptome

Die Patienten empfinden den Lagerungsschwindel als ein heftiges, nur wenige Sekunden anhaltendes Drehgefühl, das bei schneller Kopfbewegung oder beim raschen Umlagern auftritt und entsprechend der eingenommenen Lage seine Richtung ändern kann. Dementsprechend findet man unter der Leuchtbrille einen mit einer Latenz von mehreren Sekunden auftretenden, heftig rotierenden Nystagmus mit Crescendo-Decrescendo-Charakter (Abb. 20.4). Das subjektive Schwindelgefühl eilt dem Nystagmus voraus. Nystagmus und Schwindel sind in der Regel nach 10–20 s abgeklungen. Am deutlichsten ist der Nystagmus beim raschen Umlagern des Patienten vom Sitzen in die Kopfhängelage mit gedrehtem Kopf sichtbar. Beim schnellen Wiederaufrichten tritt erneut ein Nystagmus auf. Er ist, wie auch das subjektive Drehgefühl, gegenläufig.

Charakteristisch ist eine Abnahme der Befunde bei wiederholten Lageänderungen, ein Effekt, der einerseits therapeutisch genutzt wird, andererseits die Diagnostik erschwert, denn die Störung ist dadurch nicht regelmäßig reproduzierbar. Die Diagnose gilt als gesichert, wenn ein rotierender Nystagmus mit Crescendo-Decrescendo-Charakter, der bei Lageänderung auftritt, durch erneute rasche Lageänderung umkehrbar ist. Man sieht die Seite als erkrankt an, auf die der Nystagmus bei raschem Umlagern in die Kopfhänge-

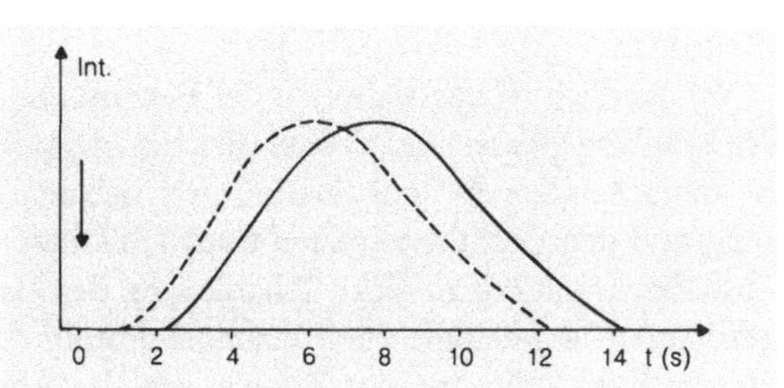

Abb. 20.4. Beschwerde- und Symptomverlauf bei einem benignen paroxysmalen Lagerungsschwindel. *Pfeil*: Änderung der Körperlage; *gestrichelte Linie*: Drehgefühl; *durchgezogene Linie*: rotierender Nystagmus

Abb. 20.5.
Schema eines vom rechten Gleichgewichtsorgan ausgelösten benignen paroxysmalen Lagerungsnystagmus im Lagerungstest

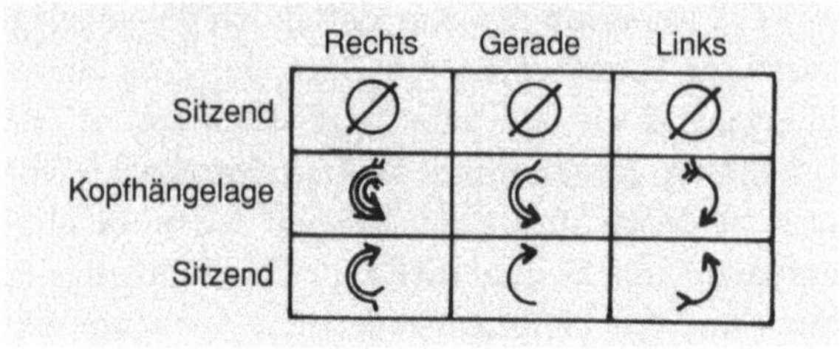

lage zeigt, oder in deren Richtung der Lagerungsnystagmus stärker ist [z. B. ein rechtsrotierender Lagerungsnystagmus bei rechter Kopfhängelage (Abb. 20.5), bei einer rechtsseitigen Erkrankung]. Häufig besteht ipsilateral eine Minderung der thermischen Erregbarkeit, manchmal eine ipsilaterale Perzeptionsschwerhörigkeit.

Es ist besonders darauf hinzuweisen, daß diese Erkrankung im Elektronystagmogramm *nicht*, dagegen mit der Leuchtbrille und der Videobrille *gut* nachzuweisen ist. Ein kräftiger benigner paroxysmaler Nystagmus - in der Anamnese ausgeprägtes Schwindelgefühl - kann sogar ohne Nystagmusbrille gesehen werden.

20.3 Ursache der Erkrankung

Von Häusler u. Pampurik wurde 1988 eine Zusammenstellung zur Ätiologie der Erkrankung veröffentlicht (Abb. 20.6). Am häufigsten tritt sie spontan auf, ohne daß anamnestisch oder von seiten weiterer Untersuchungen eine spezifische Ursache gefunden wird. Weiterhin wird die Erkrankung nach Schädel-Hirn-Traumen beobachtet, wobei die Absprengung der Otolithen von den Maculae durch die traumatisch bedingte Beschleunigung verursacht wird. Benigner paroxysmaler Schwindel kommt auch nach Otoskleroseoperationen vor. Hier dürften wohl Bruchstücke der Steigbügelfußplatte als Fremdkörper wirken. Differentialdiagnostisch abzugrenzen ist der Schwindel bei zu langer Steigbügelprothese. Er entsteht durch Kontakt der Prothese mit den Endolymphräumen des dem ovalen Fenster gegenüberliegenden Sakkulus und des Utriculus.

Verständlich ist das Auftreten der Erkrankung als Durchgangsstadium in der Erholungsphase eines akuten Gleichgewichtsorganausfalls. In diesem Fall ist wahrscheinlich die Koordination zwischen dem hinteren vertikalen Bogengang und den Otolithenorganen noch fehlerhaft, oder es ist im Verlauf der Ausfallserkrankung zu einer Teilablösung der Maculae utriculi und sacculi gekommen in Analogie zur Netzhautablösung der Augen. Auch die schon beschriebene Ablösung der Kupula von der Ampullenwand und ihre Be-

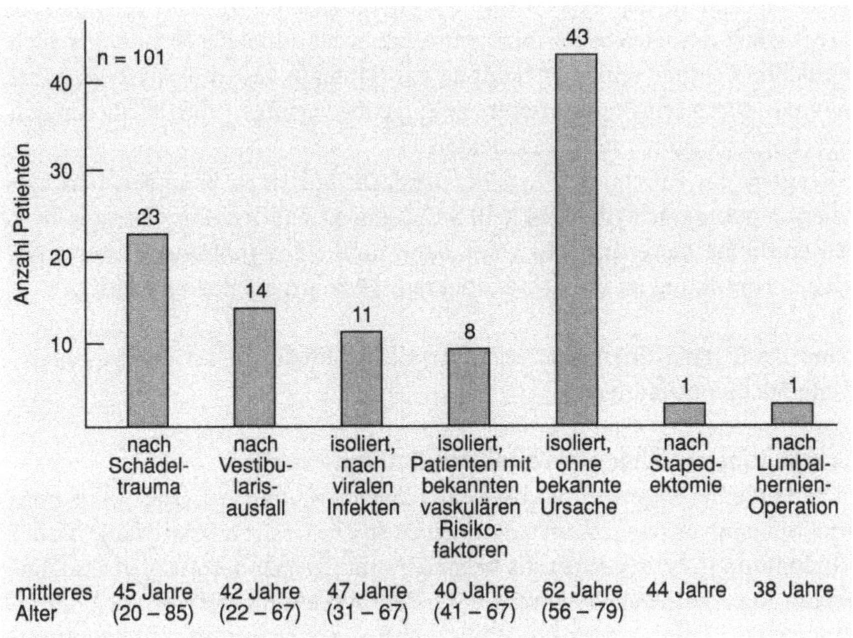

Abb. 20.6. Ursachen des benignen paroxysmalen Lagerungsschwindels mit entsprechender Altersverteilung. (Aus Häusler u. Pampurik 1989)

wegung nach Art einer Schwingtür ist denkbar. Diese Ansicht wird unterstützt durch die Arbeiten von Norré (1987), der zeigen konnte, daß sich durch Trainingstherapie zwar die Symptome des benignen paroxysmalen Schwindels beseitigen lassen, nicht aber die Befunde einer einseitigen periphervestibulären Untererregbarkeit (Norré 1987).

20.4 Differentialdiagnose

Differentialdiagnostisch sind halsbedingte Störungen, das Lagefistelsymptom, der Bruns-Nystagmus beim Akustikusneurinom, der zentrale Lageschwindel sowie alkoholbedingte Befunde wie PAN I in Erwägung zu ziehen. Im folgenden werden die wichtigsten Erkrankungen kurz charakterisiert, und ihr Unterschied zum benignen paroxysmalen Lagerungsschwindel wird herausgearbeitet.

Halsbedingter Lagerungsnystagmus

Der halsbedingte Lagerungsnystagmus (s. auch S. 190) ist im Gegensatz zum benignen paroxysmalen Lagerungsnystagmus unregelmäßig, kaum reproduzierbar und in der Regel diskret. Besteht gleichzeitig eine verminderte Erregbarkeit der Gleichgewichtsorgane, kann der zervikale Nystagmus auch deutlicher sichtbar sein. Der benigne paroxysmale Lagerungsnystagmus ist dann nur durch seine rein rotierenden Augenbewegungen vom halsbedingten Lagerungsnystagmus zu unterscheiden.

Reagiert ein Patient, bei dem der Verdacht auf einen benignen paroxysmalen Lagerungsschwindel gestellt wurde, nicht auf Trainingstherapie bzw. werden die Beschwerden schlechter, dann muß eine funktionelle oder organische Erkrankung im Bereich der oberen HWS ausgeschlossen werden.

Eine leere HWS-Anamnese ist nicht gleichbedeutend mit einem leeren Untersuchungsbefund.

Durchblutungsstörungen im Vertebralis-Basilaris-Kreislauf

Im Verlauf eines Lagewechsels bzw. einer Lagerungsuntersuchung mit gedrehtem Kopf kann es schon beim Gesunden zu einer massiven Einschränkung der Durchblutung der A. vertebralis besonders im Bereich der Ausgleichsschlingen am Atlas kommen (s. S. 34 u. 485). Bei intakten Blutgefäßen und durchgängigem Circulus arteriosus Willisi wird die Störung durch Strömungsumkehr usw. kompensiert, ohne daß Symptome auftreten. Sind Erkrankungen vorhanden, z.B. arteriosklerotische Plaques, Spondolosen am Atlas und/oder ein Foramen arcuale atlantis, kann es zu einer klinisch relevanten Minderdurchblutung im Hirnstammbereich mit heftigem, z.T. auch rotierendem Nystagmus kommen. Auch dieser Nystagmus kann einen Crescendo-Decrescendo-Verlauf haben, d.h. der Nystagmus nimmt wieder ab, wenn die kompensatorischen Mechanismen der Hirnblutung wirksam werden.

! *Tritt bei Kopfhängelage mit zur Seite gedrehtem Kopf mit oder ohne Latenz ein heftiger Nystagmus auf, so muß neben einer Kanalolithiasis auch an eine Durchblutungsstörung im Vertebralis-Basilaris-Bereich gedacht werden.*

In diesem Zusammenhang eine kritische Bemerkung zur De Kleijn-Hängeprobe (Abb. 20.7), die von Manualmedizinern regelmäßig zur Differentialdiagnostik durchgeführt wird. Sie soll beim Auftreten von Schwindelsymptomen mit Latenz und Crescendocharakter auf eine Vertebralis-Basilaris-Insuffizienz hinweisen und bei Decrescendoschwindel ohne Latenzzeichen auf eine funktionelle Kopfgelenkstörung (Wolff 1983). Da die Probe aber gerade beim benignen paroxysmalen Lagerungsschwindel positiv ist, kann sie nicht zur Beantwortung dieser Fragestellung herangezogen werden.

Lagefistelsymptom

Das Lagefistelsymptom (s. auch S. 397) entsteht, wenn von einem destruktiven Mittelohr- oder Felsenbeinspitzenprozeß Strukturen des Innenohrs eröffnet werden. Am häufigsten geschieht dies beim Cholesteatom. Der Nystagmus

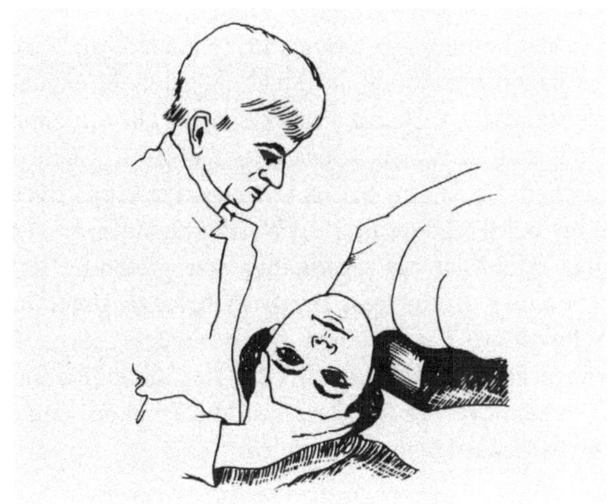

Abb. 20.7. De-Kleijn-Hängeprobe zur Prüfung eines vaskulär bedingten Schwindels. (Aus Wolf 1983)

unterscheidet sich vom benignen paroxysmalen Lagerungsnystagmus durch die geringe Stärke und das Fehlen einer Abnahme bei wiederholten Untersuchungen.

Bruns-Nystagmus

Beim Bruns-Nystagmus (s. auch S. 377) handelt es sich um einen divergierenden Lagenystagmus beim Akustikusneurinom. Der Nystagmus entsteht wahrscheinlich durch das Gewicht des vom N. vestibularis ausgehenden Tumors. Er ist grobschlägig und wenig frequent bei Körperlage auf der Seite des Tumors und kleinschlägig sowie stark frequent bei Körperlage auf der Gegenseite. Er unterscheidet sich vom benignen paroxysmalen Lagerungsnystagmus durch geringere Heftigkeit sowie das Fehlen starker subjektiver Symptome.

Zentraler Lageschwindel

Bei zentral vestibulären Erkrankungen im Bereich des Hirnstamms, besonders im Bereich der Gleichgewichtskerngebiete, kann es zu einem zentralen Lageschwindel kommen (s. auch S. 409). Er ist richtungswechselnd bei Lageänderung, von geringer bis mittlerer Intensität und oft, wie der benigne paroxysmale Lagerungsnystagmus, rein rotierend. Er unterscheidet sich eindeutig von diesem durch den Ablauf. Während der benigne paroxysmale Lagerungsnystagmus Crescendo-Decrescendo-Charakter aufweist, ist der zentrale Lagenystagmus gleichbleibend, solange die Körperhaltung eingenommen wird. Die subjektiven Schwindelsymptome sind in der Regel geringer, als der zugrundeliegende Nystagmus erwarten läßt.

Alkoholbedingter Nystagmus PAN I

Der alkoholbedingte Nystagmus (s. auch S. 307) ist dem benignen paroxysmalen Lagerungsnystagmus am ähnlichsten. Er entsteht durch Umwandlung der physikalischen Charakteristik der Kupula von einem Dreh-Beschleunigungs-Meßgerät zu einem Schwerkraftmeßgerät. Auch dieser Nystagmus tritt bei raschem Umlagern auf, ist von starkem subjektivem Schwindel begleitet und führt bei Rücklagerung zur Nystagmusumkehr. Der alkoholbedingte Nystagmus PAN I ist ein regelmäßig divergierender Lagenystagmus. Eine Unterscheidung gelingt erst durch mehrfache Untersuchungen, wobei der alkoholbedingte Lagenystagmus seine Stärke sowie Richtung ändert und nun konvergierend schlägt (PAN II). Der alkoholbedingte Nystagmus hat außerdem kein Crescendo-Decrescendo-Verhalten, sondern bleibt bestehen, solang die Seitenlage beibehalten wird.

20.5 Therapie

20.5.1 Trainingstherapie

Die Therapie besteht in der Ausnutzung des Effektes, daß bei wiederholter Einnahme der Schwindellage eine Abnahme der Befunde auftritt. Daraus wurde von Brandt und Daroff (1980) ein Behandlungsschema entwickelt, bei dem der Patient ein festes Trainingsprogramm unabhängig von der Lokalisation der Labyrinthstörung absolvieren soll. Unserer Ansicht nach ist es aber zweckmäßig, dem Patienten ein individuelles Programm an die Hand zu geben, das die jeweilige Haltung oder Bewegung, bei der Schwindel auftritt, stärker berücksichtigt. Dabei muß man beachten, daß bei manchen Patienten keine Abnahme der Symptome durch Training auftritt.

Empfehlung für die Durchführung der Trainingsbehandlung des Lagerungsschwindels (Formulierungsempfehlung für den Patienten s. S. 664).

1. Der Patient soll mehrmals täglich die Haltung einnehmen, die Schwindel auslöst.
   Oder:
   Er soll mehrmals täglich die Bewegungen ausführen, die Schwindel hervorrufen.
2. Tritt Schwindel auf, dann soll er diese Haltung oder Lage beibehalten, bis der Schwindel abgeklungen ist, maximal aber 60 s lang. Nach Abklingen der Symptome soll er sich zurückbewegen zur Normalposition. Tritt auch dabei Schwindel auf, soll er warten, bis auch dieser abgeklungen ist.

3. Der Patient soll diese Bewegungen wiederholen, bis kein Schwindel mehr auftritt.
4. Bleibt der Schwindel bestehen, soll er die Übungen nach ca. 15 min beenden.
5. Die Übung soll so lang täglich mehrmals durchgeführt werden, bis an 3 aufeinanderfolgenden Tagen kein Schwindel mehr auftritt.

Aus dem Denkmodell der Kanalolithiasis wurden spezifische Kopf- und Körperbewegungen entwickelt, die die Fremdkörper aus dem Kanal bewegen sollen. Sie sind gerechtfertigt, wenn eine allgemeine Trainingstherapie nicht wirksam ist.

20.5.2 Semont-Manöver

Von Semont (1976) wurde eine Behandlung angegeben, die versucht, durch sehr rasches, ruckartiges Umlagern die Auflagerungen an der Kupula abzuschleudern. Das von Semont beschriebene Verfahren nutzt die bei dieser Krankheit typische Latenz zwischen Umlagerung und Auftreten von Beschwerden aus. Die Bewegungen werden so schnell ausgeführt, daß Beschwerden noch nicht auftreten. Auf diese Weise ist es möglich, das Semont-Manöver auch bei Patienten durchzuführen, die bei Körperbewegungen sehr starken Schwindel hätten. Das Bewegungsprofil ist in Abb. 20.8 geschildert. Der Therapeut nimmt den Kopf des Patienten in seine Hände und bewegt den Kopf, so schnell er kann, auf die Liege zu. Der Kopf soll relativ

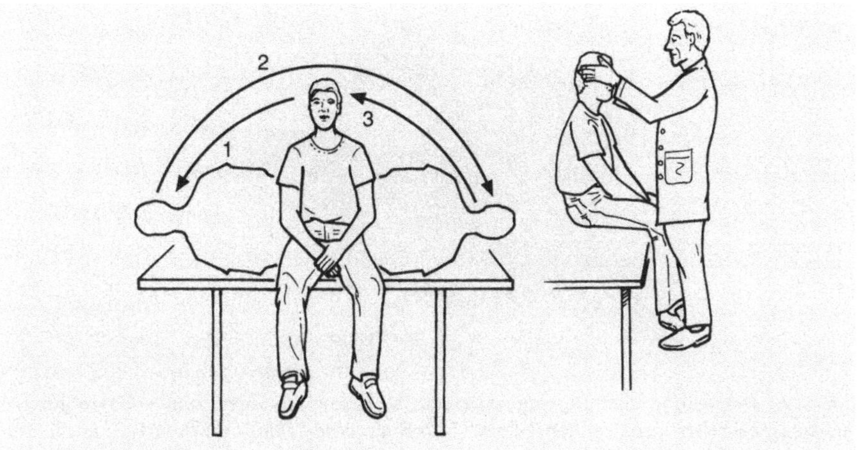

Abb. 20.8. Semont-Manöver zur Behandlung eines benignen paroxysmalen Lagerungsschwindels. Der Patient sitzt auf einer Liege. Er wird zunächst sehr schnell auf die eine Seite gelegt (*1*), anschließend sofort auf die andere Seite (*2*) und zurück zum Sitzen gebracht

hart aufkommen. Er ist durch die Hand des Therapeuten vor Verletzungen geschützt. Ohne Pause wird der Kopf zurückbewegt zur anderen Seite. Anschließend wird ohne Pause der Patient wieder zur sitzenden Haltung aufgerichtet. Das Manöver wird 1–2mal durchgeführt und ca. 2mal wiederholt.

20.5.3 Epley-Manöver

Von Epley wurde 1992 ein Verfahren entwickelt, um verirrte Otokonien wieder aus dem Bogengang herauszubefördern. Dabei wird der Kopf in Schwindelposition gebracht (Kopfhängelage, Kopf gedreht zur schwindelauslösenden Seite). Er wird dann zur Gegenseite rotiert. Der Patient soll sich dann über diese Seite aufrichten. Beschwerdefreiheit wird in ca. 80 % erreicht.

Eine medikamentöse Behandlung des Lagerungsschwindels ist kontraindiziert, da sie zentralnervöse Vorgänge beeinträchtigt.

20.5.4 Operative Therapie

Bei einem geringen Teil der Patienten (ca. 5%) kann durch die Trainingstherapie keine Abnahme der Beschwerden erreicht werden. Hier bietet sich die operative Behandlung nach dem von Gacek erstmals 1974 beschriebenen Verfahren der isolierten Durchtrennung des vom hinteren vertikalen

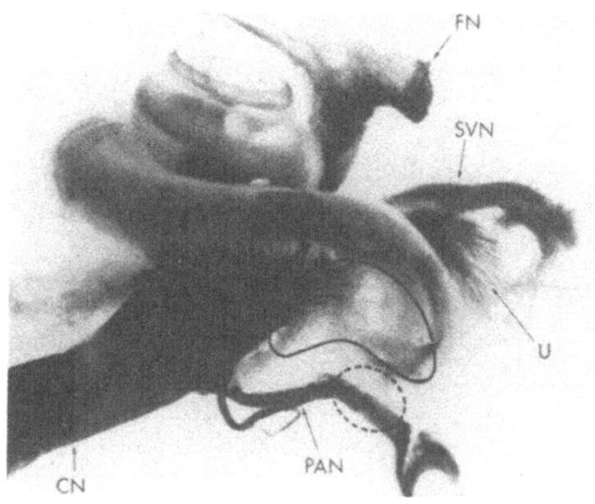

Abb. 20.9. Darstellung der Nervenfasern im Gleichgewichtsorgan und topographische Beziehung zwischen dem runden Fenster (*durchgezogene Linie*) und dem R. inferior des hinteren N. vestibularis (*PAN*), der von der Ampulle des hinteren vertikalen Bogengangs kommt. Eingezeichnet ist die Lokalisation der operativen Durchtrennung (*gestrichelte Linie*). *U* Fasern vom Utrikulus, *SVN* Fasern von der Ampulle des horizontalen Bogengangs, *FN* Fasern des N. facialis, *CN* Fasern des N. cochlearis. (Aus Gacek u. Lyon 1974)

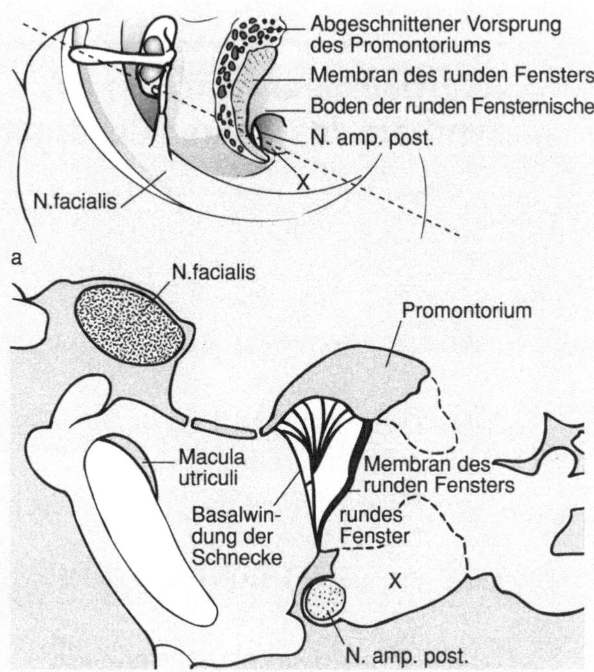

Abb. 20.10 a, b. Operationssitus (**a**) und Schema der häufigsten Lage des Nerven vom hinteren vertikalen Bogengang (**b**). *Gestrichelt* dargestellt sind die Knochenteile, die bei der Operation entfernt werden müssen (X). (Aus Gacek 1984)

Bogengang kommenden N. vestibularis pars inferior an. Er liegt unter dem runden Fenster (Abb. 20.9, 20.10). Die Operation sollte nur durchgeführt werden, wenn

1. ein Akustikusneurinom und eine zentrale Erkrankung mit allen uns zur Verfügung stehenden Mitteln ausgeschlossen ist,
2. die Lokalisation der Erkrankung eindeutig definiert werden kann,
3. die Erkrankung mehr als 6 Monate unvermindert besteht, da spontane Remissionen beschrieben sind.

Die Operation ist technisch sehr schwierig, da der Verlauf des Nerven unterhalb des runden Fensters erheblich variiert und außerdem wegen der großen Nähe des Operationsgebietes zum Vestibulum und zur basalen Schneckenwindung ein erhebliches Ertaubungsrisiko besteht. Die Operation muß intensiv am Felsenbeinpräparat geübt werden. Als Alternative zu dieser Operation wird die Eröffnung des hinteren vertikalen Bogengangs und die Blockade des häutigen Kanals diskutiert.

Übersichtsliteratur: Gacek 1984; Häusler u. Pampurik 1989, Brandt et al. 1994.

Kapitel 21

Akustikusneurinom oder das Syndrom des inneren Gehörgangs 21

Raumfordernde Prozesse im inneren Gehörgang führen zu einer sehr charakteristischen Folge von Symptomen, die den VII. und den VIII. Hirnnerven betreffen. Weitaus am häufigsten wird das Akustikusneurinom gefunden, selten ein primäres Cholesteatom, das von Felsenbeinknochen auf den inneren Gehörgang übergreift, sowie selten ein Fazialisneurinom. Gefäßschlingen im inneren Gehörgang und Meningeome des Kleinhirnbrückenwinkels können ähnliche Symptome produzieren. Im folgenden wird das Akustikusneurinom besprochen.

21.1 Frühsymptome

21.1.1 Abnahme der thermischen Erregbarkeit

Das Akustikusneurinom ist ein Schwannom (Abb. 21.1). Es geht von den Schwannschen Zellen des unteren Anteils des N. vestibularis aus und wächst unter dessen langsamer Zerstörung. Dadurch entsteht eine allmähliche

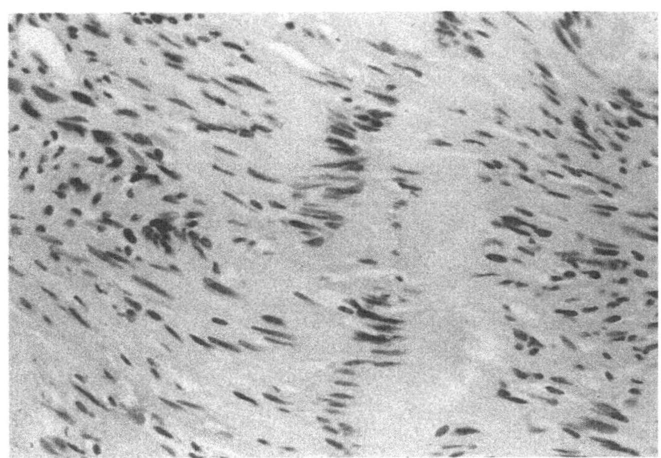

Abb. 21.1. Histologisches Bild eines Akustikusneurinoms. Ein Neurinom geht von der Schwann-Scheide sensibler Nervenfasern aus. Im histologischen Bild fällt die typische Palisadenstellung der Zellkerne auf. (Mit freundlicher Genehmigung von Prof. Cervós-Navarro, Institut für Neuropathologie des Universitätsklinikums Benjamin Franklin, FU Berlin)

Abnahme afferenten Informationsstroms vom Gleichgewichtsorgan zum Gleichgewichtskerngebiet, was einem langsam zunehmenden peripheren Funktionsverlust entspricht. Dieser wird fortlaufend zentral kompensiert. Patienten, die ein Akustikusneurinom haben, klagen deshalb selten über Schwindel, auch wenn bei kräftiger thermischer Reizung des Gleichgewichtsorgans kein Nystagmus mehr auslösbar, der Funktionsverlust also vollständig ist.

Ein typisches Symptom des Akustikusneurinoms ist der einseitige Gleichgewichtsfunktionsverlust, der ohne wesentliche Beschwerden eingetreten ist.

Manche Tumoren erreichen eine beträchtliche Größe, ohne den Nerv ganz geschädigt zu haben. Bei der Operation dieser Tumoren sind dann vestibuläre Nervenfaserbündel zu sehen, die um den Tumor herum zum Kleinhirnbrückenwinkel ziehen. Die thermische und rotatorische Erregbarkeit kann vollständig erhalten sein. Dies bedeutet nicht, daß der Nerv nicht geschädigt wäre, sondern nur, daß mit den verwendeten Untersuchungsmethoden die geschädigten Anteile des Nerven nicht erfaßt werden konnten.

Die thermische Reaktion kann seitengleich sein, wenn die afferenten Nervenfasern des horizontalen Bogengangs vom Tumor nicht beschädigt sind.

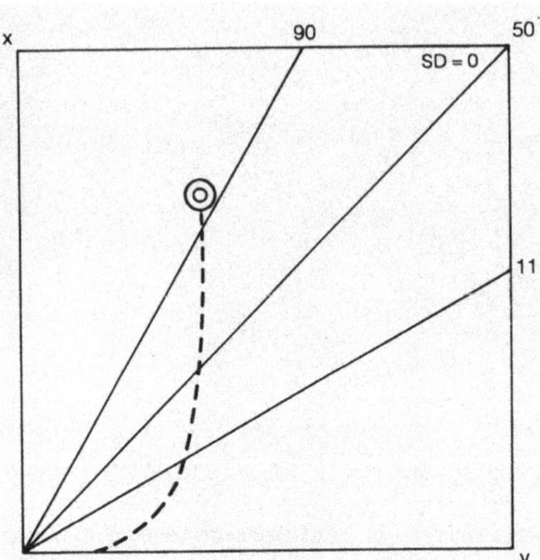

Abb. 21.2. Verlauf der thermischen Erregbarkeit beim Wachstum eines Akustikusneurinoms. Dargestellt ist ein Patient (○), der vor dem Wachstum des Akustikusneurinoms eine Seitendifferenz der thermischen Erregbarkeit hatte. Im Verlauf des Wachstums durchläuft die Kurve der Erregbarkeit die Mittellinie, d. h. die Zone seitengleicher Erregbarkeit. *x* Erregbarkeit des rechten Gleichgewichtsorgans, *y* Erregbarkeit des linken Gleichgewichtsorgans, *90*, *11* Intequantilbereiche, d. h. die Streubreite Gesunder

Eine weitere Ausnahme kann bei Patienten vorliegen, die vor Beginn der Erkrankung eine seitendifferente thermische Erregbarkeit mit verstärkter Erregbarkeit der dann erkrankenden Seite hatten. Dies ist beim Patienten (o) der Abb. 21.2 der Fall. In dieser Abbildung ist das Verhältnis der thermischen Erregbarkeit zwischen rechtem und linkem Gleichgewichtsorgan von 100 gesunden Personen durch Interquantillinien wiedergegeben. Auffallend ist eine sehr starke Streuung. Patient ○ ist rechts thermisch wesentlich stärker erregbar als links. Er ist an diese Seitendifferenz zentral adaptiert. Bekommt er ein Akustikusneurinom rechts, nimmt die thermische Erregbarkeit wegen der Tumorinvasion in den Nerven langsam ab. Der Verlauf, den die thermische Erregbarkeit während des Tumorwachstums nimmt, ist in der Abbildung eingezeichnet. Zusätzlich ist die Linie seitengleicher Befunde angegeben. Es ist gut zu sehen, daß der Weg der thermischen Erregbarkeit bei diesem Tumorkranken die Linie seitengleicher Befunde kreuzt.

Im Verlauf des Tumorwachstums im Gleichgewichtsnerv und im Verlauf der Abnahme seiner Erregbarkeit kann aufgrund einer vorbestehenden physiologischen Seitendifferenz eine Phase seitengleicher Befunde auftreten.

Zusammenfassend läßt sich feststellen, daß die thermische Seitendifferenz der vestibulären Erregbarkeit besonders in Kombination mit einem einseitig progredienten Hörverlust ein wichtiger Hinweis auf das Vorliegen eines Akustikusneurinoms ist.

Aber: Ein seitengleicher thermischer Befund bei einseitig progredientem Hörverlust spricht nicht gegen ein Akustikusneurinom. !

21.1.2 Lagenystagmus

Von Haid (1981) wurde in gründlichen Untersuchungen festgestellt, daß als sehr frühes Symptom ein divergierender Lagenystagmus auftritt (Abb. 21.3 u. Tabelle 21.1). Die Ursache dieses Nystagmus liegt wahrscheinlich an dem anfangs nur teilweise zerstörten N. vestibularis. Durch die Reduzierung des Informationsgehalts, die Laufzeitdifferenz und die Änderung der spontanen Entladungsrate im Nerven kommt es zentral zu einer Verarbeitungsstörung, besonders der Otolithen-Bogengang-Interaktion. Bei großen Tumoren findet man einen dissoziierten, divergierenden Lagenystagmus (Bruns-Nystagmus). Liegt der Patient auf der Seite des Tumors, sieht man einen grobschlägigen, wenig frequenten Nystagmus; liegt er auf der gesunden Seite, ist der Nystagmus feinschlägig und mittelfrequent (Abb. 21.4).

Tabelle 21.1. Häufigkeit des Auftretens eines Lagenystagmus im Verhältnis zu den verschiedenen Tumorgrößen. (Aus Haid 1981)

Tumorgröße	Klein n = 12	Mittelgroß n = 19	groß n = 48	Total n = 79
Pathologische Lageprüfung	11 92%	18 95%	46 96%	75 95%
Diese unterteilt sich in:				
I. Lagerungsnystagmus				
-richtungsbestimmt	3	4	7	42
-richtungswechselnd	4	9	15	
II. Lagenystagmus				
-richtungsbestimmt	1	2	2	7
-richtungswechselnd	0	0	2	
III. Kombination I. und II.				
-richtungsbestimmt	1	1	5	25
-richtungswechselnd	1	2	15	
IV. Lymphokinetische Vorgänge	1	0	0	1

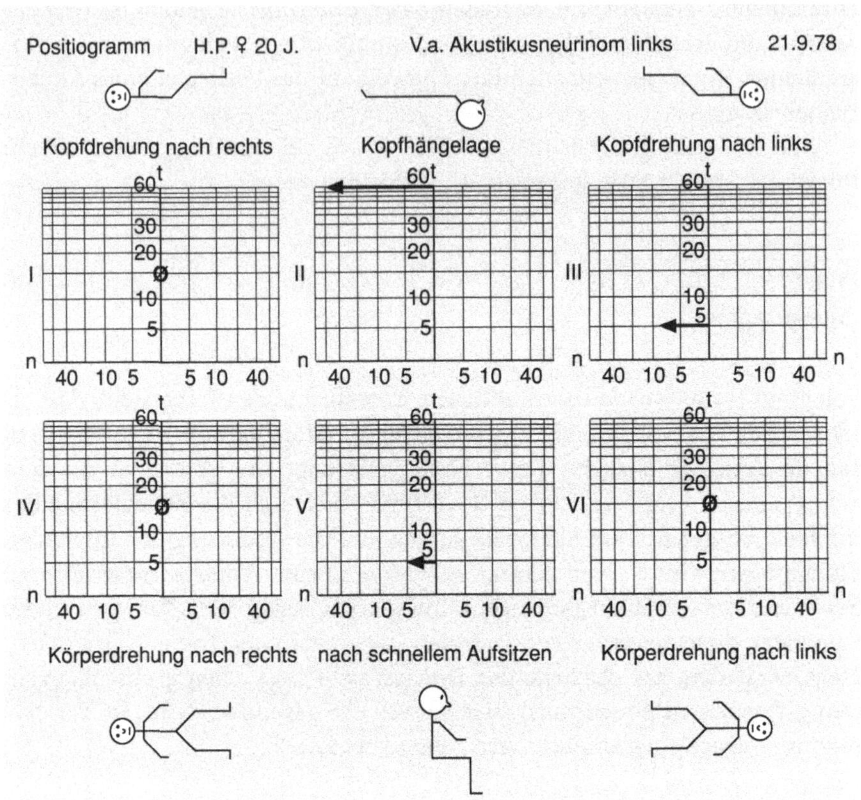

Positiogramm H.P. ♀ 20 J.
V.a. Akustikusneurinom links
21.9.78
Kopfdrehung nach rechts
Kopfhängelage
Kopfdrehung nach links
I
II
III
IV
V
VI
t
60
30
20
10
5
n
40 10 5 5 10 40
Körperdrehung nach rechts
nach schnellem Aufsitzen
Körperdrehung nach links

Abb. 21.3. Beispiel eines Lagenystagmus nach rechts bei einem Akustikusneurinom links. Darstellung des Lagenystagmus im Positiogramm nach Haid (1981; strenggenommen handelt es sich um keinen echten Lagenystagmus, da der Kopf gedreht wurde)

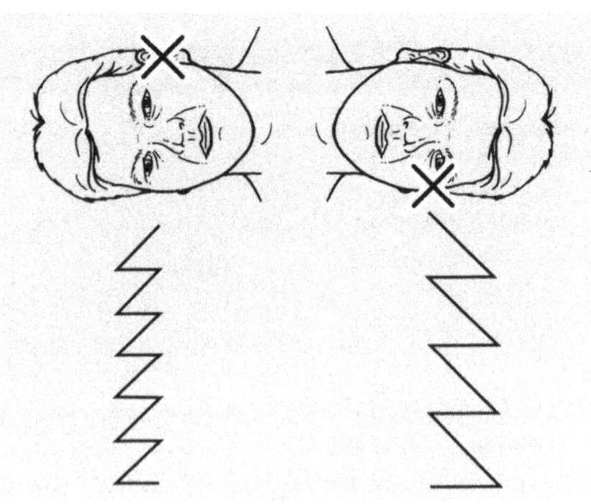

Abb. 21.4. Schema eines Bruns-Nystagmus. Grobschlägiger Nystagmus, wenn der Patient auf der Seite des Tumors liegt (*X*), feinschlägiger Nystagmus beim Liegen auf der Gegenseite

21.1.3
Störungen des galvanischen Nystagmus

Mit der galvanischen Reizung kann man zwischen einer Läsion des Gleichgewichtsorgans und einer Läsion des N. vestibularis unterscheiden. Dazu muß unipolar-monaural gereizt werden, wobei eine Elektrode am untersuchten Ohr (Mastoid), die andere am Unterarm liegt. Ein Nystagmus wird mit 1–4 mA ausgelöst, Schwellenwerte höher als 4 mA werden als pathologisch gewertet. Wesentlich für die Diagnose eines Akustikusneurinoms ist eine Seitendifferenz der galvanischen Erregbarkeit, die mehr als 5 mA beträgt (s. auch S. 283). Die galvanische Reizung ist eine ausgezeichnete, technisch aber aufwendige Untersuchung. Die Augenbewegungen können nur nach aktiver Filterung elektronystagmographisch, sonst photoelektrisch aufgezeichnet werden. Die galvanische Reizung hat heute durch die Verbesserung der bildgebenden Verfahren, insbesondere durch das Kernspintomogramm, an Bedeutung verloren. Durch den Einsatz der Videookulographie könnte sie reaktiviert werden, denn das Videosignal wird nicht durch den galvanischen Strom gestört.

21.2
Störungen des okulomotorischen Systems

Okulomotorische Störungen kommen nur bei großen Kleinhirnbrückenwinkeltumoren vor, z. B. bei Akustikusneurinomen, die aus dem inneren Gehörgang in den Kleinhirnbrückenwinkel gewachsen sind, oder bei infratentoriellen Meningeomen, die primär im Kleinhirnbrückenwinkel wachsen. Die Symptome treten auf, wenn der Tumor den Hirnstamm komprimiert. Als erstes Zeichen fällt der Verstärkungsfaktor bei der optokinetischen Reizung mit hoher Reizgeschwindigkeit ab (Abb. 21.5), später treten Sakkaden im Sinusblickpendeltest auf, und die Fixationssuppression ist gestört (Abb. 21.6). Die okulomotorische Störung ist beim Akustikusneurinom *kein* Frühsymptom.

Bevor die weiteren Symptome des Akustikusneurinoms besprochen werden, noch ein klinisches Rätsel: Ein Patient hat ein Akustikusneurinom. Es ist diagnostiziert und erfolgreich operiert worden. Er hat jetzt Angst, auf der Gegenseite erneut einen Tumor zu bekommen. Welches ist das früheste Symptom für ein Tumorwachstum auf der Gegenseite?

Antwort: Das Akustikusneurinom wächst im N. vestibularis. Das früheste Symptom für ein Tumorwachstum der Gegenseite muß demnach im N. vestibularis gesucht werden.

Bei der Operation der 1. Seite ist der N. vestibularis entfernt worden. Es besteht also ein vollständiger Ausfall der afferenten Meldung zum Gleichge-

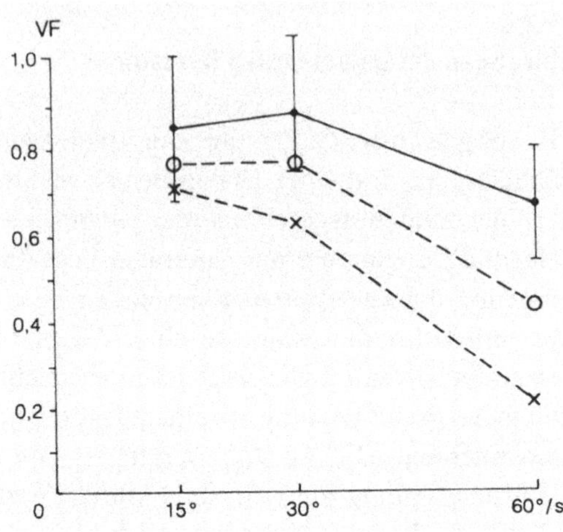

Abb. 21.5. Ermüdung des optokinetischen Nystagmus, dargestellt durch den Verstärkungsfaktor (VF). Patient mit großem Akustikusneurinom, das auf den Hirnstamm drückt, im Vergleich zu dem von Pfaltz u. Jldiz (1982) ermittelten Normalkollektiv. × Tumorseite, o Gegenseite

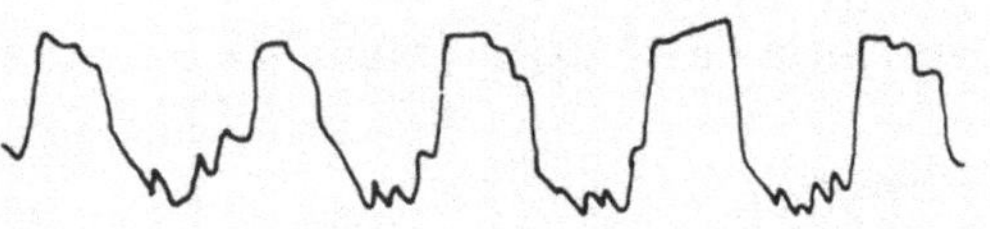

Abb. 21.6. Schwere Störung der Sinusblickpendelfolge bei dem Patienten der Abb. 21.5. Beim Blick nach links besteht zusätzlich ein Blickrichtungsnystagmus

wichtskerngebiet auf dieser Seite. Die Folge ist, neben der thermischen Unerregbarkeit, ein Spontan- und Provokationsnystagmus, der mehr oder weniger gut kompensiert wird. Bei der Besprechung der Kompensationsstadien eines vestibulären Defekts (s. S. 336) wurde festgestellt, daß bei einem vollständigen Ausfall eine vollständige Kompensation nicht erreicht wird. Es bleibt oft ein Spontannystagmus, der im ENG sichtbar ist, mindestens aber ein Provokationsnystagmus. Wächst nun im Gleichgewichtsnerv der Gegenseite ein Akustikusneurinom, nimmt die thermische Erregbarkeit dieser Seite ab. In Abb. 21.7 ist diese Situation dargestellt. Die Seitendifferenz des afferenten Zustroms zum Gleichgewichtskerngebiet nimmt ab, so daß der Spontan- und Provokationsnystagmus verschwindet.

Nach einseitiger Operation eines Akustikusneurinoms ist das Verschwinden des lang bestehenden Spontan- und Provokationsnystagmus (besonders Kopfschüttelnystagmus) das 1. Zeichen für ein Tumorwachstum auf der Gegenseite.

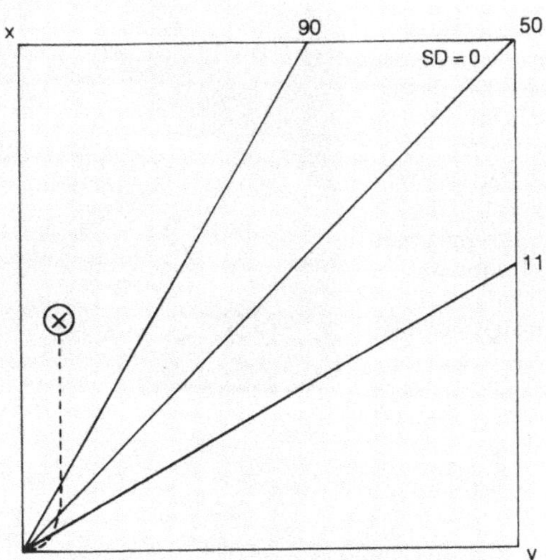

Abb. 21.7. Verlauf der thermischen Erregbarkeit bei einem Patienten, der vor Jahren an einem Akustikusneurinom auf translabyrinthärem Weg operiert wurde. *y* Erregbarkeit der linken Seite, *x* Erregbarkeit der rechten Seite. Es besteht ein Ausfall der thermischen Erregbarkeit der linken Seite. Bei korrekter thermischer Prüfung ist der Punkt seiner Erregbarkeit bei *X* zu finden. Die Erregbarkeit liegt nicht auf der Nullinie, da bei Kaltreiz der latent vorhandene Spontannystagmus provoziert wird. Wächst bei diesem Patienten ein Akustikusneurinom auf der Gegenseite (*rechts*), nimmt die Seitendifferenz kontinuierlich ab. Die Kurve durchläuft sogar die Linie seitengleicher Erregbarkeit (*50*). Latent vorhandener Spontannystagmus und Kopfschüttelnystagmus verschwinden

21.3 Weitere Symptome

Ein weiteres Tumorwachstum führt zu Platzproblemen im inneren Gehörgang. Der benigne Tumor infiltriert an seiner glatten Außenseite nicht, sondern bewirkt in dem normalerweise 7 mm weiten und mit Nerven weitgehend ausgefüllten inneren Gehörgang eine chronische Drucksymptomatik. Die 3 dabei entstehenden Symptome werden im folgenden beschrieben.

Der Hörnerv wird an die Wand gedrückt

Es entsteht eine langsam zunehmende, einseitige Schwerhörigkeit. Sie ist das Signal, das der Patient bemerkt und das den aufmerksamen Patienten zum HNO-Arzt führt. Das Akustikusneurinom, das im N. vestibularis wächst, hat von diesem Symptom seinen Namen.

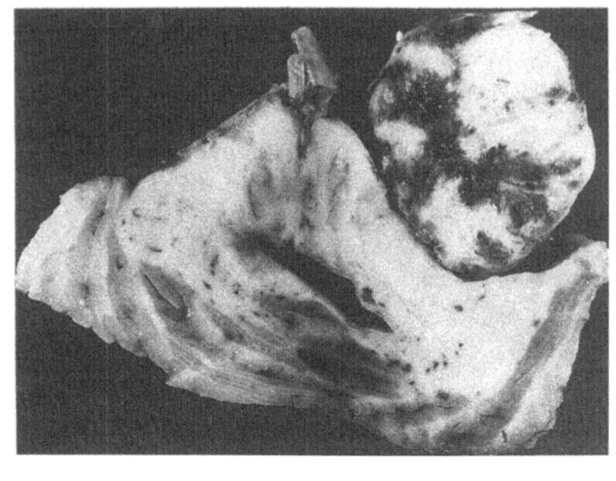

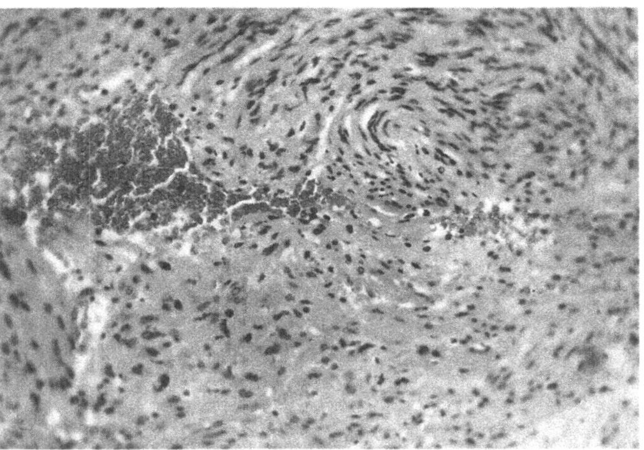

Abb. 21.8 a, b.
a Schnitt durch ein sehr großes Akustikusneurinom (*rechts oben*), das den Hirnstamm komprimiert hat. Deutlich sichtbar sind die zahlreichen streifenförmigen Einblutungen in den Tumor. Dadurch kann es zu ruckartigen Vergrößerungen des Tumors kommen (mit freundlicher Genehmigung von Prof. Cervós-Navarro, Institut für Neuropathologie, Klinikum Steglitz der FU Berlin). **b** Histologisches Bild des Tumors. Charakteristisch ist die Palisadenstellung der Zellkerne sowie die Einblutung

Die Schwerhörigkeit kann auch ruckartig zunehmen und mit einem idiopathischen Hörsturz verwechselt werden, wenn die Tumorgröße ruckartig zunimmt. Dies ist der Fall:

- bei Blutungen in den Tumor (Abb. 21.8),
- wenn die Arteria labyrinthi durch den Tumor so weit abgedrückt wird, daß die Blutversorgung zum Innenohr nicht mehr gewährleistet ist.

Bereits in einem sehr frühen Stadium der Kompression des N. acusticus werden die akustisch evozierten Hirnstammpotentiale (BERA) verformt und später nicht mehr erkennbar. Es kommt zu einem Anstieg der Latenz später Wellen. Wegen der guten Erkennbarkeit werden die Welle P5 und ihr Abstand von der Welle P1 zur Latenzmessung verwendet. Eine Interpeaklatenz von mehr als 4 ms gilt als pathologisch. Das Resultat der Hirnstammaudiometrie ist in mehr als 95% aller Patienten mit Akustikusneurinomen pathologisch verändert. Die BERA ist heute zusammen mit der Kernspintomographie der sicherste Test zur Erkennung eines Akustikusneurinoms.

Der Nervus facialis wird an die Wand gedrückt

Der motorische Anteil des Nervs ist sehr widerstandsfähig. Fazialisparesen werden deshalb auch bei sehr großen Akustikusneurinomen selten gesehen. Als häufiges, aber bei großem Hörverlust nicht mehr meßbares Symptom kann man eine verstärkte Ermüdbarkeit des M. stapedius beobachten.

■ **Untersuchungstechnik.** Voraussetzung ist eine Einrichtung zur fortlaufenden Messung der Impedanz des Trommelfell-Gehörknöchelchenapparats. Der Reflex des M. stapedius wird mit einem Dauerton von 80 dB über der Hörschwelle ausgelöst. Im Normalfall hält die Kontraktion des M. stapedius an, solange der Ton hörbar ist. Wird der N. facialis vom Tumor komprimiert, ermüdet der Muskel, und es kommt zu einer Abnahme der Impedanz (Abb. 21.9).

Im Gegensatz zum motorischen Anteil des N. facialis sind seine sensorischen, sekretorischen und sensiblen Fasern, die im N. intermedius zusammengefaßt sind, empfindlicher gegenüber Druck. Sie werden frühzeitig geschädigt.

Sensibler Anteil: Er versorgt den hinteren oberen Anteil der Gehörgangshaut; sein Ausfall läßt eine Sensibilitätsstörung im äußeren Gehörgang, in der Ohrmuschel und evtl. auch in einem mehr oder weniger großen Areal vor dem Tragus (Hitselberger-Zeichen) entstehen.

Sekretorischer Anteil: Mit dem N. facialis laufen sekretorische Fasern für die Glandula lacrimalis (über den N. petrosus superficialis major) und für die Glandula submandibularis und sublingualis (über die Chorda tympani). Sie werden untersucht mit dem Schirmer-Test (Glandula lacrimalis) (s. S. 86). Die Sekretion der Glandula submandibularis und sublingualis könnte nach Sondierung des Wharton-Gangs gemessen werden.

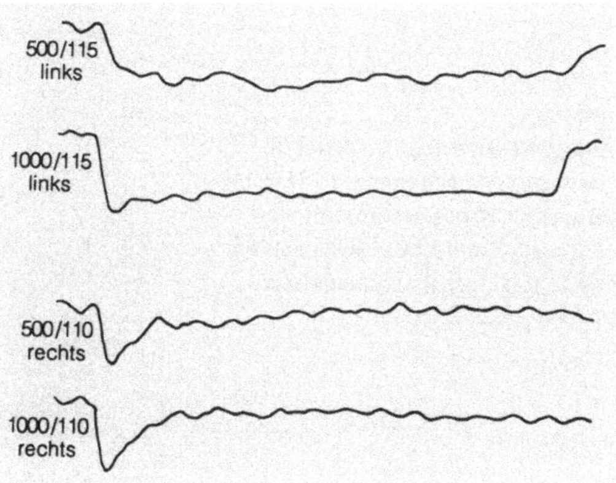

Abb. 21.9. Akustikusneurinom rechts. Ermüdung des Stapediusreflexes rechts

Sensorischer Anteil: Diese Fasern bringen Geschmacksinformationen von den vorderen zwei Dritteln der Zunge über die Chorda tympani zum ZNS: Sie werden entweder mit Geschmackslösungen oder besser elektrogustometrisch untersucht (s. S. 85).

Der innere Gehörgang wird zuerst kolben-, später trompetenförmig erweitert
Dies ist röntgenologisch und mittels der magnetischen Resonanz (Tumorform) sichtbar.

■ **Aufnahmetechnik nach Stenvers (Abb. 21.10, 21.11).** Entscheidend ist der Seitenvergleich der Weite des inneren Gehörgangs, wobei allerdings zu beachten ist, daß Akustikusneurinome auch beidseits auftreten können (z. B. beim M. Recklinghausen). Als pathologische Erweiterung wird eine Differenz des inneren Gehörgangs von mehr als 2 mm und eine absolute Weite von mehr als 7 mm angesehen.

Vorteil: Standardisiertes Untersuchungsverfahren.

Nachteil: Zwei Röntgenaufnahmen sind notwendig.

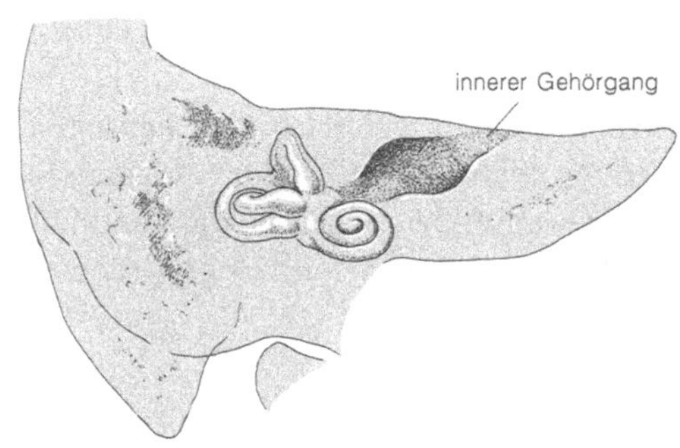

Abb. 21.10.
Röntgenaufnahme des inneren Gehörgangs nach Stenvers. Darstellung eines kolbenförmig erweiterten inneren Gehörgangs bei einem kleinen intrameatal gelegenen Akustikusneurinom

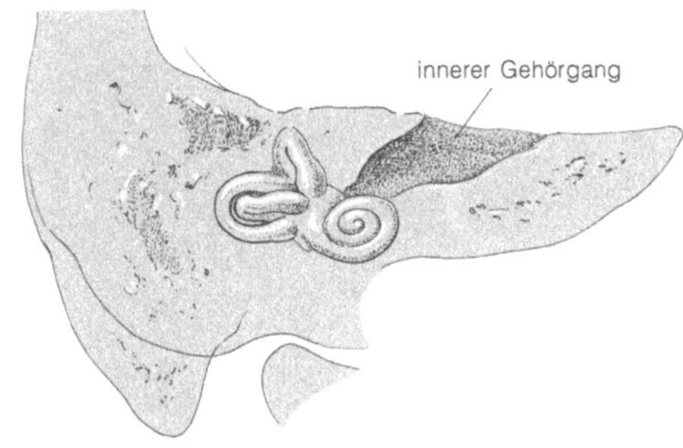

Abb. 21.11.
Röntgenaufnahme des inneren Gehörgangs nach Stenvers. Darstellung eines trompetenförmig erweiterten inneren Gehörgangs bei einem intra- und extrameatalen großen Akustikusneurinom

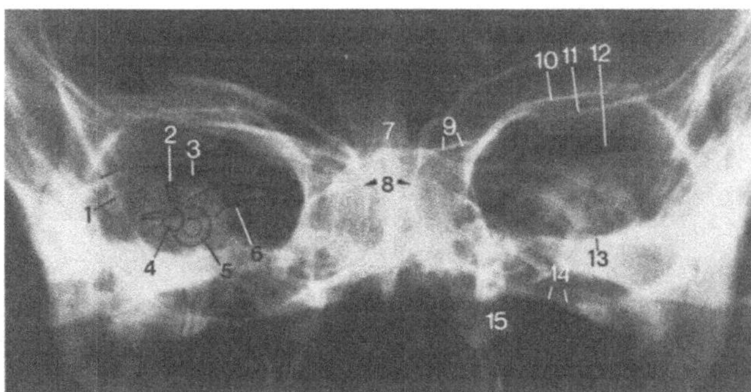

Abb. 21.12. Transorbitale Vergleichsaufnahme der inneren Gehörgänge. *1* Linea temporalis, *2* Bogengang, *3* Pyramidenoberkante, *4* Vestibulum, *5* Cochlea, *6* Meatus acusticus internus, *7* Crista galli. (Aus Schmidt u. Malin 1986)

■ **Transorbitale Pyramidenvergleichsaufnahme (Abb. 21.12).** Bei dieser Aufnahmetechnik projizieren sich die inneren Gehörgänge in die Orbitae. Ein Seitenvergleich der Gehörgangsweite ist direkt möglich.

Vorteil: Nur eine Aufnahme erforderlich.

Nachteil: Schwierigere Einstelltechnik.

■ **Computertomographie.** Das CT, besonders in seiner sog. Knochenfenstereinstellung, bildet die Weite des inneren Gehörgangs sehr gut ab. Allerdings ist ein Seitenvergleich nur dann möglich, wenn die Schnitte dünn gewählt (1 mm) und genau definiert sind, was bei Schiefhaltung des Kopfes leider nicht immer der Fall ist. Am besten ist dies bei der Sekundärschnitt-Rekonstruktionstechnik gewährleistet. Wird Kontrastmittel zur Verbesserung der Konturen injiziert, dann wird neben der Erweiterung des inneren Gehörgangs der Tumor selbst dargestellt. Allerdings entgehen selbst größere Tumoren der Diagnostik im CT.

■ **Kernspintomographie (NMR).** Das Kernspintomogramm kann hervorragend Weichteilgewebe darstellen, besonders nach Injektion der kontrasterhöhenden Substanz Gadolinium. Knochenstrukturen werden nicht dargestellt. Mit der Kernspintomographie werden Akustikusneurinome als leuchtende Flecken in der dunklen Umgebung (Knochen des Felsenbeins) so gut sichtbar, daß die NMR-Tomographie heute als das sicherste Verfahren zur Darstellung bereits kleiner Akustikusneurinome angesehen werden muß (Abb. 21.13, 21.14), bevor noch der innere Gehörgang erweitert wird. Die Größe eines Tumors wird mit der magnetischen Resonanztechnik derzeit genauer dargestellt als mit der Computertomographie.

Die Diagnostik selbst kleinster Tumoren im Kernspintogramm ist heute soweit fortgeschritten und sicher, daß bei begründetem Verdacht auf alle Standardröntgenaufnahmen und auch auf das CT verzichtet werden kann.

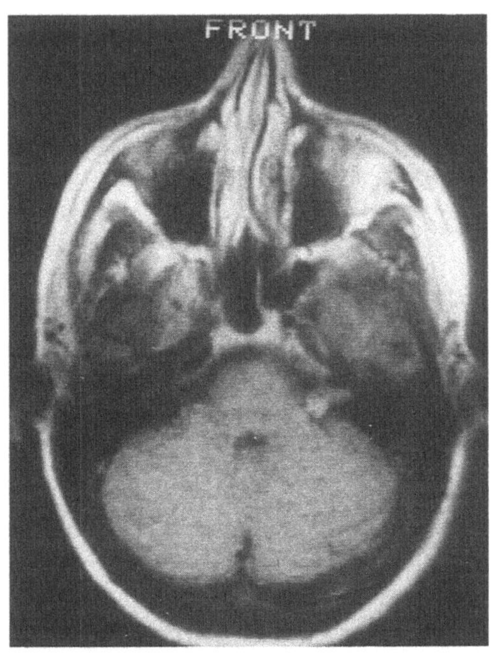

Abb. 21.13.
Kernspintomographische Darstellung eines intra- und gering extrameatalen Akustikusneurinoms im Kleinhirnbrückenwinkel rechts. (Mit freundlicher Genehmigung der Radiologischen Universitätsklinik München, Klinikum Großhadern, Direktor Prof. Lissner)

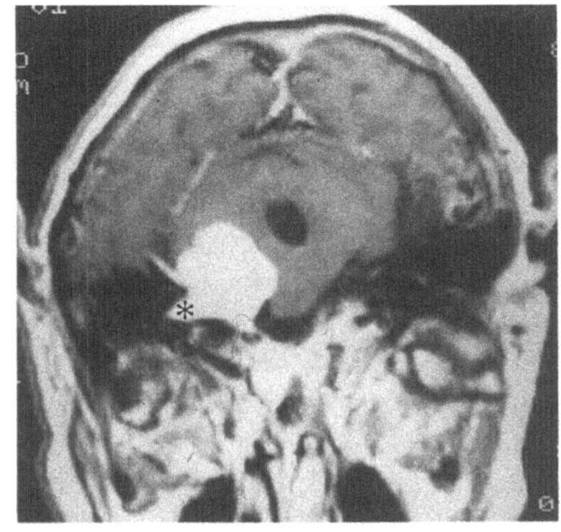

Abb. 21.14.
Kernspintomographische Abbildung eines ausgedehnten Akustikusneurinoms mit intrameatalem Anteil (*Stern*) und ausgedehntem Tumoranteil im Kleinhirnbrückenwinkel. Der Tumor komprimiert den Hirnstamm. (Mit freundlicher Genehmigung von Prof. Traupe, Abteilung für Röntgendiagnostik, Klinikum Benjamin Franklin der FU Berlin)

21.4 Therapie

Akustikusneurinome werden operativ entfernt. In speziellen Fällen (exzessive Tumorgröße, Risikofaktoren) kann man sich angesichts des sehr langsamen Tumorwachstums entschließen, den Tumor zu verkleinern oder abzuwarten.

Es gibt mehrere Operationswege, die je nach Tumorgröße gegangen werden können.

Transtemporaler Zugang

Bei diesem von House 1961 erstmals vorgeschlagenen, von Fisch 1969 standardisierten und von Wigand 1983 erweiterten otochirurgischen Weg werden der innere Gehörgang und der Kleinhirnbrückenwinkel von der mittleren Schädelgrube aus freigelegt. Die Oberkante des Felsenbeins muß abgetragen werden (Abb. 21.15). Dieser Zugang ermöglicht die sicherste Entfernung kleiner, intrameataler Tumoren unter Erhaltung der Funktion des N. facialis. Auch der Hörnerv wird bei dieser Operationstechnik geschont. Das verbleibende Hörvermögen hängt von der Vorschädigung des N. acusticus ab und davon, wieviel von der A. labyrinthi und ihren Ästen bei der Präparation erhalten werden kann. Die Arterie versorgt u.a. auch den im inneren Gehörgang liegenden Tumor; ihre Hauptäste, die zu Innenohrstrukturen ziehen, können mit der Tumorkapsel verbacken sein. Statistisch gesehen kann das Hörvermögen bei ca. 50 % der Patienten erhalten werden.

Wird der Zugangsweg nach Wigand durch Transsektion des Sinus petrosus superior und des Tentorius cerebelli erweitert, dann können auch Tumoren von 2,5 cm und mehr entfernt werden.

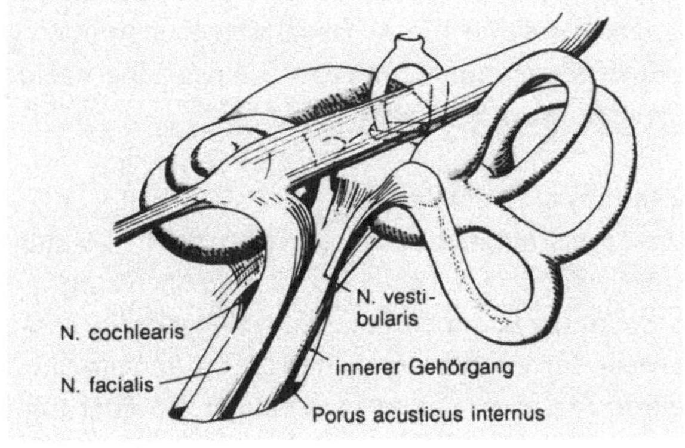

Abb. 21.15. Topographische Beziehung der Nerven im inneren Gehörgang bei Eröffnung über den transtemporalen Weg. (Aus Morgenstern 1985)

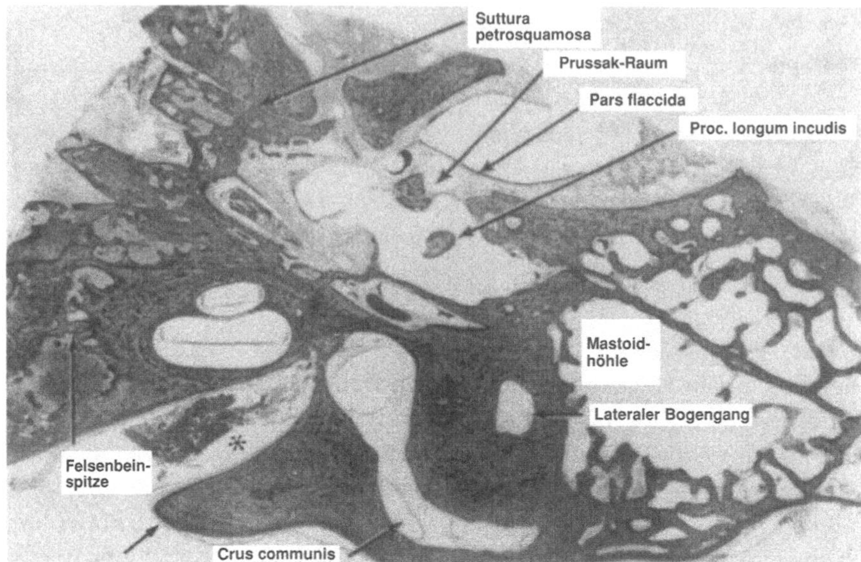

Abb. 21.16. Histologischer Schnitt durch den inneren Gehörgang. Darstellung der topographischen Beziehung zwischen hinterem vertikalen Bogengang (Crus communis) und der dorsalen Lippe (→) des inneren Gehörgangs (*). Bei operativer Eröffnung des inneren Gehörgangs kann der hintere vertikale Bogengang verletzt werden. (Aus Schuknecht u. Gulya 1983)

Subokzipitaler und retrosigmoidaler Zugang

Diese beiden vom Neurochirurgen benutzten Zugangswege erlauben die übersichtliche Darstellung der Kleinhirnbrückenwinkelzisterne. Sie erlauben eine sichere Entfernung mittelgroßer und großer Tumoren des Kleinhirnbrückenwinkels (Akustikusneurinom und infratentorielle Meningeome). Zur Darstellung des Tumoranteils im inneren Gehörgang muß die dorsale und obere Lippe des Porus acusticus internus entfernt werden (Abb. 21.16). Das Hörvermögen ist nicht immer zu erhalten, da einerseits bei der Präparation großer Tumoren die A. labyrinthi nicht immer geschont, andererseits der naheliegende, hintere vertikale Bogengang bei der Eröffnung des inneren Gehörgangs verletzt werden kann.

Translabyrinthärer Zugang

Dieser technisch einfache, otochirurgische Zugangsweg durch das Labyrinth unter Opferung seiner Funktion sollte heute nur noch in Ausnahmefällen zur Anwendung kommen. Sein Vorteil liegt darin, daß der innere Gehörgang dargestellt werden kann, ohne daß die mittlere und hintere Schädelgrube eröffnet werden müssen. Bei entsprechender Erweiterung des Knochendefekts kann der Kleinhirnbrückenwinkel gut eingesehen werden. Der Zugangsweg ist deshalb geeignet für mittlere Tumoren bei Risikopatienten, speziell bei Patienten in hohem Alter. Sein Nachteil liegt in der Zerstörung des Labyrinths. Nachdem Akustikusneurinome beidseits vorkommen, sollte ein Restgehör niemals unnötig geopfert werden. Der Zugangsweg ist beim jungen Patienten deshalb kontraindiziert.

Grundsätzlich soll der Zugangsweg so gewählt werden, daß der Operateur den Tumor vollständig entfernen kann unter weitestgehender Funktionserhaltung.

Kapitel 22

Tullio-Phänomen 22

Unter einem Tullio-Phänomen versteht man das Auftreten von Schwindel durch akustische Reize von mehr als 90 dB Lautstärke.

22.1 Medizingeschichte

Pietro Tullio (1881–1941; Abb. 22.1) war Professor für experimentelle Physiologie an der Universität Cagliari in Sardinien. Während Forscher wie z.B. Fluorens, Breuer und Ewald die Funktion des Gleichgewichtsorgans durch sukzessive Zerstörung einzelner Funktionsteile zu ergründen suchten, war Tullio bestrebt, das Gleichgewichtsorgan lokal zu reizen. Auf diese Weise konnte er den Reizeffekt immer wieder beobachten, was bei zerstörenden Versuchen nicht möglich war.

Fluorens hatte beobachtet, daß nach Durchtrennung einzelner Bogengangsnerven plötzliche, heftige Kopfbewegungen in der Ebene des entsprechenden Bogengangs auftraten. Er nahm an, daß diese Bewegungen von einem intakten Bogengangssystem unterdrückt würden, die Bogengänge somit eine hemmende Funktion hätten.

Tullio wollte dieses Phänomen näher ergründen. Er begann damit, winzige Löcher in Serie längs eines ganzen Bogengangs anzubringen. Er verband diese Löcher miteinander und konnte so sukzessive den membranösen Bogengang freilegen. Durch Kompression des membranösen Bogengangs oder durch Stromapplikation erzielte er nun eine Reizung des Bogengangsrezeptors und konnte seine erregende Funktion nachweisen.

Während dieser Versuche beobachtete Tullio, daß auch Schallreize sofort nach Eröffnung des Kanals motorische Reaktionen, d.h. definierte Kopfbewegungen, auslösten, die jedoch bei Unterbrechung des Ampullarnervs oder bei Verschluß der Bogengangsöffnung mit Wachs wieder verschwanden

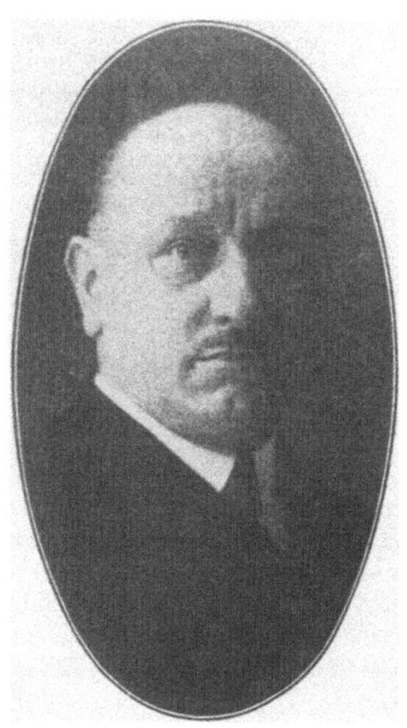

Abb. 22.1.
Pietro Tullio (1881–1941). (Aus Revista di Biologia 1942, 33:291–298)

(Abb. 22.2, 22.3). Die Kopfbewegungen lagen in der Ebene des jeweiligen Bogengangs und konnten einen Drehwinkel von 90° erreichen. Von Tullio wurde ein Film über diese Versuche auf dem ersten Kongreß der italienischen Gesellschaft für Oto-Neuro-Ophthalmologie im Oktober 1924 in Neapel gezeigt.

Tullio konnte mit der Beschallung von Öffnungen an den Bogengängen exakt die Funktion des einzelnen Bogengangs demonstrieren. Es gelang ihm sogar, Kontraktionen der Nackenmuskulatur bei Beschallung der Otolithenorgane zu filmen. Er veröffentlichte seine Beobachtungen 1930 in der „Monatsschrift für Ohrenheilkunde" (Band 64, S. 160).

22.2 Ursache des Tullio-Phänomens

Es ist verwunderlich, daß beim Gesunden akustische Reize und die von ihnen ausgelösten Flüssigkeitswellen zu keiner Stimulation vestibulärer Strukturen führen, besonders angesichts der geringen Entfernung der Maculae sacculi und utriculi zum Steigbügel. Es gibt aber Erkrankungen, bei denen Schwindel durch Lärm regelmäßig ausgelöst wird. Eine zentrale Rolle scheinen dabei die Maculae sacculi und utriculi zu spielen, die an der medialen Wand des Vestibulums gegenüber der Steigbügelplatte liegen (Abb. 22.4).

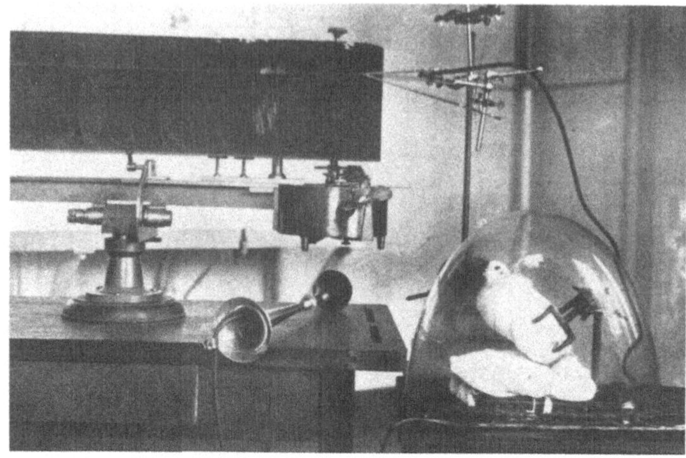

Abb. 22.2. Versuchsaufbau zur Messung der Kopfbewegung einer Taube bei Applikation von Schallwellen. Rechts in einer Glasglocke sitzt eine Taube, deren Körper fixiert ist. Der Kopf ist beweglich. An der Schnabelspitze ist ein kleiner Faden befestigt, der über ein kleines Hebelsystem oberhalb der Glasglocke zu einem Schreiber führt (*links oben*). Es handelt sich dabei um eine große Schreibtrommel. In der *Mitte unten* ist eine kleine Hupe sichtbar, mit der Tullio das Geräusch erzeugte. (Aus Tullio u. Borghese 1932)

Abb. 22.3.
Registrierung der Taubenkopfbewegung bei verschiedenen Stimulusfrequenzen. (Aus Tullio u. Borghese 1932)

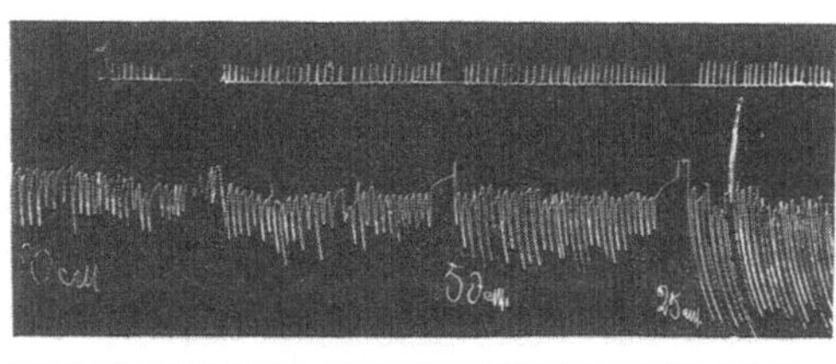

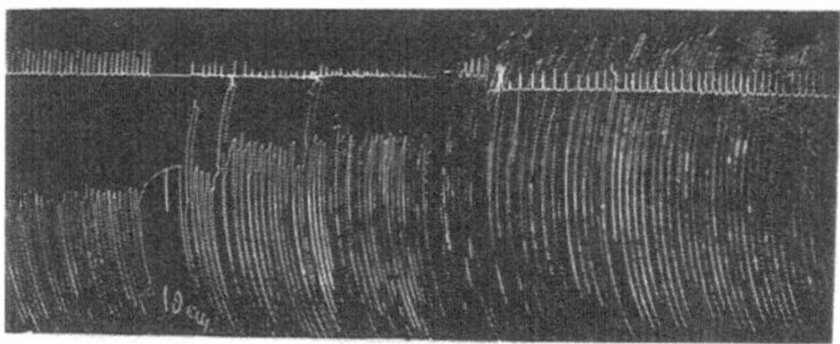

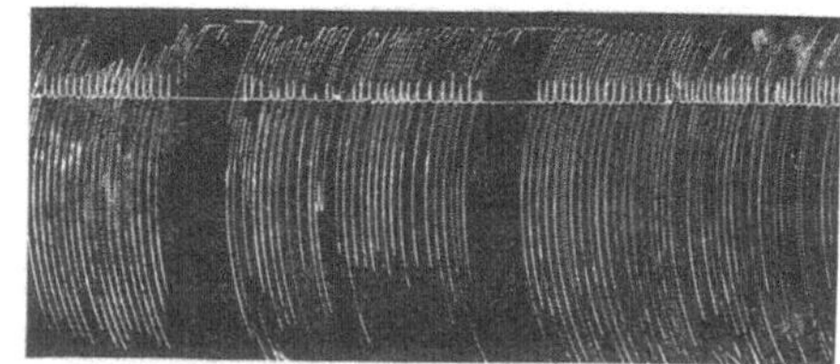

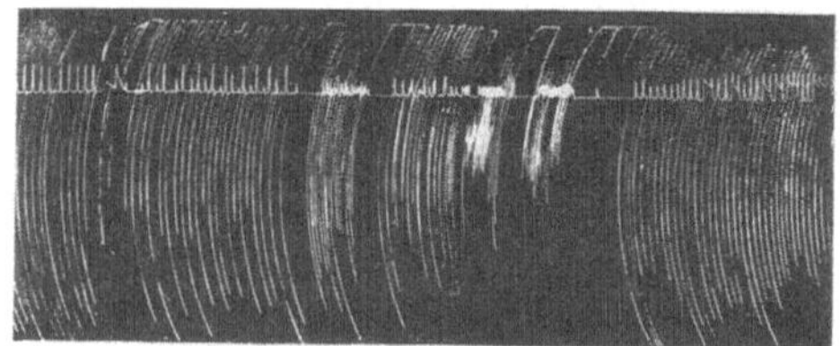

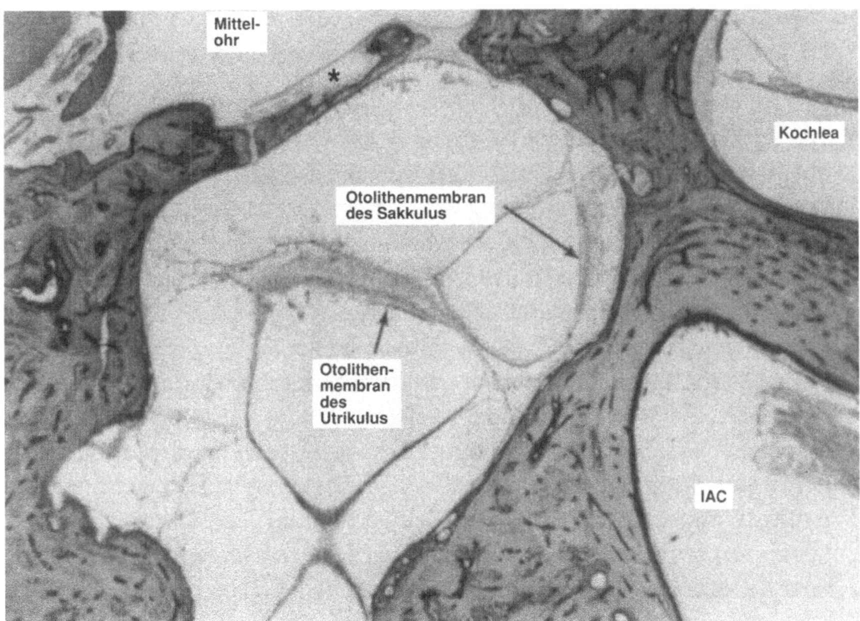

Abb. 22.4. Anatomie des Vestibulums zwischen Mittelohr und innerem Gehörgang (IAC). Beachte die Nähe der Steigbügelfußplatte (*) zum Utrikulus und zur Endolymphmembran des Sakkulus. (Aus Schnuknecht 1974)

Labyrinthfistel

Führt ein destruktiver Mittelohrprozeß, z.B. ein Cholesteatom, zu einer Labyrinthfistel, und steht der Prozeß, wie dies beim Cholesteatom oder beim Gehörgangskarzinom häufig der Fall ist, mit dem Trommelfell in Verbindung, dann kann ein akustischer Reiz direkt auf das Vestibulum oder häufiger auf den Bogengang übertragen werden. Die Patienten spüren dann entweder hüpfende Umweltscheinbewegungen (bei Vestibulumfisteln) oder kurze ruckartige Drehbewegungen, meist verbunden mit einem Gefühl, ruckartig zur Seite gedrängt zu werden (bei Bogengangsfisteln). Steht die Labyrinthfistel mit Strukturen des Gehörgangs in Verbindung, kann man bereits durch Druck auf den Tragusknorpel horizontale Augenbewegungen, Umweltscheinbewegungen und eine Falltendenz auslösen.

Bekannt und einkalkuliert ist das Tullio-Phänomen bei der Tympanoplastik Typ V 2, bei der eine Fenestration des horizontalen Bogengangs ausgeführt wird, um bei einem knöchern verschlossenen ovalen Fenster einen Zutritt der Schallwellen zur Schnecke zu ermöglichen.

Folgezustände nach Operationen am Steigbügel

Bei Operationen am Steigbügel kann es zu schweren, akustisch auslösbaren Schwindelzuständen kommen, wenn:

- bei der klassischen Stapedektomie Teile der Fußplatte nach innen kippen, mit ihrem Rand aber noch flexibel mit den Knochen der ovalen Nische verbunden sind. Die Bewegung der Steigbügelprothese wird dann über dieses Fußplattenstück auf das membranöse Labyrinth bzw. auf die Maculae sacculi oder utriculi übertragen (Abb. 22.5). Bei lauten Geräuschen können solche Patienten stürzen und sich verletzen;
- eine Steigbügelprothese (z. B. ein Piston) länger als 0,5 mm in das Vestibulum reicht, kann sie Kontakt zum membranösen Labyrinth bekommen und auf diese Weise Schwindel auslösen. Auf demselben Mechanismus basiert auch ein geräuschabhängiger Schwindel nach Ohroperationen, bei denen der Steigbügel durch ein Bindegewebstransplantat ersetzt werden mußte. Wird in frischem Zustand eine Verbindung zum Trommelfell (z. B. über eine Columella) hergestellt, kann bei zu fester Gehörgangstamponade oder bei einem Unterdruck im Mittelohr das Bindegewebstransplantat ins Vestibulum gedrückt werden. Sakkulus und Utrikulus können dann direkt mit dem Trommelfell in Verbindung stehen und bei Geräuschen stimuliert werden.

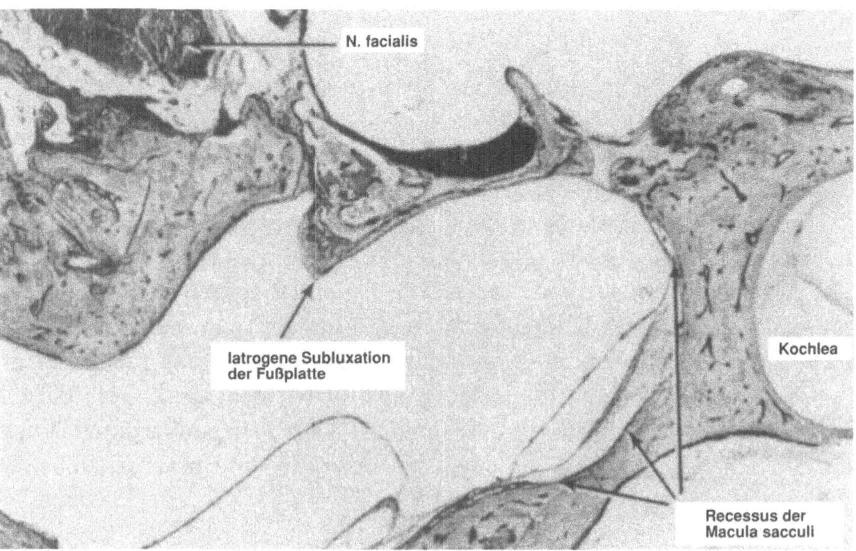

Abb. 22.5. Steigbügel, der nach Operation im Mittelohr in das Vestibulum luxiert ist. Steht er mit der gegenüberliegenden Endolymphmembran in Verbindung, dann entsteht ein Tullio-Phänomen. (Aus Schuknecht 1974)

> **!** Das Auftreten eines Tullio-Phänomens in Zusammenhang mit einer Operation am Steigbügel ist immer ein Alarmsymptom. Die Entfernung einer Steigbügel-Prothese ist notwendig. Unfallgefahr durch Stürze!

Verwachsungen des membranösen Labyrinths mit der Steigbügelfußplatte

Dieser Mechanismus ist von Schuknecht bei der Menière-Krankheit und bei entzündlichen Innenohrprozessen nachgewiesen worden. So gehört das Tullio-Phänomen zu den typischen Symptomen einer konnatalen Lues. Bei dieser Erkrankung kommt es zu Veränderungen des Ringbands sowie zu Verwachsungen im Bereich des Innenohres.

Lockerer Steigbügel

Die Auslösung von Augenbewegungen und Schwindel durch eine übermäßig starke Beweglichkeit des Steigbügels und offener Tube bei einem Hornbläser wurde 1986 von Scherer und Clarke beschrieben. Durch Geräusche, aber auch beim Blasen des Horns, traten vertikale Augenbewegungen mit rotierender Komponente als Zeichen eines Otolithenreizes auf. Die zeitliche Zuordnung von Geräusch zu Otolithenreiz bzw. zu Nystagmus und Muskelaktivierung war so exakt, daß erstmals eine Latenzmessung der Otolithenfunktion über die vestibulospinale Bahn durchgeführt werden konnte (Brandt u. Dieterich 1986). Inzwischen mehren sich die Hinweise, daß Schwindelbeschwerden bei Bläsern offensichtlich gehäuft vorkommen.

Kapitel 23

Fistelsymptom 23

23.1 Pressorisches Fistelsymptom

Unter einem positiven pressorischen Fistelsymptom versteht man die Auslösbarkeit von Schwindel und Nystagmus bei Druckerhöhung im Mittelohrraum oder bei Druck auf die Ohrmuschel. Das Symptom tritt auf, wenn destruktive Prozesse zu einer Bogengangsfistel geführt haben.

Fistelsymptom bei Trommelfelldefekt

Druckänderungen im Gehörgang, aufgebaut mit einem Politzer-Ballon und einer Nasenolive, führen bei Bestehen einer Bogengangsfistel zu einer Perilymphströmung im knöchernen Bogengang. Die Perilymphbewegung wird an der Ampulle auf das Membranöse Labyrinth und damit über die Endolymphe auf die Kupula übertragen (Abb. 23.1). Liegt die Fistel am horizontalen Bogengang, dann führt *Kompression* zu einem Nystagmus zur *kranken* Seite, *Aspiration* zu einem Nystagmus zur *gesunden* Seite. Bei der Durchführung der Untersuchung ist es wichtig, den halb komprimierten Politzer-Ballon auf den Gehörgang zu setzen und mit der Nasenolive den Gehörgang gut abzudichten (Abb. 23.2). Nur so ist es möglich, Druck und Sog im Wechsel auszuüben.

Beweis für das Vorliegen einer Labyrinthfistel ist neben der Erzeugung des Nystagmus die Richtungsumkehr beim Druck bzw. Sog.

Fehlerquelle: Wird der Gehörgang schlecht abgedichtet, entweicht Luft aus dem Gehörgang und aus dem Mittelohr, und es entsteht ein thermischer Effekt beim Einblasen von Luft. Er kann besonders bei Patienten mit Radikalhöhlen beträchtlich sein. Wegen des Kaltreizes ist der Nystagmus immer zur gesunden Seite gerichtet.

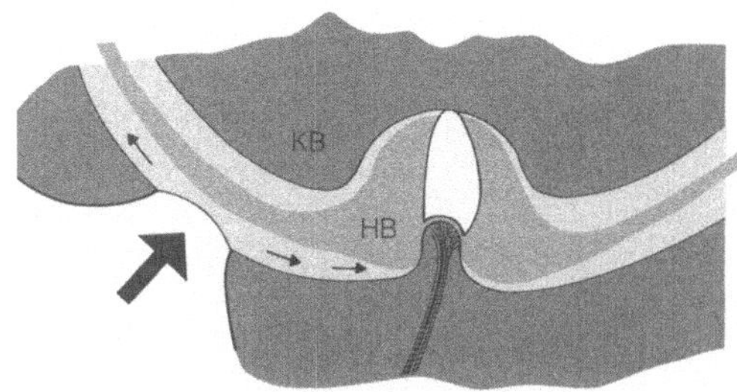

Abb. 23.1. Mechanismus der Entstehung des Fistelsymptoms

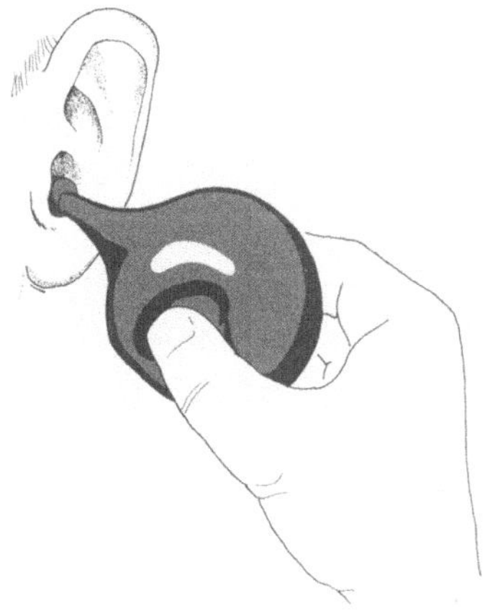

23.2

Abb. 23.2. Prüfung des Fistelsymptoms. Zu beachten ist, daß der Gehörgang gut abgedichtet ist und der Politzer-Ballon halb komprimiert ist, damit Druck und Sog im Wechsel ausgeübt werden können

Fistelsymptom ohne Trommelfelldefekt

Bei einer Luesinfektion kann es zu einem positiven Fistelsymptom, allerdings umgekehrter Nystagmusrichtung, trotz intaktem Trommelfell kommen. Es wird als Hennebert-Zeichen beschrieben. Es handelt sich wahrscheinlich um eine Lockerung des Steigbügelringbandes, wodurch Trommelfellbewegungen verstärkt auf das Innenohr weitergeleitet werden. Außerdem steht die Membran des Utrikulus und des Sakkulus mit der Steigbügelplatte in Verbindung. Diese Patienten geben auch ein Tullio-Phänomen an.

Bei Patienten mit einer Fistel im Bereich der Bogengänge aber mit intaktem Trommelfell (z. B. bei genuinem Cholesteatom, bei Zustand nach Operation eines Cholesteatoms mit Tympanoplastik und bei der Fensterruptur) kann das Fistelsymptom vom Gehörgang aus nur schwer oder auch gar nicht ausgelöst werden, da es nicht zu einer genügenden Druckerhöhung im Mittelohrraum kommt. Bei diesen Patienten kann man versuchen, das Fistelsymptom durch Druckänderung über die Tube (Valsalva/Toynbee-Versuch) auszulösen. Beweisend für den pathologischen Befund an der Grenze zwischen Mittel- und Innenohr ist z. B. die Umkehr des Spontannystagmus während eines Valsalva-Manövers.

23.2 Lagefistelsymptom

Das Lagefistelsymptom tritt auf, wenn ein Labyrinthdefekt nicht bedeckt ist (z. B. Fensterruptur), oder wenn eine Fistel von einem Gewebe bedeckt ist, das sich bei Lageänderung verschieben kann (z. B. Cholesteatom).

Teil VI

Zentral-vestibuläre Erkrankungen

Erkrankungen im optischen und okulomotorischen System

KAPITEL 24

Zentral-vestibuläre Erkrankungen 24

24.1 Aufgaben des zentral-vestibulären Systems

Das zentral-vestibuläre System hat folgende Aufgaben:

- Zusammenführung der Informationen aus den 5 vestibulären Rezeptoren jedes Innenohrs;
- Zusammenführung der vestibulären Informationen mit denen des somatosensorischen und optischen Systems;
- Wichtung der verschiedenen Informationen;
- Verknüpfungen der Informationen mit der Willkürmotorik.

Durch die Zusammenarbeit mit anderen zentral-nervösen Strukturen wie parietotemporalem Kortex, pontinem Hirnstamm, Rückenmark, dem Brechzentrum und dem Limbischen System entstehen Schwindel, Spontan- oder Provokationsnystagmus, Ataxie und vegetative Effekte, z.B. Übelkeit und Erbrechen (Abb. 24.1). Die für die Erzeugung von Augenbewegungen, einschließlich von Nystagmen, wichtigen Hirnstrukturen sind im Hirnstamm lokalisiert. In der parapontinen Formatio reticularis (PPRF) werden Sakkaden für horizontale Augenbewegungen generiert und vertikale Sakkaden vorbereitet. Generiert werden vertikale Sakkaden nach oben im prätektalen Feld und die vertikalen Sakkaden nach unten im prärubralen Feld. Über dem Fasciculus longitudinalis medialis sind die vestibulären Kerne mit den Augenmuskelkernen verknüpft, die wiederum von zerebellären Strukturen, insbesondere vom Flokkulus und Nodulus Informationen für die Tonisierung und die Blickstabilisation erhalten. Zwei für die Blickmotorik wichtige Systeme sollen hier kurz gegenübergestellt werden.

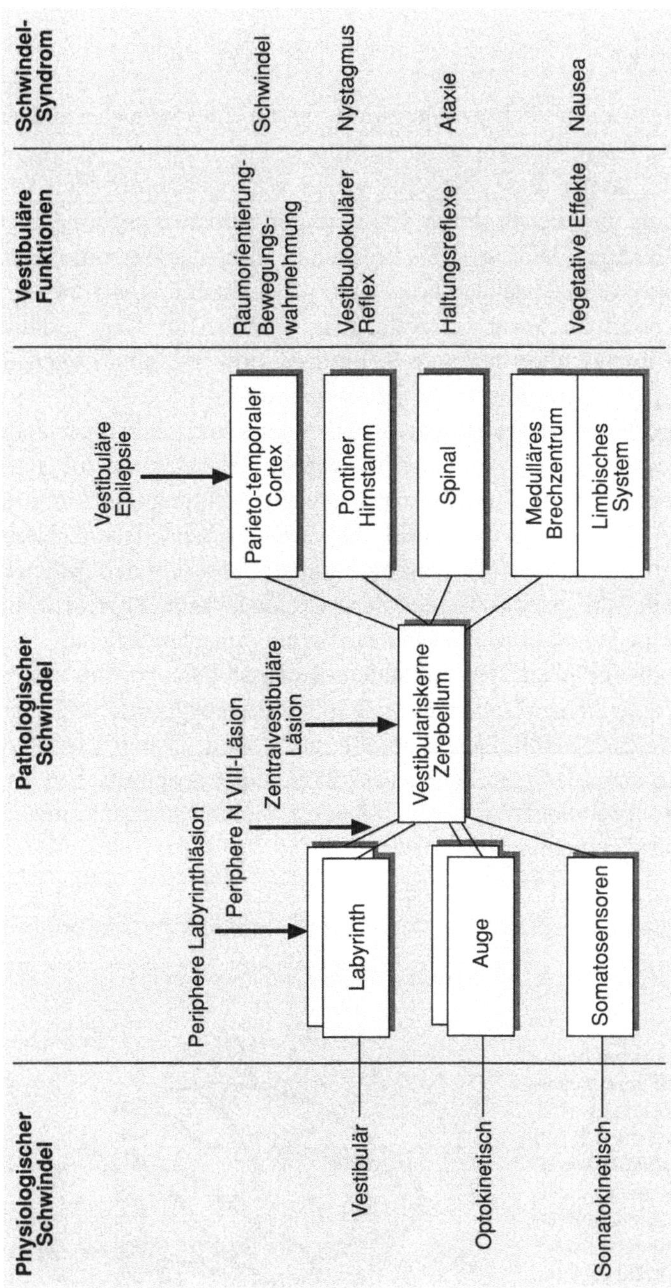

Abb. 24.1. Klassifikation und Symptome physiologischer und pathologischer Schwindelformen. (Aus Brandt 1988)

24.1.1 Sakkadensystem

Es ist für die raschen Blicksprünge zum Erfassen eines Sehzieles und auch für die schnelle Phase des vestibulären und optokinetischen Nystagmus zuständig. Die Fasern dieses Systems gehen vom prämotorischen frontalen Augenfeld aus und ziehen durch den vorderen Schenkel der inneren Kapsel zum Zwischenhirn (Abb. 24.2). Sie kreuzen in Höhe des Okulomotorius- und Trochleariskerns und ziehen dann zum pontinen Blickzentrum der paramedianen pontinen Formatio reticularis (PPRF). Ein Weg verläuft vom okzipitalen Kortex über parietale Strukturen zum frontalen Augenfeld und erreicht dann die parapontine Formatio reticularis.

Bei willkürlicher Blickwendung dienen Retina, okzipitaler, parietaler und frontaler Kortex zur Erfassung und Analyse des Sehzieles und zur Initiierung der Augenbewegungen, deren Geschwindigkeit, Richtung und Amplitude für horizontale Sakkaden in der PPRF, für vertikale Sakkaden nach oben im prätektalen, für vertikale Sakkaden nach unten im prärubralen Feld programmiert werden (Abb. 24.3). Während der Sakkade ist keine Korrektur möglich. Es besteht eine Perzeptionsblockade zur Vermeidung von Scheinbildern.

Die Geschwindigkeit der Sakkaden (normal 200–700°/s) nimmt bei Müdigkeit, allgemeiner Sedierung, z.B. mit Diphenhydramin und Benzodiazepam sowie nach Alkoholgenuß ab, aber auch bei neurologischen Systemerkrankungen sowie entzündlichen vaskulären und neoplastischen Veränderungen der supranukleären pontinen Region. Kleinhirnerkrankungen führen zu Hyper- und Hypometrien (s. S. 223).

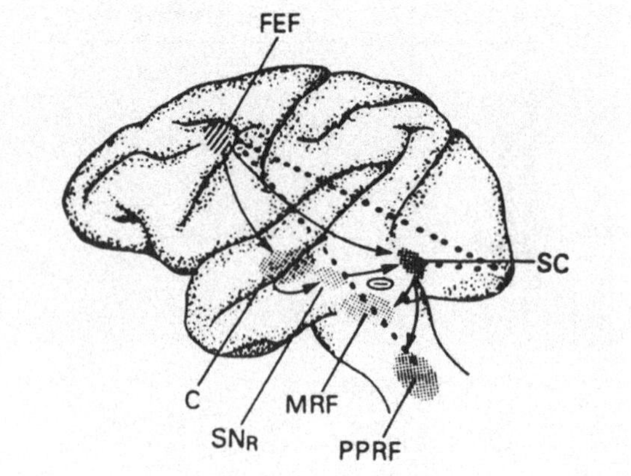

Abb. 24.2. Sakkadisches System beim Affen. *FEF* frontales Augenfeld, *SC* Colliculus superior, *C* Nucleus caudatus, *SN* Substantia nigra, *PPRF* paramediane pontine Formatio reticularis, *MRF* mesenzephale Formatio reticularis. (Nach Wurtz u. Hikosaka 1986)

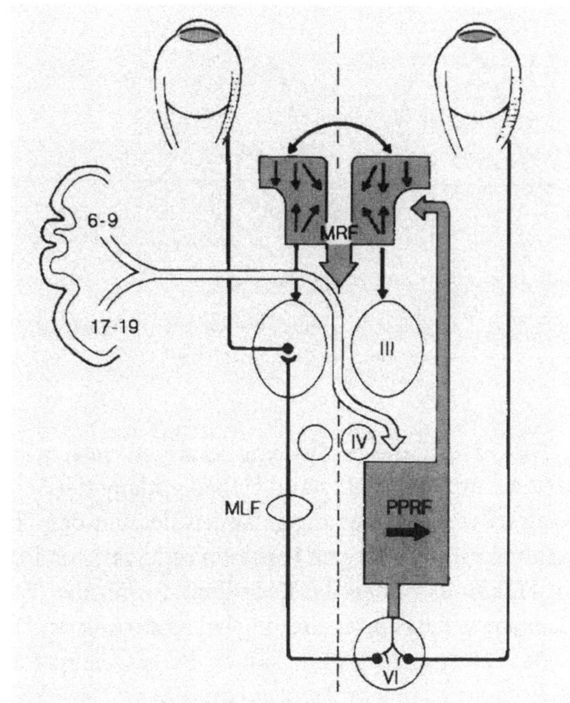

Abb. 24.3. Organisationsschema der Blickmotorik. Horizontale Augenbewegungen werden generiert in der paramedianen pontinen Formatio reticularis (*PPRF*), vertikale nach unten im prärubralen, nach oben im prätektalen Feld. *MLF* Fasciculus longitudinalis medialis, *MRF* s. Abb. 24.4. (Modifiziert nach Brandt u. Büchele 1983; Kömpf 1986)

Das Sakkadensystem wird untersucht, indem Lichtpunkte an verschiedenen Orten, entweder in regelmäßiger (z. B. bei der Blickwinkeleichung) oder in zufälliger Reihenfolge aufleuchten.

24.1.2 Blickfolgesystem

Es ist für langsame Augenbewegungen zur Verfolgung von bewegten Sehzielen und für die Stabilisierung des Umweltbilds bei Eigenbewegung durch Verfolgung des Umweltbilds zuständig. Die Augen erreichen dabei eine Geschwindigkeit von 30 – 50 °/s, im Einzelfall und bei Training (Filmvorführer) auch 100°/s. Beim Betrachten eines schneller bewegten Objektes oder bei schnellerer Eigenbewegung wird das Bild unscharf. Im Gegensatz zur Sakkade ist die Geschwindigkeit einer Folgebewegung logischerweise nicht vorprogrammiert, sondern hängt vom Reiz ab, d.h. sie kann während einer Bewegung geändert werden. Die Feinregulierung geschieht im Flokkulus des Vestibulozerebellums.

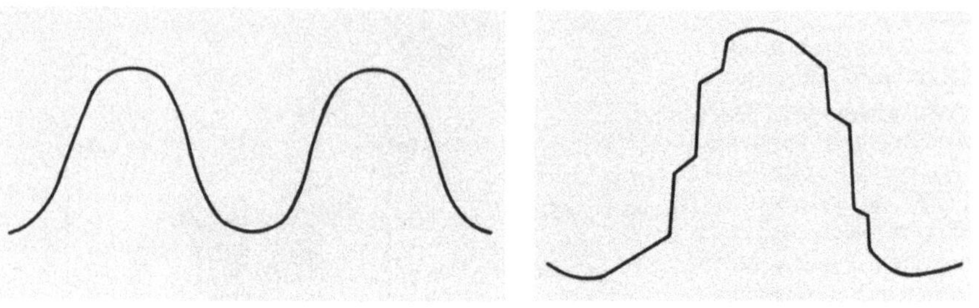

Abb. 24.4. Glatte Augenfolgebewegung

Abb. 24.5. Pathologisch veränderte, sakkadierte Augenfolgebewegung

Die Fasern dieses Systems kommen vom parietookzipitalen Großhirnbereich, um die Area 17 und ziehen entlang der Sehstrahlung zum Mittelhirn. Nach teilweiser Kreuzung gelangen sie über den Flokkulus des Vestibulozerebellums zur präpontinen Formatio reticularis und zu den Augenmuskelkernen. Im Flokkulus finden die Koordination mit den Fasern vom vestibulären System sowie die Feinregulierung bei Änderung der Objektgeschwindigkeit statt.

Bei Störungen des langsamen Folgesystems kann das Auge dem Sehziel nicht mehr adäquat folgen, es hängt nach. Das Abbild des fixierten Punkts auf der Netzhaut gerät zunehmend aus der Fovea, der Zone des schärfsten Sehens. Um ein weiteres Abdriften zu verhindern, wird nun das sakkadische System eingesetzt, das mit Aufholsakkaden die Störung kompensiert. Die normalerweise glatte Folgebewegung (Abb. 24.4) wird von Sakkaden durchsetzt (Abb. 24.5). Subjektiv bemerkt der Patient von dieser Störung nichts, solange das Sakkadensystem intakt ist und die verringerte Folgebewegung kompensieren kann.

Störungen des Blickfolgesystems können im gesamten Bahnbereich bei Großhirn-, Kleinhirn- sowie Hirnstammerkrankungen auftreten. Bei Schäden unterhalb und im Bereich der Augenmuskelkerne können die Folgebewegungen diskonjugiert sein.

Bei eigen- und großflächigen Umweltbewegungen folgt das Auge dem bewegten Objekt nur über eine begrenzte Strecke. Dann wird es durch eine Sakkade wieder zurückgestellt, um erneut eine Folgebewegung auszuführen. Folgebewegung und Rückstellbewegung bilden zusammen den optokinetischen Nystagmus.

Störungen des optokinetischen Nystagmus äußern sich in einer Verkleinerung der Relation Objektgeschwindigkeit zu Augenfolgegeschwindigkeit (bezeichnet als Verstärkungsfaktor oder „Gain“). Sie wird besonders bei hohen Anforderungen, z.B. bei hoher Objektgeschwindigkeit oder bei Beschleunigung der Objektgeschwindigkeit als Ermüdung sichtbar.

Tabelle 24.1. Störungen von horizontalen Sakkaden, Blickfolgebewegungen, Blickhaltefunktion und optokinetischem Nystagmus (OKN) durch einseitige Großhirn-, Kleinhirn- und pontomesenzephale Hirnstammläsionen. (Aus Brandt u. Büchele 1984)

	Sakkaden-störung	Folge-bewegungs-störung	Haltefunktions-störung	OKN-Minderung
Großhirn frontal	Sakkadenparese (flüchtig) kontraversiv mit Blickdeviation	–	Flüchtiger kontraversiver kortikaler blickparetischer Nystagmus	Kontraversiv (nach Richtung der raschen Phase)
Großhirn okzipital (parietal)	Keine Sakkadenparese, jedoch Blickstörung durch Hemianopsie	Ipsiversiv	(Ipsiversiv?)	Kontraversiv
Hirnstamm pontomesenzephal	Sakkadenverlangsamung oder -parese ipsiversiv mit Blickdeviation kontraversiv	Ipsiversiv	Ipsiversiv	Ipsiversiv
Kleinhirn	Sakkadendysmetrie (Sakkadenparese?)	Ipsiversiv	Ipsiversiv	Kontraversiv

Wie bei allen okulomotorischen Störungen wird nicht ein Symptom allein, sondern nur eine Kombination von Symptomen auf den Ort der Störungen hinweisen. Tabelle 24.1 aus der Monographie von Brandt und Büchele (1984) über Augenbewegungsstörungen gibt einen Überblick über die Befundkonstellationen bei unilateralen zentral-vestibulären Läsionen.

Enge Nachbarschaftsbeziehungen bestehen zwischen dem zentral-vestibulären System und anderen Funktionssystemen, z.B. dem medullären Brechzentrum, der Pyramidenbahn, den sensiblen Bahnen (Tr. spinothalamicus und Lemniscus medialis) und anderen Hirnnervenkernen (Abb. 24.6). Zentral-vestibuläre Störungen kommen deshalb nur selten isoliert vor. Sie sind häufig von anderen neurologischen Ausfällen begleitet. Es läßt sich daraus die Notwendigkeit einer engen Zusammenarbeit von Neurologie, HNO und Ophthalmologie ableiten.

Ein Hals-Nasen-Ohren-Arzt wird z.B. im Bereich des peripheren Gleichgewichtsorgans und des VIII. Hirnnervs diagnostisch und therapeutisch tätig sein, im Gebiet des zentral-vestibulären Systems deskriptiv diagnostisch. Die erhobenen Befunde müssen exakt dokumentiert werden. Leider findet man in ärztlichen Befunden und speziell in der Gutachtenpraxis immer wieder, daß

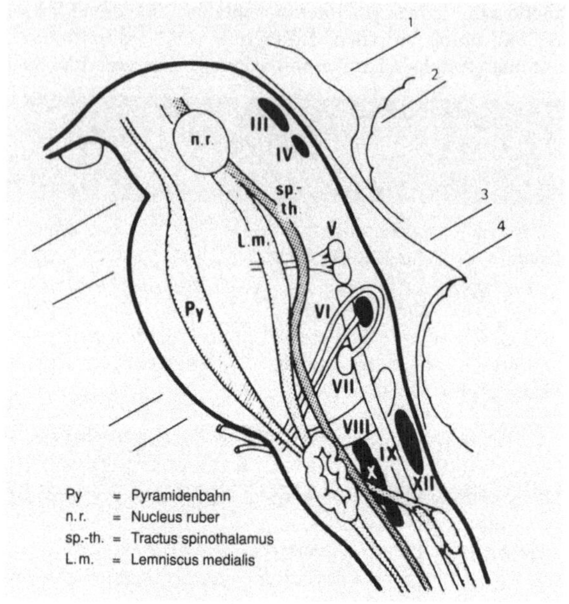

Abb. 24.6. Lokalisation der wichtigsten Kerne und Bahnen im Hirnstamm. Die römischen Ziffern bezeichnen die jeweiligen Hirnnerven. Die arabischen Ziffern bezeichnen die Schnittebenen der Abb. 24.18

von HNO-Ärzten neurologische Diagnosen und verbale Neuschöpfungen (z. B. „Hirnstammtaumeligkeit" oder das „Syndrom des verlangsamten Hirnstamms") aufgestellt werden, deren Definitionen nicht haltbar sind und die nur mühsam aus der gutachterlichen Bewertung eliminiert werden können. Umgekehrt sollte eine vom Neurologen gestellte peripher-vestibuläre Diagnose nie ohne die HNO-ärztliche Ohruntersuchung zustandekommen, denn auch bei der Diagnostik peripher-vestibulärer Erkrankungen können schwerwiegende diagnostische Fehler gemacht werden, z. B. wenn ein Lagefistelsymptom beim Cholesteatom mit einem benignen paroxysmalen Lagerungsnystagmus verwechselt wird.

24.2 Symptome und Symptomenkonstellationen, die eindeutig auf zentral-vestibuläre Störungen hindeuten

Es gibt Symptome bzw. Symptomgruppen, die eindeutig auf zentral-vestibuläre Schädigungen hindeuten, ja sogar auf den Ort der Erkrankung hinweisen. Sie lassen sich manchmal auch eindeutig einer bestimmten Erkrankung zuordnen. In der folgenden Übersicht werden Befunde zusammengestellt, die auf eine zentrale Erkrankung hinweisen und die vornehmlich bei einer Hirnstamm- oder Kleinhirnerkrankung zu sehen sind.

Übersicht. Befunde, die eine zentral-vestibuläre Störung charakterisieren

- Blickrichtungsnystagmus
- Störungen der okulomotorischen Reaktion (ausgenommen das Richtungsüberwiegen, das zu Anfang einer akuten peripheren Funktionsstörung vorkommt)
- Deutlicher Spontannystagmus (>6°/s) ohne Schwindel
- Dauerschwindel, der von einer peripheren Störung ausgeht und sich nicht zurückbildet
- Lagenystagmus ohne Schwindel
- Konvergierender Lagenystagmus (die Möglichkeit einer Otolithenstörung ist noch nicht genügend ausgeschlossen)
- Rein vertikaler Spontannystagmus
- Schwindel und/oder Nystagmus in Kombination mit einer Störung anderer Hirnnerven (außer N. facialis)

24.2.1 Symptome und Syndrome bei Hirnstammläsionen

Hirnstammläsionen im Eintrittsgebiet des N. vestibularis bzw. kleine Läsionen, die nur dieses Eintrittsgebiet oder einen oder mehrere der vestibulären Kerne betreffen, können Symptome hervorrufen, die einer peripher-vestibulären Störung täuschend ähnlich sind. Eine sorgfältige neurologische Untersuchung wird dabei jedoch zusätzliche Funktionsstörungen aufdecken, z. B. ein periorales Taubheitsgefühl durch Beeinträchtigung der zentralen Trigeminusareale, eine einseitige Abschwächung des Würgereflexes oder eine Gaumensegelparese durch Beeinträchtigung des N. glossapharyngeus und N. vagus.

Eine völlige Läsion der parapontinen Formatio reticularis führt zu ipsiversiver Blicklähmung (beide Augen können nicht zur betroffenen Seite gewendet werden) und zu einer tonischen Deviation beider Augen zur Gegenseite. Inkomplette Läsionen der Region führen zu ipsiversiver Sakkadenverlangsamung, zu einem blickparetischen Nystagmus und zur Minderung des optokinetischen Nystagmus.

Eine Läsion des Abduzenskerns führt durch Beteiligung der internukleären Neurone für den Rectus medialis des anderen Auges immer zu einer Blickparese. Sie ist infolge der engen räumlichen Beziehung des Abduzenskerns zum intrafaszikulären Verlauf des Fazialis immer von einer „peripheren" Fazialislähmung ohne Geschmacksstörung begleitet.

Eine Läsion des medianen Längsbündels führt zum Bild der internukleären Ophthalmoplegie (s. S. 434).

Eine beidseitige Läsion der parapontinen Formatio retikularis führt zu einer beidseitigen kompletten Blickparese und zu einer Tetraplegie. Der Patient kann sich nur noch durch vertikale Augenbewegungen verständlich machen („Locked-in-Syndrom").

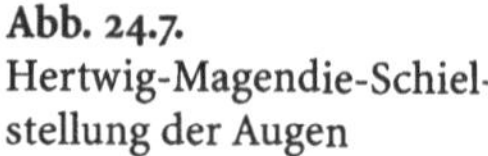
Abb. 24.7.
Hertwig-Magendie-Schielstellung der Augen

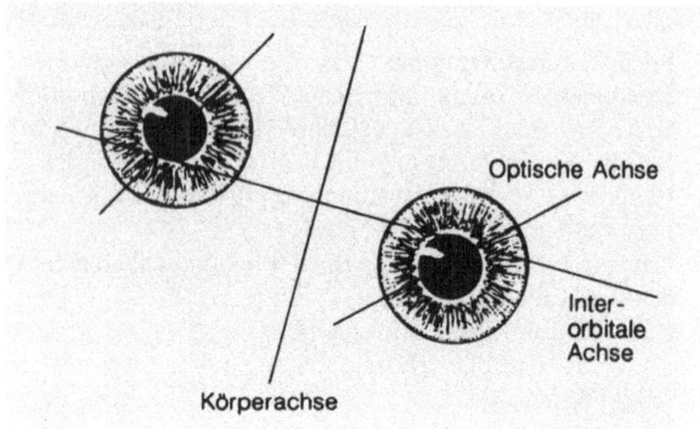

Läsionen im mesodienzephalen Übergang führen zu Störungen der vertikalen Augenbewegungen. Klinisch am häufigsten sind isolierte Blicklähmungen nach oben. Sie kommen bei Tumoren, entzündlichen und vaskulären Prozessen sowie Traumen und beim Aquäduktverschluß vor. Eine ähnliche Ätiologie haben kombinierte Blicklähmungen nach oben und unten.

Eine isolierte Blicklähmung nach unten ist extrem selten, da sie 2 genau definierte Läsionen im prärubralen Feld jeder Seite voraussetzt. Sie ist daher praktisch ausschließlich bei einem Verschluß der unpaaren A. thalamoperforata gefunden worden.

Bei einer zentralen, supranukleären Hirnstammstörung (z.B. beim Wallenberg-Syndrom) oder bei einer peripheren Läsion im Bereich des Utrikulus findet man die „Okular-tilt-Reaktion". Dabei kommt es zu einer typischen Trias von Kopfwendungen zur kranken Seite, einer Torsionsstellung der Augen zur kranken Seite und einer Schraubenabweichung der Augen (Skew-Deviation"), d.h. das Auge der kranken Seite steht tiefer, das Auge der gesunden Seite höher als die optische Achse (Abb. 24.7; Hertig-Magendie-Schielstellung).

24.2.2
Symptome und Syndrome bei zerebellären Läsionen

Einseitige Kleinhirnhemisphärenläsionen führen zu Blickhaltestörungen nach ipsilateral (zentripetaler Rückdrift nach Sakkaden mit Korrektursakkade). Hieraus kann neben einem Blickrichtungsnystagmus ein Rebound-Nystagmus (s. S. 419) resultieren. Bei geschlossenen Augen bzw. Aufhebung der Blickfixation kommt es zu einem langsamen Drift der Augen nach kontralateral, die bei Fixation durch eine ipsiversive Sakkade korrigiert werden. Die Augenfolgebewegungen sind sakkadiert mit entsprechenden Störungen des optokinetischen Nystagmus nach ipsilateral. Die Fixationssuppression des vestibulookulären Reflexes ist nach ipsilateral gestört. Insgesamt resultiert ein von Fixationsimpuls und Wachheitsgrad abhängiger Spontan- und Blickrichtungsnystagmus. Blickfolgebewegungen sind nach ipsilateral sakkadiert.

Beidseitige Kleinhirnhemisphärenstörungen führen zu entsprechenden Symptomen nach beiden Seiten. Es kommt zu einer Störung aller Folgebewegungen und der Blickhaltefunktion mit daraus resultierenden sakkadierten Blickfolgebewegungen, einer Minderung des optokinetischen Nystagmus und einem Blickrichtungsnystagmus.

Flokkulusläsionen führen zu einer Aufhebung der flokkulären hemmenden Impulse auf die Vestibulariskerne. Charakteristisch ist das Syndrom des nach unten schlagenden Vertikalnystagmus („Down-beat-Nystagmus") (s. unten). Gleichzeitig finden sich ein Blickrichtungsnystagmus, sakkadierte Augenfolgebewegungen, eine gestörte Fixationssuppression des vestibulookulären Reflexes und eine Enthemmung des experimentell ausgelösten vestibulären Nystagmus.

Nodulusläsionen führen zu vestibulärer Übererregbarkeit und zu einem Vertikalnystagmus nach unten in Kopfhängelage (s. S. 413).

Als Ausdruck einer gestörten Kontrolle des pontinen Blickgenerators findet man Sakkadendysmetrien bei zerebellären Läsionen. Sie kommen besonders bei mittelliniennahen Läsionen mit Beteiligung des Kleinhirnwurms vor, sind aber auch beim Wallenberg-Syndrom (s. S. 425) und beim Kleinhirnbrückenwinkeltumor zu beobachten. Bei diesen lateralen Läsionen findet man eine Sakkadenhypermetrie beim Blick zur Seite der Läsion und eine Sakkadenhypometrie beim Blick zur Gegenseite.

Seltene zerebelläre Augenbewegungsstörungen sind flatternde Oszillationen, erworbener Fixationspendelnystagmus und Opsoklonus, die auf S. 419 beschrieben werden.

24.3 Spezielle Symptome und Syndrome bei zentral-vestibulären Störungen

Neben den allgemeinen Hirnstamm- und Kleinhirnsymptomen und -Syndromen gibt es spezielle, die bei zentralen Gleichgewichtsstörungen häufiger vorkommen.

24.3.1 Vertikalnystagmus nach unten

Ein Vertikalnystagmus nach unten („Down-beat-Nystagmus") kommt bei Hirnstammstörungen vor. Er ist aber nicht hirnstammspezifisch, da er auch

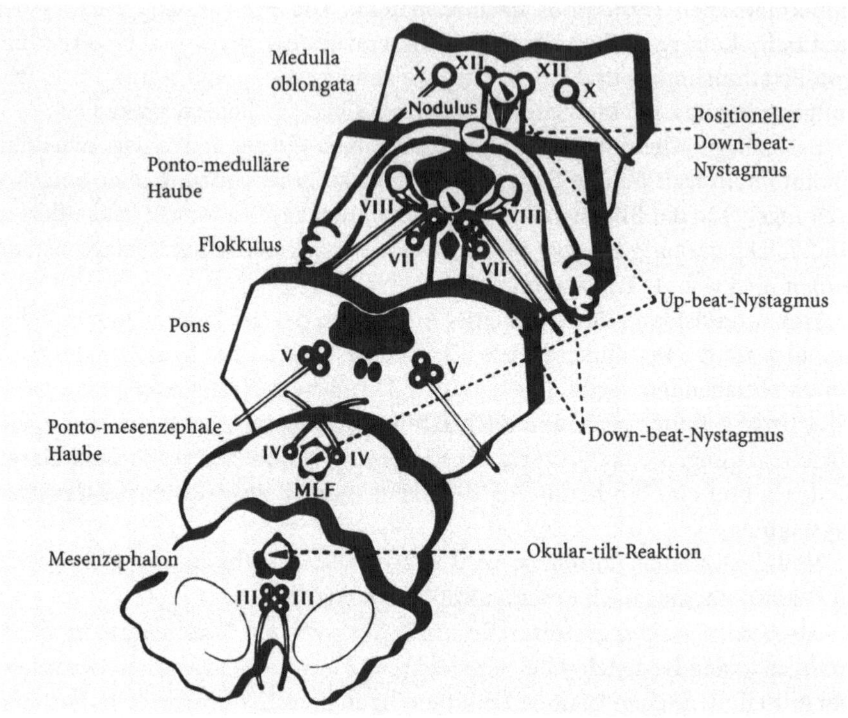

Abb. 24.8. Topische Zuordnung einiger zentralvestibulärer Symptome zu Läsionen innerhalb der Hirnstammebenen von der Medulla oblongata bis zum Mittelhirn. (Aus Brandt 1987)

bei Läsionen des Flokkulus des Kleinhirns vorkommt. Der Nystagmus kann meist nur dann gesehen werden, wenn bei Untersuchung mit der Leucht- oder Videobrille das Oberlid nach oben gezogen wird. Im Elektronystagmogramm ist der Vertikalnystagmus häufig im Lidschlag versteckt.

Typische Kennzeichen: Der Nystagmus wird durch Fixation nicht unterdrückt, d.h. er ist auch ohne Nystagmusbrille sichtbar. Er wird durch Seitblick und Kopfreklination verstärkt. Wie bei den meisten zentralen Nystagmusformen bleibt die Stärke des Nystagmus auch bei längerer Beobachtung gleich. Vertikale Augenfolgebewegungen sind nach oben glatt, nach unten sakkadiert. Es besteht eine Oszillopsie (Umweltbewegungen bei Kopfbewegungen, z.B. springendes Bild der Umgebung beim Gehen durch die Erschütterung des Kopfes). Der Patient zeigt eine deutliche Gangataxie und hat eine Fallneigung nach hinten.

Lokalisation: Einen schematischen Überblick über die Regionen, deren Schädigung zu Down-beat-Nystagmus führt, wurde von Brandt zusammengestellt (Abb. 24.8).

- Mittellinienläsion am Boden des 4. Ventrikels zwischen den Vestibulariskernen: Dort kreuzen die Verbindungsbahnen zwischen den hinteren Bogengängen und den Okulomotoriuskernen. Der Down-beat-Nystagmus entspricht in diesem Fall einem beidseitigen Ausfall der hinteren vertikalen Bogengänge, denn deren symmetrische Reizung führt zu einer langsamen Augenbewegung nach unten (Abb. 2.4, S. 17) mit Sakkaden nach oben.

  Ursache: Multiple Sklerose; Enzephalitis; vaskuläre Erkrankungen; Tumoren des 4. Ventrikels; Tumoren des Kleinhirnbrückenwinkels; zerebelläre Systematrophien; Intoxikation mit Barbituraten; unter der Therapie mit Diphenylhydantoin; bei Magnesium- und Vitamin-B-12-Mangel.
- Läsion beider Flokkuli: Die Neurone des Flokkulus im Vestibulozerebellum hemmen die Verbindungsbahnen von den vorderen Bogengängen zum Okulomotoriuskern, über die tonische Impulse vom Gleichgewichtsorgan zum M. rectus superior des Auges gelangen (Abb. 24.9). Entfällt bei einer Störung beider Flokkuli diese Hemmung, kommt es zu einer langsamen Aufwärtsbewegung der Augäpfel, die von einer abwärtsgerichteten Sakkade gefolgt wird.

  Ursache: Meist mechanisch bei Einklemmung basaler Kleinhirnanteile im Foramen occipitale magnum (basiläre Impression; Arnold-Chiari-Syndrom) oder toxisch.

24.3.2 Vertikalnystagmus nach unten bei Kopfhängelage

Der nach unten schlagende Nystagmus in Kopfhängelage (Unterwurmlagenystagmus) ist erschöpflich. Er unterscheidet sich damit vom vorgenannten reinen Down-beat-Nystagmus, dessen Stärke konstant bleibt und der auch ohne Reklination besteht (Brandt u. Büchele 1983).

Die differentialdiagnostische Abgrenzung zum benignen paroxysmalen Nystagmus ist leicht möglich durch unterschiedliche Heftigkeit, fehlende Rotation und fehlende Gegenläufigkeit der vertikalen Augenbewegungen bei unterschiedlichen Körperpositionen.

Lokalisation: Läsionen des Nodulus (Abb. 24.9).

Ursache: Wie bei Flokkulusläsion.

24.3.3 Vertikalnystagmus nach oben

Der Vertikalnystagmus nach oben (Up-beat-Nystagmus) geht wie der Down-beat-Nystagmus auf eine Störung der die Abwärtsbewegung der Augen hemmenden oder der die Aufwärtsbewegung fördernden Bahnen zurück. Dadurch

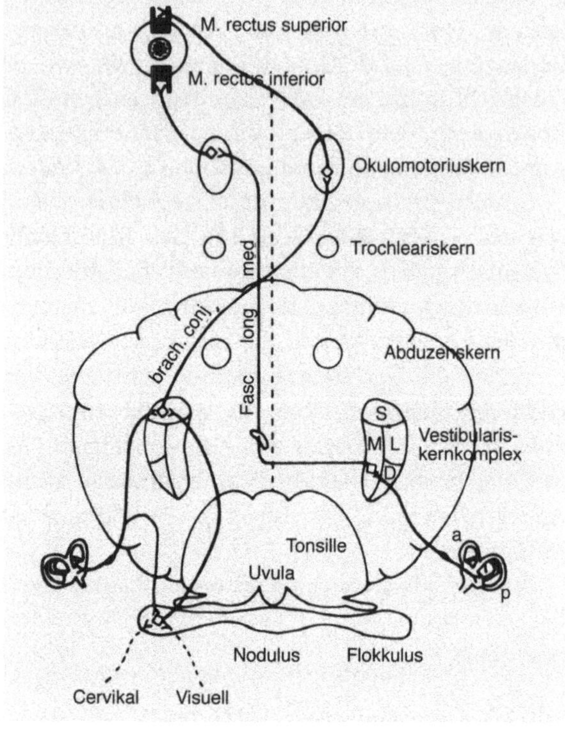

Abb. 24.9.
Schema zur vestibulären und flokkulären Stabilisierung vertikaler Augenstellungen nach Baloh u. Spouner (1981). Läsionen des Flokkulus beidseits können zum Down-beat-Nystagmus führen. (Aus Brandt u. Büchele 1984)

entsteht eine langsame Augenbewegung nach unten, die von einer Sakkade nach oben gefolgt ist. Der Nystagmus ist unerschöpflich, d.h. der Schaden liegt distal von plastisch regulierenden Strukturen. Die vertikale Blickfolge nach oben ist gestört.

Lokalisation: Ponto-medulläre oder ponto-mesenzephale Haube (Abb. 24.8).

Ursache: Multiple Sklerose; Enzephalitis; Hirnstammtumor; vaskuläre Erkrankungen.

24.3.4
Zentraler Lagenystagmus

Der zentrale Lagenystagmus ist gekennzeichnet durch seine Beschwerdearmut und durch die Unerschöpflichkeit noch nach Stunden. Der Nystagmus ist regelmäßig reproduzierbar. Typisch ist auch die fehlende Latenz zwischen Einnahme einer Seitenlage und Auftreten des Nystagmus. Dieser Nystagmus darf nicht verwechselt werden mit dem benignen paroxysmalen Lagerungsnystagmus, der beim Lagetest, z.B. beim Drehen von der Links- in die Rechtsseitenlage, auftreten kann. Der benigne paroxysmale Lagerungsnystagmus hat einen anderen Verlauf (Crescendo-Decrescendo) und besticht durch den nahezu rein rotierenden Charakter.

Lokalisation: Vestibulariskerne und mittelliniennahe Kleinhirnschäden.

Ursache: Wie beim Vertikalnystagmus nach oben.

24.3.5 Okular-tilt-Reaktion

Symptome: Typische Trias von

- „Kopfwendung zur kranken Seite",
- „Torsionsstellung der Augen zur kranken Seite",
- „Schraubenabweichung der Augen" (Skew-Deviation), d.h. das Auge der kranken Seite steht tiefer, das Auge der gesunden Seite höher als die optische Achse (Abb. 24.7).

Lokalisation: Die Okular-tilt-Reaktion wird ausgelöst

- von einer peripheren Läsion im Bereich des Utrikulus,
- von einer zentralen supranukleären Hirnstammstörung, z.B. Ischämie (Wallenberg-Syndrom, paramedianer Thalamusinfarkt), Blutung, Tumor, Abszeß, multiple Sklerose, Basilarismigräne); (Brandt u. Dietrich 1987; Brandt 1991).

Ursachen: Traumatisch bei einer peripheren Läsion; wie bei 24.3.3 bei einer zentralen Läsion.

24.3.6 Internukleäre Ophthalmoplegie (IO)

Bei dieser Erkrankung kommt es zu einer Unterbrechung des medianen Längsbündels zwischen Okulomotorius- und Abduzenskern. Dadurch kann der M. rectus medialis oculi der kranken Seite nicht mehr aktiviert werden. Folgende Symptome treten auf: Adduktionshemmung eines Auges, d.h. beim Blick zur Seite bleibt das Auge der betroffenen Seite zurück (Abb. 24.10). Es tritt ein dissoziierter Nystagmus auf, d.h., daß das abduzierte Auge einen Nystagmus größerer Amplitude und größerer Frequenz aufweist als das zurückgebliebene. Es bestehen selten Doppelbilder, häufig wird ein verschwommenes Sehen angegeben. Im ENG sind die Sakkaden verlangsamt. Es besteht eine hypermetrische Sakkadendysmetrie (s. S. 76). Die Konvergenzbewegung der Augen ist intakt.

Abb. 24.10. Augenstellung und Nystagmusform bei einer internukleären Ophthalmoplegie. Es bestehen eine Abduktionshemmung eines Auges und ein dissoziierter Nystagmus

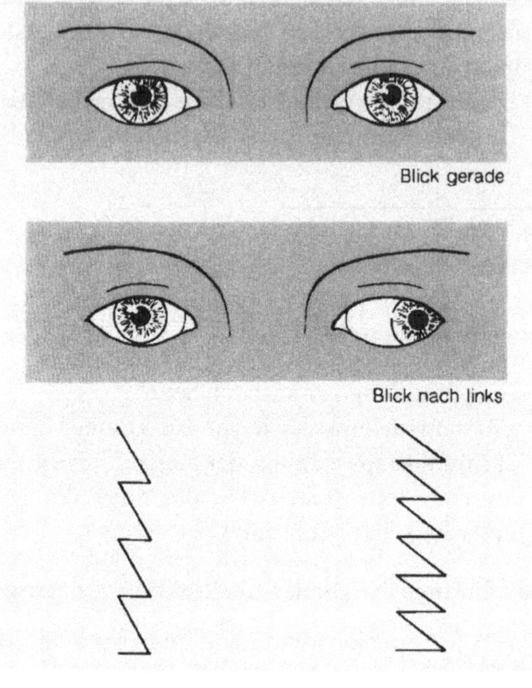

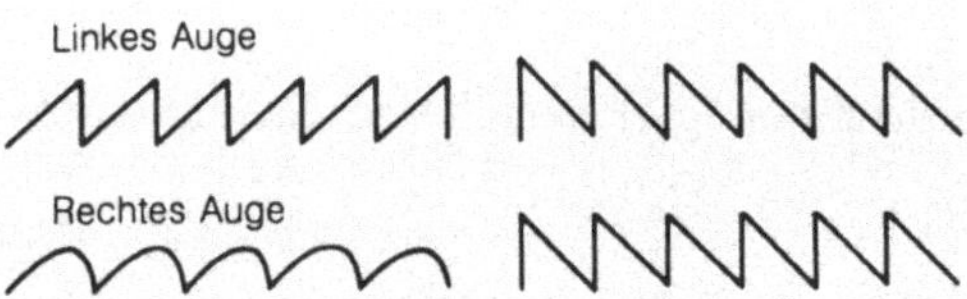

Abb. 24.11. Verlangsamung der Sakkaden eines optokinetischen Nystagmus bei einer internukleären Ophthalmoplegie rechts. *Obere Kurve*: linkes Auge, *untere Kurve*: rechtes Auge

Die Störung beginnt mit der Verlangsamung der Sakkaden. Später ist bei monokulärer Ableitung eine sehr typische, einseitige Verlangsamung des optokinetischen Nystagmus sichtbar (Abb. 24.11).

Die Erkrankung tritt einseitig und doppelseitig auf. Klingt die Erkrankung ab, kann der dissoziierte Nystagmus einziges klinisch sichtbares Restsymptom der abgelaufenen Störung sein.

Ursache: Bei jungen Menschen meist eine multiple Sklerose, bei älteren Menschen häufig vaskulär. Selten: (nach Brandt u. Büchele 1984): Tumoren, Tuberkulome, Enzephalitis, Kryptokokkose, Lupus erythematodes, arteriovenöse Mißbildungen, Schädel-Hirn-Traumen, Intoxikation mit Medikamenten, Bestrahlung, intrathekale Chemotherapie.

Differentialdiagnostische Abgrenzung von nukleären und mechanischen Augenbewegungsstörungen und von der okulären Myasthenie (typische Zunahme der Beschwerden im Verlauf des Tages; Zunahme des Nystagmus bei anhaltendem Lateralblick).

24.3.7 Eineinhalb-Syndrom

Infolge einer Läsion der parapontinen Formatio reticularis und des medianen Längsbündels kommt es zur Blicklähmung zur Seite der Läsion zusammen mit ipsilateraler internukleärer Ophthalmoplegie. Wegen der Blicklähmung zur Seite der Läsion kommt es zu einer tonischen Augenabwanderung zur Gegenseite. Da aber wegen der internukleären Ophthalmoplegie der M. rectus medialis der Herdseite nicht aktiviert werden kann, wandert nur das Auge der Gegenseite nach lateral ab, ein Befund, der durch Lateralblick zur Gegenseite noch verstärkt wird (Abb. 24.12).

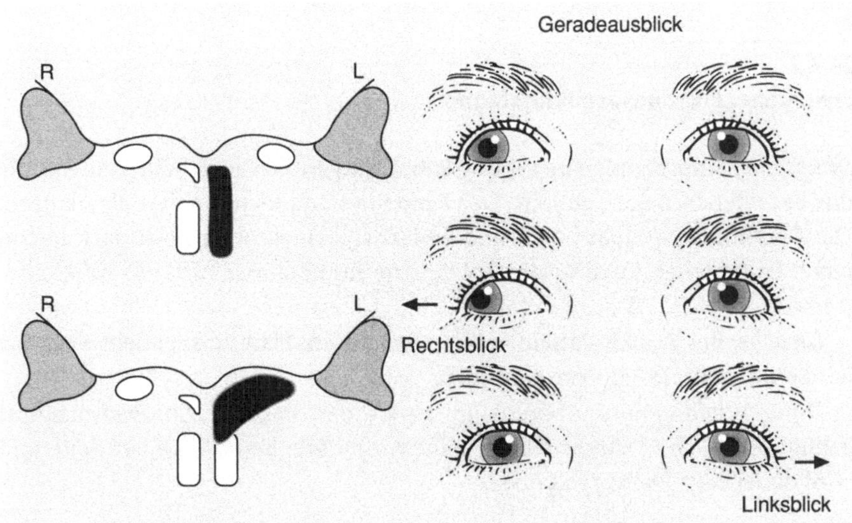

Abb. 24.12. Eineinhalb-Syndrom. Darstellung des Ischämieareals in der parapontinen Formatio reticularis mit Erfassung des medianen Längsbündels. Darstellung der Augenstellungen bei Geradeausblick, Rechtsblick und Linksblick. (Aus Sharpe et al. 1974)

24.4 Symptome bei Kleinhirnläsionen

24.4.1 Kippdeviationen

Symptome: Es handelt sich um ruckartige Augenbewegungen (Sakkaden), die sich von physiologischen Einstellbewegungen der Augen durch die große Amplitude (> 4°) und die geringe Frequenz (maximal 2 Hz) unterscheiden (Abb. 24.13).

Lokalisation der Schädigung: Kleinhirn.

Ursache: Systematrophien; Tumoren.

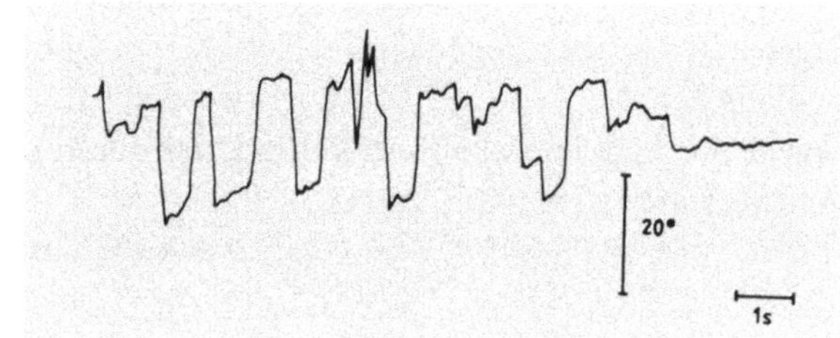

Abb. 24.13. Pathologische Kippdeviationen

24.4.2 Erworbener Fixationspendelnystagmus

Symptome: Sinusförmige Bewegung eines, gelegentlich auch beider Augen, die nur bei offenen Augen auftritt. Der Pendelnystagmus imponiert als Flattern. Die Amplitude ist klein (< 5°) und ändert sich auch beim Blick nach lateral nicht. Es bestehen Oszillopsien sowie eine Rumpfataxie bzw. ein Kopfhaltetremor.

Ursache: Bei $^{2}/_{3}$ aller Patienten mit erworbenem Fixationspendelnystagmus wird eine multiple Sklerose gefunden.

Differentialdiagnose: Abgrenzung zum angeborenen Fixationsnystagmus gelingt leicht, denn dieser ändert seine Amplitude beim Blick zur Seite und wird dabei zum Rucknystagmus.

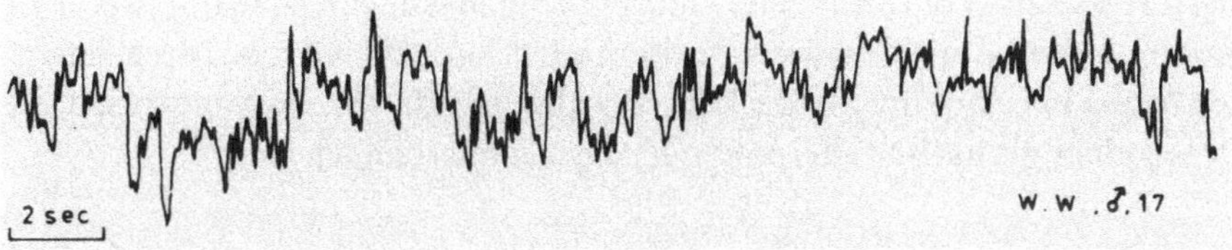

Abb. 24.14. Elektronystagmographische Registrierung eines Opsoklonus. (Aus Brandt u. Büchele 1983)

24.4.3 Opsoklonus

Symptome: Unregelmäßige Folge von Sakkaden hoher Amplitude mit Frequenzen von 6–12 Hz (Abb. 24.14). Salvenförmiges Auftreten häufig durch Lidschluß oder Willkürbewegungen aktiviert. Zusätzlich bestehen andere Kleinhirnsymptome wie Rumpfataxie, zerebelläre Sprachstörungen und Extremitätenmyoklonus.

Ursache: Akute, entzündliche Kleinhirnerkrankungen des Kindes unter 5 Jahren (Dichgans u. Jung 1975). Beim Erwachsenen tritt Opsoklonus selten auf bei diffusen Schädigungen der Kleinhirnrinde und des Nucleus dentatus sowie bei paraneoplastischen Kleinhirnsyndromen (Brandt u. Büchele 1983).

Differentialdiagnose: Abgegrenzt werden muß der Konvergenzspasmus, bei dem ebenfalls salvenförmige Augenbewegungen auftreten. Die Konvergenzbewegung der Augen im Verlauf der Sakkadensalven ist bei monokulärer Gleichstromableitung deutlich sichtbar.

24.4.4 Flatternde Oszillationen

Bei flatternden Oszillationen („flutter like oscillations") kommt es zu großamplitudigen Sakkaden ohne Intervall, ausgelöst durch Änderung der Blickrichtung. Sie können in der Erholungsphase eines zerebellären Opsoklonus vorkommen (Abb. 24.15).

24.4.5 Rebound-Nystagmus

Symptome: Dieser einfach zu erkennende Nystagmusablauf, der 1973 von Hood et al. beschrieben wurde, ist durch einen Blickrichtungsnystagmus mit Decrescendocharakter gekennzeichnet (Abb. 24.16). Er kann seine Richtung bei fortgesetztem Blick zur Seite umkehren, tut dies aber regelmäßig, wenn die Augen wieder in die Geradeausposition zurückgestellt werden. Diese Patienten haben bei experimentellen Reizen zyklisch veränderte Reizantworten, die denen eines periodisch alternierenden Nystagmus ähnlich sind.

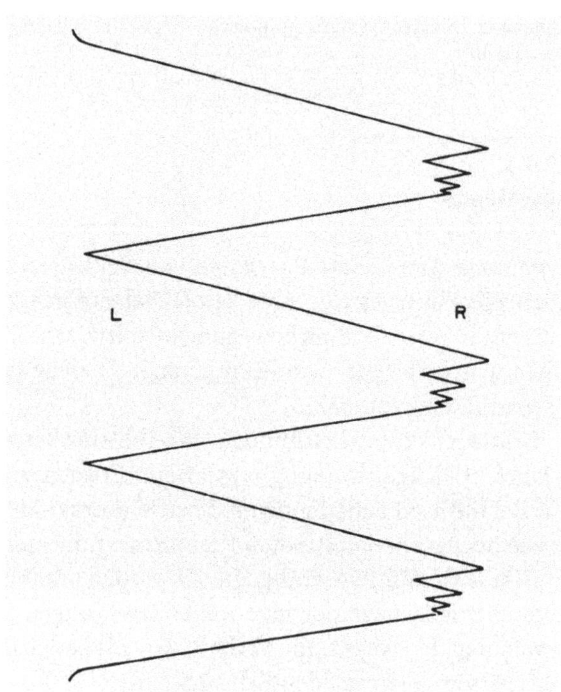

Abb. 24.15. Schema flatternder Oszillationen. (Aus Cogan 1954)

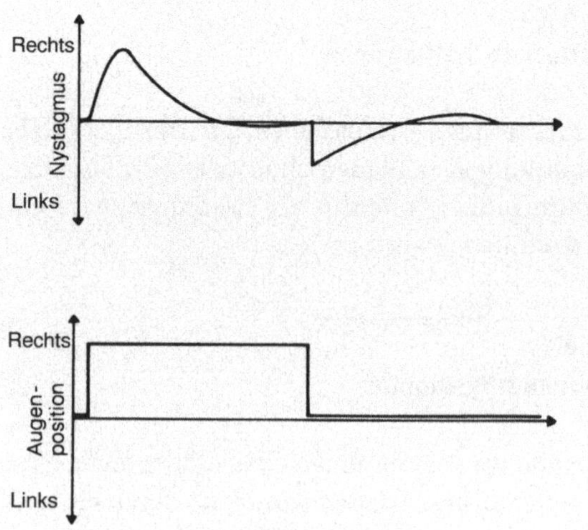

Abb. 24.16. Intensitätsverlauf eines Rebound-Nystagmus. *Obere Kurve*: Intensität und Richtung des Nystagmus; *untere Kurve*: Blickbewegung. Beim Blick nach einer Seite entsteht ein Blickrichtungsnystagmus, dessen Intensität abfällt. Beim Blick zurück entsteht ein Nystagmus in entgegengesetzter Richtung

Ursache: Zerebelläre Läsionen, die zu einer Enthemmung zentraler Regulationssysteme führen. Diese Enthemmung äußert sich auch in einem verlängerten Nachschlagen des Nystagmus nach rotatorischen und optokinetischen Reizen.

24.4.6 Sakkadendysmetrie

Symptome: Zu kurz angesetzte (Hypometrie) oder über das Ziel hinausschießende (Hypermetrie) Sakkadden (Abb. 24.17). Dieses Symptom kann bereits bei der Blickwinkeleichung erkannt werden.

Ursache: Störung der zerebellären Kontrollfunktion über das pontine Blickzentrum.

Weiterführende Literatur: Brandt u. Büchele 1983; Dix u. Hood 1984; Marx 1984; Mumenthaler 1982; Oosterveld 1984; Stoll et al. 1986; Brandt 1991.

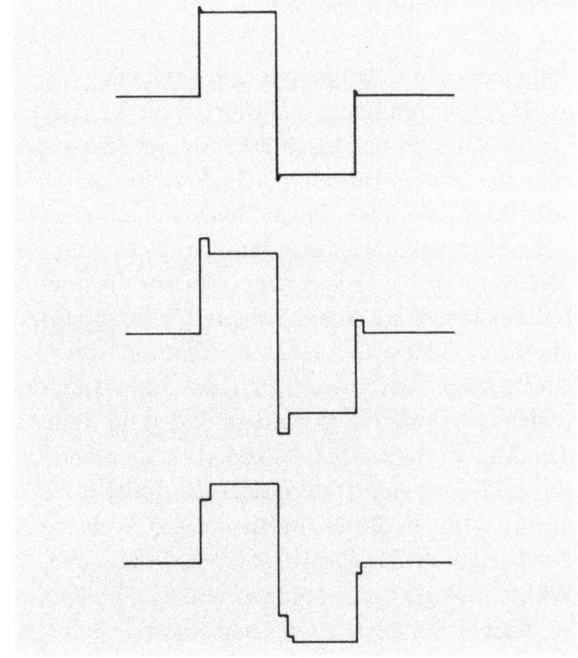

Abb. 24.17. Schema einer Sakkadendysmetrie. Dargestellt ist im Schema das Abbild der Augenbewegung im Elektronystagmogramm. *Obere Kurve*: normale Blicksprünge mit geringfügiger Hypermetrie; *mittlere Kurve*: ausgeprägte Hypermetrie mit Überschießen der Augenbewegung; *untere Kurve*: Hypometrie

24.5 Zentral-nervale Erkrankungen mit Auswirkungen auf das Gleichgewichtssystem

Neurologische Symptome sind niemals ätiologiespezifisch, sondern weisen jeweils nur auf den Funktionsausfall oder die pathologische Reizung einer zentral- oder peripher-nervalen Struktur hin. Da nervale Strukturen eine klar definierte Funktion haben und anatomisch gegliedert sind, lassen die Symptome immer Rückschlüsse auf die Lokalisation der Störung zu. Die anamnestische Erfassung von klar beschriebenen Symptomen und die Erhebung eines umfassenden neurologischen Status liefern somit niemals eine vollständige Diagnose, sondern zunächst nur die Identifikation des gestörten nervalen Substrats. Die weitere ätiologische Abklärung erfolgt durch bildgebende Verfahren und durch das Arsenal der vielfältigen und nur gezielt sinnvoll einsetzbaren Zusatzuntersuchungen, wie Laboruntersuchungen, Liquorstatus, angiologische Diagnostik usw.

24.5.1 Zerebrovaskuläre Störungen

Vorbemerkung zu Pathologie und Anatomie

Es sind nicht immer große Gefäße, die zu zerebralen Störungen führen. Am häufigsten sind es Verschlüsse kleiner intraparenchymatöser Arterien und embolische oder thrombotische Verschlüsse der Aa. vertebralis und basilaris oder ihrer Äste. Seltener sind hämodynamisch verursachte Störungen.

Zerebrovaskuläre Erkrankungen lösen sehr häufig Schwindel aus, besonders wenn der Kreislauf der A. vertebralis und der A. basilaris betroffen ist. Dabei kann es zu einem reduzierten Blutfluß in der A. labyrinthi mit peripherer kochleovestibulärer Funktionsstörung kommen. Viel häufiger sind aber zentral-vestibuläre Gleichgewichtsstörungen, bedingt durch die Lage des Gleichgewichtskerngebietes am Boden der Rautengrube. Die mit zunehmendem Alter einsetzende Gefäßsklerose, spondylarthrotische Veränderungen am Halsskelett sowie pathologisch-anatomische Veränderungen nach Frakturen und Luxationen führen im Hirnstamm zu einer Verminderung des Blutflusses. Das Vertebralis-Basilaris-Gebiet muß dann über die Kollateralen am Circulus Willisi zusätzlich versorgt werden. Es gibt aber anlagebedingte Hypoplasien an diesem Bindeglied zwischen Karotis- und Vertebraliskreislauf, insbesondere am Ramus communicans posterior zusätzlich zu einer einseitigen Vertebralishypoplasie. Die arterielle Versorgung des Hirnstamms ist dann nicht ausreichend. Auch ein Subclavian-Steal-Syndrom ist zu beachten und durch beidarmige Blutdruckmessung auszuschließen (s. S. 425).

Die Blutversorgung des Hirnstamms läßt sich in 4 Regionen aufteilen, von denen das paramediane und das dorsolaterale Gebiet für die Schwindeldiagnostik besondere Bedeutung haben (Abb. 24.18).

■ **Paramedianes Versorgungsgebiet.** Die Äste für dieses Gebiet kommen aus der A. vertebralis und basilaris. Sie versorgen zumindest teilweise die Strukturen neben der Mittellinie, in denen die für das Gleichgewicht so wichtigen Strukturen liegen wie die paramediane pontine Formatio reticularis (PPRF), der Fasciculus longitudinalis medialis sowie die Kernareale des N. trochlearis, N. oculomotorius und N. abducens.

■ **Dorsolaterales Versorgungsgebiet.** Dieses Gebiet wird von Ästen der langen zirkumferierenden Kleinhirnarterien (A. cerebelli inferior anterior und posterior; A. cerebelli superior) versorgt. In ihm liegen die Kerngebiete der basalen Hirnnerven Glossopharyngeus und Vagus, die Kerne des N. vestibularis und cochlearis, des N. facialis und trigeminus sowie des N. abducens.

Aus der Nähe der Kerngebiete und der Bahnen im Hirnstamm zueinander kann man folgern, daß es eine isolierte Störung nur *eines* Kerns oder einer Bahn bei Durchblutungsstörungen nicht gibt.

Diskussionen entstehen immer wieder um den Begriff der vertebrobasilären Insuffizienz. Bei genauer klinischer und apparativer Diagnostik von zentral-nervalen vaskulären Störungen lassen sich oft sehr genaue Hirninfarktmuster identifizieren, so daß der „schwammige“ Begriff der vertebrobasilären Insuffizienz ersetzt werden kann. Will man ihn benützen, sollte man ihn beschränken auf hämodynamische Mangeldurchblutungen, wobei dann aber immer eine Kombination aus mehreren Störungen zu fordern ist, z. B. Augenmotilitätsstörungen, beidseitige Sehstörungen, amnestische Episoden, „Drop attacks“ (plötzliches Zubodenstürzen ohne Bewußtseinsverlust), Ataxie und Schluckstörungen. Es muß außerdem immer ein Angiom ausgeschlossen sein.

Vertebrobasiläre Störungen sind Erkrankungen des höheren Lebensalters.
Bei vertebrobasilären Störungen ist Schwindel immer kombiniert mit anderen Symptomen des Hirnstamms.
Unter Beachtung dieser Bedingungen kann man feststellen, daß von seiten der Hals-Nasen-Ohren-Ärzte die Diagnose einer vertebrobasilären Insuffizienz viel zu häufig gestellt wird.

Durchblutungsstörungen

Bei den Durchblutungsstörungen unterscheidet man die vertebrobasilären Infarktsyndrome von der vertebrobasilären Insuffizienz.

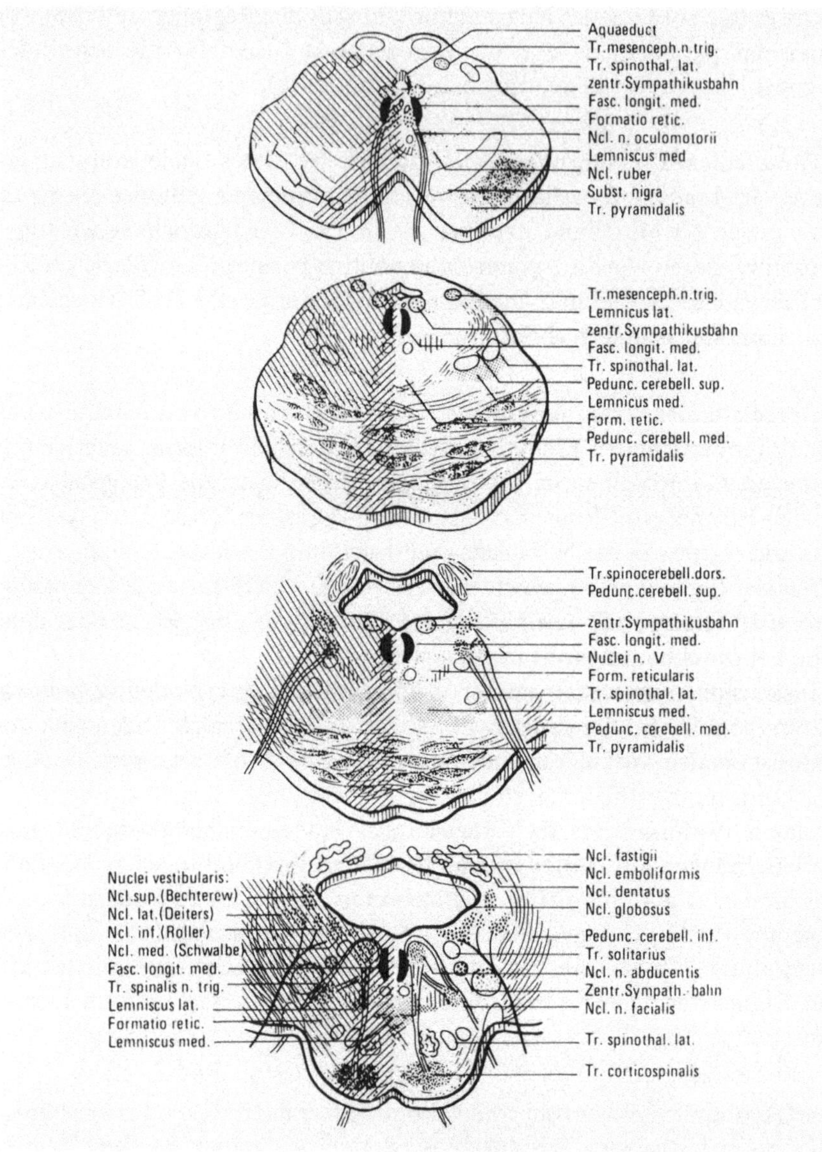

Abb. 24.18. Lage der wichtigsten Strukturen im Hirnstamm entsprechend den Schnittebenen der Abb. 24.6. Eingezeichnet sind die arteriellen Versorgungsareale im Hirnstamm, das paramediane (▨) und das dorsolaterale (▧) Versorgungsgebiet. (Aus Marx 1984)

Infarktsyndrome sind definiert als akut auftretende oder innerhalb von 48 Stunden progrediente Symptomatik ohne rasche Rückbildungstendenz. Im CT und im NMR sind hypodense Zonen sichtbar.

Ursache: Verschluß von Ästen der A. vertebralis oder basilaris bzw. ihrer Endäste, seltener subtotale Stenose.

Von den zahlreichen Syndromen (Mumenthaler nennt 19) seien nur die erwähnt, die auffallende vestibuläre Symptome hervorrufen. Im übrigen wird auf die Übersichtsarbeit von Marx (1984) verwiesen sowie auf die einschlägigen neurologischen Lehrbücher, z. B. von Mumenthaler.

■ **Syndrom des dorsolateralen pontobulbären Übergangs (Babinski-Nagiotte-Syndrom).**

Symptome:

- zerebelläre Ataxie;
- ipsilaterale Hornersche Trias mit Ptosis, Myosis, Enophthalmus;
- kontralaterale motorische Hemiparese und Sensibilitätsstörungen;
- regelmäßiger Blickrichtungsnystagmus;
- Spontannystagmus mit hoher Frequenz und hoher Amplitude nach kontralateral.

■ **Das Syndrom der dorsolateralen Medulla oblongata (Wallenberg-Syndrom).**

Symptome ipsilateral:

- Horner-Trias;
- Paresen der kaudalen Hirnnerven (Stimmlippe, Gaumensegel, Rachenhinterwand),
- Dysphagie, Dysphonie, Singultus, Übelkeit;
- Hemiataxie;
- Fallneigung zur Läsionsseite mit Augenabweichung zur Läsionsseite;
- Sensibilitätsstörungen des Gesichts.

Symptome kontralateral:

- Dissoziierte Sensibilitätsstörung.

Befunde am Gleichgewichtssystem: Blickrichtungsnystagmus; Spontannystagmus zur Gegenseite, der bei offenen Augen auch ohne Leuchtbrille sichtbar ist. In Dunkelheit nimmt die Stärke des Spontannystagmus ab, z. T. kehrt er seine Richtung um. Die langsame Blickfolge zur Gegenseite ist sakkadiert.

■ **Subclaviaanzapfsyndrom.** Zu den vaskulären Erkrankungen, die eine Auswirkung auf die Durchblutung des Hirnstamms haben, gehört auch das Subclaviaanzapfsyndrom („subclavian-steal-syndrome").

Dieses Syndrom tritt bei hämodynamisch relevanten Stenosen und Verschlüssen einer A. subclavia oder des Truncus brachiocephalius auf, wenn diese

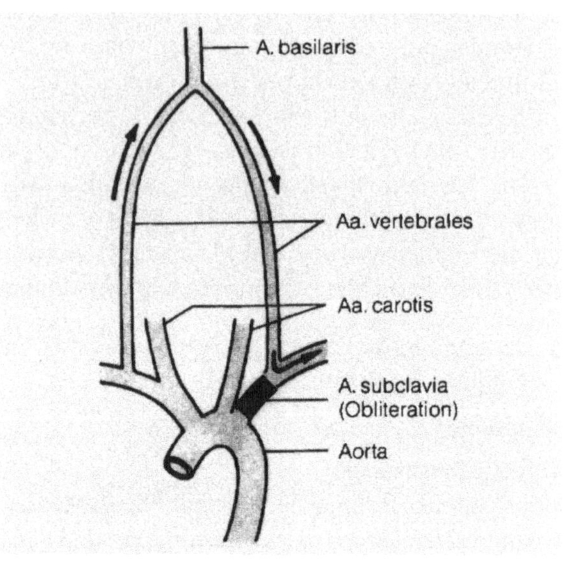

Abb. 24.19. Darstellung des Subclaviaanzapfsyndroms mit Richtungsumkehr in der A. vertebralis derselben Seite. (Aus Freund u. Schoop 1966)

proximal vom Abgang der A. vertebralis liegen (Abb. 24.19). Zur Umgehung der Stenose wird ein Kollateralkreislauf über die Aa. vertebrales gebildet, was aber eine Strömungsumkehr in der A. vertebralis derselben Seite zur Folge hat. Je nach dem Blutbedarf des Arms und dem Grad der Stenose wird mehr oder weniger Blut aus dem Hirnstammkreislauf abgezapft. Für eine anhaltende Muskelarbeit kann der Kollateralkreislauf aber nicht ausreichend sein. Die Patienten klagen deshalb über Schmerzen im Arm während Muskelaktivität und über rasche Ermüdbarkeit des betroffenen Arms. Es können uncharakteristische Gleichgewichtsstörungen meist vom zentralen Typ auftreten, die aber vom Patienten selten mit den Beschwerden im Arm in Verbindung gebracht werden.

Die Diagnose wird durch Anamnese und beidarmige Blutdruckmessung gestellt. Eine Blutdruckdifferenz von mehr als 25 mmHg systolisch zu Ungunsten der erkrankten Seite und eine Verstärkung der Differenz bzw. ein Verschwinden des Radialispulses bei Muskelarbeit weisen auf die Erkrankung hin. Die Strömungsumkehr im Vertebraliskreislauf wird dopplersonographisch nachgewiesen.

Therapie: Rekanalisation der Stenose mit Laserstrahl und Ballondilatation.

Differentialdiagnose: Eine ähnliche, aber mehr armbezogene Symptomatik macht das Skalenussyndrom. Bei dieser Erkrankung liegt der Ansatzpunkt des M. scalenus anterior zu weit dorsal an der 1. Rippe. Gelegentlich besteht eine Halsrippe oder ein ihr entsprechendes rudimentäres fibröses Band. Wird der Arm nach unten gezogen, z. B. beim Tragen schwerer Gegenstände, dann werden die A. subclavia und der Plexus brachialis abgedrückt (Abb. 24.20). Es

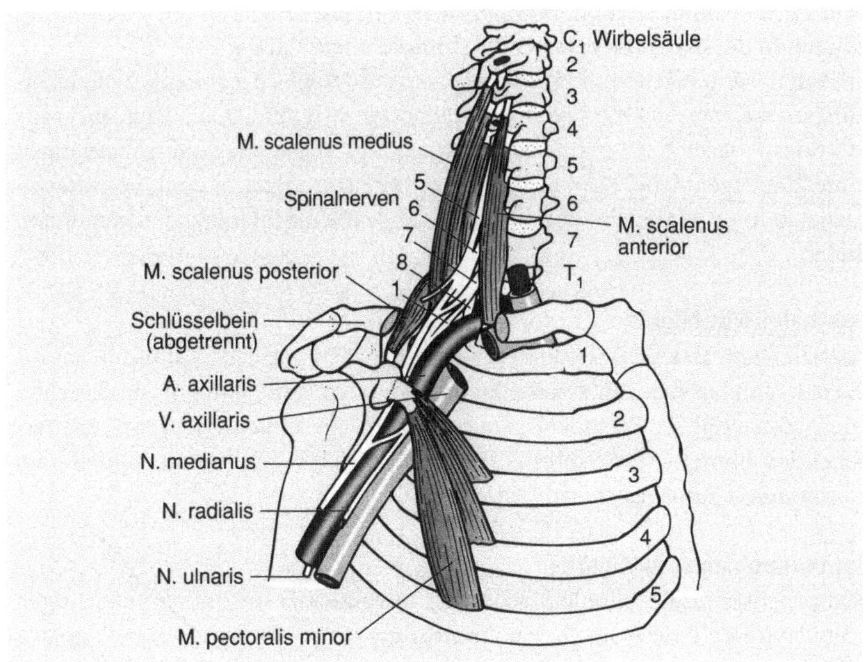

Abb. 24.20. Topographische Verhältnisse zwischen M. scalenus anterior und A. subclavia. (Aus Travel u. Simons 1983)

kommt zu einer Durchblutungsstörung des betroffenen Arms in Kombination mit Sensibilitätsstörungen.

Die Diagnose wird aus der Anamnese und dem Verschwinden des Radialispulses beim Zug des Arms nach unten gestellt. Das gelegentlich angegebene Adson-Manöver (der Puls verschwindet bei Kopfneigung nach rückwärts mit gleichzeitigem Drehen des Kinns zur kranken Seite) ist häufig auch beim Gesunden pathologisch.

24.5.2 Migräne

Bei der klassischen, einfachen Migräne sind periodisch auftretende, dumpf drückende oder pulsierende Kopfschmerzen das beherrschende Symptom. Sie werden häufig halbseitig in der Stirn oder hinter den Augen angegeben, jedoch auch doppelseitig. Begleitend treten vegetative Störungen sowie vorübergehend neurologische Reiz- und Ausfallssymptome auf (Poeck 1987). Mit zunehmender Schmerzintensität kommt es zu Übelkeit und Erbrechen und zu einer Überempfindlichkeit gegenüber akustischen und optischen Reizen. Für den Migräneanfall werden pathologische Veränderungen in der Tonisierung von Ästen der A. carotis externa und interna angeschuldigt.

Treten während dieser Migräneattacken zusätzliche neurologische Erscheinungen auf, spricht man von komplizierter Migräne. Als „Migraine sans Migraine" bezeichnet man das Auftreten nur dieser Begleiterscheinungen ohne die eigentliche Kopfschmerzsymptomatik. Je nach dem betroffenen Gebiet kennen wir bei der komplizierten Migräne die im folgenden genannten Bilder.

Ophthalmische Migräne

Kennzeichen: Dem Halbseitenkopfschmerz gehen visuelle Symptome voraus in Form von farbigen, blitzenden Figuren, die sich vom Zentrum des Gesichtsfeldes einseitig zur Peripherie hin ausbilden. Sie hinterlassen ein vorübergehendes homonymes Skotom. Der nun folgende Kopfschmerzanfall tritt kontralateral zum Gesichtsfeldausfall auf.

Ophthalmoplegische Migräne

Kennzeichen: Halbseitenkopfschmerz, verbunden mit einer einseitigen homolateralen Parese des N. oculomotorius.

Migraine accompagnée

Kennzeichen: Halbseitenkopfschmerz verbunden mit halbseitigen Parästhesien und/oder Lähmungen, Aphasien.
Motorische Mono- und Hemiparesen, Aphasien.

Basilarismigräne

Kennzeichen: Okzipitale Kopfschmerzen, kombiniert mit Schwindel, Gangataxie, Dysarthrie oder Tinnitus, Parästhesien beider Hände, des Kopfes und auch der Zunge (Mumenthaler 1990). Eine bilaterale Visusminderung kann bestehen. Im Verlauf der Attacke kann Bewußtlosigkeit auftreten. Die Basilarismigräne ist eine Erkrankung des Jugendlichen. Frauen sind besonders häufig betroffen. Sowohl in der reinen Form der Basilarismigräne mit okzipitalem Kopfschmerz als auch in der kopfschmerzfreien Form kann die Unterscheidung zu anderen Erkrankungen Probleme bereiten. So haben die funktionellen Störungen der oberen HWS ähnliche Symptome. Beim Zervikalsyndrom sind die Schmerzen oft kopfbewegungsabhängig und bei Druck auf die Muskulatur der Nackenregion verstärkt. Bewußtlosigkeit kommt beim Zervikalsyndrom nicht vor. Typisch für das Vorliegen einer Migräne ist das gehäufte Auftreten in der Familie sowie die Dysarthrie, die beim Zervikalsyndrom kaum vorkommt.

Wichtigste differentialdiagnostisch in Frage kommende Erkrankung gegenüber der Migräne ist die Subarachnoidalblutung. Auffallend und für die

Differentialdiagnose verwendbar ist der Verlauf der Schmerzattacke. Bei der Migräne entwickelt sich der Schmerz innerhalb von 20–30 min. Hierin unterscheidet er sich vom urplötzlichen Vernichtungskopfschmerz einer Subarachnoidalblutung. Sie kann mit und ohne neurologische Ausfälle oder Bewußtlosigkeit beginnen.

Differentialdiagnostisch abzugrenzen sind außerdem das Angiom der hinteren Schädelgrube, das mit Schwindel, Erbrechen und neurologischen Ausfällen einhergehen kann, sowie die Raumforderung der hinteren Schädelgrube. Typisch ist dabei das morgendliche Erbrechen und ein in der Intensität schwankender Kopfschmerz. Neurologische Symptome und eine Stauungspapille können fehlen.

Benigner paroxysmaler Schwindel des kleinen Kindes

Kennzeichen: Heftige Drehschwindelattacken des Kleinkindes (etwa bis zum 4. Lebensjahr; s. S. 469), verbunden mit Spontannystagmus, einer Fallneigung und Übelkeit.

Diese Erkrankung wurde 1964 erstmals von Basser beschrieben und unglücklicherweise wie die Erwachsenenerkrankung bezeichnet. Der paroxysmale Schwindel des Kindes geht wahrscheinlich auf eine frühe Form einer Basilarismigräne zurück. Die familiäre Belastung mit Migräne ist hoch, bei der Hälfte der beobachteten Kinder fanden Watson und Steele (1974) später das Vollbild der klassischen Migräne. Die Anfälle dauern nur wenige Minuten, sie sind lageunabhängig, ohne Aura und ohne kochleäre Symptome. Die Kinder haben Drehschwindel. Spontane Remissionen der Schwindelanfälle sind die Regel. Andere Anfallskrankheiten wie die Epilepsie oder eine organische Veränderung im okzipitozervikalen Übergang müssen ausgeschlossen werden.

Schwindel bei Migräne

Die Angaben zur Häufigkeit von Schwindel bei der Migräne variieren in der Literatur sehr stark, weil der Begriff Schwindel zu wenig definiert ist. Die Angaben gehen von 5–72% (Kayan u. Hood 1984). Erste Berichte über die Kombination aus Kopfschmerzanfällen und Schwindel gibt es bereits aus dem 2. Jahrhundert nach Christus in Kleinasien. Später wurde besonders von Liveing (1873) auf den Zusammenhang von Schwindel- und Kopfschmerzanfällen hingewiesen. Kayan und Hood stellten 1983 den zeitlichen Zusammenhang zwischen dem Auftreten von Schwindel und Kopfschmerzen zusammen. Von 200 Migränekranken hatten in ihrem Krankengut 54% Schwindel angegeben, 12% als Aura vor dem Kopfschmerzanfall, 27% während des Anfalls, nur 4% nach dem Anfall, dagegen wiederum 12% im anfallsfreien Intervall.

24.5.3 Epilepsie

Das Auftreten von Schwindel bei konvulsiven Erkrankungen ist seit langem bekannt. Echter Drehschwindel (Vertigo epileptica) kann auftreten bei Krampfherden in der vestibulären Rindenregion (hintere Hälfte des Gyrus temporalis superior oder temperoparietale Grenzzone (Matz 1986). Tritt Schwindel als Aura auf, so meist als kurzes Drehgefühl, seltener als Kippneigung bzw. als komplexe, unbeschreibbare Erscheinung. Während Schwindel beim Vollbild einer epileptischen Erkrankung diagnostisch keine Schwierigkeiten bereitet, kann bei abortiven Verlaufsformen und bei manchen Sonderformen der Epilepsie Schwindel, bzw. das, was der Patient als Schwindel bezeichnet, das hervorstechende Symptom sein. So werden die kurzfristigen Bewußtseinsstörungen im Rahmen von Absenzen sowie eine plötzliche Umdämmerung im Rahmen komplexer psychomotorischer Anfälle nicht selten als Schwindel etikettiert (Matz 1986). Bei der vestibulären Anamnese sollte deshalb immer nach Eintrübungen des Bewußtseins gefragt werden. Bei jeder differentialdiagnostischen Überlegung zum Attackenschwindel muß an Erscheinungsformen der Epilepsie gedacht werden (s. S. 577; Abb. 24.21). Einige Epilepsien, die mit vestibulären Erkrankungen verwechselt werden können, seien kurz erwähnt, wobei auf die Tabelle von Schmid (1993), S. 432, verwiesen wird. Als *Absenzen* werden abrupt beginnende und ebenso endende Bewußtseinspausen von wenigen Sekunden, oft mit diskreten, kurzdauernden motorischen Phänomenen bezeichnet. Sie können eigenständig, aber auch im Verlauf aller anderen Formen der epileptischen Anfallskrankheit auftreten. Besonders typisch sind sie für die *Petit-Mal-Absenzen des Schulalters* (Pyknolepsie). Dabei kommt es nicht zu einer eigentlichen Ohnmacht, sondern zum Erstarren einer Tätigkeit oder Bewegung, die kurz darauf wieder normal weitergeführt wird. Unter vielfältigen rhythmischen motorischen Elementen kann man auch nystagmische Augenbewegungen nach oben finden (Poeck 1987).

Bei der *psychomotorischen* oder *Schläfenlappenepilepsie* kommt es zu anfallsartigen, komplexen Phänomenen, die von den Patienten nur schwer beschrieben werden können. Dabei können Schwindel und Übelkeit auftreten sowie Bewußtseinseinschränkungen, die weniger tief sind und länger dauern als bei der Absenz. Es kann eine retrograde Amnesie bestehen, so daß die Anamnese erschwert wird. Hier hilft die Fremdanamnese von Begleitpersonen weiter.

Als *Adversivanfälle* werden Anfälle mit Kopfdrehung bezeichnet; der angeblickte Arm wird manchmal angehoben. Dabei können kurze, nystagmusartige, konjugierte Seitwärtsbewegungen beider Augen auftreten. Zu diesen Anfällen kommt es bei frontalen Krampfherden der Gegenseite.

Die differentialdiagnostische Abgrenzung des epileptischen zum vestibulären Schwindel gelingt in der Regel durch die Bewußtseinsstörung bzw. die

Bewußtseinslücken und durch krampfartige oder auch stereotype motorische Bewegungen, die beim vestibulären Schwindel nicht auftreten. Epileptische Anfälle können außerdem ausgelöst werden durch Schlafentzug, Alkohol, optische Stimuli mit häufigem Wechsel von starken Hell-Dunkelkontrasten, Schreckerlebnisse usw.

Häufiger als bei der Epilepsie selbst tritt Schwindel als Nebenwirkung antiepileptischer Medikamente auf, z. B. bei Einnahme von Primidon, Phenobarbital, Diphenylhydantoin, Carbamacepin. Die Schwindeldiagnostik bei diesen toxischen Erscheinungen kann periphere, zentrale und zentral-zerebelläre Störungen aufdecken. Sie sind bei Reduzierung der Dosis reversibel. Zur Einstellung und Überprüfung der Dosis wird die Serumkonzentration herangezogen.

Während ein „epileptischer Nystagmus" nur ausgesprochen selten beobachtet wird, gehört dieser regelmäßig zur toxischen Wirkung von Antikonvulsiva (Matz 1986).

Weiterführende Literatur: Janz 1969; Brandt 1991; Schmidt 1993.

24.5.4 Entzündliche Erkrankungen

Entzündliche Erkrankungen des ZNS und der Meningen können zu Gleichgewichtsstörungen führen, je nach dem Schwerpunkt ihrer Lokalisation. In der folgenden Aufzählung sind nur die Erkrankungen erwähnt, in deren Verlauf Gleichgewichtsstörungen auftreten und die bei der Differentialdiagnose zentral-vestibulärer Befunde eine Rolle spielen.

Meningitis

Eine *eitrige Meningitis* kommt hämatogen-metastatisch, fortgeleitet und im Rahmen einer offenen Hirnverletzung vor. Dabei befällt die tuberkulöse Erkrankung und die Pilzerkrankung v. a. die Meningen der Hirnbasis und führt zu Paresen von Hirnnerven (z. B. N. oculomotorius). Differentialdiagnostisch muß eine Karzinose der Meningen ausgeschlossen werden.

Eine *lymphozytäre Meningitis* kann akut und chronisch verlaufen. Akute Störungen, die zum differentialdiagnostischen Bereich des Hörsturzes oder des akuten Ausfalls eines Gleichgewichtsorgans gehören, kommen v. a. bei der Mumpsmeningoenzephalitis, beim Zoster und bei der Frühsommermeningoenzephalitis vor. Chronische Formen treten beim M. Boeck, einer Pilzerkrankung und bei der Zystizerkose auf.

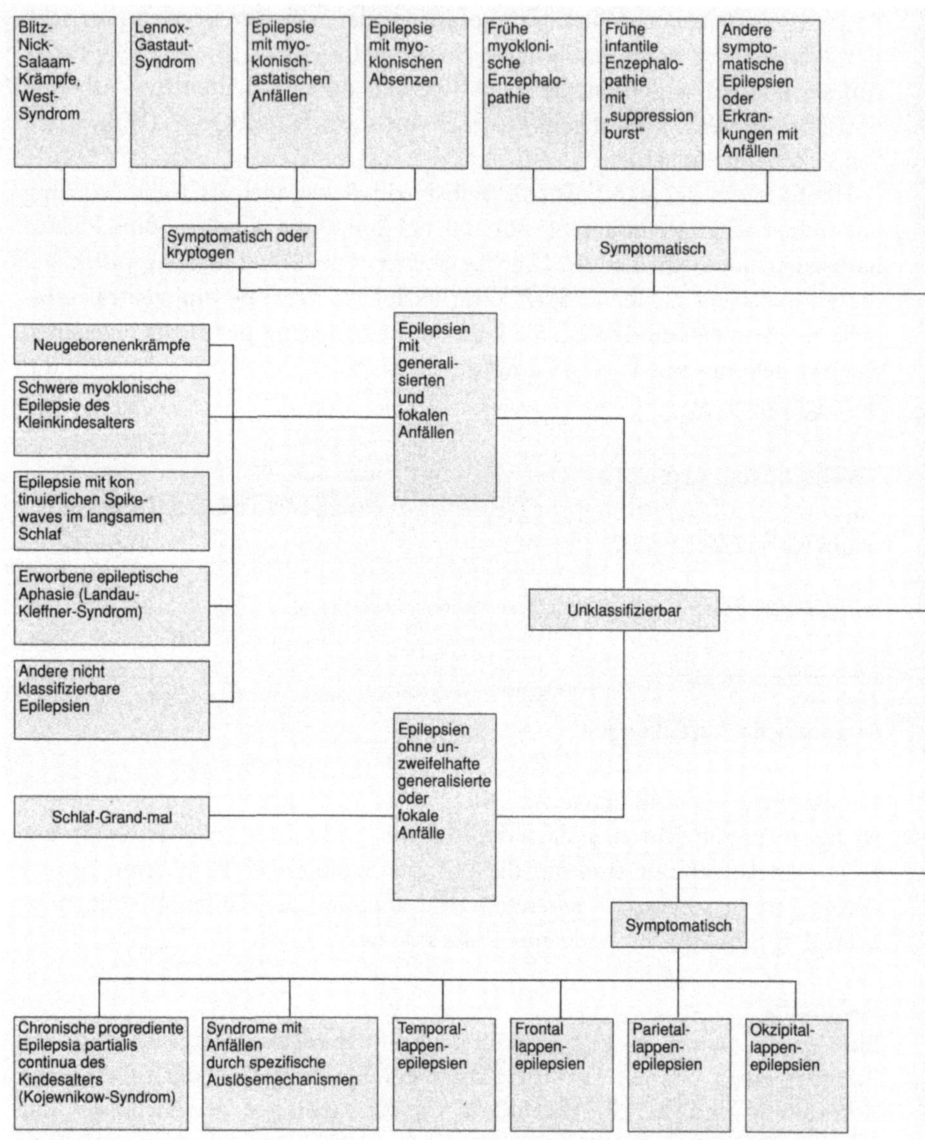

Abb. 24.21. Einteilung der epileptischen Anfallsformen nach dem Vorschlag der internationalen Liga gegen Epilepsie. (Aus Schmidt 1993)

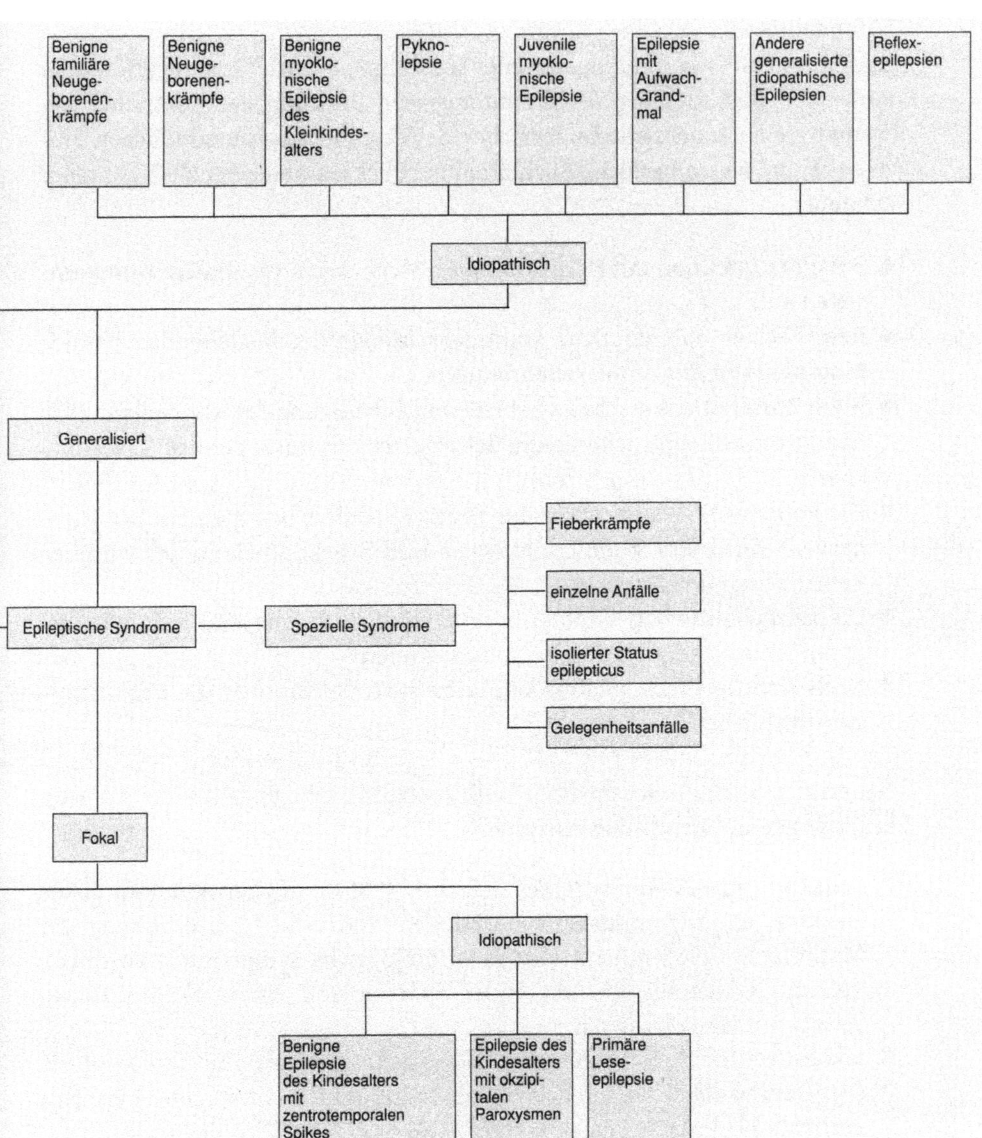
Benigne familiäre Neugeborenenkrämpfe
Benigne Neugeborenenkrämpfe
Benigne myoklonische Epilepsie des Kleinkindesalters
Pyknolepsie
Juvenile myoklonische Epilepsie
Epilepsie mit Aufwach-Grand-mal
Andere generalisierte idiopathische Epilepsien
Reflexepilepsien
Idiopathisch
Generalisiert
Fieberkrämpfe
einzelne Anfälle
Epileptische Syndrome
Spezielle Syndrome
isolierter Status epilepticus
Gelegenheitsanfälle
Fokal
Idiopathisch
Benigne Epilepsie des Kindesalters mit zentrotemporalen Spikes
Epilepsie des Kindesalters mit okzipitalen Paroxysmen
Primäre Leseepilepsie

Enzephalitis

Zur Enzephalitis kommt es entweder im Rahmen einer Virusinfektion oder para- und postinfektiös als immunologische Reaktion des Zentralnervensystems. Je nach dem lokalisatorischen Schwerpunkt des entzündlichen Prozesses können eine kortikale Blicklähmung, Blickkrämpfe oder ein Nystagmus entstehen.

- Bei einer Infektion mit Herpes simplex-Viren treten vestibuläre Symptome selten auf.
- Beim Zoster ophthalmicus kommt es infolge der begleitenden basalen Meningitis zu Augenmuskellähmungen.
- Beim Zoster oticus erscheint neben einer Schädigung des N. facialis zeitlich häufig versetzt eine Schädigung des N. acusticus und/oder des N. vestibularis.
- Die Poliomyelitis kann sich unter anderem auch in den motorischen Hirnnervenkernen von Medulla oblongata und Brücke sowie in der vorderen Zentralwindung abspielen.
- Die Enzephalitis bei Toxoplasmose kann eigenständig und besonders als opportunistische Infektion bei Aids auftreten.
- Nach Fleckfieberenzephalitis kann eine zentrale Hör- und Gleichgewichtsstörung bleiben.

Neben der akuten, virusbedingten Enzephalitis gibt es langsame Viruserkrankungen des Zentralnervensystems:

- Subakute sklerosierende Panenzephalitis (SSPE). Als Leitsymptom gelten Demenz, extrapyramidale Hyperkinesen und eine Tonuserhöhung der Muskulatur. Gelegentlich treten neurootologische Symptome in Form von Tremor, Nystagmus, skandierender Sprache und einem akuten Tonusverlust mit Hinstürzen auf.
- Jakob-Creutzfeldt-Krankheit. Bei dieser Erkrankung ist die Okulomotorik ergriffen; so entstehen ein horizontaler Blickrichtungsnystagmus oder eine vertikale Blickparese. Selten kommt es zu nukleären Atrophien.
- Bei der progressiven multifokalen Leukenzephalopathie treten zerebelläre oder extrapyramidale Störungen der Bewegungskoordination auf.

Multiple Sklerose (MS, Encephalomyelitis disseminata)

Es handelt sich um eine ätiologisch und pathogenetisch nicht eindeutig geklärte Entmarkungserkrankung, deren Inzidenz in Mitteleuropa bei 3–7 Kranken pro 10000 Personen liegt. Die multiple Sklerose kann in der Pubertät beginnen, das Prädilektionsalter liegt zwischen dem 20. und 40. Lebensjahr. Eine Erstmanifestation nach dem 45. Lebensjahr ist selten.

Die Erkrankung führt zu umschriebenen Entmarkungsherden im Gehirn und Rückenmark. Anfänglich ist eine deutliche, lokale Entzündungsreaktion vorhanden, später erfolgt Übergang in eine (kleinere) Narbe.

■ **Pathophysiologie.** Die multiple Sklerose ist eine Entmarkungskrankheit, bei der es zu einer Auflösung von Markscheiden kommt. Dadurch wird einerseits die Nervenleitung blockiert, andererseits kommt es durch den Wegfall des Nervenisoliermaterials zum Überspringen von Aktionspotentialen auf andere Nervenfasern. Die Entmarkungsherde sind um die oder entlang den großen Venen über das ZNS verteilt und haben die Größe eines Stecknadelkopfes bis Markstückes. Größere Herde können konfluieren. Im weiteren Krankheitsverlauf werden die Markscheiden durch Glia ersetzt, d.h. es bildet sich eine Narbe, die sklerosiert (Abb. 24.22).

Prädilektionsstellen sind der Sehnerv (Retrobulbärneuritis), der Hirnstamm, besonders im Bereich der Augenmuskelkerne, das Kleinhirn und seine Stiele, der Boden des 4. Ventrikels, die Pyramidenbahn und die Hinterstränge des Rückenmarks.

Diese Prädilektionsstellen bedingen eine besondere Betroffenheit des vestibulären Systems, wobei nicht nur das Gleichgewichtskerngebiet am Boden des 4. Ventrikels erfaßt wird, sondern v.a. auch das Vestibulozerebellum. Schäden an den Verbindungsbahnen zu den Augenmuskelkernen (Fasciculus longitudinalis medialis) führen zu einer Beeinträchtigung des vestibulookulären Reflexes.

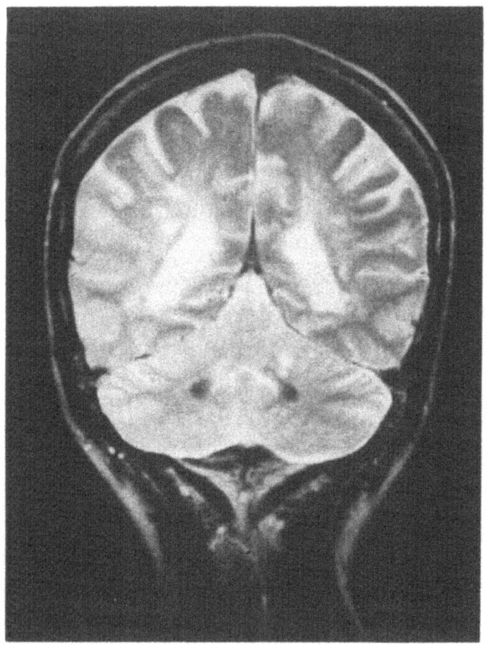

Abb. 24.22.
Supra- und infratentorielle Herde einer multiplen Stenose. (Mit freundlicher Genehmigung der Abteilung für Röntgendiagnostik, Klinikum Benjamin Franklin der FU Berlin)

■ **Symptome.** Die im akuten Schub oft sehr deutliche Symptomatik kann weitgehend oder vollständig abklingen. Bei längerer Dauer der Erkrankung kommt es dann jedoch infolge der immer mehr zunehmenden Herde zu bleibenden Funktionsausfällen und zu einem chronisch-progredienten klinischen Verlauf.

Die Symptome sind vielfältig:

- Monokuläre und binokuläre Sehstörungen;
- halbseitige oder nur arm- oder beinbetreffende Parese (anfänglich meist sehr diskret, später erheblich und mit starker Spastik verbunden);
- halbseitige oder nur bestimmte Körperregionen betreffende Sensibilitätsstörungen. Dabei oft spinale Ataxie durch Hinterstrangstörung (Verlust der somatosensorischen Information);
- zentrale vestibuläre Störungen mit Schwindel, Nystagmus, Blickdysmetrien und Gangataxie;
- Doppelbilder und/oder Oszillopsien bei internukleärer Ophthalmoplegie und anderen Augenbewegungsstörungen;
- Miktions- und Defäkationsstörungen;
- Dysarthrie, zerebelläre Ataxie;
- die Muskeleigenreflexe sind entsprechend der zentral-nervalen Lokalisation der Störung regelmäßig gesteigert, Fremdreflexe, wie der Bauchhautreflex erlöschen dagegen. Das Babinski-Zeichen ist oft positiv.

■ **Diagnose.** Die Diagnose der multiplen Sklerose läßt sich, da keines ihrer Symptome pathognomonisch ist, nur dann stellen, wenn

- mehrere zentral-nervöse Störungen vorliegen,
- bildgebende Verfahren (Kernspintomographie) multiple herdförmige Läsionen nachweisen und
- im Liquor zerebrospinalis Zeichen einer chronischen Entzündung nachgewiesen werden können (intrathekale IGG-Synthese, oligoklonales IGG, Pleozytose) und
- andere Entzündungsursachen ausgeschlossen sind.

■ **Ätiologie.** Die Ätiologie der Erkrankung ist ungeklärt. Vieles weist darauf hin, daß die Erkrankung früh erworben wird und immunologische Prozesse eine wesentliche Rolle spielen.

■ **Differentialdiagnose.** In der Anfangszeit der Erkrankung kann eine Abgrenzung zu Gelenk- und Muskelstörungen im Bereich des zervikookzipitalen Übergangs nötig werden. Auch bei dieser, als Zervikalsyndrom bezeichneten Erkrankung können wechselnde Sensibilitätsstörungen im Nacken, der Ohrregion und im Schulter-Arm-Bereich zusammen mit Schwankschwindel und Nystagmus auftreten. Ein sicheres Unterscheidungsmerkmal ist der ausstrahlende Schmerz. Er kommt bei der multiplen Sklerose nicht vor, ist aber Leitsymptom beim Zervikalsyndrom.

■ **Therapie.** Eine kausale Therapie, die zur Heilung der Erkrankung führen würde, ist nicht bekannt. Im akuten Schub sind Kortikoide eindeutig schubabkürzend, im Intervall kann mit Interferon behandelt werden. Versuche einer langfristigen Immunsuppression haben dagegen bisher nur bescheidene Ergebnisse gezeigt.

24.5.5 Kleinhirnerkrankungen

Das Kleinhirn ist eine Regelzentrale für die Körperhaltung, für Zielbewegungen und für die Okulomotorik. Bewegungen werden vom Kleinhirn aber nicht in Gang gesetzt. Das Kleinhirn koordiniert Bewegungen über die Kleinhirnkerne, von denen nur erregende Bahnen abgehen, und es dämpft ausgeführte Bewegungen über die Rückkoppelungsschleifen der Kleinhirnrinde, von der nur hemmende Bahnen abgehen (Ten Bruggencate 1984). Eine Kleinhirnerkrankung führt demnach zu einer Störung der Koordination von Bewegungen und zu ungedämpften, ausfahrenden Bewegungen (Kleinhirnataxie).

Funktionelle Anatomie des Kleinhirns

Das Kleinhirn und die mit ihm verschalteten Hirnstammkerne werden funktionell eingeteilt in ein Vestibulozerebellum, Spinozerebellum und Pontozerebellum (Abb. 24.23). Das Vestibulozerebellum ist der älteste Teil, das sog. Archizerebellum. Es entspricht anatomisch dem Lobus flocculo-nodularis. Funktionell ist es die Schaltstelle zwischen okulomotorischem und vestibulärem System und hat dadurch Bedeutung für die zentrale Kompensation vestibulärer Defekte. Der Flokkuluskern an sich erhält visuelle, vestibuläre und somatosensorische Afferenzen und wirkt über seine Purkinje-Zell-efferenzen hemmend auf die Gleichgewichtskerne (Brandt u. Büchele 1983). Geregelt werden Augenfolgebewegungen und die Blickstabilisation. Bei Kopfbewegungen koordiniert der Flokkulus die Impulse vom optischen und vom vestibulären System, so daß auch während einer Kopfbewegung das Blickfeld stabil bleibt. Läsionen im Vestibulozerebellum bewirken demnach

- eine verminderte Fähigkeit für Blickfolgebewegungen,
- einen verminderten optokinetischen Nystagmus,
- eine gestörte Fixationssuppression,

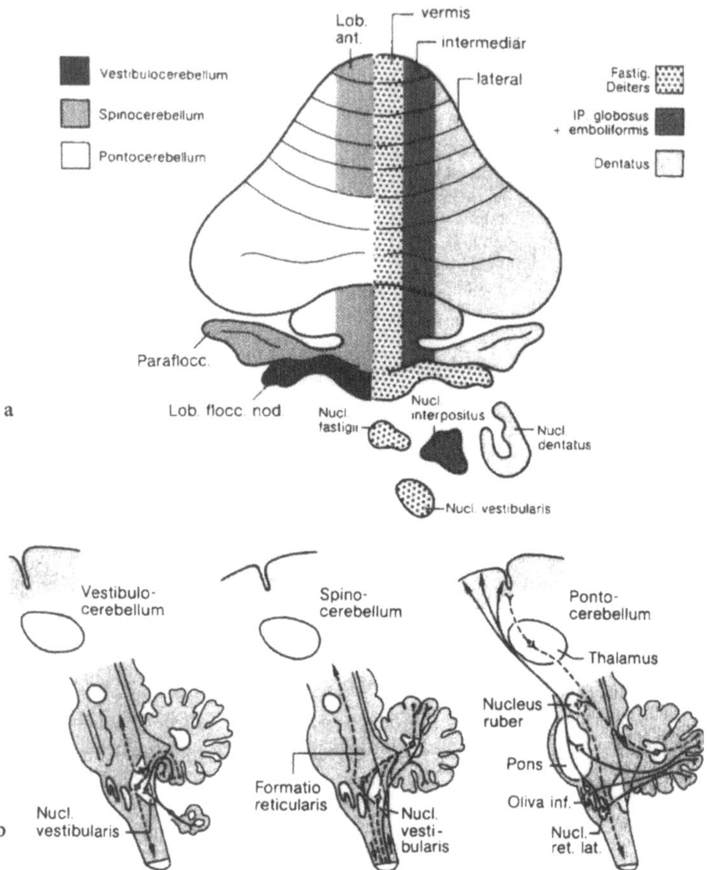

Abb. 24.23 a, b. Funktionelle Anatomie des Kleinhirns. **a** Zuordnung nach vergleichend-anatomischen Gesichtspunkten (*links*) bzw. afferenten und efferenten Projektionen (*rechts*). **b** Vereinfachte Darstellung der afferenten und efferenten Projektionen von Vestibulo-, Spino- und Pontozerebellum. (Nach Brodal aus ten Bruggencate 1984)

- eine Enthemmung des vestibulär ausgelösten Nystagmus, so daß das Bild einer Übererregbarkeit eines Gleichgewichtsorgans entstehen kann (eine echte, periphere Übererregbarkeit des Gleichgewichtsorgans gibt es nur sehr selten, z. B. zu Beginn einer Labyrinthitis),
- eine verminderte Kompensationsfähigkeit eines Gleichgewichtsorganausfalls sowie eine verminderte Fähigkeit, an ungewohnte Bewegungen zu adaptieren.

Das phylogenetisch jüngere Spinozerebellum, auch Palliozerebellum genannt, besteht aus den vordersten und hintersten Anteilen des Kleinhirnwurms und dem Paraflokkulusareal. Neben Fasern vom motorischen Kortex erhält dieses Areal vornehmlich Zuflüsse vom Rückenmark über den dorsalen spinozerebellären Trakt (DSCT; Flechsig) und über den ventralen spinozerebellären Trakt (VSCT; Gowers). Diese Bahnen leiten sehr spezifische somatosensorische und sensible Informationen über die Empfindung der Haut, über Muskelkontraktionen, Gelenkbewegungen und über das Erreichen eines Ziels bei einer Bewegung zum Kleinhirn. Über den ventralen Trakt erhält das Kleinhirn zusätzlich Informationen über den Erregungszustand von Interneuronen, die bei Körperbewegungen aktiviert werden (Ten Bruggencate 1984). Es wird damit im Kleinhirn ein Bild der ausgeführten Bewegungen aufgebaut (Efferenzkopie).

Der spinovestibuläre Anteil des Kleinhirnwurms bildet zusammen mit dem Nucleus fastigii und dem Nucleus vestibularis lateralis (Deiters) die ipsilateral verlaufende Regelschleife der Stützmotorik (Abb. 24.24), die folgendermaßen abläuft: Über die spinozerebellären Bahnen erhält das Kleinhirn die Informationen über den peripheren Erregungszustand. Es hemmt nun über den zerebellovestibulären Trakt die vom Deiter-Kern des Gleichgewichtskern-

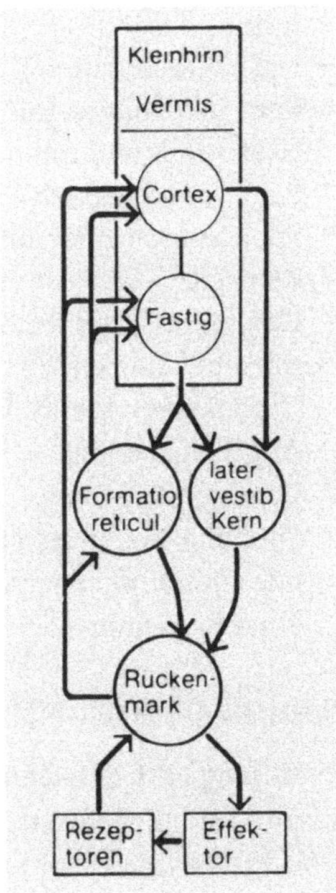

Abb. 24.24.
Schema der neuronalen Regelung der Stützmotorik. (Aus ten Bruggencate 1984)

gebiets ausgehenden vestibulospinalen Bahnen und übt so wiederum Einfluß auf die spinalen Moto- und Interneurone aus. Diese Rückkoppelung ermöglicht die Kontrolle über den Muskeltonus, der für die Körperhaltung und für die Bewegungen notwendig ist.

Der phylogenetisch jüngste Teil des Kleinhirns, das Neo- oder Pontozerebellum besteht aus den Kleinhirnhemisphären und dem mittleren Anteil des Wurms. Es erhält über die Kerne der Brücke Afferenzen v.a. vom Großhirn und ist für schnelle zielgerichtete Bewegungen, bei denen Rückkoppelungsschleifen nicht eingesetzt werden können, verantwortlich.

Weiterführende Literatur: ten Bruggencate 1984; Brodal 1981; Büttner u. Büttner-Ennever 1988.

Allgemeine Kleinhirnsymptome

Aufgrund der sehr genau definierten Funktion des Kleinhirns können die Symptome einer Kleinhirnerkrankung gut beschrieben werden. Sie führen zu einem ähnlichen Bild wie die Trunkenheit, bei der es ja auch zu einer – allerdings seitengleichen – Störung der Regelkreise des Kleinhirns kommt:

- Vorbeizeigen zur kranken Seite im Baranyschen Zeigeversuch;
- Intentionstremor beim Finger-Nase-Versuch und beim vertikalen Zeichentest;
- Dysdiadochokinese;
- Sprachstörungen mit abgehackter, explosiver Sprechweise. Zusammen mit Nystagmus und Intentionstremor bildet dieses Symptom die Charcot-Trias;
- Schwankschwindel;
- Spontannystagmus zur kranken Seite, der durch Fixation nicht gehemmt wird;
- Zentraler Lagenystagmus, der seine Stärke über längere Zeit beibehält;
- Rumpfataxie: Im Romberg-Test kommt es zu einer typischen Schwankform mit einer zugrundeliegenden Frequenz von ca. 3 Hz (Mauritz et al. 1979). Im Gegensatz zu vestibulären Erkrankungen ist die Ataxie auch bei geöffneten Augen vorhanden;
- Breitbeiniger Gang;
- Drehung zur kranken Seite beim Unterberger-Tretversuch. Bei diffusen oder mittelliniennahen Läsionen kommt es im Unterberger-Tretversuch zu einer Bewegung nach hinten.

Spezielle Krankheitsbilder

Einteilung nach Entstehungsgeschwindigkeit

Es gibt zahlreiche Erkrankungen, die zu einer Störung im Zerebellum führen. Von Mumenthaler gibt es eine Einteilung der Kleinhirnerkrankungen nach deren Entstehungsgeschwindigkeit.

Symptome, die *plötzlich* ohne äußeren Anlaß auftreten, gehen meist auf spontane Kleinhirnblutungen zurück. Sie machen ca. 10% aller intrazerebralen Blutungen aus (Mumenthaler 1990). Ursache ist, wie bei jeder intrazerebralen Blutung, die arterielle Hypertonie, eine Behandlung mit Antikoagulanzien oder ein rupturiertes Angiom. Es kommt bei der Kleinhirnblutung zu intensiven okzipitalen Kopfschmerzen, Schwindel, Übelkeit und Brechreiz. Zusätzlich bestehen die typischen Kleinhirnzeichen wie gestörte Blickkoordination, Gangataxie, Dysarthrie, eine horizontale Blicklähmung und ein Blickrichtungsnystagmus. Die subokzipitale Liquorpunktion sichert die Diagnose. Akut auftretende Kleinhirnsymptome entstehen auch durch Traumen.

Treten die Symptome *rasch innerhalb von Tagen* auf, handelt es sich meist um eine Intoxikation mit dem Antiepileptikum Diphenylhydantoin, eine Entmarkungskrankheit (MS) oder eine akute Entzündung, z. B. um die akute zerebelläre Ataxie des Kindes. Diese Krankheit tritt beim 2- bis 5jährigen Kind Tage und Wochen nach einer unspezifischen Erkrankung (z. B. Varizellen) auf. Es kommt zu Gangunsicherheit, Tremor und Augenbewegungsstörungen, z. B. einem Opsoklonus (s. S. 419). Nach Wochen und Monaten kommt es zu einer spontanen Rückbildung.

Symptome, die *im Verlauf von Wochen bis Monaten* konstant zunehmen, sind in der Regel Ausdruck einer raumfordernden Krankheit:

- *Spongioblastome.* Die gutartigen Tumoren kommen im Kindes- und Jugendalter (5–15 Jahre) gehäuft im Kleinhirn vor (25% der Hirntumoren in diesem Alter; Mumenthaler 1990). Symptome: Ataxie, Gleichgewichtsstörungen mit Nystagmus, Hirndruckzeichen, Kopfschmerzen, besonders morgens.
- *Medulloblastome* (20% der Hirntumoren beim Jugendlichen): Die bösartigen Tumoren wachsen im Kleinhirnwurm, in den Kleinhirnhemisphären sowie in der Brücke und metastasieren schnell. Die Symptome gleichen denen des Spongioblastoms; zusätzlich treten früh Rückenmarksymptome hinzu durch die vom Liquor fortgetragenen Tochtergeschwülste.
- *Lindau-Tumoren* können isoliert oder im Rahmen der Hippel-Lindau-Erkrankung zusammen mit der Angiomatose der Retina vorkommen. Die Kleinhirnangiome sitzen in der Regel in der Wand einer Zyste. Im mittleren Lebensalter beginnen diese angeborenen Veränderungen Kleinhirnsymptome und Hirndruckzeichen zu machen.

Symptome, die *über Monate progredient* verlaufen, sind meist Ausdruck chronischer Intoxikationen, z. B. chronischer Alkoholismus oder die paraneoplastischen Veränderungen bei malignen internen Grundleiden.

Symptome, die *sehr langsam und über Jahre* zunehmen, gehen auf allgemeine degenerative Veränderungen zurück, z. B.:

- diffuse Atrophie des Kleinhirns,
- systematisierte Degeneration des Kleinhirns,
- olivopontozerebelläre Atrophie,
- Spätatrophie des Kleinhirns bei chronischem Alkoholismus,
- Störungen des Kupferstoffwechsels (Wilson 1979); bei dieser Erkrankung kommen akute Verläufe vor;
- Stoffwechselstörungen besonders bei Hypothyreose.

Weiterführende Literatur: Mumenthaler 1990.

Degenerative Kleinhirnerkrankungen

Isolierte degenerative Kleinhirnerkrankungen führen zu einer Ataxie und zu vestibulären Symptomen. Degenerationen treten aber auch im Rahmen von Multisystemdegenerationen auf und erzeugen dann ein buntes Bild. Die folgende Aufstellung stammt von Dichgans u. Diener (1990), wie auch die Zusammenstellung der Kleinhirnmißbildungen und der metabolischen Kleinhirnerkrankungen.

■ **Olivo-ponto-zerebelläre Atrophien (OPCA).** Bei dieser autosomal dominant oder rezessiv vererbten, aber auch sporadisch auftretenden Erkrankung kommt es zu einer Degeneration des vestibulären Kortex und seiner Afferenzen von der Pons und der unteren Olive unter Aussparung der Efferenzen. Es kommt zu einer progredienten Stand-, Gang- und Extremitätenataxie, Dysarthrie und Tremor sowie zu spastischen Störungen bei Pyramidenbahndegenerationen, zu extrapyramidal-motorischen Bewegungsstörungen bei Stammgangliendegeneration, zu Inkontinenz bei Mitbeteiligung des vegetativen Systems, zu Schluckstörungen und zu einer Demenz bei Mitbeteiligung des Kortex.

■ **Isolierte Kleinhirnatrophie (CA).** Es gibt eine heterogene Gruppe isolierter Kleinhirnatrophien, die verschiedene Teile des Kleinhirns betreffen, z.B. die Atrophie des Lobus anterior und die diffuse Kleinhirnatrophie. Hereditäre Formen sind selten. Sie werden ausnahmslos dominant vererbt. Die klinische Symptomatik beginnt mit einer langsamen progredienten Stand- und Gangataxie. Es tritt eine zerebelläre Dysarthrie auf mit unartikuliert skandierender oder explosiver, dann häufig metallisch klingender Sprache.

■ **Marinesco-Sjögren-Syndrom.** Der pathogenetische Mechanismus dieser Erkrankung ist unbekannt. Das Syndrom ist gekennzeichnet durch bilaterale, häufig kongenitale Katarakte, zerebelläre Ataxie mit Dysarthrie und Nystagmus (rotatorischer Spontannystagmus, Blickrichtungsnystagmus) und Oligophrenie. Die zerebelläre Symptomatik kann progredient, aber auch nach einer gewissen Entwicklung stationär sein. Neuropathologisch besteht eine ausgeprägte Kleinhirnatrophie mit Betonung im Kleinhirnwurm. Das Krankheitsbild ist bereits in der Kindheit ausgeprägt.

Eine Sonderform ist das *Gillespie-Syndrom.* Dabei besteht zusätzlich schon bei der Geburt eine Mißbildung der Iris mit partieller und kompletter Aniridie.

■ **Familiäre spastische Ataxie.** Hierbei handelt es sich um eine sehr inhomogene Gruppe von Patienten mit den Leitsymptomen einer spastischen Paraparese der Beine und zerebellärer Ataxie. Im deutschsprachigen Raum wird die Erkrankung als spastische Spinalparalyse bezeichnet. Neuropathologisch finden sich zwar auch Veränderungen in der Kleinhirnrinde (überwiegend des Lobus anterior) und dem Nc. dentatus, vorwiegend aber im Bereich des Rückenmarkes. Im Gegensatz zu OPCA ist der Hirnstamm einschließlich Pons nicht betroffen. Der Erbgang ist autosomal dominant.

■ **Vestibulo-zerebelläre Ataxie und hereditäre paroxysmale Ataxie.** Bei der sehr seltenen, autosomal-dominant vererbten, vestibulozerebellären Ataxie kommt es zunächst episodisch zu Tinnitus, Schwindel, Gangataxie, Doppelbildern, Down-beat-Nystagmus oder rotatorischem Spontannystagmus. Die Attacken beginnen meist um das 50. Lebensjahr und dauern Stunden bis Tage. In der Folgezeit entwickelt sich dann langsam progredient eine auch im Intervall anhaltende zerebelläre Stand- und Gangataxie.

■ **Gerstmann-Sträussler-Scheinker-Krankheit.** Das vorwiegend durch Zeichen der Kleinhirndegeneration geprägte Krankheitsbild gehört zu den zerebralen Amyloidosen und führt schließlich zur Demenz. Spongiöse Veränderungen der Hirnrinde mit starkem Neuronenschwund, starke Proliferation gemästeter Astrozyten und Amyloidplaques, die sich im Gegensatz zur Alzheimer-Krankheit nicht überwiegend im Kortex des Großhirns, sondern v.a. in der Kleinhirnrinde finden, sind die pathologisch-anatomischen Charakteristika.

Mißbildungen und Entwicklungsstörungen des Kleinhirns

Kleinhirnerkrankungen werden, wenn sie isoliert bestehen, bei Säuglingen und Kleinkindern häufig übersehen. Dies beruht teilweise auf der Tatsache, daß die kindliche Motorik ohnehin ataktisch, ungeglättet ist. Auch später können selbst bei sehr ausgeprägten, angeborenen Kleinhirndefekten die neurologischen Ausfälle gering sein; denn bei früher Läsion ist, normale Intelligenz und sonst ungestörte Hirnfunktion vorausgesetzt, die Kompensationsfähigkeit gut. Es fällt häufig nur eine Verzögerung der motorischen

Entwicklung mit Ataxie (z. B. Intentionstremor) auf, die sich mit zunehmendem Alter ausgleicht.

■ **Agenesie.** Agenesie, d. h. ein angeborenes völliges Fehlen des Kleinhirns ist sehr selten. Meist ist die Agenesie mit anderen Mißbildungen des Hirns, v. a. des Hirnstamms, verbunden und wird daher nur selten überlebt. Teilaplasien sind häufiger.

■ **Joubert-Syndrom.** Bei dieser autosomal-rezessiv erblichen Erkrankung des Kleinhirns besteht eine Wurmaplasie. Die Erkrankung ist neben der zerebellären Symptomatik durch Minderbegabung und periodische Atmung als Ausdruck einer extrazerebellären Schädigung gekennzeichnet.

■ **Dandy-Walker-Syndrom.** Das Dandy-Walker-Syndrom geht ebenfalls mit Wurmaplasie, zumindest Aplasie des Unterwurms einher. In schweren Fällen besteht ein ausgedehnter, spaltförmiger Defekt zwischen den beiden häufig hypoplastischen Kleinhirnhemisphären. Das Tentorium steht hoch. Der Liquorabfluß ist meist vollständig blockiert, so daß ein Hydrocephalus occlusus mit entsprechender Vergrößerung des Kopfumfangs das führende und die Prognosen bestimmende Symptom ist.

■ **Chiari-Syndrom.** Das Chiari-Syndrom findet sich in verschiedenen Schweregraden. Die einfachste Form – Chiari I – besteht in einer Kaudalverlagerung der Kleinhirntonsillen durch das Hinterhauptsloch in den oberen Zervikal kanal, jedoch ohne Kaudalverlagerung der Medulla oblongata (s. Abb. 28.16, S. 496 und Abb. 28.18, S. 497). In einem Drittel der Fälle ist zusätzlich eine zervikale Syringomyelie nachzuweisen. Die relativ häufige Anomalie kann zeitlebens symptomlos bleiben. Klinische Symptome, v. a. Kopfschmerzen und die Zeichen einer Syringomyelie sowie Schwindel und andere Zeichen der Unterwurmkompression (Spontannystagmus nach unten – Lagerungsnystagmus) entwickeln sich – wenn überhaupt – meist jenseits des 40. Lebensjahres. 20 % der Betroffenen haben Ausfälle kaudaler Hirnnerven als Symptom der tonsillären Herniation, bei 10 % bestehen zerebelläre Symptome.

Bei der Chiari-II-Mißbildung (Arnold-Chiari-Syndrom) ist auch der Hirnstamm nach unten herniiert. Telezephale Mißbildungen, Hydrozephalus und häufig auch lumosakrale Zellenbildung kennzeichnen das seltene, aber klinisch wesentlich schwerere, meist schon beim Neugeborenen manifeste Krankheitsbild.

Beim Chiari-III-Syndrom tritt eine zervikale Meningomyelozele hinzu. Die Kinder, deren Meningomyelozele in der Regel das Kleinhirn und Teile der Pons und Medulla enthält, sterben meist rasch.

Metabolische Kleinhirndegenerationen

Bei ausgeprägter Hypothyreose kann es selten sehr langsam zu progredienter Kleinhirnataxie und -atrophie kommen, wobei die Symptome nach Substitution zumindest partiell reversibel sind. Auch bei Hyper- und Hypoparathyreoidismus wurde Ataxie beobachtet. Vitamin-E-Mangel führt gelegentlich zu Ataxie, jedoch von spinozerebellärem Typ. Thiamin-Mangel infolge Alkoholismus ist die Ursache der Wernicke-Enzephalopathie, nicht aber der alkoholinduzierten Atrophie des Kleinhirnvorderlappens.

Kapitel 25

Erkrankungen im optischen und okulomotorischen System 25

Über die optischen, die okulomotorischen, die vestibulären und die somatischen Afferenzen wird unsere Raumwahrnehmung gewährleistet, sowohl bei Eigenbewegungen als auch bei Umweltbewegungen. Eine Störung der optischen Wahrnehmung führt zu Unsicherheit und zu vermehrtem Schwanken, was häufig vom Patienten als Schwindel interpretiert wird. Es ist allgemein bekannt, daß zur Schwindeldiagnostik eine Untersuchung des okulomotorischen Systems gehört. Sehr wenig bekannt, und deshalb auch bei Schwindelpatienten zu wenig untersucht sind orthoptische Probleme, z.B. das latente Schielen, und auch Probleme mit falsch zentrierten oder schlecht sitzenden Brillen. Im folgenden werden die Erkrankungen aufgeführt, die in der Schwindeldiagnostik erfaßt werden müssen. Es handelt sich um die starke Fehlsichtigkeit und den angeborenen Fixationsnystagmus, um das

Schielen und um Augenmuskelparesen. Diese Krankheiten sind z. T. bereits im Kapitel 6 (Pathologische Nystagmusformen; S. 55) dargestellt. Im folgenden Text wird auf die Abbildungen dieses Kapitels verwiesen.

25.1 Schwindel und Nystagmus bei Fehlsichtigkeit

Symptome: Für die Orientierung im Raum und für die bei Körperbewegungen notwendigen, reflektorischen, kompensatorischen Blickbewegungen ist eine kontinuierliche Erfassung des Raumbildes erforderlich. Sehstörungen führen bei Blickbewegungen zu einer mangelnden Rückkopplung. Die Blickbewegungen werden unkontrolliert. Für ein räumliches Sehen ist zudem die exakte Koordination der Bewegungen beider Augen nötig (konjugierte Bewegungen). Störungen der Koordination führen zu Schwindel.

Bei früh erworbenen, starken Seh- und Fixationsstörungen sind die immer vorhandenen minimalen Augenbewegungen vergröbert. Das optische System erreicht damit eine Kontrastverstärkung und kann die Sehschwäche z. T. ausgleichen. Daraus resultiert ein Bewegungsmuster der Augen, das als *Blindennystagmus* bezeichnet wird, das aber auch bereits bei starken Sehstörungen auftreten kann (Abb. 6.7, S. 59). Die Augenbewegungen sind horizontal oder diagonal, selten vertikal. Sie haben Pendelform oder sind unregelmäßig ruckartig; bei starker Fehlsichtigkeit mit einem Visus unter 0,05 sind sie auch unkoordiniert. Die Amplitude der Augenbewegungen ist dann oft unterschiedlich stark auf beiden Augen ausgeprägt. Sie nimmt bei einem Fixationsimpuls, z. B. beim Betrachten eines Gegenstands, zu.

Die als Blindennystagmus bezeichnete Augenbewegungsstörung ist um so ausgeprägter, je früher die Sehstörung einsetzt. So kommt es immer zu unkoordinierten Augenbewegungen, wenn die Sehstörung in den ersten Lebensjahren aufgetreten ist. Es können Kopfgegenrucke bestehen.

Ursache: Das Auftreten des Blindennystagmus ist vom Ort der Sehstörung unabhängig. Wichtig ist nur der frühe Zeitpunkt ihres Beginns. Man findet den Blindennystagmus bei der kongenitalen Katarakt, bei früher Optikusatrophie, bei Sehrindenaplasie, aber auch bei Farbenblindheit und Albinismus.

Differentialdiagnostische Abgrenzung:

- Zu den Augenbewegungsstörungen bei den Seh- und Fixationsstörungen des Erwachsenenalters: hier kommt es zu gehäuften Sakkaden im Sinne von Kippdeviationen, d. h. die natürlichen, kleinen Einstellbewegungen der Augen sind vergröbert.
- Zum angeborenen Fixationsnystagmus: Die Differenzierung des angeborenen Fixationsnystagmus (s. unten) vom Blindennystagmus ist gelegentlich

nicht einfach, da mit dem Fixationsnystagmus oft ebenfalls Sehstörungen kombiniert sind. Es handelt sich um einen *angeborenen Fixationsnystagmus*, wenn die Sehstörung schwach und die pendelförmigen Augenbewegungen bei Fixation stark und koordiniert sind. Außerdem ist eine auffallende Diskrepanz zwischen Augenbewegungen und Geringfügigkeit der Beschwerden vorhanden. Es besteht ein *Blindennystagmus*, wenn die Sehstörung stark ist und die Augenbewegungen unkoordiniert, unregelmäßig und relativ schwach sind. Zusätzlich ist aufgrund der Sehstörung eine Unsicherheit beim Stehen und Gehen vorhanden.

- Zum sog. Bergarbeiternystagmus: Der von Ohm (1928) mit der Hebelnystagmographie beschriebene Nystagmus von Bergarbeitern soll auf langdauernde Arbeit bei schlechter Beleuchtung zurückgehen. Der Nystagmus ist – ähnlich dem Blindennystagmus – oft pendelförmig, im Vergleich zu diesem aber unregelmäßig und unsymmetrisch. Er verschwindet im Verlauf von 1–2 Jahren, wenn die Arbeit bei schlechter Beleuchtung beendet wird (s. auch S. 59). Heute wird ein Nystagmus bei Bergarbeitern nicht mehr beobachtet. Es wird sogar bezweifelt, ob es ihn je gegeben hat.

25.2 Kongenitaler Fixationsnystagmus

Kongenitaler Fixationsnystagmus tritt auf, wenn das okulomotorische System nicht an das vestibuläre System angekoppelt ist. Ursache ist wahrscheinlich eine angeborene Störung im zentralen optischen System. Die Erkrankung unterliegt einem X-chromosomal-rezessiven oder gelegentlich auch dominanten Erbgang. Sie tritt bereits im Säuglingsalter in Erscheinung und ist häufig begleitet von primären Sehdefekten. Zwingend gekoppelt ist die Erkrankung an die Fähigkeit zum Binokularsehen.

Symptome: Beim kongenitalen Fixationsnystagmus bestehen sehr typische, leicht zu diagnostizierende Augenbewegungen, die auch als „okulärer Nystagmus" bezeichnet werden. Die Augenbewegungen sind beim Blick geradeaus pendelförmig, sinusartig oder dreieckig. Beim Blick nach rechts oder links bekommen die Augenbewegungen jeweils in Blickrichtung eine schnelle Komponente von hoher Amplitude, die aber doch langsamer ist als die schnelle Phase eines vestibulären Nystagmus (Abb. 6.2, S. 56). Je weiter der Blick zur Seite geht, um so schneller wird diese schnelle Komponente und um so größer wird die Amplitude.

Bei jedem Patienten gibt es eine Augenstellung, in der die Augenbewegungen am geringsten sind. Dieser Punkt des minimalen Nystagmus liegt meist nicht beim Geradeausblick, sondern etwas lateral davon. Typischerweise dreht der Patient seinen Kopf so, daß der Punkt minimaler Augenbewegungen nach vorne zeigt, so daß er beim Geradeaussehen am wenigsten Augenbewegungen hat.

Typisch und namensgebend ist die Tatsache, daß der Nystagmus durch Fixation verstärkt wird, und zwar um so mehr, je intensiver fixiert wird. Mit dieser Eigenschaft unterscheidet er sich eindeutig vom vestibulären Nystagmus, der durch Fixation unterdrückt wird (Abb. 6.3, 6.4). Bei Abdeckung eines Auges kann ein sehr heftiger Nystagmus auftreten, der als *Nystagmus latens* bezeichnet wird.

Der optokinetische Nystagmus ist häufig invers, was für die Erkrankung beweisend ist.

Bei 46 % seines Krankengutes fand Kornhuber 1966 einen Linksnystagmus bei Bewegung des Reizmusters nach links (statt eines Rechtsnystagmus) und einen Rechtsnystagmus bei Bewegung des Reizmusters nach rechts (statt eines Linksnystagmus).

Patienten mit einem kongenitalen Fixationsnystagmus haben in der Regel trotz der starken Augenbewegungen nur wenig Beschwerden.

Differentialdiagnostische Abgrenzung:

- Gegen den erworbenen Fixationsnystagmus: Dieser entsteht bei Schäden im Bereich des Hirnstamms und des Zerebellums infolge Hypoxie, Schädel-Hirn-Traumen, multipler Sklerose usw. Daher findet man begleitende neurologische und audiologische Symptome. Es handelt sich um einen zentral-vestibulären Nystagmus. Er ist schwächer als der angeborene Fixationsnystagmus (s. S. 418).
- Gegen den Blindennystagmus (s. S. 447).

25.3 Schwindel bei orthoptischen Störungen

Für die räumliche Wahrnehmung und für die optische Erfassung von Bewegungen ist nicht nur ein intaktes Sehvermögen wichtig, sondern auch ein normales Binokularsehen. Störungen des Binokularsehens können zu Unsicherheit und Schwindel führen, Symptome, die typischerweise im Verlauf des Tages zunehmen. Zu diesen sog. orthoptischen Störungen gehören das Schielen, die Fusions- und Konvergenzschwächen sowie die Störungen des Stereosehens. Sie werden bei der Diagnostik von Schwindel immer übersehen, obwohl bei orthoptischen Störungen Schwindel in Form von Unsicherheit zu erwarten ist und die Anamnese bereits auf eine orthoptische Störung hinweisen kann.

Eine Untersuchung über das Auftreten von Schwindelbeschwerden bei orthoptischen Störungen gibt es bisher nicht. Es liegt aber eine orthoptische

Untersuchung an 100 Schwindelpatienten vor (Feicht 1987). Dabei fand sich eine Gruppe von Schwindelpatienten, bei der keine pathologischen Befunde bei der neurootologischen Untersuchung festgestellt werden konnten, die aber einen weit überdurchschnittlich hohen Anteil an pathologischen orthoptischen Befunden aufwiesen. Besonders häufig bestanden Schielstellungen größeren Ausmaßes und eine hohe Zahl (74%) an Fusionsschwächen im Vergleich zur Kontrollgruppe (20%). Diese Untersuchung läßt den Schluß zu, daß orthoptische Störungen am Zustandekommen des Symptoms Schwindel beteiligt sind. Ein Beweis dafür steht aus, da die Schwindelpatienten in dieser Studie nicht vor und nach einer orthoptischen Therapie untersucht wurden.

Im folgenden werden die orthoptischen Störungen beschrieben, die im Rahmen einer neurootologischen Untersuchung diagnostizierbar sind.

25.3.1 Schielen (Strabismus)

Schielen ist eine Störung der Fusion, die beim Gesunden über komplizierte Regelkreise aufrechterhalten wird. Man spricht von *Orthophorie*, wenn die Augen so stehen, daß im visuellen Kortex die binokulären Zellen gereizt werden. Bei Abdeckung eines Auges (Abdecktest) verläßt das abgedeckte Auge seine Position nicht. Dieser Zustand ist die Ausnahme. Weitaus häufiger ist die *Heterophorie*, die dadurch gekennzeichnet ist, daß bei Unterbrechung des Fusionszwangs durch Abdeckung eines Auges das abgedeckte Auge mehr oder weniger abwandert und damit in seine Ruhestellung geht. Der Bereich der Heterophorie, in dem durch Fusion ein Binokularsehen möglich ist und in dem keine anderweitigen Beschwerden bestehen, wird als *Normophorie* oder latenter Strabismus bezeichnet.

Sind die Fusionsmechanismen nicht mehr in der Lage, ein Binokularsehen aufrechtzuerhalten, dann besteht ein *manifester Strabismus*. Man unterscheidet das nichtparetische Schielen (Strabismus concomitans) vom paretischen Schielen (Strabismus incomitans). Die Richtung der Augenabwanderung beim Abdecktest (s. unten) wird mit einem Präfix angegeben. Eine Einstellbewegung von außen her wird mit „exo“ (z.B. Exophorie), von innen her mit „eso“ (z.B. Esophorie), von oben her mit „hyper“ und von unten mit „hypo“ bezeichnet.

Die zentrale Leistung der Fusion kann durch mannigfaltige Faktoren beeinträchtigt werden, z.B. durch Alter, Ermüdung, schlechten Allgemeinzustand, verschiedene, speziell sedierende Pharmaka, Alkohol, Schädel-Hirn-Traumen und nicht zuletzt durch psychische Faktoren. Ein latenter Strabismus kann dadurch dekompensieren und manifest werden. Es kommt entweder zu Doppelbildern, oder/und es treten typische Beschwerden auf, wie frontale, tief in die Augen lokalisierte Kopfschmerzen besonders beim Lesen sowie eine Unsicherheit, die häufig als Schwindel bezeichnet wird. Leseschmerzen und Unsicherheit bei Müdigkeit sollten immer eine intensive Suche nach Heterophorien und anderen okulären Störungen, z.B. Refraktionsfehlern (s. unten) nach sich ziehen.

Ein sicheres Zeichen dafür, daß die Beschwerden durch eine Heterophorie ausgelöst werden, ist das Aufhören derselben nach Abdecken eines Auges (Schmidt 1984).

Diagnostik: Bei Beobachtung der Augenbewegungen mit der Leuchtbrille fällt bereits auf, daß bei manchen Patienten ein Auge abdriftet, d.h. daß ein latenter Strabismus besteht. Zur weiteren Diagnostik wird der Abdecktest oder der Aufdecktest benützt. Der Patient fixiert dabei einen Punkt oder besser eine punktförmige Lichtquelle in 5–6 m Entfernung. Für den Nahbereich werden gut sichtbare Punkte im Abstand von ca. 40 cm verwendet. Mit einer kleinen Platte von 6 cm Durchmesser wird ein Auge abgedeckt bzw. die Platte beim Aufdecktest entfernt. Wegen des fehlenden Fusionszwangs driftet beim Abdecktest ein heterophores Auge in die Schielstellung ab (Abb. 25.1) bzw. geht beim Aufdecktest von der Schielstellung in die Fusionsstellung (Fusionsbewegung; Abb. 25.2). Quantitativ kann der Schielwinkel an der Verschiebung der Hornhaut-Reflex-Bildchen oder mit einer Prismenleiste bestimmt werden. Auf der Leiste sind Prismen unterschiedlicher Dioptrienzahl angeordnet. Mit Abdeckplatte und Prismenleiste wird diejenige Dioptriezahl bestimmt, bei der eine Einstellbewegung nicht mehr auftritt.

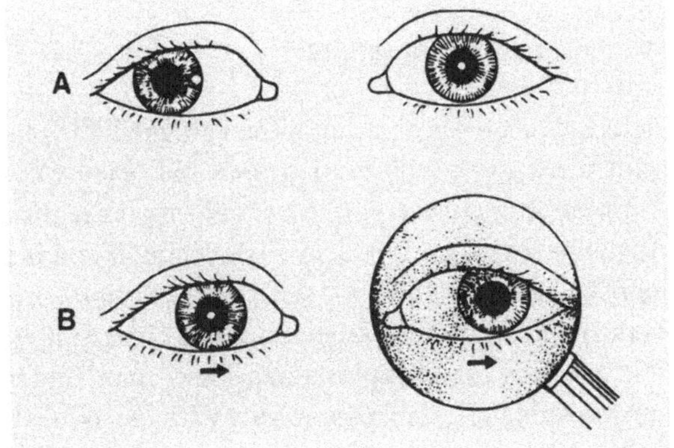

Abb. 25.1. Abdecktest bei Exophorie (manifester Strabismus) des rechten Auges. *A* Das rechte Auge steht in Schielstellung lateral, erkennbar am Lichtreflex. *B* Nach Abdeckung des führenden linken Auges wandert das rechte Auge von außen zur Mitte. Reflektorisch besteht eine Mitbewegung links

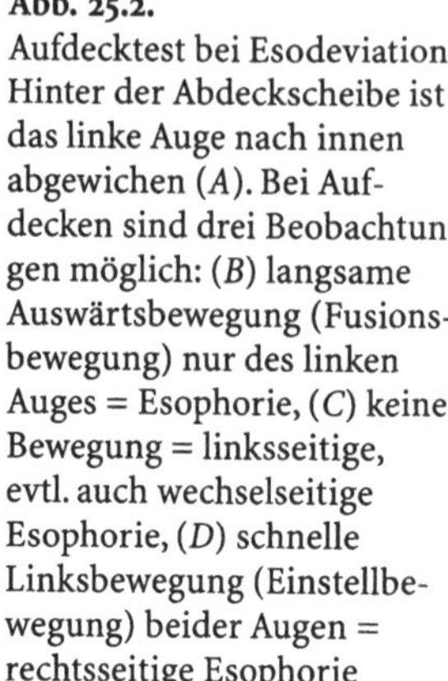

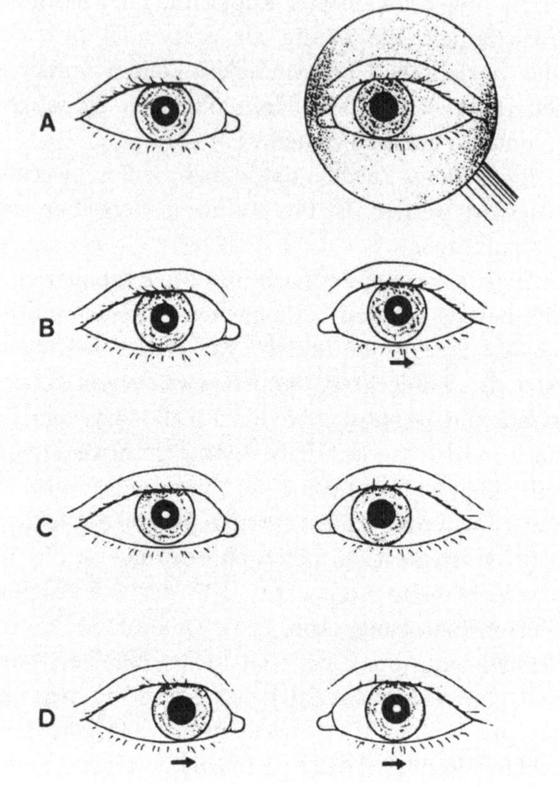

Abb. 25.2. Aufdecktest bei Esodeviation: Hinter der Abdeckscheibe ist das linke Auge nach innen abgewichen (*A*). Bei Aufdecken sind drei Beobachtungen möglich: (*B*) langsame Auswärtsbewegung (Fusionsbewegung) nur des linken Auges = Esophorie, (*C*) keine Bewegung = linksseitige, evtl. auch wechselseitige Esophorie, (*D*) schnelle Linksbewegung (Einstellbewegung) beider Augen = rechtsseitige Esophorie

25.3.2 Störungen der Fusionsbreite

Heterophorien werden durch die Fähigkeit zur Fusion ausgeglichen. Dies geschieht z. T. motorisch, zum großen Teil sensorisch.

Unter *motorischer Fusion* versteht man die durch das Gehirn gesteuerten Augenbewegungen mit dem Ziel, Sehobjekte auf korrespondierenden Netzhautstellen abzubilden. Als *sensorische Fusion* wird die im Gehirn ablaufende Verschmelzung beider Augenbilder zu einer Sinneswahrnehmung bezeichnet. Mit Prismen oder Haploskopen kann man Bilder aus verschiedenen Richtungen anbieten. Als *Fusionsbreite* wird der Winkelbereich bezeichnet, in dem prismatisch nach außen und innen abgelenkte Bilder noch zur Fusion gebracht werden können.

Die Normwerte der Fusionsbreite schwanken je nach Untersuchungsmethode. Sie werden etwa mit 10–20° Konvergenz, 4–6° Divergenz und 1–2° vertikale Fusionsbreite von Schmidt (1979) angegeben.

Zu manifestem Strabismus kann es somit auch bei verminderter Fusionsbreite kommen.

25.3.3 Störungen des Stereosehens

Das Stereosehen ist die komplexeste zentralnervale Leistung des Binokularsehens. Das Ziel ist die zentrale Berechnung der Tiefe eines jeden gesehenen Punktes (Tiefensehschärfe). Grundvoraussetzungen für das Stereosehen sind eine beidäugige Simultanperzeption und eine ausreichende sensorische und motorische Fusion. Der zentral-nervale Vorgang des Stereosehens vollzieht sich in den Areae peri- und parastriatae. Dort werden die in Säulenanordnung stehenden Binokularzellen vom rechten und linken Auge gleichzeitig aktiviert. Störungen des Stereosehens führen zum Verlust der optischen Empfindungen für die Tiefe des Raums. Wie beim Höhenschwindel (s. S. 540) kommt es aufgrund der fehlenden Relation zwischen Vorder- und Hintergrund zu einem vermehrten Körperschwanken und subjektiv zu Unsicherheit, besonders beim Gehen.

25.3.4 Schwindel bei Refraktionsfehlern und deren Korrektur

Refraktionsfehler (Myopien oder Hyperopien) führen zu Unsicherheit und Schwindel, wenn sie stark oder einseitig sind. Kennzeichen des Schwindels ist die Abhängigkeit von Belastungen. Typischerweise nimmt der Schwindel bei längerem Lesen oder Arbeiten unter hoher optischer Anforderung zu und verschwindet in Ruhe. Häufiger als der Schwindel bei Refraktionsfehlern ist der Schwindel bei der Korrektur dieser Störungen, besonders wenn die Korrektur im höheren Lebensalter erfolgt und sich der Patient an neue oder geänderte Brillengläser nicht gewöhnt. Schwindel tritt insbesondere dann auf, wenn die Stärke von Brillengläsern erheblich geändert wird, bei Bifokal- und Gleitsichtgläsern. Schwindel tritt auch auf, wenn fehlerhafte Gläser verordnet wurden, z.B. bei fehlerhafter Korrektur eines Astigmatismus, oder wenn die Gläser nicht korrekt dem Augenabstand angeglichen sind.

> **!** Die Frage nach einer zurückliegenden Sehschärfenkorrektur gehört zu jeder vestibulären Anamnese eines belastungsabhängigen Schwindels bzw. einer uncharakteristischen Unsicherheit.

25.4
Schwindel beim akuten Glaukomanfall

Patienten mit einem Glaukomanfall berichten nicht selten über Schwindelbeschwerden während des Anfalls. Gerade bei den ersten Anfällen kann dabei das Schwindelerlebnis stark sein und andere Symptome überdecken. Die vorherrschenden Symptome des klassischen Glaukomanfalls sind Schmerz, Übelkeit, Erbrechen und Rötung des befallenen Auges.

25.5
Schwindel bei Augenmuskelparesen

Augenmuskelparesen führen in der Anfangszeit bei bestimmten Blickrichtungen zu Doppeltsehen, das für den Patienten mit Unsicherheit und Schwindel korreliert ist. Das klinische Bild der Augenmuskelparese und die Untersuchungstechnik sind ausführlich im Teil II, Kapitel 8, S. 74 dieses Buches wiedergegeben. Hier sollen die Ursachen der einzelnen Augenmuskelparesen sowie deren differentialdiagnostische Bedeutung dargestellt werden. Zusätzlich wird auf die ausführliche Darstellung von Kömpf (1986) verwiesen.

25.5.1
Nervus oculomotorius (III. Hirnnerv)

Okulomotoriusläsionen machen ca. 30% aller Augenmuskelparesen aus. Teilläsionen sind häufig, da das Kerngebiet des Nervs im Hirnstamm ausgedehnt ist und sich der Hirnnerv in der Orbita stark verzweigt. Eine bewertende Übersicht über die Ursachen von Paresen ist in der Übersicht und in der Tabelle 25.1 wiedergegeben. Wichtig im Zusammenhang mit der Schwindeldiagnostik ist das Erkennen nukleärer Hirnstammläsionen. Während die Ptosis, d.h. die Lidheberschwäche gleichsam das rasch zu erkennende Wahrzeichen einer peripheren Okulomotoriusläsion ist, kann diese bei nukleären Läsionen fehlen bzw. kann als letztes das Symptomenbild der Okulomotoriusläsion abrunden: „zuletzt fällt der Vorhang" (Matz 1986). Als obligate Zeichen einer nukleären Läsion im Hirnstamm gelten (Daroff 1971):

- Kombination aus unilateraler Okulomotoriusparese, beidseitiger Ptose und kontralateraler Rectus-superior-Parese;
- bilaterale Okulomotoriusparese ohne begleitende Lidheberparese, mit und ohne Mydriasis.

Übersicht. Ursachen monosymptomatischer Okulomotoriusparesen ohne klinisch nachweisbare intrakranielle Läsion. (Aus Schmidt u. Malin 1995)

Häufige Ursachen	Diabetes mellitus Vaskuläre Ursachen (Hypertonie, Arteriosklerose)
Seltene Ursachen	Komplikationen nach neurochirurgischen Eingriffen Multiple Sklerose Polyneuroradikulitis, Fischer-Syndrom Lues Kollagenosen Sinusitis Ophthalmoplegische Migräne Herpes zoster ophthalmicus Tolosa-Hunt-Syndrom Postinfektiös Proliferative basale Meningitiden
Einzelfalldarstellungen	Sarkoidose, Leukosen, Morbus Hodgkin, multiples Myelom, Paget-Krankheit, Pseudotumor cerebri

Tabelle 25.1. Ursachen und Häufigkeit monosymptomatischer Läsionen des N. okulomotorius (n = 290). (Aus Rush u. Younge 1981)

Diagnose	Häufigkeit [%]
Vaskulär	21
Tumor	12
Trauma	16
Aneurysma	14
Varia (MS u. a.)	14
Unklar	3

25.5.2 Nervus trochlearis (IV. Hirnnerv)

Ein Ausfall des N. trochlearis ist gekennzeichnet durch eine isolierte Lähmung des M. obliquus superior, der den Bulbus senkt und dreht. Eine Trochlearisläsion ist mit 19% Häufigkeit seltener als die Läsion anderer Augenmuskelnerven. Sehr häufig kann die Ursache nicht festgestellt werden. Einen Überblick über mögliche Ursachen einer Trochlearisläsion gibt Tabelle 25.2. Zusätzlich beachtet werden müssen Verletzungen an der Trochlea bei Siebbein- und Stirnhöhlenoperationen sowie Verdickungen der Trochlearissehne (Brown-Syndrom). Die für die Schwindeldiagnostik wichtigen Kernläsionen kommen wegen der geringen Ausdehnung des Kerns im kaudalen Mittelhirn im Niveau der unteren vier Hügel und wegen des kurzen Wurzelverlaufs nur selten isoliert vor, dann meist bei lokalen Entmarkungen im Rahmen einer MS. In der Regel sind größere Bereiche des okulomotorischen Systems betroffen.

Tabelle 25.2. Ursache und Häufigkeit von Läsionen des N. trochlearis (n = 172). (Aus Rush u. Younge 1981)

Diagnose	Häufigkeit [%]
Vaskulär	19
Tumor	4
Traumatisch	32
Varia, MS usw.	9
Unklar	36
Bilaterale Paresen	8

Tabelle 25.3. Monosymptomatische Läsionen des N. abducens (n = 143). (Aus Rush u. Younge 1981)

Diagnose	Häufigkeit [%]
Vaskulär (Diabetes)	17 (6)
Tumor	15
Trauma	17
Varia	21
(MS)	(4)
(Aneurysma)	(4)
Unklar	30

25.5.3 Nervus abducens (VI. Hirnnerv)

Die Lähmung des N. abducens ist gekennzeichnet durch eine Funktionsstörung des M. rectus lateralis, der den Bulbus nach außen zieht. Sie ist mit 40–50% die häufigste aller Augenmuskelparesen, was auf den langen peripheren Verlauf des Nervs entlang der Schädelbasis zurückgeführt wird. Wie beim N. trochlearis ist die Zahl der idiopathischen Läsionen mit 30% sehr hoch. Tabelle 25.3 gibt einen Überblick über bekannte Ursachen.

Auffallend ist die hohe Zahl tumorbedingter Läsionen im Vergleich zu denen des N. trochlearis. Bei 3000 Patienten mit Hirntumoren fand Zielinskie (1959) in 66% der Fälle eine Abduzensläsion. Die Ursache liegt zum einen im langen faszikulären Verlauf durch die Brückenregion, wo der Nerv von pontinen Gliomen und Medulloblastomen sowie von Herden der multiplen Sklerose geschädigt werden kann, zum anderen in dem bereits beschriebenen langen peripheren Verlauf. Tumoren des Kleinhirnbrückenwinkels, speziell das Akustikusneurinom, sind selten an Läsionen des N. abducens beteiligt.

Läsionen des Abduzenskerns im Hirnstamm treten nur selten isoliert auf. In der Regel ist aufgrund der Nähe des Kerns zu dem des VII. Hirnnervs eine ipsilaterale Fazialisparese vorhanden. Nukleäre Läsionen und supranukleäre Schäden im Bereich des pontinen Blickzentrums führen zu einer Lähmung des N. abducens, zusätzlich aber auch zu einer kontralateralen Lähmung des vom

N. oculomotorius innervierten M. rectus medialis. Dadurch entsteht eine Blickparese beider Augen zur Seite der Abduzensläsion.

Beim Verlauf des Nervs von der Brücke bis zum Durchtritt durch das Tentorium an der Pyramidenspitze ist der Nerv schädigenden Einflüssen von der Schädelbasis her ausgesetzt. So ist die Abduzensparese zusammen mit Reiz- und Ausfallserscheinungen des N. trigeminus Teil des Gradenigo-Syndroms bei Pyramidenspitzeneiterungen.

Die Abduzensparese ist auch ein häufiger Befund im Spätstadium eines Nasen-Rachen-Malignoms, wenn dieses die Foramina der Schädelbasis durchbrochen hat. Paresen kommen weiterhin vor beim Clivuschordom, beim Basilarisaneurysma auf dem Clivus usw.

Weiterführende Literatur: Schmidt u. Malin 1995; Kömpf 1995 (Erkrankungen der Hirnnerven); Kaufmann 1995 (Strabismus).

Teil VII

Traumatische Gleichgewichtsstörungen

Gleichgewichtserkrankungen im Kindesalter

Zervikal-vestibuläre Erkrankungen

Medikamentös und toxisch ausgelöster Schwindel

Phobischer Schwindel

Physiologischer Schwindel

Kapitel 26

Traumatische Gleichgewichtsstörungen 26

Schwindelbeschwerden nach Schädel-Hirntraumen sind sehr häufig. Sie gehen zurück auf direkte Läsionen der Gleichgewichtsorgane bei Felsenbeinfrakturen, auf zentrale Regulationsstörungen, aber auch auf indirekte Störungen beim posttraumatischen Zervikalsyndrom (z.B. Schleudertrauma). Die Diagnostik dieser Störungen ist wegen der Multimorbidität des Verletzten schwierig. Da auf ein Trauma häufig ein Versicherungsverfahren folgt, muß mit einer hohen Zahl von simulierenden und aggravierenden Patienten gerechnet werden. Damit hängt es sicher auch zusammen, daß bei vielen Patienten die Beschwerden nicht objektiviert werden können. Allerdings war es uns bis heute mit der üblichen neurootologischen Untersuchungstechnik nicht möglich, alle möglichen Schäden zu erfassen. So fehlte bis vor kurzem ein klinisch einsetzbares Untersuchungsgerät für die Otolithenfunktion. Bedenkt man, daß die Otolithenorgane Beschleunigungsmesser sind, und daß Traumen nichts anderes als abnorme Beschleunigungen darstellen, dann ist bei jedem Schädel-Hirn-Trauma mit einer Läsion der Otolithenorgane zu rechnen. Auf diesen Zusammenhang weist auch das gehäufte Auftreten des benignen paroxysmalen Lagerungsschwindels beim Schädel-Hirn-Trauma hin. Klagt ein Patient über Beschwerden, die von den Otolithenorganen ausgelöst sein können, z.B. Liftgefühl, „Gehen wie auf Watte", Nachschwanken nach Kopf- und Körperbewegungen, und ist eine Simulation oder Aggravation weitgehend ausgeschlossen, dann muß der Patient einer Untersuchung der Otolithenorgane zugeführt oder es muß im Sinne des „in dubio pro reo" die Möglichkeit einer unentdeckten Otolithenläsion vermerkt werden. Es ist zu hoffen, daß die derzeit nur an wenigen Universitätskliniken vorhandenen Meßapparaturen (s. S. 259 ff.) größere Verbreitung finden und dazu beitragen werden, das Problem zu verringern.

26.1 Symptome bei Schädel-Hirn-Traumen

Beim Schädel-Hirn-Trauma kann Schwindel als Früh- oder als Spätsymptom auftreten. Darauf ist bei der vestibulären Anamnese speziell einzugehen.

26.1.1 Periphere otologische Symptome

Kompletter Ausfall der peripheren Gleichgewichtsfunktion und Ertaubung einer oder beider Seiten bei der Felsenbeinquerfraktur

Symptome bei einseitigem traumatischem Ausfall:

- Spontannystagmus zur gesunden Seite;
- Kompensation des Defekts häufig behindert durch begleitende kontusionelle Schäden;
- benigner paroxysmaler Nystagmus als Durchgangssyndrom;
- bei okzipitalen Traumen ausgeprägte Ataxie mit Maximum bei 3 Hz Schwankfrequenz aufgrund einer Kleinhirnläsion;
- in Abhängigkeit von der Schwere des Traumas: Sehstörungen;
- arthrogene Dysfunktion im okzipitozervikalen Übergang: Beschwerden mit Latenz auftretend und lang anhaltend;
- einseitige Ertaubung mit Tinnitus;
- Sofortparese oder Parese mit Latenz des N. facialis.

Symptome bei beidseitigem traumatischem Ausfall:

- ausgeprägte Ataxie, die schwer zu behandeln ist aufgrund begleitender, zentraler Schäden;
- schwacher, unregelmäßiger Spontannystagmus;
- zentraler Lagenystagmus;
- ausgeprägter Zervikalnystagmus bei Kopfdrehung;
- ausgeprägte Oszillopsie;
- übrige Symptome wie bei einseitigem Ausfall.

Partielle Labyrinthläsion

Bei diesen traumatischen partiellen, audiologischen und vestibulären Störungen, bezeichnet als *Commotio labyrinthi*, fehlt ein Frakturnachweis. Der Beginn der Erkrankung muß eindeutig auf das Trauma zu beziehen sein (z.B. prä- und posttraumatische Audiogramme – cave Simulation –), außerdem muß die Läsion der Sinnesfunktion auf der Seite des Traumas stärker sein als auf der Gegenseite bzw. bei einseitigen Läsionen auf der Seite des Traumas liegen. Ein sicheres Zeichen für eine traumatisch bedingte Störung ist der Spontannystagmus zur gesunden Seite nach dem Trauma, verbunden mit einer Seitendifferenz der thermischen Erregbarkeit. Sie ist vermindert auf dem Ohr, das dem Ort des Traumas am nächsten liegt. Theoretisch ist denkbar, daß eine vor dem Trauma vorhandene Seitendifferenz zugunsten der späteren traumatisierten Seite bei einer partiellen Läsion in einen seitengleichen Befund übergeht. Dieser Vorgang kann in ähnlicher Weise, jedoch wesentlich langsamer beim Akustikusneurinom auftreten (s. S. 376).

Beim Schädel-Hirn-Trauma muß wegen der plötzlichen Aktivitätsminderung vorübergehend ein Spontannystagmus sichtbar sein. !

Benigner paroxysmaler Lagerungsschwindel

Es handelt sich um eine traumatische Schädigung der Otolithenorgane, wobei wahrscheinlich Otokonien abgesprengt werden und sich der Kupula des hinteren vertikalen Bogengangs anlegen (Kupulolithiasis) oder im Bogengang zu liegen kommen (Kanalolithiasis; s. S. 362). Selten können auch andere Bogengänge betroffen sein. Neben dieser Otolithengenese ist es auch denkbar, daß es zu einer direkten traumatischen Schädigung der Kupula des hinteren, vertikalen Bogengangs kommt, z.B. zum Abriß der Kupula von der Ampullenwand.

26.1.2 Zerebrale Symptome beim Schädel-Hirn-Trauma

Commotio cerebri

Definition: Gehirnerschütterung, die nicht von einer faßbaren, grob organischen Läsion des Gehirns begleitet ist. Dies schließt nicht aus, daß sehr kleine Kontusionsherde oder Mikroblutungen bestehen, die dem Nachweis durch bildgebende Verfahren entgehen, bei gründlichen und gezielten Untersuchungen aber entdeckt werden können. Schwindel entsteht nur, wenn das Kleinhirn oder der Hirnstamm betroffen sind. Er ist uncharakteristisch. Angaben über Schwankgefühl und Benommenheit herrschen vor. Es kann ein zentraler Lagenystagmus bestehen.

Contusio cerebri

Definition: Gehirnerschütterung mit morphologisch faßbaren Schädigungen der Hirnsubstanz.

Die Lokalisation des Schadens bestimmt die dabei auftretenden Symptome, z.B. verursacht eine pontomedulläre Läsion einen Vertikalnystagmus nach unten. Diagnostisch entscheidend ist die exakte Erfassung wichtiger zentraler Symptome, wie z.B. der Sakkadendysmetrien und der Sakkadenverlangsamung, die häufig nicht zum Routineprogramm einer neurootologischen Untersuchung gehören.

26.1.3 Traumatisch bedingte zervikale Erkrankungen

Sowohl beim Schädelkontakttrauma als auch bei den kontaktlosen Schleudertraumen oder Abknickverletzungen kann es zu morphologischen Schäden an der HWS (Wirbelfraktur, Bänderdehnung), zu Subluxationen und Luxationen sowie zu Distorsionen kommen. Sie sind röntgenologisch oft nicht faßbar. Als Spätfolge kann eine Dysfunktion der Wirbelgelenke, besonders des komplizierten Okziput-Atlas-Axisgelenks mit zervikalen Gleichgewichtsstörungen und ausstrahlenden Schmerzen bestehen bleiben.

Die traumatischen Veränderungen der HWS werden ausgedehnt im Kapitel über die zervikalen Erkrankungen besprochen (s. S. 504).

26.1.4 Häufigkeit und Verteilung vestibulärer Befunde bei traumatischen Gleichgewichtsstörungen

Statistische Erhebungen bei traumatischen Gleichgewichtsstörungen von Meran et al. (1979) sowie von Schmidt (1984) zeigen ein sehr unterschiedliches Bild, je nachdem ob die Befunde kurze oder längere Zeit nach dem Trauma aufgenommen wurden. Im ersten Jahr nach dem Trauma fand Meran

- bei ca. 50% einen Provokationsnystagmus; davon hatten ca. 85% einen benignen paroxysmalen Lagerungsnystagmus;
- bei ca. 30% eine gravierende Seitendifferenz der thermischen Reaktion;
- bei ca. 25% einen Spontannystagmus bei der Untersuchung mit der Leuchtbrille
- bei ca. 9% eine Störung der optokinetischen Reaktion.

Acht Jahre nach dem Trauma fand Meran

- bei ca. 90% einen Lagenystagmus;
- bei ca. 45% einen Spontannystagmus bei der Untersuchung mit der Leuchtbrille;
- bei ca. 16% einen Blickrichtungsnystagmus;
- bei ca. 13% einen paroxysmalen Lagerungsnystagmus.

Von Megighian u. C. L. Schmidt (1980) wurden 31 Patienten mit Schädel-Hirn-Traumen jährlich nachuntersucht. In Tabelle 26.1 ist der Verlauf der Symptome aufgezeichnet.

Tabelle 26.1. Langjährige Beobachtungen einiger der häufigsten subjektiven und objektivierbaren Symptome nach Schädel-Hirn-Trauma bei insgesamt 31 Patienten. (Aus Megighian u. Schmidt 1980)

Zeitpunkt des Unfalls [Jahre]	Drehschwindel	Peripherer Lagerungsschwindel	Spontannystagmus	Peripherer Lagerungsnystagmus	Blickrichtungsnystagmus	Lagenystagmus
	31	0	31	0	17	0
1	2	6	25	6	12	27
2	1	6	20	6	10	26
3	1	5	21	5	7	27
4	1	7	16	7	5	28
5	1	4	17	4	5	28
6	1	3	15	3	5	28
7	1	5	16	5	5	28
8	1	4	14	4	5	28

Kapitel 27

Gleichgewichtserkrankungen im Kindesalter 27

Schwindel in der Anamnese anzugeben, fällt vielen Erwachsenen schwer. Kinder können dies besser, weil sie ihre subjektiven Empfindungen beschreiben und nicht bewerten. Kurze isolierte Schwindelattacken werden von Kindern auch nicht als etwas Bedrohendes empfunden. Über die Anamneseerhebung kann man somit viel Information gewinnen, vorausgesetzt, man läßt den Kindern Zeit, ihre Empfindungen zu beschreiben. Schwieriger ist die Diagnostik vestibulärer Störungen beim Säugling und beim Kleinkind. Hier ist man auf Beschreibungen der Eltern angewiesen, die es schwer haben, Gleichgewichtsstörungen von der physiologischerweise noch mangelhaften Gleichgewichtsregulation zu unterscheiden. Zusammen mit den Schwierigkeiten, Kinder exakt nystagmographisch zu untersuchen, erklärt dies den geringen Kenntnisstand über kindliche Gleichgewichtsstörungen. Es fehlen in weiten Bereichen verläßliche statistische Daten; vorhandene Mitteilungen entstammen einem selektionierten Krankengut. Sie zeigen aber recht deutlich, daß Schwindel beim Kind zu den seltenen Krankheitssymptomen gehört. So klagten von 600 Patienten einer kinderneurologischen Abteilung der Universitätskinderklinik Bern nur 22 über Schwindel (Vassella 1981).

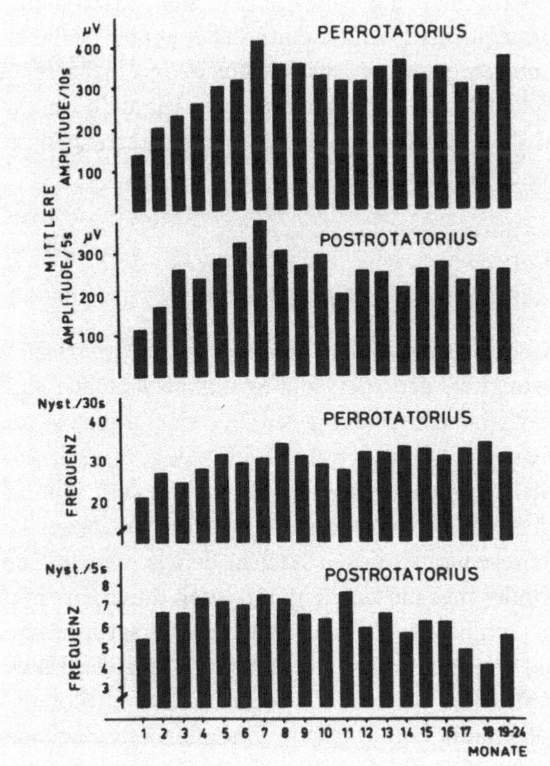

Abb. 27.1. Graphische Darstellung der Ergebnisse von 160 Untersuchungen an 50 gesunden Säuglingen und Kleinkindern im Alter von 9 Tagen bis 24 Monaten. Die Nystagmusparameter Frequenz und Amplitude sind, getrennt für die per- und postrotatorische Reaktion, über der Zeit aufgetragen. (Aus Aust 1986)

Übersicht. Ätiologie des Schwindels bei 22 Kindern, die 1979 in einer kinderneurologischen Ambulanz erfaßt wurden. (Aus Vassella 1981)

Partielles Anfallsleiden	10
Migräne	6
Paroxysmale benigne Vertigo	2
Psychosomatisch	2
Postkontusionell	1
Postmeningitisch	1

Bei der Geburt ist das Gleichgewichtsorgan vollständig ausgebildet. Auch die wichtigen zentralen Verbindungsbahnen funktionieren bereits, denn sonst könnte die Schwerkraft nicht gemessen und verarbeitet werden. Auf kalorische und rotatorische Reize entsteht bereits ein entsprechender Nystagmus; seine Intensität ändert sich aber im Verlauf der kindlichen Entwicklung als Zeichen der fortgesetzt ablaufenden Justierungsvorgänge bei sich änderndem motorischen Entwicklungsstand (Abb. 27.1). Die Ausreifung des Kleinhirns geht nur langsam voran. Seine Koordinationsleistung bleibt dadurch lange störbar. Vorherrschendes Symptom vestibulärer Störungen im Kindesalter ist deshalb die Ataxie.

Faßt man alle Schwindelformen zusammen, auch den physiologischen Bewegungsschwindel, dann ist Schwindel bei einer Reise sicher am häufigsten. Entsprechend der Zusammenstellung mehrerer Autoren folgen in der Häufigkeitsskala dann aber Schwindelanfälle, hervorgerufen durch Epilepsie, Migräne, als Folge einer Meningitis und als Folge von Traumen (s. Übersichten S. 467 und 468).

27.1 Schwindel bei Bewegungskrankheit

Kinder reagieren sehr unterschiedlich, wenn sie z.B. in einem Kraftfahrzeug bewegt werden. Als Säugling und als Krabbler sind sie durch ihre Immobilität weitgehend resistent gegenüber einer Kinetose, denn sie bewegen ihren Kopf wenig und erzeugen damit im viel geringeren Maße einen Sinneskonflikt im Gleichgewichtskerngebiet (s. auch S. 548). Ähnlich immobil sind Greise, die ebenfalls nur selten unter einer Kinetose leiden. Die „Blütezeit" der kindlichen Reisekrankheit liegt zwischen dem 4. und 10. Lebensjahr. In dieser Zeit sind Kinder im Auto unruhig und lösen durch ihre häufigen Kopfbewegungen Sinneskonflikte aus. Kinder in dieser Altersgruppe können außerdem bereits lesen. Sie erzeugen dann eine stationäre optische Umwelt bei gleichzeitig bewegter vestibulärer Umwelt. Diese zueinander nicht passenden Informationen führen sehr häufig zur Übelkeit. Eine plötzlich eingenommene ruhige Haltung und Stille auf der Rückbank sowie ein Gähnen können Müdigkeit anzeigen, viel häufiger sind sie aber die Vorboten der nun nicht mehr aufzuhaltenden Kinetose.

27.2 Schwindel bei Epilepsien

In ihrer Zusammenstellung über kindliche Schwindelformen fanden L. und A. Eviatar (1977) bei 50% EEG-Veränderungen in Form von diffusen, paroxys-

Übersicht. Ätiologie des Schwindels bei 50 Patienten von Eviatar u. Eviatar (1977)

Zentraler Schwindel (42)	
Schwindelanfälle, epileptisch	25
Postmeningitisch	3
Posttraumatisch	4
Migräne	5
Psychosomatisch	5
Peripherer Schwindel (8)	
Neuronitis vestibularis	5
Paroxysmale gutartige Vertigo	2
Kongenitale Taubheit	1

malen, epilepsiespezifischen Entladungen und von fokalen, paroxysmalen Spitzen und Wellen. Die Kinder mit *fokalen EEG-Veränderungen* klagten über Schwindelanfälle, Kopfschmerzattacken, Übelkeit bis zum Erbrechen sowie Stürze und Bewußtlosigkeit. Einige Kinder hatten fokale Kloni im Bereich des Gesichts und der Arme. Gehäuft bestanden ein Lagenystagmus, ein Richtungsüberwiegen zur Seite des Fokus bei der thermischen Prüfung und eine ipsilaterale Untererregbarkeit des Gleichgewichtsorgans. Fokale epileptische Anfälle waren häufig mit Tinnitus und akustischen Sensationen kombiniert.

Kinder mit *generalisierten EEG-Veränderungen* hatten Schwindelanfälle, die nur manchmal mit einem Sturz und Bewußtlosigkeit und nur ab und zu mit einem Krampfanfall endeten. Im Intervall waren die Gleichgewichtsbefunde überwiegend normal.

27.3 Schwindel bei Migräne

Migräne kommt bereits im Kindesalter vor. Besonders die Migraine accompagnée, die sich im Basilarisstromgebiet abspielt, führt neben den allgemeinen Migränesymptomen, besonders dem Kopfschmerz, bei ca. 10% zu paroxysmalen, kochleovestibulären Symptomen mit Tinnitus, Hörverlust, Schwindel, und Ataxie (Vassella 1981). Die Schwindelanfälle dauern bis zu 60 min und damit deutlich länger, als wenn eine Epilepsie zugrunde liegt.

Eine Sonderform der Migräne und als Migräneäquivalent bezeichnet ist der benigne paroxysmale Schwindel des Kindesalters. Bei diesem, recht einheitlichen Krankheitsbild fehlen die kochleären Symptome. Der Schwindelanfall tritt im Gegensatz zum benignen paroxysmalen Schwindel des Erwachsenen ohne auslösende Körperbewegungen auf und dauert mit einigen Minuten deutlich länger als die peripher-mechanisch ausgelöste Erwachsenenkrankheit (Tabelle 27.1). Es handelt sich gewöhnlich um einen Drehschwindel, der ohne Prodrome auftritt. Die Vigilanz ist gestört. Bei ca. $^1/_3$ der Fälle beschrieben Dunn u. Snyder (1976) einen Tortikollis, der auch als eigenständiges, paroxysmales Krankheitsbild bei Kindern derselben Altersgruppe vorkommt und ebenfalls als Migräneäquivalent bezeichnet wird.

Tabelle 27.1. Unterscheidungskriterien bei kindlichem Schwindel. (Aus Hamann u. Czettritz 1987)

Lagerungsschwindel	Migräneschwindel
< 60 s	> 1 min
peripher	zentral
bei Lagewechsel	nicht unbedingt bei Lagewechsel
häufig nach Trauma	kein Trauma vorausgegangen
> 4 J	< 4 J

Tabelle 27.2. Anfallsartige Drehschwindelattacken mit Fallneigung. (Aus Brandt u. Büchele 1984)

Benigner paroxysmaler Schwindel der Kindheit		Vestibuläre Epilepsie
Erstmanifestation:	1.–4. Lebensjahr (selten später)	Unspezifisch
Attacke		
Dauer:	0,5–5 min (selten Stunden)	Sekunden bis Minuten
Frequenz:	1–5/Monat (z.T. Cluster)	Unspezifisch
Bewußtsein:	Nicht gestört	Häufig beeinträchtigt, z.T. vestibuläre Aura mit Übergang in Adversivanfall oder Grand-mal-Anfall
Nystagmus:	Häufig (obligat?)	Möglich als kontraversiver Rucknystagmus oder Pendeloszillation
Körperhaltung:	Stand-Gang-Störung (Sonderform: benigner paroxysmaler Torticollis?)	Häufig ipsiversive Auge-Kopf-Rumpfrotation
Nausea:	Gelegentlich	Selten
Hören:	Normal	Häufig Tinnitus oder akustische Halluzinationen
EEG:	Normal	Häufig Krampfpotentiale oder Herd temporoparietal
Antikonvulsiva:	Kein Effekt	Therapieerfolg
Ätiologie:	Beziehung und Übergang zur Migräne	Temporoparietale Hirnläsion, häufig Tumor
Verlauf:	Spontanheilung: Monate bis wenige Jahre	Unspezifisch
Differentialdiagnose in der Kindheit:	– familiärer periodischer Schwindel mit vertikalem Nystagmus – psychogen funktionelle Schwindelzustände – vertebrobasiläre Gefäßanomalie; infratentorieller Tumor; benigner paroxysmaler Lageschwindel – *Basilarismigräne*	

Kopfschmerzen bestehen weder im Anfall noch im Intervall. Charakteristisch sind Veränderungen der thermischen Erregbarkeit der Gleichgewichtsorgane. Dunn u. Snyder sowie Königsberger et al. (1970) fanden bei ca. 20% eine beidseitige Unerregbarkeit, bei weiteren 30% eine beidseitige Untererregbarkeit. Nur bei ca. 25% war der Befund einseitig. Ein Teil der Kinder konnte Jahre nach dem Verschwinden der Schwindelanfälle nachuntersucht werden. Nur bei wenigen hatte sich der Befund normalisiert.

Die Dauer des Intervalls zwischen den einzelnen Anfällen ist sehr verschieden. Sie reicht von wenigen Tagen bis zu einem Jahr mit einem Häufigkeitsgipfel von 4–6 Wochen. Kinder können schon ab dem 1. Lebensjahr betroffen sein, bei nur ca. 15% der Kinder beginnt die Erkrankung nach dem 4. Lebensjahr (Dunn u. Snyder). Die Anfälle halten wenige Jahre an und enden dann spontan. Übergänge in andere Formen der Migräne sind häufig beobachtet worden. Auffallend ist die hohe Migränebelastung in der Familie dieser Kinder (mehr als 50 %).

Differentialdiagnostisch muß die vestibuläre Epilepsie abgegrenzt werden, die sich v. a. durch die Bewußtseinsänderung und durch akustische Sensationen unterscheidet (Tabelle 27.2). Frühformen der Menière-Krankheit können besonders bei monosymptomatischen Anfangsverläufen differentialdiagnostische Schwierigkeiten bereiten. Weiterhin sind okzipitozervikale Übergangsanomalien, vertebrobasiläre Gefäßanomalien, infratentorielle Tumoren und andere Formen endokranieller Drucksteigerung auszuschließen.

Eine medikamentöse Therapie wird nur bei ausgeprägten Anfällen durchgeführt, z. B. mit dem Dopaminantagonisten Domperidon und mit Azetylsalizylsäure. Eine Antimigränetherapie im Intervall ist nur selten erforderlich.

27.4 Schwindel bei Kreislaufregulationsstörungen

Im Kindesalter ist die orthostatische Dysregulation häufig. Typisches Symptom ist das Schwarzwerden vor den Augen mit evtl. anschließender Synkope. In leichteren Fällen und zu Anfang eines orthostatischen Kollapses kann Drehschwindel vorherrschen, s. S. 522. Die Diagnose wird mit dem Kreislauftest nach Schellong gestellt.

27.5 Schwindel bei multipler Sklerose

In 4–10 % aller Fälle von multipler Sklerose treten die ersten Anfälle bereits im Kindesalter auf (Vassella 1981). Häufig wird dabei Schwindel als erstes Symptom angegeben. Wie bei der multiplen Sklerose der Erwachsenen kann die Diagnose kaum bei der ersten Schwindelerscheinung gestellt werden, sondern erst im weiteren Krankheitsverlauf, wenn die multiplen, anfangs transitorischen Symptome der multiplen Sklerose zum Schwindel hinzutreten.

27.6 Menière-Krankheit bei Kindern

Gewöhnlich wird die Menière-Krankheit als eine Erwachsenenerkrankung aufgefaßt, obwohl Prosper Menière in seinem Artikel 1861 bereits Kinder mit dem typischen Symptomenkomplex erwähnt hatte. Häusler et al. berichteten 1987 von 14 Kindern, die in 4 verschiedenen neurootologischen Zentren zur

Behandlung gekommen waren. Das jüngste Kind war 7 Jahre alt. In der Regel waren die ersten Symptome aber erst nach dem 10. Lebensjahr aufgetreten. Bei 9 der 14 Kinder war die Erkrankung in typischer Weise ohne auslösende Faktoren aufgetreten. Fünf der Kinder hatten laut Häusler ein sekundäres Menière-Syndrom nach Mumps, Hämophilus-influencae-Infektion, Meningitis, Felsenbeinfraktur sowie kongenitalen oder embryopathischen Komplikationen. Alle Kinder entwickelten das Vollbild der Erkrankung.

Wie bei der Menière-Krankheit generell, so ist es auch hier schwierig, die Symptome einer echten Menière-Krankheit von anderen Erkrankungen abzugrenzen. Bei der Zusammenstellung von Häusler et al. fällt z.B. auf, daß 4 der 9 Kinder mit idiopathischer Menière-Krankheit gleichzeitig über Migräne klagten. Vermutlich ist auch beim Kind die Inzidenz der klassischen, hydropsbedingten Menière-Krankheit geringer als gemeinhin angenommen.

27.7 Schwindel im Rahmen infektiös-toxischer Prozesse

Im Rahmen einer akuten Otitis media und ihrer Vorstufen, dem Sero- oder Mukotympanon, kommt es nur selten zu Gleichgewichtsstörungen. Häufiger findet man dagegen Schwindel beim Cholesteatom, wenn die Labyrinthkapsel arrodiert ist. Es bestehen die typischen Symptome der peripher-vestibulären Erkrankung mit Spontannystagmus zur gesunden Seite und einer Fallneigung zur kranken Seite, verbunden mit einem positiven Fistelsymptom.

Neben diesen peripheren Störungen kommen Schwindel und v.a. eine Ataxie beim Kleinkind im Rahmen der bekannten Kinderkrankheiten para- und postinfektiös als Symptom einer Zerebellitis vor. Klinisch auffallend ist die Verschlechterung der altersgemäßen statomotorischen Fähigkeiten.

27.8 Familiär-periodischer Schwindel mit Vertikalnystagmus

Diese sehr seltene, autosomal-dominant vererbte Krankheit führt zu minuten- bis wochenlang anhaltenden Anfällen von Ataxie, Dysarthrie, Schwindel und einem Vertikalnystagmus. Die Symptome können bereits im Säuglings- und Kleinkindesalter auftreten. Die Ursache dieser wahrscheinlich im Hirnstamm gelegenen Erkrankung ist unbekannt. Stoffwechselstörungen sind bei den betroffenen Familien nicht gefunden worden.

27.9
Schwindel bei Spasmus nutans

Der Spasmus nutans kommt bereits in der Kindheit vor. Aufgrund einer supranukleären Okulomotoriusstörung kommt es zu einem Fixationspendelnystagmus, einem begleitenden Kopftremor sowie einem kompensatorischen Schiefhals. Der Kopftremor ist besonders stark nach Kopfbewegungen. Der Kopf pendelt sich dann in die neue Haltung ein. In der Regel kommt es zu einer spontanen Rückbildung dieser Erkrankung.

Abzugrenzen ist die kompensatorische Kopfschiefhaltung bei einem angeborenen Fixationsnystagmus. Die Kopfschiefhaltung entspricht in diesem Fall dem meist etwas lateral gelegenen Minimalpunkt fixationsbedingter Augenbewegungen.

Abzugrenzen von einem Spasmus nutans sind raumfordernde Prozesse in Höhe des 3. Ventrikels und des Chiasma opticum.

Kapitel 28

Zervikal-vestibuläre Erkrankungen 28

Die Erkenntnis, daß Schwindel vom Hals ausgelöst sein kann, wurde schon 1845 von Longert mitgeteilt. 1878 begann Frank mit Untersuchungen über den Einfluß sympathischer Nervenfasern des Halses auf das Gleichgewicht. Sie wurden 1926–1928 von Barre und Lieou fortgesetzt. 1907 beschäftigte sich Bárány mit halsbedingten Gleichgewichtsstörungen, 1924 Magnus.

Halsbedingte Gleichgewichtsstörungen sind häufig. Decher beschrieb 1969, daß 47% aller Patienten mit zervikal bedingten, enzephalen Symptomen über Schwindel klagen. Davon waren die Schwindelbeschwerden bei 50% objektivierbar. Verschiedene Strukturen des Halses wurden dafür verantwortlich gemacht: die Blutgefäße, insbesondere die A. vertebralis und ihre Äste, die sensiblen Afferenzen vom oberen Halsanteil und die autonomen sympathischen Nerven entlang der A. vertebralis. Jede dieser 3 pathophysiologischen Einheiten kann Schwindel auslösen. Dies wurde neurophysiologisch im Tierversuch und beim Menschen nachgewiesen. Die Symptome überlappen sich jedoch, so daß weder von seiten der Anamnese noch von seiten einer Gleichgewichtsuntersuchung eine pathogenetische Trennung möglich ist. Zudem sind die uns zur Verfügung stehenden Untersuchungsmethoden schwierig zu bewerten und ermöglichen Fehlbeurteilungen.

Dies hat zu einer „Begriffskonfusion“ (Brandt) geführt, wobei Ausdrücke wie zervikaler, vertebragener und sympathischer Schwindel unkritisch vermischt werden. Das „Halswirbelsäulensyndrom“ ist ein Begriff, der in seiner Unschärfe nur noch vom „Menièreschen Symptomenkomplex“ übertroffen wird. Der Hinweis auf die Wirbelsäule in diesem Terminus fördert die Fehlmeinung, die Wirbelsäule allein sei auslösende Ursache. Ein negativer Röntgenbefund läßt dann zu Unrecht den Hals aus den differentialdiagnostischen Erwägungen ausscheiden.

28.1 Funktionelle Störungen im Bereich des okzipitozervikalen Übergangs

Spricht man von funktionellen Störungen im Bereich der HWS, so ist damit eine reversible Funktionsstörung der Gelenkmechanik gemeint, deren Ursache primär vertebragen, z.B. bei einer fortgeleiteten Schiefstellung im Ileosakralgelenk, aber auch sekundär reflektorisch bei einem einseitigen erhöhten Muskeltonus sein kann. Der früher häufig gebrauchte Begriff der Gelenkblockierung ist durch den Terminus „Dysfunktion“ ersetzt worden. Die Einschränkung der Gelenkbeweglichkeit führt über den auf S. 45 beschriebenen segmentalen Reflex zu einer Erhöhung des Muskeltonus, zu schmerzhaften Myogelosen und Insertionstendinosen sowie zu Schmerzen und Sensibilitätsstörungen in entfernten Dermatomen.

Klinisches Bild einer funktionellen Kopfgelenkstörung ist die Bewegungseinschränkung, die tastbare Muskelverdickung oder -verhärtung, der lokale Druckschmerz und die Schiefhaltung, die sich im Zwei-Waagen-Test sehr einfach nachweisen läßt. Dabei steht der Patient mit jedem Bein auf einer einfachen Waage. Gewichtsdifferenzen von mehr als 4 kg gelten als pathologisch (Lewit 1986). Gleichgewichtsstörungen treten bei funktionellen Kopfgelenkstörungen häufig auf, wobei infolge der Projektion zervikaler Afferenzen auf Konvergenzneurone des Gleichgewichtskerngebiets, auf das Kleinhirn und die Formatio reticularis alle Symptome vorhanden sein können. Bei allen Gleichgewichtserkrankungen muß deshalb eine funktionelle zervikale Störung mit berücksichtigt werden und umgekehrt.

Patienten klagen über Sekundenschwindel (DD: Herzrhythmusstörung), anfallsartig auftretendes Dreh- oder Unsicherheitsgefühl, besonders morgens (DD: M. Menière) und über Schwindel bei besonderen Kopfhaltungen (DD: benigner paroxysmaler Lagerungsschwindel). Der Schwindel älterer Menschen, der z. B. beim Aufhängen von Vorhängen auftritt, wird zwar oft als klassischer Halsschwindel bezeichnet, geht aber mehr auf einen Mangel an propriozeptiven Afferenzen im Alter, auf Sehstörungen (Bifokalgläser!) und auf die Veränderung der Otolitheninformation bei Reklination des Kopfes zurück.

Von Jurk u. Becker (1989) wurden die Beschwerden von 120 Patienten mit nachgewiesenen zervikalen Gleichgewichtsstörungen analysiert. Vorherrschend waren Drehschwindel sowie Kopfschmerz als Begleit- oder Primärsymptom. Hülse (1983) beschrieb bei 48% seiner Patienten Drehgefühl von Sekunden- bis Minutendauer und bei 39% Instabilität und Unsicherheit. Decher (1969) fand in einer Literaturzusammenstellung bei über 1100 Patienten mit Zervikalsyndrom, daß 41% Drehschwindel hatten.

Eine eindeutige Beziehung besteht zwischen Symptom und Lokalisation der Bewegungseinschränkung. Von 264 Patienten, die wegen Verdachts auf halsbedingten Schwindel an unserer Klinik manualmedizinisch untersucht wurden, hatten 92,8% eine segmentale Dysfunktion im HWS-Bereich (gegenüber 11% in einem Vergleichskollektiv), davon 72% im Bereich C0/C1 (Tabelle 28.1). Eine Dysfunktion im Gelenk C1/C2 hatten dagegen nur 39% der Patienten.

Ein anderes Bild ergibt sich, wenn man Hörsturzpatienten manualmedizinisch untersucht. Von 195 Patienten hatten 95,9% eine segmentale Dysfunktion im HWS-Bereich, davon 78,5% in Höhe C1/C2 (Tabelle 28.2).

Vestibuläre Befunde sind bis auf eine Nystagmusumkehr im Halsdrehtest unspezifisch und nicht immer reproduzierbar.

Horizontaler Spontannystagmus

Der horizontale Spontannystagmus ist bei Patienten mit funktionellen Störungen im Bereich der Kopfgelenke häufiger vorhanden als bei Gesunden.

Tabelle 28.1. Manualmedizinische Untersuchung von Patienten mit Schwindel und zervikalen Beschwerden. Im Zeitraum 1/88 bis 6/89 wurden 264 Patienten untersucht

Symptom/Lokalisation	Vorkommen
Segmentale Dysfunktion im HWS-Bereich	245 (92,8%)
Segmentale Dysfunktion im Bereich C0/C1	190 (72,0%)
- isoliert nur bei C0/C1	94 (35,6%)
- bei C0/C1, kombiniert mit Befunden im Bereich anderer HWS-Segmente	96 (36,4%)
- bei C0/C1 + C1/C2	48 (18,2%)
Segmentale Dysfunktion im Bereich C1/C2	105 (39,8%)
- isoliert nur bei C1/C2	34 (12,9%)
- bei C1/C2, kombiniert mit Befunden im Bereich anderer HWS-Segmente (ohne C0/C1)	42 (16,0%)
Eine segmentale Dysfunktion im Bereich anderer HWS-Segmente (ohne C0/C1, C1/C2) hatten:	12 (4,5%)
Keine segmentale Dysfunktion im HWS-Bereich	20 (7,6%)

Tabelle 28.2. Manualmedizinische Untersuchung von Hörsturzpatienten. Im Zeitraum 1/88 bis 6/89 wurden 195 untersucht

Symptom/Lokalisation	Vorkommen
Segmentale Dysfunktion im HWS-Bereich	187 (95,9%)
Segmentale Dysfunktion im Bereich C1/C2	153 (78,5%)
- isoliert nur bei C1/C2	75 (39,0%)
- bei C1/C2, kombiniert mit Befunden im Bereich anderer HWS-Segmente	77 (39,5%)
- bei C0/C1 + C1/C2	43 (22,0%)
Segmentale Dysfunktion im Bereich C0/C1	89 (45,6%)
- isoliert nur bei C0/C1	20 (10,2%)
- bei C0/C1, kombiniert mit Befunden im Bereich anderer HWS-Segmente (ohne C1/C2)	8 (4,1%)
Segmentale Dysfunktion im Bereich anderer HWS-Segmente (ohne C0/C1, C1/C2)	6 (3,1%)
Keine segmentale Dysfunktion im HWS-Bereich	8 (4,1%)

Mit der Lupenbrille ist er selten, elektronystagmographisch und videookulographisch dagegen gut nachweisbar. Auch vertikaler Spontannystagmus kommt vor.

Die Angaben über die Häufigkeit von Spontannystagmus bei funktionellen Kopfgelenkstörungen unterscheiden sich beträchtlich, je nachdem, ob ein Spontannystagmus im Elektronystagmogramm bewertet wurde oder ob er unter der Lupenbrille sichtbar sein mußte. Einen Spontannystagmus im Elektronystagmogramm fanden wir bei 80% der Patienten mit funktionellen Kopfgelenkstörungen gegenüber 30% bei halsgesunden Schwindelpatienten.

Moser, Conraux u. Greiner (1972) fanden 62% gegenüber 45%. Ein Spontannystagmus im Elektronystagmogramm *und* unter der Leuchtbrille war dagegen nur bei 16% (Hülse 1983) und 15% (Moser 1990) sichtbar.

Während beim frischen Funktionsverlust eines Gleichgewichtsorgans Spontannystagmus und Richtungsüberwiegen stets kombiniert auftreten, kann bei zervikalen Störungen mit Spontannystagmus das Richtungsüberwiegen fehlen und selten sogar eine andere Richtung haben. Die Ursache hierfür liegt in Änderungen der Kopfhaltung während einer Gleichgewichtsuntersuchung sowie in der höheren Wertigkeit der afferenten Information aus stimulierten okulomotorischen und vestibulären Organen.

Lagerungsnystagmus

Beim Lagerungstest werden verschiedene Körperlagen eingenommen, wobei der Kopf jeweils gerade gehalten oder zur Seite gedreht wird. Gesucht wird mit diesem Test eigentlich ein benigner paroxysmaler Lagerungsnystagmus. Durch die Kopfdrehung und die im Verlauf der Untersuchung eingenommenen Kopfhängelagen stellt er aber auch eine massive zervikale Provokation dar. Sowohl funktionelle als auch vaskuläre zervikale Störungen können dabei durch einen Provokationsnystagmus auffallen. Bei funktionellen zervikalen Störungen ist der Nystagmus im Lagerungstest schwach bis höchstens mittelstark. Die Stärke des Nystagmus kann gleichbleiben, z. T. aber nach sofortigem Beginn langsam abnehmen. Der Nystagmus kann nach längerem Intervall beginnen, er bleibt aber schwach (differentialdiagnostisch wichtig zum vaskulär bedingten Schwindel). Der Nystagmus ist nicht konstant reproduzierbar. Wegen seiner geringen Stärke und mangelnden Reproduzierbarkeit ist er mit der Lupenbrille schlecht nachzuweisen. Die Elektronystagmographie wird bei dieser Untersuchung nicht eingesetzt, einmal wegen der starken Bewegungsartefakte, zum andern weil elektronystagmographisch rotierende Augenbewegungen nicht erfaßt werden können. Für die Zukunft ist mit der Videookulographie eine deutliche, diagnostische Verbesserung zu erwarten.

Seitendifferenz der thermischen Erregbarkeit

Bei Patienten mit funktionellen Störungen der oberen HWS kommen ausgeprägte Seitendifferenzen der thermischen Erregbarkeit vor, die man jedoch auch bei der Untersuchung beschwerdefreier Patienten finden kann. Die Seitendifferenz kann nur dann als zervikal verursacht angesehen werden, wenn die Untersuchung der thermischen Seitendifferenz vor und nach einer manualmedizinischen oder krankengymnastischen Behandlung Unterschiede zeigt. Statistiken darüber gibt es bisher nicht. Hülse (1983) konnte bei Patienten mit funktionellen Kopfgelenkstörungen nur eine Verlängerung der thermischen Nystagmusdauer feststellen. Alle anderen Nystagmusparameter waren von denen eines gesunden Kollektivs statistisch nicht zu unterscheiden.

Moser (1990) fand keinen Unterschied der thermischen Seitendifferenz bei Patienten mit und ohne Zervikalbefund.

Nystagmus beim Halsdrehtest

Der Halsdrehtest wird verschiedenenorts unterschiedlich ausgeführt und bewertet. Moser (1985) z.B. wertet einen Nystagmus, wenn er *während* und *nach* einer Körperdrehung bei fixiertem Kopf auftritt, andere Untersucher berücksichtigen nur den Nystagmus bei Seithaltung des Kopfes, der zusätzlich noch eine Richtungsumkehr aufweisen muß (Abb. 28.1 a–f; 28.2; 28.3; 28.4). Damit sind statistische Zahlen über das Auftreten eines pathologischen Befundes beim Halsdrehtest nicht vergleichbar. Nach den Untersuchungen

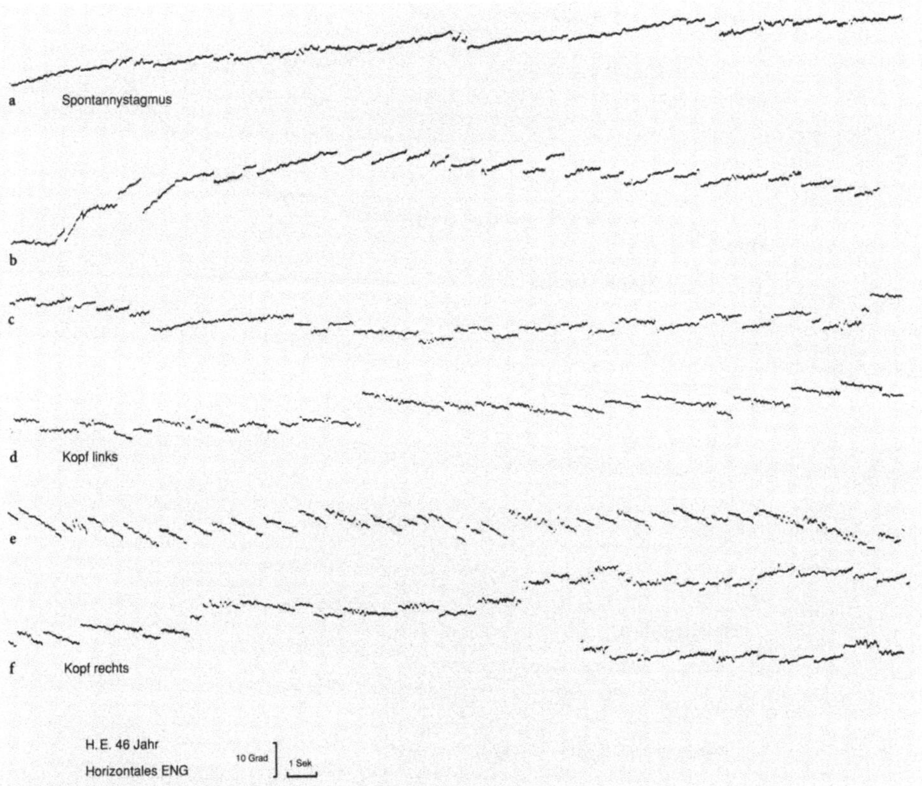

Abb. 28.1 a–f. Ableitung der horizontalen Augenbewegungen bei einem Halsdrehtest. Bei Kopfhaltung gerade besteht ein ausgeprägter Spontannystagmus wechselnder Stärke nach links (**a–c**). Bei Kopfhaltung links (nach Körperdrehung nach rechts) entsteht ein starker Rechtsnystagmus (**d** u. **e**). Bei Kopfhaltung rechts (nach Körperdrehung nach links) bestehen noch einige Sekunden lang rechtsgerichtete Nystagmusschläge, die dann in einen linksgerichteten Nystagmus umdrehen (**f**)

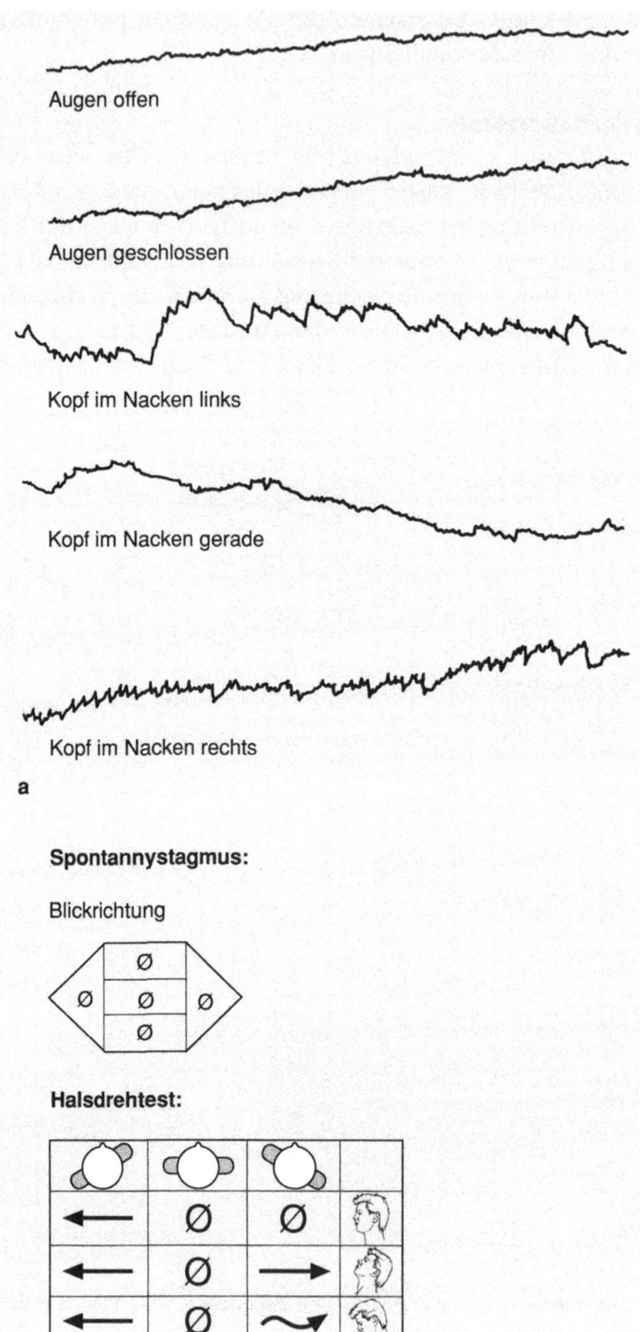

Abb. 28.2 a, b. Richtungswechselnder Nystagmus im Halsdrehtest ohne Spontannystagmus. **a** Nystagmographiekurve; **b** schematische Darstellung. Halsdrehtest pathologisch

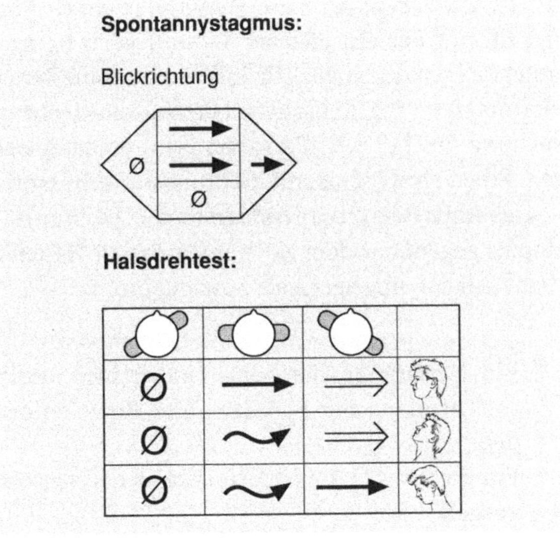

Abb. 28.3. Spontannystagmus nach links, der bei Kopfhaltung rechts (nach Körperdrehung nach links) abgestoppt, nicht aber umgedreht werden konnte. Halsdrehtest nicht eindeutig pathologisch

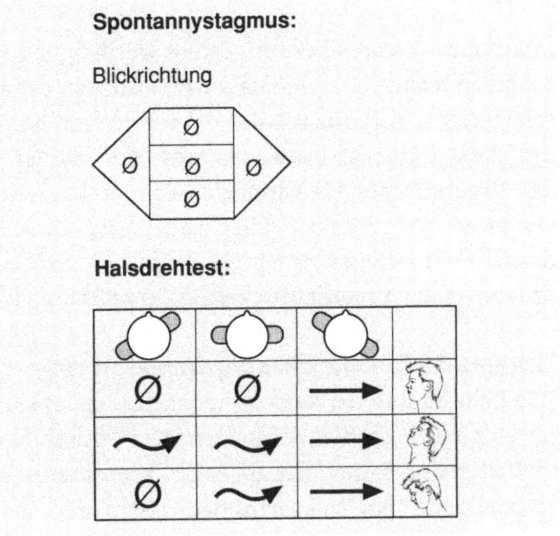

Abb. 28.4. Richtungsbestimmter Nystagmus im Halsdrehtest. Halsdrehtest nicht pathologisch

von Holtmann (1988) kann Nystagmus während einer Halsdrehung nicht mehr als pathologisch angesehen werden, da er ein für den Körper sinnvolles physiologisches Phänomen darstellt (s. S. 46 ff.) und bei jedem Gesunden nachgewiesen werden konnte. Bewertet man nur die Nystagmusschläge, die während einer Kopf-Seithaltung auftreten und trennt sie von einem Spontan- und Provokationsnystagmus, z. B. durch Richtungsumkehr, so finden sich pathologische Befunde mit einer Häufigkeit von ca. 40% bei 203 Patienten, bei denen eine zervikale Störung vermutet wurde. Abzuziehen ist davon die Häufigkeit, mit der ein gleicher Befund auch beim Gesunden vorliegt. Von 40 untersuchten, manualmedizinisch kontrollierten, gesunden Personen konnte Holtmann im sog. tonischen Halteteil seiner sehr exakt durchgeführten Untersuchung nur bei zwei Personen (5%) einen einseitigen Nystagmus nachweisen. Einen Nystagmus mit Richtungsumkehr fand er in keinem Fall.

Das Auftreten eines Nystagmus mit Richtungsumkehr bei Seithaltung des Kopfes gegenüber dem Körper (tonischer Halteteil des Halsdrehtests) deutet demnach auf eine zervikale Störung hin.

!

- **Ein Nystagmus, der beim Halsdrehtest auftritt, sollte immer im Zusammenhang mit Spontan- und Provokationsnystagmus gesehen werden.**
- **Ein positiver Halsdrehtest beweist, daß der beobachtete Befund zervikal ausgelöst ist.**
- **Ein negativer Halsdrehtest beweist nicht, daß bei dem Patienten keine zervikale Gleichgewichtsstörung vorliegt.**

Eingrenzend muß aber festgestellt werden, daß wegen der unsicheren Untersuchungstechnik bei manueller Ausführung des Halsdrehtests und wegen der schwierigen Abgrenzung des oft schwachen Nystagmus vom Grundrauschen des Elektronystagmogramms und der immer vorhandenen Augenunruhe das Ergebnis des Halsdrehtests immer kritisch gesehen werden muß. Die Diagnose einer funktionellen zervikalen Gleichgewichtsstörung sollte man deshalb nur stellen, wenn mehrere pathologische Befunde einschließlich einer exakten manualmedizinischen Untersuchung vorliegen.

Therapie der funktionellen Kopfgelenkstörung

Die Behandlung der funktionellen Kopfgelenkstörung richtet sich nach dem jeweilig vorliegenden Befund und der Aktualität der Beschwerden. Sie ist sehr vielfältig und kann hier nicht im einzelnen wiedergegeben werden, zumal Spezialkenntnisse aus orthopädischem und manualmedizinischem Bereich erforderlich sind. Neben Sofortmaßnahmen wie Gelenkmobilisation und Schmerzausschaltung ist die Unterbrechung des Reflexbogens sinnvoll. Dazu eignet sich die Behandlung sog. Triggerpoints, die oft mit Akupunkturpunkten übereinstimmen, z.B. die Injektion von adrenalinfreien Lokalanästhetika oberflächlich in die Schleimhaut des Retromolargebietes (Abb. 28.5) nach Gledisch. Zusätzlich erfolgt eine Lockerung des Schultergürtels sowie bei Bedarf eine Wärmebehandlung (Literatur dazu: Sauer 1985). Daneben muß eine Langzeitbehandlung erfolgen, in deren Verlauf 2 wichtige Punkte zu beachten sind:

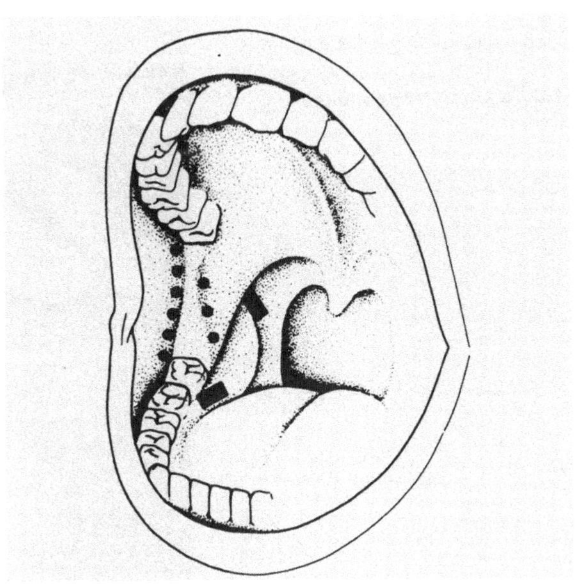

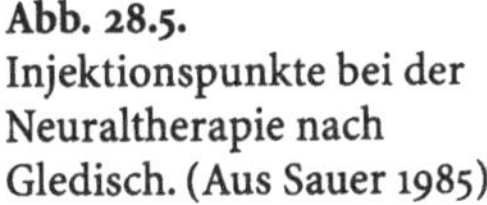
Abb. 28.5. Injektionspunkte bei der Neuraltherapie nach Gledisch. (Aus Sauer 1985)

- In der Anfangszeit der Behandlung kann es durch manualmedizinische Arbeit an den Muskeln der oberen HWS zu einer Aktivierung sensibler Afferenzen und so zu einer kurzzeitigen Verschlechterung des Krankheitsbildes kommen. Die Verschlechterung muß zeitlich begrenzt sein (maximal 2–3 Tage), sonst ist die Richtigkeit der Diagnose zu überprüfen.
- Die funktionellen Kopfgelenkstörungen mit ihrem bunten Symptomenbild können alle klassischen Gleichgewichtserkrankungen imitieren, insbesondere den M. Menière, den benignen paroxysmalen Lagerungsschwindel, den einseitigen kochleären Funktionsverlust im Tief- und Hochtonbereich, die rezidivierenden Symptome einer multiplen Sklerose, die vertebrobasiläre Insuffizienz, Infarktsyndrome usw. Umgekehrt ist es natürlich auch möglich, daß neben einer klassischen Erkrankung ein Zervikalsyndrom besteht, das an der Ausbildung der Symptome selbst nicht oder nur geringfügig beteiligt ist. Eine manualmedizinische und krankengymnastische Behandlung kann eine Beschwerdelinderung bringen, die von der eigentlichen Erkrankung ablenkt. Daher sind Nachuntersuchungen stets notwendig.

28.2 Hypermobilitätssyndrom

Streng abzugrenzen von der funktionellen, auf einer Bewegungseinschränkung basierenden, zervikalen Störung sind Patienten mit einer übersteigerten

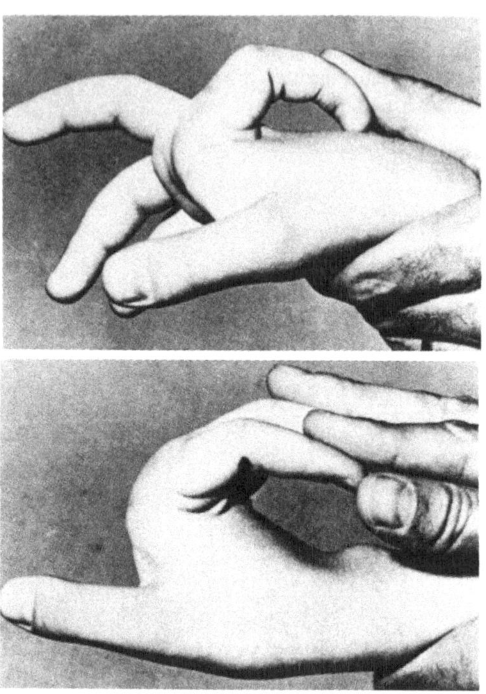

Abb. 28.6.
Überstreckbarkeit der Fingergrundgelenke bei Hypermobilitätssyndrom. (Aus Torklus u. Gehlen 1987)

Beweglichkeit der Gelenke. Ihre Beschwerden sind ähnlich, z.T. schlimmer. Sehr unterschiedlich ist jedoch die Behandlung.

Bei Kindern ist die HWS besser beweglich als beim Erwachsenen, maximal beweglich ist sie vom 11. bis zum 14. Lebensjahr. Bei Ante- und Retroflexion kann es sogar zu einer Verschiebung des Axis gegenüber dem 3. Halswirbel kommen. Dieser physiologische Vorgang wird als *Pseudosubluxation* bezeichnet. Manche Kinder und Erwachsene (Frauen mehr als Männer) haben eine abnorm gesteigerte Beweglichkeit in allen Gelenken (generalisiertes Hypermobilitätssyndrom). Generalisierte Formen erkennt man an einer extremen, passiven Überstreckbarkeit der Fingergrundgelenke (Abb. 28.6), die Übergänge zum Normalbefund sind aber fließend. Es gibt Patienten mit einer isolierten Hypermobilität, z.B. ausschließlich zervikal oder ausschließlich zwischen C1/C2 oder C2/C3. Die Abgrenzung zu Traumafolgen ist schwierig. Kinder mit Hypermobilität klagen sehr häufig über Kopfschmerzen, besonders bei Fehlhaltung (horizontal ausgerichtete Schultische). Dauerschwindel wird von Kindern seltener angegeben. Es kommen aber anfallsartige Schwindelformen vor, die dem Beschwerdebild des benignen paroxysmalen Lagerungsschwindels nicht unähnlich sind (s. S. 367). Die Symptome beim Erwachsenen reichen von klinischer Inapparenz über Kopf-, Augen-, Schulter- und Armschmerzen, Schwindel (anfallsartig), Sehstörungen bis hin zu „Drop attacks".

Tabelle 28.3. Grenzwerte der pathologischen Beweglichkeit im Bereich der oberen HWS. (Aus Dvořák 1996)

Zervikales Segment	Verdacht auf Hypermobilität	Grenzwerte
C_0/C_1		8° und mehr
C_1/C_2		56° und mehr
C_2/Th_1		47° und mehr
C_0/C_1	Rechts-links-Differenz	5° und mehr
C_1/C_2		8° und mehr
C_2/Th_1		10° und mehr
	Verdacht auf Hypomobilität	
C_1/C_2		28° und weniger

Das wichtigste diagnostische Zeichen dieser Störung ist die Hypermobilität der Kopfgelenke. Sie ist gut zu untersuchen, wenn man hinter dem Patienten steht und den Kopf passiv horizontal rotiert. Der 90°-Winkel ist dabei als Hilfslinie gut zu sehen, wenn Kinn und Nase in Richtung Schulter zeigen. Von Dvŏrák et al. (1987) wurden Grenzwerte der normalen und hypermobilen Kopfbeweglichkeit angegeben (Tabelle 28.3). Sie liegen für die gesamte HWS bei aufrechter Kopfhaltung bei ca. 100°. Läßt sich der Kopf passiv weiterdrehen, liegt eine Hypermobilität vor. Wird der Kopf maximal anteflektiert, ist die Rotationsfähigkeit der unteren HWS durch den Bandapparat gesperrt. Es läßt sich so die Rotationsbewegung in den beiden Kopfgelenken isoliert testen, wobei man vor dem Patienten stehen sollte, um den Winkel zwischen Nasenrücken und der Senkrechten ablesen zu können. Der Grenzwert für die Hypermobilität der Kopfgelenke liegt bei dieser Haltung bei 64°, für ihre Hypomobilität bei 28°.

28.3 Vaskuläre zervikale Störungen

Die Aa. vertebralis sowie die A. basilaris versorgen mit ihren Ästen die infratentorielle ZNS-Region, d.h. über die A. labyrinthi das Gleichgewichtsorgan und über die Aa. cerebelli inferiores anteriores und posteriores das Kleinhirn und das Gleichgewichtskerngebiet. Es ist verständlich, daß Durchblutungsstörungen der A. vertebralis, sofern sie nicht chronischer Natur und kompensiert sind, zu Schwindel und objektivierbaren Gleichgewichtsstörungen führen können.

Das Lumen der A. vertebralis unterliegt schon beim Gesunden starken Schwankungen. Seitengleich kräftig ausgeprägt ist die Arterie nur bei ca. 25%, einseitig hypoplastisch bei 74%, davon einseitig nur fadenförmig bei 10% (Krayenbühl u. Yasargil 1957). Serre et al. (1970) fanden bei 3% eine einseitige

Abb. 28.7.
Durchflußmenge in der A. vertebralis bei unterschiedlichen Kopfhaltungen. (Nach Gutmann 1984)

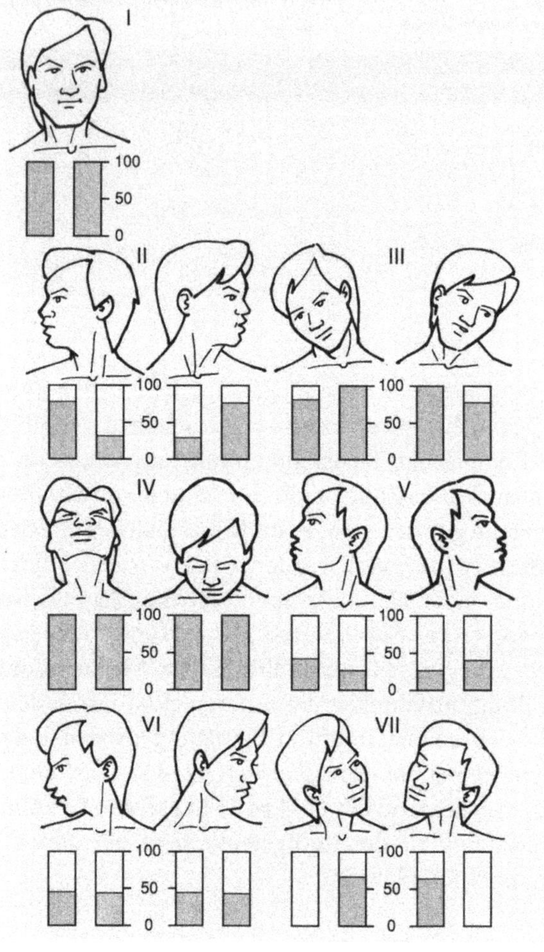

Aplasie. Kompensiert werden einseitige Hypo- und Aplasien über Kollaterale von der Gegenseite und von Ästen der A. carotis externa sowie im Bedarfsfall durch Strömungsumkehr aus der A. vertebralis der Gegenseite oder über den Circulus arteriosus Willisi. Einengungen der A. vertebralis treten schon bei normalen Kopfbewegungen auf. Bei Rotation des Kopfes nach einer Seite und Seitwärtsneigung des Kopfes zur Gegenseite wird der Durchfluß in der A. vertebralis der Seite, zu der das Gesicht zeigt, bis auf einen Wert von 1–2% des Ausgangswertes reduziert. Dasselbe geschieht bei Retroflexion und gleichzeitiger Rotation (Voigt u. Chrast 1971). Von Gutmann stammt eine sehr übersichtliche Graphik über die Durchflußmenge in der A. vertebralis bei unterschiedlichen Kopfhaltungen (Abb. 28.7). Die Drosselung der Blutzufuhr in der A. vertebralis ist meist von kurzer Dauer und damit unkritisch, da die beschriebenen extremen Kopfhaltungen im täglichen Leben selten vorkommen, sieht man einmal von Kinobesuchern auf Sitzplätzen in den vorderen Reihen ab. Zu wenig beachtet wird die Mangeldurchblutung aber sicherlich bei Operationen am hängenden und/oder gedrehten Kopf.

Schwindel kann entstehen, wenn mehrere Faktoren zusammentreffen, z.B. eine extreme Kopfhaltung im tiefen Schlaf (besonders bei Bauchlage) und einer Hypoplasie der Gefäße auf der Gegenseite oder bei hypermobilen Patienten mit einer einseitigen Hypoplasie der A. vertebralis und zusätzlich einem Foramen arcuale atlantis (s. S. 493), welches die Beweglichkeit der Arterie und damit die Funktion der Ausgleichsschleife behindert.

Vaskuläre zervikale Gleichgewichtsstörungen entstehen oft erst beim Zusammentreffen mehrerer Faktoren: **!**

- **einseitige Vertebralishypoplasie,**
- **Hypermobilität,**
- **Foramen arcuale atlantis (Ponticus posterior),**
- **Bauchschläfer,**
- **Kopfzwangshaltung bei der Arbeit.**

Besonders schwindelauslösend sind plötzlich auftretende Durchblutungsstörungen bei Kopf-, Hals- oder Schulterbewegungen aber erst dann, wenn sie nicht sofort kompensiert werden können. Dies ist v.a. dann der Fall, wenn gleichzeitig eine Arteriosklerose der Gefäße, eine schwache Anlage des hinteren Anteils des Circulus Willisi oder eine Hypo- oder Aplasie der gegenseitigen Gefäße vorliegt. Prädilektionsstellen für arteriosklerotische Ablagerungen sind der Abgang der A. vertebralis von der A. subclavia und die Atlasschleife.

Hinweise auf pathologische Gefäßveränderungen erhält man durch die zervikale und transkranielle Doppler-Sonographie und die digitale Subtraktionsangiographie. Zusätzliche Befunde bringt die De-Kleijn-Hängeprobe (Abb. 20.7, S. 369). Der Kopf wird dabei gedreht und nach dorsal überstreckt, wie dies auch beim Lagerungstest passiert. Hinweise auf eine vaskuläre Gleichgewichtsstörung bestehen, wenn ein Nystagmus nach einer Latenz von einigen Sekunden auftritt, lange anhält und an Stärke zunimmt. Differentialdiagnostisch muß der benigne paroxysmale Lagerungsnystagmus abgegrenzt werden, der ebenfalls mit Latenz einsetzt, nach wenigen Sekunden das Maximum erreicht und dann ebenso rasch wieder abklingt (Crescendo-Decrescendo-Charakter; Abb. 28.8).

Drei Syndrome müssen noch im Zusammenhang mit vaskulären, zervikalen Gleichgewichtsstörungen genannt werden: das Subclavian-Steal-Syndrom, das „Syndrom der vorderen Skalenuslücke“ und das „Syndrome sympathique cervical postérieur“.

Abb. 28.8.
Verlauf von Schwindel und Nystagmus bei einem benignen paroxysmalen Lagerungsschwindel (–) und bei einer Drosselung der Durchblutung im Hirnstammbereich (---)

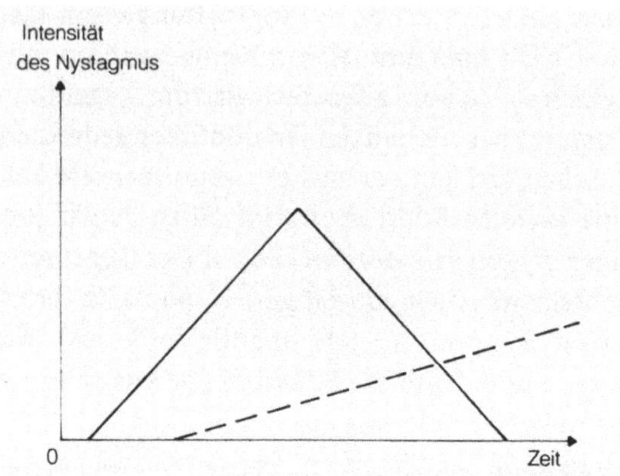

28.3.1
Subclavian-Steal-Syndrom

Das Subclavian-Steal-Syndrom tritt auf, wenn eine – meist arteriosklerotische – Stenose der A. subclavia proximal des Abgangs der A. vertebralis besteht. Der Arm der betroffenen Seite ist dadurch mangeldurchblutet. Es kommt zu einer Zusatzversorgung des Arms über die beiden Aa. vertebrales (Abb. 24.19, S. 426), wobei auf der erkrankten Seite die Strömung umkehren muß. Das Vertebralisstromgebiet wird angezapft. In Ruhe führt das sog. Anzapfphänomen in der Regel zu keinen Symptomen. Bei muskulärer Aktivität des betroffenen Arms steigt jedoch der Blutbedarf; es wird dem Kopf mehr Blut entzogen als die A. vertebralis der Gegenseite und der Circulus arteriosus liefern können, und es kommt zu Schwindel als erstem Anzeichen einer basilären Mangeldurchblutung, außerdem zu Schmerzen im Arm. Die Diagnostik ist einfach, wenn man an diese Möglichkeit denkt und den Patienten entsprechend befragt. Die Erkrankung läßt sich auch durch Blutdruckmessung beidseits diagnostizieren. Auf der kranken Seite ist der Blutdruck niedriger als auf der gesunden. Die Behandlung besteht in einer Beseitigung der Stenose.

28.3.2
Syndrom der vorderen Skalenuslücke

Durch die vordere Skalenuslücke ziehen die Arteria subclavia und der Plexus brachialis (Abb. 24.20, S. 427). Setzt der M. scalenus anterior zu weit dorsal an der ersten Rippe an oder existiert eine Halsrippe knöchern oder nur rudimentär als fibröses Band, dann ist die Lücke eingeengt. Wird die Schulter, z. B. beim Tragen von Lasten, nach unten gezogen, so können die A. subclavia und in schweren Fällen auch der Plexus brachialis komprimiert werden. Die Symptome von seiten des Arms sind vorherrschend. Schwindel tritt auf, wenn eine prästenotische, aneurysmatische Erweiterung des Gefäßes besteht mit einseitiger Druckerhöhung im Vertebraliskreislauf.

Die Diagnostik ist leicht bei gründlicher Anamnese und beidseitiger Blutdruckmessung, während eine Last getragen wird. Bei Retroflexion des Kopfes und gleichzeitiger Drehung zur kranken Seite hin (Adson-Manöver) fällt auf der kranken Seite der Blutdruck stark ab.

28.3.3 Syndrome sympathique cervical postérieur

Dieses Syndrom wurde 1928 von Barré und Lieou beschrieben. Sie gingen davon aus, daß das sympathische Nervengeflecht (N. vertebralis oder Frank-Nerv) um die A. vertebralis durch pathologische Veränderungen der HWS gereizt wird. Über die sympathischen Fasern werde eine Änderung des Gefäßtonus im Versorgungsgebiet der A. vertebralis ausgelöst, und es entstehe eine funktionelle Irritation im kochleovestibulären Kerngebiet. Später wurden direkte Einflüsse des Sympathikus auf das Innenohr für die Gleichgewichtsstörungen angeschuldigt.

Das Syndrom ist mangels einer Nachweismethode gegenüber den funktionellen zervikalen Kopfgelenkstörungen zurückgetreten. Nicht auszuschließen ist aber die Beteiligung des Frank-Nervs bei der Entstehung des Sekundenschwindels, nachdem von Kunert und Torok Potentialänderungen im Innenohr bei taktiler und elektrischer Reizung des Nervengeflechts gefunden wurden (Kunert 1963 u. Torok 1978).

28.4 Angeborene Anlagevarianten des okzipitozervikalen Übergangs mit Auswirkungen auf das Gleichgewicht

Es gibt eine Fülle von Anlagevarianten und Mißbildungen der oberen HWS, die auf direktem und indirektem Weg einen Einfluß auf das vestibuläre System ausüben. Als Beispiel sei das Arnold-Chiari-Syndrom genannt, bei dem durch die Hypoplasie der Schädelbasis die Kleinhirntonsillen im Foramen occipitale magnum eingeklemmt werden können (s. S. 444). Neben dieser mechanischen Kompression nervaler Strukturen können Durchblutungsstörungen auftreten durch direkte Lumeneinengung der A. vertebralis und auch durch Irritation des sympathischen Plexus vertebralis. Venöse Stauungen können durch Mißbildungen auftreten, ebenfalls Liquorabflußstörungen. Zusätzlich können

Anlagevarianten und Mißbildungen die spätere Entstehung funktioneller Störungen begünstigen.

Diekmann (1970) beschreibt das Symptomenbild (in abnehmender Häufigkeit):

- Hinterkopf-Nacken-Schmerzen,
- Drehschwindel,
- Gangunsicherheit,
- Gliedmaßenparesen,
- Parästhesien,
- Sprachstörungen,
- Heiserkeit,
- Doppelsehen,
- synkopale Anfälle,
- Ohrgeräusche,
- Hörminderung,
- Schluckstörungen.

28.4.1 Entwicklungsgeschichte

Die Anlagevarianten des okzipitozervikalen Übergangs erklären sich aus entwicklungsgeschichtlichen Vorgängen. Wie bereits erwähnt, ist der Atlas nicht unser erster Wirbel, sondern ca. unser vierter. Die ersten sog. Primärwirbel wurden in den Schädel integriert, der letzte, der das Foramen occipitale magnum bildet, heißt *Proatlas*. Rudimente des Proatlas können in veränderter Form vorhanden sein. Sie werden als *Manifestation des Okzipitalwirbels* bezeichnet. Der Dens axis war ursprünglich der Körper des Atlas. Er verlor den Kontakt zum Atlas und wurde in den Axis assimiliert. Beim Kind ist gelegentlich eine später wieder verschwindende Bandscheibe zwischen Atlas und Axis als *subdentale Synchondrose* (Abb. 28.9) nachweisbar. Die Verknöcherung des Dens geschieht von verschiedenen Knochenkeimen aus. Die Basis stammt vom Atlas, die Spitze dagegen wird vom Zentrum des Proatlas gebildet. Dieser obere Knochenkeim ist beim Kind als *Ossiculum terminale Bergmann* sichtbar. Kommt es nicht zu einer Verschmelzung der knöchernen Anlagen, dann bleibt der Dens axis geteilt in einen hypoplastischen Körper und ein *Os odontoideum* (Abb. 28.10; Torklus u. Gehle 1987). Behält der Dens axis seine normale Größe, wird ein akzessorisches Knöchelchen oberhalb des Dens als *Ossiculum terminale persistens* bezeichnet. Es hat im Gegensatz zur Denshypoplasie keinen Krankheitswert.

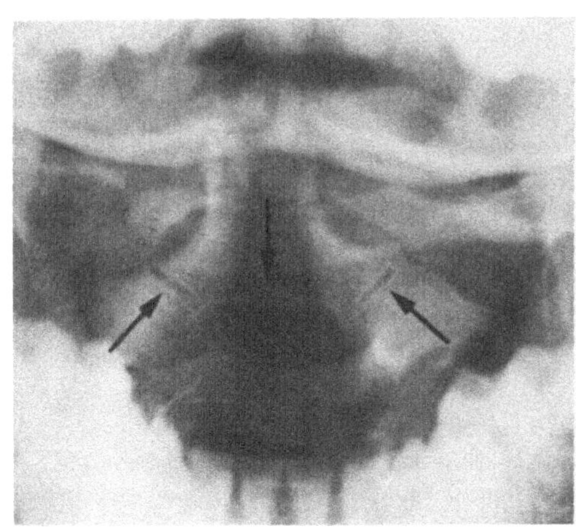

Abb. 28.9. Persistierender Rest der subdentalen Synchondrose im Axiskörper bei einem 14jährigen Jungen. (Aus Torklus u. Gehle 1987)

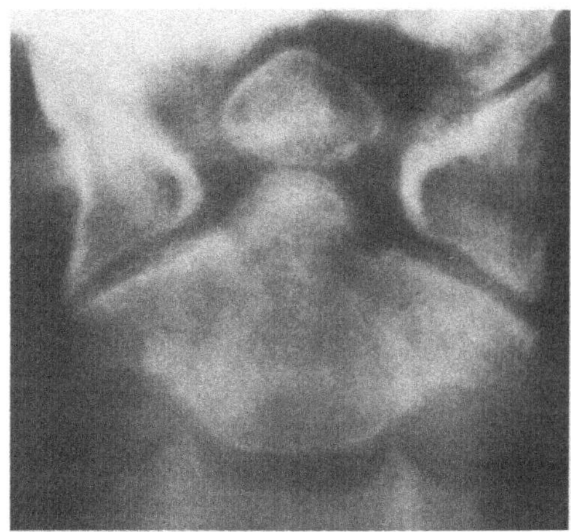

Abb. 28.10. a.-p.-Tomogramm. Quer-ovales hypertrophes Os odontoideum mit dazugehöriger Denshypoplasie. (Aus Torklus u. Gehle 1987)

28.4.2 Mißbildungen

Neben diesen Anlagevarianten gibt es eine Vielzahl von Mißbildungen, die sehr übersichtlich von Torklus u. Gehle (1987) in der Monographie über die obere Halswirbelsäule zusammengestellt worden sind (s. Übersicht).

Manifestation des Okzipitalwirbels

Es gibt eine verwirrende Vielfalt von Erscheinungsformen dieser Fehlbildungen. Klinisch treten sie in Erscheinung, wenn sie das Foramen occipitale magnum einengen oder wenn die Hinterhauptskondylen verlagert sind.

Übersicht. Systematik der Entwicklungsstörungen im okzipitozervikalen Bereich. (Torklus u. Gehle 1987)

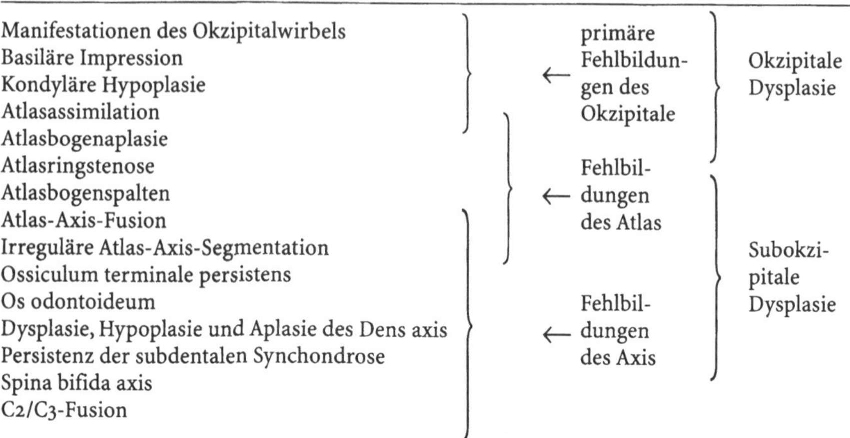

Entwicklungsstörung		
Manifestationen des Okzipitalwirbels Basiläre Impression Kondyläre Hypoplasie Atlasassimilation	← primäre Fehlbildungen des Okzipitale	Okzipitale Dysplasie
Atlasassimilation Atlasbogenaplasie Atlasringstenose Atlasbogenspalten Atlas-Axis-Fusion Irreguläre Atlas-Axis-Segmentation	← Fehlbildungen des Atlas	Subokzipitale Dysplasie
Atlas-Axis-Fusion Irreguläre Atlas-Axis-Segmentation Ossiculum terminale persistens Os odontoideum Dysplasie, Hypoplasie und Aplasie des Dens axis Persistenz der subdentalen Synchondrose Spina bifida axis C2/C3-Fusion	← Fehlbildungen des Axis	Subokzipitale Dysplasie

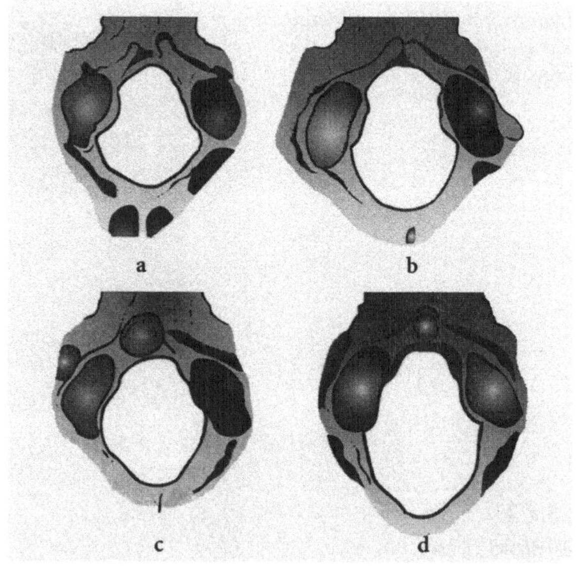

Abb. 28.11 a–d. Persistierende hypochordale Spange des Proatlas in verschiedenen Abstufungen. **a** Processus basilaris, **b** Arcus praebasioccipitalis, **c** paramedianer Condylus tertius, daneben einseitiger Processus basilaris, **d** Arcus praebasiooccipitalis mit Condylus tertius. (Nach Torklus u. Gehle 1987). Die verschiedene Schattierung der Condylen entstammt der Orginalzeichnung der Autoren. Sie steht in keinem Zusammenhang mit der beschriebenen Mißbildung, die sich im vorderen Anteil des Foramens befindet

■ **Arcus praebasioccipitalis.** Es handelt sich um eine, dem vorderen Atlasbogen entsprechende Spange des Proatlas. Er ist häufig kombiniert mit einem Condylus tertius (Abb. 28.11).

■ **Condylus tertius.** Wie der Arcus praebasioccipitalis ist er ein Rudiment der hypochordalen Spange. Der Condylus tertius steht in gelenkiger Verbindung mit dem Dens axis und kann dessen Beweglichkeit und damit die des Kopfes einschränken.

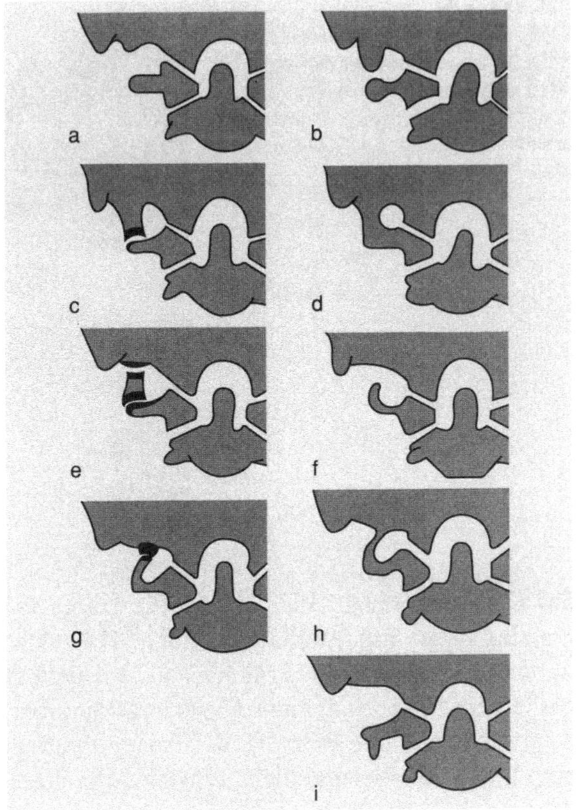

Abb. 28.12 a–i. Verschiedene Abstufungen des Processus paracondylicus und des Processus epitransversus. *Schwarz gezeichnet* sind akzessorische gelenkige Verbindungen. (Aus Torklus u. Gehle 1987)

■ **Processus paracondylicus.** Es handelt sich um einen zapfenförmigen Vorsprung der Hinterhauptschuppe, der verschiedene Formen und Größen haben kann. Sein anatomischer Gegenspieler ist der Processus epitransversus. Er geht vom Processus transversus des Atlas aus und ragt nach oben. Beide Knochenvorsprünge können wie Stalaktiten aufeinander zuwachsen und auch miteinander verbunden sein (Abb. 28.12). Die Beweglichkeit des Kopfes wird dadurch erheblich eingeschränkt. Die Verbindung kann auch oben und unten gelenkig sein (Massa paracondylica). Die Veränderungen speziell des Processus paracondylicus können röntgenologisch mit dem Processus styloideus verwechselt werden.

Als Therapie ist bei entsprechendem Beschwerdebild einer starken Bewegungseinschränkung mit Kopfschmerzen und Schwindel eine operative Entfernung dieser lateralen Spangenbildungen leicht möglich.

■ **Ponticus posterior.** Gelegentlich findet man knöcherne Spangen auf dem Querfortsatz des Atlas, die den Sulcus der A. vertebralis überbrücken, wobei

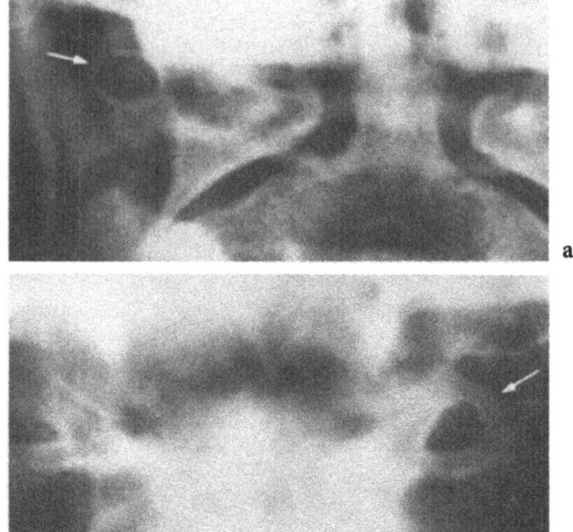

Abb. 28.13 a, b.
a Vollständiger Ponticus lateralis. Er ist bereits sichtbar auf der regulären a.-p.-Übersicht. **b** Vollständiger Ponticus lateralis im a.-p.-Tomogramm. (Aus Torklus u. Gehle 1987)

das Foramen arcuale atlantis entsteht. Durch dieses z.T. bereits auf einer gewöhnlichen a.-p.-Aufnahme (Abb. 28.13) sichtbare Foramen zieht die A. vertebralis mit ihren Begleitvenen und dem sympathischen Frank-Nerv sowie dem N. suboccipitalis. Er versorgt motorisch die kurzen Nackenmuskeln, die eine große Rolle bei der Perzeption der Kopfhaltung im Vergleich zum Rumpf spielen und deren sensible Afferenzen zum Gleichgewichtskerngebiet ziehen. Der Nerv anastomosiert mit dem dorsalen Ast von C2, dessen Endast der N. occipitalis major ist (Torklus u. Gehle 1987). Der Ponticus posterior kommt mit 13% bei der Gesamtbevölkerung relativ häufig vor. Primär scheint ihm keine krankmachende Bedeutung zuzukommen. Es wurden aber angiographisch Kompressionen der A. vertebralis im Foramen gefunden, die mit episodischen Beschwerden, z.B. basilärer Migräne oder menièriformen Schwindelanfällen kombiniert waren. In unserem Krankengut fand sich ein Jugendlicher mit nächtlichen Schwindelanfällen, bei dem ein Foramen arcuale atlantis mit einer Hypermobilität kombiniert war. Er hatte die Angewohnheit, auf dem Bauch mit notgedrungen gedrehtem Kopf zu schlafen. Er wurde zum Seitschläfer umgewöhnt, und die Schwindelanfälle verschwanden.

Diagnostisch kommt in diesen Fällen die digitale Subtraktionsangiographie bei verschiedenen Kopfhaltungen in Frage, bei Nachweis der Gefäßkompression die technisch nicht schwierige Resektion des Foramens.

■ **Basiläre Impression.** Diese mit 1,9% (Burwood u. Watt 1974) nicht seltene Veränderung trägt in ihrer *primären Form* einen irreführenden Namen. Das Okziput ist nicht imprimiert, sondern zu flach ausgebildet, was von einer frühzeitigen Verknöcherung der okzipitalen Wachstumsnähte oder einer Fehlanlage herrührt. Der Klivus ist oft abgeflacht und verkürzt (Platybasie). Die ersten Halswirbel stehen dadurch näher am Kopf, der Dens axis tritt in das Foramen occipitale magnum ein und kann bei Kopfbewegungen auf die Medulla drücken. Bei der *sekundären Form* der Erkrankung, hervorgerufen durch Knochenerweichung beim M. Paget, Osteogenesis imperfecta, Osteomalazie, Hyperparathyreoidismus und fibröser Dysplasie handelt es sich um eine echte Impression der Schädelbasis oder, besser, eine Invagination.

Die primäre Form ist häufig kombiniert mit multiplen, okzipitozervikalen Fehlbildungen, z. B. der Atlasassimilation, der Manifestation des Okzipitalwirbels und dem Klippel-Feil-Syndrom (s. S. 500). Das Foramen occipitale magnum ist primär verkleinert, es wird aber durch lippenförmig vorspringende Okzipitalkondylen noch zusätzlich eingeengt. Das Foramen erhält auf der submentookzipitalen Aufnahme ein fahrradsattelähnliches Aussehen (Torklus u. Gehle 1987). Vier Punkte weisen uns auf diese klinisch bedeutsame Variation im okzipitozervikalen Übergang hin:

1. Auf der a.-p.-Röntgenaufnahme mit geöffnetem Mund können die Atlantoaxialgelenke nicht dargestellt werden. Gaumen und Oberkiefer projizieren sich auf die Gelenke (Abb. 28.14).
2. Auf einer seitlichen Schädelaufnahme überragt der Dens axis eine Linie, die vom harten Gaumen zum tiefsten Punkt der Hinterhauptschuppe gelegt wird (McGregor-Basallinie) um mehr als 6 mm (ohne Berücksichtigung des röntgenologischen Vergrößerungsfaktors; Abb. 28.15, 28.16).
3. Auf einem a.-p.-Tomogramm oder auf einer vollständigen a.-p.-Aufnahme des Schädels überragt der Dens axis die Verbindungslinie zwischen den zwei Ansätzen des M. digastricus, die Biventerlinie (Abb. 28.17).
4. Patienten mit basilärer Impression haben einen auffallend kurzen Hals und einen tiefen Haaransatz („hommes sans cou“).

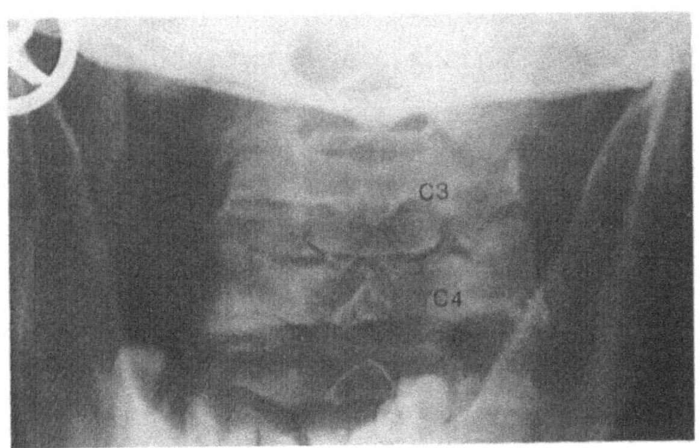

Abb. 28.14. Verdacht auf basiläre Impression, weil sich auf dem a.-p.-Bild bei geöffnetem Mund die lateralen Atlantoaxialgelenke nicht darstellen. (Aus Torklus u. Gehle 1987)

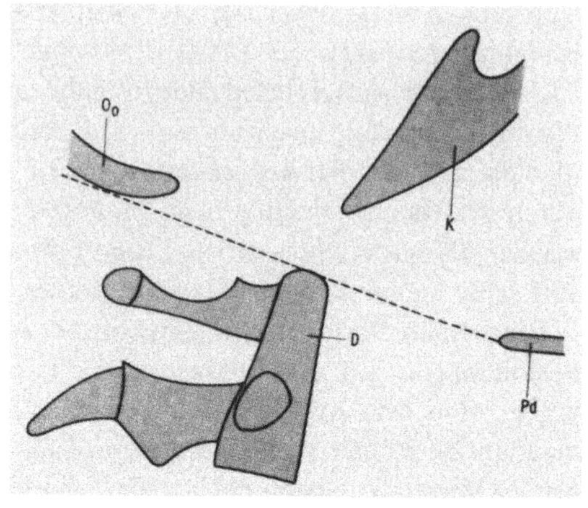

Abb. 28.15. McGregor-Basallinie. Sie verläuft vom Hinterrand des harten Gaumens zum tiefsten Punkt der Okzipitalschuppe. Sie berührt normalerweise die Densspitze tangential. *Oo* Os occipitale, *K* Klivus, *Pd* Palatum durum, *D* Dens axis. (Aus Torklus u. Gehle 1987)

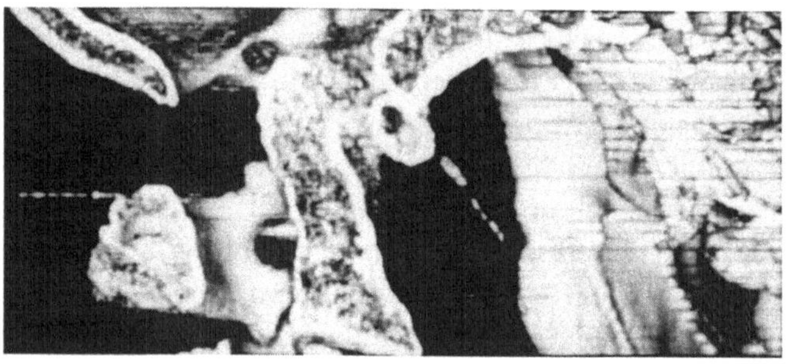

Abb. 28.16. Dreidimensionales CT-Bild einer basilären Impression, bei der der Dens axis in das Foramen occipitale magnum eingetreten ist. Deutlich sichtbar ist auch der abgeflachte Klivus (Platybasie). (Mit freundlicher Genehmigung der Radiologischen Klinik, Klinikum Benjamin Franklin der FU Berlin)

Wird röntgenologisch nach pathologischen Veränderungen am okzipitozervikalen Übergang gesucht, darf auf der a.-p.-Aufnahme das Mastoid nicht ausgeblendet sein, auf der seitlichen Aufnahme nicht der harte Gaumen.

Die klinischen Befunde hängen von der Ausprägung der basilären Impression ab. Bei schwacher Ausprägung bestehen oft Nackenkopfschmerzen aufgrund der erzwungenen Hyperlordosierung der HWS. Zu Beschwerden kommt es oft erst nach kleinen Traumen. Ist das Foramen occipitale magnum von vorn durch den Dens und von den Seiten durch die Kondylen eingeengt, überwiegen radikuläre und medulläre Symptome, z.B. abgeschwächte Berührungssensibilität im Gesicht, Teilparesen der kaudalen Hirnnerven und auch des N. facialis. Schwindelanfälle sind häufig wie auch Drop-attacks.

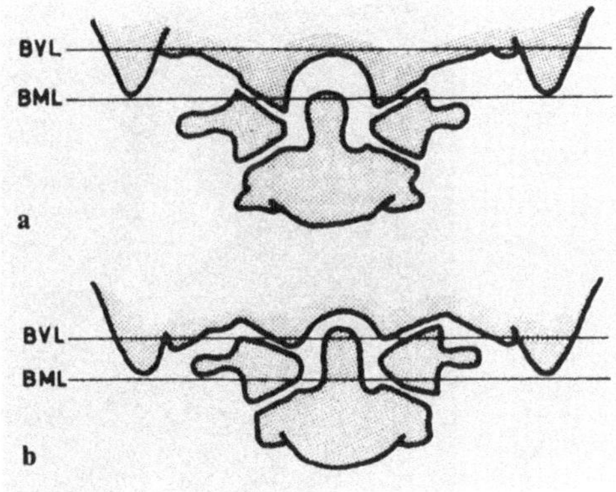

Abb. 28.17 a, b.
Basiläre Impression im a.-p.-Bild. **a** Normale Relation mit lateralem Anstieg der Schädelbasiskontur. **b** Bei basilärer Impression ist der mediane Anteil der Schädelbasiskontur angehoben. Die Densspitze überschreitet die Biventerlinie. *BVL* Biventerlinie, *BML* Bimastoidlinie. (Aus Torklus u. Gehle 1987)

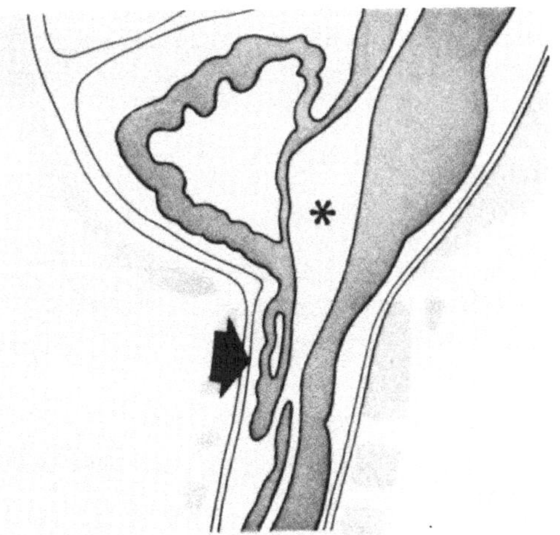

Abb. 28.18.
Arnold-Chiari-Syndrom. Herniation von Kleinhirnanteilen mit zungenförmigem Tiefertreten in den Spinalkanal (*Pfeil*). Erweiterung des 4. Ventrikels (*Stern*) durch Störung des Liquorabflusses infolge Passagebehinderung zwischen Medulla oblongata und verlagerten Kleinhirnanteilen. (Aus Torklus u. Gehle 1987)

Kommt es zu einer Kompression der Hinterstränge im Rückenmark, kann der Patient das Gefühl eines elektrischen Schlags empfinden (Lhermitte-Zeichen).

Sind schwere zentral-vestibuläre Gleichgewichtsstörungen vorhanden, deutet dies auf die häufige Kombination der basilären Impression mit dem Arnold-Chiari-Syndrom hin. Dabei sind Teile der Kleinhirntonsillen in das Foramen occipitale magnum getreten, das durch die basiläre Impression zusätzlich eingeengt ist (Abb. 28.18, 28.19).

Therapeutisch kommen nur operative Maßnahmen in Frage, z.B. die Dekompression des Foramen occipitale magnum oder die Fixierung des Axis an die Hinterhauptsschuppe, wodurch die Exkursion des Dens in die Medulla verhindert wird.

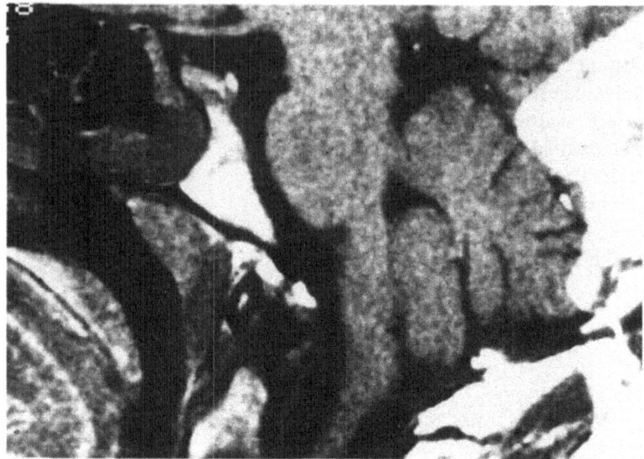

Abb. 28.19. Kernspintomographische Darstellung eines Arnold-Chiari-Syndroms mit Eintritt der Kleinhirntonsillen in das Foramen occipitale magnum. Mit freundlicher Genehmigung der Abteilung für Röntgendiagnostik, Klinikum Benjamin Franklin, Steglitz, der FU Berlin)

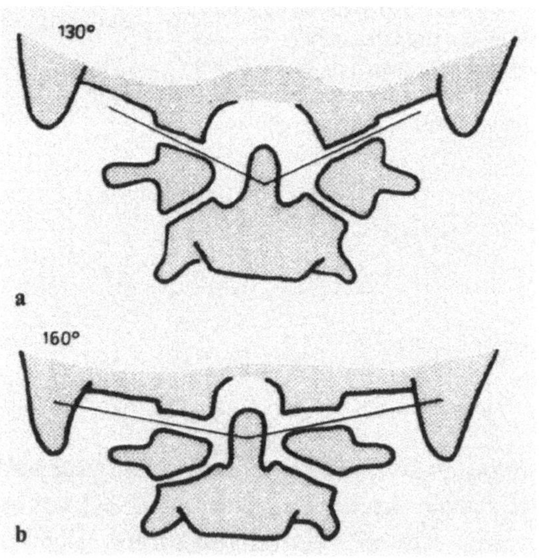

Abb. 28.20 a, b. Gelenkachsenwinkel der Atlantookzipitalgelenke beim Normalen (**a**) und bei einer kondylären Hypoplasie (**b**). (Aus Torklus u. Gehle 1987)

Kondyläre Hypoplasie

Diese Fehlbildung tritt zusammen mit der basilären Impression, aber auch isoliert auf. Bei der isolierten Form treten die ersten Halswirbel höher, das Okziput ist normal ausgebildet.

Bei asymmetrischer Ausbildung kommt es zu einem ossären Schiefhals. Die Störung wird mit dem Gelenkachsenwinkel der Atlantookzipitalgelenke

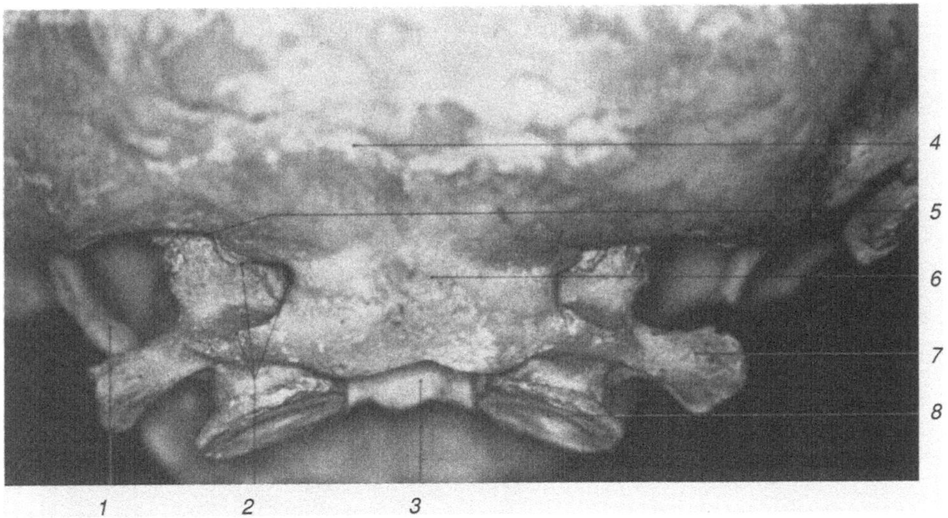

Abb. 28.21. Vollständige Atlasassimilation. *1* Processus styloideus (unscharf, da in anderer Ebene), *2* Eintrittszone der A. vertebralis, *3* Fovea dentis, *4* Squama occipitalis, *5* Articulatio atlantooccipitalis (Zone), *6* synostisierter Arcus posterior atlantis, *7* Massa lateralis atlantis, *8* Facies art. inf. atlantis. (Aus Lang 1981)

diagnostiziert (Abb. 28.20). Dieser Winkel beträgt durchschnittlich 125°, ist bei der kondylären Hypoplasie aber vergrößert. Klinisch kommt es, je nach Ausprägung des Befunds, zu einer Verringerung der Beweglichkeit im oberen Kopfgelenk. Die Funktion des Gelenks kann ganz aufgehoben sein. Daraus resultieren Funktionsstörungen der Ausgleichsschlinge der A. vertebralis. Schwindel entsteht sekundär bei Ausbildung einer muskulären Dysfunktion.

Atlasassimilation

Es handelt sich um eine teilweise oder ganze atlantookzipitale Fusion (Abb. 28.21). Der Dens axis tritt höher und engt das Foramen occipitale magnum ein. Klinisch kann die Veränderung stumm sein, sofern nicht eine begleitende basiläre Impression vorliegt. Gefürchtet ist aber die in fast 50% auftretende Lockerung des Atlasquerbands, wobei der Dens axis sich vermehrt im Foramen occipitale magnum bewegen kann (Abb. 28.22). Es treten zunehmend medulläre Symptome auf. Bagatelltraumen können die Medulla akut quetschen, Lähmungen und auch Todesfälle hervorrufen. Die Häufigkeit dieser Komplikation hat zur Folge, daß bei diagnostizierten Fällen von Atlasassimilation regelmäßig Nachuntersuchungen mit Funktionsaufnahmen durchgeführt werden müssen. Vergrößert sich die atlantodentale Distanz, muß eine Spondylodese erfolgen.

Abb. 28.22.
Atlantoaxiale Dislokation bei Atlasassimilation. Funktionsaufnahme in Anteflexion des Kopfes. Vergrößerung der atlantodentalen Distanz auf 9 mm. (Aus Torklus u. Gehle 1987)

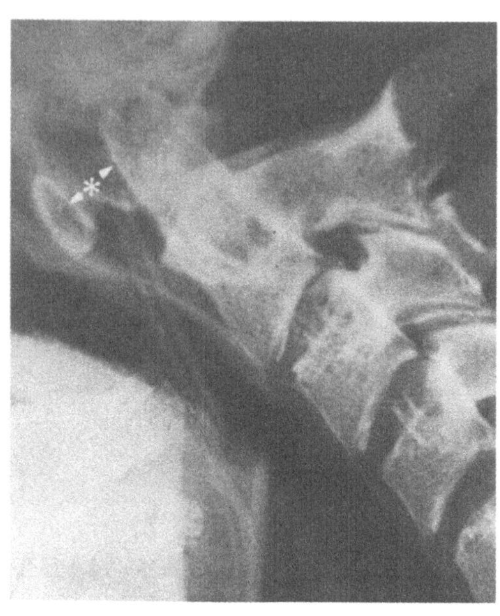

Kongenitales Okzipitalgleiten

Bei einer Atlasassimilation ist das obere Kopfgelenk inaktiv. Alle Bewegungen passieren im unteren Kopfgelenk, das zu einem primitiven Gleitgelenk reduziert ist. Gleitbewegungen in Schubladenart mit Ausschlägen bis zu 10 mm kommen vor mit all ihren negativen Folgen für die A. vertebralis und die Medulla.

Klippel-Feil-Syndrom

Generell bezeichnet dieses Syndrom die Reduktion der Wirbelkörperzahl entweder durch Blockwirbelbildung, durch Aplasie oder durch Atlasassimilation. Es handelt sich dabei um meist komplexe und schwerwiegende Differenzierungsstörungen. Das klinische Bild ist durch die Stenosierung des Zervikalkanals und die Höhe der Veränderungen bestimmt. Die Symptomatik beginnt oft mit Synkopen und ist progredient bis zur Tetraplegie. Diagnostisch hinweisend sind die Bewegungseinschränkung und ein kurzer Hals, der breit (sphinxartig) ansetzt. Die Therapie besteht in einer Spondylodese mit Fusionierung.

Atlasbogenaplasie bzw. -teilaplasie

Bei dieser meist im dorsalen Teil des Atlas gelegenen Mißbildung kann es zu einer Instabilität in Abhängigkeit vom Ausmaß der Störung kommen.

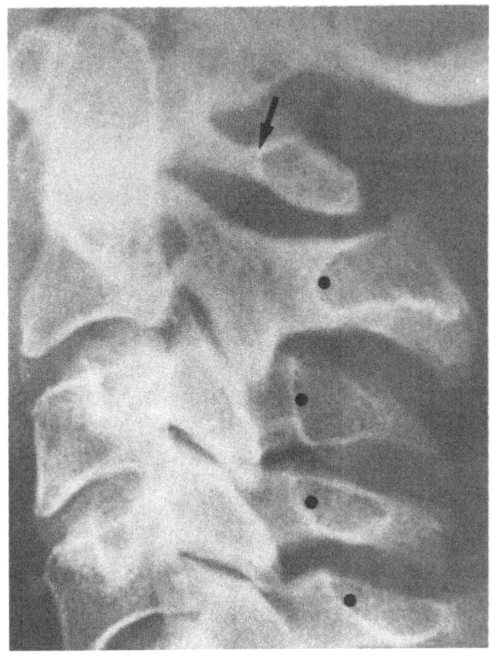

Abb. 28.23. Atlasringstenose. Stufenförmiges Vorspringen der Bogenabschlußlinie des Atlas (*Pfeil*) gegenüber der Bogenabschlußlinie von C2 bis C5 (•). Gefahr der Markkompression. (Aus Torklus u. Gehle 1987)

Die gelenkige Atlas-Dens-Verbindung und die Atlantookzipitalgelenke bleiben dabei erhalten. Die Diagnose gelingt mit der axialen Röntgenaufnahme.

Atlasringstenose

Sie ist gefährlich wegen der Beeinträchtigung der Liquorzirkulation und der möglichen Markkompression. Erkennbar ist die Störung im seitlichen Röntgenbild am stufenförmigen Vorsprung der Bogenabschlußlinie von C1 gegenüber C2 (Abb. 28.23). Sind Symptome vorhanden, dann muß eine Laminektomie durchgeführt werden.

Os stylohyoidale

Diese Veränderung hat primär mit der Wirbelsäule nichts zu tun, viel dagegen mit Schwindel. Die knöcherne Verbindung zwischen Processus styloideus und Hyoid kann die A. carotis einengen und über den Druck auf das Glomus caroticum anfallsartig zu Blutdruckschwankungen führen. Die Symptome werden als stylokeratohyoidales Syndrom (auch Eagel-Syndrom) zusammengefaßt. Primär besteht eine Bewegungseinschränkung kombiniert mit Kopfschmerzen und Schweißausbrüchen. Vestibulär hervorstechend sind Schwindelanfälle.

28.5
Erworbene Erkrankungen des zervikookzipitalen Übergangs und der HWS mit Auswirkungen auf das Gleichgewicht

28.5.1
Entzündungen

Spondylitis rheumatica

Rheumatische Erkrankungen weisen v.a. im Spätstadium bis zu 40% Mitbeteiligung im Zervikalbereich auf. Durch den rheumatischen Prozeß kommt es u.a. zu einer Lockerung von Bewegungselementen oder zu Spondylitis. Besonders betroffen sind das Ligamentum transversum atlantis, später die Ligamenta alaria. Bei 6–8% aller rheumatischen Erkrankungen kommt es zu einer atlantoaxialen Dislokation (Abb. 28.22, 28.24). Die Distanz zwischen Atlas und Dens im seitlichen Röntgenbild beträgt statt maximal 2 mm beim Gesunden bis zu 10 mm. Funktionsaufnahmen mit Ventral- und Dorsalflexion sind erforderlich. Im Rahmen der atlantoaxialen Dislokation besteht eine Instabilität mit Kipp-Gleit-Bewegungen des Atlas. In späteren Stadien wird der Dens axis arrodiert, er erscheint im Röntgenbild zugespitzt. Der Dens kann komplett abgebaut werden.

Die Behandlung besteht in einer Spondylodese.

Gelegentlich rutscht der Atlas von den Gelenkflächen ab, er tritt tiefer (vertikale Atlasdislokation). Der Dens axis steht scheinbar höher, was als pseudobasiläre Impression bezeichnet wird (Abb. 28.24). Das Foramen occipitale magnum kann eingeengt werden mit der Gefahr einer Kompression der

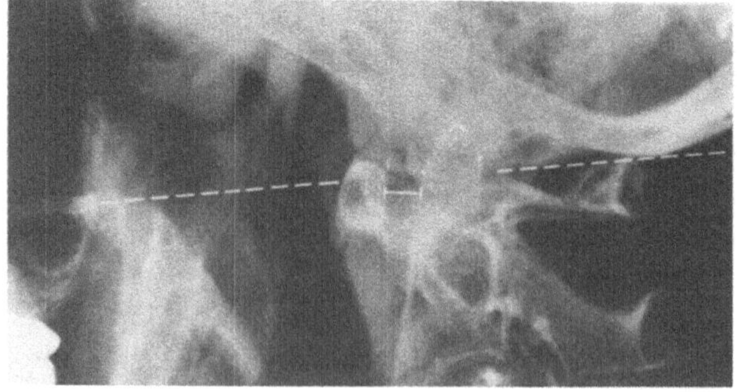

Abb. 28.24. Rheumatische atlantoaxiale Dislokation. Erweiterung des Zahngelenkspaltes auf 6 mm. Zusätzlich besteht eine pseudobasiläre Impression. Die Densspitze überragt die McGregor-Basallinie (*gestrichelt*) um 12 mm. (Aus Torklus u. Gehle 1987)

Medulla. Vorherrschend sind Miktionsstörungen, Parästhesien und Paresen und in deren Folge Gangunsicherheit. Schwindel entsteht durch Unterbrechung der sensiblen Fasern.

Zum Formenbild der rheumatischen Erkrankung gehören auch die Arthritis der Kopfgelenke mit unscharfem Gelenkspalt und die Blockbildung besonders bei juvenilen Formen der Polyarthritis. Zu einer weiteren Lockerung der Halswirbelsäule kommt es, wenn die Zwischenwirbelscheiben befallen sind (rheumatische Diszitis). Die Wirbelkörper luxieren, sie stehen nicht mehr übereinander (Stufenleiterphänomen).

Im Kindesalter tritt die rheumatische Arthritis zuerst in Form eines akuten Schiefhalses auf. Solche Fälle heilen nach antirheumatischer Behandlung aus, andere münden in die atlantoaxiale Dislokation und Instabilität.

Nach Tonsilitis oder Otitis media kann bei Kindern das Grisel-Syndrom auftreten. Die Kopfzwangshaltung mit Schmerzen steht im Vordergrund; es folgen die atlantoaxiale Dislokation und die Stufenleiterbildung. Schwindel und Gehstörungen entstehen, wenn die Medulla komprimiert wird.

Spondylitis tuberculosa

Ein tuberkulöser Prozeß der oberen Halswirbelsäule zerstört die Kopfgelenke. Es kommt zur Dislokation. Später werden die Wirbelkörper zerstört, ein Vorgang, der als *Malum suboccipitale* bezeichnet wird. Auch Senkungsabszesse können sich ausbilden.

Unspezifische Spondylitis

Es handelt sich um eine bakterielle Spondylitis, die entweder direkt oder hämatogen entsteht. Blockwirbelbildung ist häufig. Abzugrenzen ist die *renale Osteopathie* bei Dialysepatienten. Es kommt zu multiplen entzündlichen, osteolytischen Veränderungen.

28.5.2 Degenerative Veränderungen

Degenerative Veränderungen sind im Bereich der oberen HWS selten. Randkantenosteophyten finden sich v.a. an den kranialen Gelenkflächen. Grundsätzlich gilt, daß degenerative Veränderungen selten zu Schwindel führen. Es besteht oft ein krasses Mißverhältnis zwischen einer ausgeprägten Osteochondrose und Spondylarthrose und der Geringfügigkeit der Beschwerden. Die Wirbelsäule versteift sich selbst. Damit wird zwar im Alter die Beweglichkeit eingeschränkt, die Beschwerden eines Zervikalsyndroms kommen aber zur Ruhe.

28.5.3
Tumore der HWS

Tumore der oberen HWS-Region sind gefährlich, weil sie oft primär nur Schmerzen und eine Bewegungseinschränkung verursachen. Die Symptome sind ähnlich denen einer funktionellen Kopfgelenkstörung. Es ist eine Regel, daß vor jeder Manipulation im Kopfgelenkbereich röntgenologisch ein osteolytischer tumoröser Prozeß ausgeschlossen sein muß, da die Manipulation sonst zu Tetraplegien führen kann.

Von den verschiedenen Tumoren, die an der Wirbelsäule auftreten, sind nur die tumorähnlichen, aneurysmatischen Knochenzysten und das maligne Chordom im oberen HWS-Bereich gehäuft anzutreffen. Das Chordom geht von Resten der Chordaanlage aus. Sein Wachstum ist sehr langsam und führt deshalb kaum zu akuten Beschwerden. Schwindel besteht fast nie, weil das prall gefüllte Chordom an der Schädelbasis den Kopf trotz größerer Knochenzerstörungen stützt. Die Patienten kommen oft wegen Nasenatmungsbehinderung zum Arzt, wenn das Chordom ventral der Wirbelsäule den Nasen-Rachenraum vorwölbt. Auffallend ist die pralle und rundliche Form der Vorwölbung.

Die Chordome müssen operativ entfernt werden, was aber wegen der Nähe zum Spinalkanal nicht immer gelingt.

Aneurysmatische Knochenzysten führen zu einer Rarefikation des Knochens. Der Wirbelkanal kann eingeengt werden, was zu den bekannten Symptomen von seiten der oberen Halswirbelsäule führt.

Metastatische Veränderungen der Wirbelsäule kommen auch im Kopfgelenkbereich vor, insbesondere bei Mamma-, Schilddrüsen-, Prostata- und Bronchialtumoren sowie beim Hypernephrom. Erstes Symptom ist der tiefe Nackenschmerz, bei entsprechendem Sitz des Tumors auch Bewegungseinschränkung und Schwindel.

Intradurale Tumoren

Die Meningeome, Neurinome, Ependymome, Sarkome und Angioblastome, die intradural vorkommen, führen klinisch zu einem bunten Bild. Die Diagnostik ist schwierig, da diese Tumore sich bei routinemäßiger Röntgendiagnostik nicht darstellen; gut dagegen ist die Darstellung im CT und besonders die im NMR.

28.5.4
Traumatische Veränderungen der HWS

Die Beurteilung von Traumafolgen an der HWS und ihrem Muskel-Bänder-Apparat stellt ein großes Problem v. a. für den am Gleichgewicht gutachterlich und diagnostisch tätigen Arzt dar, denn es läßt sich zwar beim Kontakttrauma und seinen direkten Folgezuständen wie Commotio labyrinthi, Felsenbeinfraktur, Commotio- und Contusio cerebri eine gute Beziehung zwischen Anamnese und Befund herstellen, selten aber bei den Spätfolgen, besonders wenn diese mit einer längeren Latenz aufgetreten sind. Dies gilt sowohl für die Schädelkontakttraumen, bei denen es immer auch zu einer indirekten Gewalteinwirkung auf die Wirbelsäule und besonders auf die Kopfgelenke kommt, als auch für die rein indirekten Schleudertraumen. Von Torklus und Gehlen (1987) wurden die häufigsten Unfallursachen zusammengestellt:

- Fall eines schweren Gegenstands auf den Kopf, z. B. Balken, Ladeluken, Koffer, Mehlsack, usw.
- Sturz des Körpers auf den Kopf, z. B. beim Überschlagen mit dem Auto oder beim Kopfsprung in zu flaches Wasser;
- plötzliche Beschleunigung oder Abbremsung des Rumpfes mit Vor- und Rückschleuderbewegungen des Kopfes, z. B. beim Auffahrunfall.

Schwindel ist nach diesen Traumen ein sehr häufiges Symptom, entweder als Folge einer Schädigung vestibulärer Strukturen oder auch indirekt. So kann ein Ausfallnystagmus nach Felsenbeinfraktur kaum kompensiert werden, wenn der Patient infolge einer Dysfunktion im Kopfgelenkbereich den Kopf nicht richtig bewegen kann. Schwindel nach einem Kontakttrauma kann auch ausschließlich von einer zervikalen Folgestörung herrühren. Die Gleichgewichtsprüfung ergibt dabei oft kein befriedigendes Resultat. Liegt z. B. gleichzeitig eine Seitendifferenz in der Erregbarkeit der Gleichgewichtsorgane vor mit einer Untererregbarkeit auf der traumatisierten Seite, die der Patient aber schon vor dem Unfall gehabt haben kann, so ist schnell die Diagnose einer Contusio labyrinthi gestellt und die Diagnose einer behandelbaren funktionellen Kopfgelenkstörung übersehen. Die Konsequenz für das Gutachten ist gravierend, denn bei der Contusio labyrinthi handelt es sich um einen Dauerschaden, bei der funktionellen Kopfgelenkstörung nicht.

Die funktionelle Untersuchung des Halses mit Abschätzung der Kopfbeweglichkeit, die Röntgenuntersuchung der HWS im a.-p.- und seitlichen Strahlengang sowie Funktionsaufnahmen bei Ante- und Retroflexion gehören zum diagnostischen Untersuchungsgang des Schwindels, wenn in der Anamnese ein Trauma besteht.

Im folgenden soll auf die häufigsten Verletzungen im oberen Zervikalbereich hingewiesen werden (s. Übersicht).

Übersicht. Schäden bei HWS-Traumen (ohne direkte offene Verletzungen). (Aus Erdmann 1983)

I. Schäden am Nervensystem

  a) Halsmarkschäden
    - Commotio spinalis
    - Contusio spinalis
    - Spinale Lazeration
    - Compressio spinalis

  b) Radikuläre Schäden

II. Schäden an der Wirbelsäule und an den Weichteilen

  a) Distorsionen (ohne röntgenologisch faßbare Verletzungen)
    - Bei Schleuderverletzungen nach dorsal
    - Bei Abknickverletzungen
    - Bei Rotationsverletzungen

  b) Frakturen
    - Bei Abknickverletzungen
      - Absprengungen des Processus articularis superior
      - Densfrakturen
    - Bei Rotationsluxationen
      - mit einseitiger Fraktur im Wirbelgelenk

Distorsion

Unter einer Distorsion versteht man eine Verletzungsform, bei der röntgenologisch eine traumatische Veränderung an der Wirbelsäule nicht sichtbar ist. Je nach Schweregrad treten Weichteilverletzungen wie Bänderdehnungen, Bänderausrisse, Luxationen usw. auf. Von Erdmann (1983) stammt eine Einteilung der Distorsion in 3 Grade (Tabelle 28.4).

Schleudertrauma

Unter einem Schleudertrauma versteht man die ruckartige Beschleunigung des Kopfes durch einen unerwarteten Auffahrunfall direkt von hinten oder tangential von hinten. Es handelt sich dabei um eine Sonderform der Distorsion. Für die Schwere der Verletzung ist bedeutsam, daß die Beschleunigung des Kopfes einsetzt, während die Muskulatur des Halses entspannt ist. Der biphasische Bewegungsablauf (Abb. 28.25) ist so schnell, daß die Muskulatur auch während der Bewegung nicht mehr angespannt werden kann. Ähnlich einem Sturz, bei dem man sich nicht abstützen kann, wird der Kopf bewegt ohne seinen normalerweise vorhandenen muskulären Schutzmechanismus.

Tabelle 28.4. Symptome bei den verschiedenen Graden einer Distorsion. (Aus Erdmann 1983)

Symptome	Distorsion I°	Distorsion II°	Distorsion III°
a) Intervall	+	+/∅	∅
b) Neurologische Primärsymptome (z. B. Parästhesien in Händen u. Armen)	∅	+	+
c) Positive Röntgenbildmerkmale			
– primäre	∅	∅	+
– sekundäre (reparative Narben u. dergl.)	∅	∅/+	+

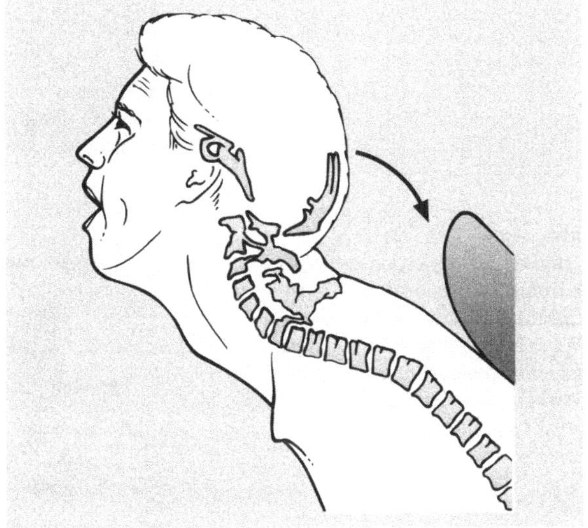

Abb. 28.25. Bewegungsablauf beim Schleudertrauma. (Aus Erdmann 1983)

Von der Automobilindustrie wurden viele Unfalltypen im Modell simuliert, so daß man den Schädigungsmechanismus gut nachvollziehen kann. Es hat sich gezeigt, daß Vorwärtsbeschleunigungen (Anteflexion) gegenüber den Rückwärtsbeschleunigungen keine wesentliche Rolle spielen. Nach Erdmann (1973) kumuliert die Beschleunigung in einem der Bewegungssegmente, es kommt dann dort zu einem monosegmentalen Schaden. Röntgenologische Veränderungen fehlen, weil bei einer traumatischen Rückwärtsbewegung des Kopfes ausschließlich Scherwirkungen auftreten, und weil es bei der Verschiebung eines Wirbelkörpers nach dorsal zu keinem knöchernen Anschlag kommt (Abb. 28.26). Bei einer Ventralbewegung eines Wirbelkörpers, wie sie bei einem frontalen Unfall auftritt, schlägt dagegen der höher gelegene

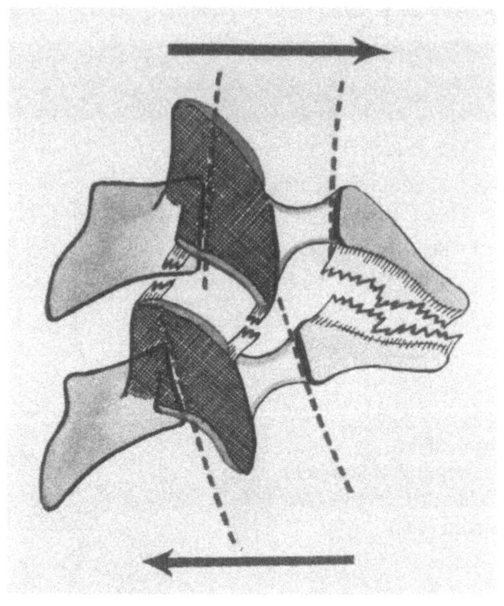

Abb. 28.26.
Transversaldislokation eines Wirbelkörpers (des oberen) nach dorsal. Es kommt dabei zu einer Verletzung des Bandapparates. Ein Anschlag knöcherner Strukturen findet nicht statt. (Aus Erdmann 1983)

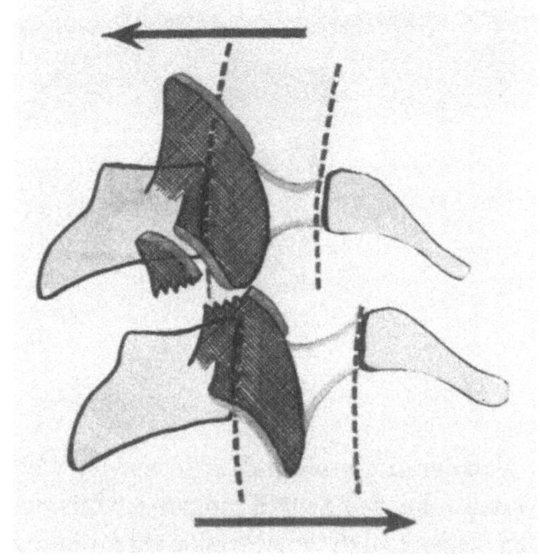

Abb. 28.27.
Transversaldislokation des Wirbelkörpers nach ventral mit Luxationsfraktur. Es findet ein Anschlag des Wirbels am Processus articularis superior des daruntergelegenen Wirbels statt, der dabei abgesprengt wird. (Aus Erdmann 1983)

Wirbelkörper am Processus articularis superior des darunter gelegenen Wirbelkörpers an (Abb. 28.27). Es kann zu Dislokationen kommen (Spätschäden selten), aber auch zu Frakturen (Spätschäden häufig). Diese Form des Traumas wird als *Abknickverletzung* (Abb. 28.28) bezeichnet. Tabelle 28.5 zeigt einen Vergleich zwischen den Symptomen des Schleudertraumas und der Abknickverletzung.

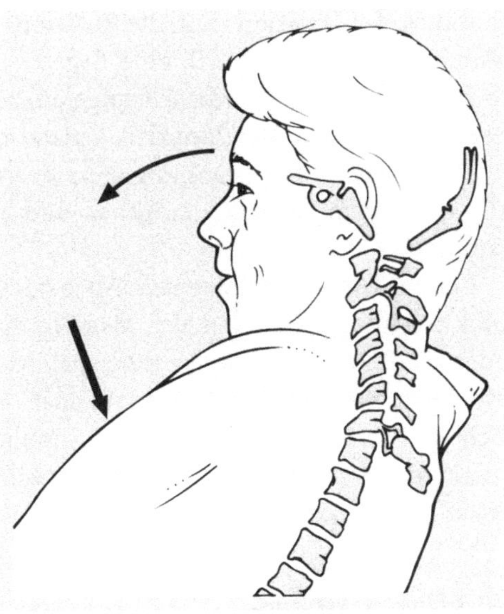

Abb. 28.28. Abknickverletzung der HWS mit Ventralverlagerung von Wirbelkörpern. (Aus Erdmann 1983)

Tabelle 28.5. Vergleich der Symptome einer Abknickverletzung ohne Fraktur mit denen einer Schleuderverletzung. (Aus Erdmann 1983)

Abknickverletzung	Schleudertrauma
Wenn Knochen nicht beteiligt: harmlos Also: Distorsion I° oder II° Kein Dauerschaden	Wenn Knochen nicht beteiligt: nicht immer harmlos Also: Distorsion I°, II° und III° In Einzelfällen ein Dauerschaden

Primär besteht beim Schleudertrauma eine nuchale Schmerzsymptomatik, verbunden mit vegetativen Symptomen wie Übelkeit und Brechreiz. Über Schwindel wird häufig geklagt, wobei im Gegensatz zum Schädelkontakttrauma die undefinierten, ungerichteten Beschwerden überwiegen, z. B. Unsicherheit, verstärktes Schwanken, breitbeiniger Gang usw. Regelmäßig ist die Kopfbeweglichkeit schmerzhaft eingeschränkt. In Abhängigkeit vom Schweregrad der Verletzung bestehen weitere Symptome.

Anhand der Traumastärke, der Symptome und der Abklingquote fand Erdmann 3 Gruppen (Grad I–III), deren Beschwerdedauer festgelegt wurde, z. B. maximal 3 Monate für ein leichtes Schleudertrauma, maximal 2 Jahre für ein mittelstarkes Trauma. Diese Festlegung bereitet in der Gutachtenspraxis Probleme, weil manche Patienten nach dem primären Beschwerdeabbau und einem freien Intervall erneut Schwindel und Gleichgewichtsstörungen bekommen. Die Ursache kann vielgestaltig sein, z. B. eine primär nicht erkannte

Fraktur oder Luxation (z.B. die Rotationssubluxation), ein bis dahin klinisch stummer Vorschaden, z.B. eine degenerative Veränderung, eine nicht oder nicht vollständig behandelte Kopfgelenkstörung, aber auch posttraumatische psychosomatische Beschwerden. Zuletzt muß natürlich auch an eine unfallunabhängige Zweiterkrankung gedacht werden. Notgedrungen muß man auf alle möglichen Ursachen eingehen und eine sehr umfangreiche Diagnostik betreiben.

Bei der Gutachtenuntersuchung gehört dazu neben der subtilen Röntgenfunktionsdiagnostik und der Messung der Kopfbeweglichkeit auch ein CT oder NMR. In einem Patientenbeispiel wurde nach einem Schädeltrauma ein erheblicher, einseitiger Substanzverlust im Kleinhirnbereich übersehen, weil sich die Parteien um die Frage der Simulation oder Aggravation einer Ataxie gestritten hatten, die nach freiem Intervall aufgetreten war. Ein CT deckte den Schaden auf und substanzierte die Beschwerden.

Schädelkontakttrauma

Während beim Schleudertrauma der Körper unter dem Kopf wegbewegt wird und dabei das charakteristische, biphasische Peitschenhiebphänomen mit Kopfvor- und -rückbewegungen auftritt, wird beim Schädelkontakttrauma der Kopf und z.T. auch der Körper angeschlagen. Er wird impulsartig beschleunigt, wobei aber meist die Rückbewegung fehlt. Bei alleinigem Kopftrauma kann es zu einer erheblichen Abknickung der HWS kommen, zu Frakturen, Distorsionen der Bänder, Gefäßverletzungen mit Einblutungen in das Rückenmark. Sind die Symptome von seiten des Schädels und des ZNS vorherrschend, z.B. Platzwunden, Contusio mit Bewußtlosigkeit und manchmal auch dem benignen paroxysmalen Lagerungsschwindel, so kann die Notwendigkeit einer Röntgen-HWS-Diagnostik untergehen oder es können die Röntgenaufnahmen wegen Transportunfähigkeit des Patienten von unbefriedigender Qualität sein. Spätschäden können dann auftreten und in Diagnostik sowie ursächlicher Zuordnung schwierig werden.

Im folgenden werden Frakturen im Bereich der oberen HWS beschrieben. Eine Zuordnung zu Symptomengruppen erfolgt nicht, da die Symptomatik bunt ist und sich mit den Symptomen des Schädeltraumas vermischt. Im Einzelfall muß abgewogen werden, ob geklagte Beschwerden oder Befunde zueinander passen.

Frakturen im Bereich der HWS

Jefferson-Fraktur

Bei axialer Gewalteinwirkung, z.B. bei einem Sturz auf die Kopfmitte oder wenn ein schwerer Gegenstand auf den Kopf fällt, kommt es zwischen Okziput und Axis durch die Stellung der Gelenkflächen zu einer massiven, nach lateral gerichteten Kraft (Abb. 28.29). Unterhalb von C2 wird die Kraft durch die Zwischenwirbelscheiben und die Lordose abgepuffert. Es kommt zu einer Sprengung des Atlasrings, was im a.-p.-Bild an einem ein- oder doppelseitigen Auseinanderweichen der Massae laterales atlantis und einer Verbreiterung des paradentalen Raums leicht erkannt werden kann (Abb. 28.30, 28.31). Das Atlasquerband reißt, der Dens wird aber noch von den Ligamenta alaria gehalten. Dadurch kommt es trotz atlantoaxialer Instabilität nicht zu einer Kompression des Rückenmarks. Im seitlichen Röntgenbild sieht man die Vergrößerung des atlantodentalen Spalts (Abb. 28.32). Trifft die Gewalteinwirkung seitlich schräg auf, kann es zu einer Kompressionsfraktur der Massa lateralis kommen. Im Röntgenbild erkennt man dies an einer einseitigen Verschmälerung der Massa lateralis (Abb. 28.33).

Frakturen der Atlasbögen

Bei massiven Ante- oder Retroflexionsbewegungen kann der hintere Atlasbogen ein- oder mehrfach brechen, bei Retroflexionsverletzungen manchmal kombiniert mit einer Zerreißung des vorderen Längsbandes und der Bandscheibe C2/C3. Es kommt zu einer Vorwölbung des Retropharyngealraums. Isolierte Frakturen des vorderen Bogens sind selten.

Frakturen des Dens axis

Densfrakturen an der Spitze machen keine wesentlichen Symptome; am Hals und am Sockel des Dens führen sie zu Instabilität (Abb. 28.34). Sie muß durch lange Ruhigstellung oder durch chirurgische Osteosynthese behandelt werden. In einem hohen Prozentsatz kommt es zur Ausbildung einer Pseudoarthrose.

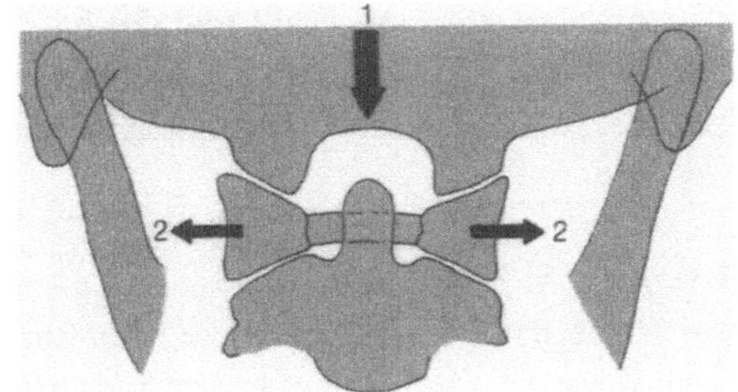

Abb. 28.29.
Schema der Entstehung einer Jefferson-Fraktur
1: Richtung der Gewalteinwirkung
2: Lateralverlagerung der Querfortsätze des Atlas

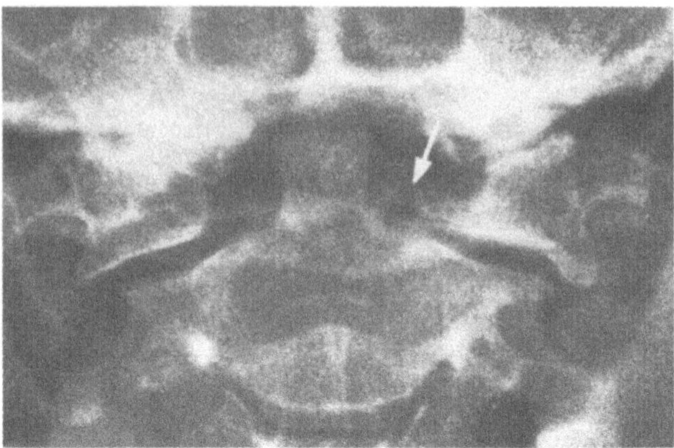

Abb. 28.30. Jefferson-Fraktur mit Lateraldislokation beider Massae laterales. Linksseitiger Ausriß des Ansatzes des Lig. transversum. (Aus Brocher 1955)

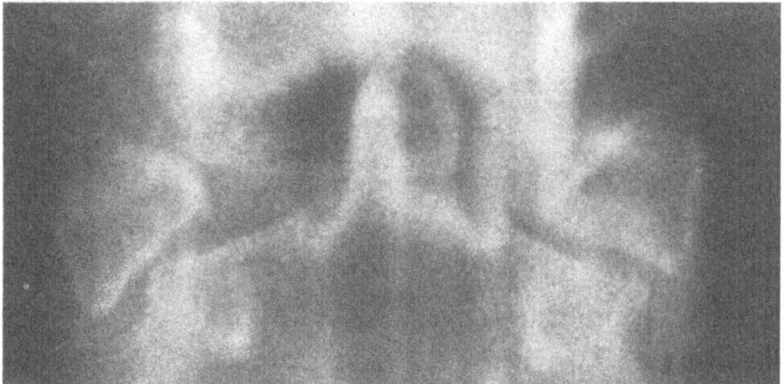

Abb. 28.31. Jefferson-Fraktur-Abriß der Massa lateralis rechts. (Aus Torklus u. Gehle 1987)

Sowohl die Frakturen durch Hyperflexion als auch durch Hyperextension können mit einer Atlasringfraktur kombiniert sein; sie sind dann röntgenologisch sichtbar. Isolierte Densfrakturen dagegen entziehen sich oft in den ersten Tagen dem röntgenologischen Nachweis. Sie werden sichtbar, wenn die Resorption des traumatisierten Gewebes einsetzt. Sehr selten kann eine Densnekrose auftreten. Frakturen des Axisbogens treten besonders bei Autoüberschlagsunfällen auf und bei maximaler Retroflexion des Kopfes. Neurologische Ausfälle sind selten. Es besteht aber die Gefahr einer Dorsalverlagerung des Axis.

Traumatische Luxationen

Bei Schleudertraumen kann es zu einer Zerreißung oder Lockerung von Bändern kommen, ohne daß eine Fraktur vorliegt. Besonders betroffen sind das

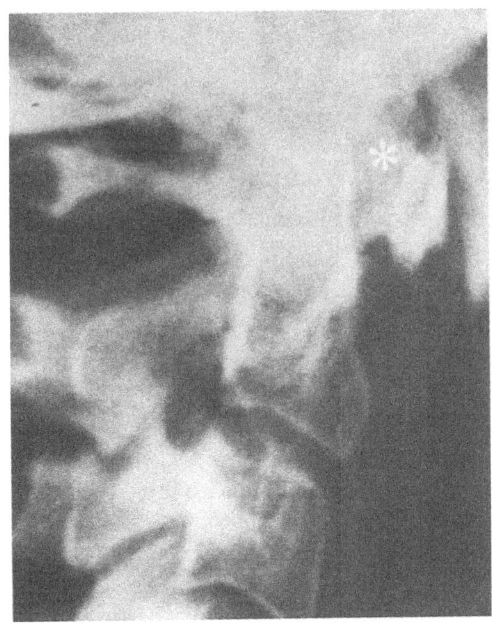

Abb. 28.32.
Jefferson-Fraktur, Abriß des Atlasquerbands. Aufgrund des Verletzungsmechanismus zwangsläufig begleitende anteriore Dislokation des Atlas. Die atlantodentale Distanz (*Stern*) ist auf 5 mm vergrößert. Die Haltefunktion des Dens axis wird von den Ligg. alaria übernommen. (Aus Torklus u. Gehle 1987)

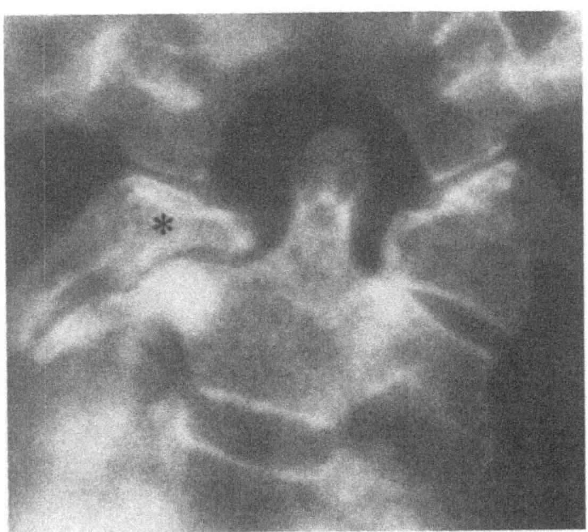

Abb. 28.33. Jefferson-Fraktur: Einseitige Kompressionsfraktur (Stern) der Massa lateralis mit Sekundärarthrose und kontralateraler Verkantung. (Aus Torklus u. Gehle 1987)

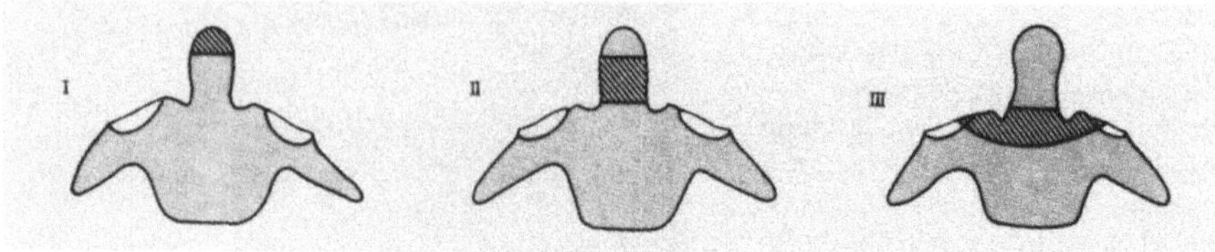

Abb. 28.34. Klassifikation der Densfrakturen in Typ I–III nach Lokalisation der Fraktur. *I* Denskuppenfraktur, *II* Denshalsfraktur, *III* Denssockelfraktur. (Aus Torklus u. Gehle 1987)

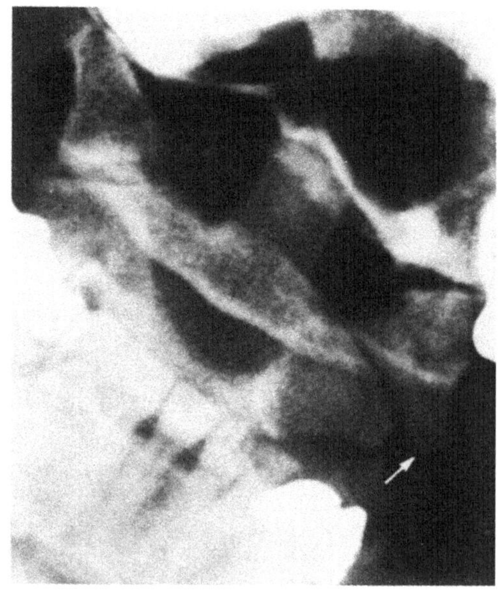

Abb. 28.35.
Antrale Lateraldislokation mit Rotationsinstabilität als Traumafolge. Bei Seitwärtsneigung des Kopfes rutscht auf der Neigungsseite die Massa lateralis um 5 mm (*Pfeil*) von der Axisschulter. (Aus Torklus u. Gehle 1987)

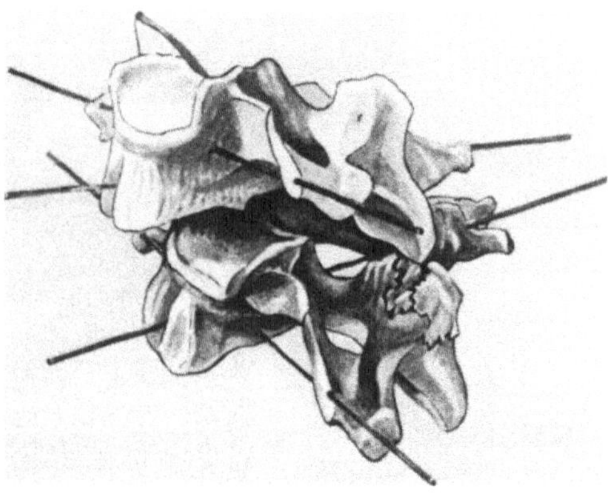

Abb. 28.36.
Einseitige Wirbelfraktur bei Transversaldislokation im Drehsinn. (Aus Erdmann 1983)

Atlasquerband, das den Dens hält, das Kreuzband und die Ligamenta alaria. Je nach Lockerungsgrad kommt es zu einer Vergrößerung der atlantodentalen Distanz. Die Störung ist nur bei Funktionsaufnahmen in Anteflexionshaltung sichtbar. Bei Kopfbewegungen in diese Richtung können lästige Schwindelanfälle und Synkopen auftreten. Bei Ruhigstellung mit einer Halskrawatte verschwinden die Beschwerden.

Eine Luxation durch Rotation des Kopfes ist selten. Sie führt zu starken Schmerzen, die aber wieder vollständig verschwinden können. Heftige Schwindelanfälle können über Jahre bestehen. Die sog. antrale Lateraldislokation wird im a.-p.-Bild bei Seitneigung des Kopfes sichtbar. Es kommt zu einer Verschiebung der Lateralkante des Atlas über das Gelenk hinaus (Abb. 28.35). In ähnlicher Weise kann eine Luxation des Axis auftreten, wenn die Bandscheibe C2/C3 mitverletzt ist.

Transversaldislokation der Halswirbelkörper im Drehsinn

Bei der Transversaldislokation der Halswirbelkörper im Drehsinn werden die Gelenkflächen auf der einen Seite gegeneinandergedrückt, auf der anderen Seite auseinandergezogen. Bei starker Gewalteinwirkung kommt es typischerweise zu einer einseitigen Fraktur des Wirbelquerfortsatzes (Abb. 28.36).

Kapitel 29

Internistische Erkrankungen mit Auswirkungen auf das Gleichgewicht 29

Zahlreiche internistische Erkrankungen nehmen Einfluß auf das Gleichgewichtssystem. Am häufigsten führt eine Störung der zerebralen Hämodynamik den Schwindelpatienten zum Arzt (s. Übersicht), wie z.B. eine rasche Änderung der arteriovenösen Druckdifferenz, eine zu hohe Blutviskosität oder Strombahnhindernisse. Schwindel entsteht auch bei einer Störung der Blutgashomöostase, z.B. bei pulmonaler Insuffizienz, bei Anämie und bei Hyperventilation. Zu wenig beachtet in der Schwindeldiagnostik sind Stoffwechselkrankheiten wie Diabetes, Hyperparathyreoidismus, Nebennierenrindeninsuffizienz u.a.

Schwindel ist für den Internisten nicht nur eine diagnostische Aufgabe, sondern auch ein Alarmsymptom für Unverträglichkeit oder Überdosierung mancher Medikamente, allen voran die Digitalispräparate, aber auch die Antidiabetika und die Antiepileptika. Im folgenden soll versucht werden, die

Übersicht. Internistische Störfaktoren für das Gleichgewicht

Änderung der arteriovenösen Druckdifferenz:	
	● Druckanstieg
	● Druckabfall
	– Kardiovaskuläre Erkrankungen
	– Regulationsstörungen
	● Druckumstellung
	– Schrittmacherimplantation
	– Schrittmacherfehlfunktion
Änderung der Blutviskosität:	● Hypervolämie
	● Hypovolämie
Strombahnhindernisse	
Störung der Blutgashomöostase bei:	● pulmonaler Insuffizienz
	● Anämie
	● Hyperventilation
Stoffwechselkrankheiten:	● Diabetes
	● Hypothyreose
	● Hyperthyreose
	● Hyperaldosteronismus
	● Hyperparathyreoidismus

zahlreichen internistischen Störfaktoren zu beschreiben, um internistische Krankheiten im Rahmen der Schwindeldiagnostik screeningmäßig erfassen zu können.

29.1 Änderung der arteriovenösen Druckdifferenz

29.1.1 Schwindel bei Anstieg des zerebralen Perfusionsdrucks

Hypertonie bewirkt selbst keinen Schwindel, sieht man von den Spätschäden durch die Arteriosklerose ab. Schwindelauslösend sind nur die bei einer Hypertonie verstärkt vorhandenen Blutdruckänderungen, die von der Autoregulation zerebraler Gefäße nicht abgefangen werden können. Sie treten anfallsartig auf und können deshalb bei der Untersuchung des Schwindelpatienten nur selten erfaßt werden. Der Untersucher muß sich auf die Eigenanamnese, die Familienanamnese und hausärztliche Befunde stützen. Beachtet werden müssen auch die antihypertensiven Medikamente sowie die Art ihrer Einnahme. Nicht selten sind medikamentös ausgelöste Blutdruckschwankungen Ursache morgendlicher Schwindelbeschwerden.

Definition hypertoner Blutdruckwerte (Ferlinz 1984):

- labile Hypertonie: überschießender Blutdruckanstieg auf physiologische und psychische Belastungen;
- Grenzwerthypertonie: Blutdruck zwischen 140/90 und 160/95 mm Hg;
- chronische Hypertonie: dauernde Erhöhung des arteriellen Blutdrucks auf über 160 mm Hg systolisch und über 95 mm Hg diastolisch;
- maligne oder akzelerierte Hypertonie: diastolischer Blutdruck über 120–130 mm Hg, rasche Progredienz, Augenhintergrundveränderungen Stadium III–IV nach Thiel;
- Altershypertonie: Erhöhung des systolischen Blutdrucks über 160 mm Hg bei normalem diastolischem Druck und Alter über 65 Jahre.

Symptome: Charakteristisch für den hypertoniebedingten Schwindel bzw. für Blutdruckveränderungen bei hypertoner Kreislauflage ist das Zusammentreffen von uncharakteristischen Schwindelanfällen wechselnder Ausprägung mit wechselndem, nicht zu einer vestibulären Störung passendem Spontan- oder Provokationsnystagmus (z. T. pathologische Nystagmusschläge im Sinne der „Ecriture Central" und dumpfen Kopfschmerzen). Die Symptome sind abhängig vom Schweregrad der Hypertonie. Die Patienten haben oft Herzklopfen, sind nervös und zittern.

Erkrankungen:

- essentielle oder primäre Hypertonie,
- renale Hypertonie,
- renovaskuläre Hypertonie (z. B. Nierenarterienstenose)
- Conn-Syndrom
- Phäochromozytom: es bewirkt z. T. eine Dauerhypertonie, z. T. Blutdruckkrisen, wobei zusätzlich zu den genannten Symptomen starkes Schwitzen und Gewichtsverlust bestehen;
- kardiovaskuläre Hypertonie, z. B. bei Aortenisthmusstenose.

29.1.2 Schwindel bei Abfall des zerebralen Perfusionsdrucks

Ein Blutdruckabfall ist die wohl häufigste intern-medizinische Ursache von anfallartigen Schwindelbeschwerden. Der Abfall kann sowohl von hypertoner als auch von hypo- oder normotoner Ausgangslage auftreten. Entscheidend für das Auftreten von Schwindel sind die Geschwindigkeit und die Dauer des Blutdruckabfalls. Anamnestisch und patho-physiologisch muß man den Blutdruckabfall aufgrund einer kardiovaskulären Erkrankung vom Blutdruckabfall bei Regulationsstörungen unterscheiden. Der Schwindel bei Hypotonie variiert von einem unbestimmbaren, nicht mit Nystagmus einhergehenden, differentialdiagnostisch schwer einzuordnenden Dauerschwindel bis zum starken Drehgefühl mit und ohne Nystagmus, mit dem oft eine Synkope eingeläutet wird. Eine genaue Anamnese für die Zeit vor und während des Anfalls führt hier oft zur Diagnose.

29.1.3 Kardiovaskuläre Erkrankungen

Herzrhythmusstörungen

Schwindel kann Leitsymptom einer Rhythmusstörung sein (s. Übersicht). Beim Sinusknotensyndrom tritt Schwindel sogar mit prägnanter Häufigkeit auf (Tabelle 29.1). Er ist bei Extrasystolen kurz, ruckartig und muß differentialdiagnostisch vom Sekundenschwindel der funktionellen zervikalen Erkrankungen unterschieden werden. Bei länger anhaltenden Rhythmusstörungen, besonders bei den tachykarden Formen, kann der Schwindel uncharakteristisch sein (Benommenheit im Kopf) und oft stundenlang anhalten. Differentialdiagnostisch macht diese Störung wenig Probleme, da die Tachykardie vom Patienten und seinen Begleitpersonen beim „Griff zum Puls" meist bemerkt wird.

■ **Bradykarde Rhythmusstörungen.** Die Schwindelform ist uncharakteristisch. Dauer und Ausmaß der Schwindelbeschwerden sind abhängig von der Beeinträchtigung des Herzminutenvolumens. Bei stärker abnehmendem Herzminutenvolumen Übergang in starkes Drehgefühl und Bewußtlosigkeit. Weitere Beschwerden: Präkordiales Druckgefühl und Atemnot.

Tabelle 29.1. Beschwerden beim Sinusknotensyndrom. (Nach Blömer 1984)

Symptome	(N = 100)
Schwindel	67 (!!!)
Synkopen	39
mit Insult	9
Palpitationen	
Tachykardie	14
Bradykardie	25
Leistungsabfall	34
Herzinsuffizienz	16
Angina pectoris	16
Beschwerdefrei	6

Übersicht. Herzrhythmusstörungen, die Schwindel verursachen. (Aus Lythin 1987)

Supraventrikuläre Extrasystolen, ventrikuläre Extrasystolen
Paroxysmale supraventrikuläre Tachykardie
Paroxysmale ventrikuläre Tachykardie
Transitiver AV-Block + präautomatische Pausen
Sinusknotensyndrom

Übersicht. Formen bradykarder Rhythmusstörungen. (Nach Ferlinz)

Regelmäßige Form:

- Sinusbradykardie (< 60 min)
- Sinuatrialer Block
- Totaler AV-Block

Unregelmäßige Form:

- Sinusarrhythmie
- Sinusrhythmus mit supraventrikulären Extrasystolen oder Sinusrhythmus mit ventrikulären Extrasystolen
- Bradykardes Vorhofflimmern
- AV-Dissoziation

Erkrankungen:
Regelmäßige bradykarde Rhythmusstörungen können bei zahlreichen kardialen Erkrankungen auftreten, aber auch nach Infekten und bei Systemerkrankungen (s. Übersicht S. 521).

Zu den anfallsweise auftretenden bradykarden Rhythmusstörungen gehören:

- Adams-Stokes-Morgagni-Syndrom,
- Carotis-Sinus-Syndrom,
- Sick-Sinussyndrom.

Adams-Stokes-Morgagni-Syndrom: Bei diesem Syndrom setzt der Herzschlag kurzzeitig aus. Nach 4 s tritt Schwindel auf, nach 8 s wird es schwarz vor den Augen, nach 10 s tritt Bewußtlosigkeit und nach 30 s treten zerebrale Krampfanfälle ein.

Differentialdiagnostisch müssen Sekundenschwindel zervikaler Natur, die orthostatische Dysregulation, die Hyperventilationstetanie und die Epilepsie abgegrenzt werden. Dabei ist auffallend, daß ein Patient mit einem Adams-Stokes-Morgagni-Syndrom im Gegensatz zur Epilepsie nach dem Anfall keine Beschwerden hat.

Carotis-Sinus-Syndrom: Bei diesem Syndrom kommt es zum Aussetzen der Herzaktion bei Druck auf den Carotis-Sinus ohne Prodromi. Die Symptome verlaufen wie diejenigen des Adams-Stokes-Morgagni-Syndroms. Eine kurz-

Übersicht. Ursachen bradykarder Rhythmusstörungen. (Aus Ferlinz 1984)

- Koronare Herzkrankheit
- Herzinsuffizienz
- Infekte (z. B. Angina tonsillaris, Virusinfekt, rheumatisches Fieber, bakterielle Endomyokarditis)
- Vitien
- Systemerkrankungen mit infiltrativem Befall, z. B. des Erregungsleitungssystems
- Hirndrucksteigerung (Hirntumoren, Meningitiden)
- Schilddrüsenunterfunktion
- Typhus abdominalis
- Ikterus

zeitige Bewußtlosigkeit durch Druck auf den Sinusknoten kann auch auftreten bei Halsdrehung und Reklination des Kopfes sowie bei unbewußtem Druck auf den Hals, z. B. beim Rasieren oder beim Stylokeratohyoidalen Syndrom (s. S. 501).

Differentialdiagnostisch müssen zervikale Erkrankungen abgegrenzt werden, besonders, wenn die Blutzufuhr gedrosselt wird, z. B. beim Subclavian-Steal-Syndrom, bei einseitiger Hypoplasie der A. vertebralis und bewegungsabhängiger Drosselung der kontralateralen A. vertebralis beim Vorliegen eines Foramen arcuale atlantis usw. (s. S. 493).

Sick-Sinussyndrom: Bradykardie infolge sinusaurikulärer Blockbildung durch Kardiomyopathie oder koronare Herzkrankheit.

■ **Tachykarde Rhythmusstörungen.** Sie treten als Dauererscheinungen und vorübergehend anfallsartig auf (paroxysmale Tachykardie). Für die Schwindeldiagnostik sind nur die anfallsartigen Störungen bedeutend, da sie von den anfallsartig auftretenden Gleichgewichtsstörungen, z. B. bei der Menière-Krankheit, unterschieden werden müssen. Die charakteristischen Symptome sind:

- Herzklopfen, Herzjagen, Herzstolpern,
- präkordiales Druckgefühl verbunden mit Luftnot,
- flüchtige Bewußtseinsstörungen,
- vermehrter Harndrang am Ende der Rhythmusstörung;
- Schwindel tritt nur auf, wenn die tachykarde Rhythmusstörung hämodynamisch relevant ist. Es kann dann auch Übelkeit bestehen.

Ursachen der tachykarden Rhythmusstörung (Ferlinz 1984):

- Dauerformen bei extrakardialen Ursachen: Vegetative Übererregbarkeit, Fieber, Hyperthyreose, Anämie, Tumorkachexie. Bei kardialen Ursachen: Herzinsuffizienz, koronare Herzerkrankung, Endokarditis, Myokarditis.

- Vorübergehend auftretende Formen: Bei vegetativer Übererregbarkeit, „paroxysmaler Tachykardie" (besonders abends in der Phase der Entspannung), bei Intoxikationen (Koffein, Alkohol, Nikotin, Adrenalin, Atropin, Thallium), bei Lungenembolie.

! Anfallsartig auftretender Schwindel und Übelkeit sind nicht nur Symptome der Menière-Krankheit, sondern treten auch bei hämodynamisch wirksamen Rhythmusstörungen auf. Beim jüngeren Menschen können Schwindel und Übelkeit die ersten Symptome einer Endo- oder Myokarditis mit tachykarder Rhythmusstörung sein.

Die tachykarden Rhythmusstörungen spielen auch eine wesentliche Rolle bei der Loslösung von Mikro- und Makrothromben, die zu zerebralen Embolien führen. Auslösender Faktor ist dabei der häufige Rhythmuswechsel.

Andere organische Ursachen für einen Abfall des Herzminutenvolumens

Ein akuter Abfall des Herzminutenvolumens und damit Schwindel tritt auf bei Dekompensation einer Aortenstenose, Pulmonalstenose, bei hypertropher obstruktiver Kardiomyopathie, Mitralstenose, Mitralklappenprolaps, Perikarditis konstriktiva und myokardialer Herzinsuffizienz (Lydtin 1987).

Orthostatische Kreislaufregulationsstörung

Das Blut „versackt" beim Aufstehen oder Aufrichten aus liegender oder gebückter Haltung in der unteren Körperhälfte. Als Ursache kommen längere Bettlägerigkeit, ein schweres variköses Syndrom, eine grenzwertig niedrige Blutdruckausgangslage usw. in Betracht. Die Störung ist bei jungen Frauen wegen der primär niedrigeren Blutdrucklage häufig.

Eine Orthostasereaktion kann aber auch in aufrechter Position bei längerem Stehen, emotionell stark wirksamen Situationen und bei Traumen des Plexus solaris auftreten.

Schwindel und Übelkeit, verbunden mit Blässe und Schwitzen sowie dem „Schwarzwerden vor den Augen", sind die charakteristischen Symptome vor der Bewußtlosigkeit. Sie bessern sich rasch im Liegen. Es können generalisierte Myoklonien auftreten, zusammen mit Stuhl- und Harnabgang.

Differentialdiagnose:

- zu den epileptischen Anfällen,
- zu den Rhythmusstörungen,
- zu den hypotonen Regulationsstörungen im Rahmen einer diabetischen oder alkoholischen Polyneuropathie,
- zur primären neurogenen Hypotonie: Patienten (meist Männer) des höheren Lebensalters mit Schädigung hypothalamischer Areale. Es handelt sich

um ein progressives Krankheitsbild mit Blutdruckabfall im Stehen, Sehstörungen und Schwindel. Typisch ist die Kollapsneigung ohne Tachykardie und ohne Schweißausbruch. Zusätzlich bestehen Tremor und Ataxie.

Schwindel bei Schrittmacherimplantation und dessen Malfunktion

Bei der Implantation eines Schrittmachers kommt es sehr häufig zu passageren, z. T. aber lang anhaltenden Schwindelbeschwerden. Der weitgehend uncharakteristische und manchmal erst nach Tagen und Wochen auftretende Schwindel geht auf die Kreislaufumstellung (Frequenz- und Blutdruckänderung) zurück.

Als *Schrittmachersyndrom* wird ein lageabhängiger Schwindel bezeichnet bei Patienten mit einem Sinusknotensyndrom, die mit einem ventrikelgesteuerten Herzschrittmacher versorgt sind (Most 1986). Schwindelauslösend ist dabei der Wechsel zwischen Eigenrhythmus des Herzens und schrittmacherunterstützter Funktion. Dabei kommt es zu einem Blutdruckabfall.

Blutdruck- und Frequenzwechsel nach Schrittmacherimplantation können zur Loslösung von Thromben und zu zerebralen Ischämien führen.

Heftiger Schwindel nach Schrittmacherimplantation weist auf eine zerebrale Embolie hin. !

Während Schwindel und die Implantation eines Schrittmachers anamnestisch gewöhnlich korreliert werden, wird der Zusammenhang zwischen Schwindelbeschwerden und einem schon jahrelang liegenden und nicht mehr richtig funktionierenden Schrittmacher gewöhnlich übersehen. Die Frage nach einem Schrittmacher und dessen Liegedauer gehört deshalb in jede gründliche vestibuläre Anamnese.

Folgende Schrittmacherfunktionsstörungen sind klinisch relevant:

- Batterieerschöpfung und Batteriedefekt: Ein Batteriedefekt ist heute sehr selten. Bei jahrelang liegenden Schrittmachern muß aber eine Batterieerschöpfung einkalkuliert werden. Dabei kommt es zu einer allmählichen Reduktion der Stimulationsfrequenz, die im EKG sichtbar wird.
- Elektrodenbruch bzw. Elektrodendislokation: An mechanisch stark beanspruchten Stellen kann die Elektrode brechen. Es kann auch eine Dislokation der Elektrodenspitze auftreten. Kennzeichen ist die Wirkungslosigkeit des Schrittmachers und im Fall der Dislokation ein röntgenologisch nachweisbares Flattern der Elektrodenspitze.
- Narbenbildung im Bereich der Elektrodenspitze: Sie führen zu einem allmählichen Abbau der Schrittmacherfunktion, wobei auch Rückkopelungsmechanismen (Demand-Funktion) nicht mehr nachweisbar sind.

Blutdruckabfall bei Einnahme blutdrucksenkender Medikamente

Bei der Verordnung blutdrucksenkender Medikamente muß bei der Einstellung der Dosierung auf eine medikamentös induzierte Orthostasereaktion geachtet werden. Dies gilt besonders dann, wenn arteriosklerotisch veränderte Gefäße, z. B. beim Diabetiker, eine periphere Blutdrucksteuerung nicht mehr möglich machen.

Blutdruckabfall bei Stoffwechselkrankheiten

Eine Hypotonie mit den begleitenden Schwindelbeschwerden tritt auch bei Stoffwechselerkrankungen auf. Schwindel ist hier selten das führende Symptom. Es muß aber zugegeben werden, daß diese Schwindelursachen Stiefkinder des diagnostisch im Gleichgewicht tätigen Arztes sind:

- primäre Nebennierenrindeninsuffizienz (Morbus Addison). Symptome: u. a. Kraftlosigkeit, Müdigkeit, Schwindel, orthostatische Kollapszustände, Anorexie mit Übelkeit und Erbrechen, Potenzstörungen, psychische Veränderungen. Zur Hypotonie kommt es infolge einer Hypovolämie.
- Sekundäre Nebennierenrindeninsuffizienz bei Hypophysenvorderlappeninsuffizienz;
- Hypothyreose: Zu Schwindel kommt es infolge der Hypotonie. Gelegentlich wird aber die typische Antriebsarmut beim Myxödem als Schwindel interpretiert.
- Hyperparathyreoidismus bei begleitender renaler Schädigung.

29.2 Änderungen der Blutviskosität

Es besteht ein direkter Zusammenhang zwischen der Durchblutung des Gehirns und der Viskosität des Blutes, abzulesen am Hämatokrit (Abb. 29.1). Je höher die Viskosität, um so niedriger ist der Blutfluß. Bei hoher Blutviskosität können diffuse, zentrale Schwindelbeschwerden bestehen, häufiger noch sind aber akute Durchblutungsstörungen des Labyrinths mit Hörsturz und/oder ein akuter Funktionsverlust eines Gleichgewichtsorgans. Schwindel als Ursache erhöhter Blutviskosität besteht häufig beim älteren Menschen bei unzureichender Flüssigkeitszufuhr, aber auch als Reaktion auf eine verminderte Sauerstoffaufnahme bei pulmonalen Störungen. Zu wenig beachtet ist die erhöhte Blutviskosität bei Langzeitbehandlungen der Herzinsuffizienz oder des Hochdrucks mit Diuretika.

Die Messung des Hämatokritwertes sollte zur Hörsturz- und Schwindeldiagnostik gehören. Ein Hämatokritwert über 0,45 % sollte Anlaß zu viskositätssenkenden Maßnahmen geben, wobei der Aderlaß bei normovolämischen

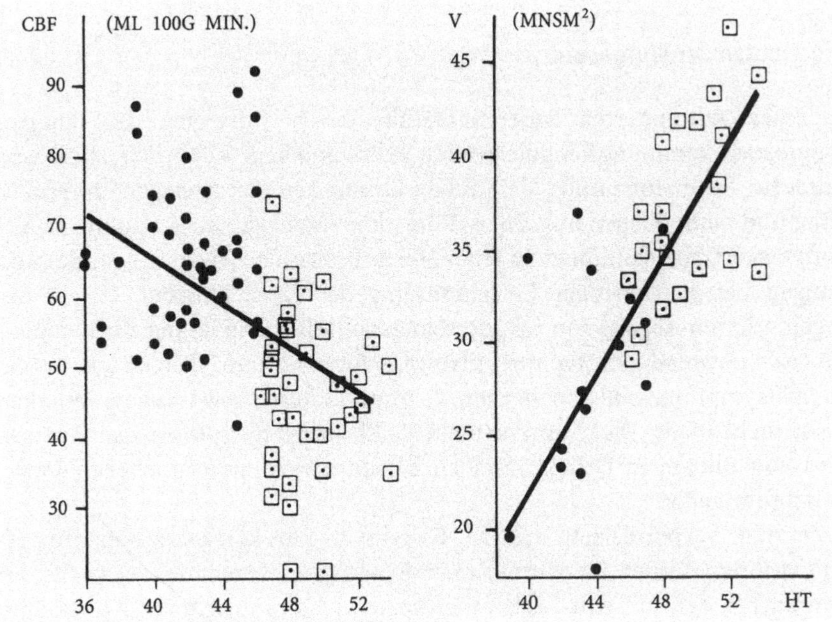

Abb. 29.1. Abhängigkeit des zerebralen Blutflusses (*CBF*) und der Viskosität (*V*) vom Hämatokritwert (*HT*). (Aus Lydtin 1987)

Patienten am effektivsten ist, die Flüssigkeitszufuhr bei hypovolämischen Patienten. Dem Autor ist ein Patient bekannt, bei dem sich eine ausgeprägte pankochleäre Schwerhörigkeit bei HK 0,48 noch während eines Aderlasses vollständig zurückbildete.

Wie die zu hohe Blutviskosität zu einem verminderten Antransport von Sauerstoff zu den Arteriolen im Innenohr und im ZNS führt, so besteht bei der Anämie zwar ein guter Blutfluß, es fehlen jedoch die Sauerstoffträger. Bei einer Anämie kann es deshalb auch zu Schwindelbeschwerden kommen. Die Symptome hängen ab von der Geschwindigkeit, mit der bedrohliche Grenzwerte erreicht werden und davon, wie kompensatorische Mechanismen funktionieren. Das Symptomenbild ist deshalb bei den verschiedenen Formen der Anämie unterschiedlich und ist verschieden je nach dem Stadium der Erkrankung. Der von dem Patienten beschriebene Schwindel beginnt uncharakteristisch in Form einer Mattigkeit, die sich über eine motorische Schwäche bis zur massiven Gangunsicherheit steigert. Parästhesien können vorhanden sein.

29.3 Änderungen der Blutgase

Zu einer verminderten Sauerstoffzufuhr durch Störungen der Blutgashomöostase kommt es bei pulmonalen Erkrankungen. Gefährlich ist die verminderte Sauerstoffzufuhr bei unkonditionierten Bergsteigern in großer Höhe und beim Fliegen in großer Höhe ohne Druckkabine bzw. ohne Sauerstoffmaske. Dabei kommt es zu einem fortschreitenden Abbau zerebraler Leistungen bei gleichzeitiger Einschränkung der Kritikfähigkeit. Wegen der ungehinderten Abgabe von CO_2 besteht gleichzeitig kein Drang zur kompensatorisch notwendigen Hyperventilation. Schwindel und Sehstörungen treten als Spätsymptome auf und warnen den nun läppisch gewordenen Patienten meist nicht mehr. Das Früherkennen gefährlicher Symptome der Hypoxie wird von Piloten in Druckkammern bei kurzzeitig unterbrochener Sauerstoffzufuhr geübt.

Zu einer Verminderung des CO_2-Gehalts im Blut kommt es beim Hyperventilationssyndrom. Es tritt ein unsystematischer Schwindel auf (nahe der Ohnmacht), der von einer dekompensierten respiratorischen Alkalose über den Anstieg des zerebralen Gefäßwiderstands ausgelöst ist. Gleichzeitig können Extrasystolen mit Abfall des Herzminutenvolumens auftreten, wodurch die Situation verschärft wird. Außerdem bestehen periorale, später ausgedehnte Sensibilitätsstörungen sowie charakteristische Krämpfe (Pfötchenstellung der Hände). Wegen der aufkommenden Angst wird die auslösende, meist vom Patienten selbst nicht bemerkte Hyperventilation verstärkt. Es kann zu generalisierten zerebralen Krämpfen und zu Bewußtlosigkeit kommen. Charakteristisch ist die dekompensierte respiratorische Alkalose im Anfall und der normale Säure-Basen-Status im Intervall.

Obwohl die Hyperventilationstetanie allgemein gut bekannt ist, wird sie in den differentialdiagnostischen Erwägungen von Schwindelbeschwerden zu wenig beachtet. Dies liegt daran, daß das sehr charakteristische Bild der Erkrankung nicht mehr gegeben ist. Es kommen schleichende Verläufe vor, wobei uncharakteristischer Schwindel ohne Nystagmus vorherrschen kann. Schwer zu interpretieren ist die Erkrankung, wenn zum Schwindel eine leichte Sensibilitätsstörung der unteren Extremität hinzutritt. Der Patient kann dies als Liftgefühl oder als „Gehen wie auf Watte“ interpretieren.

Differentialdiagnostisch sind die orthostatischen Regulationsstörungen, Otolithenstörungen, alle zentralen Gleichgewichtsstörungen sowie die echte Tetanie bei Hyperparathyreoidismus auszuschließen.

29.4 Endokrine Erkrankungen

29.4.1 Schwindel bei Diabetes mellitus

Bei der Hyperglykämie tritt Schwindel gegenüber anderen Symptomen in den Hintergrund. Nur beim Präkoma diabeticum kann Schwindel angegeben werden. Er ist uncharakteristisch und beschreibt mehr die typische Müdigkeit, Abgeschlagenheit und das fortdauernde Nachlassen der körperlichen und geistigen Leistungsfähigkeit. Mit fortschreitendem Blutzuckeranstieg kommt es auch zu Übelkeit und Erbrechen, was bei den oft gleichzeitig vorhandenen Oberbauchkoliken als akutes Abdomen mißverstanden werden kann.

Wichtiger für die Schwindeldiagnostik sind die Patienten mit Diabetes mellitus, die medikamentös behandelt werden. Hier kann es zu einer Hypoglykämie kommen.

Schwindel besteht bei jeder Hypoglykämie. Er ist abhängig von der Stärke des Blutzuckerabfalls und geht von leichter Benommenheit kontinuierlich über in Bewußtlosigkeit. Nachdem Zucker das Grundnahrungsmittel des Zentralnervensystems ist, kommt es wie beim Flug in großen Höhen ohne Sauerstoffatmung zu einer Einschränkung der Kritikfähigkeit und zum Nichterkennen der sich zuspitzenden Situation. Seitdem man bei abgestürzten Düsenjägerpiloten extrem niedrige Blutglukosewerte fand, müssen Piloten vor dem Start ausreichend Nahrung zu sich nehmen.

Bei einem medikamentös eingestellten Diabetespatienten kann Schwindel episodenartig auftreten, ohne daß dem Patienten der Zusammenhang klar wird, besonders dann, wenn neu verordnete Medikamente die Wirkung oraler Antidiabetika potenzieren (s. Übersicht). Zu anfallsartigem Schwindel kommt es auch bei der Hypoglykämie eines Insulinoms. Die Symptomatik kann der Temporallappenepilepsie (s. S. 430) ähnlich sein.

Uncharakteristischer Schwindel ist das Frühsymptom der Hypoglykämie. Bei medikamentös eingestelltem Diabetes ist der Schwindel episodenartig. !

Übersicht. Medikamente mit potenzierender Nebenwirkung auf orale Antidiabetika (Sulfonylharnstoffe). (Aus Ferlinz 1984)

Salizylsäure
Phenylbutazon
Dicumarol
Sulfonamide
Betarezeptorenblocker
Monoaminooxydasehemmer
Antituberkulotika

29.4.2 Schwindel bei Hyperparathyreoidismus

Die Erkrankung geht auf eine Unterfunktion der Epithelkörperchen oder häufiger auf deren Resektion im Rahmen ausgedehnter Schilddrüsenoperationen, besonders beim Schilddrüsenkarzinom, zurück. Es kann nach einem freien Intervall von Wochen bis Jahren nach einer Operation anfallsweise zu Parästhesien und Krämpfen der Hände, der Füße und perioral kommen. Gleichzeitig oder zeitlich nach vorne oder hinten versetzt kommt es zu Benommenheitsgefühl, das sich bis zur Bewußtlosigkeit mit zerebralen Krämpfen steigern kann. Es besteht retrograde Amnesie.

Differentialdiagnostisch müssen das Hyperventilationssyndrom, eine Tetanusinfektion, ein Delirium tremens und eine Epilepsie ausgeschlossen werden.

Schwindel bei primärer Nebennierenrindeninsuffizienz (Morbus Addison): Zu Schwindel kommt es im Rahmen der hypovolämischen Hypotonie.

29.4.3 Schwindel bei Schilddrüsenfunktionsstörungen

Weder bei der Hypo- noch bei der Hyperthyreose ist Schwindel ein hervorgehobenes Syndrom. Bei akuten hyperthyreoten Verläufen, der thyreotoxischen Krise, kann aber Schwindel primär angegeben werden. Er kennzeichnet die fortschreitende Adynamie, die mit zunehmender motorischer Unruhe kombiniert ist und den rapiden Gewichtsverlust. Akute Psychosen und choreatische Zustandsbilder kommen vor.

Kapitel 30

Medikamentös und toxisch ausgelöster Schwindel 30

30.1 Medikamentös ausgelöster Schwindel

Es ist unmöglich, alle Medikamente aufzuführen, die Schwindel hervorrufen können. Dies liegt zum einen an der Unschärfe des Begriffs Schwindel, der auf viele Zustandsänderungen unseres Körpers anzuwenden ist, zum anderen daran, daß das Wort Schwindel als Nebenwirkung aus juristischen Gründen nahezu bei allen Beipackzetteln aufgeführt ist. Das Nervensystem ist ganz besonders häufig Arzneimittelnebenwirkungen ausgesetzt, denn die Mehrzahl aller verabreichten Medikamente zielt auf eine Beeinflussung zentralnervöser Funktionen oder enthält Komponenten mit zentralem Ansatzpunkt. Nicht immer ist die zentralnervöse Wirkung so klar erkennbar wie bei der sedierenden Behandlung von Herz-Kreislauf- und Schilddrüsenkrankheiten. Auch die Spasmolytika zur Behandlung von Erkrankungen der Intestinalorgane und Harnwege, die Myotonolytika zur Behandlung von Erkrankungen des Bewegungsapparates, die Sympathikushemmer zur Blutdrucksenkung und Gefäßerweiterung und auch die Appetitzügler haben einen pharmakologischen Angriffspunkt an nervalen Strukturen.

Es gibt kein einziges neurologisches Kardinalsymptom, das nicht auch durch Medikamente hervorgerufen werden könnte, und es gibt kaum ein neurologisches Krankheitsbild, das nicht durch Arzneimittelschäden vorgetäuscht werden kann (v. Rey 1980).

Dies gilt folgerichtig auch für das Gleichgewichtssystem. Es ist weiträumig verschaltet und damit nicht nur leicht durch Medikamenteffekte zu stören, sondern wartet mit einer bunten Palette von Schwindelsymptomen auf in Form von Drehgefühl, Benommenheit, Unsicherheit, Ataxie, einem Gefühl der Leere, einem Gefühl des Betrunkenseins usw. Es ist nicht verwunderlich, daß die Literatur über die Nebenwirkungen von Arzneimitteln auf das Gleichgewicht außerordentlich groß, aber auch gleichzeitig sehr unsystematisch ist. Trotzdem lassen sich gewisse Regeln aufstellen.

Schwindel kann entstehen:

- bei zu raschem Anfluten eines Medikaments,
- als chronische Wirkung eines Medikaments auf das Nervensystem,
- bei Überdosierung,
- nach abruptem Absetzen eines Medikaments.

30.1.1 Schwindel bei zu raschem Anfluten eines Medikaments

Diese Situation entsteht im wesentlichen nur bei intravenöser Gabe zerebral wirksamer Medikamente, wie nach Injektion von Schmerzmitteln (z. B. Pentazolin) und Spasmolytika. Dabei kann es zu einem schnell einsetzenden, z. T. dramatischen Schwindel kommen, der unsystematisch ist, aber auch als Drehgefühl mit horizontalem Nystagmus auftreten kann. Dieser Drehschwindel geht möglicherweise auf die Dekompensation einer physiologisch vorhandenen Seitendifferenz im vestibulären System zurück. Ein begleitender Blutdruckabfall kann das Problem verschärfen. Jeder Notarzt kennt diesen Effekt. Der Patient hat nach der Injektion keine Schmerzen mehr, dafür aber Schwindel.

30.1.2 Schwindel bei chronischer Medikamenteinwirkung

Es ist zu erwarten, daß die unerwünschte Wirkung von Medikamenten auf das Gleichgewichtssystem bei chronischer Einwirkung symmetrisch ist, es wird also keine einseitige Symptomatik, wie z. B. ein Ausfallnystagmus, zu finden sein. Bei der schädigenden Wirkung ototoxischer Substanzen auf das Gleichgewichtsorgan kann wegen fehlender Seitendifferenz im System Schwindel generell fehlen und neben dem Hörverlust nur eine geringfügige Unsicherheit bestehen. Die höheren Gleichgewichtsfunktionen, wie die Zusammenarbeit von okulomotorischem und vestibulärem System und verschiedene okulomotorische Funktionen werden leichter gestört als die Grundfunktionen der Gleichgewichtsorgane. Sehr charakteristisch ist das Nebenwirkungsbild bei der Einnahme von Barbituraten (Petruch u. Schumm 1974). Es kommt dabei zu einer Störung des langsamen Blickfolgesystems, des optokinetischen Nystagmus, die visuelle Suppression wird aufgehoben, und das optische System besitzt nicht mehr die Fähigkeit, den Blick lateral zu halten. Dadurch kann ein grobschlägiger mittel- bis hochfrequenter Blickrichtungsnystagmus entstehen, der als Barbituratnystagmus bekannt geworden ist. Diese Störung ist sehr ähnlich der Läsion des Flokkulus im Kleinhirn. Neben dieser unerwünschten Wirkung des Barbiturates auf physiologische Abläufe kann es aber auf der anderen Seite einen pathologischen Nystagmus, z. B. einen Ausfallnystagmus, reduzieren. Dadurch wird zwar das Symptom Schwindel verbessert, die kompensatorischen Mechanismen hingegen werden unterdrückt.

30.1.3 Schwindel bei Absetzen eines Medikaments

Die Frage, ob Schwindel im Zusammenhang mit dem Absetzen eines Medikaments aufgetreten sei, kommt in vestibulären Anamnesen kaum vor. Dieser Bereich medikamentöser Nebenwirkungen auf das Gleichgewicht ist deshalb bisher wenig untersucht. Von Tranquilizern wie Diazepam und Chlordiazepoxyd weiß man, daß es nach dem Absetzen zu Schwindel bis hin zu Krampfanfällen kommen kann (Aschoff 1968; Ryn u. McCabe 1974). Nach dem Absetzen von Östrogenen wurden Schwindelbeschwerden und Fazialisparesen beobachtet.

30.1.4 Schwindel bei Überdosierung von Medikamenten

Schwindel kann als Alarmsymptom einer Medikamentenüberdosierung sein. Klassische Beispiele findet man bei den Digitalis- und Antikonvulsivpräparaten und den Medikamenten gegen Rhythmusstörungen.

30.1.5 Schwindel als Nebenwirkung von Medikamenten

Im folgenden soll auf einige Medikamentengruppen eingegangen werden, bei denen Schwindel als unerwünschte Nebenwirkung bekannt ist (s. Übersicht).

Übersicht. Medikamente, die Schwindel auslösen

Medikamente gegen Schwindel
Zytostatika
Barbiturate
Psychopharmaka
Antikonvulsiva
Antiarrhythmika
Antihypertonika, z. B. ACE-Hemmer
Antirheumatika
Antikonzeptiva
Betablocker
Alphablocker
Nitrate
Kalzium
Orale Antidiabetika
Diuretika
Antiparkinsonmittel (Dopamin)
Tetrazykline
Aminoglykoside
Sulfonamide

Wegen der Fülle der in Frage kommenden Präparate kann die Aufzählung nicht vollständig sein.

Es muß immer im Auge behalten werden, daß solche Nebenwirkungen einerseits die Patienten zum Arzt führen, gleichzeitig aber die klinischen Gleichgewichtsuntersuchungen dadurch empfindlich gestört werden. So ist z. B. eine zentral- und auch peripher-vestibuläre Diagnostik unmöglich, wenn die Patienten vor der Untersuchung Barbiturate eingenommen haben.

Medikamente gegen Schwindel

Medikamente gegen Schwindel setzen z. T. am zentralen Gleichgewichtssystem an, z. T. wirken sie über vaskuläre oder biochemische Mechanismen. Durch ihren Ansatzpunkt am zentralen Gleichgewichtssystem kommen sie auch als potentielle Schwindelauslöser in Frage. Ein besonders gutes Beispiel ist das Betahistin, das von HNO-Ärzten in großem Stil und über längere Zeit gegen M. Menière, leider aber auch oft kritiklos gegen alle Schwindelbeschwerden eingesetzt wird. Als Regel kann gelten:

! **Kommt es im Verlauf einer antivertiginösen Therapie zu uncharakteristischen Schwindelbeschwerden, die nicht zum Bild der ursprünglichen Krankheit passen, so ist an eine unerwünschte Wirkung der antivertiginösen Therapie zu denken.**

Tabelle 30.1. Ototoxische Medikamente. (Aus Federspil 1984, ergänzt)

Ototoxische Medikamente	Vorwiegender Wirkungsort (soweit bekannt)	Grenzdosen mg/kg/KG (soweit bekannt)
Streptomycin	vestibulotoxisch	
Kanamycin	kochleotoxisch	
Neomycin		
Gentamycin	vestibulotoxisch	50
Tobramycin		75
Sisomycin	vestibulotoxisch	45
Dibecain		100
Netilmycin	vestibulotoxisch	200
Amikacin	kochleotoxisch	120
Ribostamycin		
Salicylat		
Chinin		
Ethacrylsäure	kochleotoxisch	
Furosemid	vestibulotoxisch	
Cisplatin		
Lokalanästhetika	über eine Labyrinthanästhesie	
Benzalkoniumchlorid		

Antibiotika

Es gibt eine Reihe von Antibiotika, die ototoxisch wirksam sind (Tabelle 30.1) und zu einer Zerstörung von Sinneszellen führen. Der toxische Effekt ist sehr unterschiedlich, mit steigender Dosierung und bei Ausscheidungsstörungen aber verstärkt. Bei systemischer Behandlung mit diesen Medikamenten kann bereits bei einer einmaligen Gabe ein irreversibler Schaden am Gleichgewichtsorgan auftreten. Er ist in der Regel bilateral symmetrisch und wird erst spät entdeckt, wenn die Patienten nicht mehr bettlägerig sind.

Die ototoxische Wirkung der Antibiotika wird zur lokalen Therapie bei M. Menière benützt.

Diuretika

Von den Diuretika wirkt nur das Schleifendiuretikum Furosemid toxisch auf das Gleichgewichtsorgan. Wie bei den Antibiotika kommt es auch hier zum irreversiblen Untergang von Sinneszellen.

Zytostatika

Besonders die alkylierenden Substanzen können das Gleichgewichtsorgan schädigen. Von Zyklophosphamid ist die direkte Schädigung vestibulärer Haarzellen bekannt. Bei der Medikation von 5-Fluouracil sind eine zerebelläre Ataxie und eine internukleäre Augenbewegungsstörung möglich, bei Vincristin eine Augenmuskellähmung mit Diplopie. Von anderen Zytostatika ist zwar Schwindel als Therapiefolge bekannt, es gibt aber keinen Bezug auf eine bestimmte Hirnregion. Außerdem ist es schwierig, das Symptom Schwindel von der allgemeinen Schwäche der Patienten bei zytostatischer Therapie zu trennen.

Zerebral wirksame Medikamente

Sie greifen mehr oder weniger intensiv in die Funktion des Zentralnervensystems ein. Barbiturate wurden bereits erwähnt. Deren schwindelauslösende Wirkung tritt besonders bei Präparaten mit langer Halbwertszeit auf. Dabei ist zu beachten, daß der Beginn des Schwindels nicht unbedingt mit dem Zeitpunkt der Medikamenteneinnahme zusammenfallen muß.

Die Psychopharmaka sind potente Schwindelgeneratoren. Im wesentlichen stören sie das okulomotorische System:

- *Trizyklische Antidepressiva*, z.B. Amitryptilin, Clomipramin und Imipramin, können schon in therapeutischen Dosen das schnelle Augenbewegungssystem stören und in toxischen Dosen sogar komplette Ophthalmoplegien hervorrufen. Es kommen auch Imbalancephänomene wie Down-beat-Nystagmus vor.
- *Benzodiazepine* stören wie die Antidepressiva zuerst das schnelle Augenbewegungssystem, also die Sakkaden, in höheren Konzentrationen aber auch die langsamen Folgebewegungen. Ihre Nebenwirkung ist schwächer als die der Barbiturate. Interessant an der Nebenwirkung der Benzodiazepine ist der 1979 von Blaer u. Gavin beschriebene Effekt einer Reduktion bestehender Seitendifferenzen im vestibulären System, d.h. das Gleichgewicht wird eingeebnet auf erniedrigtem Niveau.
- *Lithiumsalze* bewirken vornehmlich eine Ataxie.
- *Neuroleptika* wirken dämpfend und bewirken so relativ wenig Schwindelbeschwerden. Neben stark dämpfenden Neuroleptika, z.B. Haloperidol, und den schwächeren, z.B. Triflupromazil, finden wir auch das sog. Breitbandneuroleptikum Sulpiride, das in der Behandlung der Menière-Krankheit eingesetzt wird. Es dämpft und erregt gleichzeitig. Andere Nebenwirkungen wie Galaktorrhöe und Zyklusstörungen sind zu beachten.

Antikonvulsiva

Die am häufigsten gebrauchten Antikonvulsiva Phenytoin oder Carbamazepin können erhebliche Störungen im okulomotorischen System bis hin zur Ophthalmoplegie, aber auch einen periodisch alternierenden Nystagmus auslösen (Spector et al. 1976). Auch Down-beat-Nystagmus und eine erhebliche Ataxie sind bekannt. Doppelbilder sind bei der Medikation von Carbamazepin in 18% der Fälle beobachtet worden. Die Blickfolgefähigkeit wird so deutlich gestört, daß der Blickfolgetest verwendet werden kann, um eine gefährlich werdende Dosierungshöhe rechtzeitig zu erkennen. Immerhin ist zu bedenken, daß eine erhebliche Störung im okulomotorischen System eine gefährliche Auswirkung auf das Fahrverhalten im Straßenverkehr haben kann.

Antiarrhythmika und Antihypertonika

Jede Rhythmusstörung kann Schwindel auslösen, auf der anderen Seite kann aber auch antiarrhythmische Therapie ebenfalls schwere Gleichgewichtsstörungen hervorrufen. Die Angabe der Schwindelpatienten, sie würden Antiarrhythmika einnehmen, muß deshalb in doppelter Hinsicht aufhorchen lassen, denn zum einen kommt eine kardiale, zum anderen eine medikamentöse Ursache des Schwindels in Frage. Ähnliches gilt für den hohen Blutdruck und seine Behandlung.

Von den Antiarrhythmika können Schwindel hervorrufen.

- *Chinidin* durch eine direkte Wirkung auf das Gleichgewichtsorgan (Hart u. Naunton 1964),
- *lipophile Betarezeptorenblocker*, wie z.B. Propafenon, durch eine erhebliche und langdauernde Störung des okulomotorischen Systems. Damit werden das optische und vestibuläre System entkoppelt. Die sehr langdauernde Wirkung nach intravenöser Gabe des Medikaments wurde von uns elektronystagmographisch aufgezeichnet. Amiodaron führt in 54% der Fälle zu Ataxie mit begleitender Unsicherheit (Charness et al. 1984). Schwindel wird auch von Alprenolol ausgelöst. Die Nebenwirkung von Betarezeptorenblockern kann durch Kalziumantagonisten, die selbst wenig Nebenwirkungen haben, erhöht werden.
- *Beta-1-Rezeptorenblocker*, z.B. Metoprolol oder Pindolol, verursachen wenig Schwindel, dagegen können Schwindel, Riech- und Schmeckstörungen, Ödeme und Reizhusten die Nebenwirkungen von *ACE-Hemmern* sein.
- *Lidocain und Nitroglycerin*, die in der Behandlung von Herz- und Kreislauferkrankungen verwendet werden, können Schwindel auslösen. Dabei spielt der z.T. beträchtliche Blutdruckabfall mit eine ursächliche Rolle.

Antirheumatika

Antirheumatika werden häufig verordnet. Sie können neben einer ophthalmologischen Störung auch Liftgefühl, das Gefühl des leichten Kopfes und Trunkenheitsgefühl hervorrufen. Bei Indometacin wurden diese Störungen bei 15% der behandelten Patienten gefunden (Brien 1967).

Antikonzeptiva

Von Antikonzeptiva ist bekannt, daß im Verlauf der Einnahme Schwindel auftreten kann. Von Eviatar (1977) wurden gründliche, neurootologische Untersuchungen betrieben, die aber keinen pathologischen, vestibulären Befund zutage brachten. Die Ursache des Schwindels ist damit noch ungeklärt.

Zuletzt soll noch gezeigt werden, daß nicht nur die genannten Stoffgruppen Schwindel hervorrufen können, sondern auch vermeintliche harmlose Einzelpräparate.

Das als harmlos eingestufte Gurgelmittel *Chlorhexedin* kann Schwindel hervorrufen. Igarashi (1985) konnte in einer gründlichen, tierexperimentellen Studie Schäden am Gleichgewichtsorgan beobachten.

Clioquinol kann eine okuläre Störung mit einem undulierenden Nystagmus hervorrufen; es ist in der enteralen Form gegen Darmerkrankungen nicht mehr im Handel, dagegen noch als Salbe. *Appetitzügler*, wie z. B. Fenfluramin, können Schwindel auslösen. In 18 % der Fälle klagten Patienten über Schwindel und in 67 % der Fälle über Unsicherheit.

Das als Mydriatikum verwendete Cyclopentolat kann ebenfalls Schwindel auslösen.

30.2 Toxisch ausgelöster Schwindel

Schwindel, ausgelöst von Toxinen, tritt vielfältig auf. Am bekanntesten sind die Alkohol- und Nikotinwirkungen. Sie sind auf Seite 307 beschrieben. Grundsätzlich gilt, daß alle berauschenden Substanzen gleichgewichtstoxisch sind, so z. B. organische Lösungsmittel, Rauschgifte u. a. Eine Liste der gleichgewichtstoxischen Schwermetalle und anderer Gifte findet sich in der folgenden Übersicht.

Übersicht. Toxisch bedingter Schwindel

Arsen
Blei
CO
Cadmium
Kalium
Quecksilber
Organische Lösungsmittel
Alkohol
Nikotin
Rauschgifte

Kapitel 31

Phobischer Schwindel 31

Von Brandt und Dieterich wurde 1986 erstmals ein Syndrom beschrieben, bei dem Schwindel in Form von Benommenheit und subjektiver Stand- und Gangunsicherheit mit Angstgefühlen (Vernichtungsangst) kombiniert sind. Dieses als „phobischer Attacken-Schwankschwindel“ bezeichnete Syndrom rangierte in der schwerpunktmäßig am vestibulären System arbeitenden neurologischen Klinik der genannten Autoren an 3. Stelle hinter dem paroxysmalen Lagerungsschwindel und der Neuritis vestibularis. Die Einschätzung der Häufigkeit kann sicher nicht auf andere Kliniken und ärztliche Praxen übertragen werden.

Die Patienten fühlen sich nach den Ermittlungen der Autoren organisch krank und klagen über Schwindel bzw. Gleichgewichtsstörungen. Angst als Grundursache wird erst bei Befragen angegeben. Die Erkrankung tritt bei neurotischen Persönlichkeiten auf, wenn sie sich in einer außergewöhnlichen Reizsituation befinden.

Symptome: Initial bestehen ein *kurzes Benommenheitsgefühl* (Schwanken der Wachheit) und Schwankschwindel, ausgelöst durch optische Sinnesreize wie Brücken, Treppen, leere Räume, Straßen, Autofahren oder soziale Situationen wie Kaufhäuser, Besprechungen usw. Es folgt dann das Kernsymptom der Erkrankung, die *Angstattacke*, von Crescendo-Decrescendo-Charakter. Sie dauert Sekunden bis Minuten und verläuft z. T. wellenförmig. Gleichzeitig tritt ein Gefühl der *Schwäche, Bewegungshemmung und Koordinationsstörung der Beine und des Kopfes* auf. Die Patienten suchen eine Stütze. Zum Bild gehört eine *psychomotorische Unruhe mit Fluchtreaktionen*. Entsprechend den Autoren soll die phobische Attacke nur kurz anhalten, danach geht der Patient wieder zu seinem normalen Tagesablauf über, ohne daß man ihm die abgelaufenen Ereignisse anmerkt.

Charakteristisch für den phobischen Attackenschwindel ist die Diskrepanz zwischen anfänglicher panischer Angst und nachfolgender Amnesie der abgelaufenen Ereignisse. Diese Diskrepanz unterscheidet das Syndrom von den organischen Krankheiten, bei denen immer ein „Nachhall“ besteht.

Die Attacken treten unregelmäßig auf, z. T. mehrmals täglich. Die Patienten haben eine Erwartungsangst, wodurch neue Attacken konditioniert werden.

Typischerweise bessert sich die Erkrankung nach Alkoholgenuß und bei besonderer körperlicher Aktivität.

Oft besteht initial eine vestibuläre Funktionsstörung als Auslöser der phobischen Entwicklung (s. Übersicht). Als Ursache wurde eine Fehlschaltung beim zentralen Rückkopplungsmechanismus (Efferenzkopie) angegeben, wodurch der Informationsgehalt einer aktiven Körperbewegung nicht an das Gleichgewichtssystem rückgemeldet bzw. von diesem nicht verarbeitet wird. Diese „Entkopplung" kann dazu führen, daß es bei Körperbewegungen zu Umweltscheinbewegungen kommt; die Eigenbewegung wird dann plötzlich als Objektbewegung wahrgenommen.

Therapie: Von den Autoren wird ein Gespräch über die auslösenden Mechanismen vorgeschlagen sowie eine kontrollierte Eigen-Desensibilisierung. Eine begleitende neurologisch-psychiatrische Untersuchung und entsprechende Behandlungsführung müssen erfolgen.

Übersicht. Merkmale des phobischen Attacken-Schwankschwindels. (Aus Brandt u. Dietrich 1986)

Definition	Spontane und reizinduzierte, als organische Krankheit empfundene Attacken von Schwankschwindel, Stand- und Gangunsicherheiten mit (und auch ohne) Crescendo-Vernichtungsangst bei zwanghafter Charakterstruktur und deutlichem Leidensdruck.
Häufigkeit	An dritter Stelle der Schwindelursachen im neurologischen Krankengut. 1. benigner paroxysmaler Lagerungsschwindel, 2. Neuritis vestibularis, 3. phobischer Attacken-Schwankschwindel, 4. M. Menière, 5. zentraler Lageschwindel.
Charakteristika	Leitsymptome sind Schwindel und Gleichgewichtsstörung im aufrechten Stand überwiegend in Form kurzer Attacken, gelegentlich als Dauerunsicherheit; die Begleit- und Folgeangst muß durch Exploration aufgedeckt werden. Schwindel tritt auch ohne Angst auf, was den Patienten eine organische Krankheit vermuten läßt. Typische Auslöser sind Sinnesreize (Brücken, Treppen, leere Räume, Straßen, Autofahren) oder soziale Situationen (Kaufhäuser, Restaurant, Konzert, Besprechung, Empfang) mit Neigung zur raschen Konditionierung, Generalisierung sowie Ausbildung von Vermeidensverhalten. Erstmanifestation häufig nach besonderen Belastungsphasen oder Krankheitserlebnissen; Verlauf in Phasen über Monate bis Jahre, durch Verhaltenstherapie beeinflußbar.
Patienten	Geschlechtsverteilung ausgeglichen, Häufigkeitsgipfel des Erkrankungsalters Frauen 2.–3. Dekade, Männer 3.–4. Dekade. Primärpersönlichkeit: zwanghafte Charakterstruktur mit hohem Eigenanspruch, während der Beschwerdephasen (reaktiv?) depressiv mit Affektlabilität.
Mechanismus des Schwindels	Hypothese: durch ängstliche Introspektion ausgelöste Fehlabstimmung zwischen Efferenz und Efferenzkopie, so daß aktive Kopf- und Körperbewegungen als passive Beschleunigungen oder Scheinbewegungen erlebt werden.

Kapitel 32

Physiologischer Schwindel 32

32.1 Einführung

Die Fähigkeit der Lebewesen, sich in ihrer Umwelt zu orientieren und zu bewegen, ist gewährleistet durch eine komplexe, im Unterbewußtsein weitgehend automatisch ablaufende Organisation ineinandergreifender, sich gegenseitig ergänzender und ersetzender Sinnessysteme. Dabei muß der Körper sich selbst auf vertraute Orientierungsgrößen, z.B. Schwerkraft, optische Linien oder auf bewegte Gegenstände, beziehen und seine eigenen Bewegungen mit der dabei auftretenden Änderung der Bezugsgrößen verrechnen. Jedes dabei benutzte Sinnessystem hat seine mechanischen Besonderheiten und physiologischen Grenzen. Kommt man bei seinen eigenen Bewegungen in einen solchen Grenzbereich (z.B. beim Stehenbleiben nach längerem Walzertanzen), dann tritt als situationsbezogene Erscheinung Drehschwindel auf, der als physiologischer Schwindel bezeichnet werden muß.

Das vestibuläre System des Menschen und das der Tiere hat sich phylogenetisch dahingehend entwickelt, daß Lebewesen auf der Erde stehen und sich bewegen können. Im Gegensatz zum Tier hat sich der Mensch frühzeitig um Hilfsmittel zur Fortbewegung gekümmert, sei es, daß er ein Tier verwendete, ein Schiff oder, seit der Erfindung des Rades vor ca. 6000 Jahren, einen Wagen. Diese Maßnahmen waren sinnvoll, der Mensch handelte sich damit aber ein Problem ein, denn nun paßten einige Sinnesmeldungen nicht mehr zueinander, z. B. die Information von der Haut, man sitze, und die optische und vestibuläre Information, man bewege sich. So entstand die Reisekrankheit, die in Wirklichkeit keine Krankheit, sondern ein physiologisches Phänomen ist.

Die nicht zueinander passenden Informationen stellen das Zentralnervensystem vor die Entscheidung, welche Information die richtige ist, besonders dann, wenn aufgrund mechanischer Besonderheiten der Sensoren eine Information vom ZNS nicht als richtig erkannt werden kann. Dies führt zu fehlerhafter Interpretation einer gegebenen Situation, bezeichnet als *räumliche Desorientierung*. Sie spielt in der Flugmedizin eine wichtige Rolle.

Das ZNS braucht für die Aufrechterhaltung des Gleichgewichts beim Stehen und Gehen eine Mindestmenge an Informationen, unter anderem auch optische Parameter wie die Relation zwischen Vorder- und Hintergrund. Wird die Mindestmenge unterschritten, oder fehlt der Vordergrund, dann nehmen die physiologischerweise immer vorhandenen geringen Schwankbewegungen zu. Diese als *Höhenschwindel* bekannte Erscheinung tritt z. B. beim Stehen vor einem Abgrund, auf Hausdächern, Türmen oder auf Bergen auf. Psychische Faktoren spielen bei der Verarbeitung dieser physiologischen „Ataxie“ eine wichtige Rolle.

32.2 Pathophysiologie

32.2.1 Statische Orientierung

Der Mensch verfügt über eine Fülle von sensiblen und sensorischen Systemen, die zur Orientierung herangezogen werden können. Am bedeutendsten für die statische Orientierung sind die Schwerkraftsensoren (Maculae sacculi und utriculi), das visuelle System und die Somatosensoren, die uns Informationen über den Kontakt des Körpers mit dem Boden oder einer Unterlage liefern. Die Informationen aus diesen 3 Eingängen werden u. a. im Gleichgewichtskerngebiet verarbeitet.

Wird z. B. der Kopf schräg gehalten, so stellt das optische System eine Schrägstellung der „optischen Vertikalen“ fest, d. h. eine Schrägstellung von

Dingen, die normalerweise senkrecht stehen. Dies bedeutet, daß entweder die Gegenstände tatsächlich schräg stehen oder durch die schräge Kopfhaltung nur schrägstehend erscheinen. Ein Vergleich der optischen mit der vestibulären Meldung über die Schrägstellung des Kopfes gegenüber der konstanten Schwerkraftvertikalen sowie ein Vergleich mit Meldungen aus den Halsrezeptoren führt letztlich zur richtigen räumlichen Orientierung, nämlich zu der Erkenntnis, daß nicht die Umwelt, sondern der Kopf schräg steht. Diese Feststellung wird als *Raumkonstanz* bezeichnet.

Die Bewertung der jeweiligen sensorischen Eingänge ist dem jeweiligen Lebensraum und den darin vorkommenden Reizen individuell angepaßt. Bei einer Languste z.B. wird die Bewertung des Schwerkraftsystems um so stärker, je weniger Informationen vom somatosensiblen System eingehen, d.h. je weniger Beine des Tieres Kontakt mit seiner Unterlage haben (Schöne et al. 1976; Stein u. Schöne 1972). Betrachtet man den Lebensraum dieser Tiere an Steilküsten in zumeist stark bewegtem Gewässer, dann wird diese Bewertungsform sinnvoll.

Ähnliche *additive* Verschaltungen somatosensibler Eingänge sind auch im Deiterschen Kern im Gleichgewichtskerngebiet von Katzen gemessen worden (Teichmann et al. 1975). Sie bestehen wahrscheinlich in gleicher Weise auch beim Menschen.

Die komplizierten Verschaltungen der jeweiligen Sinneseingänge sind zwar anatomisch von Anfang an ausgebildet, zur neurophysiologischen Funktion gebracht werden sie aber erst durch die aufkommenden Erfordernisse des Sichbewegens in der Umwelt. Die Systeme werden „angekoppelt". Unterbleibt z.B. beim Menschen diese Ankoppelung durch Erkrankung oder Bewegungsunfähigkeit in den ersten Lebensmonaten, kann sich ein System sinnwidrig verhalten, wie wir dies von dem okulären Fixationsnystagmus (s. S. 55) kennen.

Die Bewertung der einzelnen sensorischen Eingänge ist auch abhängig von zentralen Faktoren, wie z.B. der Stimmung oder bei Tieren dem Erblicken einer Beute. Sie unterliegt auch ständigen Anpassungs- und Justiervorgängen, d.h. die Fähigkeit, sich zu orientieren, wird den jeweiligen Veränderungen des Lebensraumes angepaßt. Untersuchungen über die Leistungen des vestibulären Systems von Piloten unterschiedlichen Ausbildungsgrades und unterschiedlicher Fluggattung beweisen dies eindrucksvoll (Abb. 32.1). Vom Anfänger zum fertigen Düsenflugzeugpiloten nimmt die vestibuläre Leistung, gemessen an der Gesamtamplitude des Nystagmus nach Drehreiz, deutlich zu. Wird aber zum Hubschrauberpiloten ausgebildet, der beim Flug in Erdnähe eine intensive optische Kontrolle über seine Drehbewegungen hat, dann unterbleibt diese vestibuläre Leistungssteigerung, weil sie nicht benötigt wird.

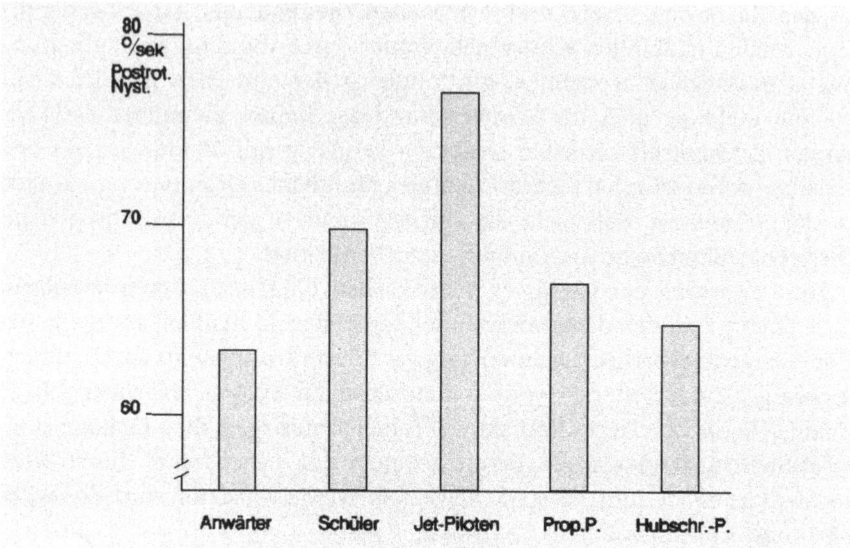

Abb. 32.1. Gesamtamplitude der postrotatorischen Reaktion von Piloten unterschiedlichen Ausbildungsgrads und unterschiedlicher Flugzeuggattung

32.2.2 Dynamische Orientierung

Änderungen in der Beziehung zur Umwelt, wie sie z. B. durch jede Körperbewegung hervorgerufen werden, stellen Reize dar, die von den Sinnesorganen wahrgenommen und mit der vorbestehenden statischen Orientierung verglichen werden. Erst aus diesem Vergleich resultiert die Information über die tatsächliche Veränderung. Beim Vorgang einer Körperdrehung zur Seite wird der Befehl von den höheren motorischen Zentren als Efferenz zum motorischen Effektor, der die Bewegungen ausführen soll, geleitet, die Information über diesen Befehl aber nicht gelöscht. Die in den motorischen Zentren nun vorliegende Situationsänderung wurde von Holst und Mittelstaedt (1950) als *Efferenzkopie* bezeichnet. Die nun erfolgende Bewegung setzt 2 unterschiedliche Mechanismen in Kraft:

1) Die Bewegung wird mit Propriorezeptoren gemessen und als afferente Meldung zum Zentrum zurückgeleitet (spezifische Reafferenz). Diese Reafferenz trifft dort mit der Efferenzkopie zusammen und wird verglichen. So besteht die Kontrolle, ob und in welchem Maß die gewünschte Bewegung erfolgt ist (Reafferenzprinzip). Geschieht die Bewegung nicht aktiv, sondern ist sie aufgezwungen (passiv), dann existiert keine Efferenz zum motorischen Effektor und auch keine Efferenzkopie. Die aufgezwungene Bewegung erzeugt dann aber dennoch über die Propriorezeptoren eine

Reafferenz, die jedoch nicht auf eine Efferenzkopie trifft. So ist die Möglichkeit gegeben, zwischen aktiven (selbst angeregten) und passiven (aufgezwungenen) Bewegungen zu unterscheiden.

2) Die Bewegung wird von Bewegungssensoren (Bogengänge, Otolithenorgane) gemessen. Zusätzlich verursacht die Bewegung auf der Netzhaut eine Scheinbewegung der Umwelt. Dieser Vorgang wird besonders von Rezeptoren der Netzhautperipherie erfaßt und über das okulomotorische System zur Verarbeitung weitergeleitet. Auch andere Sinnessysteme können hier zugeschaltet werden (Entfernung von oder Annäherung an eine Schallquelle, Duftquelle, Wärmequelle usw.). Die Informationen über die erfolgte Bewegung werden also von verschiedenen Sinnessystemen gesammelt. Sie werden im Gleichgewichtskerngebiet und auch an anderen für die Orientierung bedeutsamen Schaltstellen zusammengeführt. An diesen zentralen Verschaltungsstellen sind die einzelnen Sinnessysteme aber unterschiedlich stark repräsentiert und gewichtet, d.h. sie sind den unterschiedlichen individuellen Aufgaben angepaßt. Mit dem okulomotorischen System werden besonders die langsamen und gleichförmigen Bewegungen erfaßt, mit den Gleichgewichtsorganen ausschließlich Beschleunigungen. Auch zwischen zervikalen Sensoren und dem vestibulären System gibt es eine ähnliche Arbeitsteilung. Die zervikalen Sensoren erfassen langsame Bewegungen, die vestibulären Sensoren die schnellen Bewegungen (S. 273 und Abb. 16.86, S. 275). Eine Verschiebung der Gewichtung zu ungunsten der Otolithenorgane tritt bereits ein, wenn die Person aus der Vertikalen gekippt wird. In Kopfhängelage ist die Unsicherheit über die Lage im Raum und über Bewegungen am größten.

Ablauf der dynamischen Orientierung

Der Organismus bedient sich verschiedener, weitgehend automatisch ablaufender Verfahrensprinzipien, um den Körper im Verlauf von Bewegungen reaktionsfähig gegenüber neuen Reizen zu halten. Das *Rekonstruktionsprinzip* z.B. greift auf vorhandene Reaktionsnormen zurück, auf die das Geschehene bezogen werden kann. Beim *Kompensationsprinzip* dagegen wird versucht, Störungen im Sinnesgefüge, die bei Bewegungen auftreten, zu kompensieren.

■ **Rekonstruktionsprinzip.** Der Organismus hat im Verlauf der phylogenetischen Entwicklung oder im Rahmen eines individuellen Lernprozesses das Antwortverhalten auf häufig wiederkehrende Vorgänge gespeichert. Erkennt er solche Vorgänge wieder, dann kann er auf die gespeicherten Reaktionsweisen zurückgreifen. Drehbewegungen der Umwelt, z.B. die visuell wahrgenommen werden, kommen in der Regel nur bei Körperdrehungen vor. Die sich drehende, visuelle Umwelt ist somit gleichsam mit einem Erkennungsmerkmal „Körperdrehung“ versehen. Die Kombination „Körperdrehung mit Drehung der visuellen Umwelt“ ist gespeichert.

Wird nun eine visuelle Drehung dadurch erzeugt, daß eine Streifentrommel um eine ruhende Person rotiert, so wird diese isolierte Information von seiten des visuellen Systems als Eigenbewegung interpretiert, obwohl die Gleichgewichtsorgane eine Nullstellung des Körpers signalisieren (Brandt u. Dichgans 1972; Gibson 1950). Aus dem täglichen Leben kennen wir diese als Zirkularvektion bezeichneten Vorgänge beim Blick auf einen vom Nebengleis abfahrenden Zug und beim Blick von einer Brücke auf fließendes Wasser. In beiden Fällen entsteht das Gefühl als würde man selbst bewegt werden, was aber nicht der Fall ist.

■ **Kompensationsprinzip.** Wie bereits erwähnt, treten im Verlauf von Bewegungen Veränderungen der Raumkonstanz auf, die behoben werden müssen. Nach beendeter Bewegung erfolgt eine neue räumliche Orientierung auf die nun veränderte Umwelt. Während der Bewegung müssen aber Vorgänge einsetzen, die das Lebewesen handlungs- bzw. reaktionsfähig halten. Hier treten Mechanismen in Kraft, die kompensatorisch wirksam sind. So werden Körperbewegungen bei fast allen Lebewesen, die über bewegliche Augen verfügen, durch Gegenbewegung der Augen (langsame Phase eines vestibulären Nystagmus) kompensiert. Das Bild auf der Netzhaut wird stabil, die Umwelt raumkonstant bleiben, wenn die Geschwindigkeit der Augenbewegung der Geschwindigkeit der Körperbewegung entspricht, was weitgehend tatsächlich der Fall ist. Ist die Gegenbewegung der Augen langsamer, dann ist das Bild der Umwelt verwischt. Das Signal für die Gegenbewegung stammt vom Gleichgewichtsorgan, das die Bewegung mißt und die Information nach Umschaltung im Gleichgewichtskerngebiet an die Augenmuskeln weitergibt.

Ist die Amplitude der Körperdrehung größer als die Fähigkeit der Augen, sich zu drehen, werden die Augen mit einer sehr schnellen, nicht wahrnehmbaren, oft in einem Lidschlag versteckten Ruckbewegung (schnelle Phase des vestibulären Nystagmus) zurückgestellt. Die Gegenbewegung kann dann erneut einsetzen (Abb. 32.2). Kompensationsbewegung und ruckartige Rückstellung ergeben den Nystagmus, der zur Untersuchung des vestibulären Systems herangezogen wird.

Bewegungen des Umweltbildes erzeugen Folgebewegungen der Augen mit entsprechendem Verlauf. Das Signal stammt dann vom okulomotorischen System, die Folgebewegungen werden als optokinetischer Nystagmus bezeichnet. Wir kennen diesen sog. Eisenbahnnystagmus, der beim Blick aus dem fahrenden Zug auftritt.

Andere Kompensationsmechanismen treten bei geradlinigen Beschleunigungen auf. Beim Beschleunigen bewegen sich die Augen nach unten, beim Bremsen nach oben. Dabei wird ausgeglichen, daß beim Beschleunigen auf-

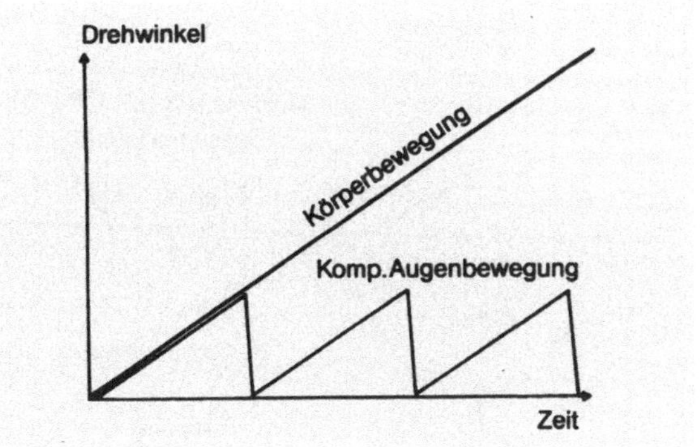

Abb. 32.2. Entstehung eines Nystagmus, wobei die kompensatorische, der Körperbewegung entgegengerichtete Augenbewegung durch schnelle Augenbewegungen zerhackt wird

grund der Trägheit gewöhnlich der Kopf nach hinten bewegt wird, beim Bremsen nach vorne. Die Information stammt von den Otolithenorganen.

Auch Kompensationsvorgänge zum Zweck der akustischen Raumkonstanz sind bekannt. So zeigen Tiere, die über bewegliche Ohrmuscheln verfügen (z. B. Pferde) einen Ohrnystagmus (Lechner-Steinleitner et al. 1979). Ein solcher wurde auch am rudimentären retroaurikulären Muskel des Menschen elektromyographisch nachgewiesen (Häuser 1976).

32.3 Bewegungsschwindel

32.3.1 Scheinempfindung während einer Bewegung

Bei einer Scheinempfindung handelt es sich um die Empfindung von Bewegungen, die entweder gar nicht oder nicht in dieser Form stattfinden. Sie spielen in der Flugmedizin eine wichtige Rolle, da sie zu Unfällen führen können, wenn sich der Pilot nach diesen Scheinempfindungen richtet.

Beispiele: Die geradlinige Beschleunigung in horizontaler Ebene, z. B. die Beschleunigung eines Flugzeugs auf der Startbahn, ergibt durch den dabei auftretenden Otolithenreiz (die Sinneshaare werden nach hinten abgeschert) die Empfindung, der Körper werde nach hinten gekippt (Abb. 32.3), denn normalerweise kommt diese Otolithenabscherung bei Retroflexion des Kopfes vor.

Sofern man keinen Gegenstand fixiert, entsteht eine tonische Augenbewegung nach unten, die normalerweise dazu dient, die Retroflexionsbewegung zu kompensieren. Dadurch verschiebt sich das Bild des Flugzeuginnern auf die Unterseite der Netzhaut, was der Empfindung entspricht, das Flugzeug steige bereits. Der Blick aus dem Fenster klärt die Fehlempfindung auf.

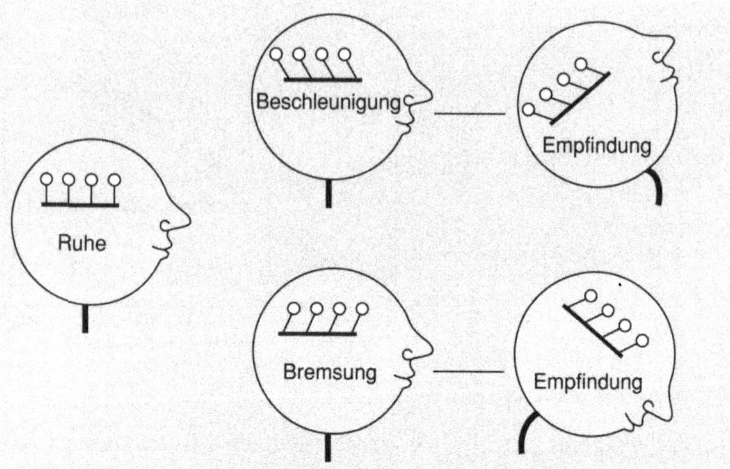

Abb. 32.3. Entstehung von Scheinempfindungen. Eine Beschleunigung in horizontaler Richtung führt zu der Empfindung einer Kopfhaltung nach oben (im Flugzeug zur Empfindung eines Steigfluges). Eine Bremsung führt zur Empfindung einer Kopfhaltung nach unten (im Flugzeug zur Empfindung eines Sinkfluges). (Aus Scherer 1990)

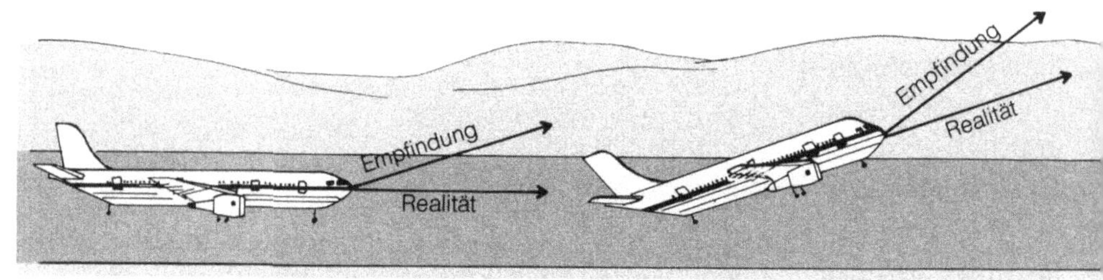

Abb. 32.4. Scheinempfindung während der Beschleunigungsphase eines Flugzeugs. Aufgrund des Otolithenreizes hat man ohne optische Sicht die Empfindung, das Flugzeug steige bereits – obwohl es noch Bodenkontakt hat – und steige steiler, wenn es abgehoben hat

Für Passagiere ist diese Fehlempfindung nicht problematisch, wohl aber für Piloten besonders beschleunigungsstarker Flugzeuge, wenn bei Nacht oder Nebel gestartet wird. Der Pilot hat dann beim Blick aus dem Fenster keine visuelle Kontrolle. Während der Startphase und solange das Flugzeug im Steigflug beschleunigt, empfindet er den Steigwinkel größer als er tatsächlich ist (Abb. 32.4). Um falsche Korrekturen der an sich richtigen Fluglage zu vermeiden, lernen die Piloten, sich nicht nach ihren Empfindungen, sondern nur nach ihren Instrumenten zu richten. Im Sinkflug bei gleichzeitiger Abbrem-

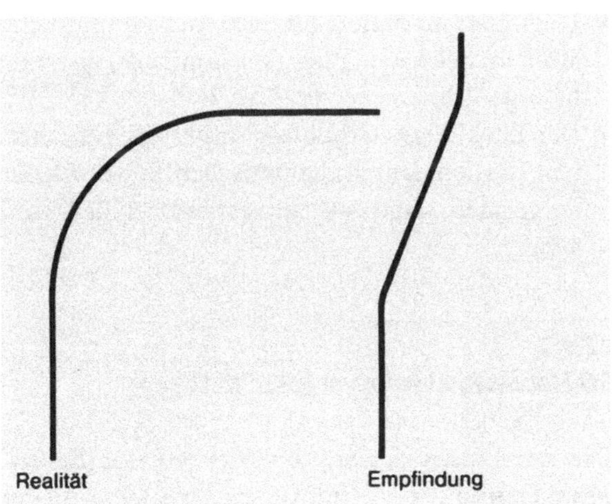

Abb. 32.5. Entstehung von Scheinempfindungen: Das Gleichgewichtsorgan registriert nur Beschleunigungen. Eine langsame Kurvenbewegung z. B. eines Flugzeugs wird nur am Anfang und am Ende der Drehbewegung wahrgenommen. Wegen der an diesen Stellen gegenläufigen Beschleunigungen wird die Bewegung anders empfunden, als sie tatsächlich ist. (Scherer 1990)

sung ist die Empfindung ebenfalls überzeichnet. Ohne optische Kontrolle wird der Sinkflug steiler empfunden als er tatsächlich ist.

Wird eine Person auf einem geradlinigen Schlitten im Dunkeln hin- und herbewegt, hat sie die Illusion, einen Hügel zu passieren. Eine weitere, für unser Gleichgewichtssystem sehr typische Illusion kann man im Flugzeug als Passagier sehr leicht selbst beobachten. Bringt der Pilot das Flugzeug in einen langsamen, lang anhaltenden Kurvenflug, z.B. in eine Warteschleife, dann nimmt man nur den Beginn des Kurvenflugs wahr, wenn der Pilot die Kurve ansteuert. Die Ursache liegt in dem Unvermögen unserer Bogengangsorgane, eine konstante Drehbewegung zu erkennen. Sie sind auf die Messung von Beschleunigungen spezialisiert. Sofern man nicht aus dem Fenster blickt oder in Wolken fliegt, spürt man deshalb den weiteren Kurvenflug nicht mehr. Wird der Kurvenflug beendet, spürt man wieder eine Beschleunigung, diesmal aber in die andere Richtung. Stellt man Realität und Empfindungen nebeneinander (Abb. 32.5), sieht man erst das Ausmaß der Fehlempfindung, und man erkennt, warum man manchmal beim Anflug auf einen Flughafen das Gefühl hat, der Pilot fliege Zickzack.

Bei rein optischen Bewegungsreizen kommt es ebenfalls zu einer Fehlempfindung, die jeder selbst erlebt hat. Durch die Konvergenz okulomotorischer und vestibulärer Neurone auf Zellen im Gleichgewichtskerngebiet kann ein optischer Reiz nach einer Umschaltzeit von 10–20 s zur Empfindung einer echten Körperbewegung werden.

Beispiele:

- Der Blick von einer Brücke auf einen Fluß führt nach ca. 20 s zur Empfindung, die Brücke bewege sich und der Fluß stehe.

- Liegt man im Freien auf dem Rücken und betrachtet die dahinziehenden Wolken, bekommt man den Eindruck, als stünden die Wolken und man bewege sich.
- Der Effekt eines Großbildfilmtheaters auf Jahrmärkten basiert auf derselben Illusion. Durch die optischen Bilder werden Körperbewegungen hervorgerufen, ohne daß ein vestibulärer Reiz vorliegt bzw. das Kino bewegt wird.

32.3.2 Scheinbewegungen nach einer Bewegung

Die Rezeptoren des vestibulären Systems haben mechanische und neurophysiologische, poststimulatorische Effekte, die teils bei natürlicher, teils bei übermäßig starker oder unphysiologischer Reizung zutage treten.

Beispiele:

- Drehnachempfindung nach Körperdrehung (z.B. Walzertanzen): Sie entsteht mechanisch beim Stopp aus einer Drehbewegung heraus, weil die Endolymphe sich infolge ihrer Trägheit im Endolymphkanal des Bogengangs weiterbewegt und auf die Kupula drückt. Die Dauer der Nachempfindung ist abhängig von der Stärke der Drehbewegung, sie dauert z.B. bis zu 40 s bei Stopp aus einer Drehung von 90°/s. Die Nachempfindung dauert länger als der gleichzeitig vorhandene, postrotatorische Nystagmus. Beide dauern länger als die ursächlich zugrundeliegende Kupulaauslenkung, weil, ähnlich einem Kondensator, ein Geschwindigkeitsspeicher im Gleichgewichtskerngebiet aufgeladen wird, der sich langsam in Form einer Exponentialfunktion entlädt.
- Drehempfindungen nach Beobachtung eines bewegten Bildes: Diese optisch ausgelöste Nachempfindung ist abhängig von der Geschwindigkeit des bewegten Bildes und dem Ausmaß der Stimulation der peripheren Retina. Sie dauert im Gegensatz zur Drehnachempfindung nur wenige Sekunden. Die Empfindung ist korreliert mit dem optokinetischen Nachnystagmus (OKAN = Optokinetic After Nystagmus).

32.4 Kinetose

Eine Kinetose ist eine Anzahl von Symptomen im Zusammenhang mit „Bewegtwerden", ausgelöst durch eine übermäßige Reizung eines Sensors (Überstimulation), durch mehrere Beschleunigungen in verschiedene Richtungen (Korioliseffekte) oder durch gleichzeitige Stimulation zweier oder mehrerer Sensoren, deren Meldungen nicht zueinander passen (Sinneskonflikt). Der deutsche Begriff „Reisekrankheit" ist unzutreffend, da es sich dabei nicht um eine Krankheit, sondern um ein physiologisches Geschehen handelt. Die folgende Übersicht gibt die Symptome einer Kinetose in der Reihenfolge des Entstehens wieder.

Übersicht. Symptome der Kinetose in der Reihenfolge des Entstehens

Blässe
Müdigkeit (Gähnen)
Magendruck
Schweißausbruch
Übelkeit
Erbrechen

32.4.1 Ursachen der Kinetose

Alle Gleichgewichtsrezeptoren sind mit dem vegetativen Nervensystem durch Bahnen verbunden. Die Auswirkung auf das vegetative Nervensystem ist bei ungewohnten, geradlinigen Beschleunigungen stärker als bei Drehbeschleunigungen. Beispiel: Starke vegetative Wirkung von Auf- und Abbewegungen von Schiffen bei Seegang. Unter geradliniger Beschleunigung ist nicht nur das Bremsen und Beschleunigen zu verstehen, sondern auch das Fahren über Kuppen und durch Senken, weil dabei eine Beschleunigung in vertikaler Richtung auftritt.

Isolierte Bewegungsabläufe wie eine Beschleunigung oder das Bremsen in horizontaler oder vertikaler Richtung sowie eine Drehbewegung werden, soweit sie extreme Größenordnungen nicht überschreiten, komplikationslos toleriert. *Kombinierte* Bewegungsabläufe dagegen stellen äußerst starke vestibuläre Reize dar, die je nach Konstitution des Einzelnen sowohl über motorische als auch über vegetative Verschaltungen nicht vorhersehbare Reaktionen auslösen können. Um kombinierte Bewegungsabläufe handelt es sich, wenn zwei oder mehr isolierte Abläufe zeitlich zusammentreffen, z.B. eine horizontal-geradlinige Beschleunigung, kombiniert mit einer gleichzeitigen Drehbeschleunigung um die sagittale Achse, oder eine Drehbeschleunigung nach rechts, kombiniert mit einer gleichzeitigen horizontal-geradlinigen Bremsung. Die Medizin hat von der Physik etwas unkorrekt den Begriff der *Koriolisbeschleunigungen* für diese kombinierten Beschleunigungsabläufe übernommen. Die Reaktionen, die auf kombinierte Beschleunigungen erfolgen, werden demnach als Korioliseffekte bezeichnet. Es gibt naturgemäß eine unermeßliche Menge von kombinierten Bewegungsformen. Auf das Autofahren bezogen sind die häufigsten Kombinationen:

- Bremsen oder Beschleunigen in einer Kurve,
- Bremsen oder Beschleunigen auf einer Kuppe oder in einer Senke,
- Kurvenfahrt oder geradlinige Beschleunigung des Autos und gleichzeitiges Heben, Senken oder Drehen des Kopfes.

Eine Kinetose kann auch ausgelöst werden, wenn mehrere Beschleunigungen auf den Körper einwirken, eine davon aber nur über das optische System (Pseudokorioliseffekt), z.B. beim Blick aus dem Seitenfenster eines Autos (optokinetischer Reiz) und Kurvenfahrt (vestibulärer Reiz). Zusätzlich treten noch Beschleunigungen durch Kopfbewegungen auf. Besonders provokant in bezug auf die Auslösung einer Kinetose sind Nickbewegungen, weil dabei durch die Änderung der Schwerkraftrichtung in bezug auf den Kopf die Otolithenorgane stark gereizt werden.

Will man Kinetosen experimentell auslösen oder die individuelle Empfindlichkeit gegenüber kombinierten Drehbeschleunigungen testen, so eignet sich ein als Lansberg-Test bekanntes Verfahren (Scherer u. Fröhlich 1972). Dabei wird eine Versuchsperson auf einem Drehstuhl mit offenen Augen gedreht und dann aufgefordert, den Kopf auf die Brust zu senken und rasch wieder hochzunehmen. Die Stimulation im Gleichgewichtskerngebiet und motorisch über die vestibulospinalen Bahnen ist so groß, daß beim Kopfanheben die Versuchsperson völlig unkontrolliert aus dem Stuhl fallen kann (anschnallen!). In schwächerer Form kann man vegetativ im Flugzeug reagieren, wenn man im Verlauf eines Kurvenfluges oder bei unruhigem Flug öfter den Kopf von einer Lektüre oder vom Essen hebt, um aus dem Fenster zu sehen. Zur vestibulären Grundbeschleunigung des Kurvenflugs kommen in diesem Fall die komplexen und raschen Kopfbewegungen.

Vegetativ am stärksten wirksam sind Sinneseindrücke, die sich widersprechen und im ZNS einen Sinneskonflikt auslösen. Im englischen Sprachraum hat sich der Begriff „sensory miss match“ eingebürgert. Diese Effekte treten z.B. beim lesenden Beifahrer im Auto auf, aber auch bei den Personen, die auf dem Rücksitz des Autos sitzen. Das optische System signalisiert einen Ruhepunkt (Zeitung, Innenraum des Autos), das vestibuläre System eine Bewegung. Kommen dazu noch rasche Kopfbewegungen, z.B. beim Aufschauen von der Zeitung bei gleichzeitiger Kurvenfahrt, werden die oft schon latent vorhandenen Symptome der Kinetose verstärkt.

Der zentrale Sinneskonflikt ist der Grund für das häufige Auftreten von Kinetosen bei Kindern. Wenn sie beim Fahren lesen, stimmt die optische Information nicht mit der vestibulären überein, wenn sie sich viel bewegen, treten Korioliskräfte auf.

Differentialdiagnose: Von der Kinetose beim Fliegen ist der Schwindel durch Druckänderung im Mittelohr während des Steilflugs abzugrenzen.

Subjektiv schon häufig wahrgenommen, objektiv aber erst durch Tjernström (1974) gemessen, kann eine Druckänderung im Bereich des Mittelohrs zur Reizung des Gleichgewichtsorgans führen („alternobaric vertigo"). Durch Schwindel bemerkbar macht sich eine solche Reizung des Gleichgewichtsorgans aber erst, wenn sich die Reizstärke von rechtem und linkem Ohr deutlich voneinander unterscheidet, da sich sonst die Wirkungen aufheben. Da der Druck im Mittelohr abhängig ist von der Funktion der Tube, können Funktionsdifferenzen zwischen rechter und linker Tube, wie sie beim Schnupfen auftreten, zu Schwindel beim Fliegen führen. Nystagmus als Zeichen einer Reizung des Gleichgewichtsorgans kann schon bei einer Druckdifferenz im Mittelohr von 50 cm H_2O auftreten. Daraus folgt, daß Schwindel und Übelkeit infolge einer einseitigen Tubenfunktionsstörung bereits beim Erreichen einer Flughöhe von etwa 500 m einsetzen können (im Flugzeug mit Druckkabinen entsprechend höher).

Abzugrenzen ist auch das echte Barotrauma des Mittelohrs, bei dem es infolge einer Tubenfunktionsstörung beim Landen zu einem starken Unterdruck im Mittelohrraum mit Ruptur eines Fensters - meist der runden Fenstermembran - kommen kann. Im Gegensatz zum durch Überdruck bedingten „alternobaric vertigo" können hier begleitende Hörstörungen auftreten bis hin zur Taubheit. Nach der Landung besteht oft auch ein fluktuierender Hörverlust (s. S. 327).

Kinetose auf Schiffen

Die Hauptauslöser einer Kinetose auf Schiffen sind Bewegungen um die Querachse (Stampfen), um die Längsachse (Rollbewegungen) und Vertikalbewegungen (Tauchschwingen; Abb. 32.6). Die Bewegungsabläufe sind immer kombiniert, so daß ständig Korioliseffekte auftreten. Bewegungen des Kopfes spielen bei starkem Seegang dann noch eine zusätzliche Rolle. Sinneskonflikte entstehen, wenn unter Deck gearbeitet oder gelesen wird. Segelschiffe provozieren weniger Kinetosen als gleich große Motorschiffe, weil beim gesetzten Segel das Segelschiff durch den Wind stabilisiert ist (Abb. 31.7).

Allgemein gilt, daß mit zunehmender Entfernung von der Schiffsmitte die Beschleunigungswerte zunehmen und daß es günstiger ist, wenn man liegt. Das Schließen der Augen ist ungünstig, da durch den Wegfall der optischen Information der Anteil der vom Gleichgewichtsorgan herrührenden und im Gehirn zur Verarbeitung gelangenden Daten wesentlich erhöht wird.

Im Schiffsbau gab es schon kuriose Versuche, die Bereitschaft zur Kinetose bei den Passagieren zu dämpfen. So konstruierte man Hängelampen, die ein horizontal verlaufendes Lichtband an die Wände warfen (Abb. 32.8). Da die Lampe unabhängig von der Schiffslage immer senkrecht hing, war bei Betrachtung des Lichtstreifens die optische Information mit der vestibulären

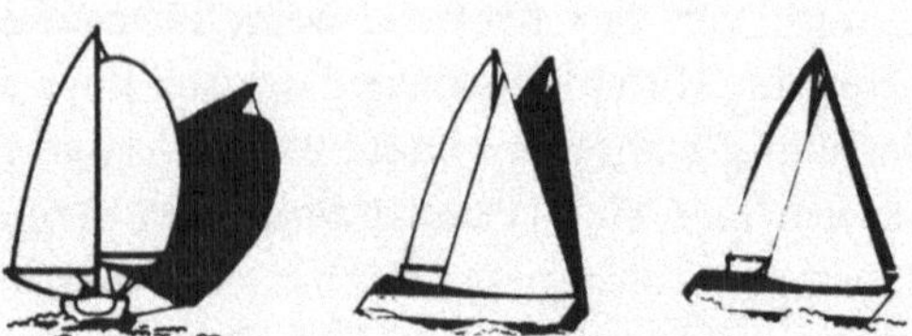

Abb. 32.6. Typische Schiffsbeschleunigungen (von links nach rechts): Rollen (um die Längsachse), Stampfen (um die Querachse) und Tauchschwingen (Auf- und Abbewegungen). Dazu kommen Kursänderungen (um die Vertikalachse) und Translationsbeschleunigungen durch Geschwindigkeitsänderungen des Schiffes. (Aus Holtmann et al. 1987)

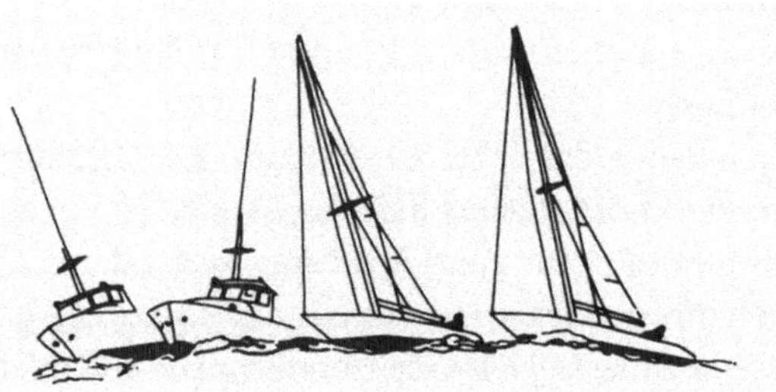

Abb. 32.7. Schlingerbewegungen von Motor- und Segelschiffen. Segeljachten sind durch Segel und Kiel stabilisiert und führen geringere Schlingerbewegungen aus als Motorschiffe. (Aus Holtmann et al. 1987)

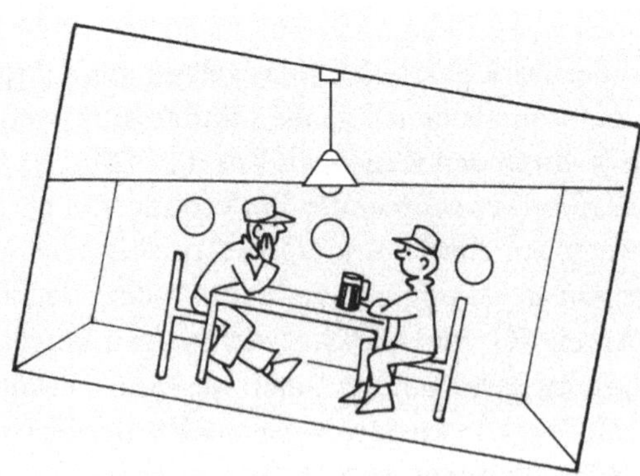

Abb. 32.8. Der Schein einer Hängelampe zeigt auf einem schlingernden Schiff immer die Horizontale an. Eine Kinetose entsteht aber trotzdem aufgrund der sich nun ständig ändernden optischen Eindrücke

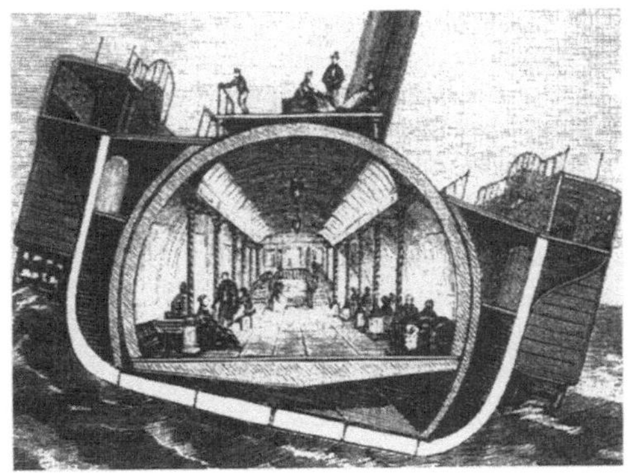

Abb. 32.9.
Technik gegen Seekrankheit (1875): Ein beweglicher Salon soll Passagiere im Gleichgewicht halten. (Aus Goblirsch, ADAC Motorenwelt 1984)

(Schwerkraft) identisch. Durchgesetzt hat sich diese Methode nicht, wie auch der sehr kuriose Vorschlag, einen Raum im Schiff zu bauen, der immer gegenbewegt wird (Abb. 32.9). Effektiv, aber aus Personalgründen heute wohl nicht mehr nachvollziehbar, war die Methode englischer Könige im Mittelalter, die auf dem Weg zu ihren Besitzungen auf dem Kontinent über den Ärmelkanal setzen mußten. Sie hatten einen speziell ausgebildeten „Beamten" hinter sich stehen, der den königlichen Kopf festhielt, ihn bei Schiffsbewegungen kompensatorisch gegenbewegte und ihn vor willkürlichen Bewegungen durch die Halsmuskulatur schützte.

Simulatorkrankheit

Zur Ausbildung von Piloten und zur Testung neuer Fahrzeuge werden heute Simulatoren verwendet, in denen optisch ein Bild der Umgebung projiziert wird. Auch in Spielsalons findet man solche Geräte. Die Fahrbewegungen werden simuliert, indem die Simulatorgondel bewegt wird. Beim Bremsen kippt die Gondel nach vorn, beim Beschleunigen nach hinten, bei einer Kurvenfahrt zur Seite usw. Man bekommt einen nahezu perfekten Fahr- bzw. Flugeindruck (Abb. 32.10). Allerdings bekommt man auch in Simulatoren eine Kinetose, weil die Otolitheninformationen natürlich nicht zur optischen Information passen. Beim Bremsen und Beschleunigen bleibt man im Auto normalerweise aufrecht sitzen, d.h. in der Längsrichtung zur Schwerkraft. Im Simulator tritt dagegen eine Positionsänderung gegenüber der Schwerkraft ein; diese Positionsänderung paßt nicht zum Bild der Straße, die bei der Kippung mitbewegt wurde.

Kinetose bei Raumfahrern

Bei ca. 40% der Raumfahrer kommt es mit dem Eintritt in die Schwerelosigkeit zu einer Kinetose. Sie klingt nach etwa 3 Tagen ab, kann aber nach der Landung mit ähnlichem Verlauf wieder auftreten. Mit dem Eintritt in die Schwerelosigkeit entfällt der schwerkraftbedingte, auf der Erde ständig vorhandene Otolithenreiz. An diesen für das Gleichgewichtssystem neuen

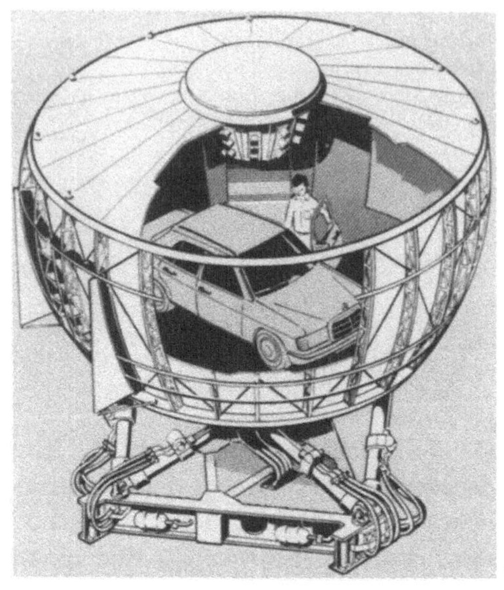

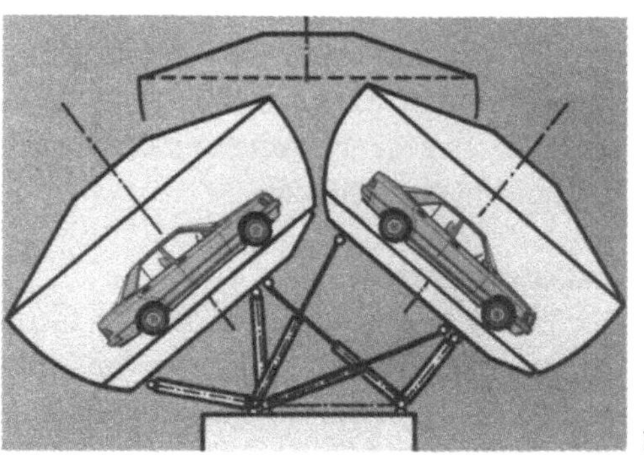

Abb. 32.10 a, b. Fahrsimulator der Fa. Daimler Benz in Berlin. **a** In dem kugelförmigen Simulator befindet sich ein Kraftfahrzeug. Das optische Bild einer Straße wird von einem Videostrahler über dem Auto auf den Rundhorizont projiziert. **b** Simulation einer Beschleunigung (*links*) und einer Bremsung (*rechts*). Die Bewegungen des Simulators werden hydraulisch ausgeführt

Zustand müssen sich die Raumfahrer gewöhnen. Die Kinetose im Weltraum wird deshalb als „space adaptation syndrome" bezeichnet.

Raumfahrer litten nicht immer unter diesem Syndrom. In der Anfangszeit der bemannten Raumfahrt war es unbekannt. Die Astronauten waren in ihren engen Gemini- und Wostok-Raumkapseln angeschnallt und konnten sich nicht frei bewegen. Erst mit größeren Kapseln, Labors und Raumstationen traten die Symptome der Kinetose auf. Ursache ist also nicht allein der Wegfall der Schwerkraft, sondern wieder die Kombination ungewohnter, sich z.T. widersprechender, afferenter Informationen. Ungewohnt ist z.B. die stark veränderte Information von den Otolithenorganen. Bei Vor- und Rückbewegungen unterscheidet sich die Richtung der an den Otolithen angreifenden Kraft um 180°, auf der Erde ändert sich dagegen der Winkel der Resultierenden nur wenig.

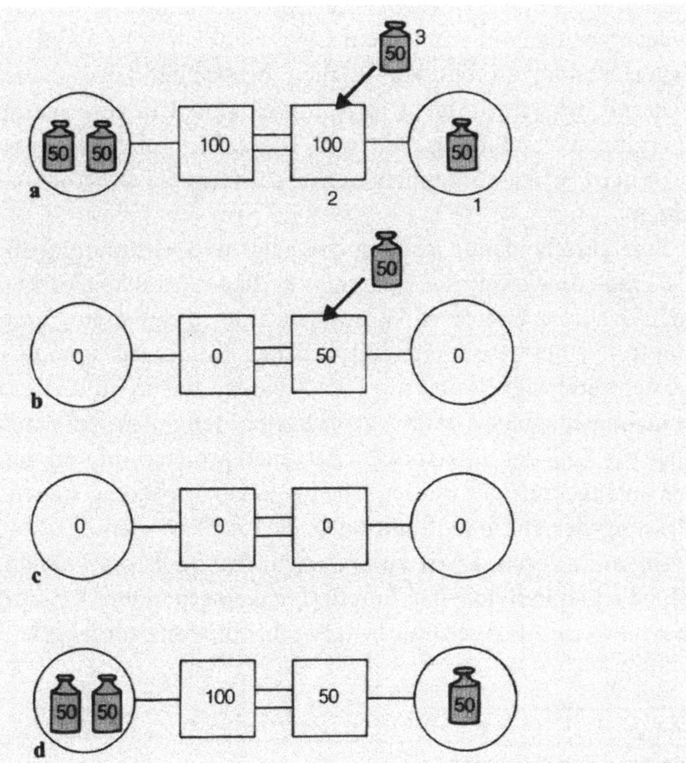

Abb. 32.11 a–d. Auswirkung unterschiedlichen Otolithengewichts auf das Gleichgewichtssystem. **a** In der Schemazeichnung ist angenommen, daß das Gewicht der Otolithen im rechten Gleichgewichtsorgan (*1*) nur 50 % des Gewichts der linksseitigen Otolithen beträgt. Auf der Erde ist die Gewichtsdifferenz zentral ausgeglichen (*1* + *3*). **b** In Schwerelosigkeit findet in Ruhe keine Otolithenstimulation statt. Es entfällt deshalb die Information über das unterschiedliche Otolithengewicht. Übrig bleibt der Anteil, der zur zentralen Kompensation aufgewendet wird. Er muß abgebaut werden (**c**). Bei Rückkehr auf die Erde wird das unterschiedliche Otolithengewicht wieder relevant (**d**). Es fehlt aber die zentrale Kompensation. Sie muß wieder aufgebaut werden. (Nach von Baumgarten 1972)

Als Ursache des Adaptationssyndroms wird auch das wahrscheinlich unterschiedliche Gewicht der Otolithen vom rechten und linken Gleichgewichtsorgan verantwortlich gemacht. Messungen an 70 Lachsen und 54 Forellen haben ergeben (Helling et al. 1997), daß sich die Gewichte der Otolithen im rechten und linken Gleichgewichtsorgan des Lachses um bis zu 72 %, die der Forellen um bis zu 28 % unterscheiden. Auf der Erde ist die daraus resultierende Seitendifferenz im afferenten Zustrom zum Gleichgewichtskerngebiet kompensiert (Abb. 32.11). In Schwerelosigkeit ist das unterschiedliche Gewicht nicht mehr vorhanden. Übrig bleiben die zur Kompensation aufgewendeten zentralen Mechanismen, die jetzt mangels Notwendigkeit wieder abgebaut werden müssen. Sie spiegeln eine zentrale Seitendifferenz vor. Ist sie klinisch bedeutsam, dann kann man ein Kippgefühl zur Seite empfinden. Von Baumgarten konnte an blinden Fischen beobachten, daß manche von ihnen während des Schwimmens in Schwerelosigkeit in eine Schraubenbewegung übergingen (von Baumgarten 1972). Dieses Schraubenmuster war auf der Erde auch bei Fischen vorhanden, denen einseitig die Otolithen entfernt worden waren.

Eine entscheidende Rolle in der Flug- und Weltraummedizin spielt heute die Frage, inwieweit die Neigung zur Raumkrankheit vorhersehbar ist. Bis heute ist trotz intensiver Voruntersuchungen der Astro- und Kosmonauten und trotz eines besonderen körperlichen Trainingsprogramms mit kurzzeitiger Schwerelosigkeit und mit Langzeitaufenthalten im Wasser eine Vorhersage nicht gelungen. Es ist aber zu erwarten, daß mit steigender Zahl der Raumflüge die Zahl der untersuchten Personen größer wird und damit die Statistiken aussagekräftiger werden. Die heute zur Verfügung stehenden Geräte zur Messung der Otolithenfunktion (s. S. 259ff) werden dazu beitragen, dieses Problem zu lösen. Es ist zu erwarten, daß auch das Phänomen der unterschiedlichen individuellen Empfindlichkeit gegenüber Kinetosen, das zumindest teilweise auf eine Otolithengewichtsdifferenz zurückgeht, geklärt wird.

32.4.2 Therapie der Kinetosen

Die beste Therapie ist die Vermeidung auslösender Faktoren, die Verhinderung gegensätzlicher Sinneseindrücke und das Vermeiden gleichzeitig einwirkender Bewegungen. Dies wird eindrucksvoll belegt, wenn man den Fahrer eines Kraftfahrzeugs beobachtet, bei dem keine Kinetose eintritt. Bei ihm widersprechen sich die Informationen nicht, denn er blickt auf die Straße, auf der er fährt. Optisches und vestibuläres Bild stimmen überein. Außerdem bewegt er kaum den Kopf. Dadurch sind Koriolisbeschleunigungen bei ihm selten.

Nicht jeder ist gleichermaßen empfindlich, eine Kinetose zu entwickeln. Die Empfindlichkeit ist individuell sehr unterschiedlich und kann sich mit zunehmendem Alter sowohl positiv als auch negativ ändern. In der Regel ist sie beim 3- bis 10jährigen Kind am größten, nimmt dann ab und mit zunehmendem Alter wieder zu. Psychische Faktoren spielen eine wichtige Rolle.

Ratschläge zur Vermeidung einer Kinetose

- Kraftfahrzeug: Im Kraftfahrzeug nur lesen, wenn man auf einer geraden Straße fährt und wesentliche Beschleunigungsänderungen nicht zu erwarten sind, z. B. auf Autobahnen und geraden Landstraßen.

- Man kann aus dem Seitenfenster sehen, man sollte jedoch den Kopf nicht ständig bewegen.
- Auf Kurvenstrecken ist es sinnvoll, den Kopf ruhig zu halten.
- Der Blick nach vorne auf die Straße reduziert die Kopfbewegungen und die nicht zusammenpassenden Informationen.
- Sind empfindliche Personen im Auto, dann ist es für den Fahrer sinnvoll, sanft zu beschleunigen, sanft zu bremsen und mit konstanter Geschwindigkeit durch Kurven zu fahren.
- Bei Müdigkeit und Schlaf ist die Aktivität des Gleichgewichtskerngebietes reduziert. Reist man mit hochempfindlichen Kindern, dann ist es sinnvoll, nachts zu fahren. Im Schlaf tritt keine Kinetose auf.

■ Flugzeug: Lesen im Flugzeug ist ungefährlich, nicht aber im Landeanflug und bei Turbulenzen.

- Keine raschen Kopfbewegungen während eines Kurvenfluges, auch wenn dieser nicht als solcher empfunden wird.
- Alkohol und ein voller Magen steigern die Empfindlichkeit gegenüber Kinetosen.

■ Schiff: Bei Seereisen kann man nur versuchen, die Reize zu reduzieren, die eine Kinetose auslösen können. Es wird nicht gelingen, sie ganz auszuschalten.

- Bei starkem Seegang Vermeidung von raschen Kopfbewegungen.
- Aufenthalt in der Mittelzone des Schiffes, Rollbewegungen sind dort am geringsten.
- Es ist sinnvoll, Wellen und den Horizont zu beobachten, damit man sieht, warum das Schiff in Kürze nach oben steigen oder in ein Wellental sinken wird.
- Auf Segelschiffen ist es sehr hilfreich, sich an der Segelarbeit aktiv zu beteiligen, z.B. durch die Übernahme des Ruders (in Analogie zum Fahrer eines Autos).
- Vermeiden von Alkoholgenuß. Alkohol fördert einerseits die Empfindlichkeit gegenüber Kinetosen, andererseits besteht die Gefahr erheblicher Verletzungen, wenn sowohl das Schiff als auch der Reisende schwanken.
- Vermeidung von großen Essensportionen. Somatische Afferenzen aus dem Plexus solaris sind sehr empfindliche Schwerkraftmeßgeräte.

Medikamentöse Therapie von Kinetosen

Es gibt zahlreiche Medikamente gegen Kinetosen (Antivertiginosa). Die meisten entstammen der Gruppe der Antihistaminika. Sie wirken anticholinergisch und parasympatholytisch. Andere Präparate sind Abkömmlinge der

Psychopharmaka. Ihnen ist gemeinsam, daß sie sedieren, was ihre Anwendbarkeit bei Reisen mit dem Kraftfahrzeug einengt (der Beifahrer kann z.B. den Fahrer nicht ablösen). Zum Teil sind solche Substanzen mit Koffein kombiniert, wodurch aber die rechtliche Situation beim Kraftfahrer nicht geändert wird. Als gut wirksame, aber nicht sedierende Substanz kann der Dopaminantagonist Metoclopramid verwendet werden (von Baumgarten et al. 1980). Angeboten wird die sehr stark therapeutisch wirksame, aber auch stark sedierende Substanz Scopolamin. Sie wird in niedriger Dosierung transdermal über ein retroaurikuläres Pflaster appliziert. Es hat sich aber gezeigt, daß der erwünschte therapeutische Effekt *ohne* Müdigkeit nur bei wenigen Personen auftritt.

Bei Astronauten wurde mit Erfolg eine Kombinationstherapie aus dem dämpfenden Scopolamin mit dem anregenden Amphetamin eingesetzt. Untersuchungen von Davis et al. (1991) zeigten aber, daß damit das Auftreten einer Kinetose nur verschoben werden konnte. Bessere Erfolge wurden mit Promethacin (i.m. und über Suppositorien) erzielt. Größere Studien stehen noch aus.

Geht man Berichten alter Seefahrer nach, so stößt man auf 2 aus Pflanzen gewonnene Substanzen:

- Extrakt aus Ingwerwurzeln (Rhizoma zingiberis-Ginger): Der antiemetische Effekt von Ingwer ist seit langem bekannt. Er wurde an Chemotherapiepatienten nachgewiesen. Mowrey (1982) konnte die Symptome einer Kinetose mit Ingwer besser reduzieren als mit Dimenhydrinat. Der Ansatzpunkt der Substanz ist noch unklar, denn bei Holtmann et al. wurde kein Effekt auf experimentelle vestibuläre und optokinetische Reize festgestellt, während Dimenhydrinat gut wirksam war. Die Substanz ist in Tablettenform im Handel.
- Extrakt aus Kokkelskörnern (Samen der ostindischen Kletterpflanze Anamirta Cocculus): Diese Substanz wurde bereits im 16. Jahrhundert von venetianischen, später auch von norwegischen Seefahrern gegen die Seekrankheit eingenommen. Kokkelskörner enthalten Pikrotoxin, das sich wie ein GABA-Antagonist verhält. Pikrotoxin reduziert die Symptome einer vestibulären Störung und wird deshalb zur Therapie der Menière-Krankheit und des akuten Funktionsverlusts eines Gleichgewichtsorgans eingesetzt (s. S. 356). Untersuchungen über die Wirksamkeit der Substanz bei einer experimentell ausgelösten Kinetose liegen derzeit noch nicht vor. Pikrotoxin ist bisher nur in homöopathischen, antivertiginösen Präparaten enthalten, kann jedoch als Reinsubstanz vom Apotheker in Zäpfchenform (1 mg) hergestellt werden. Zur Dosierung s. S. 615.

Teil VIII

Differentialdiagnose, gutachterliche Bewertung und Therapie

KAPITEL 33

Differentialdiagnose 33

Schwindel

Nystagmus

Bei der Diagnostik von Schwindel muß man eine Vielzahl möglicher Erkrankungen beachten. Oft gelingt es dabei nicht auf Anhieb, die richtige Diagnose zu stellen, so daß die Frage nach der Ursache einer Erkrankung unbeantwortet bleibt. Jeder Arzt muß sich an diesem Punkt die Frage stellen, ob er gedanklich jede diagnostische Möglichkeit erfaßt hat. Die folgenden differentialdiagnostischen Tabellen sollen dazu dienen, bei einem gegebenen Symptom und den erhobenen Befunden alle Möglichkeiten aufzuzeigen. Es soll ersichtlich werden, ob die Befundkonstellation wie ein Schlüssel in ein Schloß paßt, d. h. bereits eine Diagnose ergibt oder ob noch weitere Untersuchungen notwendig sind.

Die Tabellen sind so aufgebaut, daß links das Symptom oder die zu einer Krankheit gehörenden Befunde stehen, rechts die Krankheit, deren Definition oder Kurzbeschreibung sowie wichtige Hinweise. Am rechten Rand sind die Seitenzahlen angegeben, unter der man die ausführliche Beschreibung im Buch finden kann. Man muß somit nicht zum Inhaltsverzeichnis zurückblättern. (Diese differentialdiagnostische Zusammenstellung entstammt in veränderter Form dem Buch „Differentialdiagnostik in der Hals-Nasen-Ohren-Heilkunde“ von H.H. Naumann, H. Scherer, 2. Auflage Thieme, Stuttgart (in Vorbereitung).

Schwindel

Physiologischer Schwindel

Schwindel bei Bewegungen

Scheinbewegung während einer Bewegung	Definition: Es handelt sich um die Empfindung von Bewegungen, die entweder gar nicht oder nicht in dieser Form vorhanden sind, z.B. • Empfindungen des Ansteigens bei Beschleunigungen, • Empfindung des Sinkens beim Bremsen, • Mißempfindungen im Kurvenflug.	545
Scheinbewegung nach einer Bewegung	Drehempfindung nach Stopp aus einer Drehbewegung (entspricht dem postrotatorischen Nystagmus). Drehnachempfindung nach Beobachtung eines bewegten Bildes (entspricht dem optokinetischen Nachnystagmus).	548
Kinetose	Definition: Eine Kinetose ist eine Anzahl von Symptomen, ausgelöst durch übermäßige Reizung eines oder mehrerer Bewegungssensoren oder durch gleichzeitige Reizung mehrerer Sensoren, deren Meldungen nicht zueinander passen.	548
Höhenschwindel	Definition: Vermehrtes Schwanken und Unsicherheitsgefühl an exponierten Standorten. Ursache: Es fehlen die afferenten Informationen über die Relation Körper/Vordergrund/Hintergrund.	540

Pathologischer Schwindel

Definition:
Jede Änderung unseres statischen und visuellen Bezugs zur Umwelt, die nicht

von einer Körperbewegung ausgeht, wird als pathologischer Schwindel bezeichnet. Es liegt diesem Schwindel eine Störung der statischen Sensoren und/oder deren zentralen Verschaltungen zugrunde.

Dauerschwindel

Definition:
Schwindel mit langsamem oder schnellem Beginn, der mindestens mehrere Tage anhält.

Drehschwindel

Definition: 53
Empfindung einer Drehung der Umwelt bzw. seltener einer Eigendrehung.
Einem echten Drehschwindel liegt immer ein Spontannystagmus zugrunde. Bei der Drehbewegung der Augen verschiebt sich das Bild der Umwelt auf der Netzhaut, und es resultiert eine Drehempfindung bei geöffneten Augen, die entweder als Drehung der Umwelt oder als Eigendrehung empfunden wird. Werden die Augen geschlossen, dann nimmt die Stärke des Schwindels ab (außer beim alkoholbedingten Lagedrehschwindel). 307
Drehschwindel entsteht durch das sich drehende Umweltbild auf der Netzhaut, das Gefühl der Eigendrehung durch Reizung des vestibulären Kortex.
Ursache des Drehschwindels ist eine Seitendifferenz der Erregungsausbreitung im Gleichgewichtskerngebiet. Sie kommt physiologisch vor bei einer Körperdrehung aber auch bei einer Schädigung im Bereich des Gleichgewichtsorgans, Gleichgewichtsnervs, der Hirnsubstanz am Eintritt des Nervs in den Hirnstamm und bei einer isolierten Erkrankung eines Gleichgewichtskerngebiets. Es kommt dabei zu einer Erniedrigung, selten zu einer Erhöhung der konstant vorhandenen Entladungsrate des N. vestibularis. Tritt die Änderung rasch ein, und ist sie stark, dann wird der Dreh-

	schwindel als dramatisches Ereignis empfunden. Tritt sie langsam auf wie beim Akustikusneurinom, dann kann sie beschwerdefrei sein durch zentrale Kompensation.	

Akute einseitige vestibuläre Funktionsstörung

Entzündliche Prozesse

Virusinfekte	Alle neurotropen Viren kommen als Ursache einer Funktionsstörung der Gleichgewichtsorgane in Frage. Der Nachweis gelingt selten. Neben den Viruserkrankungen, die eine allgemeine Polyneuritis, eine Meningitis oder eine Meningeoenzephalitis hervorrufen, gibt es Virusinfektionen, die aufgrund ihrer Symptomenkonstellation leicht einzuordnen sind.	319
Zoster oticus	Infektion mit Viren aus der Herpes-Varizellen-Gruppe. Es bestehen herpetiforme Effloreszenzen an der Ohrmuschel und im Gehörgang, kombiniert mit Paresen mehrerer Hirnnerven (V, VII, VIII) und Ohrenschmerzen.	319
Grippeotitis	Infektion mit Grippeviren A, B oder C. Es kommt zu schweren bis schwersten Ohrenschmerzen, Blutblasen im Gehörgang, einem hämorrhagischen Serotympanon und gelegentlich zu einer kochleären Hörstörung. Vestibuläre Beteiligungen sind seltener als kochleäre.	319
Masern	Infektion mit Masernviren (Briareus morbillorum). Neben den typischen Masernsymptomen kann es zum Befall des ZNS kommen, zur Masernenzephalitis. Bei medullärem Befall ist das vestibuläre System mitbetroffen.	320
Mumps	Infektion mit Mumpsviren (Rabula inflans). Neben der Schwellung der Parotisdrüse kann es zu einer Beteiligung des VIII. Hirnnervs kommen. Es steht dann	320

	eine irreversible Schädigung des N. cochlearis im Vordergrund. Vestibuläre Schäden sind beschrieben, aber seltener als kochleäre Schäden. Bisher ist ungeklärt, warum es zu einseitigen, kochleovestibulären Störungen auch der Gegenseite kommen kann.	
Zecken-enzephalitis	Infektion mit dem FSME-Virus, einem Flavivirus aus der Familie der Togaviren. Es kann zu einer Meningitis, einer Meningoenzephalitis und einer Meningoenzephalomyelitis kommen. Besonders bei der Meningoenzephalitis treten Schwindelerscheinungen auf. Sie gehen aber in dem allgemein schweren Krankheitsbild mit Somnolenz bis zur Bewußtlosigkeit, mit Sprachstörungen, Ruhe- und Intentionstremor, Ataxie, Hyperkinesie, Hyperästhesie, Reflexstörungen, Hirnnervenlähmungen, Halsseitenlähmungen, zerebralen Krampfanfällen und Psychosen unter. Die Erkrankung wird durch die Zecke Ixodes ricinus übertragen. Differentialdiagnostisch abzugrenzen ist die ebenfalls durch Zecken übertragene Infektion mit dem Spirochaeten Borrelia Burgdorferi (Lyme-Krankheit). Es kommt zu einer nach außen wandernden Rötung im Einstichgebiet der Zecke mit radikulären Schmerzen (Erythema migrans). Hirnnervenausfälle können auftreten (bs. N. VII)	320
Bakterielle Infekte		
Von lateral	Bei der bakteriellen Infektion des Innenohrs handelt es sich in der Regel um eine Überleitungslabyrinthitis. Von lateral kommen die Keime aus dem Mittelohr bei Otitis media acuta, chronica oder von der Keimbesiedlung eines Cholesteatoms (Pseudomonas).	320

Von medial

Eine von medial herrührende Überleitungslabyrinthitis wird bei Meningitis oder Meningoenzephalitis gesehen. Häufiger ist aber der primäre Befall des VIII. Hirnnervs.

Weiterhin treten Erkrankungen des Gleichgewichtsorgans auf bei Listeriose, Toxoplasmose, Lues und Borreliose.
Klinisch besteht zu Beginn der entzündlichen Erkrankung eine Übererregbarkeit des Gleichgewichtsorgans mit einem Nystagmus in das entzündlich erkrankte Ohr. Sehr rasch kommt es jedoch zu einem Übergang in die Zeichen eines Labyrinthausfalls (Nystagmus zur Gegenseite). Die Kochlea und bei einer Meningitis der N. cochlearis sind immer mitbetroffen.
Differentialdiagnostische Abgrenzung gegen eine bei einer destruierenden Ohrerkrankung bestehenden Labyrinthfistel: Im Gegensatz zum Dauerschwindel einer Labyrinthitis ist der Schwindel bei der Labyrinthfistel wechselnd, z. T. anfallsartig. Es besteht ein fluktuierendes Gehör. Die Abgrenzung gelingt leicht mit dem Fistelsymptom (Politzer-Ballon bei Trommelfelldefekt, Valsalva/Toynbee-Versuch bei intaktem Trommelfell).

Durchblutungsstörungen

Die Symptome sind abhängig vom Sitz 321
eines arteriellen Verschlusses. Der Verschluß der A. labyrinthi vor der Teilung in die einzelnen Endäste führt zu einem kompletten Labyrinthausfall mit Taubheit und Ausfallnystagmus in Richtung der gesunden Seite. Die Prognose ist schlecht.
Verschluß der A. vestibularis anterior: Ausfall des Gleichgewichtsorgans ohne Läsion der Macula sacculi, da diese von der A. vestibulocochlearis versorgt wird.
Verschluß der A. cochlearis: Hörsturz durch Ausfall der Kochlea mit Ausnahme von Teilen der basalen Schneckenwindung,

Durchblutungs-störungen	d. h. Hörsturz im tiefen und mittleren Frequenzbereich. Verschluß der A. vestibulocochlearis: Hörsturz im Bereich der hohen Töne, gelegentlich kombiniert mit Unsicherheit bzw. Liftgefühl und einem Vertikalnystagmus durch den Ausfall der Macula sacculi. Gefäßverschlüsse weiter zentral, z. B. der A. cerebelli inferior anterior oder posterior, führen zu begleitenden Ausfällen mehrerer Hirnnerven, z. B. beim Wallenberg-Syndrom: Sensibilitätsstörungen im Gesicht, Horner-Syndrom, horizontaler, z. T. rotierender Nystagmus bei geöffneten Augen zur Gegenseite, bei geschlossenen Augen zur Seite der Läsion. Paresen der kaudalen Hirnnerven.	425
Traumatische Störungen		
Querfraktur	Komplette vestibuläre Funktionsstörungen mit Nystagmus zur Gegenseite, ipsilateraler Fallneigung, kombiniert mit Taubheit und Hämatotympanon. Bei entsprechendem Frakturverlauf auch Fazialisparese. Differentialdiagnose: Längsfraktur: Es besteht eine Schalleitungsschwerhörigkeit, nicht aber ein Ausfall des Gleichgewichtsorgans. Schwindel kann im Rahmen einer Commotio cerebri auftreten.	462
Contusio labyrinthi	Vestibulärer Funktionsverlust und Hörverlust auf der Seite eines stumpfen Schädel-Hirn-Traumas ohne Frakturnachweis. Die Übergänge zur Symptomatik der Querfraktur sind fließend, da häufig die Frakturen im Felsenbein röntgenologisch nicht sichtbar, aber trotzdem vorhanden sind.	463
Explosions-trauma	Mechanische Verletzung des Mittel- und Innenohrs, verbunden mit den Zeichen eines Labyrinthausfalls. Kommt es nur zum Zerreißen von Fenstermembranen, kann es zu fluktuierendem Hörverlust,	

	Schwindelanfällen und Schwindel bei lauten Geräuschen (Tullio-Phänomen) kommen.	
Akutes Lärmtrauma	Im Gegensatz zum chronischen Lärmtrauma, bei dem vestibuläre Störungen nicht vorhanden sind, kann beim akuten Lärmtrauma Schwindel auftreten. Er ist uncharakteristisch und reversibel. Möglicherweise ist er auf eine bisher nicht objektiv nachweisbare Otolithenläsion zurückzuführen. Gelegentlich haben die Symptome die Form eines Tullio-Phänomens.	391
Toxische Gleichgewichtsstörungen		
Toxische Otitis media	Im Rahmen einer Mittelohrentzündung durch toxische Abbauprodukte von Bakterien oder Viren.	529
Ototoxische Medikamente	Die Schädigung ist abhängig von der Behandlungsform mit ototoxischen Medikamenten. Es kommt zu einer einseitigen vestibulären und kochleären Störung mit Nystagmus zur Gegenseite und Drehschwindel bei lokaler Behandlung der Menière-Krankheit, aber auch durch eine antientzündliche Behandlung mit neomycin- und gentamycinhaltigen Ohrentropfen. Bei parenteraler ototoxischer Therapie kann es zu einer beidseitigen vestibulären, vestibulokochleären und kochleären Störung kommen. Es entsteht dabei kein Drehschwindel, weil keine Seitendifferenz auftritt. Auffallend ist die starke, ungerichtete Ataxie sowie die Oszillopsie (Vertikalbewegungen der Umwelt beim Gehen).	533
Funktionelle halsbedingte Störungen	Eine akute Funktionsstörung eines Gleichgewichtsorgans bei funktionellen Kopfgelenkstörungen ist möglich, aber noch nicht bewiesen.	475

Raumfordernde und destruierende Prozesse

Akustikusneurinom	In der Regel tritt beim Akustikusneurinom kein Schwindel auf, obwohl es zu einer fortschreitenden, einseitigen Funktionsminderung kommt. Ein Lagenystagmus kann vorhanden sein. Bei schneller Volumenzunahme des Tumors, z. B. Einbluten, kann es zu den Symptomen einer akuten Funktionsstörung des Labyrinths kommen.	374
Cholesteatom	Die schleichenden Eiterungen, wie sie beim Cholesteatom typisch sind, führen in der Regel zu einem langsamen Funktionsverlust ohne Schwindel. Der vestibuläre Schaden entspricht dabei in der Regel dem Innenohrhörverlust. Eine korrekte thermische Prüfung ist wegen des Knochenabbaus im Mittelohrraum nicht möglich. Zu einer akuten Funktionsstörung kommt es, wenn das Labyrinth vom Cholesteatom eröffnet wird, und es zu einer Durchwanderungslabyrinthitis kommt.	320
Glomustumor	Bei Arrosion der Labyrinthkapsel kommt es zu den Zeichen des kochleären und vestibulären Funktionsverlusts. Typisch ist das pulsierende Ohrengeräusch.	
Gehörgangs- und Mittelohrkarzinom	Diagnostisch vorherrschend sind die fötide Sekretion aus dem Gehörgang und die Sequesterbildung. Schwindel und kochleäre Hörstörungen treten bei Arrosion der Labyrinthkapsel auf.	
Autoimmunkrankheiten	Eine Autoimmunkrankheit des Gleichgewichtsorgans ist wahrscheinlich – aber bis heute nicht eindeutig bewiesen. Die audiologischen Symptome mit stufenweiser Abnahme des Hörvermögens sind vorherrschend.	324
Entzündliche Hirnstammprozesse	Lokalisierte Herde einer multiplen Sklerose, einer Lues III, herdförmige Narben nach einer Meningoenzephalitis	434 431

sowie lokale Ischämien können die Symptome einer akuten Funktionsstörung des Gleichgewichtsorgans dann auslösen, wenn sie entweder an der Stelle sitzen, an der der N. vestibularis in den Hirnstamm eintritt, oder wenn sie ein Gleichgewichtskerngebiet isoliert befallen. Als Erstmanifestation des ZNS-Befalls bei einer AIDS-Erkrankung sind Gleichgewichtsstörungen dieser Art beschrieben. Im Rahmen der Immunschwäche kommt es aber häufig zu opportunistischen Infektionen des ZNS, z. B. durch Toxoplasmose. 434

Liftschwindel

Definition: Gefühl des Schwebens oder des Gehens „auf Watte".
Ein einheitliches Krankheitsbild zu diesem Symptom gibt es nicht. Wahrscheinlich liegt ihm eine Funktionsstörung der Otolithenorgane zugrunde. Auf das Vorliegen eines Vertikalnystagmus ist zu achten.
Für die weitere Diagnostik ist eine Untersuchung der Otolithenfunktion (z. B. die Untersuchung der subjektiven Vertikalen) notwendig. 259 ff
Differentialdiagnostisch muß eine periphere Sensibilitätsstörung beidseitig z. B. bei einer Polyneuritis unterschieden werden.

Schwankschwindel

Schwankschwindel ist das Hauptsymptom der zentral-vestibulären Erkrankungen entsprechend der ungerichteten Ataxie. Schwankschwindel kann jedoch auch bei peripher-vestibulären Störungen auftreten, z. B. als Spätfolge einer einseitigen vestibulären Funktionsstörung, im Frühstadium einer beidseitigen Funktionsstörung und bei einer Otolithenläsion.

Schwankschwindel bei Störungen der zentralen Gleichgewichtsregulation

	Bei zentralen Störungen treten je nach Lokalisation des Prozesses charakteristische Symptome auf. Aus solchen Symptomen oder noch mehr aus Symptomenkombinationen läßt sich oft eine Topodiagnostik erstellen, nicht aber bereits eine Diagnose.	
Schwankschwindel in Kombination mit unerschöpflichem, konvergierendem und divergierendem Lagenystagmus	• Mittelliniennahe Störungen im Bereich des Gleichgewichtskerngebietes, z. B. bei multipler Sklerose, Syringobulbie und Tumoren des IV. Ventrikels.	414
	• Mittelliniennahe Störungen im Vestibulozerebellum, speziell im Unterwurm und im Nodulus.	440
	• Toxische Störungen, z. B. bei Alkohol und Nikotin.	307
	• Bei Kleinhirnabszeß.	440
Schwankschwindel in Kombination mit Vertikalnystagmus nach unten (Downbeat-Nystagmus), einer Übererregbarkeit der Gleichgewichtsorgane, einer Störung des Blickfolgesystems, des optokinetischen Nystagmus und der Fixationssuppression	Störungen des Vestibulozerebellums, speziell des Flokkulus durch vaskuläre, entzündliche, raumfordernde Prozesse sowie bei zerebellären Systematrophien. Differentialdiagnostische Abgrenzung zum Arnold-Chiari-Syndrom, das aber im Gegensatz zu den Flokkulusläsionen zu Schwindel bei Kopfbewegungen führt.	437, 411 444
Schwankschwindel in Kombination mit dissoziiertem Blickrichtungsnystagmus	Bei multipler Sklerose. Typisch sind multiple, zeitlich gestaffelte Schübe zentralnervöser, lokaler Erkrankungen mit vollständiger oder partieller Rückbildung der Symptome zwischen den Schüben. Typisch ist ein Zusammentreffen von Sehstörungen mit Parästhesien oder von Schwankschwindel mit Parästhesien. Die Erstmanifestation liegt häufig im	434

	20.–40. Lebensjahr. Frauen sind doppelt so häufig betroffen wie Männer. Differentialdiagnostische Abgrenzung gegen Störungen im Bereich des okzipitozervikalen Übergangs. Auch dabei können Sensibilitätsstörungen auftreten. Als Unterscheidungsmerkmal gilt. • der Schmerz, der bei der multiplen Sklerose nicht vorkommt; • flüchtige Störungen in entfernteren Bereichen (z. B. Miktionsstörungen), die bei zervikalen Störungen nicht auftreten.	502
Schwankschwindel in Kombination mit einseitigem Labyrinthausfall und okulomotorischer Störung	Großes Akustikusneurinom, das auf den Hirnstamm drückt. Handelt es sich um ein Akustikusneurinom, das sich sehr früh in den Kleinhirnbrückenwinkel entwickelt, dann kann Schwankschwindel, hervorgerufen durch eine Kompression des Hirnstamms, das 1. Symptom sein. Differentialdiagnostisch abzugrenzen ist ein Meningeom des Kleinhirnbrückenwinkels, besonders wenn eine wesentliche Hörstörung nicht besteht.	374
Schwankschwindel in Kombination mit Störungen anderer Hirnnerven, z. B. IX, X	Bei Störungen der lateralen Medulla oblongata, z. B. beim Wallenberg-Syndrom oder bei lokalisierten Herden einer multiplen Sklerose.	425 434
Schwankschwindel in Kombination mit einer „Ocular-tilt-Reaktion"	Bei Läsionen in der Mittelhirnhaube.	415
Schwankschwindel in Kombination mit einem Vertikalnystagmus nach oben	Bei Läsionen der pontomedullären oder pontomesenzephalen Haube.	413
Schwankschwindel in Kombination mit Vertikalnystagmus nach unten	Bei Läsionen am Boden des IV. Ventrikels oder beidseitig im Flokkulus.	411

Schwankschwindel bei peripher-vestibulären Störungen

Schwankschwindel im Spätstadium eines akut aufgetretenen einseitigen Labyrinthdefekts	Im Verlauf der Kompensation schließt sich an den anfangs bestehenden, gerichteten Drehschwindel ein Schwankschwindel an. In diesem Durchgangsstadium kann es auch zu den Symptomen eines benignen paroxysmalen Lagerungsschwindels kommen.	330
Schwankschwindel als Folgezustand eines beidseitigen Labyrinthdefekts	Bei Felsenbeinfraktur beidseitig oder bei der parenteralen Behandlung mit ototoxischen Medikamenten. Differentialdiagnose: Akustikusneurinome beidseitig bei Neurofibromatose Recklinghausen. Es bestehen multiple Neurofibrome an peripheren Nerven (progrediente periphere Paresen), an den Nervenwurzeln (radikuläre Ausfälle), intraspinal (Rückenmarkkompression bis zu Querschnittslähmung) und intrakraniell besonders am N. vestibularis und N. opticus. Als typisches Zeichen an der Haut bestehen ausgedehnte Pigmentanomalien (Café-au-lait-Flecken).	325 325
Schwankschwindel bei Otolithenläsionen	Wegen fehlender Untersuchungsmöglichkeiten ist über diesen Komplex bisher nur wenig bekannt. Umschriebene Krankheitsbilder fehlen bisher.	
Phobischer Schwindel	Phobischer Schwindel tritt in der Regel als Attackenschwindel auf. Gelegentlich kann es aber auch zur Ausbildung von Dauerschwindel kommen. Charakteristisch ist die Erstmanifestation nach Belastungsphasen oder Krankheitserlebnissen und die begleitende Angst der Patienten.	537
Anfallsartig auftretender Schwindel	Im Gegensatz zum Dauerschwindel, bei dem man meist Befunde erheben kann, ist die Diagnostik des Anfallsschwindels sehr schwierig, da zwischen den	

	Anfällen Symptome fehlen können. Man ist verstärkt auf die Anamnese und auf die Nachbarschaftssymptome angewiesen.	

Anfallsartig auftretender Schwindel mit Ohrsymptomen bei peripher-vestibulären Erkrankungen

Schwindelanfälle mit Hörverlust und Tinnitus	M. Menière	340
Schwindelanfälle nach einem kurzen Hörverlust und Tinnitus	M. Lermoyez	351
Schwindelanfälle mit plötzlichem Hinstürzen bei vollem Bewußtsein	Tumarkin-Otolithenkrisen bei M. Menière	352
Schwindelanfälle und Fallneigung im Zusammenhang mit lauten Geräuschen	Tullio-Phänomen Fallneigung bei Geräuschen von mehr als 40 dB Lautstärke. Bei extrem starkem Tullio-Phänomen kann Schwindel bereits beim Klopfen auf die Schädeldecke, bei Berührung des Tragusknorpels und bei der Tympanometrie auftreten.	390
Schwindelanfälle im Zusammenhang mit Druck auf den Tragus oder einer Erhöhung des Drucks im Gehörgang und/oder Mittelohr	Labyrinthfistel Die Ursache liegt in destruierenden Prozessen, die in der Regel vom Mittelohr ausgehen und zu einer Arrosion der Labyrinthkapsel führen, z. B. dem Cholesteatom, dem Gehörgangs- und Mittelohrkarzinom und dem Glomustumor. Außerdem kann eine spontane Fensterruptur vorliegen. Auffallend sind die akut auftretende, später fluktuierende Hörstörung und die begleitende Gleichgewichtsstörung.	393

Anfallsschwindel ohne Ohrsymptome bei zentralen und zervikalen Erkrankungen

Schwankschwindel bei älteren Menschen, der rasch einsetzt und in unregelmäßigen Abständen auftritt, kombiniert mit plötzlichem Hinstürzen („Drop attacks")	Vertebrobasiläre Insuffizienz: Es handelt sich um eine rezidivierende, diffuse, nicht zu Dauerschäden führende Ischämie im Hirnstammbereich des älteren Menschen. Differentialdiagnose: • Schwindelanfälle bei umschriebenen Mangeldurchblutungen von Hirnstamm, Vestibulariskernen und Zerebellum. Daraus resultieren passagere oder bleibende Insulte mit umschriebenen Ausfällen, die eine exakte Lokalisation des Ischämieareals zulassen. Durch die verbesserten bildgebenden Verfahren sind die Fälle von diagnostizierten Insulten gestiegen. • Subclavian-Steal-Syndrom: Auftreten des Schwindels bei Arbeitsbelastung eines Arms. Blutdruckdifferenz im Bereich der Arme.	423 425
Sekundenschwindel in Form einer kurzen Unsicherheit (Knie werden weich), in der Regel nur Sekunden anhaltend, verbunden mit einem Engegefühl im Thorax (fakultativ)	Herzrhythmusstörung: Eine Kreislaufunterbrechung infolge einer Herzrhythmusstörung bleibt symptomlos, wenn sie bis zu 5 s dauert. Längere Ausfälle werden als kurzer Schwindel bemerkt, wobei die Übergänge zu Synkopen und zu Adam-Stoke-Anfällen fließend sind.	519
Anfallsweise Schwankschwindel morgens nach dem Aufstehen, einige Stunden anhaltend, nicht regelmäßig kombiniert mit Nackenkopfschmerzen	Myogene oder artikuläre Dysfunktion im Kopfgelenksbereich C0/C1, seltener C1/C2. Kombination möglich mit • Otalgie, • Haubenkopfschmerz, • retroorbitalem Schmerz, • pseudosinugenem Schmerz, • rezidivierenden Tubenfunktionsstörungen.	475

Schwankschwindelanfälle mit Schwarzwerden vor den Augen, davor Schwank- oder Drehschwindel	Hypotone Regulationsstörung mit ungenügender Anpassung des Herzminutenvolumens an eine veränderte körperliche Belastung. Schellong-Test! Zu wenig beachtet werden Medikamente, die eine sekundäre Hypotonie hervorrufen können.	522 524
Schwankschwindelanfälle (ungenaue Angaben) in unregelmäßigen Abständen mit Begleitkrämpfen oder Absenzen	Epilepsie Die Grand-mal-Epilepsie bietet keine differential-diagnostischen Schwierigkeiten. Die verschiedenartigen Abläufe der Petit-mal-Epilepsien können aber auch als reine Schwankschwindelzustände imponieren.	430
Schwankschwindelanfälle, kombiniert mit okzipitalem Kopfschmerz	Basiläre Migräne Kombination aus Gangataxie, Dysarthrie und Tinnitus. Zusätzlich kommen beidseits auftretende Parästhesien der Hände, des Kopfes und der Zunge vor. Differentialdiagnose: Dysfunktion der Kopfgelenke mit den begleitenden, schmerzhaften Symptomen im Nacken, in der Kauregion und mit begleitenden Schwindelbeschwerden.	427
Sekundenschwindel in Form von kurzem Straucheln oder ruckartiger Bewegung der Umwelt	Halsbedingter Schwindel mit myogener und artikulärer Dysfunktion im Kopfgelenksbereich C0/C2.	475
Schwindelanfälle mit Kopfschmerzen beim Kind	Benigner paroxysmaler Schwindel des Kindes. Es handelt sich um ein Migräneäquivalent. Abzugrenzen von dem benignen paroxysmalen Schwindel des Erwachsenen. Die typischen Symptome der Canalolithiasis bestehen nicht.	469

Mit zunehmender Müdigkeit und nach längerem Lesen zunehmendes Unsicherheitsgefühl, häufig kombiniert mit frontalem Kopfdruck	Latentes Schielen Typisch sind die Zunahme der Beschwerden im Tagesverlauf sowie die frontalen Kopfschmerzen.	450
Kurze Schwindelattacken bei aufrechtem Gang, kombiniert mit Vernichtungsangst, ausgelöst durch besondere Sinnesreize oder besondere soziale Situationen	Phobischer Schwindel	537
Schwindel im Zusammenhang mit Bewegungen oder speziellen Körperlagen	Definition: Schwindel, ausgelöst durch Körper- oder Kopfbewegungen. Die Beschwerden und ihre Symptome sind reproduzierbar, wobei allerdings Einschränkungen bestehen.	
Lagerungs- bzw. Lagewechsel-Schwindel	Benigner paroxysmaler Lagerungsschwindel (Canalolithiasis). Differentialdiagnose: • Zervikale Funktionsstörungen im Kopfgelenksbereich, • vaskuläre Erkrankungen im Stromgebiet der A. vertebralis und A. basilaris.	362
Lageschwindel		
Symmetrischer Lageschwindel	Toxische, zentral-vestibuläre Störungen besonders bei Alkohol (DD: Otolithenstörung)	416, 307
Unsymmetrischer Lageschwindel	Bruns-Nystagmus bei Akustikusneurinom. Es handelt sich um einen Lageschwindel mit großschlägigem, wenig frequentem Nystagmus beim Liegen auf der Seite der Schallempfindungsstörung, mit mittelschlägigem, mittelfrequentem Nystagmus beim Liegen auf der gesunden Seite.	378

Lageschwindel, kombiniert mit destruktiver Ohrerkrankung (z. B. Cholesteatom)	Lagefistelsyndrom	
Kopfhaltungs-abhängige Gleich-gewichtsstörungen beim Arbeiten über dem Kopf (Vorhänge aufhängen, Decken anstreichen, usw.)	• Zervikalsyndrome mit myogener oder artikulärer Dysfunktion	475
	• Arnold-Chiari-Mißbildung	444
	• Abzugrenzen ist das Unsicherheitsgefühl alter Menschen beim Arbeiten über dem Kopf, das durch den Mangel an afferenten somatischen Informationen und durch die veränderte Otolitheninformation zustande kommt.	

Nystagmus

Physiologischer Nystagmus

Nystagmus bei Kopfbewegungen	Definition: Die neurophysiologische Information für diesen Nystagmus kommt vom Gleichgewichtsorgan (vestibulärer Nystagmus), vom okulomotorischen System (optokinetischer Nystagmus) und von den Halsrezeptoren (zervikaler Nystagmus). Entsprechend der Bewegungs- oder Beschleunigungsrichtung gibt es den horizontalen, den vertikalen, den rotierenden Nystagmus und die entsprechenden Mischformen. Bei konstanter, gleichförmiger Bewegung besteht kein vestibulärer Nystagmus. Anders ist dies beim okulomotorisch ausgelösten Nystagmus. Er hält solange an, wie das optische Bild bewegt wird. Bei physiologischer Bewegung in der Natur ist der reflektorische Nystagmus immer kombiniert aus Reizanteilen des vestibulären Systems, des okulomotorischen Systems und noch anderer Systeme, wobei die Information im zentralen Gleichge-

wichtssystem verschaltet und dabei gewichtet wird. Ist die Kopfbewegung schneller als die Fähigkeit des Gleichgewichtssystems, eine langsame Nystagmusphase auszulösen, wird das optische Bild unscharf.

Endstellnystagmus

Definition: Ein Endstellnystagmus ist eine rhythmische, nicht reflektorische Augenbewegung, hervorgerufen bei starkem Seitblick infolge Muskelermüdung. Das Auge driftet langsam zur Orbitamitte zurück, wird aber rasch wieder zur Seite gezogen, wenn der fixierte Punkt aus der Fovea zu weit abdriftet.

Differentialdiagnostische Abgrenzung:

- Blickrichtungsnystagmus: Diese auf 180,
  eine Störung der Blickhaltefunktion 440
  zurückzuführenden Augenbewegungen bei Läsionen im pontinen Blickzentrum bzw. im Kleinhirn treten schon bei mittelstarkem Seitblick von ca. 30° auf. Als Ursache kommen pharmakologisch, zerebelläre Intoxikationen und Systemerkrankungen mit zerebellären Störungen vor.
- Kongenitaler Fixationsnystagmus:
  mit pendelförmigen Augenbewegungen 182,
  mit zunehmendem Seitblick in einen 448
  echten Nystagmus übergehend. Bei Fixation eines Punktes nehmen diese Augenbewegungen zu.

Physiologischer Spontannystagmus

Definition: Der sog. physiologische Spontannystagmus tritt bei über 50 % aller gesunden Patienten auf. Er wird nur sichtbar bei nystagmographischer Registrierung in vollständiger Dunkelheit, nicht aber bei der Untersuchung mit der Leuchtbrille. Damit unterscheidet er sich eindeutig von einem pathologischen Nystagmus, der unter der Leuchtbrille sichtbar ist.

Es ist zu beachten, daß ein ausschließlich nystagmographisch nachgewiesener Spontannystagmus dann als pathologisch anzusehen ist, wenn Nachbarschaftssymptome oder die Anamnese auf eine stattgefundene, vestibuläre Erkrankung hinweisen.

Nystagmus bei Reizung eines vestibulären Rezeptors

Fehlende Reizantwort: Thermische Reizung

Beidseitiges Fehlen

Die thermische Reizantwort kann entweder beidseitig, einseitig oder bei einem der 4 Reizschritte fehlen.

Artefakt:
- Wenn bei der thermischen Prüfung die Körperhaltung der individuell sehr unterschiedlich lokalisierten Pessimumstellung nach Brünings entsprach. Es gibt Menschen, die in der sog. Optimumstellung nach Brünings (Kopfstellung 30° angehoben bei liegendem Patienten) nahe ihrem individuellen Pessimum sind.
- Bei fehlerhafter Reiztemperatur.
- Bei verschlossenem äußerem Gehörgang beidseitig (Cerumen!).
- Bei sedierender Medikation.

Erkrankungen:
- Bei Zustand nach Behandlung mit ototoxischen Medikamenten.
- Wenn die Gleichgewichtsorgane nicht angelegt oder mißgebildet sind.
- Bei Akustikusneurinom beidseitig.

Differentialdiagnostisches Vorgehen:
- Reinigung des Gehörgangs.
- Anamnese der eingenommenen Medikamente.

Differentialdiagnostisches Vorgehen:

- Wiederholung der thermischen Prüfung in einer anderen Kopfhaltung (im Rahmen einer Probespülung kann das Maximum der Reaktion gesucht werden durch langsames Bewegen des Kopfes vor und zurück bei gleichzeitiger Beobachtung der Augenbewegungen mit einer Leuchtbrille).
- Rotatorische Prüfung (screeningmäßig durchführbar auf einem Bürostuhl mit einer Leuchtbrille). Besteht auch dabei keine Reizantwort, ist ein kompletter Funktionsausfall der Gleichgewichtsorgane wahrscheinlich.
- Computertomographische Untersuchung zur Feststellung der Form der Gleichgewichtsorgane und der inneren Gehörgänge zum Ausschluß einer Fehlanlage.

Einseitiges Fehlen

Artefakt:
Einseitig verschlossener Gehörgang (Cerumen!).
Erkrankungen:

- Kombiniert mit Spontannystagmus zur Gegenseite: akuter Ausfall des Gleichgewichtsorgans.
- Ohne Spontannystagmus, aber kombiniert mit Kopfschüttelnystagmus zur Gegenseite: älterer und langsam entstandener, einseitiger Ausfall (z. B. Akustikusneurinom).
- Als alleiniger Befund: sehr selten, aber theoretisch denkbar, als angeborener oder frühkindlich erworbener Ausfall, der sehr gut kompensiert ist.

Fehlen bei einem der vier Reizschritte

Artefakt: 196
Falsche Spültechnik. Spülung wiederholen.

Erkrankung:
Wenn die Warmreizung einer Seite ausfällt oder stark abgeschwächt ist bei seiten-

gleicher Reaktion bei der Kaltreizung, dann handelt es sich um eine pathologische Untererregbarkeit dieser Seite mit Richtungsüberwiegen zur Gegenseite.

Fehlende Reizantwort: Rotatorische Reizung

Bei Beschleunigung nach beiden Seiten

Artefakt:

- Als Artefakt bei Fixation eines sichtbaren oder imaginären Punktes (Cave: Simulation!).
- Wenn die Kopfhaltung dem individuellen rotatorischen Pessimum entspricht.

Erkrankungen:

- Bei Ausfall beider Gleichgewichtsorgane.
- Bei sedierender Medikation.

Vorgehen zur Klärung:

- Wiederholung der Untersuchung, eventuell mit anderer Kopfhaltung.
- Bei Verdacht auf Simulation Gleichspannungsableitung beider Augen getrennt oder Überwachung des Patienten mit einer Infrarot-Videoanlage.

Bei Beschleunigung nach einer Seite

Das Fehlen einer Reizantwort bei Beschleunigung in eine Richtung kommt bei einseitigen, rein peripheren Schäden nicht vor, da beide Gleichgewichtsorgane jede Beschleunigungsrichtung erfassen können. Bei zentralen Schäden kann dieses Symptom auftreten, wenn ein Nystagmus in eine bestimmte Richtung nicht gebildet werden kann. Diese Nystagmusrichtung darf bei anderen experimentellen Untersuchungen wie thermische und optokinetische Reizung dann aber ebenfalls nicht vorhanden sein.

Übermäßig starke Reizantwort

Thermische Reizung

Beidseitig

Artefakt:

- Bei übermäßig hoher oder zu niedriger Temperatur des zur Reizung verwendeten Wassers.

Übermäßig starke Reizantwort

- Bei nystagmographischer Registrierung: falsche Eichung.

Es gibt gesunde Personen, die extrem starke Nystagmusschläge entwickeln mit einer Geschwindigkeit der langsamen Phase bis 80°/s und Frequenzen über 4 Schlägen/s.

Erkrankungen:

- Bei Kombination mit Störungen im okulomotorischen System: Schaden im Vestibulozerebellum, speziell im Bereich des Flokkulus. Die übermäßig starke Reizantwort entspricht dann einer Enthemmung des zentralvestibulären Systems. 411
- Als enthemmte Phase nach Alkoholgenuß. Im Verlauf des Blutalkoholanstiegs und -abfalls werden Phasen unterschiedlicher kalorischer Erregbarkeit durchlaufen. Es können auch Seitendifferenzen auftreten, die vorher nicht vorhanden waren. 307

Einseitig

Eine einseitige Übererregbarkeit tritt dann auf, wenn bei der thermischen Reizung am lateralen Schenkel des horizontalen Bogengangs mehr als 1° Temperaturdifferenz auftritt. Dies kommt vor:

- bei Spülung eines radikal operierten Ohrs,
- bei Spülung eines Ohrs mit epithelisierter Pauke.

Rotatorische Reizung

Speziell in Kombination mit reduzierter thermischer Reizantwort: Artefakt oder medikamentöser Effekt.
Physiologische und unphysiologische Reize werden unterschiedlich stark von sedierenden Medikamenten beeinflußt. Dabei kommt es vor, daß die thermische Reizantwort sehr niedrig ist, während der rotatorische Nystagmus stark in Erscheinung tritt.

Seitendifferenz der Reizantwort

Thermische Reizung

Die Streuung der Seitendifferenz Gesunder 215
ist sehr hoch. Daraus ergibt sich die differentialdiagnostische Regel, daß eine Seitendifferenz der thermischen Erregbarkeit nur dann pathologisch ist, wenn zusätzlich klinische Zeichen einer Krankheit vorhanden sind.

Artefakt:
- Bei falscher Spültechnik.
- Bei pathologischen Prozessen im Bereich des Gehörgangs (Cerumen, Exostosen usw.).

Erkrankungen:
- Kombination mit Spontannystagmus zur gesunden Seite: akute Funktionsstörung eines Gleichgewichtsorgans, eines Gleichgewichtsnervs oder des Hirnstamms am Eintrittsort des Gleichgewichtsnervs.
- Kombination mit Kopfschüttelnystagmus: alte einseitige Funktionsstörung. Der Spontannystagmus ist durch kompensatorische Vorgänge verschwunden, die Seitendifferenz bleibt.
- Kombination mit sensoneuraler Hörstörung (kann auch als Hörsturz imponieren): langsam fortschreitender, funktionseinschränkender Prozeß, z. B. Akustikusneurinom.

Rotatorische Reizung

Eine Seitendifferenz der Reizantwort besteht:
- im Anfangsstadium einer peripher-vestibulären Funktionsstörung,
- im Spätstadium einer nicht kompensierten, peripheren Funktionsstörung. Die Kompensation wird behindert durch:

  - ein Schädel-Hirntrauma,
  - eine Meningoenzephalitis,
  - ein Zervikalsyndrom,
  - Bettruhe;
- als zentrales Überwiegen einer Nystagmusrichtung. Es ist dann kombiniert mit einem Richtungsüberwiegen im thermischen Test.

Nystagmus und Augenbewegungen bei visueller Reizung

Langsame Blickpendelfolge	Die Folgebewegungen der Augen nach einem mit einer maximalen Geschwindigkeit von 40°/s hin- und herschwingenden Pendel ist beim Gesunden glatt. Beim Sinusblickpendeltest finden sich folgende Abweichungen:	223
Folgebewegung nicht oder teilweise nicht möglich, Folgebewegungen von schnellen Einstellbewegungen durchsetzt (sakkadiert)	• Sehvermögen schlecht,	447
	• Augenmuskellähmung,	454
	• Simulation,	
	• zentral-vestibuläre Störung,	404
	• Nebenwirkung von Medikamenten (speziell Barbiturate),	529
	• in Kombination mit Übererregbarkeit des thermischen, rotatorischen und optokinetischen Nystagmus: Schaden im Vestibulozerebellum, speziell im Flokkulus.	411
Optokinetischer Nystagmus	Beim Blick auf ein bewegtes Bild tritt ein optokinetischer Nystagmus auf, dessen Verstärkungsfaktor (Augengeschwindigkeit/Reizgeschwindigkeit) von der Drehgeschwindigkeit abhängt. Neben dem Normalbefund (s. S. 380) gibt es die im folgenden genannten Möglichkeiten.	

Reizantwort ist stärker als der Reiz

Einseitig:
- Bei seitengleicher thermischer, aber seitendifferenter rotatorischer Reaktion: zentrales Richtungsüberwiegen.
- Bei seitendifferentem Ergebnis der thermischen und rotatorischen Reizung: peripher ausgelöstes Richtungsüberwiegen, d.h. peripherer Spontannystagmus.

Beidseitig:
Sehr selten; Verstärkungsfaktor > 1. Die Patienten geben Scheinbewegungen beim Anschauen vorbeifahrender Züge usw. an. Es handelt sich wahrscheinlich um eine fehlende Dämpfung im zentralvestibulären System, wie sie bei Kleinhirnstörungen auftritt.
Besteht eine übermäßig starke, okulomotorische Reaktion als isolierter Befund, und tritt dieser Befund mehrfach auf, dann ist immer die Reiz- und Ableittechnik zu überprüfen bzw. sind eigene Normwerte zu erstellen.

Die Reizantwort ist schwächer als die gesunder Patienten

Einseitig:
- Störung des Kleinhirns auf der Seite der langsamen Phase (verbunden mit Vertikalnystagmus nach unten). 411
- Störung des parietookzipitalen Großhirns (auf der Seite der schnellen Phase).

Beidseitig:
- Sehvermögen schlecht.
- Medikamenteneffekt.
- Ausgedehnte Hirnstamm- oder symmetrische Kleinhirnläsion.

Störung der visuellen Suppression eines Nystagmus

Störungen im Suppressionstest treten auf: 234
Einseitig:
ipsilaterale Kleinhirn-, speziell Flokkulusläsion oder parietookzipitale Großhirnläsion.

Störung der visuellen Suppression eines Nystagmus

Beidseitig:
bei großflächigen zentralen Läsionen, aber auch nach Alkoholgenuß. Alkohol nimmt dem optischen System die Dominanz über das vestibuläre System. Ein experimentell ausgelöster vestibulärer Nystagmus besteht dann trotz Fixation. Klinisch ist Alkoholgenuß auch am Alkohollagenystagmus PAN I und PAN II zu erkennen.

Nystagmus bei Halsdrehung

Es wird unterschieden zwischen einem 272
zervikalen Nystagmus, der während einer Halsdrehung auftritt – er ist bei ca. 50 % aller Gesunden nachweisbar – und einem Nystagmus, der auftritt, wenn der Kopf in Seitposition gehalten wird. Er wird beim Gesunden selten gefunden. Im Halsdrehtest wird deshalb nur der Nystagmus bewertet, der in der tonischen Kopfseithalteposition auftritt.

Befunde:

- Nystagmus in eine Richtung im Halsdrehtest in Kombination mit gleichsinnigem Richtungsüberwiegen bei der thermischen und rotatorischen Prüfung: latenter Spontannystagmus, der durch die Halsbewegung ausgelöst wurde.
- In Verbindung mit einem vor der Untersuchung gegenläufigen Spontannystagmus: eindeutiges Zervikalsyndrom.
- Beidseitiger, d. h. richtungswechselnder Nystagmus im Halsdrehtest (95 % divergierend, 5 % konvergierend): Zervikalsyndrom. Differentialdiagnostisch muß durch DC-Ableitung ein Blickrichtungsnystagmus ausgeschlossen werden.
- Es sind ausgeprägte Rechteckpotentiale ausschließlich im Halsdrehtest nachweisbar: Zervikalsyndrom möglich. Wiederholung der Untersuchung ist angeraten.

Pathologischer Nystagmus

Definition: Der pathologische Nystagmus unterscheidet sich vom physiologischen Nystagmus dadurch, daß ihm keine adäquate Reizung eines Sensors, der afferente Meldungen zum Gleichgewichtskerngebiet abgibt, zugrunde liegt. Er entsteht, wenn einer der Sensoren einen pathologischen Reizzustand hat, eine akut auftretende Minderfunktion aufweist, und wenn im Bereich des zentral-vestibulären Systems eine krankhafte Seitendifferenz besteht. Dieser pathologische Nystagmus ist in der Differentialdiagnose des Schwindels bereits ausreichend behandelt. Eine Ausnahme bildet der Vertikalnystagmus (s. unten).

Fixationsnystagmus

Definition: Nystagmus oder nystagmusähnliche Pendelbewegungen der Augen, die bei Fixation eines Gegenstands stärker werden. 448

Besonderheiten:

- Beim Blick nach rechts oder links bekommt der Nystagmus jeweils in Richtung des Blickes eine schnelle Komponente von hoher Amplitude, die aber doch langsamer ist als die schnelle Phase eines vestibulären Nystagmus.
- Je weiter der Blick zur Seite geht, um so schneller wird die schnelle Komponente und um so größer wird die Amplitude.
- Es gibt ein Minimum der Augenbewegung, dessen Lokalisation von Patient zu Patient verschieden ist. Es liegt meist nicht beim Geradeausblick, sondern etwas lateral davon. Die Patienten bekommen dadurch eine Kopfschiefhaltung.
- Der optokinetische Nystagmus ist häufig invers.

Fixationsnystagmus	• Bei Lidschluß wird der Fixationsnystagmus stark gehemmt und ändert manchmal seine Richtung und sein Schlagfeld. • Es besteht nur selten Schwindel.	
Blindennystagmus	Dieser Nystagmus entsteht, wenn eine afferente Sehstörung vorliegt, aber nicht nur bei vollständiger Erblindung, wie die deutsche Bezeichnung vermuten läßt. Es fehlten die Fähigkeit des Blickfolgesystems, ein Ziel exakt auf der Fovea zu halten, sowie die Fähigkeit zu Korrektursakkaden. Beim Blick geradeaus entstehen regelmäßige, z. T. aber auch völlig unregelmäßige Pendelbewegungen, die beim Blick nach rechts und links jeweils in einen Rechts- bzw. Linksnystagmus übergehen. Die Stärke der Augenbewegungen, aber auch ihre Unregelmäßigkeit nimmt mit dem Ausmaß der Sehstörung zu. Gelegentlich sieht man kompensatorische Kopfpendelbewegungen in entgegengesetzter Richtung.	447
Latenter Schielnystagmus	Dieser Nystagmus findet sich bei etwa 20 % der Patienten mit einem angeborenen Strabismus. Er tritt nur auf, wenn ein Auge abgedeckt wird. Die rasche Phase schlägt dann zum abgedeckten Auge.	450
Blickparetischer Nystagmus	Ein blickparetischer Nystagmus entsteht bei Läsionen in den Gebieten des optischen Systems, die für konjugierte Augenbewegungen verantwortlich sind. Eine bestimmte Blickrichtung ist eingeschränkt. Der Nystagmus ist grobschlägig und niederfrequent. Die rasche Phase schlägt in Richtung der eingeschränkten Bulbusbeweglichkeit. Bei supranukleären Störungen mit beidseitiger Blickparese findet sich der Nystagmus auf beiden Augen.	409

Dissoziierter Blickrichtungsnystagmus	Multiple Sklerose mit Befall des medialen Längsbündels. Der dissoziierte Blickrichtungsnystagmus ist nur beim Blick zur Seite feststellbar. Dabei zeigt das abduzierte Auge deutlich einen Nystagmus in Blickrichtung.	415, 434
Schaukel- oder Seesaw-Nystagmus	Läsion im vorderen Anteil des III. Ventrikels oder im Bereich des rostralen Mittelhirns. Diese Nystagmusform kommt auch vor bei sellären und parasellären großen Tumoren, die eine bitemporale Hemianopsie herbeiführen. Es besteht eine Dissoziation der Augenbewegungen. Dabei sinkt ein Auge ab, und das andere Auge steigt nach oben. Gleichzeitig bestehen z. T. Drehbewegungen der Augen in entgegengesetzter Richtung.	
Vertikalnystagmus	Ein Vertikalnystagmus tritt bei Reizung der Otolithenorgane auf. Wegen der mangelnden Untersuchungsmöglichkeit der Patienten mit klinisch einsetzbaren Geräten zur Testung der Otolithenfunktion gibt es noch keine klinisch spezifizierten Krankheitsbilder der Otolithenorgane. Wesentlich häufiger findet man einen Vertikalnystagmus aber bei zentral-vestibulären Störungen der Koordinationszentren für die vertikale Blickbewegung.	
Nystagmus nach oben	Hirnstammtumoren, multiple Sklerose, Enzephalitis, vaskuläre Erkrankungen, Medikamentennebenwirkung. Es handelt sich um Störungen im Bereich der rostralen interstitiellen Kerne des Fasciculus longitudinalis medialis und um mittelliniennahe zerebelläre Läsionen. Es entsteht eine Tonusverschiebung mit langsamer Augenbewegung nach unten, der eine Sakkade nach oben folgt.	413

Nystagmus nach unten	Läsion des Flokkulus oder des ponto-medullären Hirnstamms. Anomalien des okzipitozervikalen Übergangs.	411

Nystagmusähnliche Augenbewegungen

Periodisch alternierende Blickdeviationen	Vaskuläre, z. T. schwere Läsionen im Bereich der Mittelhirnhaube, besonders des Nucleus Darcchevich, aber auch Schäden im Vestibulozerebellum. Es handelt sich um spontane, rechteckförmige, laterale Augenbewegungen mit einer Periodendauer von jeweils 1–2 s.
Langsame pendelförmige Augenbewegungen („roving-eye-movements“)	Pathologische Augenbewegungen in oberflächlichen Komastadien, bei Narkoseein- und -ausleitung sowie im Schlafstadium I bis III.
Hüpfende Augenbewegungen („ocular bobbing“)	Augenbewegungen im tiefen Koma. Es bestehen konjugierte, rasche Abwärtsbewegungen der Bulbi, die sofort oder nach einem Intervall langsam zur Primärposition zurückdriften.

Kapitel 34

Gutachterliche Bewertung vestibulärer Befunde

34

Die Begutachtung von Gleichgewichtsstörungen gehört zu den schwierigsten Aufgaben des Hals-Nasen-Ohren- und des neurologischen Fachgebietes. Probleme bei der Untersuchung, bei der Reproduzierbarkeit der Untersuchungsergebnisse, bei der Bewertung der Befunde und die mangelnde interdisziplinäre Kooperation machen die Begutachtung vestibulärer Störungen heute noch zu einer Ermessenssache. Vergleichbare objektive Befunde werden zudem von den Patienten subjektiv sehr unterschiedlich empfunden.

Für die Begutachtung von Schwindelpatienten wurden Tabellen erstellt (Stoll 1982, Feldmann 1994). Trotzdem ermöglicht die Vielschichtigkeit des Schwindelsymptoms dem Gutachter ein hohes Maß an persönlicher Entscheidungsfreiheit. Dies hat Vor- und Nachteile. Es kommen leider krasse Unter- und Überbewertungen vor. Auch sind z. B. Begriffe neu geschaffen worden, die weder vom neurologischen noch HNO-ärztlichen Fachgebiet akzeptiert sind, wie z. B. Hirnstammtaumeligkeit (Claussen 1985). Es werden Minderungen der Erwerbsfähigkeit in astronomischer Höhe für Gleichgewichtserkrankungen zuerkannt, gleichzeitig aber so einfache Untersuchungen wie der Romberg-

Test und der Unterberger-Tretversuch nicht durchgeführt oder deren gutes Ergebnis verworfen. Ein krasses Beispiel ist eine Minderung der Erwerbsfähigkeit (MdE) von 80% für eine angeblich schwere, posttraumatische Gleichgewichtsstörung eines jungen Mannes, der aber gleichzeitig den Einbeinstand mühelos bewältigen konnte.

Ähnlich problematisch ist die Beurteilung der Arbeitsfähigkeit von Schwindelpatienten, denn dem niedergelassenen Arzt oder Klinikarzt werden bei Krankschreibungen wegen Schwindel ad hoc Entscheidungen abverlangt, die er nur adäquat treffen kann, wenn eindeutige Befunde vorliegen, z. B. ein Ausfall des Gleichgewichtsorgans mit Spontannystagmus, ein benigner paroxysmaler Lagerungsschwindel mit entsprechendem rotierenden Nystagmus usw. Im weitaus häufigeren Fall stimmen die Stärke der angegebenen Beschwerden und der Befund nicht überein, oder es besteht gar keine Beziehung. Aus dieser Unsicherheit kommt es oft zu einer unangemessenen Folge von Krankschreibungen, bis entweder das Schwindelrätsel durch Nachuntersuchungen gelöst wird, eine Aggravation nachgewiesen wird, eine Gleichgewichtserkrankung kompensiert ist oder sich das Problem auf die Berentungsebene verlagert. Wer z. B. soll einen Patienten gesund schreiben, der wegen Schwindel schon monatelang krank geschrieben ist?

Da fehlerhafte Begutachtungen erhebliche finanzielle Folgen für Verunfallte und Versicherungsträger mit sich bringen, ist die Verantwortung des Gutachters hoch. Gutachtenspatienten müssen deshalb besonders gründlich untersucht werden. Auf störende Einflüsse wie Simulation, Aggravation, sedierende und toxische Substanzen muß besonders aufmerksam geachtet werden.

34.1 Untersuchungsgang

Der Untersuchungsgang ist unterschiedlich, je nachdem ob *Schwindelbeschwerden* zu beurteilen sind oder ob eine symptomlose *Gleichgewichtsstörung* ausgeschlossen werden soll, z. B. im Rahmen einer audiologischen Begutachtung.

Ein sogenanntes Ausschlußgutachten muß folgende Untersuchungen beinhalten:

- Mindestens eine Prüfung aus dem Bereich des vestibulospinalen Systems, z. B. der Romberg-Test oder der Unterberger-Tretversuch.
- Untersuchung der Blickfolgebewegung, ausgeführt mit dem Finger des Untersuchers, der vor den Augen des Patienten hin- und hergeführt wird. Dieser Test dient zum Ausschluß eines okulären Fixationsnystagmus, einer Augenmuskelparese, einer groben Störung im langsamen Blickfolgesystem und einer groben Schielstellung der Augen.

- Untersuchung mit der Leuchtbrille entsprechend der auf S. 177ff vorgestellten Schemata. Es beinhaltet die Untersuchung des Spontannystagmus, des Blickrichtungsnystagmus, des Kopfschüttelnystagmus, des Lage- und Lagerungsnystagmus und die thermische Labyrinthprüfung.

Besteht bei den Untersuchungen bis zur thermischen Prüfung kein pathologischer Befund und zeigen die ersten Spülungen des rechten und des linken Ohrs mit Wasser von 44 °C einen kräftigen, annähernd seitengleichen Nystagmus, dann kann die Untersuchung beendet werden.

Besteht ein pathologischer Befund bei den Untersuchungen bis zur thermischen Prüfung und/oder ist die thermische Reaktion auf die Spülung mit 44 °C nicht annähernd seitengleich, dann muß die Spülung mit Wasser von 30 °C fortgesetzt werden.

> **!** Es gibt keine feste Grenze zwischen einem seitengleichen, annähernd seitengleichen und pathologisch seitendifferenten Befund. Eine geringe Seitendifferenz kann bereits pathologisch sein, wenn auf der Seite der schlechteren Erregbarkeit eine z.B. unfall- oder tumorbedingte Schwerhörigkeit besteht, und wenn andere vestibuläre Befunde zu dieser geringen Seitendifferenz passen, wie z.B. ein Spontan- oder richtungsbestimmter Provokationsnystagmus zur stärker erregbaren Seite.

Ein Gutachten *über Schwindel* muß folgende Untersuchungen enthalten:

- Mehrere vestibulospinale Untersuchungen, möglichst mit entsprechender Dokumentation, z.B.
  - Romberg- oder Unterberger-Test aus der Gruppe der Steh- und Gehversuche,
  - Zeigeversuch nach Bárány oder Schreibtest nach Fukuda/Stoll als Schulter-Arm-Test.
- Untersuchung der Blickfolgebewegung mit dem Finger zum Ausschluß eines Fixationsnystagmus, einer Augenmuskelparese und einer Schielstellung der Augen.
- Untersuchung mit der Leuchtbrille entsprechend der auf S. 177ff vorgestellten Schemata. Die Untersuchung muß die Suche nach Spontannystagmus, Blickrichtungsnystagmus, Kopfschüttelnystagmus sowie die Lage- und Lagerungsprüfung beinhalten. Die thermische Prüfung wird beim Schwindelgutachten elektronystagmographisch oder videookulographisch (s. Punkt 4) registriert.
- Elektronystagmographische Untersuchung: Sie muß enthalten:

  1. Untersuchung des Spontannystagmus jeweils 20 s
     - mit geöffneten Augen im Dunkeln oder mit Abdeckung der Augen;
     - mit geschlossenen Augen.

- Bei stark undulierenden Augenbewegungen (Müdigkeit) müssen diese Untersuchung und auch die folgenden Untersuchungen mit Rechenaufgaben wiederholt werden.

2. Untersuchung der optokinetischen Reaktion mit einer Reizeinheit, die auch die Netzhautperipherie erfaßt. Eye-tracking-Geräte sind ungenügend.
3. Untersuchung des Blickfolgeverhaltens mit einem Pendel oder einem sinusförmig schwindenden Lichtpunkt (Sinusblickpendeltest).
4. Thermische Reizung mit 44 °C und mit 30 °C. Nach Ablauf des Nystagmusmaximums, d.h. in der 70.–90. s nach Spülbeginn, muß für 10 s ein Lichtpunkt fixiert werden zur Messung der visuellen Fixationssuppression. Der Test ist nur sinnvoll, wenn ein deutlicher thermischer Nystagmus sichtbar ist.
5. Mehrfach im Verlauf der Untersuchung ist die Eichung zu überprüfen, um grobe Veränderungen des korneoretinalen Potentials im Verlauf der Untersuchung auszuschließen (entfällt bei der Videookulographie).

34.2 Bewertung der Befunde

Sowohl bei der Ausschlußuntersuchung als auch beim Schwindelgutachten ist jede durchgeführte Untersuchung mit ihrem Ergebnis im Gutachten aufzuführen. Die Bewertung erfolgt nach den von Stoll 1979, 1982 aufgestellten Tabellen.

In der ersten Grundtabelle (Tabelle 34.1) werden die pathologischen Befunde aus den einzelnen Untersuchungsgruppen einander zugeordnet. Daraus ergibt sich die Intensitätsstufe der Erkrankung.

In der zweiten Grundtabelle werden die anamnestischen Angaben den Intensitätsstufen zugeordnet (Tabelle 34.2). Im Idealfall stimmt die anamnestisch ermittelte Intensitätsstufe mit der durch die Untersuchungsbefunde ermittelten Intensitätsstufe überein.

Nun muß anamnestisch erfaßt werden, bei welcher körperlichen Belastung die gefundene Gleichgewichtsstörung auftritt. So wird die Belastungsstufe ermittelt (Tabelle 34.3).

Belastungsstufe 1 bedeutet, daß die Beschwerden bereits bei niedriger Belastung vorhanden sind, z.B. bei langsamen Bewegungen, beim Aufrichten aus der liegenden Haltung oder bei leichten Arbeiten im Sitzen. Diese Belastungsstufe 1 kommt täglich ständig vor und ist unvermeidbar. Liegt eine starke Gleichgewichtsstörung bereits bei dieser niedrigen Belastungsstufe vor, so bedeutet das eine erhebliche Minderung der Lebensqualität und der Arbeitsfähigkeit bzw. die Arbeitsunfähigkeit.

Tabelle 34.1. Intensität labyrinthärer Regulationsstörungen aus den ermittelten Befunden (aus Stoll 1979/1982)

Intensitätsstufen	Abweichreaktionen		Objektive Befunde: Spontannystagmus	Provokationsnystagmus	Thermische Erregbarkeitsstörung	Pathologisches ENG
4	Nicht prüfbar		+++	+++	+++	+++
	Unterberger	+++				
3	Romberg	++	++	+++/*	o/+	++
	Schreibtest	+				
	Gehen nur mit fremder Hiilfe					
2	Unterberger	++	+	+++/*	0/+	++
	Romberg	+				
	Gehen (○○) +, (●●)	++				
1	Erschwertes Gehen und Stehen		0/+	++	0/+	+
	(●●)	+				
	(>>)	+				
0	0		0	+	0/+	0/+

+++, ++, + = mehr oder weniger deutlicher Befund
0 = kein auffälliger Befund
* = Provokationsnystagmus vorhanden bzw. Spontannystagmus durch Provokation verstärkt
(●●) Augen geschlossen
(○○) Augen geöffnet
(>>) ein Fuß vor dem anderen.

Tabelle 34.2. Intensität labyrinthärer Regulationsstörungen. (Aus Stoll 1979/1982)

	Intensitätsstufen	Subjektive Angaben
0	Weitgehend beschwerdefrei	Benommenheit, Gefühl der Unsicherheit
1	Leichte Unsicherheit, geringe Schwindelbeschwerden	Schwanken, Stolpern
2	Deutliche Unsicherheit, starke Schwindelbeschwerden	Fallneigung, Ziehen nach einer Seite
3	Erhebliche Unsicherheit, sehr starke Schwindelbeschwerden	Fremder Hilfe bedürftig, unfähig, Tätigkeiten allein auszuüben
4	Heftiger Schwindel, vegetative Erscheinungen	Übelkeit, Erbrechen, Orientierungsverlust

Tabelle 34.3. Belastungsstufen des gleichgewichtsregulierenden Systems im täglichen Leben. (Nach Stoll 1979/1982)

	Belastungsstufen	Attribute	Beispiele aus dem Alltag
0	Keine Belastung		Ruhelage
1	Niedrige Belastung	Alltäglich Ständig Kaum vermeidbar	Langsame Kopf- und Körperbewegungen, Drehen im Bett, Aufrichten aus sitzender oder liegender Haltung, leichte Arbeiten im Sitzen (schreiben)
2	Mittlere Belastung	Alltäglich Häufig Schwer vermeidbar	Waschen und Anziehen, Bücken und Aufrichten, Gehen, Treppensteigen, leichte Arbeiten im Stehen
3	Hohe Belastung	Nicht alltäglich Selten Vermeidbar	Heben von Lasten, Gehen im Dunkeln, Autofahren (nachts, im Nebel oder auf unebener Straße), Fahren auf vibrierenden Maschinen (Baggerfahren)
4	Sehr hohe Belastung	Ungewöhnlich Sehr selten Absolut vermeidbar[a]	Rasche Körperbewegungen, Stehen und Gehen auf Gerüsten (Kranführen), Karusselfahren, sportliche Übungen (Radfahren, Tanzen, Reiten, Skifahren, Schwimmen usw.)

[a] Sofern eine derartige Belastung nicht mit der Ausübung des Berufes verbunden ist.

Belastungsstufe 4 bedeutet, daß die Beschwerden erst bei sehr hohen Belastungen, z.B. im Sport, auftreten oder bei heftigen ungewohnten Körperbewegungen. Sie kommen im täglichen Leben selten vor, sind vermeidbar und haben deshalb eine entsprechend geringere MdE zur Folge.

Nach Ermittlung der Intensitäts- und Belastungsstufe kann der Grad der MdE anhand von Tabelle 34.4 abgelesen werden.

Wird das Gutachten für die gesetzliche Rentenversicherung erstellt, ist bei der Ermittlung der Belastungsstufe der Beruf des Verunfallten zu berücksichtigen.

Beispiel: Die Ausübung von Sport ist als vermeidbar anzusehen, für einen Sportlehrer stellt sie jedoch eine täglich notwendige Belastung dar. Er wird deshalb nicht in Belastungsstufe 4, sondern in Belastungsstufe 1 eingereiht. Die Änderung der Belastungsstufe muß im Gutachten begründet werden. Andererseits wird ein Patient mit einem Beruf, in dem rasche, ungewohnte Körperbewegungen zwar vorkommen, jedoch nur gelegentlich, nicht von Stufe 4 auf Stufe 1 kommen, sondern nur auf Stufe 3.

Tabelle 34.4. MdE-Tabelle für vestibuläre Störungen der Gleichgewichtsregulation (Nach Stoll 1979/1982)

Intensitätsstufen			Belastungsstufen: 0 Ruhelage	1 Niedrige Belastung	2 Mittlere Belastung	3 Hohe Belastung	4 Sehr hohe Belastung
	Heftiger Schwindel, vegetative Erscheinungen	4	100	80	60	40	30
	Sehr starker Schwindel, erhebliche Unsicherheit	3	80	60	40	30	20
	Starke Schwindelbeschwerden, deutliche Unsicherheit	2	60	40	30	20	10
	Geringe Schwindelbeschwerden, leichte Unsicherheit	1	40	30	20	10	<10
	Weitgehend beschwerdefrei (mit und ohne objektivierbare Symptome)	0		<10	<10	<10	<10
	MdE-Tabelle		0	1	2	3	4

Bei der Begutachtung für Gerichte und Rentenversicherungen wird anhand der Belastungs- und Intensitätsstufe die Minderung der Erwerbsfähigkeit in % ermittelt. Sie wird als Empfehlung weitergegeben.

In der privaten Unfallversicherung werden die Körperschäden nach festen Prozentsätzen der abgeschlossenen Versicherungssumme bewertet (sog. Gliedertaxe). So wird der vollständige Verlust des Gehörs auf beiden Seiten mit 60 % der abgeschlossenen Versicherungssumme berechnet. Ein Hörverlust von 20 % bds. wird dementsprechend mit 1/5 von 60 % der Versicherungssumme an den Versicherten ausbezahlt.

Das vestibuläre System ist in der Gliedertaxe noch nicht aufgeführt. Unseres Erachtens nach ist aber davon auszugehen, daß heftiger Schwindel, d.h. eine Unfähigkeit, alleine zu stehen und zu gehen, eine Invalidität von 100 % bedeutet. Ein vollständiger Verlust des „Gleichgewichts" bewirkt also eine vollständige Invalidität, entsprechend einer Arbeitsunfähigkeit (MdE 100 %) in der gesetzlichen Rentenversicherung. Die nach den Tabellen von Stoll errechneten MdE-Werte können nach Umrechnung in einen Bruch direkt für die private Unfallversicherung eingesetzt werden.

Beispiel: Eine Gleichgewichtsstörung, die mit einer MdE von 20 % bewertet wird, führt in der privaten Unfallversicherung zur Auszahlung von 1/5 der gesamten Versicherungssumme (s. auch vorgenanntes audiolog. Beispiel).

Die private Unfallversicherung berücksichtigt im Gegensatz zur gesetzlichen Rentenversicherung den Beruf des Erkrankten nicht, d.h. die Belastungsstufen dürfen nicht übersprungen werden. Der als Beispiel erwähnte Sportlehrer bleibt in Belastungsstufe 4, auch wenn heftige Bewegungen bei ihm täglich vorkommen.

34.3 Sonderfälle

Einige Fälle sind so schwierig zu beurteilen, daß sie gesondert besprochen werden müssen. Es sind dies Arbeiter im Hochbau, Piloten, Taucher, Kraftfahrer und Patienten mit einer Menière-Krankheit.

34.3.1 Arbeiter im Hochbau

Erleidet ein Arbeiter am Hochbau, der Tätigkeiten an exponierten Stellen, wie z.B. auf einem Gerüst, ausüben muß, eine vestibuläre Störung durch Unfall oder Erkrankung, dann ist er so lange arbeitsunfähig, wie die Zeichen der vestibulären Störung feststellbar sind bzw. noch nicht vollständig kompensiert sind, auch dann, wenn er selbst schon wieder arbeiten möchte.

Wenn ein vestibulärer Defekt allmählich kompensiert, dann ist neben der thermischen Seitendifferenz der Kopfschüttelnystagmus das letzte Zeichen der abgelaufenen Störung. Verschwindet auch dieser, *und sind andere Störungen nicht nachweisbar,* dann ist der Patient wieder arbeitsfähig, auch wenn die thermische Seitendifferenz weiterhin besteht.

Grund:

- Auch Gesunde haben häufig eine Seitendifferenz bei der thermischen Prüfung.
- Die Seitendifferenz kann vor dem Unfall schon bestanden haben.
- Das Verschwinden des Kopfschüttelnystagmus zeigt die vollständige Kompensation eines Defektes durch ein intaktes und ausgleichsfähiges ZNS an.

Bei Patienten mit starker Augenunruhe kann die Bestimmung des Kopfschüttelnystagmus unter der Leuchtbrille nicht zuverlässig genug sein. Hier muß die Drehstuhlprüfung ergänzend eingesetzt werden. Ist der postrotatorische Nystagmus nach Abbremsung aus 90° rechts- und linksgerichteter Drehgeschwindigkeit seitengleich und kräftig, und bestehen außer der thermischen Seitendifferenz keine pathologischen Befunde, dann ist der Patient arbeitsfähig.

Die Entscheidung für die Arbeitsfähigkeit am Gerüst kann nur getroffen werden, wenn bei 3 aufeinanderfolgenden Untersuchungen im Abstand von mindestens 1 Woche negative Befunde erhoben werden.

Die Kompensationsleistung des ZNS wird durch Alkoholgenuß, und zwar bereits durch kleine Mengen, ganz oder teilweise aufgehoben. Bei Arbeiten an exponierten Stellen besteht dann Unfallgefahr. Bei Erteilung der Arbeitsfähigkeit muß auf die möglicherweise verstärkte Wirkung von Alkohol hingewiesen werden.

34.3.2 Piloten

Findet man bei einem Piloten eine Gleichgewichtsstörung, muß die Beurteilung differenziert vorgenommen werden.

Eine *Störung im okulomotorischen System* macht einen Piloten arbeitsunfähig, solange sie besteht.

Eine *Störung der thermischen Erregbarkeit* macht einen Piloten arbeitsunfähig, solange ein Spontannystagmus und ein Lage- bzw. Lagerungsnystagmus bestehen. Hat er nur noch einen Nystagmus bei kräftigem Kopfschütteln und sind die Befunde bei allen experimentellen physiologischen Untersuchungen seitengleich und kräftig, dann ist die Flugfähigkeit für Piloten in Düsen- und Propellerverkehrsmaschinen gegeben, denn heftige Kopf- bzw. Körperbewegungen kommen bei ihnen nicht vor. Anders ist es bei Helikopterpiloten, Piloten von Düsen-Militärflugzeugen, Piloten, die Kunstflug betreiben und Segelfliegern. Bei ihnen treten heftige Kopfbewegungen zwar auch selten auf, sie unterliegen aber hohen und rasch wechselnden G-Belastungen. Es ist nicht auszuschließen, daß eine kompensierte Störung unter forcierter, wechselnder G-Belastung dekompensiert. Darüber hinaus müssen diese Piloten zur Luftraumbeobachtung starke Neigungen des Kopfes nach seitlich oben und hinten ausführen. Dadurch kann es über die Nackenreflexe zu Nystagmus kommen. Diese Piloten sind somit erst dann flugtauglich, wenn *alle* Zeichen einer Gleichgewichtsstörung verschwunden sind.

Privatflugzeugpiloten (PP-Lizenz) müssen sich wie die Militär- und Verkehrsflugzeugpiloten in regelmäßigen Abständen einer medizinischen Prüfung unterziehen. Dabei wird das vestibuläre System oft zu wenig beachtet. Eine gründliche Untersuchung mit der Leuchtbrille muß Bestandteil dieser Prüfung sein. Alle vestibulären Störungen führen zur Fluguntauglichkeit, solange sie nachweisbar sind.

34.3.3 Taucher

Taucher sind besonderen Gefahren ausgesetzt, die nicht allgemein bekannt sind. Die Zunahme des Tauchsports bringt es mit sich, daß sich der Arzt sowohl mit der Frage der Befähigung zum Tauchsport als auch mit den vestibulären Störungen, die beim Tauchsport auftreten, auseinandersetzen muß:

- Durch die Druckveränderungen beim Tauchen kommt es bei ungenügendem Druckausgleich über die Tuben zum *Barotrauma des Mittelohrs.* Ab einer Druckdifferenz von 100 mmHg kann es zur Trommelfellperforation und nachfolgend durch eindringendes kaltes Wasser zu einem starken thermischen Reiz kommen, bei atrophem Trommelfell auch bei geringer Druckdifferenz.
- Als *Barotrauma des Innenohrs* oder „alternobaric vertigo" werden plötzlich einsetzende Schwindelbeschwerden bezeichnet, die v.a. beim Aufstieg immer dann auftreten, wenn der Druck in einem der beiden Mittelohren größer als 50 cm Wassersäule ist (Reinholz 1982).
- In seltenen Fällen kommt es beim Abstieg zur *Ruptur des runden oder ovalen Fensters,* erkennbar an den bleibenden audiologischen und vestibulären Symptomen. Eine solche Perforation muß möglichst schnell operativ verschlossen werden.
- Kommt es erst *nach* Beendigung eines Tauchvorgangs zu Schwindel, muß an eine *Caisson-Krankheit* gedacht werden, die durch Ausperlen von Stickstoff oder Luft im Gefäßsystem entsteht.
- Ausgeprägte Schwindelerscheinungen können auftreten bei voroperierten Ohren, speziell bei großen Höhlen, aber auch beim Adhäsivprozeß, bei Trommelfellrefraktionen, wenn kaltes Wasser zu nahe an den Labyrinthblock kommt.
- Unter Wasser führt eine plötzlich einsetzende Gleichgewichtsstörung zu einem völligen Verlust der Orientierung, denn die Schwerkraft als Richtungsweiser nach unten und oben ist im Wasser aufgehoben. Tritt noch ein Nystagmus hinzu, der die optische Wahrnehmung stört, kann ein Taucher den Weg zur Wasseroberfläche nicht mehr finden. Ähnliches gilt auch für Schwimmer in tiefem Gewässer.

Ein Patient mit den Zeichen einer Gleichgewichtsstörung bzw. mit Schwindelanfällen in der Anamnese ist tauch- und schwimmunfähig.

34.3.4
Kraftfahrer

Auto

Die Frage, ob Personen mit Störungen im vestibulären System ein Kraftfahrzeug steuern dürfen, ist nicht eindeutig geklärt. Folgende Feststellungen können aber getroffen werden:

- Eine Störung im okulomotorischen System, die nur das langsame Blickfolgesystem betrifft, macht nicht fahruntüchtig, da die Aufgaben des langsamen Blickfolgesystems vom schnellen sakkadischen System übernommen werden können.
- Ein vestibulärer Nystagmus macht nicht fahruntüchtig, solange er vom optischen System bei Fixation vollständig unterdrückt werden kann. Besteht eine Unfähigkeit, den vestibulären Nystagmus durch Fixation zu unterdrücken (Störung im visuellen Fixationstest), dann ist der Kranke fahruntüchtig, weil bei raschen Kurvenfahrten das Bild der Straße wegen des dabei auftretenden, per- und postrotatorischen Nystagmus verschwimmt. Gefährlich ist in diesem Fall auch das Fahren bei Nacht und in einem schlecht beleuchteten Tunnel. Die Kranken haben in diesen Situationen wenig oder keine optischen Fixationspunkte. Die Unfallgefahr wegen Sehunschärfe ist groß.
  Die Fixationssuppression muß mit einem kräftigen experimentellen Nystagmus von mindestens 20 °/s Geschwindigkeit der langsamen Phase (GLP) geprüft werden. Um einen Nystagmus dieser Stärke zu provozieren, muß ggf. mit Wasser von 20 °C gereizt werden. Im Gutachten ist die Stärke des zur Suppression verwendeten und des bei Fixation noch vorhandenen Nystagmus in °/s GLP anzugeben.

Formulierungsbeispiel: Ein thermischer Nystagmus nach links mit einer Stärke von 30 °/s GLP wird durch Fixation um 70 % auf 9 °/s supprimiert.

Motorrad

Ein Motorradfahrer muß beim Fahren und mehr noch beim Stehen das „Gleichgewicht" sehr gut halten können. Deshalb müssen bei der Begutachtung hohe Anforderungen gestellt werden. Jeder Spontannystagmus und jede Störung im okulomotorischen System macht fahrunfähig. Erleidet ein Motorradfahrer einen einseitigen Labyrinthausfall, dann ist er fahruntüchtig bis auch der Kopfschüttelnystagmus abgeklungen ist. Eine Menièresche Krankheit macht den Motorradfahrer fahruntüchtig.

Bus- und Tanklastkraftwagenfahrer

Eine Gleichgewichtsstörung bei dem Fahrer eines Omnibusses und eines Tanklastwagens stellt eine Gefährdung der Allgemeinheit dar. Bei der Begutachtung müssen deshalb dieselben hohen Bedingungen für die Anerkennung der Fahrtüchtigkeit gestellt werden wie an Motorradfahrer.

War die Fahrtüchtigkeit aufgrund einer vestibulären oder okulomotorischen Störung eingeschränkt, dann kann sie nur dann wieder erteilt werden, wenn in drei aufeinanderfolgenden Untersuchungen im Abstand von mindestens einer Woche negative Befunde erhoben wurden.

34.3.5
Patienten mit Menière-Krankheit

Die Beurteilung der Arbeits- und Fahrfähigkeit bei Patienten mit Morbus Menière ist wegen des Anfallcharakters der Erkrankung und wegen der schwierigen Nachweisbarkeit im Intervall sehr problematisch. Zweifellos besteht im Anfall Fahr- und Arbeitsunfähigkeit. Da Anfälle in unregelmäßigen Abständen auftreten, müßte man die Arbeits- und Fahrfähigkeit generell ablehnen. In Anbetracht langdauernder anfallsfreier Intervalle kann diese radikale Beurteilung aber nicht aufrechterhalten werden. Folgende Hilfslinien erleichtern die Beurteilung:

1. Viele Patienten mit einer Menière-Krankheit haben kurz vor dem Anfall eine Aura in Form von verstärktem Druckgefühl und Tinnitus im betroffenen Ohr, deren Bedeutung sie sehr gut kennen. Diese Vorankündigung gibt ihnen die Zeit, an den Straßenrand zu fahren und anzuhalten oder – dem Arbeiter an einer Maschine – die Zeit, den Arbeitsplatz zu verlassen und sich zu setzen. Daraus ergibt sich, daß Arbeits- und Fahrtüchtigkeit nur dann gegeben ist, wenn der Patient eine Aura beschreibt und deren Symptome auch während einer konzentrierten Tätigkeit erkennen kann. Die Erkennung eines verstärkten Tinnitus am lärmreichen Arbeitsplatz dürfte z.B. sehr schwierig sein. Die Versetzung an einen ruhigeren Arbeitsplatz wäre anzustreben.
2. Bus- und Tanklastkraftfahrer, Piloten sowie Motorradfahrer mit Menière-Krankheit sind fahr- bzw. fluguntüchtig.
3. Bei vorwiegend sitzender Tätigkeit und leichter Lagerarbeit ist in der Regel Arbeitsfähigkeit gegeben; sie muß aber in jedem Einzelfall anhand einer genauen Berufsanamnese geklärt werden.
4. Bei der Beurteilung der Arbeitsfähigkeit sind auch psychische Faktoren abzuwägen, weil die Patienten mit den unverhofft auftretenden Anfällen zwar körperlich, jedoch psychisch nicht fertig werden.
   Beispiel: Ein Patient mit Morbus Menière ist in einem Büro vorwiegend sitzend tätig. Er ist grundsätzlich arbeitsfähig und auch arbeitswillig. Seine Arbeitsfähigkeit ist aber eingeschränkt, weil er zur Arbeit 15 km mit dem

Auto zurücklegen muß. Er hat Angst, diese Strecke zu fahren, weil er einmal wegen eines Anfalls beinahe einen Unfall verursacht hätte. Diese Angst und damit die Einschränkung der Arbeitsfähigkeit an diesem Arbeitsplatz muß berücksichtigt werden. Im Gutachten wurde diese Beeinträchtigung der Arbeitsfähigkeit genau beschrieben. Der Arbeitgeber fand daraufhin eine Mitfahrgelegenheit für seinen Angestellten. Eine Umschulung erübrigte sich.
5. Ein Patient mit einer Menière-Erkrankung darf nicht schwimmen, denn der sehr heftig einsetzende Schwindel und das begleitende Erbrechen können zum Ertrinken führen.

Sehr schwierig ist die Beurteilung, wenn die Symptome einer Menière-Krankheit zwar geklagt, aber nie nachgewiesen wurden. Solche Patienten muß man anhalten, in oder gleich nach dem Anfall einen HNO-Arzt aufzusuchen. Es gibt aufgrund des mannigfaltigen Erscheinungsbildes der Erkrankung keine statistischen Angaben darüber, wie lang die Befunde nach einem Anfall nachweisbar sind. Bei der Arztdichte z.B. in der Bundesrepublik Deutschland ist aber zu erwarten, daß es einem Patienten bei meist längerem Krankheitsverlauf gelingt, die Symptome zu objektivieren. Sofern verfügbar, kann in solchen Fällen eine Nystagmographie mit Bandaufzeichnung eingesetzt werden („Nystagman", „Watchman"), mit der die Patienten zu Hause selbst die Augenbewegungen während eines Anfalls aufnehmen können.

Übersichtsliteratur: Feldmann 1994, Stoll 1979/1982.

34.4 Praktisches Vorgehen beim vestibulären Gutachten und bei der Beurteilung der Arbeitsfähigkeit von Schwindelpatienten

Bei schwierigen vestibulären Gutachten ist es sinnvoll, einen Patienten mehrfach an aufeinanderfolgenden Tagen zu untersuchen. Dies gelingt bei weit entfernt wohnenden Patienten nur durch eine stationäre Aufnahme. Bei Gutachten von Gerichten und Versorgungsunternehmen ist von Anfang an auf diese Notwendigkeit hinzuweisen. Der Sinn dieses Vorgehens liegt darin, daß die vestibulären Befunde häufig zweifelhaft sind und in das Gesamtgefüge einer Erkrankung wesentlich schlechter einzufügen sind, als dies z.B. beim audiologischen Gutachten der Fall ist. Es ist sinnvoll, die Untersuchungsbefunde gleich anzusehen und „problematische" Befunde durch wiederholte Untersuchungen zu erhärten. Es gelingt manchmal, nicht korrelierende Untersuchungsbefunde durch eine Änderung der Untersuchungstechnik stimmig zu machen oder sie endgültig als Normvariante abzulehnen.

Die in den Abbildungen 34.1 und 34.2 dargestellten Flußdiagramme sollen dem Gutachter zur Selbstkontrolle dienen, damit alle differentialdiagnosti-

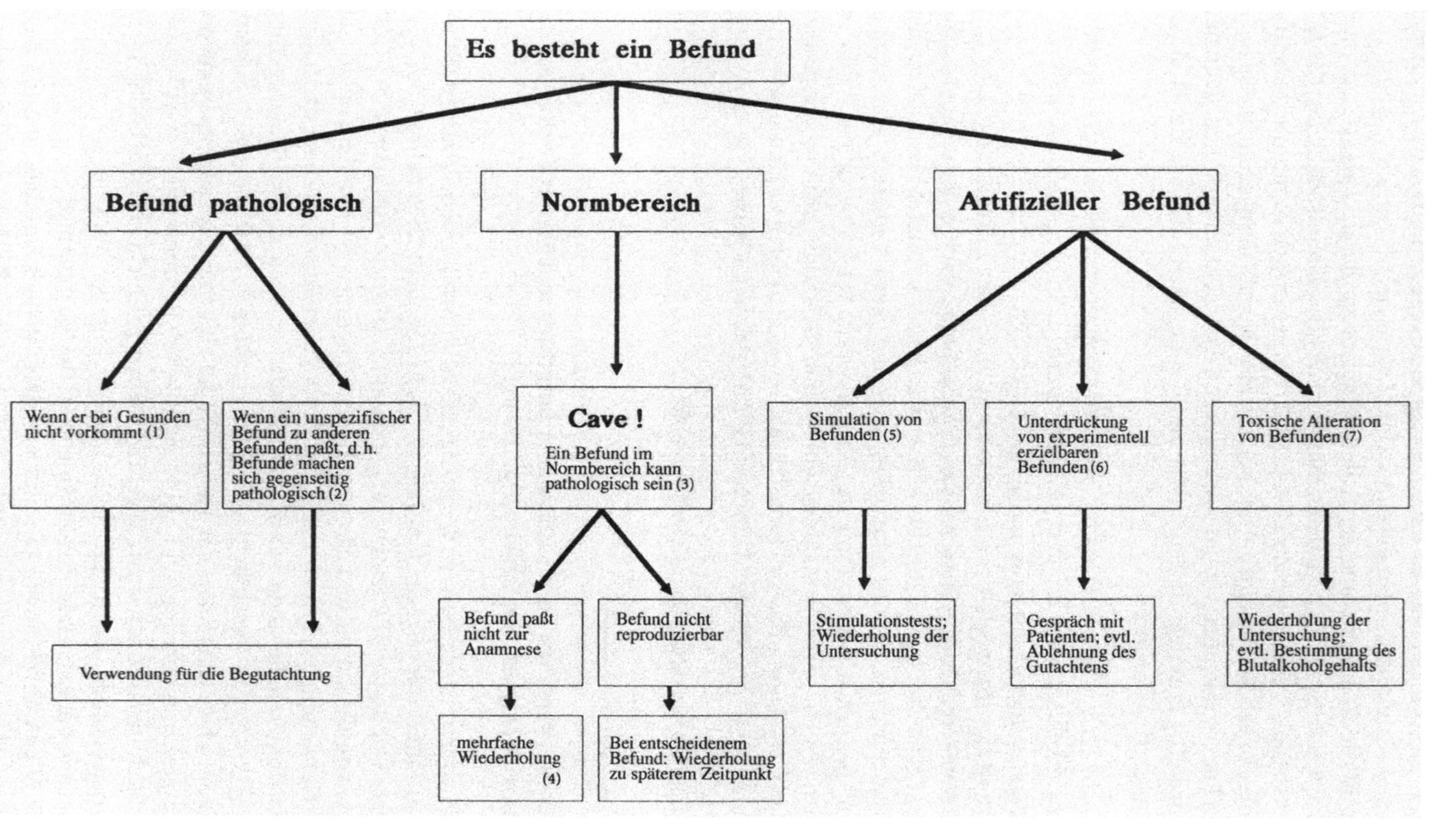

Abb. 34.1 Vorgehen beim vestibulären Gutachten (bei Bestehen eines Befundes)

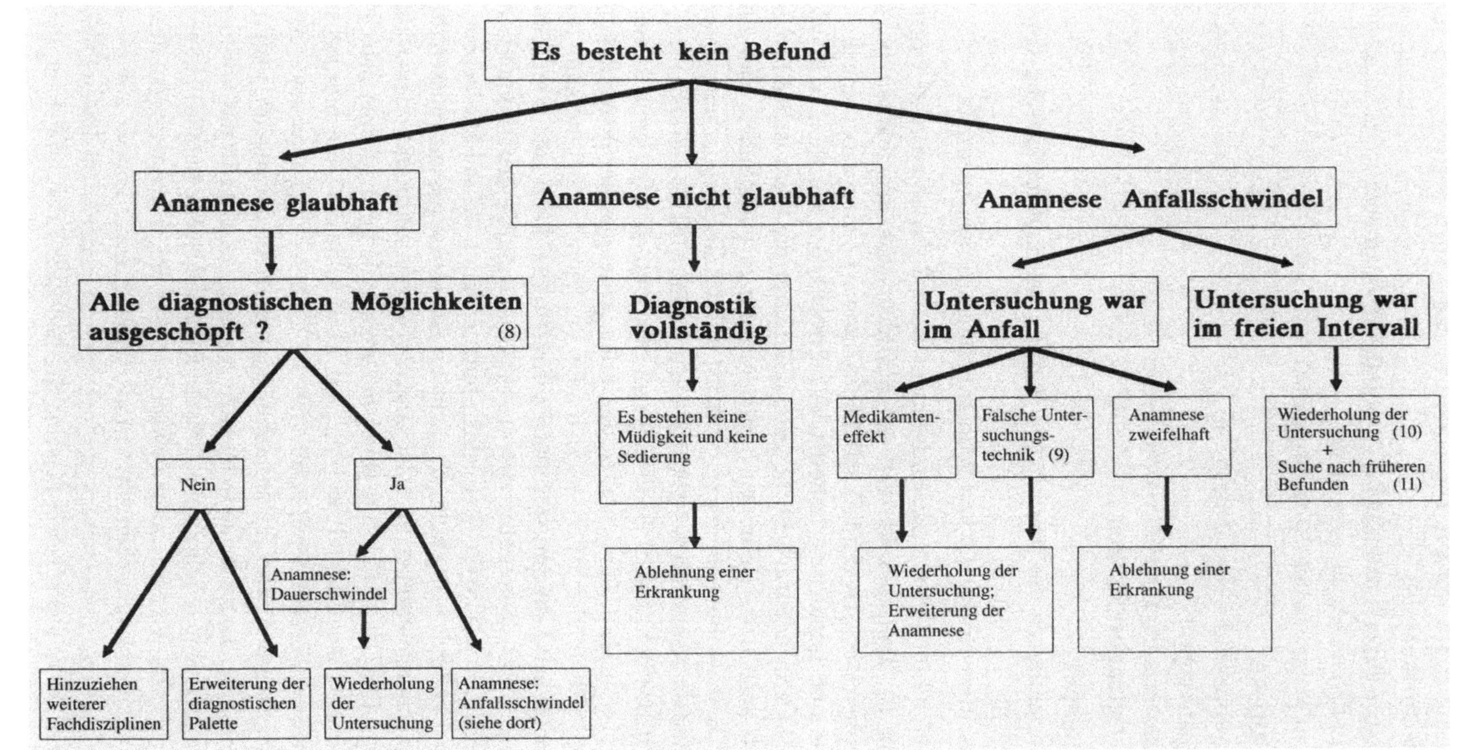

Abb. 34.2 Vorgehen beim vestibulären Gutachten (bei Nichtbestehen eines Befundes)

schen Aspekte erfaßt werden. Die Ziffern in den Kästen beziehen sich auf ergänzende Kurzkommentare.

Neben einer äußerst gründlichen vestibulären Anamnese ist es entscheidend, *ob ein Befund besteht oder nicht.*

Kurzkommentare zu den Abbildungen 34.1 und 34.2:

(1) Zum Beispiel
- rein rotierender Nystagmus,
- Lagenystagmus,
- Rückwärtsschreiten beim Unterberger-Test,
- Nystagmus bei Fixation.

(2) Zum Beispiel
- Seitendifferenz der thermischen Erregbarkeit und ipsilateraler Hörverlust;
- einseitiger Hörverlust und Spontannystagmus zur Gegenseite.

(3) Ein Befund im Normbereich zeigt nicht an, daß das untersuchte Organ gesund ist. Typisches Beispiel ist die thermische Erregbarkeit beim langsamen Wachsen eines Akustikusneurinoms. Es kann dabei eine thermische und rotatorische seitengleiche Erregbarkeit bestehen (s. S. 376, Abb. 21.2). Nachdem erhebliche Seitendifferenzen der thermischen Erregbarkeit auch beim Gesunden bestehen, kann es vorkommen, daß ein Akustikusneurinom auf der Seite wächst, auf der die Erregbarkeit stärker ist. Mit dem Wachstum des Akustikusneurinoms wird die stärkere Erregbarkeit der betroffenen Seite langsam abgebaut, und sie geht in eine Untererregbarkeit über, wobei die Zone seitengleicher Erregbarkeit naturgemäß durchschritten werden muß. Ein ähnlicher Befund kann bei traumatischen Labyrinthstörungen auftreten. Hier kann eine symptomlos vorhandene Seitendifferenz des Gesunden durch den traumatisch bedingten Funktionsverlust in einen seitengleichen Befund übergehen.

(4) Werden Befunde festgestellt, die nicht zur Anamnese passen, müssen die Untersuchungen sofort oder zu einem späteren Zeitpunkt wiederholt werden. Handelt es sich um Untersuchungen, die an medizinisch-technisches Personal delegiert worden sind, dann sollte der Gutachter selbst oder ein entsprechender Spezialist bei der Untersuchung anwesend sein.

(5) Simuliert werden kann ein Spontannystagmus, wenn die Augenbewegungen mit einer Leuchtbrille untersucht werden. Dabei kann das von der Seite angeleuchtete Auge unter Umständen seine eigene Gefäßzeichnung wahrnehmen. Wird das Auge bewegt, entsteht ein optokinetischer Reiz, der zum optokinetischen Nystagmus führt. Frenzel konnte auf diese Weise bei sich selbst einen Spontannystagmus erzeugen. Um diesen Effekt auszuschließen, wurde von Blessing die Leuchtbrille so umgebaut, daß das Auge nur noch indirekt beleuchtet wird.

Simuliert werden kann ein Spontannystagmus auch von Personen, die gewohnt sind, langsame und schnelle Augenbewegungen in rhythmischer Folge auszuführen, z. B. Filmvorführer (beim Umspulen der Filme) oder Fließbandarbeiter.
Häufig simuliert wird eine Ataxie (Simulationstests, s. S. 302). Simuliert werden können verschiedene Artefakte, z. B. eine starke Augenunruhe, die als zentral ausgelöstes Ruckpotential (s. S. 418) fehlgedeutet werden kann.

(6) Ein experimentell ausgelöster Nystagmus kann durch Fixation eines imaginären Punktes unterdrückt werden. Dies geschieht bei Angst unwillkürlich, kann jedoch auch ein Störmanöver sein.
Mangelnde Mitarbeit des Patienten stört besonders die okulomotorischen Untersuchungen.

(7) Befunde können verändert werden durch Alkohol, Narkotika, sedierende Medikamente sowie Antiepileptika (s. S. 307 und 534).

(8) Revisionsgutachten kommen sehr häufig deshalb zustande, weil bei der Vorbegutachtung nicht alle relevanten diagnostischen Möglichkeiten ausgeschöpft wurden. Stehen sie dem Gutachter nicht zur Verfügung, so muß eine Kollegin bzw. ein Kollege, der über die entsprechende Untersuchungseinrichtung verfügt, zugezogen werden.

(9) Es ist streng darauf zu achten, daß die Untersuchungstechnik zu der jeweils gesuchten Erkrankung paßt. So kann z. B. ein traumatisch bedingter, benigner paroxysmaler Lagerungsschwindel nur mit einer Leucht- oder Videobrille, nicht jedoch elektronystagmographisch entdeckt werden. Ein negativer Befund im elektronystagmographischen Bild schließt somit einen benignen paroxysmalen Lagerungsnystagmus nicht aus.
In ähnlicher Weise muß man beim Anfallschwindel auch an eine traumatische Schädigung im Bereich der Kopfgelenke, z. B. Dysfunktion, Dislokation, Fraktur, denken. Zum Ausschluß reichen Übersichtsaufnahmen der HWS nicht aus. Funktionsaufnahmen sind anzuschließen.

(10) Alle vestibulären Krankheiten, die anfallsartig verlaufen und freie Intervalle haben, sind schwierig zu diagnostizieren, denn die Wahrscheinlichkeit, daß im freien Intervall untersucht wurde, ist groß. Diese für Gutachten mißliche Situation sollte nicht dazu führen, daß entweder alles akzeptiert oder alles abgelehnt wird. Mehrere Wiederholungsuntersuchungen, die Einschaltung von Kolleginnen bzw. Kollegen am Ort und die Abwägung der anamnestischen Glaubwürdigkeit helfen, diese Unsicherheit zu reduzieren.
Beispiel: Angabe von Schwindelanfällen kombiniert mit Tinnitus und einem fluktuierenden Hörverlust. Eine sichere Stellungnahme zur Frage der Arbeitsfähigkeit kann nur dann abgegeben werden, wenn objektive Zeichen einer Menière-Krankheit einmal gefunden wurden. Dies gelingt

nicht bei allen Patienten. *Es muß bedacht werden, daß es heute Bücher mit genauer Beschreibung von Krankheiten gibt, die leicht simuliert oder schwer nachzuweisen sind und die zu einer sicheren Krankschreibung führen. Die Menière-Krankheit gehört dazu.* Werden die Beschwerden einer Menière-Krankheit beschrieben, aber nie ein Symptom entdeckt, dann kann der Patient aufgefordert werden, im oder kurz nach dem Anfall einen Facharzt aufzusuchen und die typischen Symptome untersuchen zu lassen. Bei der derzeitigen Arztdichte sollte dies möglich sein.

(11) Zum Beispiel Untersuchungsbefunde bei Betriebsärzten, Bundeswehr usw. Sind die Befunde beim Gutachtenpatienten erstellt, und ist eine gründliche Anamnese erhoben, die auch die Belastung des täglichen Lebens- und Arbeitsablaufs beinhalten muß, dann wird die festgestellte Gleichgewichtsstörung bewertet. Grundlage der Bewertung ist die Frage, welcher Grad einer vestibulären Reaktion bei welcher Belastung auftritt (Feldmann 1994). Von Stoll wurden 5 Intensitätsstufen der vestibulären Reaktion und 5 Belastungsstufen aufgestellt, die sich nach der Häufigkeit des Auftretens und der Vermeidbarkeit richten. Aus Intensitätsstufe und Belastungsstufe errechnet sich dann das Ausmaß der Minderung der Erwerbsfähigkeit (MdE). Bei der Beurteilung von Gleichgewichtsstörungen und Schwindel muß beachtet werden, ob gestörte Funktionen bei der Ausübung des Berufs vorkommen. So wird z.B. eine leichte Steh- und Gehunsicherheit beim Schreibtischarbeiter nur eine geringfügige MdE bewirken, beim Dachdecker dagegen eine Arbeitsunfähigkeit. Hier ist jeweils eine individuelle, von einer Tabelle abweichende Beurteilung anzustreben und entsprechend zu begründen.

34.5 Diagnostik bei einseitiger Perzeptionsschwerhörigkeit

Bei jeder einseitigen, akut oder langsam auftretenden Perzeptionsschwerhörigkeit besteht der Verdacht auf das Vorliegen eines Akustikusneurinoms. Neben den weiterführenden audiologischen Untersuchungen spielt die Frage der thermischen Erregbarkeit eine wichtige Rolle. Die Abbildung 34.3 soll einen Leitfaden für das diagnostische Vorgehen darstellen. Ziffern stehen für die folgenden Fußnoten.

(1) Gemeint ist eine verminderte Erregbarkeit auf der Seite des Hörverlusts.

(2) Die besten und frühesten Befunde beim Akustikusneurinom liefert heute das NMR-Tomogramm unter Verwendung eines Kontrastmittels. Es ist dem Computertomogramm vorzuziehen.

(3) Ein seitengleicher vestibulärer Befund schließt ein Akustikusneurinom nicht aus (s.S. 376). Allerdings sollte die thermische Prüfung elektrony-

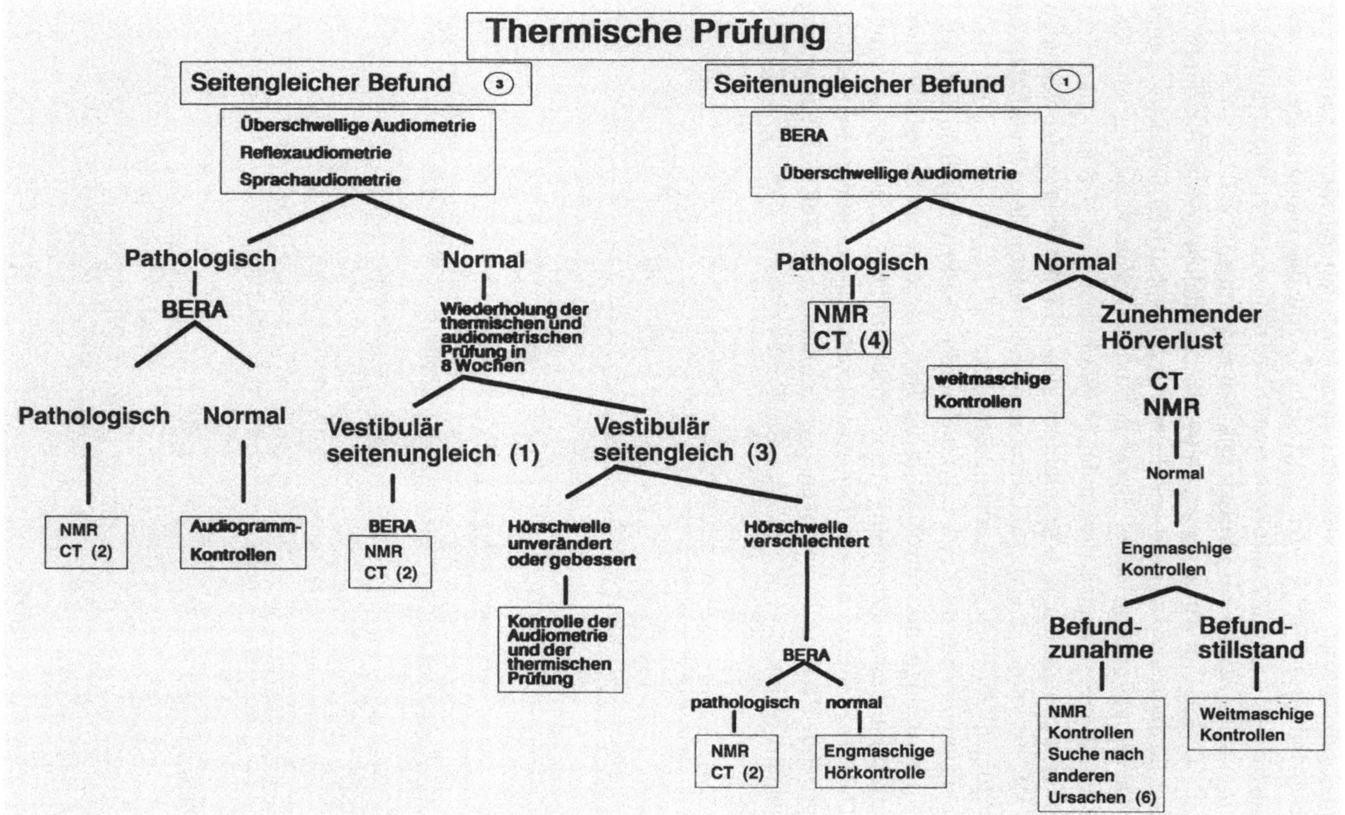

Abb. 34.3 Einseitiger Hörverlust – akut und chronisch

stagmographisch oder videookulographisch durchgeführt werden, um Beurteilungsfehler bei der Untersuchung mit der Lupen-Brille zu vermeiden und um das Auftreten einer Seitendifferenz bei Wiederholungsuntersuchungen meßtechnisch erfassen zu können.

(4) Zur Diskussion Anlaß geben sollte ein unauffälliges NMR-Tomogramm bei fortbestehenden, retrokochleären und vestibulären Befunden. Differentialdiagnostisch ist bei dieser Befundkonstellation auch an eine Gefäßschlinge zu denken, die auf den N. vestibularis bzw. N. acusticus drückt oder an entzündliche Erkrankungen des ZNS, die schubweise verlaufen (MS, Borreliose, Lues). Außerdem muß eine immunologische Abklärung erfolgen (Antiphospholipidsyndrom).

(5) Bei zunehmendem Hörverlust mit Untererregbarkeit derselben Seite wird ein pathologischer retrokochleärer Test, z.B. eine pathologische Hörermüdung, eine Ermüdung des Stapediusreflexes oder eine zu große Differenz im Ergebnis von Ton- und Sprachaudiogramm die weitere bildgebende Diagnostik erzwingen, auch dann, wenn die BERA-Untersuchung negativ bleibt.

Kapitel 35

Therapie von Gleichgewichtsstörungen 35

35.1 Medikamentöse Therapie des Schwindels

Bei vestibulären Erkrankungen gelingt es nur selten, die Ursache ausfindig zu machen. Das beste Beispiel ist der akute Funktionsverlust eines Gleichgewichtsorgans, bei dem in Analogie zum Hörsturz mangels Kenntnis der Ursache polypragmatisch behandelt wird.

Eine *kausale* Therapie vestibulärer Erkrankungen kommt nur in Betracht bei Zoster oticus (Aciclovir), bakteriellen Infektionen (Antibiotika), einigen Formen von Durchblutungsstörungen (Poliglobulie; operativ behebbare Stenosen; Subclavian-Steal-Syndrom u.a.) sowie bei den Gleichgewichtsstörungen durch Schädigung im Mittelohr (z.B. Labyrinthfistel). Die entsprechenden Behandlungsformen sind in den einzelnen Kapiteln wiedergegeben. Häufiger muß *symptomatisch* behandelt werden, wobei heute in vielen Fällen der Trainingstherapie von Gleichgewichtsstörungen der Vorrang gegenüber der medikamentösen, symptomatischen Behandlung gegeben wird.

35.1.1 Symptomatische Therapie mit sedierenden Medikamenten

Aus der Verknüpfung natürlicher und unnatürlicher Ursachen von Schwindel kann man schließen, daß es eine medikamentöse Therapie gegen Schwindel nicht geben kann. Ein wirksames Medikament würde das Gleichgewichtssystem auch da beeinflussen, wo Schwindel und andere Gleichgewichtsreflexe physiologisch notwendig sind, z.B. beim vestibulookulären Reflex. Abzulesen ist solch ein generalisierter Effekt z.B. an der Wirkung der Antihistaminika. Histamin wirkt im Hypothalamus, im Paläo- und Neokortex als Neurotransmitter, außerdem auch im Gleichgewichtskerngebiet. Auf einer Histaminblockierung (H_1- und H_2-Rezeptorenblocker) beruht die antivertiginöse und antiemetische Wirkung z.B. von Zinnarizin, Flunarizin, Promethazin, Dimenhydrinat, den Phenothiazinpräparaten sowie von tri- und tetrazyklischen Thymoleptika. Sie hemmen außerdem kompetitiv das Azetylcholin, einen weiteren Neurotransmitter der Vestibulariskerne (Brandt 1988). Die angeführten Medikamente haben damit einen weiten Wirkungsbereich. Dabei ist allerdings nicht feststellbar, wo die Therapie ansetzt. Zusätzlich sedieren die Präparate und entfalten auch damit eine antivertiginöse Wirkung, denn das vestibuläre System entfaltet seine maximale Aktivität nur im Wachzustand. Wir kennen diesen Effekt von der elektronystagmographischen Untersuchung, bei der wir den Wachheitsgrad auf hohem Niveau halten müssen, weil der zu messende Nystagmus sonst verschwindet.

Alle sedierenden Medikamente sind somit auch antivertiginös wirksam. Dies ist nicht immer erwünscht.

So werden die kompensatorischen Vorgänge im zentral-vestibulären System, die sofort mit dem Auftreten einer Störung einsetzen, signifikant gehemmt. Dasselbe gilt für Bettruhe.

Eine symptomatische, sedierende Therapie ist somit nur dann indiziert, wenn im Rahmen einer Gleichgewichtsstörung eine Übelkeit besteht oder Patienten unter dem Schwindel außergewöhnlich stark leiden.

35.1.2 Nichtsedierende therapeutische Prinzipien

Metoclopramid

Von dem Antiemetikum Metoclopramid, einem Dopaminantagonisten, ist experimentell nachgewiesen, daß es die Symptome einer Kinetose kräftig reduzieren kann, ohne eine sedierende Wirkung auszuüben (von Baumgarten et al. 1980).

Picrotoxin

GABA ist ein im Gleichgewichtsorgan angereicherter Neurotransmitter. Picrotoxin, eine Substanz aus dem Samen der ostindischen Kletterpflanze Anamirta cocculus, hemmt die Wirkung von GABA (Ehrenberger 1988; Felix u. Ehrenberger 1977, 1981). Bereits in sehr kleinen Dosen kann Picrotoxin Schwindel unterdrücken. Die Substanz bewährt sich damit zur Kupierung akuter Gleichgewichtsstörungen (1–5 mg Picrotoxin langsam i.v.). In Phasen einer hohen Anfallstätigkeit der Menière-Krankheit wird Picrotoxin in Form von Suppositorien (1 mg) 1 mal/Tag für maximal 1 Woche verabreicht. Zur Dauertherapie über Monate bis zu einem Jahr wird die Dosis reduziert auf 3mal 1 mg Supp. pro Woche (s. S. 355).

Die experimentellen Befunde über die Beeinflußbarkeit eines Nystagmus sind widersprüchlich. Ehrenberger beschreibt eine Nystagmusreduktion beim Kranken, ein experimentell ausgelöster Nystagmus beim Gesunden bleibt dagegen unverändert bzw. wird eher gesteigert (Weisemann et al. 1992).

Ingwer

Ingwer (Zingiberis rhizoma, Ginger) als Pulver oder in Form von Kapseln zu 250 mg (Zintona) hat neben seiner Eigenschaft als Gewürz eine ausgeprägte antiemetische Wirksamkeit. Von Mowrey wurde 1982 die Unterdrückung einer Kinetose in einer Doppelblindstudie nachgewiesen. Sie war hochsignifikant besser als die von Dimenhydrinat. Der Angriffspunkt von Ingwer liegt wahrscheinlich nicht im Bereich vestibulärer Neurone, denn Holtmann et al. (1989) konnten keine Wirkung des Ingwerrazemats auf einen experimentellen vestibulären und optokinetischen Nystagmus feststellen, im Gegensatz zu Dimenhydrinat. Sofern sich die Aussage der Studie von Mowrey bestätigt, was überprüft werden sollte, dürfte Ingwer ein ideales, antiemetisches, aber nicht sedierendes Präparat sein, das die Symptome der Kinetose senkt, die Leistungsfähigkeit des vestibulären Systems dabei aber nicht beeinträchtigt.

Gingkolide

In letzter Zeit wird vermehrt ein Extrakt aus Blättern des Gingko-biloba-Baums zur Therapie von Hör- und Gleichgewichtsstörungen propagiert.

Das therapeutische Prinzip beruht auf den in keiner anderen Pflanze gefundenen Gingkoliden. Nachweislich reduzieren sie ein Hirnödem, verbessern die Hirndurchblutung bei Sauerstoffmangel, greifen in den ATP- und Glukosehaushalt des Gehirns ein und reduzieren die Bereitschaft zur Thrombozytenaggregation in den kortikalen Mikroarteriolen. Schwindel im Zusammenhang mit einer zerebrovaskulären Insuffizienz soll gebessert werden.

Hamann (1985) untersuchte die Wirksamkeit des Gingkoextrakts bei Patienten mit peripher-vestibulärem Schwindel, bei denen eine Trainingstherapie des Schwindels als Basisbehandlung durchgeführt wurde. Er fand eine hochsignifikante Abnahme der Schwankungsstärke im Posturogramm gegenüber einer Kontrollgruppe, die ein Plazebopräparat bekam. Die anderen vestibulären Symptome wurden nicht beeinflußt. Einen ähnlichen Effekt der Gingkolide auf das vestibulospinale System beschrieb Claussen (1984). In einer randomisierten Doppelblindstudie wurden die Lateralschwankungen in seinem Cranio-Corpogramm signifikant reduziert.

Vitamin B_6

Die antiemetische Wirksamkeit von Vitamin B_6 ist seit langem bekannt. Das Vitamin (Pyridoxin) ist Bestandteil vieler antivertiginöser Kombinationspräparate. Es ist grundsätzlich auch als Monosubstanz einsetzbar. Claussen (1988) blockierte damit erfolgreich die emetische Wirkung des Antibiotikums Minocyclin.

35.1.3 Durchblutungsfördernde Medikamente

Es ist eine Fülle von durchblutungsfördernden Medikamenten auf dem Markt, denen eine Wirksamkeit bei vestibulären Störungen nachgesagt wird. Studien zu diesem Thema beschäftigen sich oft mit kochleovestibulären Störungen oder peripher-vestibulären Störungen. Alle diese Studien sind nur mit Vorbehalt zu bewerten, da das Patientengut zu heterogen ist. Der akute Funktionsverlust eines Gleichgewichtsorgans z. B. hat, wie der Hörsturz, so viele verschiedene Ursachen, daß eine ausreichend große Patientenzahl, die an *einer* Ursache der Störung leidet, an keiner Klinik zu erreichen ist. Multizentrische Studien sind versucht worden, sie kranken aber an unterschiedlichen Untersuchungs- und Bewertungsmethoden.

Sinnvoller ist es, die Wirksamkeit einiger Präparate auf einen experimentell ausgelösten Nystagmus nachzuweisen (Abb. 35.1, 35.2). Diese Untersuchungen sind sehr aufwendig. Die große Zahl vorhandener Präparate kann damit nicht untersucht werden.

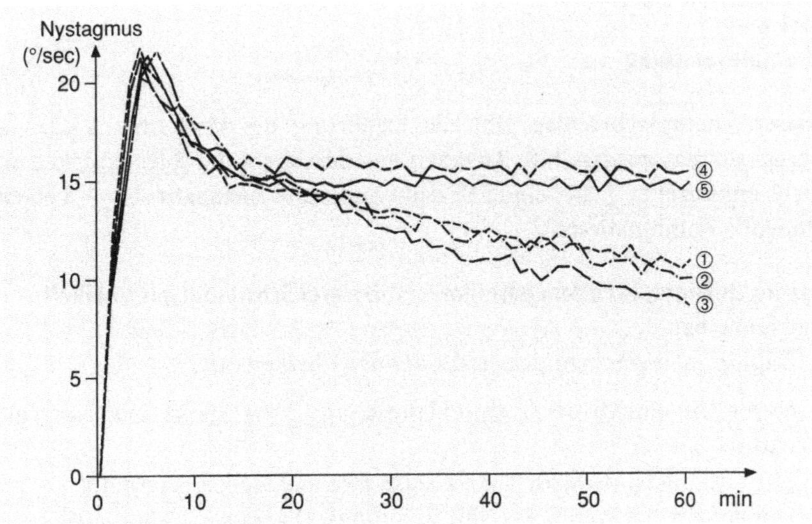

Abb. 35.1. Wirkung von Bencyclan (①) Flunarizin (②) und Naftidrofuryl (③) auf den Nystagmus eines kalorischen Dauerreizes im Vergleich zu oralem (④) und parenteralem (⑤) Plazebo. (Aus Scherer et al. 1978)

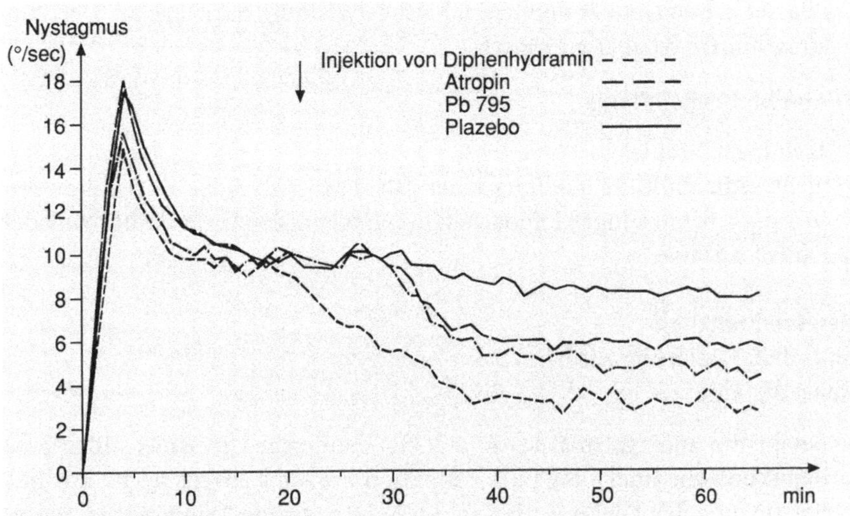

Abb. 35.2. Wirkung von Diphenhydramin, Atropin und eines Psychopharmakons Pb 795 auf den Nystagmus eines kalorischen Dauerreizes. (Aus Scherer u. Bschorr 1980)

35.1.4 Therapievorschlag

Dieser Therapievorschlag gibt die Erfahrung des Verfassers wieder und berücksichtigt ausgewählte Angaben aus der Literatur. Vollständigkeit wird nicht angestrebt. – bedeutet: Basistherapie und Alternativen; + bedeutet: sinnvolle Kombinationen.

Akuter, heftiger, vor allem peripher-vestibulärer Schwindel mit Übelkeit und Erbrechen

a) Kupierung des Schwindels und/oder der Übelkeit mit

- 60 mg Dimenhydrinat (1 Amp.) langsam i.v. Cave: starke Sedierung; alternativ
- 100–150 mg Dimenhydrinat als Supp. zweimal täglich; alternativ
- Dimenhydrinat kombiniert mit Vitamin B_6 (Pyridoxin); alternativ
- Picrotoxinlösung 1–5 mg langsam i.v.; alternativ
- Metroclopramid 10 mg i.v.; alternativ
- Metroclopramid 20 mg Supp.; alternativ
- Skopolamin 1,5 mg als transdermales therapeutisches System (TTS). Als Pflaster retroaurikulär appliziert, hält die Wirkung ca. 3 Tage an. Der Wirkungseintritt ist aber verzögert.

b) Anschlußbehandlung:

- Trainingstherapie;
+ nicht sedierende Behandlung einer Hirnleistungs- oder Durchblutungsstörung z.B. mit Gingko biloba, Kalziumantagonisten (kein Cinnarizin oder Flunarizin) u.a.

Menière-Krankheit

Im Anfall: Kupierung wie bei 1.
Dauertherapie

- Betahistin: anfangs 3mal 12–16 mg/Tag, dann sehr langsame, stufenweise Reduktion auf 3mal 8 mg (z.B. Reduktion um 8 mg jeweils nach 1 Woche). Fortsetzung der Therapie über mindestens 3 Monate. Dann sehr langsame weitere Reduktion.
- Betahistin retard 2mal 20 mg;
+ Sulpirid: 3mal 50 mg; sehr langsame Reduktion auf 1mal 50 mg morgens; Cave: bei Frauen mit Morbus Menière sollte das Präparat vor der Menopause mit Vorsicht gegeben werden wegen möglicher Galaktorrhö und Zyklusstörungen.
+ Picrotoxin 3mal 1 Supp. (1 mg)/Woche, z.B. Mo/Mi/Fr.

Bei erneut auftretenden Anfällen:

Erhöhung der Dosis und stufenweise Erniedrigung auf eine Dauertherapie, die höher liegt, als sie vor den erneuten Anfällen war. Bei erneut auftretenden Anfällen und schlechtem Hörvermögen: Ototoxische Therapie (s. S. 356).

Bei erneut auftretenden Anfällen und gutem Hörvermögen oder Erkrankungen auf der Gegenseite: Neurektomie des N. vestibularis. Bei erfolgloser ototoxischer Therapie und schlechtem AZ: Labyrinthektomie.

Zentral-vestibuläre Schwindelformen

Die medikamentöse Behandlung zentraler Gleichgewichtsstörungen liegt in der Hand des Neurologen. Die folgende Zusammenstellung wurde 1984 und 1988 von Brandt veröffentlicht.

Vestibuläre Epilepsie, die ihren Ausgang vom temporoparietalen Übergangsbereich, der bilateralen vestibulären Projektion nimmt:

- Diphenylhydantoin 200–500 mg/Tag,
- Carbamazepin 800–1600 mg/Tag.

Myokymie des M. obliquus superior mit monokulären attackenartigen Oszillopsien:

- Carbamazepin 800–1600 mg/Tag.

Vertebrobasiläre Insuffizienz:

- Thrombozytenaggregationshemmer,
- Antikoagulantien.

Der Wert dieser Therapie wird als „gering" eingestuft.

Paroxysmale Dysarthrie und Ataxie (multiple Sklerose):

- Wie bei der vestibulären Epilepsie.

Basilarismigräne:

- Während der Attacke: Ergotamin Supp., Azetylsalizylsäure Supp. und Paracetamol Supp.
- Zur Prophylaxe: Betablocker, Kalziumantagonisten und Serotoninantagonisten

Die Symptome der zentralen Störung können auch durch eine Trainingstherapie verbessert werden. Sind Hirnareale, die an der Kompensation der Symptome mitarbeiten, von der Störung betroffen, so ist mit einem sehr verzögerten Heilungsverlauf und einem nur langsamen Ansprechen auf die Trainingstherapie zu rechnen.

35.2 Trainingstherapie einer peripher- und zentralvestibulären Störung

Das Zentralnervensystem ist von sich aus in der Lage, Symptome und Beschwerden eines einseitigen, akuten, vestibulären Funktionsverlustes abzubauen - d.h. zu kompensieren. Dafür stehen mehrere Möglichkeiten zur Verfügung.

- Ausgleich der zentralen Tonusdifferenz durch Aktivierung der Bahnen, die die Gleichgewichtskerngebiete miteinander verbinden (kommissurale Fasern).
- Aktivierung der Ersatzsysteme und Neubewertung ihrer Meldungen im Gleichgewichtskerngebiet.

Die Kompensation eines peripher-vestibulären Defekts ist damit abhängig von der guten Funktion des zentral-vestibulären Systems und der vestibulären Ersatzsysteme. Vermehrter Gebrauch (Training) der Ersatzsysteme fördert den Ablauf der Kompensation, zu geringer Gebrauch (z.B. Bettruhe) sowie Erkrankungen des ZNS hemmen sie (Übersicht).

! Vor Beginn einer Trainingsbehandlung muß die Funktion der Ersatzsysteme geprüft und so weit wie möglich optimiert werden.

Übersicht. Fragen zur Kompensationsfähigkeit

- Sehvermögen intakt?
- Fehlsichtigkeit korrigiert?
- Doppelbilder ausgeglichen?
- Hörvermögen intakt?
- Hörstörungen optimal korrigiert?
- Besteht Fähigkeit des Richtungshörens?
- Funktionelles Zervikalsyndrom ausgeschlossen und ggf. behandelt?
- Periphere Sensibilitätsstörungen ausgeschlossen?

35.2.1 Funktionsstörung der Ersatzsysteme

Störungen im okulären System

Es ist leicht verständlich, daß Patienten mit Blindheit, mit starker, schwer korrigierbarer Sehstörung oder mit falsch korrigierter Sehstörung nicht in der Lage sind, Scheinbewegungen der Umwelt, wie sie bei Kopfbewegungen auftreten, adäquat wahrzunehmen und die Information über die okulomotorische Bahn an das Gleichgewichtskerngebiet weiterzuleiten.

Beispiel: Patienten mit posttraumatischen Doppelbildern und Schwindel infolge einer Felsenbeinquerfraktur sind kaum in der Lage, ihren Gleichgewichtsdefekt zu kompensieren.

Störungen im Hörsystem
Ähnlich wie das Bewegungssehen, aber in geringerem Ausmaß, kann die Fähigkeit des Richtungshörens für die Kompensation eines vestibulären Defekts wichtig sein. Es ist nachgewiesen, daß Verbindungen zwischen der zentralen Hörbahn und dem Gleichgewichtskerngebiet bestehen. Die Fähigkeit der akustischen Wahrnehmung bewegter oder bei Körperbewegung scheinbar bewegter Geräuschquellen ist deshalb wichtig für eine rasche und effektive Kompensation. Bei einseitigen oder einseitig verstärkten Hörstörungen ist, sofern möglich, eine operative Hörverbesserung oder Hörgeräteversorgung anzustreben. Bei Patienten mit einer beidohrigen Hörstörung, die durch Hörgeräte zu verbessern ist, muß eine binaurale Versorgung angestrebt werden.

Störungen im somatosensorischen System
Das somatosensorische System informiert das Gleichgewichtskerngebiet über Veränderungen der Körperhaltung und über den Ablauf von Körperbewegungen. Die Nackenrezeptoren informieren insbesondere über die Stellung des Kopfes zum Rumpf. Störungen der Rezeptoren, der Informationsübertragung im Rückenmark und der Informationsverarbeitung besonders im Gebiet des Hirnstamms und der Kleinhirnregion behindern die Kompensation. Funktionelle Störungen im Bereich der Kopfgelenke müssen vor einer Schwindeltherapie behandelt werden.

Klinisch und experimentell sind mehrere unterschiedliche Krankheitsverläufe beobachtet worden, die in Abb. 35.3 beschrieben sind.

35.2.2 Ablauf einer Trainingstherapie

1946 wurde erstmals ein vestibuläres Trainingsprogramm von Cawthorne und Cooksey vorgestellt, das auf definierten Blick-, Kopf- und Körperbewegungen basierte. Zusätzlich mußten Geschicklichkeits- und Balanceübungen mit einem Ball durchgeführt werden. Von Dix (1976, 1979) wurden „Kopfübungen" vorgeschlagen. Obgleich mehrere Autoren (McCabe et al. 1972; Brandt et al. 1983; Norre u. de Weerdt 1979; Takemori et al. 1985; Hamann u. Bockmeyer 1983; Pfalz u. Novak 1977) auf den sehr positiven therapeutischen Effekt des vestibulären Trainings hinwiesen, konnte sich die Behandlungsmethode auf breiter Front gegen die antivertiginöse medikamentöse Therapie nicht durch-

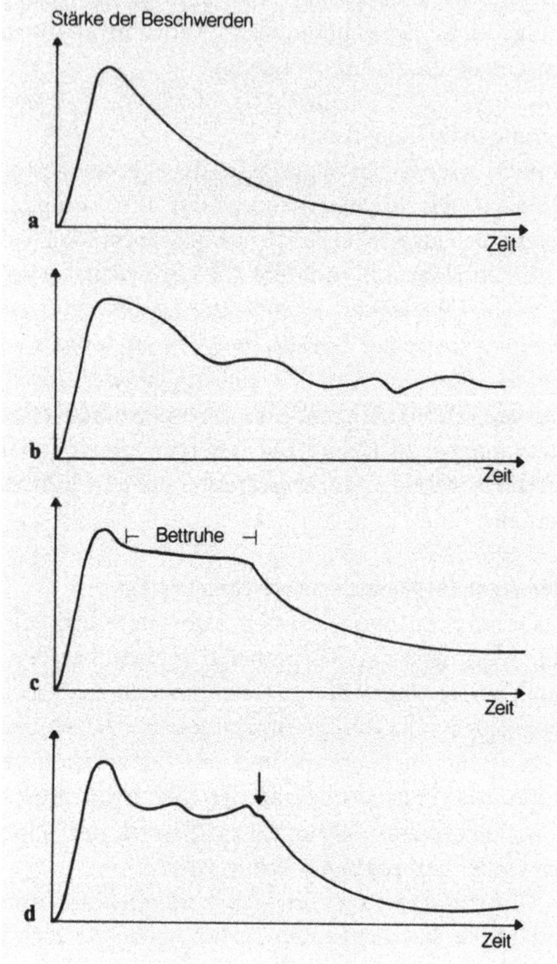

Abb. 35.3 a–d. Verlauf der Beschwerden bei einem akuten, einseitigen, vestibulären Funktionsverlust. **a** normaler Verlauf, **b** gehemmte Kompensation bei einer begleitenden zentral-vestibulären Störung, **c** gehemmte Kompensation bei mangelnder körperlicher Aktivität (Bettruhe), **d** gehemmte Kompensation bei einer zusätzlichen Erkrankung, z.B. Zustand nach Schädel-Hirn-Trauma mit Querfraktur des Felsenbeins; Beginn der Behandlung einer posttraumatischen zervikalen Dysfunktion (*Pfeil*)

setzen. Dies lag z. T. daran, daß die zum Training verwendeten Geräte nicht allgemein in den Kliniken und Praxen vorhanden waren und z. T. daran, daß kein dem Patienten verständliches Therapieschema veröffentlicht wurde. Es war zu mühsam und für die Praxis zu zeitaufwendig, jedem Patienten den Ablauf des Trainings zu erläutern.

Von Semont u. Sterkers (1976), Pfalz u. Nova (1977), Pfalz u. Allum (1985), Hamann u. Bockmeier (1983) sowie Hamann (1987) wurde einerseits ein klinik- oder praxisgerechtes Training, andererseits ein Heimtraining empfohlen. Hamann (1987) schlug sinnvollerweise vor, Krankengymnasten an der Durchführung des Trainingsprogramms am Patienten zu beteiligen.

Zur Therapiekontrolle dient die Stärke des Spontannystagmus. Außerdem ist es sinnvoll, die Stärke des Schwankens photographisch oder auf einer Meß-

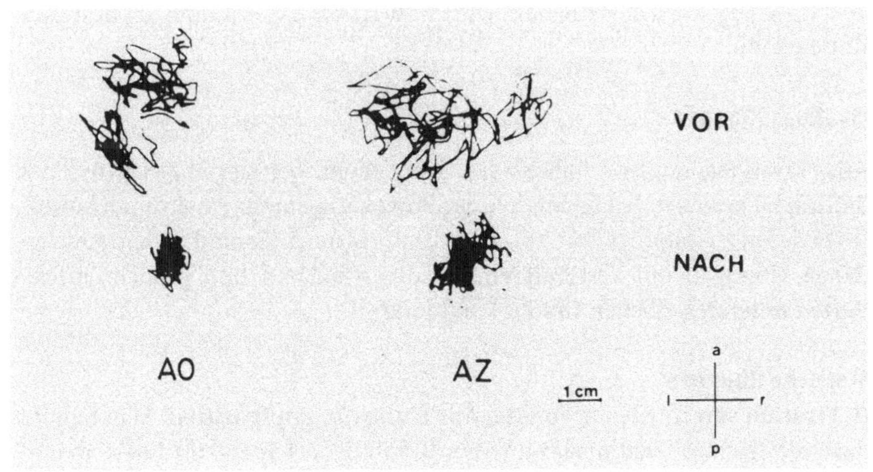

Abb. 35.4. Posturographische Messung des Körperschwerpunkts auf einer Meßplattform vor und nach Trainingsbehandlung. *AO* Augen offen, *AZ* Augen geschlossen. (Aus Hamann 1987)

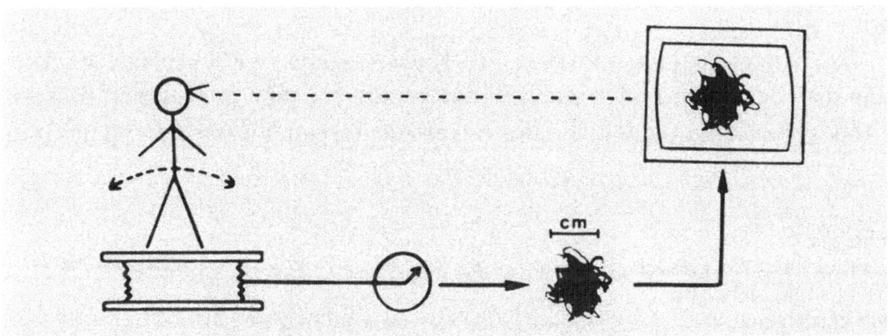

Abb.35.5. Biofeedbackübung. Schematische Darstellung der Methode des visuellen Feedbacks. Der Patient sieht seine Schwankung auf einem Monitor. Er erhält die Aufgabe, so wenig wie möglich zu schwanken bzw. nur in einem bestimmten Gebiet. (Aus Hamann 1987)

plattform zu bestimmen (Abb. 35.4). Eine neue, sehr erfolgversprechende, technisch allerdings aufwendige Trainingstherapie benützt Meßplattformen, um dem Patienten das eigene Körperschwanken vor Augen zu führen (visuelles Feedback Training; Litvinenkova u. Hlavacka 1973; Hamann u. Bockmeyer 1983; Norré et al. 1987; Clarke et al. 1990) (Abb. 35.5). Eine Erweiterung des diagnostischen und therapeutischen Spektrums wird erreicht durch Kippung der Plattform oder deren ruckartige Verlagerung in horizontaler Richtung.

Im folgenden wird ein auf den Vorschlägen von Hamann basierendes, aber erweitertes Trainingsprogramm so beschrieben, daß es von Krankengymnasten durchgeführt werden kann. Ein Vorschlag für einen Dokumentationsbogen wird in Anhang A angegeben. Der Anhang B präsentiert einen

Textvorschlag für den Patienten, wie er zu Hause ein Training allein durchführen kann.

Fixationsübungen

Alle Fixationsübungen haben das Ziel, einen bei peripher-vestibulären Störungen bestehenden Spontan- oder Provokationsnystagmus durch bewußtes Fixieren zu unterdrücken (Fixationssuppression). Sie sind in den verschiedenen Übungen mit vestibulären, visuo-vestibulären und propriozeptiven Reizen unterschiedlichen Grades kombiniert.

Statische Übungen

■ **Fixation verschiedener Punkte, Änderung der Kopfposition.** Man benützt dazu ein leichtes Fixationsbrett (Abb. 35.6), z.B. aus Sperrholz (40 × 40 cm), auf dem 5 Punkte von ca. 1 cm Durchmesser angebracht sind. Das Brett wird bei den einzelnen Übungen jeweils ca. 50 cm vor den Patienten gehalten. Alternativ kann auch ein Stab mit markierter Spitze (Durchmesser ca. 1 cm) verwendet werden, der vom Therapeuten in den jeweiligen Positionen gehalten wird (Abb. 35.7).

Der Patient liegt flach im Bett. Er hat die Aufgabe, in Rückenlage den Mittelpunkt des Brettes oder einen Punkt gerade vor ihm 30 s lang zu fixieren (Abb. 35.8). Gelingt dies gut, dann soll er alle übrigen Punkte des um 45 Grad

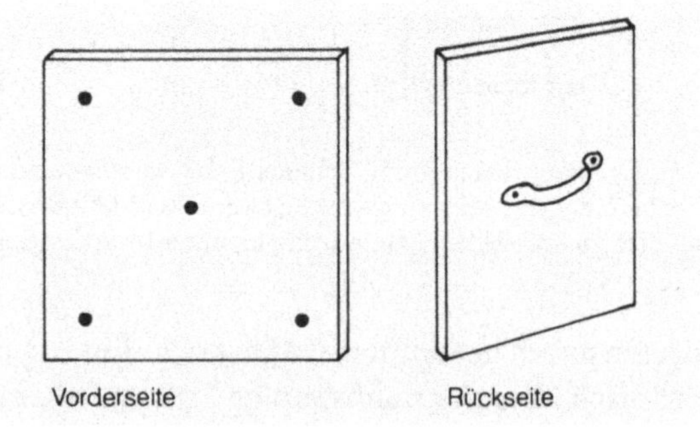

Abb. 35.6. Fixationsbrett. Bei gerader Bretthaltung stehen die Punkte diagonal. Bei Drehung des Brettes um 45° stehen die Punkte waagerecht und senkrecht

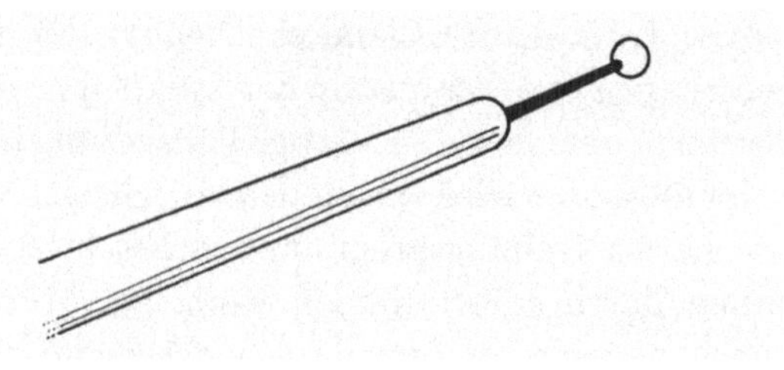

Abb. 35.7. Fixationsstab. Die Spitze hat einen Durchmesser von ca. 1 cm

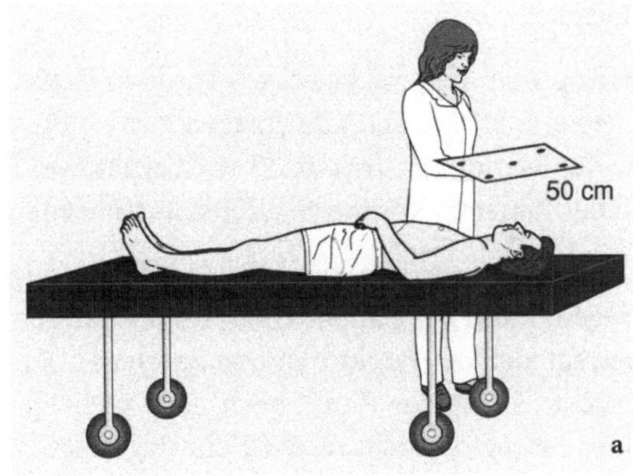

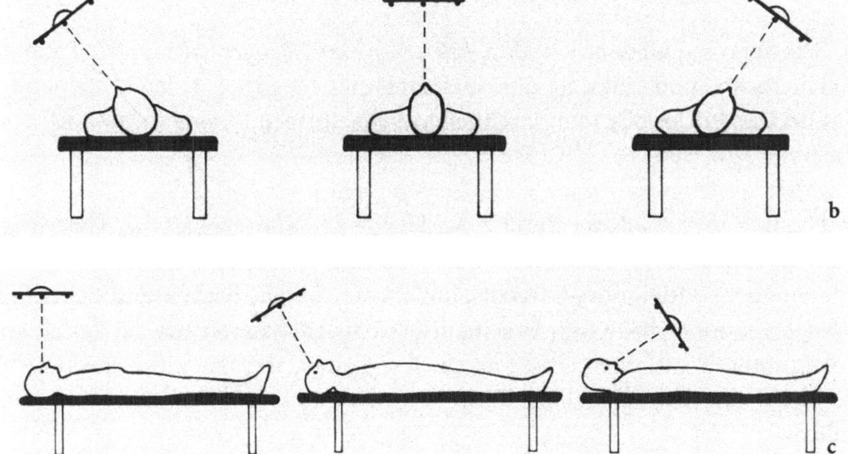

Abb. 35.8 a–c. Durchführung der statischen Fixationsübung in Rückenlage und gerader Kopfposition (**a**), bei gedrehtem Kopf (**b**), bei angehobenem oder gesenktem Kopf (**c**)

gedrehten Brettes oder den nach oben, unten, rechts und links gehaltenen Stab für jeweils 10 s fixieren. Gelingt es in einer bestimmten Kopf- oder Augenposition nicht, den Punkt scharf zu sehen, oder bewegt er sich, dann besteht in dieser Position wahrscheinlich noch ein starker Nystagmus. Die Fixationsübung sollte in dieser Position öfter und länger wiederholt werden.

Durch Drehung des Brettes um 45° können die Eckpunkte des Brettes entweder oben und unten, rechts und links, oder diagonal stehen. Das Fixieren diagonal stehender Punkte ist schwieriger.

Diese Übung wird durchgeführt:

1. in Kopfhaltung gerade (Abb. 35.8 a)
2. in maximaler Rechts- und Linksdrehung des Kopfes (Abb. 35.8 b)
3. in maximaler Dorsal- und Ventralbeugung des Kopfes (Abb. 35.8 c).

Beispiel:

- Kopfhaltung gerade. Fixiert wird *ein* Punkt in der Mitte des Blickfeldes für 30 s, anschließend alle übrigen Punkte für ca. 10 s.
- Kopfwendung zur Seite. Es wird erneut ein Punkt fixiert usw. Insgesamt soll der Patient 5 Kopfbewegungen ausführen.

Dokumentation: Das Ergebnis der Übung wird in ein Schema (S. 661) eingetragen. Kann der Patient einen Punkt fixieren, ist dieser scharf zu sehen, und bewegt sich der Punkt nicht, so hat der Patient den Spontannystagmus unterdrückt (+). Ist der Punkt auch nach mehreren Fixationsversuchen unscharf, oder bewegt er sich, so wird ein negatives Zeichen (–) eingetragen. Bei der Wiederholung der Übung, z. B. am nächsten Tag, kann mit den negativ gekennzeichneten Übungen vom Vortag begonnen werden.

■ **Fixation verschiedener Punkte, Änderung der Körperposition.** Der Patient soll in Rechts- und Linkslage zuerst *einen* Punkt vor sich, z. B. den Mittelpunkt des Brettes, für jeweils 30 s, anschließend alle übrigen Punkte für jeweils 10 s fixieren (Abb. 35.9).

■ **Fixation verschiedener Punkte, Änderung der Körperposition, Änderung der Augenposition.** Der Patient soll in Rechts- und Linkslage den Kopf in alle möglichen Richtungen (rechts, links, oben, unten) drehen und dabei *für wenige Sekunden* die Punkte in seinem Gesichtsfeld fixieren. Hat der Patient in bestimmten Positionen Fixationsschwierigkeiten, werden diese Positionen vermerkt und häufig wiederholt, wobei die Punkte 30 s lang fixiert werden sollen.

Dynamische Übungen

Im Gegensatz zu den statischen Übungen, in denen der Patient ruhende Punkte fixieren soll, muß er bei den dynamischen Fixationsübungen entweder

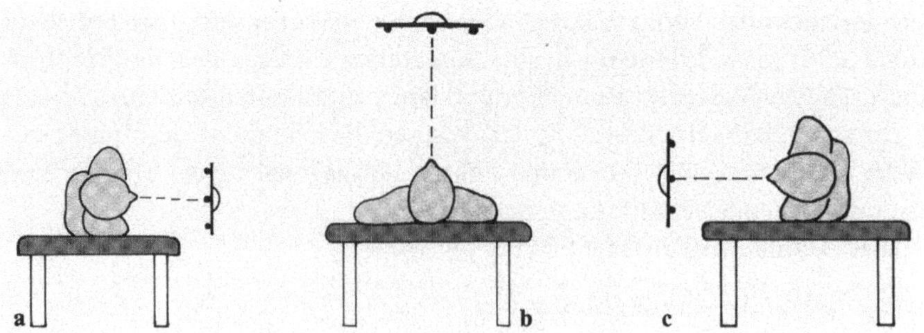

Abb. 35.9 a – c. Statische Fixationsübungen in Seitenlage

einen festen Punkt fixieren und seinen Kopf hin und herbewegen, oder er muß bei fixiertem Kopf einem sich bewegenden Punkt mit den Augen folgen. Als bewegten Punkt kann man entweder ein am Fixationsstab befestigtes Pendel von ca. 20 cm Länge benützen oder die Spitze eines Metronoms. Das Metronom hat den Vorteil, daß verschiedene Geschwindigkeiten und damit Schwierigkeitsstufen eingestellt werden können. Der Nachteil des Metronoms gegenüber dem Pendel liegt in der kleinen Amplitude seines Ausschlags.

■ **Fixation eines Punktes, oszillierende horizontale Kopfbewegungen, vertikale Änderung der Kopfposition.** Der Patient soll einen ruhenden Punkt fixieren und den Kopf langsam so weit wie möglich nach rechts und links bewegen. Diese Bewegungen soll er auch ausführen, bei Dorsalflexion und Ventralflexion des Kopfes (Abb. 35.10).

■ **Fixation eines Punktes, oszillierende vertikale Kopfbewegung, horizontale Änderung der Kopfposition.** Der Patient soll einen Punkt fixieren und den Kopf langsam so weit als möglich nach oben und unten bewegen. Diese Kopfbewegungen soll er auch ausführen bei Rechts- und Linksdrehung des Kopfes (Abb. 35.11).

■ **Fixation eines horizontal oszillierenden Punktes, horizontale Folgebewegungen der Augen, vertikale Änderung der Kopfposition.** Der Patient hat die Aufgabe, einen horizontal bewegten Punkt (Metronom oder Pendel) für ca. 30 s zu fixieren (Abb. 35.12), sowohl bei gerader Kopfhaltung als auch bei Ventral- und Dorsalflexion des Kopfes.

■ **Fixation eines vertikal oszillierenden Punktes, vertikale Folgebewegung der Augen.** Der Patient hat die Aufgabe, einem vertikal bewegten Punkt (Metronom oder Pendel) für ca. 30 s zu folgen (Abb. 35.13).

Dreh-Fixations-Übung

Bei diesen Übungen sitzt der Patient auf einem Drehstuhl (z.B. einfacher Bürostuhl). Er wird entweder von einer assistierenden Person gedreht, oder er bringt den Stuhl selbst mit seinen Füßen in Drehbewegung.

Der Patient hat die Aufgabe, einen feststehenden Punkt während seiner Drehung so lang wie möglich zu fixieren (Abb. 35.14). Dies gelingt anfangs durch *Gegendrehung* des Kopfes. Verschwindet der Punkt bei weiterer Körperdrehung aus dem Gesichtsfeld, muß der Patient versuchen, den Punkt durch sehr rasche *Mitbewegung* des Kopfes mit dem Blick wieder einzufangen (diese Bewegungsform wird von Tänzern verwendet, um bei Pirouetten einen Drehschwindel zu vermeiden). Die Übung soll sowohl in ca. 10 Rechts- als auch in ca. 10 Linksdrehungen ausgeführt werden. Der Punkt sollte mindestens 1–2 m

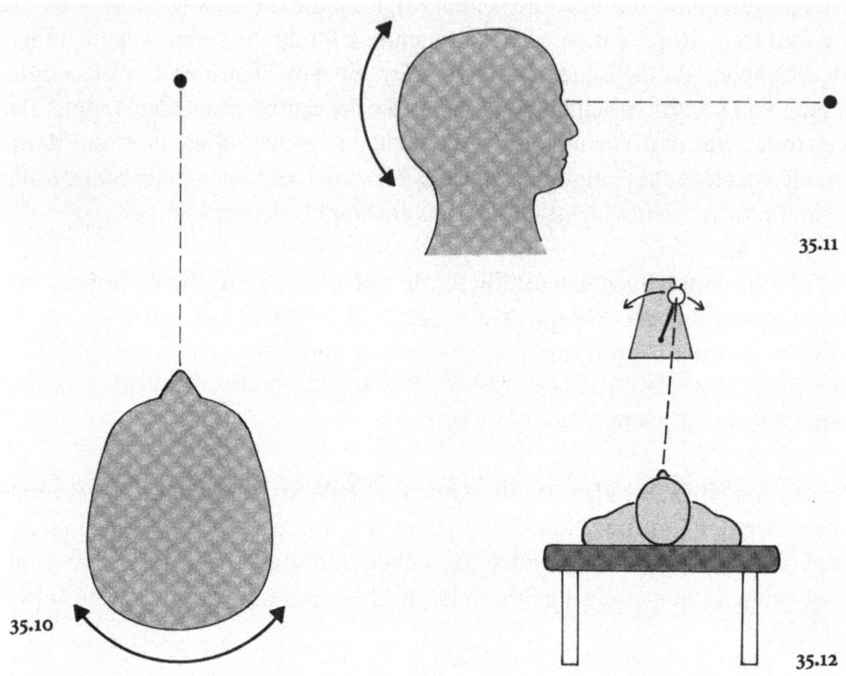

Abb. 35.10. Dynamische Fixationsübung: horizontale Kopfbewegungen

Abb. 35.11. Dynamische Fixationsübung: vertikale Kopfbewegungen

Abb. 35.12. Dynamische Fixationsübung: Fixation eines horizontal bewegten Punktes (Metronom)

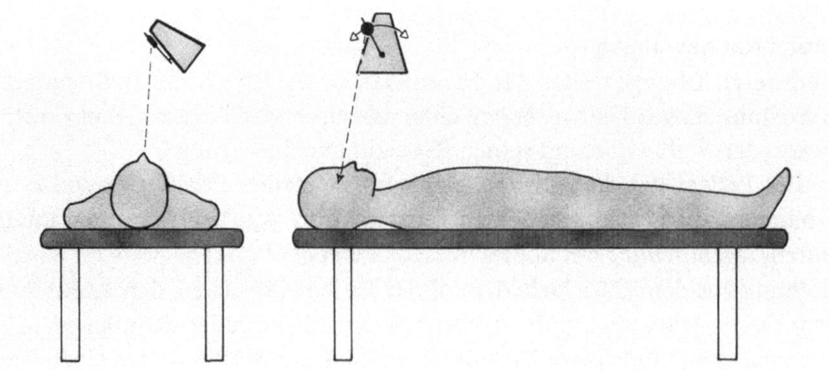

Abb. 35.13. Dynamische Fixationsübung. Fixation eines vertikal bewegten Punktes (Metronom)

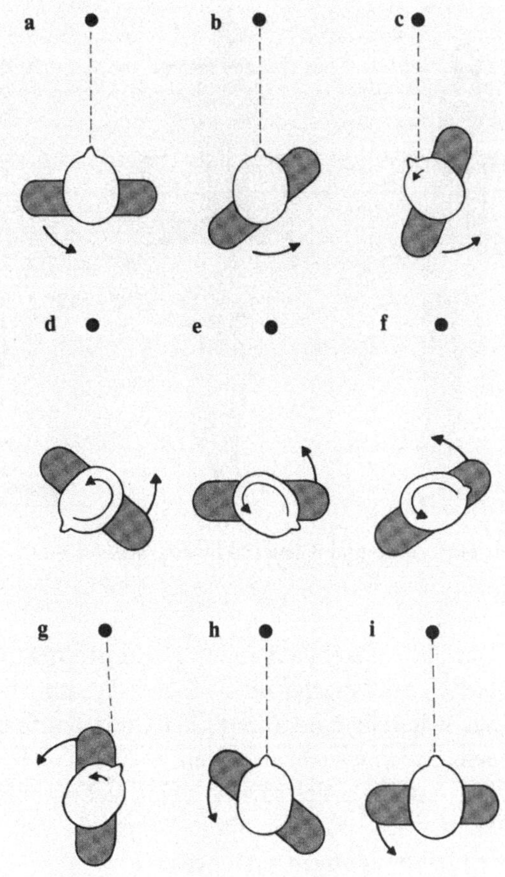

Abb. 35.14 a – i. Durchführung der Drehfixationsübung. Der Patient dreht sich nach links und fixiert dabei den Punkt vor sich. (**a** – **c**). Verliert er den Punkt aus den Augen, muß er schnell den Kopf nach links drehen (**d** – **g**), bis er den Punkt wieder sieht. Er vollendet dann die Drehung unter weiterer Fixation des Punktes (**h** – **i**)

entfernt sein. Die Stuhlgeschwindigkeit sollte bei 4 s für eine ganze Drehung liegen (entsprechend 90°/s). Sie kann je nach körperlicher Verfassung des Patienten und vestibulärer Leistungsfähigkeit erniedrigt oder erhöht werden.

Steh- und Balanceübungen

Diese Übungen können erst dann durchgeführt werden, wenn die in der Anfangszeit einer akuten, vestibulären Funktionsstörung bestehende, ausgeprägte Fallneigung zur erkrankten Seite nicht mehr vorhanden ist. Die Reihenfolge der Übungen kann geändert werden. Sie richtet sich nach den jeweiligen Verhältnissen wie Alter, Kooperation usw. (Abb. 35.15).

- Der Patient steht mit nahezu geschlossenen Beinen. Knöchel, Unterschenkel und Knie sollten sich nicht berühren. Der Patient versucht, jeweils 1 Minute lang mit geöffneten und geschlossenen Augen das Gleichgewicht zu halten.

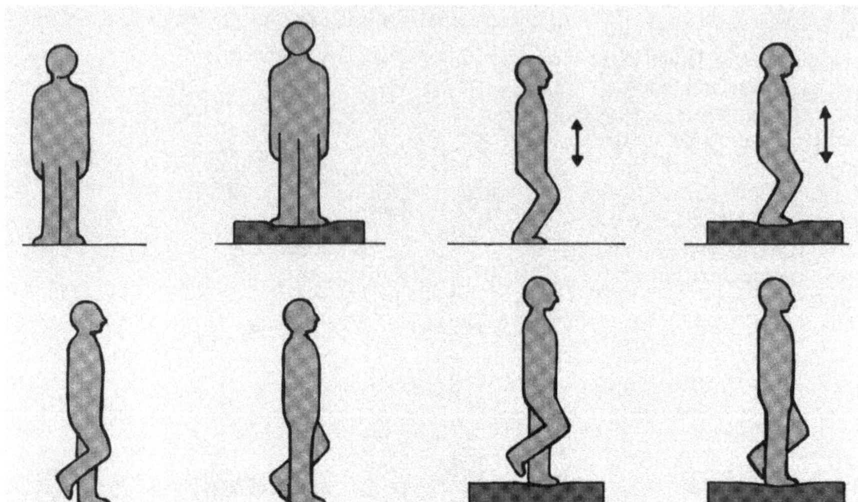

Abb. 35.15. Steh- und Balanceübungen (Ablauf s. Text)

- Der Patient steht auf einer Schaumstoffplatte (10 cm dick; je nach Gewicht harter, mittelharter oder weicher Schaumstoff; Größe 50 × 50 cm). Er versucht jeweils eine Minute lang, mit geöffneten und geschlossenen Augen sein Gleichgewicht zu halten.
- Der Patient sollte sowohl beim Stehen auf festem Boden als auch beim Stehen auf weichem Boden langsame Kniebeugebewegungen oder hüpfende Bewegungen ausführen.
- Einbeinstand auf rechtem und linkem Fuß für jeweils 10 s auf fester und weicher Unterlage.
- Ausführung der Dreh-Fixations-Übung (s. o. bzw. Abb. 35.14) im Stehen.
- Kipp-Platten-Übung: Der Patient hat die Aufgabe, auf einer Kipp-Platte nach Hamann mit den Maßen 60 × 45 × 5 (s. Abb. 35.16 a, b) stehend seine Ruheposition zu verändern. Die Kipp-Platte soll sowohl in Vor-, Rück- als auch in seitlicher Richtung bei geöffneten und später geschlossenen Augen gekippt werden. Bei der Durchführung muß darauf geachtet werden, daß der Patient die jeweils dazu benötigten Muskelgruppen, Sehnen und Gelenke spüren lernt. Er soll die jeweils belasteten Muskelgruppen angeben (z. B. Unterschenkel vorne, Unterschenkel hinten, Oberschenkel vorne usw.).

Besser als die Kipp-Platte, aber auch aufwendiger und dadurch nicht überall verfügbar, sind Plattformen, die federnd aufgehängt sind und sich sowohl horizontal in alle Richtungen, als auch vertikal bewegen können (z. B. Posturomed Plattform). An ihnen sollte nur nach Einübung durch Krankengym-

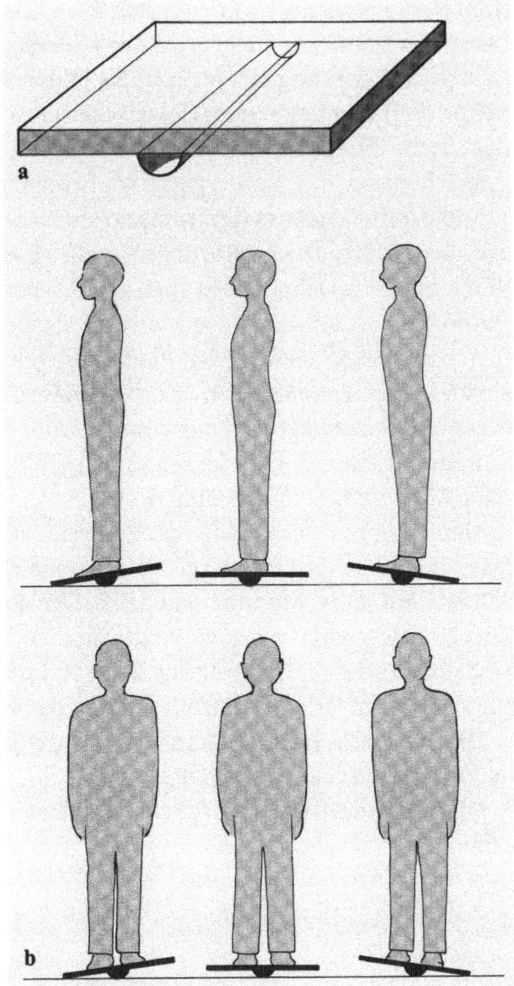

Abb. 35.16 a, b.
a Kipp-Platte nach Hamann (Maße 60 × 40 × 5 cm).
b Ablauf der Kipp-Platten-Übung

nastInnen trainiert werden. Durch Bremsen kann der Schwierigkeitsgrad reguliert werden.

Biofeedback-Übung

Unter Biofeedback versteht man die Rückführung einer Körperfunktion auf ein Sinnesorgan, so daß die normalerweise unbewußt oder nicht erfaßbar ablaufende Aktivität eines Organs erlebbar und damit beeinflußbar wird. Ein einfaches Biofeedback stellt z.B. das Abhören der eigenen Herzschläge mit einem Stethoskop dar. Die Herzfunktion wird dabei mit dem akustischen System erfaßbar. In komplizierte Vorgänge, z.B. in die Funktion des vegetativen Nervensystems kann man sich über das Schwitzen der Haut „einsehen". Durch das Schwitzen ändert sich der Widerstand der Haut. Über eine einfache elektrische Schaltung mit der Haut als Widerstand (abgegriffen mit zwei Hautelektroden) kann man eine elektrische Birne hell oder dunkel leuchten, eine elektrische Eisenbahn schnell oder langsam fahren lassen in Abhängigkeit vom Schwitzen, d.h. vom vegetativen Erregungszustand.

Entsprechend gibt es elektromyographisches Feedback, Atmungs-Feedback usw. Bei Gleichgewichtsstörungen kann man sich das visuelle Feedback zu Nutze machen. Dabei erfaßt man die Körperschwankungen mit einer Meßplattform. Die Schwankungen werden als elektrisches Signal von mehreren Dehnungsmeßstreifen in der Platte abgegriffen und auf einen Monitor im Blickfeld des Patienten als „Körperschwerpunkt" abgebildet (s. Abb. 35.5). Dieser Punkt bewegt sich auf dem Monitor analog zur Körperschwankung. Der Patient kann die Stärke seines Schwankens sehen und den Punkt durch seine Körperbewegungen lenken.

Man kann nun verschieden große Kreise auf den Monitor kleben (Hamann 1987), oder man läßt rechnergesteuert einen Kreis in verschieden schwierigen Bahnen auf dem Monitor wandern. Der Patient erhält die Aufgabe, den Körperschwerpunkt bzw. den Punkt auf dem Monitor möglichst lang im Kreis zu halten. Computerprogramme zur Erfolgskontrolle für den Patienten und zur klinischen Verlaufskontrolle runden das visuelle Feedback-System ab.

Das Feedback-Training kann bereits durchgeführt werden, wenn der Patient in der Lage ist, allein zu stehen.

Die folgende Übersicht faßt den Ablauf der Trainingstherapie kurz zusammen.

Übersicht. Ablauf einer Trainingstherapie

1. Fixationsübungen
   - Statische Übungen:
     - Fixation verschiedener Punkte, Änderung der Kopfposition;
     - Fixation verschiedener Punkte, Änderung der Körperposition;
     - Fixation verschiedener Punkte, Änderung der Körperposition, Änderung der Kopfposition.
   - Dynamische Übungen:
     - Fixation eines Punktes, oszillierende horizontale Kopfbewegung, vertikale Änderung der Kopfposition;
     - Fixation eines Punktes, oszillierende vertikale Kopfbewegung, horizontale Änderung der Kopfposition;
     - Fixation eines horizontal oszillierenden Punktes, horizontale Folgebewegungen der Augen, vertikale Änderung der Kopfposition;
     - Fixation eines vertikal oszillierenden Punktes, vertikale Folgebewegung der Augen.
   - Dreh-Fixationsübungen
2. Steh- und Balanceübungen
   - Stehübungen auf festem Boden mit offenen und geschlossenen Augen;
   - Stehübungen auf Schaumstoffplatte mit offenen und geschlossenen Augen;
   - Kniebeuge- und Hüpfbewegungen auf fester und weicher Unterlage;
   - Einbeinstand auf fester und weicher Unterlage;
   - Dreh-Fixationsübung im Stehen;
   - Kipp-Platten-Übung.
3. Visuelle Feedback-Übung

Kapitel 36

Atlas der Nystagmographie 36

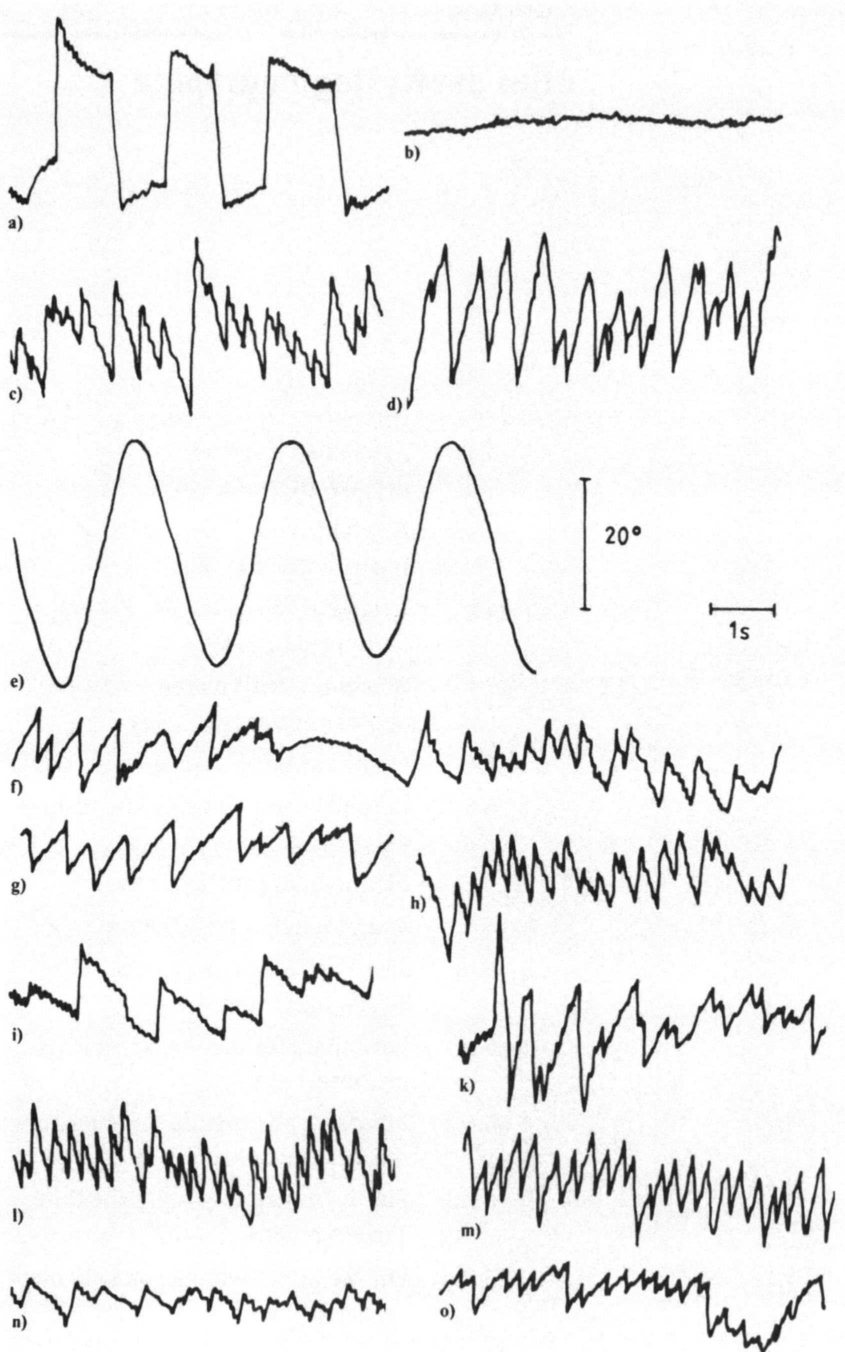

Abb. 36.1 a–o. Bild eines normalen Nystagmogramms und dessen Varianten (Erläuterung s. Text)

36.1
Normales Nystagmogramm (AC-Ableitung; Zeitkonstante T = 3 s; s. Abb. 36.1)

Überlagerung durch einen niederfrequenten Brumm

a) Blickwinkeleichung: Eine Augenbewegung um 20° hat einen Schreiberausschlag von 20 mm zur Folge.

b) Augenbewegung beim Blick geradeaus im Dunkeln: Ein Spontannystagmus ist nicht sichtbar. Die Kurve ist von einem niederfrequenten Brumm überlagert.

c) – d) Optokinetische Reizung mit 60 °/s: Der Nystagmus ist kräftig und etwa seitengleich.

e) Sinusblickpendeltest: glatte Blickfolgebewegung.

f) Pendeltest: Abgebildet ist der Nystagmus im Verlauf einer vollständigen Sinusschwingung. Wie bereits beim optokinetischen Nystagmus und später beim Vergleich h) und k) sichtbar, ergeben sich deutliche Frequenzunterschiede zwischen rechts- und linksgerichtetem Nystagmus. Der rechtsgerichtete Nystagmus hat eine hohe Frequenz bei z. T. niedriger Amplitude, während der linksgerichtete Nystagmus eine niedrige Frequenz bei gleichzeitig großer Amplitude aufweist. Die Summe der Amplituden der einzelnen Nystagmusschläge ist aber beim Pendeltest und beim abgebildeten optokinetischen Nystagmus c) und d) gleich.

Typisch für den Pendelnystagmus ist der bogenförmige Verlauf der Kurve zwischen Links- und Rechtsnystagmus.

g) – k) Drehprüfung mit Schwach- und Starkreiz. g) und i) zeigen den Beschleunigungsnystagmus bei Links- bzw. Rechtsdrehung (Schwachreiz 2 °/s²). h) und k) zeigen den Nystagmus bei Stop aus Links- bzw. Rechtsdrehung (Starkreiz). Auffallend bei dieser Untersuchung ist, daß g) und h) (erste Beschleunigung und erste Abbremsung) einen stärkeren Nystagmus hervorrufen als i) und k) (zweite Beschleunigung und zweites Abbremsen). Dies ist ein Müdigkeitseffekt oder die Gewöhnung an den bei der ersten Untersuchung noch unbekannten Reiz.

l) – o) Thermischer Nystagmus in der Reihenfolge 44° rechts (l); 44° links (m); 30° links (n); 30° rechts (o). Die vom linken Gleichgewichtsorgan hervorgerufene thermische Reaktion (m und n) ist etwas schwächer als die vom rechten Gleichgewichtsorgan hervorgerufene. Um das Ausmaß dieser Seitendifferenz bewerten zu können, wird die Summe der Geschwindigkeiten der langsamen Nystagmusphasen (GLP) aus l) und o) = rechts Gleichgewichtsorgan und die Summe aus m) und n) = linkes Gleichgewichtsorgan in ein Schema (Abb. 36.2a) eingetragen. Dabei wird deutlich, daß der Patient eine kräftige Reaktion hat, und daß sich die Seitendifferenz noch weit innerhalb des 90. Interquantilbereiches befindet, d. h. eine ähnliche SD haben ca. 80 % aller Gesunden.

Die Summe aller rechts- und linksgerichteten Nystagmusschläge wird in das Schema b (Abb. 36.2b) zur Dokumentation des Richtungsüberwiegens eingetragen. Es überwiegen geringfügig die nach rechts gerichteten Nystagmusschläge, bedingt durch die kräftige Reaktion bei der 1. Spülung (44° rechts; s. „Phänomen d. 1. Spülung" S. 217).

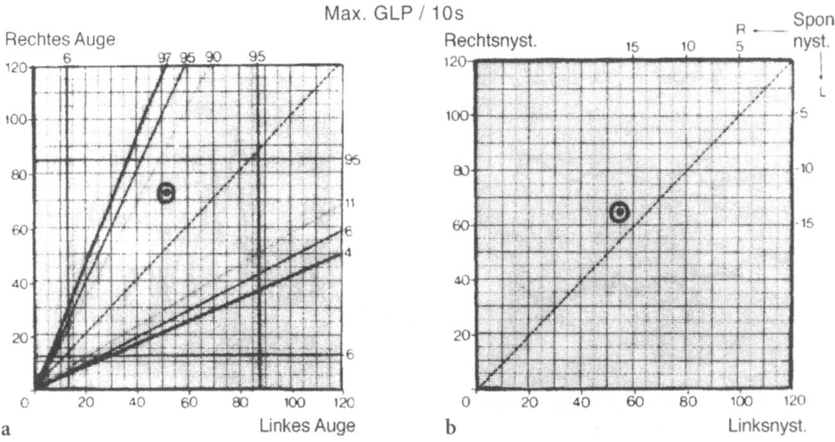

Abb. 36.2 a, b. Summe der Geschwindigkeiten der langsamen Nystagmusphasen (GLP) beim thermischen Nystagmus (s. Abb. 36.1); **a** rechtes Gleichgewichtsorgan, **b** linkes Gleichgewichtsorgan (Erläuterung s. Text)

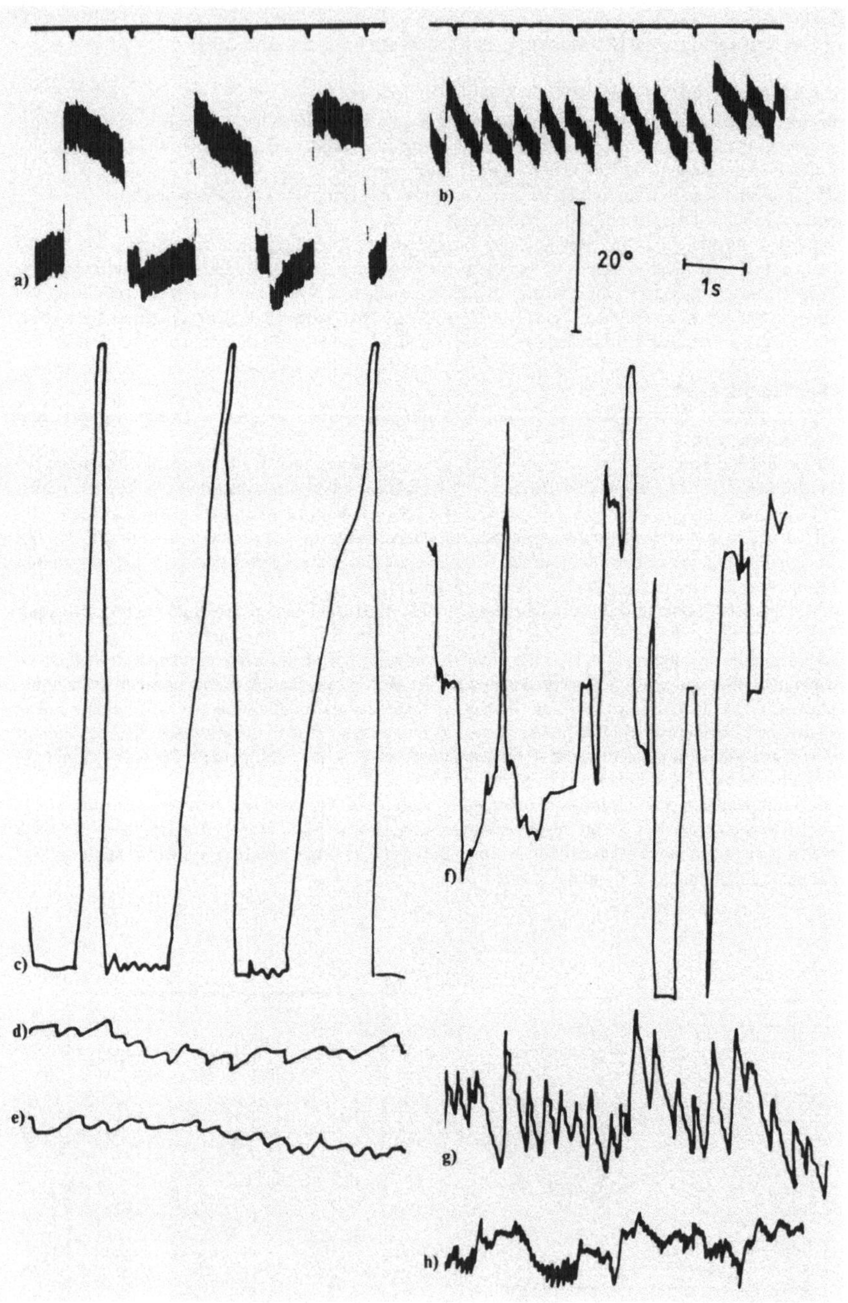

Abb. 36.3 a–h. Artefakte eines Nystagmogramms von seiten der Ableittechnik (Erläuterung s. Text)

36.2 Artefakte von seiten der Ableittechnik (Abb. 36.3)

■ **Hochfrequenter Brumm.** Hervorgerufen durch die Drossel einer Neonröhre, registriert von einem Schreiber, der diesen Brumm zu schreiben in der Lage ist (Schreiber nach dem Durchpausverfahren); a) Blickwinkeleichung; b) Rechtsnystagmus.

■ **Lockere Elektrode.** Wenn eine Elektrode keinen sicheren Kontakt mit der Haut hat, dann erhält man maximale Ausschläge; c) lockere Elektrode; d) und e) Nystagmusregistrierung nach Befestigung der Elektrode.

■ **Defektes Kabel.** Ein ähnliches Bild wie bei einer lockeren Elektrode kann man bei gebrochenen Kabeln finden (f).

■ **Niederfrequenter Brumm:**

- Durch Übersprechen. Das Ableitkabel liegt parallel zu einem Kabel, das 10 Hz-Steuersignale leitet (g).
- Durch oszillierende Eingangsoperationsverstärker im Endverstärker (h).

■ **Drift.** Eine langsame Spannungsänderung durch eine polarisierende Elektrode überlagert das Nystagmussignal (i).

■ **Falsche Zeitkonstante.** Im Gegensatz zu einer korrekt gewählten Zeitkonstante von 5 s in (k) führt die zu kurze Zeitkonstante in (l) von $\tau = 0{,}5$ s zu einer deutlich deformierten Blickwinkeleichung und zu einem deformierten Nystagmus.

Bei der *Videookulographie* treten weder Brumm, Drift noch Artefakte von seiten der Ableitkabel auf. Nachdem die Kurve der mit Videotechnik aufgenommenen Augenbewegungen grundlinienstabil ist, sofern die Videobrille nicht verrutscht, entfällt der Einsatz von Zeitkonstanten.

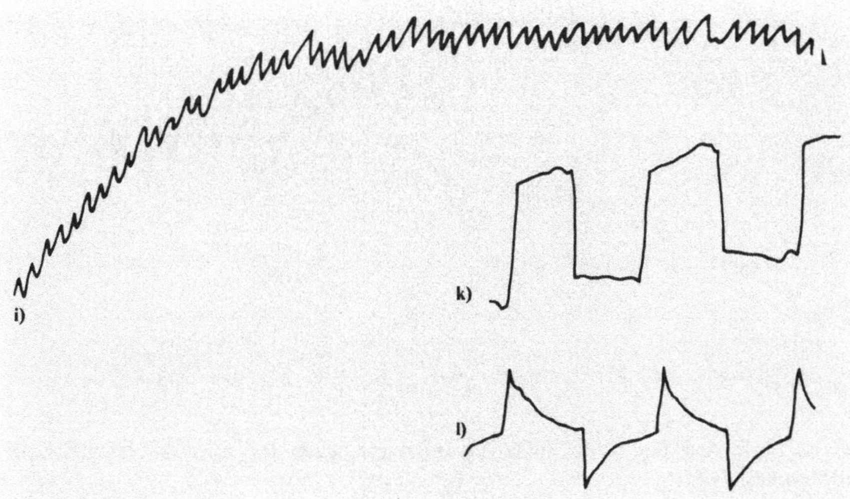

Abb. 36.3 i–l

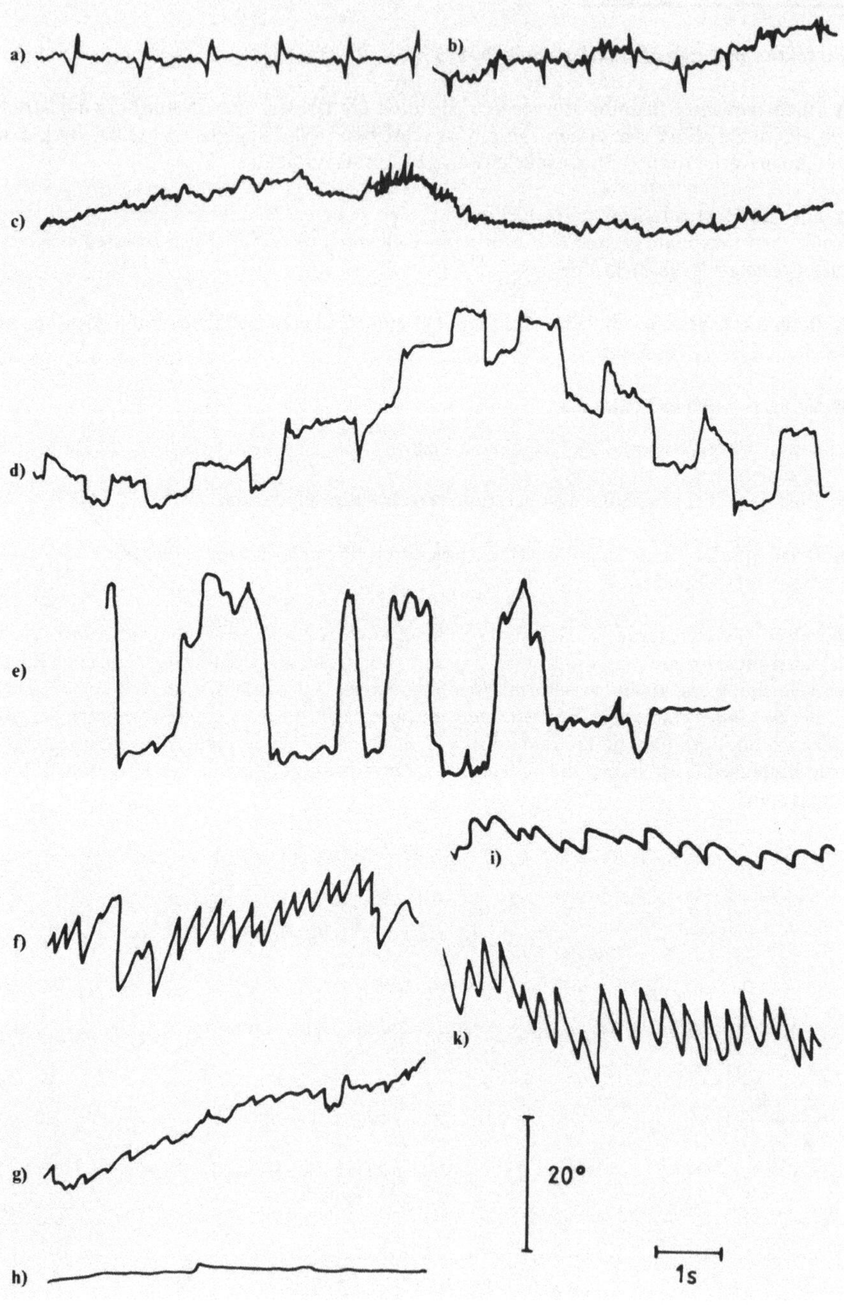

Abb. 36.4a–k. Artefakte eines Nystagmogramms von seiten des Patienten (unwillkürlich; Erläuterung s. Text)

36.3 Artefakte von seiten des Patienten (unwillkürlich; Abb. 36.4)

■ **EKG-Einstrahlung.** Unter Umständen kann in einer elektronystagmographischen Ableitung ein EKG sichtbar werden, besonders deutlich bei Patienten, die Herzschrittmacher tragen (a).

Je ruhiger die Ableitung, um so besser ist der Artefakt zu erkennen. Muskelpotentiale und Augenunruhe überdecken das Bild (b).

■ **Muskelpotentiale.** Elektroden für die Elektronystagmographie können als Oberflächenelektroden auch das Summenaktionspotential des M. temporalis aufnehmen. Beim Zusammenbeißen der Zähne treten dann Spitzenpotentiale auf (c).

■ **Augenunruhe.** Nervöse und ältere Patienten haben oft eine erhebliche Augenunruhe (d). Es kann sehr schwierig sein, bei diesen Patienten einen Spontannystagmus zu erkennen. Differentialdiagnostisch ist die Augenunruhe abzugrenzen von pathologischen Rechteckpotentialen, wie sie bei Patienten mit zentralen Gleichgewichtsstörungen anzutreffen sind (e). Diese pathologischen Potentiale haben eine Amplitude von mehr als 20°, folgen rascher aufeinander und sind unregelmäßiger.

■ **Fehlsichtigkeit.** Bei okulomotorischen Untersuchungen müssen fehlsichtige Patienten ihre Brille tragen. Dies wird an 2 Beispielen demonstriert:

1. Ein rotatorischer Linksnystagmus (f) soll von einem fehlsichtigen Patienten (-2 Dptr.) durch das Fixieren eines Punktes unterdrückt werden. Dies gelingt ohne Brille nicht vollständig (g); mit Brille ist der Nystagmus vollständig unterdrückt (h).
2. Ein optokinetischer Nystagmus ist ohne Brille aufgenommen schwach (i) und kann für einen pathologischen zentralen Befund gehalten werden. Dieselbe Untersuchung mit Brille zeigt einen regelrechten optokinetischen Nystagmus (k).

Bei der *Videookulographie* (VOG) besteht kein elektrischer Kontakt zwischen Patient und Augenbewegungsmeßsystem. Artefakte wie Muskelpotentiale und EKG-Einstrahlungen gibt es deshalb bei diesem System nicht. Lidschläge führen aber zu einer Unterbrechung des Augenbilds und damit zur Unterbrechung des Augenbewegungssignals. Ein Absinken des Oberlids bei Müdigkeit führt nur dann zum Erlöschen des verwertbaren Videoaugenbilds, wenn mehr als 50% der Pupille bedeckt ist. Wimperntusche stört je nach Bildauswertetechnik. Beim neuesten VOG-System stört sie nicht.

Eine konturlose Iris bei tiefbraunen Augen stört die Messung der Augentorsion, nicht dagegen die Analyse der Augenbewegungen in horizontaler und vertikaler Richtung.

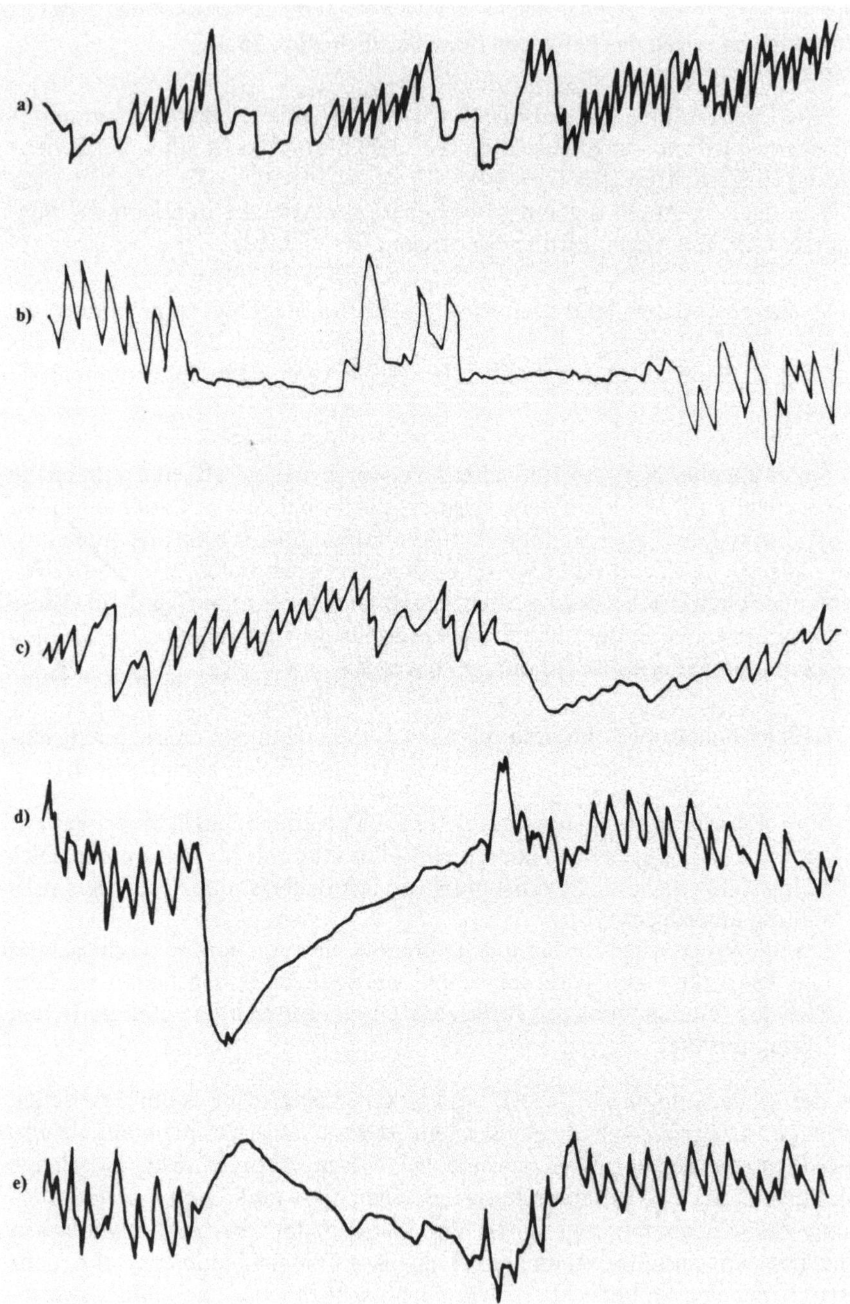

Abb. 36.5 a–e. Artefakte eines Nystagmogramms von seiten des Patienten (willkürlich; Erläuterung s. Text)

36.4 Artefakte von seiten des Patienten (willkürlich; Abb. 36.5)

■ **Blinzeln mit den Augenlidern.** Heftiges Blinzeln kann nystagmusähnliche Bilder hervorrufen, besonders wenn die Elektroden nicht exakt in derselben Höhe und zu nah am Lid befestigt sind (a). Es treten beim Blinzeln dann mechanische Artefakte auf.

■ **Augenschließen bei der optokinetischen Untersuchung.** Sistiert ein optokinetischer Nystagmus plötzlich und tritt ebenso plötzlich wieder auf (b), dann ist dies ein sicherer Hinweis darauf, daß im Verlauf der Untersuchung die Augen geschlossen waren.

■ **Willkürliches Konvergieren der Augen.** Die routinemäßige Aufforderung, geradeaus zu schauen, wird von manchen Patienten mit starkem Konvergieren (Schielen) beantwortet, um die Ableitung zu stören. Bei binokulärer Ableitung eines thermischen Nystagmus ist dies nicht ohne weiteres zu erkennen (c). Bei monokulärer Ableitung ist die Konvergenzbewegung der Augen an der Konvergenz der Kurven (d) des rechten Auges und (e) des linken Auges gut zu sehen.

Bei Verwendung der *Videookulographie* ist das Augenbild im Monitor sichtbar. Der Patient kann damit weitgehend überwacht werden. Artefakte durch mangelnde Kooperation sind evident.

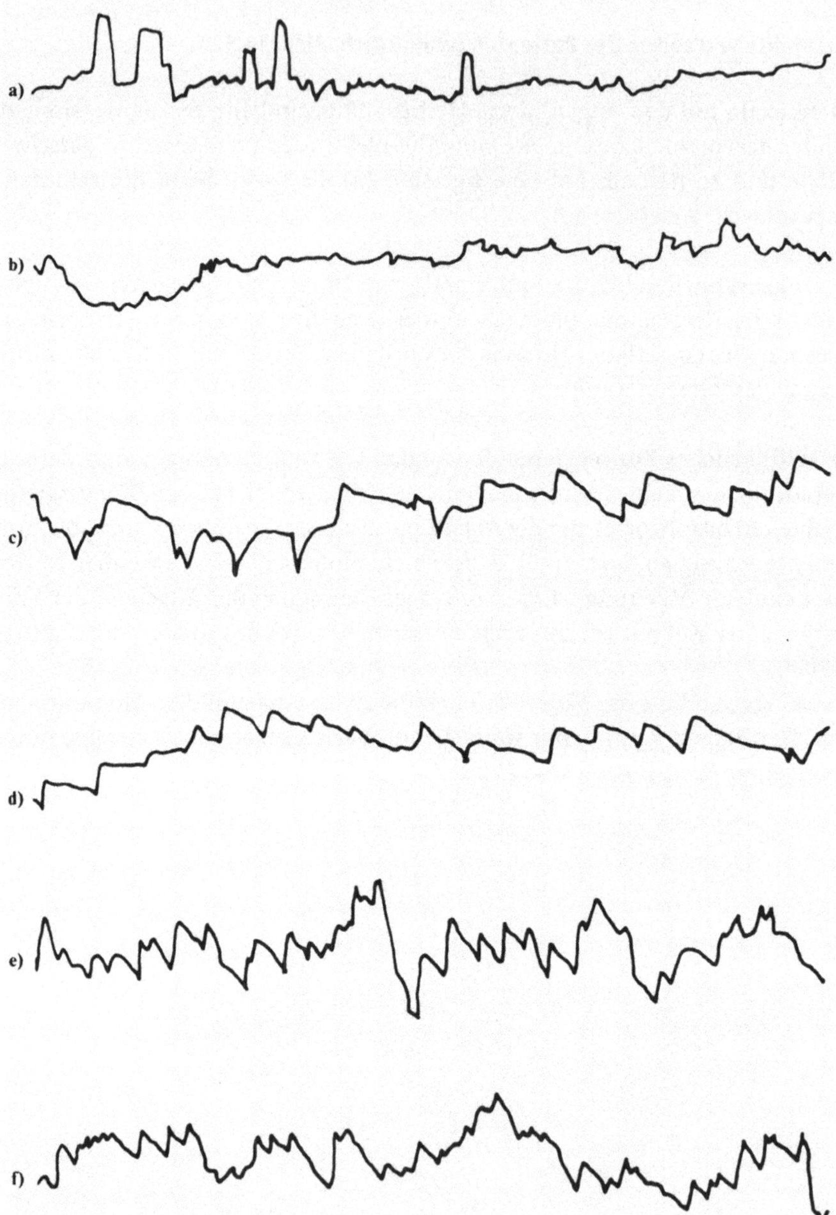

Abb. 36.6 a–f. Bilder eines vestibulären Spontannystagmus (Erläuterung s. Text)

36.5 Bild eines vestibulären Spontannystagmus (Abb. 36.6)

Beim Blick geradeaus in heller Umgebung ist weder *ohne* (a) noch *mit* Rechenaufgaben (b) ein Nystagmus sichtbar.

Beim Blick geradeaus im Dunkeln mit geöffneten Augen kommt nach ca. 5 s ein Spontannystagmus nach rechts zur Darstellung (c), der durch Rechenaufgaben deutlicher aber nicht stärker wird (d).

Bei geschlossenen Augen ist der Spontannystagmus verstärkt (e), Rechenaufgaben verbessern das Bild nicht (f).

Die Ursache des Spontannystagmus nach rechts ist ein Ausfall des linken Gleichgewichtsorgans. Während die thermische Reaktion von seiten des rechten Gleichgewichtsorgans kräftig ist (44 °C rechts: g) und den Spontannystagmus umzudrehen vermag (30 °C rechts: k), verändert die Reizung des linken Gleichgewichtsorgans (h = 44 °C links: i = 30 °C links) keine Veränderung des Spontannystagmus.

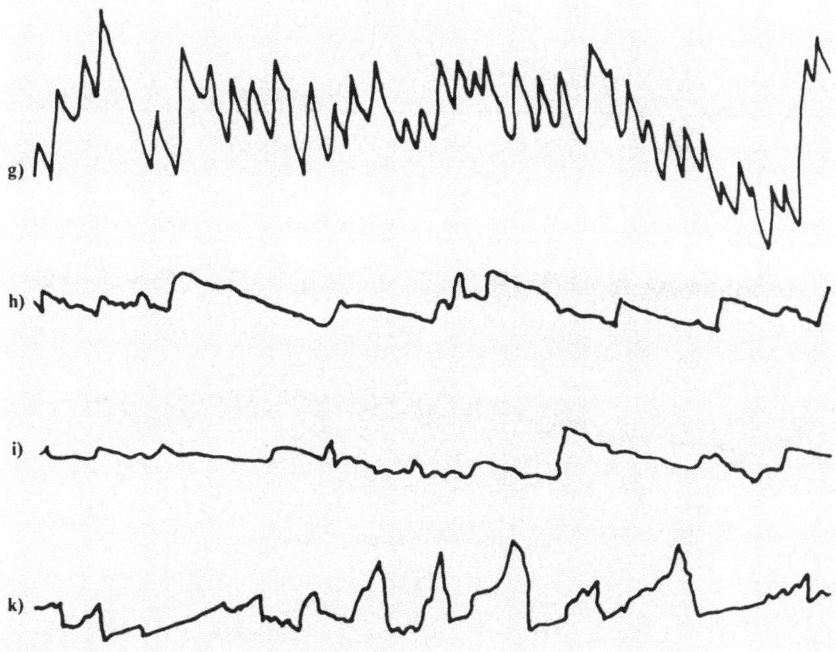

Abb. 36.6 g–k

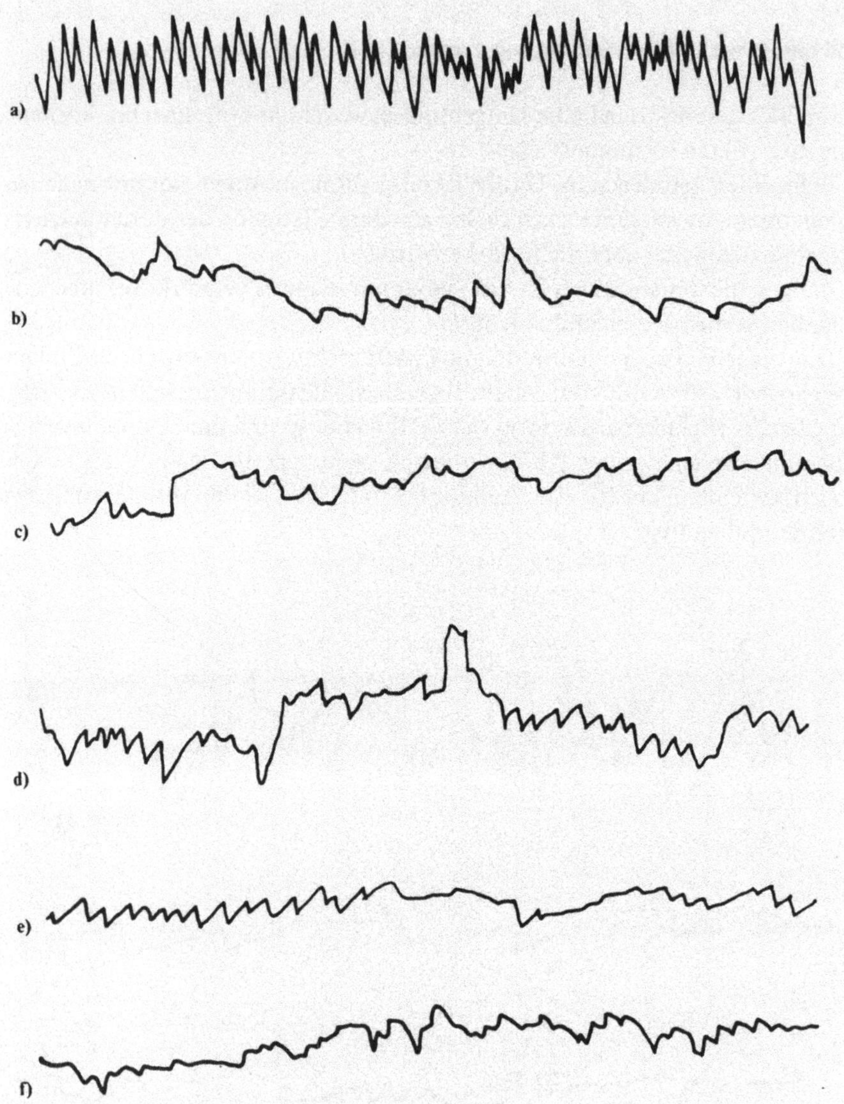

Abb. 36.7 a – f. Bilder eines optokinetischen Nystagmus (Erläuterung s. Text)

36.6 Optokinetischer Nystagmus (Abb. 36.7)

■ **Normale Reaktion.** Sie ist gekennzeichnet durch die Regelmäßigkeit des Gesamtbildes (a). Die Geschwindigkeit der langsamen Nystagmusphase hängt ab von der Geschwindigkeit des Reizes.

■ **Optokinetischer Nystagmus bei einer Störung im okulomotorischen System.** Der Nystagmus ist zerfallen. Es fehlt die Regelmäßigkeit. Die Amplitude ist klein; b) Rechtsnystagmus; c) Linksnystagmus.

Das Bild einer optokinetischen Störung kann entstehen, ohne daß ein pathologischer Befund dahinter steht (d). Bei Wiederholung der Untersuchung nimmt ein pathologischer Befund zu (e), ein Artefakt dagegen ab.

■ **Optokinetischer Nystagmus bei einem okulären Fixationsnystagmus.** Bei einem Fixationsnystagmus ist der optokinetische Nystagmus schwer gestört und häufig invers. Der Rechtsnystagmus in (f) wurde von einer Bewegung des Streifenmusters nach rechts ausgelöst. Beim Gesunden entsteht dagegen ein Linksnystagmus.

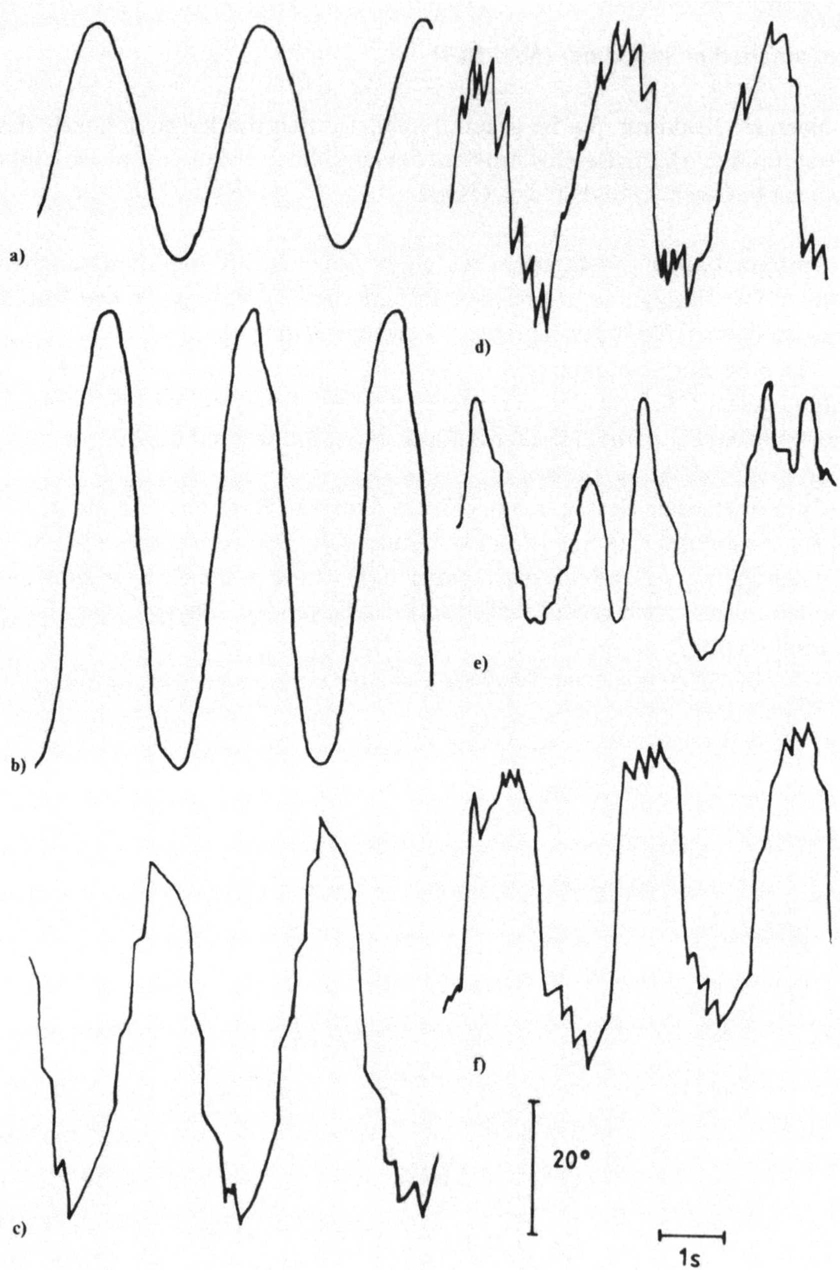

Abb. 36.8 a–f. Befunde beim Sinusblickpendeltest (Erläuterung s. Text)

36.7 Befunde beim Sinusblickpendeltest (Abb. 36.8)

Ein Gesunder kann einem schwingenden Pendel mit einer glatten Sinusbewegung der Augen folgen (a), vorausgesetzt, Amplitude und Geschwindigkeit der Pendelbewegung sind nicht zu groß. Es entstehen Stufen im Ablauf der Sinusbewegung, wenn die Amplitude zu groß gewählt wird (b).

Ein Patient mit einer Störung im okulomotorischen System kann der Bewegung des Pendels nicht folgen. Es werden schnelle Aufholbewegungen der Augen (Sakkaden) in den Bewegungsablauf eingeschaltet (c).

Ein starker Spontannystagmus kann die Sinusbewegung der Augen überlagern, wenn bei dem Patienten gleichzeitig eine Störung der visuellen Fixationssuppression vorliegt (d).

Eine schwere Störung im Bereich des Hirnstamms kann dazu führen, daß das okulomotorische System das Auge einem schwingenden Pendel nicht mehr nachführen kann (e).

Ein Blickrichtungsnystagmus ist zu erkennen am gegengerichteten Nystagmus an den Umkehrpunkten der Sinusbewegung (f).

Die Hochgeschwindigkeitsvideookulographie bietet hier eine Erweiterung der Diagnostik, da Sakkaden exakt ausgemessen und in ihrer Geschwindigkeit dargestellt werden können (Abb. 36.9). Auch Willkürsakkaden bei der Untersuchung von Blicksprüngen sind exakt darstellbar (Abb. 36.10).

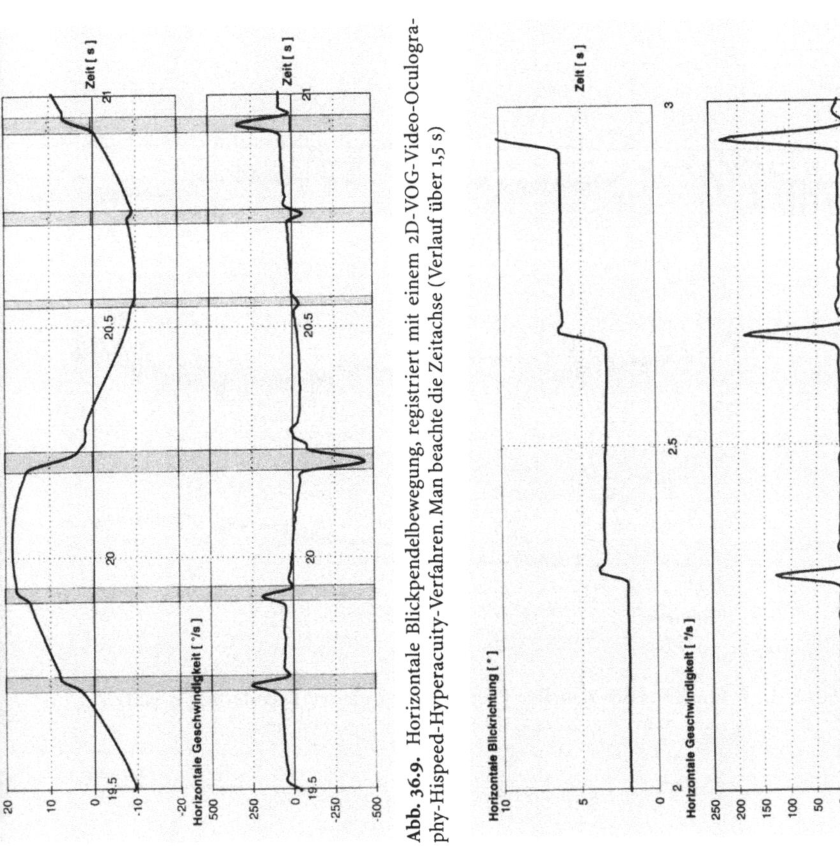

Abb. 36.9. Horizontale Blickpendelbewegung, registriert mit einem 2D-VOG-Video-Oculography-Hispeed-Hyperacuity-Verfahren. Man beachte die Zeitachse (Verlauf über 1,5 s)

Abb. 36.10. Blicksprünge, registriert mit einem 2D-VOG-Video-Oculography-Hispeed-Hyperacuity-Verfahren. Man beachte die Zeitachse (Verlauf über 1 s)

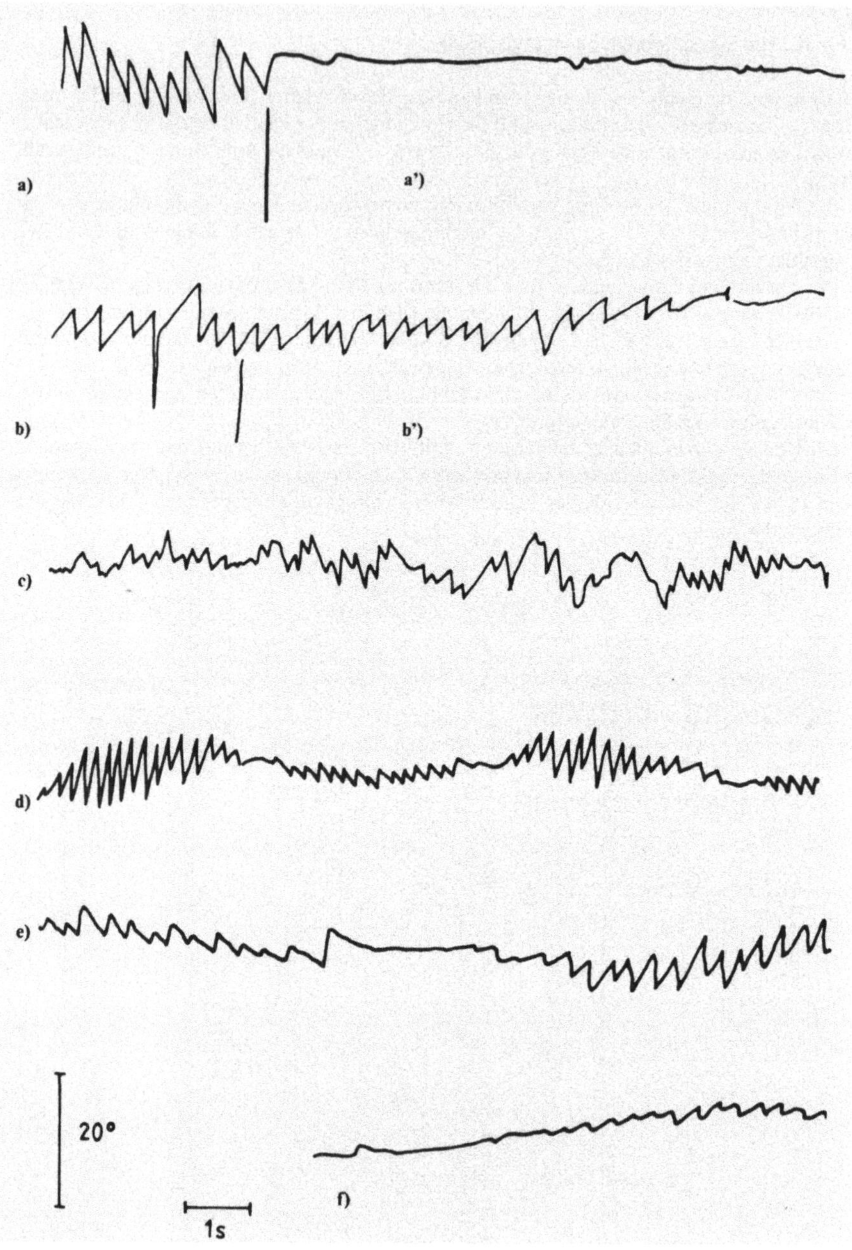

Abb. 36.11 a–f. Befunde bei der visuellen Fixationssuppression (Erläuterung s. Text)

36.8 Befunde bei der visuellen Fixationssuppression (Abb. 36.11)

Ein Gesunder kann einen experimentell ausgelösten Nystagmus (a) durch Fixation hemmen (a'). Ein Kranker mit einer Störung im okulomotorischen System kann den Nystagmus (b) nicht (b') oder nicht ausreichend unterdrücken.

Der Befund kann rasch und eindeutig demonstriert werden, wenn man einen Kranken auf einem Drehstuhl oder Drehhocker schnell hin und her dreht und er dabei seinen eigenen Finger fixiert, den er in 30–40 cm Entfernung vor seinen Augen hält. Es entsteht ein, entsprechend der Drehrichtung des Stuhls, richtungswechselnder Nystagmus (c).

Die Störung der Suppressionsfähigkeit des Nystagmus kann einseitig oder einseitig verstärkt sein (d).

Ein Vergleich zwischen experimentellem Nystagmus bei Pendelung (e) und dem Nystagmus, der trotz Fixation besteht (f), zeigt, daß die Amplitude des Nystagmus supprimiert wird, nicht die Frequenz.

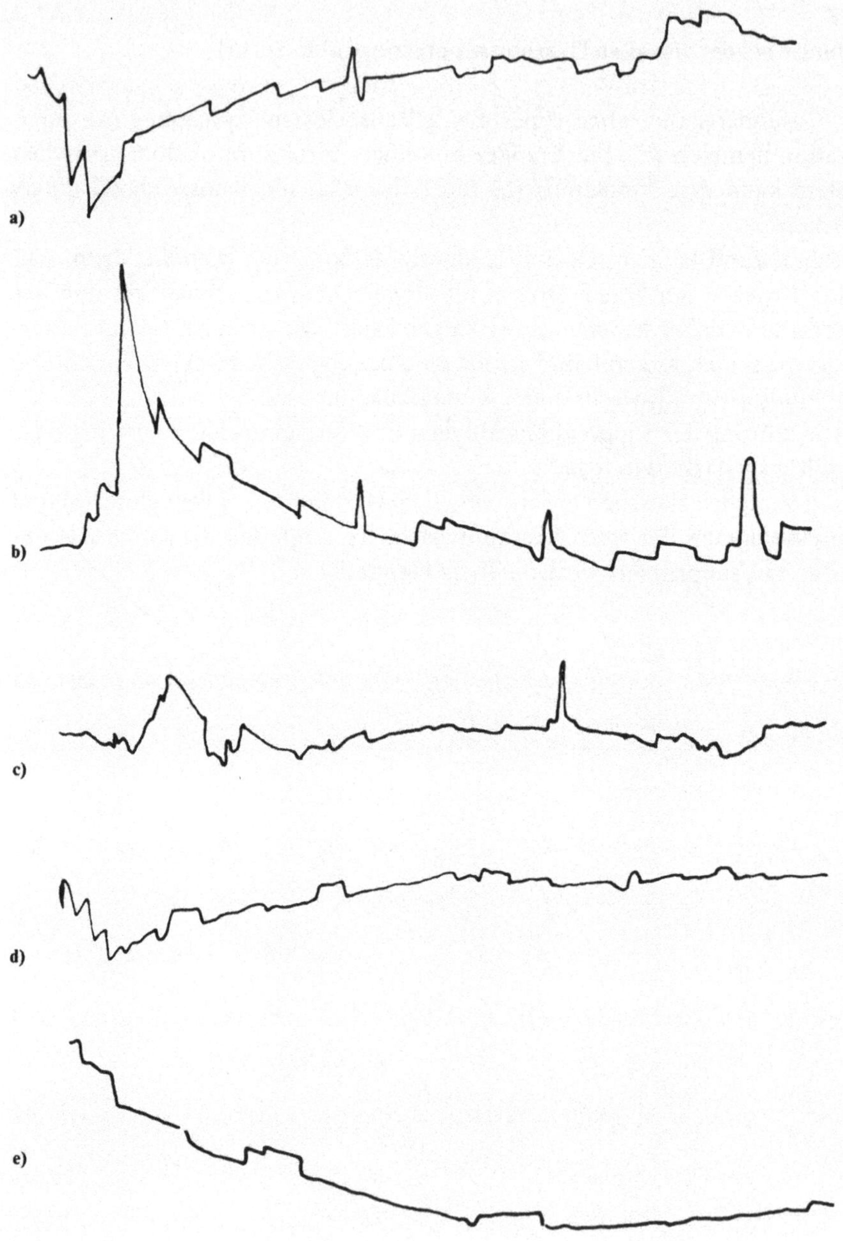

Abb. 36.12a–e. Befunde beim pathologischen Halsdrehtest (Erläuterung s. Text)

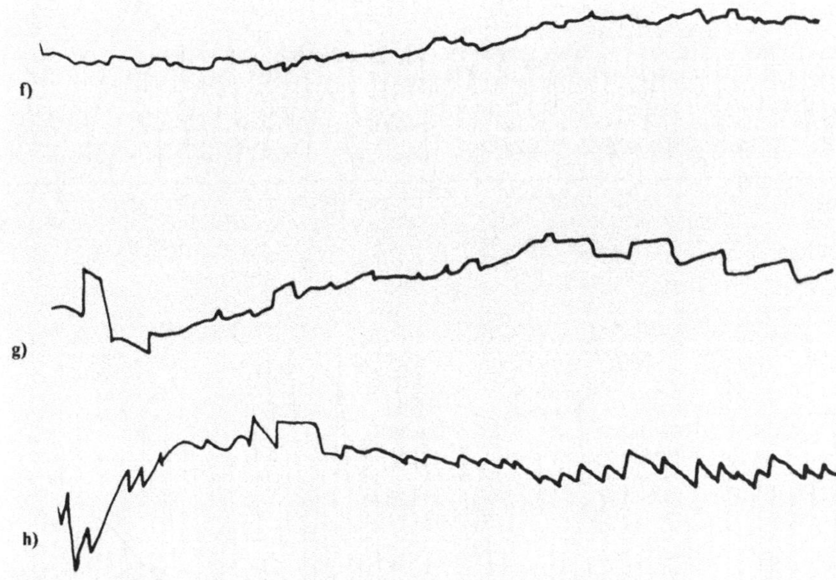

Abb. 36.12f–h

36.9 Pathologischer Halsdrehtest (Abb. 36.12)

Im Normalfall findet man bei Drehung des Körpers gegenüber dem fixierten Kopf keinen Nystagmus. Bei pathologischen Prozessen im Bereich des Halses kann aber ein Nystagmus sichtbar werden. Er hat in der Regel nur eine geringe Amplitude und eine niedrige bis mittelstarke Frequenz. Demonstriert wird ein Halsdrehtest bei einer 34jährigen Frau ca. 3 Wochen nach einem leichten Motorradunfall. Restsymptom: Nackenkopfschmerzen und Unsicherheit.

a) Stuhldrehung nach rechts (entspricht Kopfhaltung links): Nach dem kurzen Bewegungsartefakt ist ein schwacher, beständiger Linksnystagmus sichtbar.
b) Stuhldrehung nach links: Ohne Latenz tritt ein Rechtsnystagmus auf.
c) Kopfdrehung nach oben: Ein Nystagmus ist nicht nachweisbar.
d) Kopfhaltung oben, Stuhldrehung nach rechts: Es kommt zu einem feinschlägigen Linksnystagmus.
e) Kopfhaltung oben: Stuhldrehung nach links: Ein Nystagmus ist nicht nachweisbar.

Befund: Deutlich pathologischer Halsdrehtest besonders bei Kopfhaltung rechts, links und links oben.

f)–h) Halsdrehtest bei einem Patienten mit schweren degenerativen Halswirbelveränderungen.
f) Ausgangspunkt. Ein Nystagmus besteht nicht.
g) Stuhldrehung nach rechts: Es entsteht ein Linksnystagmus.
h) Stuhldrehung nach links: Nach einem kurzen Linksnystagmus entsteht ein kräftiger Rechtsnystagmus mit Crescendocharakter.

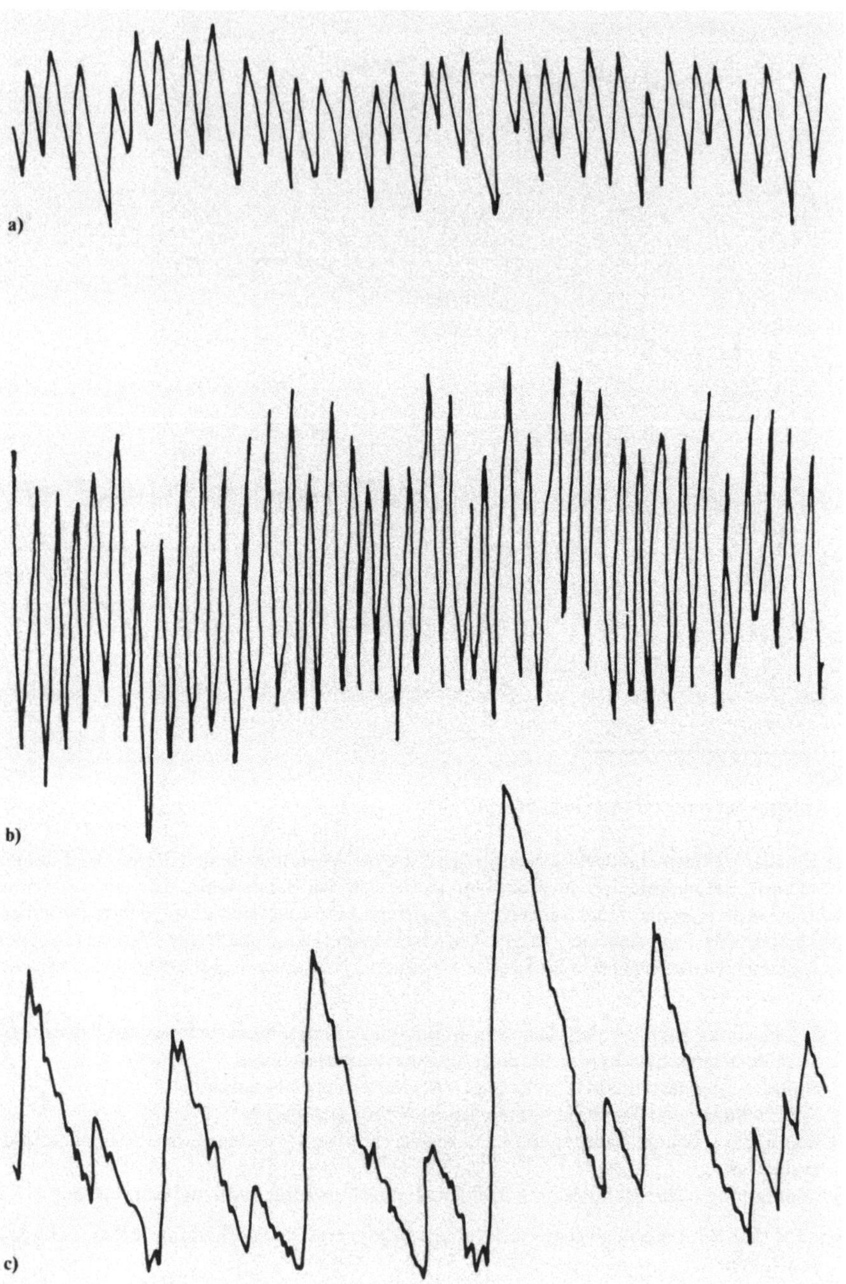

Abb. 36.13 a – c. Varianten eines thermischen Nystagmus (Erläuterung s. Text)

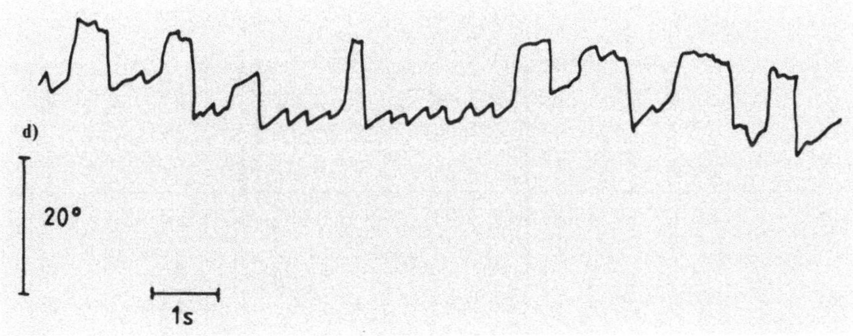

Abb. 36.13 d

36.10
Vier Varianten eines thermischen Nystagmus (Abb. 36.13)

a) Normaler, kräftiger Rechtsnystagmus am Maximum der thermischen Reaktion.
b) Thermische Übererregbarkeit bei einem Patienten mit traumatischer Schädigung im Bereich des Kleinhirns. Dadurch entfallen hemmende Impulse zum Gleichgewichtskerngebiet.
c) Kindlicher Nystagmus. Er ist gekennzeichnet durch eine extrem große Amplitude und eine niedrige Frequenz. Die Kurve ist von einem niederfrequenten Brumm überlagert.
d) Ein schwacher thermischer Nystagmus ist überlagert von einer Augenunruhe. Dabei gilt die Regel: Je schwächer ein Nystagmus, um so mehr kann er von einer Augenunruhe überdeckt sein.

36.11
Formular für die Gleichgewichtsprüfung

Für die Auswertung und Dokumentation von Gleichgewichtsprüfungen sind Formulare nötig. Sie sind unterschiedlich, je nach Untersuchungstechnik und Auswertmethode. In den Abbildungen 36.14 und 36.15 sind Beispiele angegeben, die sich auf die im Text beschriebenen Untersuchungsmethoden beziehen. Auf Wunsch werden vom Autor die Orginalvorlagen verschickt.

36.11.1

Logo

Gleichgewichtsuntersuchung mit der Leuchtbrille

Stammdaten

Anamnese
(Art/Dauer/Häufigkeit/Auslöser/Medikamente?): ....

....

....

....

Ohren

	nein	ja			
Trommelfelle bds intakt	☐	☐			
Schallempfindungsstörung	☐	☐	rechts	links	(</>/=)
Schall-Leitungsstörung	☐	☐	rechts	links	(</>/=)

Augen

	nein	ja		
Brillenträger	☐	☐	bi-/multifokal	zylindrisch
Strabismus:	☐	☐	manifest	latent
Gesichtsfeldausfälle	☐	☐		

Fingerversuche

Doppelbilder	nein	☐	☐	ja/wo?
Fixationsnystagmus	nein	☐	☐	ja
Langsame horizontale Blickfolge	glatt	☐	☐	gestört
Langsame vertikale Blickfolge	glatt	☐	☐	gestört
Blickrichtungsnystagmus	nein	☐	☐	ja/wo?

Visuelle Suppression bei Pendelung
vollständig ☐ ☐ unvollständig

Vestibulospinale Tests
Romberg (30 Sekunden)

☐ sicher
☐ Fallneigung: ....
☐ Ataxie

Unterbergertest
50 Schritte
0 30 60 90

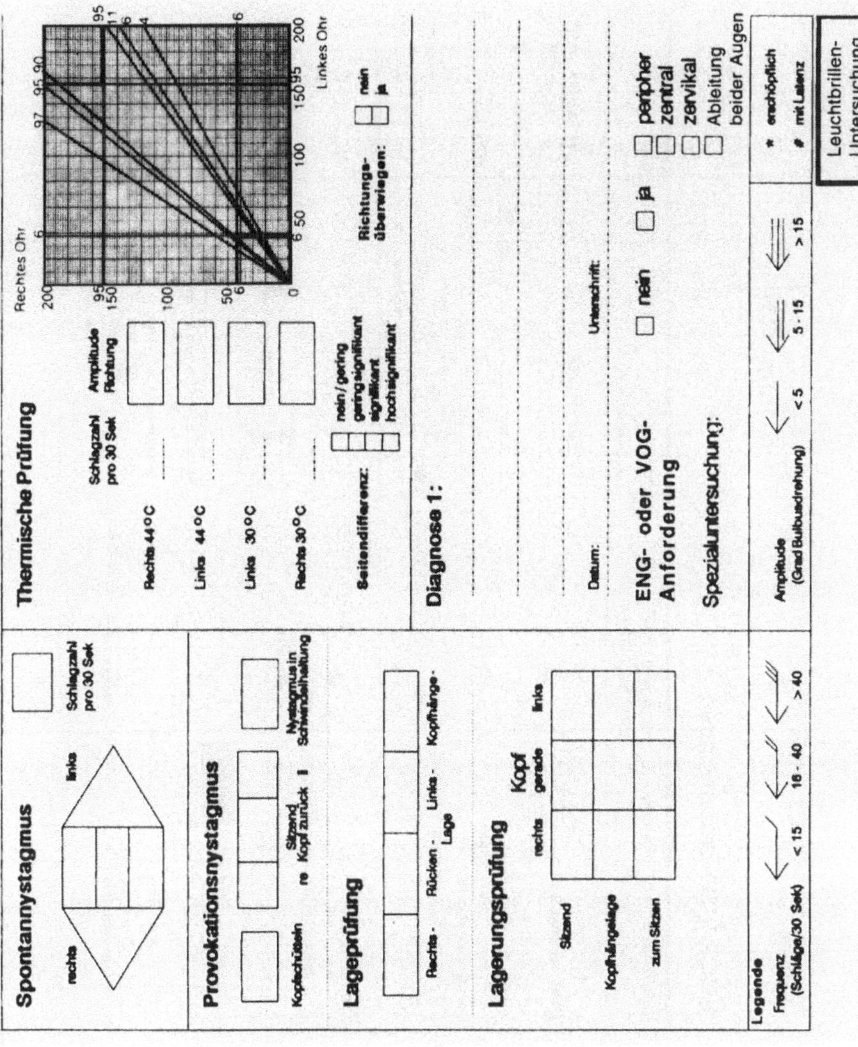

Spontannystagmus

rechts — links — Schlagzahl pro 30 Sek

Provokationsnystagmus

Kopfschütteln — re — Sitzend Kopf zurück li — Nystagmus in Schwindelhaltung

Lageprüfung

Rechts- — Rücken- — Links- — Kopfhänge-
Lage

Lagerungsprüfung

Kopf: rechts — gerade — links

Sitzend — Kopfhängelage — zum Sitzen

Thermische Prüfung

	Schlagzahl pro 30 Sek	Amplitude Richtung
Rechts 44 °C		
Links 44 °C		
Links 30 °C		
Rechts 30 °C		

Seitendifferenz: nein/gering — geringsignifikant — signifikant — hochsignifikant

Richtungsüberwiegen: nein — ja

Diagnose 1:

Datum: — Unterschrift:

ENG- oder VOG-Anforderung — nein — ja

Spezialuntersuchung: peripher — zentral — zervikal — Ableitung beider Augen

Legende

Frequenz (Schläge/30 Sek): < 15 — 16 - 40 — > 40

Amplitude (Grad Bulbusdrehung): < 5 — 5 - 15 — > 15

* erschöpflich
\# mit Latenz

Leuchtbrillen-Untersuchung

Abb. 36.14. Formular zur Dokumentation einer Gleichgewichtsuntersuchung mit der Leuchtbrille

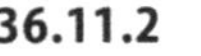

36.11.2

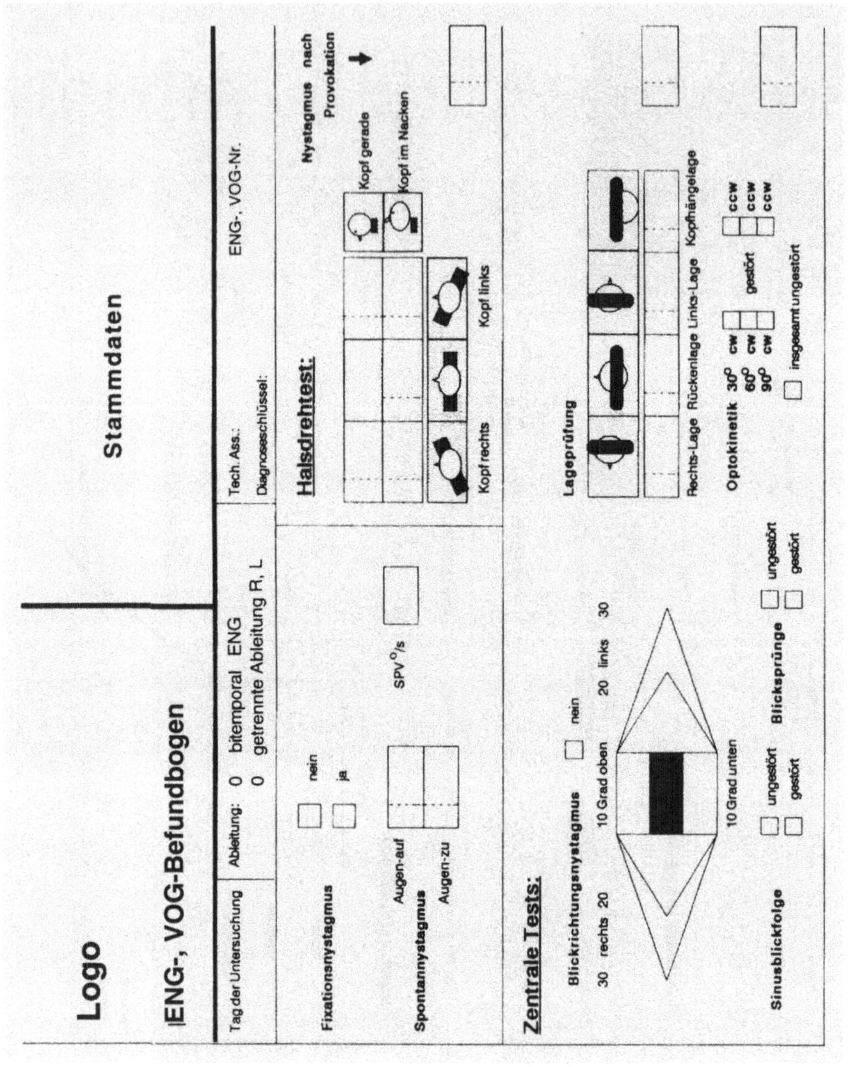

Logo

ENG-, VOG-Befundbogen

Stammdaten

Tag der Untersuchung

Ableitung: 0 bitemporal ENG
0 getrennte Ableitung R, L

Tech. Ass.:

ENG-, VOG-Nr.

Diagnoseschlüssel:

Fixationsnystagmus ☐ nein ☐ ja

Spontannystagmus Augen-auf / Augen-zu

SPV °/s

Halsdrehtest:

Kopf rechts Kopf links

Kopf gerade

Kopf im Nacken

Nystagmus nach Provokation

Zentrale Tests:

Blickrichtungsnystagmus ☐ nein

30 rechts 20 10 Grad oben 20 links 30

10 Grad unten

Sinusblickfolge ☐ ungestört ☐ gestört

Blicksprünge ☐ ungestört ☐ gestört

Lageprüfung

Rechts-Lage Rückenlage Links-Lage Kopfhängelage

Optokinetik 30° cw ☐ 60° cw ☐ 90° cw ☐ gestört ☐ ccw ☐ ccw ☐ ccw

☐ insgesamt ungestört

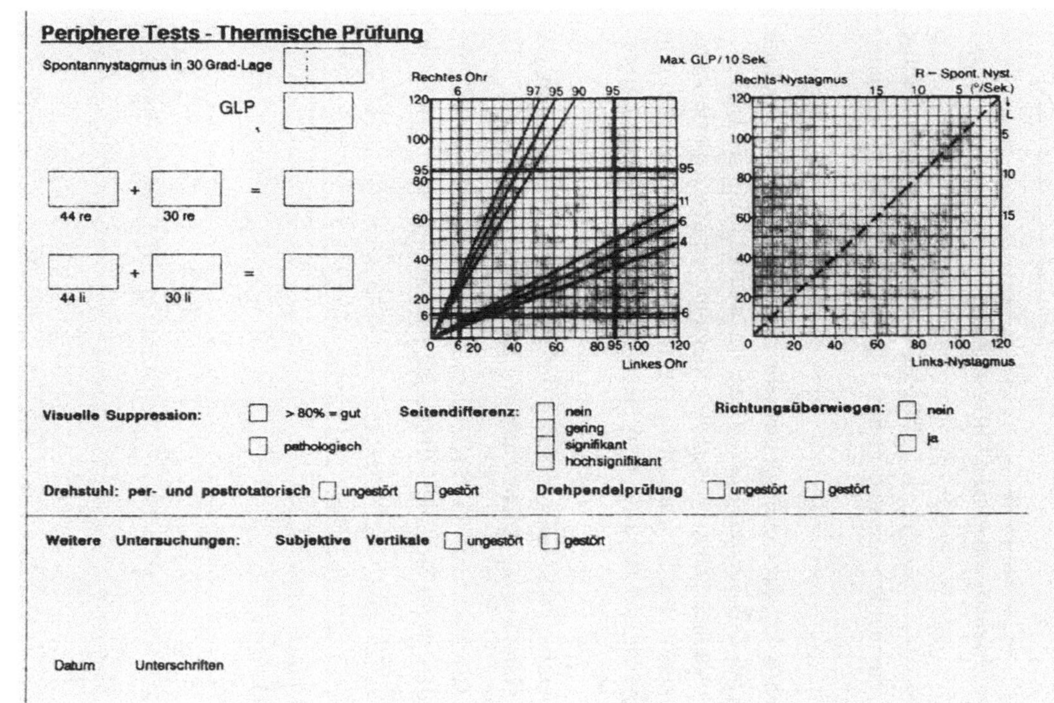

Periphere Tests - Thermische Prüfung

Spontannystagmus in 30 Grad-Lage ☐

GLP ☐

☐ 44 re + ☐ 30 re = ☐

☐ 44 li + ☐ 30 li = ☐

Visuelle Suppression: ☐ > 80% = gut ☐ pathologisch

Seitendifferenz: ☐ nein ☐ gering ☐ signifikant ☐ hochsignifikant

Richtungsüberwiegen: ☐ nein ☐ ja

Drehstuhl: per- und postrotatorisch ☐ ungestört ☐ gestört

Drehpendelprüfung ☐ ungestört ☐ gestört

Weitere Untersuchungen: **Subjektive Vertikale** ☐ ungestört ☐ gestört

Datum Unterschriften

Abb. 36.15. Formular zur Dokumentation einer Gleichgewichtsuntersuchung (ENG-, VOG-Befunde)

36.11.3

Merkblatt für die neurootologische Untersuchung

Sie sind für den .... um .... Uhr zu einer Gleichgewichtsprüfung vorgemerkt. Bitte melden Sie sich in der .... Klinik (Praxis), Zimmer ....

Besonders wichtig für das Gelingen der sehr zeit- und kostenaufwendigen Untersuchung ist, daß Sie den ganzen Tag vor und am Tag der Untersuchung keinen Alkohol (Bier, Wein, Sekt, Magenbitter usw.) sowie keine Medikamente gegen Durchblutungsstörungen, Schwindel, Schmerzen und Schlafstörungen zu sich nehmen, weil diese Substanzen das Ergebnis der Untersuchung verfälschen.

Wenn die Einnahme von Medikamenten für Sie unbedingt notwendig ist, bitten wir um einen kurzen Anruf unter der Tel.-Nr. ....

Weiter ist zu beachten, daß Sie ausreichend geschlafen haben und Ihre Brille mitbringen, wenn Sie eine Sehstörung haben. Bitte kommen Sie in bequemen Schuhen.

Dokumentationsbögen zur Bestimmung der Trainingsleistung

A

Zeichen:

+ Fixation möglich

∅ Fixation nicht möglich (z. B. Unschärfe, Doppelbilder, Punkt wandert)

⊗ Übelkeit

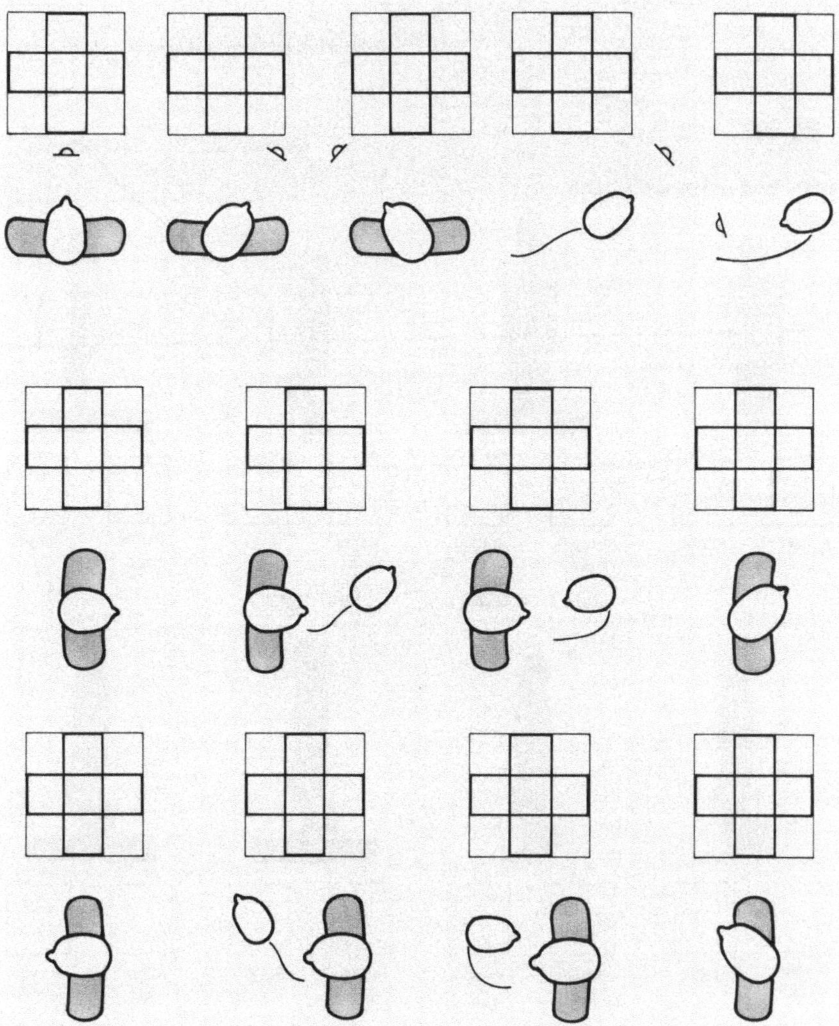

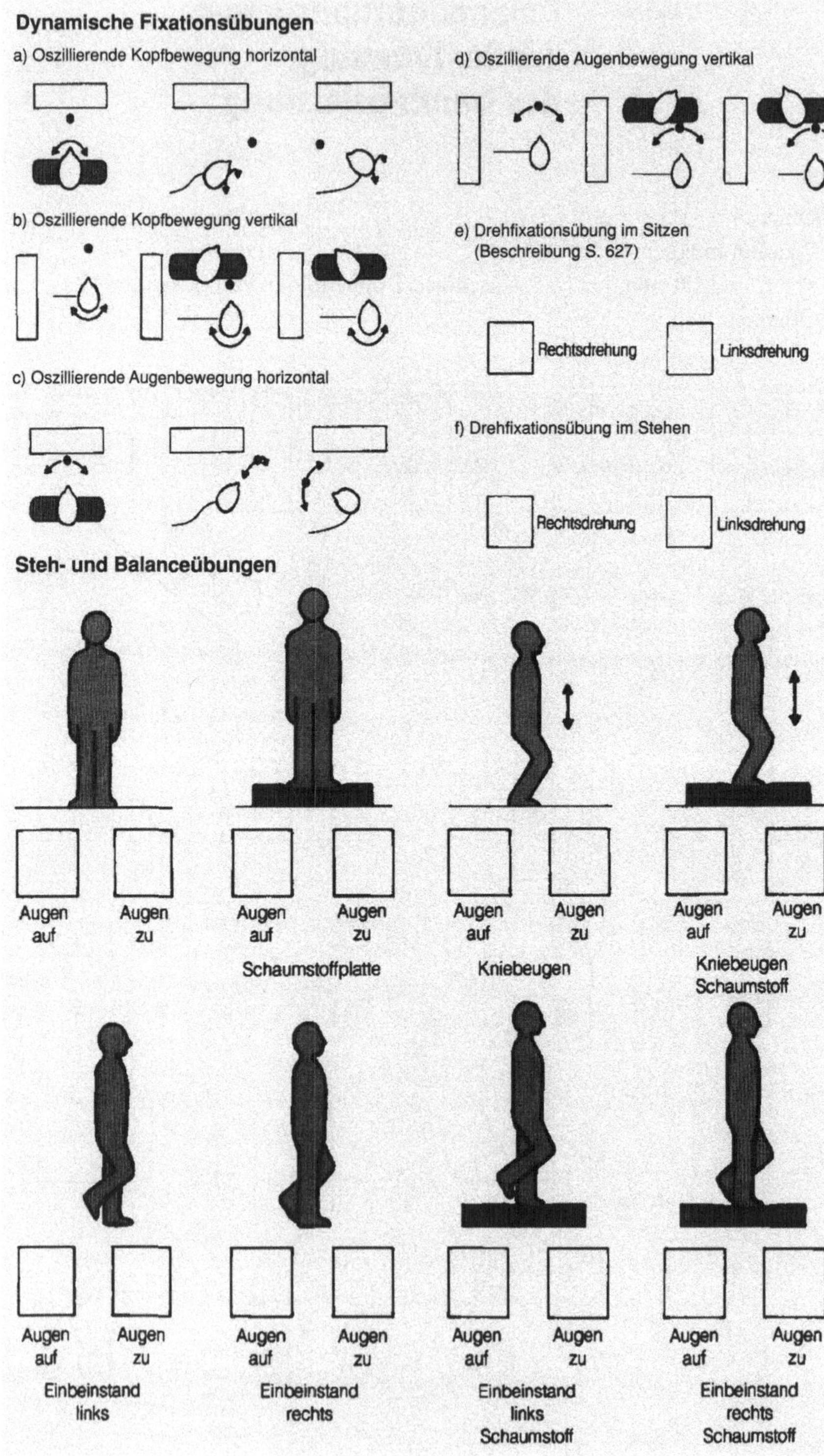
Dynamische Fixationsübungen
a) Oszillierende Kopfbewegung horizontal
b) Oszillierende Kopfbewegung vertikal
c) Oszillierende Augenbewegung horizontal
d) Oszillierende Augenbewegung vertikal
e) Drehfixationsübung im Sitzen
(Beschreibung S. 627)
Rechtsdrehung
Linksdrehung
f) Drehfixationsübung im Stehen
Rechtsdrehung
Linksdrehung
Steh- und Balanceübungen
Augen auf
Augen zu
Augen auf
Augen zu
Schaumstoffplatte
Augen auf
Augen zu
Kniebeugen
Augen auf
Augen zu
Kniebeugen Schaumstoff
Augen auf
Augen zu
Einbeinstand links
Augen auf
Augen zu
Einbeinstand rechts
Augen auf
Augen zu
Einbeinstand links Schaumstoff
Augen auf
Augen zu
Einbeinstand rechts Schaumstoff

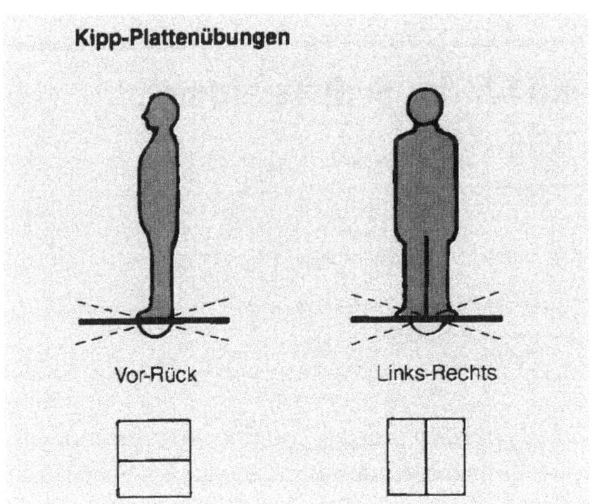
Kipp-Plattenübungen
Vor-Rück
Links-Rechts

Schema für das Selbsttraining des Patienten B

Neben einer in Klinik oder Praxis durchgeführten Trainingstherapie muß ein Patient auch zu Hause Trainingsübungen durchführen, um die Kompensation seiner vestibulären Defekte zu beschleunigen. Prinzipiell muß das Training auf die jeweilige Störung ausgerichtet sein, d.h. auf das Symptom bezogen sein. Es ist Aufgabe des behandelnden Arztes, dem Patienten entsprechende Ratschläge zu geben, wobei zu beachten ist:

1. Bei Funktionsstörungen der peripheren Gleichgewichtsorgane und bei zentral-vestibulären Störungen besteht eine erhöhte Unfallgefahr. Alle Übungen sind anfangs mit einer Hilfsperson durchzuführen.
2. Im Verlauf von Trainingsübungen kann Übelkeit auftreten. Die Übungen sind so zu bemessen, daß Übelkeit gerade nicht auftritt.
3. Sedierende Medikamente sind kontraindiziert. Sofern es sich um kardiale Medikamente, z.B. Beta-Blocker handelt, ist ein Präparatewechsel mit dem behandelnden Arzt zu diskutieren.
4. Zu Beginn der Trainingsbehandlung kann sich das Symptom verstärken. Hält die Verstärkung länger als 2–3 Tage an, sind Nachuntersuchungen angezeigt und differentialdiagnostische Überlegungen zu treffen. Die Differentialdiagnose des benignen paroxysmalen Lagerungsschwindels z.B. sind schwere Störungen im Bereich des kraniozervikalen Übergangs, z.B. eine Fraktur oder Luxation im Kopfgelenksbereich. Besteht in der Anamnese ein Unfall mit Schädelkontakt- oder Schleudertrauma der HWS, darf der Patient Trainingsübungen erst durchführen, wenn eine Erkrankung im Bereich der Halswirbel röntgenologisch ausgeschlossen ist. (s. S. 278 und 489f.).
5. Tritt Übelkeit bei einer Therapie auf, so sind antiemetische Präparate, die nicht sedieren (s. S. 615), sinnvoll.

Die im folgenden aufgestellten Schemata können kopiert und dem Patienten mitgegeben werden. Die Abb. 35.16, S. 631 sollten dem Patienten in Kopie ebenfalls mitgegeben werden. Die Übungen nehmen an Schwierigkeit zu.

1 Selbstübungsvorschläge für Patienten mit einseitigem Funktionsverlust eines Gleichgewichtsorgans

Bei einem Ausfall der Funktion eines Gleichgewichtsorgans entstehen Fallneigung zur kranken Seite und Drehschwindel. Ohne daß Sie es selbst bemerken, besteht bei Ihnen eine Bewegung beider Augen in horizontaler Richtung. Ihr Zentralnervensystem ist in der Lage, diese Störungen abzubauen, d.h. zu kompensieren. Sie können dabei durch Übungen zu Hause die Kompensation erheblich beschleunigen. Führen Sie die nachfolgend beschriebenen Übungen jeweils der Reihe nach durch, z.B. im Block A die Übung 1, im Block B die Übung 1. Die Schwierigkeit der Übungen nimmt mit ansteigender Ziffer zu. Überfordern Sie sich nicht und achten Sie darauf, daß Sie nicht fallen können.

1.1 Block A: Balanceübungen

Stellen Sie sich in einen Türrahmen oder in einen engen Korridor, damit Sie nicht zur Seite kippen können. Am Anfang ist eine Hilfsperson notwendig. Sie steht am günstigsten schräg hinter Ihnen.

1. Stehen Sie leicht breitbeinig für ca. 30 s und fixieren Sie dabei einen Punkt in Ihrem Gesichtsfeld (z.B. an der gegenüberliegenden Wand). Versuchen Sie möglichst wenig zu schwanken.
2. Stehen Sie mit geschlossenen Beinen oder bemühen Sie sich, die Beine so weit wie möglich zusammenzubekommen, und fixieren Sie dabei erneut den Punkt. Versuchen Sie möglichst wenig zu schwanken.
3. Schließen Sie die Augen für einen kurzen Moment (Hilfsperson!). Wenn Sie nicht zu sehr schwanken, dann schließen Sie die Augen 30 s lang und versuchen Sie, Ihre Schwankbewegungen möglichst klein zu halten.
4. Stellen Sie die Beine voreinander mit geöffneten Augen. Stehen Sie so ca. 30 s lang.
5. Stellen Sie sich abwechselnd jeweils auf ein Bein für ca. 30 s mit geöffneten Augen.
6. Versuchen Sie vorsichtig, zuerst mit beiden Beinen, später auf einem Bein zu wippen.
7. Wiederholen Sie die Übungen 4–6 mit geschlossenen Augen (Hilfsperson!).
8. Benutzen Sie ein Kippbrett, wie es in der mitgegebenen Abb. dargestellt ist (ca. $60 \times 40 \times 5$ cm). Es genügt ein viereckiges Holzbrett, unter dessen Mitte sie in der Längslinie ein zusammengerolltes Handtuch legen. Je dicker es ist, um so schwieriger wird die Übung. Stellen Sie sich auf das Brett und wippen Sie vor und zurück sowie zur Seite, wie dies in der mitgegebenen

Abb. dargestellt ist. Halten Sie das Brett in der Schwebe. Achten Sie auf die Muskeln, die Sie bei der Brettbewegung aktivieren müssen.
9. Gehen Sie mit offenen Augen eine Linie entlang.
10. Gehen Sie dabei so, daß Sie Hacke vor Ferse setzen.
11. Wiederholen Sie Übung 9–10 mit geschlossenen Augen (Hilfsperson!).
12. Hüpfen Sie auf einem Bein.
13. Für Fortgeschrittene: Waldlauf (nicht auf einem Weg, sondern quer feldein).

1.2 Block B: Blickhalteübungen

1. Fixieren Sie einen Punkt und bewegen Sie dabei den Kopf hin und her nach rechts und links bzw. auf und ab.
2. Fixieren Sie Ihren eigenen vorgehaltenen Daumen und drehen Sie dabei den Kopf hin und her.
3. Fixieren Sie einen Punkt und drehen Sie dabei den Oberkörper hin und her.
4. Fixieren Sie einen Punkt und drehen Sie sich langsam um Ihre Achse. Fixieren Sie diesen Punkt, solange dies möglich ist. Drehen Sie sich wieder zurück.
5. Führen Sie die Übung 4. durch. Sie drehen sich aber vollständig um sich herum. Wenn Sie den Punkt nicht mehr fixieren können, dann drehen Sie schnell den Kopf zur anderen Seite, bis Sie ihn wieder sehen (so verhält sich ein Pirouettentänzer). Drehen Sie sich 10mal nach links und 10mal nach rechts, wobei Sie jeweils den Punkt fixieren.

1.3 Block C: Körperbewegungsübungen

1. Setzen Sie sich auf einen Stuhl mit dem Rücken zu einem Tisch. Legen Sie einen Gegenstand vor sich auf den Boden.
   - Heben Sie ihn mit der rechten Hand auf und legen Sie ihn auf den Tisch zu Ihrer linken Seite.
   - Drehen Sie sich zurück in die normale Sitzhaltung.
   - Holen Sie den Gegenstand mit der rechten Hand und legen Sie ihn wieder vor sich auf den Boden.
   - Bewegen Sie sich zurück zur normalen Sitzposition.
   - Heben Sie den Gegenstand mit der linken Hand auf und legen Sie ihn auf Ihre rechte Seite auf den Tisch.
   - Drehen Sie sich zurück.
   - Wiederholen Sie diese Übung mehrfach.
2. Wiederholen Sie die Übung im Stehen vor einem halbhohen Schrank oder ähnlichem.

2 Selbstübungsvorschläge für Patienten und Patientinnen mit einem Lagerungsschwindel

Bei Ihnen besteht eine Erkrankung Ihres Gleichgewichtsorgans im Innenohr. Dabei sind kleine Steine, die wir für das Messen von Kopfbeschleunigungen brauchen, verrutscht. Sie liegen jetzt an falscher Stelle ohne Befestigung und können sich bei einer Änderung der Körperposition bewegen und heftigen Schwindel auslösen. Schwindel tritt auch auf beim Hinlegen und bei Lagewechsel. Diese Krankheit ist nicht gefährlich. Sie kann durch Trainingsübungen gebessert und sogar geheilt werden. In seltenen Fällen wird die Beschwerdefreiheit nur durch eine Operation hergestellt.

Bei diesen Trainingsübungen müssen Sie gerade *die* Bewegungen ausführen, die bei Ihnen Schwindel auslösen. Ihr Zentralnervensystem kann dann die Störung erkennen und den Schwindel abbauen. Außerdem können die Steinchen in weniger schwindelauslösende Regionen rutschen.

Die Erkrankung hat einige Besonderheiten:

- Tritt bei einer Bewegung oder beim Hinlegen Schwindel auf, so kommt dieser nach ca. 15 s von selbst wieder zur Ruhe, auch dann, wenn Sie diese Haltung beibehalten.
- Wenn Sie die Bewegung, mit der Sie den Schwindel auslösen, mehrfach einnehmen, so tritt am Anfang der Schwindel zwar immer wieder auf, er wird aber immer schwächer. Zuletzt erlischt er ganz.

Auf diesen Besonderheiten der Erkrankung basieren die Übungen.

1. Nehmen Sie die Haltung ein oder führen Sie die Bewegung aus, die Schwindel erzeugt. Führen Sie die Körperbewegungen rasch aus oder zumindest so rasch, daß ein heftiger Schwindel auftritt.
2. Bleiben Sie in dieser Haltung bis der Schwindel abklingt.
3. Bewegen Sie sich zurück in die Ausgangsposition. Tritt auch dabei Schwindel auf, dann bleiben Sie in der Ausgangsposition, bis der Schwindel abklingt.
4. Wiederholen Sie die Übungen 1–3, bis der Schwindel nicht mehr auftritt, maximal 15 min lang.
5. Gibt es bei Ihnen noch andere Bewegungen, bei denen Schwindel auftritt, dann führen Sie die Übungen nun in dieser Bewegungsart aus.

Kommt es während der Übungen zu Übelkeit, und können Sie die Übungen wegen dieser Übelkeit nicht fortsetzen, dann sollten Sie mit Ihrem Arzt sprechen. Er kann Ihnen ein Medikament gegen Übelkeit geben, die Selbstübungen verändern oder spezielle Kopfbewegungen zur Lösung der Steine ausführen.

3
Selbstübungsvorschläge für Patienten mit funktionellen Kopfgelenkstörungen
(nach Tilscher u. Eder 1989)

Bei Ihnen besteht eine Funktionsstörung der Kopf-Hals-Gelenke. Die Kopfbewegung ist dadurch eingeschränkt, und es kann zu Schwindel, zu Hörstörungen und zu anhaltenden Kopfschmerzen im Nacken mit Ausstrahlung in den Hals, auf den Kopf, in das Ohr und das Gesicht kommen. Sie werden ärztlich oder krankengymnastisch behandelt. Darüber hinaus können Sie selbst Übungen ausführen.

1. Senken Sie das Kinn auf die Brust und führen Sie drehende Kopfbewegungen aus, als wollten Sie „nein, nein" sagen. Der Kopf wird dabei nicht zur Schulter gekippt (Abb. 1).

Abb. 1.
Vorschlag zur Selbstübungsbehandlung „nein, nein".
(Aus Tilscher u. Eder 1989)

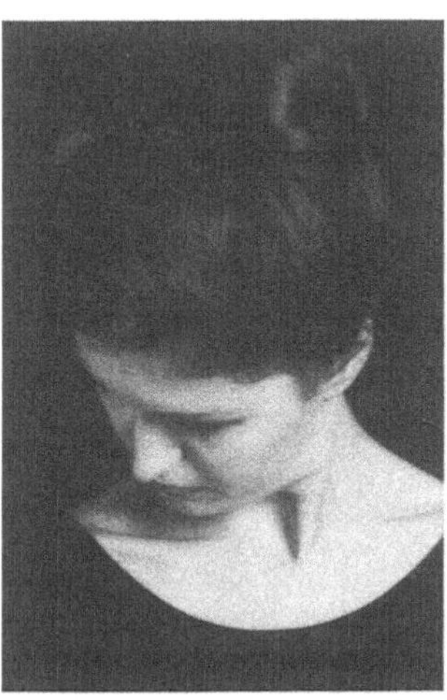

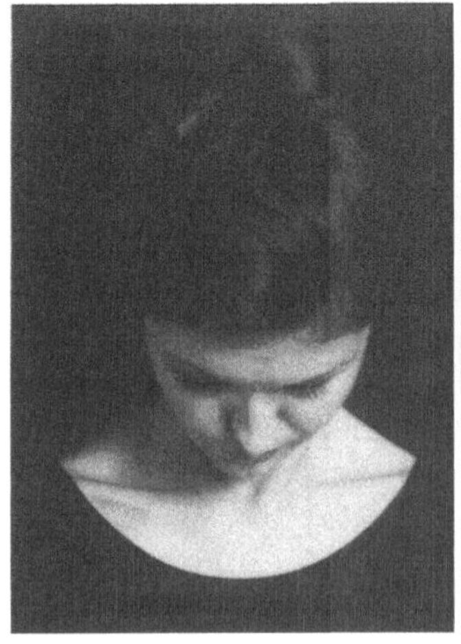

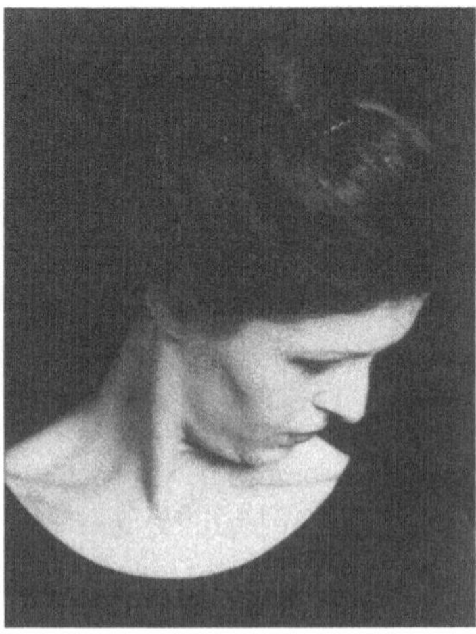

2. Senken Sie das Kinn auf die Brust und bewegen Sie jetzt den Kopf nach rechts oben. Er wird dann von rechts oben über unten nach links oben mehrfach durchgeschwungen (Abb. 2).
3. Blicken Sie mehrfach nach links oben und von dort aus nach links unten, als wenn Sie jemanden, der neben Ihnen steht, grüßen wollten (Abb. 3). Wiederholen Sie die Übung auf der rechten Seite.
4. Ziehen Sie bei gerader Kopfhaltung das Kinn an sich heran. Bewegen Sie dann das Kinn so weit wie möglich nach vorn und wieder zurück (Kopfbewegung eines Eselchen; Abb. 4).

Wiederholen Sie jede dieser Übungen ca. 10mal und wiederholen Sie dann das gesamte Paket 1- bis 2mal.

Abb. 2.
Vorschlag zur Selbstübungsbehandlung „Kopfbewegung wie sie Eisbären durchführen". (Aus Tilscher u. Eder 1989)

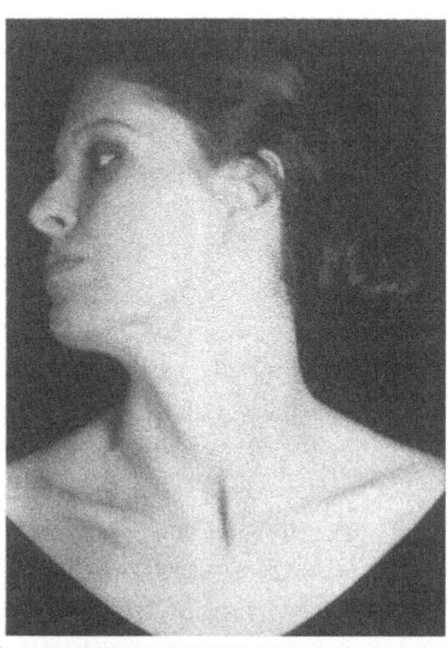

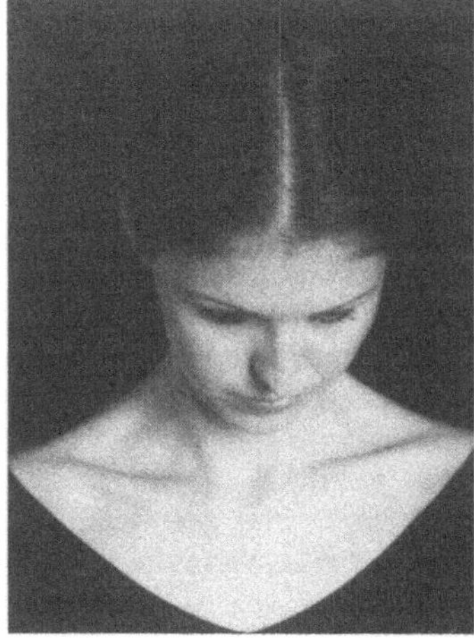

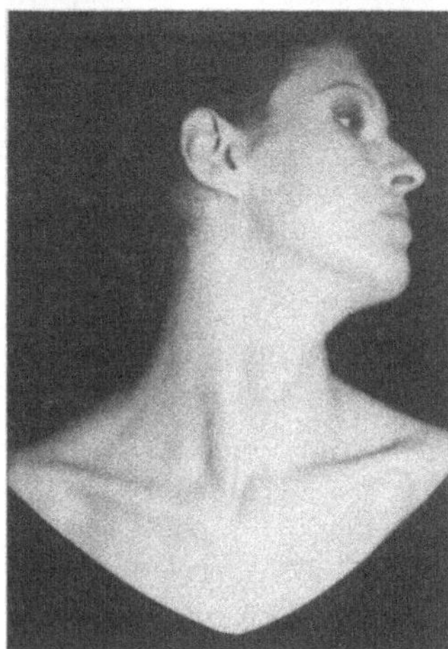

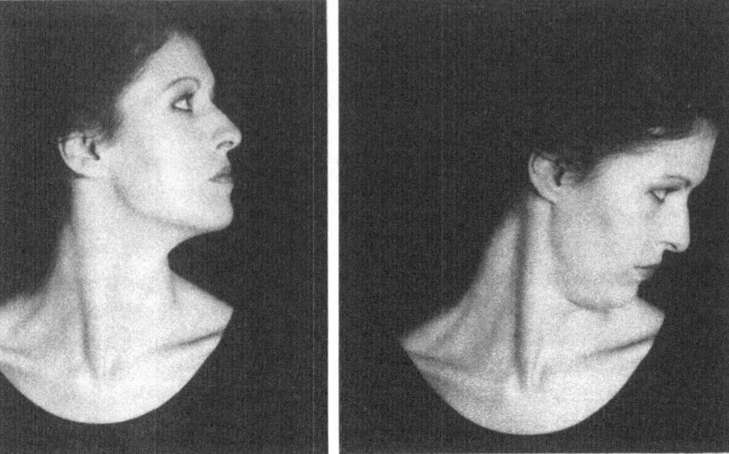

Abb. 3. Vorschlag zur Selbstübungsbehandlung „guten Tag". (Aus Tilscher u. Eder 1989)

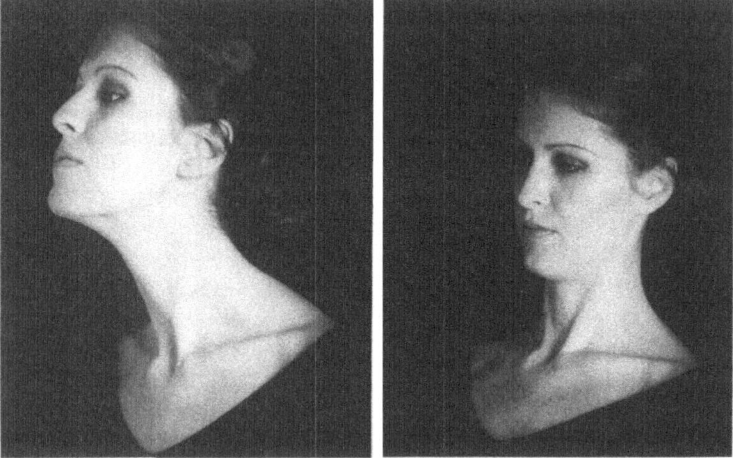

Abb. 4. Vorschlag zur Selbstübungsbehandlung „Kopfbewegung eines Eselchen". (Aus Tilscher u. Eder 1989)

Literatur

Albernaz PLM, Garaca MM (1972) Use of air in vestibular caloric stimulation. Laryngoscope 82:2198

Allum JHJ, Honegger F, Ura M, Pfaltz CR (1989) Automatic electronystagmus analysis and documentation: recent advances in the study of vestibular, optokinetic and pursuit tracking function. J Oto-Rhino-Laryngol 51, 1:14–32

Arnold W (1984) Möglichkeiten der immunfluoreszenz-mikroskopischen Diagnostik am entkalkten menschlichen Felsenbein. Laryng Rhinol Otol 63:260–265

Arnold W (1988) Menière-Patienten, deren Saccus nicht eröffnet wurde. Mündliche Mitteilung

Aschan G, Bergstedt M, Stahle J (1956) Nystagmography. Acta oto-laryng (Stockh), Suppl 129:7

Aschoff JC (1968) Veränderungen rascher Blickbewegungen (Sakkaden) beim Menschen unter Diazepam. Arch Psychiatr Nervenkr 211:325

Aust G (1986) Habilitationsschrift an der Freien Universität Berlin, Fachbereich Universitätsklinikum Charlottenburg

Babinski J, Weil GA (1913) Desorientation et desequilibration spontanee provoquee. CR Soc Biol (Paris) 74 I:852–855

Bach L (1895) Über künstlich erzeugten Nystagmus bei normalen Individuen und bei Taubstummen. Arch Augenheilkunde 30:10

Baloh RW, Honrubia V (1979) Clinical neurophysiology of the vestibular system. Davis, Philadelphia

Baloh RW, Beykirch K, Honrubia V, Yee RD (1988) Eye movement induced by linear acceleration on a parabel swing. Aviation Space and Environmental Med J Neurophysiol Dec 60 (6):2000–2013

Baloh RW, Jacobsen K, Honrubia (1993) Horizontal semicircular canal variant of benign positional vertigo. Neurology 43:2542–2549

Bárány R (1905) Physiologie und Pathologie (Funktionsprüfungen) des Bogengangsapparates bei Menschen. Deuticke, Leipzig, Wien

Bárány R (1906) Über die vom Ohrlabyrinth ausgelöste Gegenrollung der Augen bei Normalhörenden, Ohrkranken und Taubstummen. Arch Klin Exp Ohr-, Nas-, Kehlk-Heilk 68:1

Bárány R (1906) Untersuchungen über den vom Vestibularapparat des Ohres ausgelösten Nystagmus und seine Begleiterscheinungen. Mschr Ohrenheilk 41:191

Bárány R (1907) Weitere Untersuchungen über den vom Vestibularapparat des Ohres reflektorisch ausgelösten rhythmischen Nystagmus und seine Begleiterscheinungen. Mschr Ohrenheilk 41:477

Bárány R (1918) Über einige Augen- und Halsmuskelreflexe bei Neugeborenen. Acta Otolaryngol (Stockh) 1:97

Bárány R (1920/21) Diagnose von Krankheitserscheinungen im Bereich des Otolithenapparates. Acta Otolaryngol (Stockh) 2:434

Barré JA, Lieou YCh (1928) Le syndrome sympathique cervicale posterieur. Schuler & Mink, Strasbourg

Bartels M (1911) Verhandlungen der dtsch otologischen Gesellschaft 20:214

Baumgarten von R, Baldrighi D, Dschillinger GL (1972) Vestibular behaviour of fish during diminished G-force and weightlessness. Aerospace Med 43:626

Baumgarten von R, Thümler R, Vogel H (1980) Experimentelle Untersuchungen über die Wirksamkeit von Metoclopramid bei Kinetosen. Therapiewoche 30:5974–5981
Baumgarten von J, Baldrighi D, Vogel H, Tümmler R (1980) Physiological response to hyper- and hypogravity during roller coaster flight. Aviation Space Environ Med 51 (2), 145
Basser LS (1964) Benign paroxysmal vertigo of childhood (a variety of vestibular neuronitis). Brain 87:141
Beck C (1979) Anatomie und Histologie des Ohres. In: Berends J, Link R, Zöllner F (Hrsg) Hals-Nasen-Ohrenheilkunde in Praxis und Klinik, Bd 5, Thieme, Stuttgart
Beck C, Schmidt CL (1978) 10 years of experience with intratympanally applied streptomycin in the therapy of Menière's disease. Arch Otorhinolaryngol 221:149–152
Beidler LM (1971) Handbook of Sensory Physiology. Bd IV 1: Olfaction. Bd. IV 2: Taste. Springer, Berlin Heidelberg New York
Benninghoff A (1940) Lehrbuch der Anatomie des Menschen Bd II 2. Teil Nervensystem. JF Lehmanns, München
Benson AJ, Bodin MA (1966) Interaction of linear and angular accelerations on vestibular receptors in man. Aerosp Med 37:144–154
Biemond A (1939) Proc kon ned Akad Wet (Amsterdam) 43:2
Biemond A (1940) Proc kon ned Akad Wet (Amsterdam) 43:2
Biemond A, de Jong JBMV (1969) On cervical nystagmus und related disorders. Brain 92:437
Birgerson L, Gustavson KH, Stahle J (1987) Familial Menière's disease: a genetic investigation. Ann J Otolaryngol 8:323–326
Blaer SM, Gavin M (1979) Modification of vestibulo-ocular reflex induced by diazepam. Arch Otolaryngol 105:698
Blegvad B (1962) Caloric vestibular reaction in unconscious patients. Arch Otolaryng 75:506
Bles W, de Jong JMBV, Rasmussen JJ (1984) Postural and oculomotor signs in labyrinthine – defective subjects. Acta Otolaryngol [Suppl] (Stockh) 406:101–104
Blessing R (1987) Ist Spontannystagmus unter der Frenzelbrille pathologisch? Arch Otorhinolaryngol [Suppl] II:110–112
Blessing R, Kommerell G (1988) Pseudospontannystagmus unter der Frenzelbrille. Laryngol Rhinol Otol (Stuttg) 67:453–456
Blöhmer H (1984) Synkopen kardiovaskulärer Natur. In: Synkopen, Schwindel, transitorisch-ischämische Attacken und Schlaganfall. Schriftenreihe der Bayer Landesärztekammer München, S 12–27
Bloomberg J, Melville Jones G, Segal B, McFarlane S, Soul J (1988) Vestibular-contingent voluntary saccades based on cognitive estimates of remembered vestibular information. Advanc Oto-Rhino-Laryngol 41:71–75
Böhmer A, Henn V, Lehmann D (1983) Vestibular evoked potentials in the awake rhesus monkey. Advanc Oto-Rhino-Laryngol 30:54–57
Boenninghaus H-G, Frank M (1970) Nystagmusuntersuchungen bei Pendelreizung nach einseitigen Labyrinthausfällen. Laryng Rhinol Otol 10:623
Boenninghaus H-G (1980) Darstellung vestibulärer Befunde. In: Methoden zur Untersuchung des vestibulären Systems. Demeter, Gräfelfing
Boenninghaus H-G (1980) Hals-Nasen-Ohrenheilkunde für Medizinstudenten. Springer, Berlin Heidelberg New York
Boyle R, Pompeiano O (1980) Responses of vestibulospinal neurons to sinusoidal rotation of the neck. J Neurophysiol 44:633
Brackmann TH, Ranft U (1989) Zum Stellenwert der galvanischen Gleichgewichtsprüfung. HNO 37:174–178
Brandt T, Paulus W, Bles W (eds) (1990) Disorders of posture and gait. Thieme, Stuttgart New York
Brandt TH (1988) Medikamentöse und physikalische Therapie klinischer Schwindelformen. Fortschritt und Fortbildung in der Medizin 11:66–72
Brandt TH (1988) Differentialdiagnose labyrinthärer, zentralvestibulärer und psychogener Schwindelformen. Fortschritt und Fortbildung in der Medizin 11:57–65

Brandt TH (1991) Vertigo. Its multisensory syndromes. Springer, Berlin
Brandt TH, Büchele W (1983) Augenbewegungsstörungen. Fischer, Stuttgart New York
Brandt TH, Büchele W (1984) Kindliche Schwindelformen. In: Mortier W (Hrsg) Berichtband Dtsch Ges für Neuropädiatrie. Große, Berlin
Brandt TH, Daroff RB (1980) The multisensory physiological and pathological vertigo syndromes. Ann Neurol 7:195-203
Brandt TH, Dichgans J (1972) Circularvection, optische Pseudocoriolis-Effekte und optokinetischer Nachnystagmus. Graefes Arch Klin Exp Ophthalmol 184:42-57
Brandt TH, Dieterich M (1986) Phobischer Attacken-Schwank-Schwindel. MMW 128:247-250
Brandt TH, Dieterich M (1987) Pathological eye-head coordination in roll: tonic ocular tilt reaction in mesencephalic and medullary lesions. Brain 110:649-666
Brandt TH, Steddin S, Daroff RB (1994) Therapy for benign paroxysmal positioning vertigo, revisited. Neurology 44:796-800
Brettlau P, Thomsen J, Tos M, Johnsen NJ (1980) Endolymphatic shunt operation for Menière's disease. A double blind study. In: Vosteen KH, Schuknecht H, Pfaltz CR, Wersäll J, Kimura RS, Morgenstern C (eds) Menière's disease. Pathogenesis, diagnosis and treatment. Thieme, Stuttgart New York
Brocher JEW (1955) Die Okzipito-Zervikal-Gegend. Thieme, Stuttgart
Brodal A (1981) Neurological anatomy in relation to clinical medicine. 3rd edn. Oxford University Press, New York
Brown-Sequard C (1860) Course of lectures on the physiology and pathology of the central nervous system. Collins Philadelphia
Bruggencate ten G (1972) Experimentelle Neurophysiologie. Goldmann, München
Bruggencate ten G (1981) Medizinische Neurophysiologie. Zellfunktionen und Sensomotorik unter klinischen Gesichtspunkten. Thieme, Stuttgart
Bruggencate ten G (1984) Medizinische Neurophysiologie. Thieme, Stuttgart New York
Bruggencate ten G, Teichmann R, Weller R (1972) Neuronal activity in the lateral vestibular nucleus of the cat. Pflügers Arch 337:119-134
Brünings W (1910) Über neue Gesichtspunkte in der Diagnostik des Bogengangsapparates. Verh dtsch otol Ges, Dresden
Buck H (1980) Erkrankungen durch Arzneimittel. In: Heintz R (Hrsg) Thieme, Stuttgart
Bumm P (1991) T-Lymphozytensubpopulation und HLA-DR-Antigen beim Hörsturz, der Neuropathia vestibularis, des M. Menière und der Bell'schen Parese. Laryng Rhinol Otol 70:260-266
Burian, Fanta H, Reisner H (1980) Neurootologie. G Thieme, Stuttgart
Burwood RJ, Watt J (1974) Assimilation of the atlas and basilar impression: A review of 1500 skull and cervical spine radiographs. Clin Radiol 25:327
Buys E (1909) Notation Graphique du Nystagmus Vestibulaire Pendant la Rotation. Presse Oto-Laryngol 8:193
Byford GH, Stuart HG (1961) An apparatus for the measurement of small eye movements. J Physiol 159:2
Cabe Mc BF, Ryn JH, Sekitani T (1972) Further experiments on vestibular compensation. Laryngoscope 82:381-396
Caneghem v D (1946) Bull soc belge. Otol Laryng Rhinol 88
Capps MJ, Preciado MC, Paparella MM, Hoppe WE (1973) Evaluation of air caloric test as a routine examination procedure. The Laryngoscope 83:1013
Carmichael L, Dearbom WF (1947) Reading and visual fatique. Boston, Houghton Mifflin Company
Causse JB, Causse J (1979) A new nystagmographic test for the elicitation of sub-clinical vertebro - basilar insufficiency and poor cochleo-vestibular vascularisation. J Laryngol Otol 93:969
Cawthorne T (1946) Vestibular injuries. Proc R Soc Med 39:270-273
Charness ME, Morady F, Scheinman MM (1984) Frequent neurologic toxicity associated with Amiodarone therapy. Neurology 34:669

Clarke AH, Scherer H (1988) Body position and caloric nystagmus response. Acta Oto-laryngol 106:339–347

Clarke AH, Scherer H, Gundlach P (1988) Caloric stimulation during short episodes of microgravity. Arch Oto-Rhino-Laryngol 245:175–179

Clarke AH, Krzog W, Scherer H (1990) Posturography with sensory feedback – A useful approach to vestibular training? In: Brand Th et al. (eds) Disorders of posture and gait. Thieme, Stuttgart New York

Clarke, AH, Teiwes W, Scherer H (1991) A compact equipment package for vestibular experiments during spaceflight. Acta astronaut 23:307–309

Clarke AH, Teiwes W, Scherer H (1991) Video-Oculography, an alternative method for measurement of three-dimensional eye movements. In: Schmidt R, Zambarbieri S (eds) Proc. 5th European Conference on Eye Movements. Elsevier Science Publishers (North-Holland) Amsterdam, pp. 253–255

Clarke AH (1992) Sensory interaction in the vestibular system. Habilitationsarbeit für die Freie Universität Berlin

Clarke AH (1995) Neuere Aspekte des vestibulookulären Reflexes. Europ Archives of Oto-Rhino-Laryngol. Suppl. I.

Clarke AH, Engelhorn A, Scherer H (1996) Ocular counterrolling in response to asymmetric radial acceleration. Acta Otolaryngol (Stockholm) 1996:116

Clarke AH (1996) Examination of the otolith-ocular response by means of minimal eccentric rotation. Paper presented at the Meeting of the Bárány Society, Sydney

Claussen CF (1974) Die Cranio-Corpo-Graphie. Arch Ohr-, Nas- u Kehlk-Heilk 207

Clausen CF (1975) Elektronystagmografie. Edition Frankfurt

Claussen CF, Lühmann von M (1976) Das Elektronystagmogramm und die neuro-otologische Kennliniendiagnostik. Edition m + p, Hamburg Neu-Isenburg

Claussen CF (1971) Der rotatorische Intensitäts-Dämpfungstest (RIDT) und seine Auswertung mit Hilfe des L-Schemas. Arch Klin Exp ONK-Heilkunde 197:351

Claussen CF (1984) Mit Gingko biloba wird Ihr Patient wieder standfest. Ärztliche Praxis 10:193–194

Claussen CF (1985) Presbyvertigo, Presbyataxie, Presbytinnitus. Springer Berlin Heidelberg New York

Claussen CF, Claussen E (1988) Antivertiginöse Wirkung von Vitamin B6 beim experimentellen, durch Minocyclin ausgelösten Schwindel des Menschen. Arzneimittelforschung 38:396–399

Coats AC, Smith MS (1967) Body position and the intensity of caloric nystagmus. Acta otolaryng (Stockh) 63:515

Cody DTR (1964) The tack operation. Arch Otolaryngol 79:447–458

Cogan DG (1954) Ocular dysmetria. Flutter-like oscillations of the eyes and opsoclonus. Arch Ophthalmol 51:318–335

Cogan DG (1966) Congenital ocular motor apraxia. Can J Ophthalmol 1:253

Collard M, Conraux C, Thiebaut M-S, Thiebaut F (1967) Le nystagmus d'origine cervicale. Rev Neurol 117:677–688

Collins WE (1962) Effects of mental set upon vestibular nystagmus. J exp Psychol 63:191

Collewijn HF, van der Mark F, Jansen T (1975) Precise recording of human eye movements. Vision Res 15:447–450

Cooksey FS (1946) Rehabilitation in vestibular injuries. Proc R Soc Med 39:273–275

Cords R (1926) Optisch motorisches Feld und optisch-motorische Bahn. Graefs Arch Ophthal 117:58

Correia MJ, Guedry FE (1966) Modification of vestibular responses as a function of the rate of rotation about an earth horizontal axis. Acta oto-laryngol 62:297–308

Couch Mc GP, Deering JD, Ling TH (1951) Location of receptors for tonic neck reflexes. J Neurophysiol 14:191

Crammon von D, Ziel J (1977) Das Phänomen der periodisch alternierenden Bulbusdeviationen. Arch Psychiatrie und Nervenkrankheiten 22:247

Daroff RB (1971) Ocular motor manifestations of brainstem and cerebellar dysfunction. In: Smith JL (ed) Neuroophthalmology, vol V. Huttmann, Hallendale, Florida
Davis JR, Jennings RT, Beck BG (1991) Comparison of treatment strategies for space motion sickness. Tagung der Internationalen Astronautical Federation Montreal, Canada, JAF Nr. 91-554
Decher H (1969) Die zervikalen Syndrome in der Hals-Nasen-Ohren-Heilkunde. Thieme, Stuttgart
Decher H (1980) Schwindel bei Halswirbelsäulenerkrankungen. In: Differential diagnosis of vertigo. de Gruyter, Berlin New York
Deecke L, Mergner T, Becker W (1979) Neuronal responses to natural vestibular stimuli in the cat's anterior suprasylvian gyrus. Adv Otorhinolaryngol 25:74-81
Delabarre EB (1898) A method of recording eye movements. Ann J Psychol 9:572
Diamond SG, Markham CH (1983) Ocular counterrolling as an indicator of vestibular otolith function. Neurology 33:1460-1469
Dichgans J, Diener H-C (1981/90) Degenerative Erkrankungen des Kleinhirnes. In: Hopf HC, Poeck K, Schliack H (Hrsg) Neurologie in Praxis und Klinik (3 Bände). Thieme, Stuttgart New York
Dichgans J, Jung R (1975) Ocular motor abnormalities due to cerebellar lesions. In: Lennerstrand G, Bach-y-Rita P (eds) Basic mechanisms of ocular motility and their clinical implications. Pergamon Press, Oxford, New York, pp 218-298
Dichgans J, Prizzi E, Morasso P, Tagliasco (1974) The role of vestibular and neck afferents during eye-head coordination in the monkey. Brain Res 71:225-232
Dichgans J, Mauritz K-H, Allum HKH, Brandt Th (1976) Postural sway in normal and atactic patients. Analysis of the stabilizing and destabilizing effects of vision. Agressologie 17C:15-24
Dieckmann H (1970) Neurologische Syndrome bei knöchernen Fehlbildungen der zervikookzipitalen Übergangsregion. In: Trostdorf E, Stender HS (Hrsg) Wirbelsäule und Nervensystem. Thieme, Stuttgart
Diehl GE, Holtmann S (1989) Die Lyme-Borreliose und ihre Bedeutung für den HNO-Arzt. Z Larnyng-Rhinol Otol 68:81-87
Diener H-C, Dichgans J (1981/90) Isolierte Kleinhirnatrophie und andere Kleinhirnsyndrome. In: Hopf HC, Poeck, K, Schliack H (Hrsg) Neurologie in Praxis und Klinik (3 Bände). Thieme, Stuttgart New York
Dieterich M, Brandt Th, Fries W (1989) Otolith function in man. Results from a case of otolith tullio phenomenon. Brain 112:1377-1392
Dix MR (1976) The physiological basis and practical value of head exercises in the treatment of vertigo. Practitioner 217:919-924
Dix MR (1979) The rationale and technique of head exercises in the treatment of vertigo. Acta Otorhinolaryngol Belg 33:370-384
Dix MR (1980) The mechanism and clinical significance of optokinetic nystagmus. J Laryngol Otol 94:845
Dix MR, Hallpike C (1952) The pathology, symptomatology and diagnosis of certain common disorders of the vestibular system. Ann Otol (St Louis) 61:987-1016
Dix MR, Hallpike CS (1956) Pathology, symptomatology and diagnosis of organic affections of the VIII nerve system. Br Med Bull 12(2):146
Dix MR, Hood JD (eds) (1984) Vertigo. Wiley, Chichester
Dodge R, Cline RS (1901) The angle velocity of eye movements. Psychol Rev 8:145
Dodge R (1907) An experimental study of visual fixation. Psychol Monog 8:1
Dohlman GF (1925) Physikalische und physiologische Studien zur Theorie des kalorischen Nystagmus. Acta Oto-Laryngol (Stockh) Suppl 5:66
Dohlman GF (1925) Physikalische und physiologische Studien zur Theorie des kalorischen Nystagmus. Acta Oto-Laryng. (Stockh) Suppl 5
Dohlman GF (1935) Some practical and theoretical points in labyrinthinology. Proc R Soc Med (Otol) 28:1371-1380

Dohlman GF (1984) Critical review of the concept of cupular function. Acta Otolaryngol [Suppl] (Stockh) 376:1–29
Dunn DW, Snyder CH (1976) Benign paroxysmal vertigo of childhood. Am J Dis Child 130:1099
Dvorak J, Dvorak V (1996) Manuelle Medizin Diagnostik. Thieme, Stuttgart
Dvorak, J, Hayek J, Zehnder R (1987) Ct-functional diagnostics of the rotatory instability of upper cervical spine. Spine 12:726–731
Ehrenberger K (1988) Prinzipien einer konservativen Therapie peripher und zentraler Gleichgewichtsstörungen. HNO 36:301–304
Ehrenberger K, Benkoe E, Felix D (1982) Suppressive action of picrotoxin, a GABA-antagonist, on labyrinthine spontaneous nystagmus and vertigo in man. Acta Otolaryngol 93:269–273
Elidan J, Sohmer H, Nizan M (1982) Recording of short latency evoked potentials to acceleration in rats by means of skin elektrodes. Electroenceph Clin Neurophysiol 53:501–505
Elidan J, Sohmer H, Lev S, Gay J (1984) Short latency vestibular evoked response to acceleration stimuli recorded by skin electrodes. Ann Otol Rhinol Laryngol 93:257–261
Elidan J, Langhofer L, Honrubia V (1987) Recording of short latency vestibular evoked potentials induced by acceleration impulses in experimental animals. Electroenceph Clin Neurophysiol 60:1
Elsberg CA, Levy J (1935) Sense of smell. Bull Neurol Inst NY 4:5–19
Epley JM (1992) The canalith repositioning procedure: For treatment of benign paroxysmal vertigo. Otolaryngol Head Neck Surg 107:399–404
Erdmann H (1973) Schleuderverletzung der Halswirbelsäule. Hippokrates, Stuttgart
Erdmann H (1983) Versicherungsrechtliche Bewertung des Schleudertraumas. In: Hohmann D, Kügelgen B, Liebig K, Schirmer M (Hrsg) Neuro-Orthopädie I. Springer, Berlin Heidelberg New York
Estelrich PR (1975) Über die praktische Durchführung der Vestibularisprüfung mittels Wasser oder Gas: Elektronystagmografie. Edition Medizin und Pharmazie, Frankfurt
Eviatar L, Eviatar A (1977) Vertigo in children: Differential diagnosis and treatment, Pediatr 59: 833
Federspil P (1984) Moderne HNO-Therapie. Ecomed, Landsberg
Feicht B (1987) Orthoptische Störungen bei Gleichgewichtserkrankungen. Dissertation, Ludwig-Maximilians-Universität München
Feldmann H (1976) Das Gutachten des HNO-Arztes. Thieme, Stuttgart
Feldmann H (1994) Das Gutachten des Hals-Nasen-Ohren-Arztes. Thieme, Stuttgart New York
Feldmann H (1988) Martin Luthers Anfallsleiden, von der theologischen Deutung zur medizinischen Diagnose. HNO-Informationen. Demeter, Gräfelfing
Feldmann H (1989) Martin Luthers Anfallsleiden, von der theologischen Deutung zur medizinischen Diagnose. Sudhoffs Archiv 73:26–44
Felix D, Ehrenberger K (1977) The action of GABA and acetylcholine in the labyrinth of the cat. In: Portman M, Aran J-M (eds) Inner ear biology, vol 68. Inserm, Paris, pp 147–154
Felix D, Ehrenberger K (1981) The action of putative neurotransmitter substances in the cat labyrinth. Acta Otolaryngol 93:101–106
Felix D, Ehrenberger K (1985) The action of putative neurotransmitter substances in the mamalian labyrinth. In: Drescher DG (ed) Auditory chemistry. Charles E. Thomas, Springfield, 68
Fenn W, Hursh J (1937) Movements of the eyes when the lids are closed. Amer J Physiol 118:8
Ferlinz R (1994) Internistische Differentialdiagnostik. Thieme, Stuttgart, New York
Fick JA (1964) Decompression of the labyrinth: A new surgical procedure for Menière's disease. Arch Otolaryngol 79:447–458
Fisch U (1969) Die transtemporale, extralabyrinthäre Chirurgie des inneren Gehörganges. Arch Klein Exp Ohr-, Nas-, Kehlk-Heilkd 194:232
Fisch U (1973) Excision of Scarpa's ganglion. Arch Otolaryngol 97:147
Fisch U (1976) Chirurgie im inneren Gehörgang und an benachbarten Strukturen. In: Naumann HH (Hrsg) Kopf- und Halschirurgie. Thieme, Stuttgart

Fisch U (1979) Facialislähmungen im labyrinthären, meatalen und intrakraniellen Bereich. HNO-Heilkunde in Praxis und Klinik. Hrg Berendes, Link, Zöllner Bd V, Abschn 21. Thieme, Stuttgart

Freeman P, Tonkin J, Edmons C (1974) Rupture of the round window membrane in inner ear barotrauma. Arch Otolaryngol 99:437

Frenzel H (1944) Massives Fistelsymptom mit Verzögerung nach starker Kompression. Arch Ohr-, Nas- u Kehlkopfheilk 152:207

Frenzel H (1925) Nystagmusbeobachtung mit einer Leuchtbrille. Klin Wschr 4:138

Frenzel H (1928) Rucknystagmus als Halsreflex und Schlagfeldverlagerung des labyrinthären Drehnystagmus durch Halsreflexe. Z Hals-Nas-Kehlk Heilk 21:177

Frenzel H (1931) Die ohrenärztlichen Untersuchungsmethoden in der neurolog Diagnostik II. Teil: Vestibularisuntersuchung. Nervenarzt 4:21

Frenzel H (1982) Spontan- und Provokationsnystagmus 2. Auflage von B Minnigerode und HH Stenger. Springer, Berlin Heidelberg New York

Fukuda T (1959) Vertical writing with eyes covered, a new test of vestibulo-spinal reactions. Acta Oto-laryng (Stockh) 50:26

Furman JMR, Wall C, Kamerer DB (1988) Alternate and simultaneous binaural bithermal caloric testing: a comparison. Ann Otol Rhinol Laryngol 97:359-364

Gacek RR (1974) Transsection of the posterior ampullary nerve for the relief of benign paroxysmal positional vertigo. Ann Otolaryngol 83:596

Gacek RR (1975) The innervation of the vestibular labyrinth. In: Naunton RF (ed) The vestibular system. Academic Press, New York San Francisco London

Gacek RR (1984) Cupulolithiasis and posterior ampullar nerve transsection. Ann Otol Rhinol Laryngol [part 2 Suppl] 112:25-30

Gacek RR, Lyon M (1974) Localisation of vestibular efferent neurones in the kitten with horseradish peroxidase. Acta Otolaryngol 77:92

Gastaut H (1970) Clinical and electroencephalographical classification of epileptic seizures. Epilepsia (Amst) 11:102-113

Gay A, Newman NM, Keltner JL, Stroud MH (1974) Eye movement disorders. CV Mosby Company, Saint Louis

Gerull G, Giesen M, Keck W, Mrowinski D (1981) Rotatorisch evozierte Hirnrinden-Potentiale beim Menschen. Biomed Techn 26:262-266

Gestewitz RD, Schaffrath H (1964) DDR Patent Nr. 31816 Einrichtung zum Messen und Registrieren von Augenbewegungen

Gibson JJ (1950) The perception of the visual world. In: Carmichael L (ed) The Riverside Press, Cambridge, Mass

Goblirsch R (1984) Wenn das Ohr durchdreht. ADAC Motorenwelt 5:80-85

Goldberg JM, Fernandez C (1982) Eye movements and vestibular-nerve responses produced in the squirrel monkey by rotations about an earth-horizontal axis. Exp Brain Res 46: 393 - 402

Granit R, Pompejano O (1979) Progress in brain research: Band 50. Elsevier/North-Holland. Biomedical Press, Amsterdam

Greiner GF, Collard M, Conraux C, Picart P, Rohmer F (1967) Recherche de potentiels evoques d'origine vestibulaire chez l'homme. Acta Oto-Laryngol 63:320-329

Greiner GF, Conraux C, Collard M (1969) Vestibulométrie clinique. Ed Doin, Paris

Groen JJ in Oosterfeld Duizeligheid. Med Bibl Geneesk Nr 36 (Staflen, Leiden 1968)

Grohmann R (1968) Flüssigkeitsströmungen in einem um seine Flächennormale rotierenden Bogengangsmodell. Arch Klin exp Ohr-, Nas- u Kehlkopfheilk 190:309

Grohmann R (1969) Flüssigkeitsströmungen in einem um eine beliebig orientierte Drehachse rotierenden Bogengangsmodell. Arch Klin exp Ohr-, Nas- u Kehlkopfheilk 193:10

Grohmann R (1972) Drehnystagmus als gesetzmäßige Folgeerscheinung physikalischer Vorgänge im menschlichen Gleichgewichtsorgan. Adv Oto-Rhino-Laryngol. Karger, Basel

Grohmann R (1985) Biophysikalische Gesichtspunkte zum Ergebnis des Space lab-Experiments und Folgerungen für die Theorie Báránys. Laryngol Rhinol Otol 64:142-144

Guedry FE (1965) Orientation of the rotation axis relative to gravity: Its influence on nystagmus and the sensation of rotation. Acta Oto-Laryngol 60:30–48

Guedry FE, Lauver LS (1961) Vestibular reactions during prolonged constant angular acceleration. J appl Physiol 16:215

Güttich A (1944) Neurologie des Ohrlabyrinths. Thieme, Leipzig

Güttich H (1961) Gustatorische Riechprüfung mit Riechstoffen und Mischreizschmeckstoffen. Arch Ohr-, Nas- u Kehlk-Heilk 178:327

Gund A (1964) Die Klinik atlanto-okzipitaler Fehlbildungen. Praxis 8:431

Gutmann G (1984) Funktionelle Pathologie und Klinik der Wirbelsäule, Bd. 1: Die Halswirbelsäule, Teil 2: Allgemeine funktionelle Syndrome. Fischer, Stuttgart New York

Haas, E, Becker W (1958) Die vestibuläre Neuropathie (Neuronitis) und ihre Differentialdiagnose. Z Laryng Rhinol Otol 37:174

Haas E, Kraenbring Chr, Pfänder H (1965) Drehreizschwellenbestimmung und überschwellige Labyrintherregbarkeitsprüfung bei Normalpersonen. Z Laryngol 14:180

Haensch G, Meran A, Kocher R, Gyr K (1974) Einseitiger Vestibularausfall – ein neues Symptom der Toxoplasmose des Zentralnervensystems. Dtsch Med Wochenschr 99:2222–2225

Häusler R, Pampurik (1988) Die chirurgische und die physiotherapeutische Behandlung des benignen paroxysmalen Lagerungsschwindels. Laryngol Rhinol Otol 67:484

Häusler R, Touget M, Guidetti G, Basseres F, Montandon P (1987) Menière's disease in children. Am J Otolaryngol 8:187–193

Hadj-Djilani AMT (1988) Significance of ataxia induced by vestibular caloric stimulation on force platform. Neuro-Orthopedics 8:33–44

Hadj-Djilani AMT (1990) Vestibular lesion revealed by caloric testing. Relationship between vestibulo-ocular and vestibulospinal reflexes. Neuro-Orthopedics 8:77–88

Haid T (1981) Früherkennung des Akustikusneurinoms durch quantitative Neurootologie und radiologische Feindiagnostik. Frühmorgen, München

Haid T (1990) Vestibularisprüfung und vestibuläre Erkrankungen. Springer, Berlin Heidelberg New York

Hain TC (1986) A model of the nystagmus induced by off-vertical axis rotation. Biol Cybern 54:337–350

Hallpike CS (1949) The pathology and differential diagnosis of aural vertigo. Otolaryngol 2:514

Hallpike CS (1955) Die kalorische Prüfung. Pract oto-rhino-laryng 17:302

Hallpike CS, Cairns H (1938) Observations of the pathology of Menière's syndrome. J Laryngol Otol 53:625

Halmagyi GM, Curthoys IS, Cremer PD, Henderson CJ, Todd MJ, Staples MJ, D'Cruz DMD (1990) The human horizontal vestibulo-ocular reflex in response to high acceleration stimulation before and after unilateral vestibular neurectomy. Exp Brain Res 81:479–490

Hamann KF (1985) Physikalische Therapie des vestibulären Schwindels in Verbindung mit Gingko-biloba-Extrakt. Therapiewoche 35:4586–4590

Hamann KF (1987) Training gegen Schwindel. Springer, Berlin Heidelberg New York

Hamann KF (1994) Physiologie und Pathophysiologie des vestibulären Systems. In: Naumann HH, Helms J, Heberhold C, Kastenbaue E (Hrsg) Oto-Rhino-Laryngologie in Klinik und Praxis. Thieme, Stuttgart New York

Hamann KF (1994) Der Vibrationsnystagmus als differentialdiagnostisches Kriterium. Europ Arch Oto-Rhino-Laryngol, [Suppl] II:184–185

Hamann KF (1995) Frequenzabhängigkeit des Vibrationsnystagmus. Europ Arch Oto-Rhino-Laryngol, [Suppl] II: im Druck

Hamann KF, Bockmeyer M (1983) Behandlung vestibulärer Funktionsstörungen durch ein Übungsprogramm. Laryngol Rhinol Otol 62:474–475

Hamann KF, Czettritz von G (1987) Neue Aspekte zur Differentialdiagnose des kindlichen Schwindels. HNO 35:267–269

Harris LR (1986) The effect of opposing canal and otolith signals during off-vertical-axis rotation in the cat. J Physiol (Lond) 371:308

Harris LR (1987) Vestibular and optokinetic eye movements evoked in the cat by rotation about a tilted axis. Exp Brain Res 66:522–532
Harrison MD, Naftalin L (1968) Menière's disease: Mechanism and management. Thomas, Springfield, III
Hart CW, Naunton RF (1964) The ototoxicity of B-chloroquine-phosphate. Arch Otol 80:407
Head PW (1984) Vertigo and barotrauma. In: Dix MR, Hood JD (eds) Vertigo. Wiley, New York
Heintz R (1984) Erkrankungen durch Arzneimittel. Thieme, Stuttgart
Helling K, Hausmann S, Flöttmann T, Scherer H (1996) Untersuchungen zur interindividuellen unterschiedlichen Kinetoseempfindlichkeit. HNO (im Druck)
Helms J (1986) Die chirurgische Behandlung des Morbus Menière. Arch Ohren Nasen Kehlkopfheilkd [Suppl] I:67–118
Henriksson NG, Lundgren A, Lundgren K, Nilsson A (1967) New techniques of otoneurological diagnosis I. Analysis of eye movements. Ciba Foundation, London
Henriksson NG, Pfaltz CR, Torok W, Rubin W (1972) A synopsis of the vestibular system. Sandoz Monographs
Henriksson NG, Pahlm O (1975) On the formation of the nystagmus signal by the influence of electrical time constants. In: Claussen CF (Hrsg) Elektronystagmographie. Verl Edition, Frankfurt
Herberhold C, Rödel R (1992) Olfaktometrie. In: Kastenbauer E (Hrg), Oto-Rhino-Laryngometrie in Klinik und Praxis, Bd 2. Thieme Stuttgart
Herbert J, Nolte E, Eichhorn TH (1987) Wetterlage und Häufigkeit von idiopathischen Fazialisparesen, Vestibularisausfällen, Menière-Anfällen und Hörstürzen. Laryngol Rhinol Otol 66:249–250
Hikosaka O, Maeda M (1973) Cervical effects on abducens motoneurons and their interaction with vestibulo-ocular reflex. Exp Brain Res 18:512–530
Hofferberth B, Moser M (1981) Die Aufrechterhaltung eines gleichmäßigen Vigilanz-Niveaus bei der Elektronystagmografie. Laryng-Rhinol. Otologie 60
Hofferberth B (1984) Evoked potentials to rotatory stimulation. Acta Oto-Laryngol Suppl 406:134–136
Hoffmann AC, Wellman B, Carmichael L (1939) J Exp Psychol 24:40
Holst von E, Mittelstaedt H (1950) Das Reafferenzprinzip. Naturwissenschaften 37:464–476
Holtmann S (1987) Die Arbeitsfähigkeit bei peripher-vestibulären Störungen. Laryngol Rhinol Otol 66:437–439
Holtmann S (1988) Die Analyse zerviko-okulärer Reaktionen unter quantifizierten Reizbedingungen. Habilitationsschrift der Ludwig-Maximilians-Universität München
Holtmann S (1990) Morbus Menière-Differentialdiagnose und Therapie. Was hat sich seit Martin Luther getan? Therapiewoche 40:1919–1923
Holtmann S, Seifert J, Scherer H (1987) Ursachen und Behandlung der Seekrankheit. Laryngol Rhinol Otol 66:99–103
Holtmann S, Reimann V, Beimert U (1988 a) Quantifizierung der Reizparameter beim Halsdrehtest. Laryngol Rhinol Otol 67:460–464
Holtmann S, Reimann V, Beimert U (1988 b) Zerviko-okuläre Reizantworten und ihre Beziehung zum Endstellnystagmus. Arch Otorhinolaryngol [Suppl] II:198–199
Holtmann S, Clarke AH, Scherer H (1988 c) Cervical receptors and the direction of body sway. Arch Otorhinolaryngol 246:61–64
Holtmann S, Clarke AH, Scherer H, Höhn M (1989) The anti-motion sickness mechanism of ginger. Acta Otolaryngol (Stockh) 108:168–174
Holtman S, Scherer H (1984) Die Eichung des elektronisch ausgewerteten Rombergtestes. Z Laryng Rhinol Otol. 63:375–377
Holtmann S, Scherer H (1985) Die Auswertung des Romberg Test. Arch Oto-Rhino-Laryngol Suppl. II:128–129
Hood JD (1983) Vestibular and optokinetic evoked potentials. Acta Oto-Laryngol. 95:589–593
Hood JD, Kayan A, Leech J (1973) Rebound nystagmus. Brain 96:507–526

Hood JD, Kayan A (1985) Observations upon the evoked responses to natural stimulation. Electroenceph Clin Neurophysiol 62:266–276

Hopf JUG (1990) Die visuelle Geradeaus-Projektion des Menschen in Abhängigkeit von der Funktion des peripheren Vestibularapparates. Dissertation, Medizinische Fakultät der Technischen Universität, München

Hortmann G, Zeisberg B: Über die Notwendigkeit der Standardisierung von ENG-Verstärkern. In: CF Claussen (ed) Gleichgewichtsprüfungen und Arbeitsmedizin. Edition m + p-Verlag. Hamburg Neu-Isenburg

House WF (1961) Surgical exposure of the internal auditory canal and its contents through the middle cranial fossa. Laryngoscope 71:1963

Howard JP (1982) Percept and concept of horizontal. In: Human Visual Orientation. Wiley, New York

Hülse M (1981) Die Gleichgewichtsstörung bei der funktionellen Kopfgelenkstörung. Manuelle Medizin 19:92

Hülse M (1983) Die zervikalen Gleichgewichtsstörungen. Springer, Berlin Heidelberg New York

Hülse M (1994) Zervikale Gleichgewichtsstörungen. In Stoll W (Hrg): Schwindel und schwindelbegleitende Symptome. Springer. Wien New York

Jacobson (1930) Am J Physiol 95:694

Janecke JB, Jongkees LBW, Oosterveld WJ (1970) Relationship between otoliths and nystagmus. Acta Oto-Laryngol 69:1–6

Janz D (1969) Die Epilepsien, Thieme, Stuttgart New York

Jasper HH, Walker RJ (1931) The Iowa eye-movement camera. Science 74:291

Jong de PTVM, Jong de JMBV, Jongkees LBW, Cohen B (1977) Ataxia and nystagmus induced by injection of local anesthetics in the neck. Ann Neurol 1:240

Jongkees LBW (1948) Value of the caloric test of the labyrinth. Arch Otolaryng 48:402

Jongkees LBW (1948) Origin of the caloric test of the labyrinth. Arch Otolaryng 48:645

Jongkees LBW (1949) Which is the preferable method of performing the caloric test? Arch Otolaryng 49:594

Jongkees LBW (1979) Physiologie und Untersuchungsmethoden des Vestibularsystems. In: Behrendes J, Link R, Zöllner F (Hrsg) Hals-Nasen-Ohren-Heilkunde in Praxis und Klinik. Thieme, Stuttgart

Jongkees LBW, Philipszoon AJ (1964) Electronystagmography. Acta Oto-Laryng (Stockh) 189:1

Joung LR: Measuring eye movements. Am J Med Electronics, Okt 1973:300

Judd CH (1907) Photographic Records of Convergence and Divergence. Psychol Rev Monog Suppl 8, 1:370

Judd CH, Allister Mc CN, Steele WM (1905) General introduction to a series of eye movements by means of kinetoskope photographs. Psychol Monog 7:1

Juhn SK, Rybak LP (1981) Labyrinthine barriers and cochlear homeostatis. Acta Otolaryngol (Stockh) 91:529–534

Juhola M, Pyykkö J (1988) Computer analysis of nystagmus using a syntactic pattern recognition. In: Schmid R, Zambarbieri D (eds) Oculomotor control and cognitive processes. Elsevier Science Publ BV, Amsterdam: 431–443

Jung R, Kornhuber HH (1964) Results of electronystagmography in man. In: Bender MB (ed): The Oculomotoric System. Hoeber, New York

Jung R (1939) Eine elektrische Methode zur mehrfachen Registrierung von Augenbewegungen und Nystagmus. Klin Wschr 18:21

Jung R, Mittermaier R (1939) Zur objektiven Registrierung und Analyse verschiedener Nystagmusformen: vestibulärer, optokinetischer und spontaner Nystagmus in ihren Wechselbeziehungen. Arch Ohr-, Nas- u Kehlk-Heilk 146:410

Jurk D, Becker R (1989) Die Traktionsmassage – eine Möglichkeit der Therapie zervikaler Gleichgewichtsstörungen. Manuelle Medizin 27:87–90

Kapandji JA (1985) Funktionelle Anatomie der Gelenke. Enke, Stuttgart

Kast R, Lankferd JE (1986) Otolithic evoked potentials: a new technique for vestibular studies. Acta Oto-Laryngol. 102:175–178

Katsarkas A, Segal BN (1988) Long term deficits of goal directed vestibulo-ocular function following total unilateral loss of peripheral vestibular function. Acta Oto-Laryngol 106:102–110
Kaufmann H (Hrsg) (1986) Strabismus. Enke, Stuttgart
Kayan A (1984) Migraine and vertigo. In: Dix MR, Hood JD (eds) Vertigo, Wiley, New York
Kayan A, Hood JD (1984) Neurootological manifestations of migraine. Brain 107:1123–1142
Keck W (1984) Automatische Analyse von Augenbewegungen und Registrierung rotatorisch evozierter Hirnrindenpotentiale mit Hilfe eines Prozeßrechners für die Diagnostik von Erkrankungen des Gleichgewichtssystems. Inaugural-Dissertation Technische Universität Berlin. Fachbereich Elektrotechnik. Berlin
Kenyon RV (1985) A soft contact lens search coil for measuring eye movements. Vision Res 25:1629–1633
Kleinfeld D, Dahl D (1974) Die Temperaturveränderungen am horizontalen Bogengang des Menschen bei thermischen Vestibularisprüfungen. Laryng Rhinol Otol 53:205
Kleyn de A, Nieuwenhuyse (1927) Rapport sur les moyens d'exploration clinique de l'appareil vestibulaire. Revue de Neurologie 1:889
Kömpf D (1995) Die optomotorischen Hirnnerven. In: Schmidt D, Malin J-P (Hrsg) Erkrankungen der Hirnnerven. Thieme, Stuttgart
König E, Bechert K, Fetter M, Dichgans J (1991) Ein neuartiger Drehstuhl zur Untersuchung vestibulär und visuell induzierter Augenbewegungen des Menschen im dreidimensionalen Raum. Z EEG-EMG 21:108
Königsberger MR, Chutorian AM, Gold AP, Schrey MS (1970) Benign paroxysmal vertigo of childhood. Neurology (Minneap) 20:1108
Kohlrausch A (1931) a) Elektrische Erscheinungen am Auge; b) Adaptation, Tagessehen und Dämmerungssehen. Handb d norm u pathol Physiolog XII/2 Springer, Berlin S 1303–1592
Kornhuber HH (1966) Physiologie und Klinik des zentral-vestibulären Systems. In: Berendes J, Link R, Zöllner F (Hrsg) Handbuch der HNO-Heilkunde, Bd III/Teil 3. Thieme, Stuttgart
Kornhuber HH, Waldecker G (1958) Akute isolierte periphere Vestibularisstörung. Arch Klin Exp Ohren Nasen Kehlkopfheilkd 173:340
Kornhuber HH (1974) Nystagmus and related phenomena in man: an outline of otoneurology. In: Kornhuber HH (Hrsg) Handbook of Sensory Physiology, Vol IV/2 pp 193–232, Springer, Berlin
Kornhuber HH (1974) Handbook of Sensory Physiology. Vol VI Teil 2 Vestibular System. Springer, Berlin Heidelberg New York
Krayenbühl H, Yasargil MG (1957) Die vaskulären Erkrankungen im Gebiet der A. vertebralis und A. basilaris. Thieme, Stuttgart
Krogdahl T, Torgersen O (1940) Uncovertebralgelenke und die Arthrosis uncovertebralis. Acta Radiol 21:231
Kügelgen G, Hillemacher A (1989) Problem Halswirbelsäule. Aktuelle Diagnostik und Therapie. Springer, Berlin Heidelberg New York
Kunert W (1963) Das Zervikalsyndrom. In: Junghans H (Hrsg) Die Wirbelsäule in Forschung und Praxis. Hippokrates, Stuttgart
Lackner JR, Graybiel A, Johnson WH, Money KE (1987) Asymmetric otolith function and increased susceptibility to motion sickness during exposure to variations in gravitoinertial acceleration level. Aviat Space Environ Med
Lamprecht J, Bönnen L, Kolouch J, Hegemann S (1996) Nystagmus compensating system (Nycos): A virtual reality technique for diagnosis and treatment of vertigo. Acta Oto-Laryngol (Stockh) [Suppl] (im Druck)
Lang J (1979) Gehirn- und Augenschädel. In: Lanz T von, Wachsmuth W (Hrsg) Praktische Anatomie, Bd I/1 Kopf, Teil B. Springer, Berlin Heidelberg New York
Lang J (1981) Klinische Anatomie des Kopfes. Springer, Berlin Heidelberg New York
Lange G (1981 a) Die Indikation zur intratympanalen Gentamycinbehandlung der Menièreschen Krankheit. HNO 29:49–51

Lange G (1981 b) Transtympanic treatment for Menière's diseases with gentamycin sulfate. In: Vosteen KH, Schuknecht H, Pfaltz CR et al. (eds) Menière's disease. Thieme, Stuttgart, p 208
Lechner-Steinleitner S, Schöne H, Wadde NJ (1979) Perception of the visual vertical utricular and somatosensory contributions. Psychol Res 40: 407 – 414
Lewellyn-Thomas E, Howat MR, Mackworth NH (1960) The television eye marker as a recording and control mechanism. Institute of Radio and Engineers Transactions on Military Electronics, 7: 196
Lewit K (1986) Kopfgelenke und Gleichgewichtsstörung. Manuelle Medizin 24: 26 – 29
Liedgren CH, Ödkvist L (1980) The morphological and physiological basis for vertigo of cervical origin. In: Differential diagnosis of vertigo. de Gruyter, Berlin New York
Lindemann HH (1973) Anatomy of the otolith organs. Adv Otorhinolaryngol 20: 405 – 433
Lindsay JR, Hemenway WC (1956) Postural vertigo due to unilateral sudden partial loss of vestibular function. Ann Otol Rhinol Laryngol (St Louis) 65: 692
Litvinenkova V, Hlavacka F (1973) The visual feedback gain influence upon the regulation of the upright posture in man. Aggressologie 14, C: 95 – 99
Liveing E (1873) On megrim, sick headache and some allied disorders: a contribution to the pathology of nerve storms. Churchill, London, pp 120 – 130
Longet FA (1845) Memoroises sur les troubles qui surviement dans l'equilibration, la station et la locomotion des animaux apres la section des parties molles de la nuque. Gaz Med Paris 13: 565
Lockemann U (1989) Zur vestibulären Kompensation. Med Diss der Universität Hamburg-Eppendorf
Luxon LM (1984) The anatomy and physiology of the vestibular system. In: Dix MR, Hood JD (eds) Vertigo. Wiley, Chichester New York
Lydtin H (1987) Schwindel aus internistischer Sicht. Fortschritt und Fortbildung in der Medizin 11: 80 – 87
Mach E (1873) Physikalische Versuche über den Gleichgewichtssinn des Menschen. Wien Akad Sitzungsberichte III 68: 124
Mackensen G, Kommerell G (1977) Elektrische Registrierung von Augenbewegungen bei Paresen und supranukleären Störungen. In: Augenmuskellähmungen. Beiheft der Klin Mbl Augenheilkunde, 2. Aufl, 113 – 122. Enke, Stuttgart
Magnus JR, Kleyn de A (1926) Funktion des Bogengangs und Otolithenapparates bei Säugern. In: Handbuch der normalen und pathologischen Physiologie Bd XI. Springer, Berlin
Mang WL, Scherer H, Evesmann T, Gottsmann M (1978) Sekretion hypophysärer Hormone bei optokinetischer Reizung. Laryng Rhinol Otol 57: 779
Markham CH, Diamond SG, Ito J (1985) Utricular dysfunction in benign paroxysmal vertigo. In: Graham MD, Kemink JH (eds) The vestibular system. Raven Press, New York
Markl H (1974) The perception of gravity and of angular acceleration in vertebrates. In: Kornhuber HH (ed) Handbook of Sensory Physiology, vol VI. Springer, New York
Martinez DM (1972) The effect of Serc (Betahistine hydrochloride) on the circulation of the inner ear in experimental animals. Acta Otolaryngol [Suppl] 305: 29 – 47
Marx P (1977) Die Gefäßerkrankung von Hirn und Rückenmark. Fischer, Stuttgart
Marx P (Hrsg) (1984) Augenbewegungsstörungen. In: Neurologie und Ophthalmologie. Springer, Berlin Heidelberg New York
Marx P (1989) Supratentorial structures controlling oculomotor functions and their involvement in cases of stroke. Eur Arch Psychiatr Neurol Sci 239: 3 – 8
Matz DR (1986) Erkrankungen im Bereich des zentralen vestibulären Systems und gleichgewichtserhaltender Regelsysteme. In: Stoll W, Matz DR, Most F: Schwindel und Gleichgewichtsstörungen. Thieme, Stuttgart
Mauritz KH, Dichgans J, Hufschmidt A (1979) Quantitative analysis in late cortical cerebellar atrophy of the anterior lobe and other forms of cerebellar ataxia. Brain 102: 461 – 482
McElligutt JG, Loughnane MH, Mays LE (1979) The use of synchronous demodulation for the measurement of eye movements by means of an ocular magnetic searchcoil. JEEE Trans Biomed Eng Vol BME 26: 370 – 374

Megighian D, Schmidt CL (1980) Diagnostik der peripheren Vestibularisstörungen. In: Berendes J, Link R, Zöllner F (Hrsg) Hals-Nasen-Ohrenheilkunde in Praxis und Klinik. Thieme, Stuttgart New York
Melvill Jones G (1987) The remarkable vestibuloocular reflex. Int Union Physiol Sci NIPS 2:85–89
Menière P (1861) In: Blumenbach L (1955) Menières Originalarbeiten. Musterschmidt, Göttingen
Meran A, Pfaltz CR (1979) Der akute Vestibularisausfall. Akt Neurol 6:27
Metz HS, Jampolsky A, O'Meara DO (1972) Congenital ocular nystagmus and nystagmoid head movements. Ann J Ophthalmol 74:1131
Meyer zu Gottesberge AM (1988) Physiology and pathology of inner ear melanin. Pig Cell Res 1:238
Meyers IL (1929) Electronystagmography. A graphic study of the action currents in nystagmus. Arch f Neurol (Amer) 21:901
Miehlke A (1979) Facialislähmung. In: HNO-Heilkunde in Praxis und Klinik. Hrg Berendes, Link, Zöllner Bd V Abschn 21. Thieme, Stuttgart
Miehlke A, Stennert E, Arold R, Chilla R, Penzholz H, Kühner A, Sturm von V, Haubrich J (1981) Chirurgie der Nerven im HNO-Bereich. Arch Ohr-, Nas- u Kehlk-Heilk 231:89
Miles WR (1939) The steady polarity potential of the human eye. Proc Nat Acad Sci 25:25
Miles WR (1936) An early eye movement photograph. Psychol Monog 47:XXXI
Mittermaier R, Ebel B, Kübler A, Boesel K (1952) Elektrographische Nystagmusregistrierung. Z Laryn, Rhinol Otol 31:115
Mittermaier R (1939) Über die Unterscheidung peripher und zentral bedingter Gleichgewichtsstörungen durch die experimentelle Gleichgewichtsprüfung. Z Neurol 165:219
Mioshi T, Pfaltz CR (1973, 1979) Studies on the correlation between optokinetic stimulans and induced nystagmus I: ORL 35 (1973) 52: II: ORL 35 (1973) 350: III: ORL 36 (1979) 65
Miza M, Hinojose F (1987) Ontogenetic approach to cellular localization of neurotransmitters in the chick vestibule. Hearing Res 28:73
Mizukoshi K, Kobayashi H, Ohashi N (1984) Quantitative analysis of the visual vestibulo-ocular reflex using sinusoidal rotation in patients with peripheral vestibular disorders. Acta Oto-Laryngol. Suppl 406:178–181
Möller KO (1961) Pharmakologie. Schwabe, Basel Stuttgart
Money KE, Myles WS, Hoffert BM (1974) The mechanism of positional alcohol nystagmus. Can J Otolaryngol 3:3
Money KE, Myles WS (1974) Heavy water nystagmus and effects of alcohol. Nature 247:404
Morgan CL (1978) The apparent straight ahead. Constancy of egocentric visual direction. Percept Phsychophys 23:61–68
Morgenstern C (1985) Pathophysiologie, Klinik und konservative Therapie der Menièreschen Erkrankung. Arch Otorhinolaryngol Suppl I
Morgenstern C (1994) Morbus Menière. In: Oto-Rhino-Laryngologie in Klinik und Praxis, Bd 1. Naumann HH, Helms J, Herberhold C, Kastenbauer E (Hrg). Thieme, Stuttgart
Moser M (1974) Zervikalnystagmus und seine diagnostische Bedeutung. HNO 22:350–355
Moser M (1980) Pendelprüfung. In: Methoden zur Untersuchung des vestibulären Systems. Demeter, Gräfelfing
Moser M (1985) An objective testing method to determine driving ability. Acta Oto-Laryngol 99:326–329
Moser M (1985) Objektivierung von HWS Schwindel durch Zervikalnystagmus. Arch Otorhinolaryngol Suppl II:124–126
Moser M (1990) Vestibuläre Befunde beim Zervikalsyndrom. Persönliche Mitteilung vom 19.04.1990
Moser M, Simon H (1977) Der Cervikalnystagmus als objektiver Befund beim HWS-Syndrom. HNO 25:265–268
Moser M, Conraux C, Greiner GF (1972) Der Nystagmus zervikalen Ursprungs und seine statistische Bewertung. Monatsschr Ohrenheilkd 106:259–273

Moser M, Ranacher G (1984) Die Gleichgewichtsuntersuchung. Praktische Anleitung, Computerauswertung, Normalwerte. Verlag Wilhelm Mandrich, Wien München Bern
Most E (1986) Herz-Kreislauferkrankungen. In: Stoll W, Matz DR, Most E. Schwindel und Gleichgewichtsstörungen. Thieme, Stuttgart
Mowrer OH, Ruch TG, Miller NE (1935) The corneo-retinal potential difference as the basis of the galvanometric method of recording eye movement. Am J Physiol 114:423
Mowrey DB (1982) Motion sickness, ginger and psychophysics. Lancet I:655–657
Mulch G (1973) Elektronystagmografische Vergleichsuntersuchungen zur Aussagekraft der Nystagmusfrequenz als Parameter der Reizantwort nach rotatorischer Stimulation. HNO 21:241
Mulch G, Trincker U (1975) Physiologischer Spontan- und Lagenystagmus. Elektronystagmografische Untersuchungen zu seiner Art, Häufigkeit und Intensität. Z Laryng Rhinol Otol. 54:841
Mulch G, Lewitzki W (1977) Spontaneous and positional nystagmus demonstrated only by electronystagmography. Arch Otorhinolaryngol 215:135
Mulch G, Oppel F (1979) Erfahrungen mit der Endoskopie des Kleinhirnbrückenwinkels. Arch Ohren-, Nasen-, Kehlkopf-Heilkd 2–4:460–463
Mulch G, Leonardy B (1977) Zur Tauglichkeit absoluter „Normwerte" bei der Beurteilung der thermischen Vestibularisprüfung. Ergebnisse elektronystagmografischer Untersuchungen mit kritischen Anmerkungen zum Frequenznystagmogramm (Schmetterlingsschema) 56:376–383
Mulch G, Leonardy B, Petermann W (1978) Which are the parameters of choice for the evaluation of caloric nystagmus? Arch Oto-Rhino-Laryng 221:23
Mulch G, Leonardy B, Petermann W (1978) Normalwerte der thermischen Labyrinthreaktion. Z Laryng Rhinol Otol 57:528
Mulch G, Petermann W (1979) Influence of age on results of vestibular function test. Annals Otol Rhinol Laryngol, Suppl 56
Mulch G, Scherer H (1980) Die thermische Gleichgewichtsprüfung. HNO-Informationen. Demeter, Gräfelfing
Mumenthaler M (1990) Neurologie. Ein Lehrbuch für Ärzte und Studenten, 7. Aufl. Thieme, Stuttgart, New York
Mumenthaler M, Schliack H (1977) Läsionen peripherer Nerven. Thieme, Stuttgart
Mumenthaler M (1980) Neurologische Differentialdiagnostik. Thieme, Stuttgart
Mumenthaler M (1982) Didaktischer Atlas der klinischen Neurologie. Springer, Berlin Heidelberg New York
Mumenthaler M (1982) Neurologie. Ein Lehrbuch für Ärzte und Studenten. Thieme, Stuttgart New York
Nathanson M, Begman PS, Andersson PJ (1957) Significance of oculocephalic and caloric responses in the unconscious patient. Neurology 7:829
Nathanson M, Bergman P (1958) New methods of evaluation of patients with altered stats of consciousness. Med Clin N Amer
Neher E (1974) Elektronische Meßtechnik in der Physiologie. Springer, Berlin Heidelberg New York
Neuhuber WL, Bankoul S (1992) Der „Halsteil" des Gleichgewichtsapparats – Verbindungen zervikaler Rezeptoren zu Vestibulariskernen. Manuelle Medizin 30:53–57
Neuhuber WL, Wolf HD, Hülse M (1996) Der kraniozervikale Übergang. Springer, Berlin Heidelberg New York
Norré ME, Weerdt de W (1979) Principes et elaboration d'une technique de reeducation vestibulaire, la „Vestibular habituation training". Ann Otolaryngol Chir Cervicofac 96:-217–227
Norré ME, Forrez G, Beckers A (1987) Vestibular habituation training and posturography in benign paroxysmal positional vertigo. Oto-Rhino-Laryngology 49:22–25
Nylen CO (1924) Some cases of ocular nystagmus due to certain positions of the head. Acta Otolaryngol (Stockh) 6:106

O'Brien WM (1967) Indomethacin: A survey of clinical trials. Clin Pharmacol Ther 9:94
Ohm J (1928) Die Hebelnystagmografie. Graefs Arch Ophthal 120:235
Ohm J (1953) Das Frequenzband des Augenzitterns der Bergleute. Graefs Arch Ophthal 154:538
Oosterveld WJ (1984) Otoneurologie. Wiley, Chichester
Pau H-W, Limberg W (1988) Die Bedeutung von schleichenden Strömungen für die kalorische Erregbarkeit der Gleichgewichtsorgane in Schwerelosigkeit. Laryngol Rhinol Otol 67: 616–620
Petruch F, Schumm F (1974) Vestibulo-zerebelläres System: Schwindel. Therapiewoche 24: 2756
Pfaltz CR (1955) Diagnose und Therapie der vestibulären Neuronitis. Pract Oto-Rhino-Laryngol 17:454
Pfaltz CR (1969) The diagnostic importance of the galvanic test in otoneurology. Pract Oto-Rhino-Laryng 31:192
Pfaltz CR (1986) A tentative retro- and prospective outline. In: Pfaltz CR (ed) Controversial aspects of Menière's disease. Thieme, Stuttgart New York
Pfaltz CR, Richter R (1956) Photoelektrische Nystagmusregistrierung. Pract Oto-Rhino-Laryng 18:263
Pfaltz CR (1970) La photo electonystagmographie. Application clinique et valeur diagnostique dans le cadre de l'epreuve galvanique. Acta Oto-Rhino-Laryngologica Belgica 24:394
Pfaltz CR (1980) Galvanische Prüfung im Sonderheft über die Methoden zur Untersuchung des vestibulären Systems. Demeter, Gräfelfing
Pfaltz CR, Maltefi L (1981) Menière disease – or syndrome? A critical review of diagnostic criteria. In: Vosteen KH, Schuknecht et al. Menière's disease. Thieme Stuttgart, 1–10
Pfaltz CR, Allum JHJ (1985) Vestibular compensation after acoustic neurinoma surgery. Otorhinolaryngol 34:164–175
Pfaltz CR, Ildiz F (1982) The optokinetic test: Interaction of the vestibular and optokinetic system in normal subjects and patients with vestibular disorders. Arch Otorhinolaryngol 234:21
Pfaltz CR, Novak B (1977) Optokinetic training and vestibular habituation. ORL 39. J Oto-rhinolaryngol Relat Spec 309–320
Pfister HW, Weber K (1990) Lyme-Borreliose. Editiones „Roche", Basel
Pirodda E, Ghedini S, Zanetti MA (1987) Investigations into vestibular evoked responses. Acta Otolaryngol (Stockh) 104:77–84
Poeck K (1987) Neurologie. Ein Lehrbuch für Studierende und Ärzte, 7. Aufl. Springer, Berlin Heidelberg New York
Portmann G (1927) The saccus endolymphaticus and an operation for draining the same for the relief of vertigo. J. Laryngol Otol 42:809
Probst R, Pfaltz CR (1983) Diagnosis of peripheral and central vestibular lesions by the harmonic acceleration test. Adv in Oto-Rhino-Laryngol 30
Reinholz T (1982) Tauchtauglichkeit aus der Sicht des HNO-Arztes. Tagung der Münchner Otolaryngol Ges, Dez 1982
Reker U (1980) Caloric testing by continuous automatic alternating irrigation. Arch Oto-Rhino-Laryngol 229:1–4
Reker U (1981) Neuronopathia vestibularis und ihre Differentialdiagnose. HNO 29:349
Reker U, Müller-Deile J (1989) Time constants of the vestibular thermal reaction. Acta oto-laryngol Suppl 468:333–336
Remmel RS (1984) An inexpensive eye movement monitor using the scleral search coil technique. JEEE Trans Biomed Engin 4:388–390 BME
Reulen J, Bakker L (1982) The measurement of eye movement using double magnetic induction JEEE Trans Biomed Electron BME 29:740–744
Rey van W (1980) Zentrales und peripheres Nervensystem. In: Heintz R (Hrsg) Erkrankungen durch Arzneimittel. Thieme, Stuttgart
Rieben FW (1978) Durchblutungsstörungen der Arteria vertebralis. In: Meinecke FW (Hrsg) Pathologie und Klinik der Okzipito-Zervikalregion. Hippokrates, Stuttgart

Riggs LA, Ratliff R, Cornsweet JC, Cornsweet TN (1953) The disapearance of steadily fixated testobjects. J Opt Soc Am 43:495
Rollin H (1975) Funktionsprüfungen und Störungen des Geschmackssinnes. Arch Ohr-, Nas- u Kehlk-Heilk 210:165
Rudge P (1983) Clinical neuro-otology. Churchill Livingstone, Edinburgh
Rush JA, Younge BR (1981) Paralysis of cranial nerves III, IV and VI. Cause and prognosis in 1000 cases. Arch Ophthalmol 99:76–79
Russmann W (1986) Untersuchung des Binokularsehens. In: Kaufmann H (Hrsg) Strabismus. Enke Verlag, Stuttgart
Ruttin B (1908) Fall-Demonstration. Monatssschr Ohrenheilkd 42:661
Ruttin B (1909) Zur Differentialdiagnose der Labyrinth- und Hörnervenerkrankungen. Z Ohrenheilkd 57:327
Ruttin E (1926) Funktionsprüfungen des Vestibularapparates. In: Handbuch der HNO-Heilkunde. Springer Berlin
Ryn JH, McCabe BF (1974) Effects of Diazepam and Dimenhydrinate on the resting activity of the vestibular neuron. Aerospace Medicine 45:1177
Sachsenweger R (1975) Neuroophthalmologie. Thieme, Stuttgart
Samii M, Peukert G (1984) Gesichtsnerven- und Hörfunktionserhaltung bei mikrochirurgischen Akustikusneurinom-Operationen. Acta Neurol 11:39
Sandemann DC (1977) Compensatory eye movements in crabs. In: Hoyle G (ed) Identified neurons and behavior of arthropods. Plenum Press, New York
Sano K, Sekino H, Tsukamato Y et al. (1972) Stimulation and destruction of the region of the interstitial nucleus in cases of torticollis and see-saw nystagmus. Confin Neurol 34:331
Sauer H (1985) Halsbedingte Irritationsbeschwerden und deren spezielle Therapie durch den HNO-Arzt. Arch Ohren Nasen Kehlkopfheilkd Suppl II:191–194
Schaltenbrand G (1969) Allgemeine Neurologie. Thieme, Stuttgart
Scherer H (1975) Reisekrankheit: Physiologische Reaktion auf unphysiologische Beschleunigungsvorgänge. Dtsch Ärztebl 29:211
Scherer H (1978) Die optokinetische Untersuchung mit Reizbeschleunigung im Vergleich zu konstanten Reizen. 49. Jahresversammlung der Dtsch Gesellschaft für HNO-Heilkunde Hamburg, Mai 1978
Scherer H (1981) Provoked vestibular nystagmus and caloric reactions after sudden loss of vestibular function. Adv Otorhinolaryngol 27:168
Scherer H (1981) Fehlerquellen bei der gutachterlichen Untersuchung und deren Berücksichtigung. Tagung der Arbeitsgemeinschaft Dtsch Audiologen und Neurootologen Innsbruck
Scherer H (1982) Die räumliche Orientierung. Störungen durch Erkrankungen (Schwindel) und exogene kinetische Vorgänge (Kinetosen) Münch med Wschr 124:261
Scherer H (1984) Das Gleichgewicht, Bd I. Praktische Gleichgewichtsdiagnostik, Springer, Heidelberg
Scherer H (1984) Die thermische Reaktion in Schwerelosigkeit. Vortrag vor der Tagung der deutschen Gesellschaft für HNO-Heilkunde, Bad Reichenhall
Scherer H (1985) Halsbedingter Schwindel. Arch Ohren Nasen Kehlkopfheilkd. Suppl II: 107–124
Scherer H (1990) Differentialdiagnose der Gleichgewichtsstörungen. In: Naumann HH (Hrsg) Differentialdiagnostik in der Hals-Nasen-Ohrenheilkunde. Thieme, Stuttgart New York
Scherer H, Bschorr J (1980) Betrachtungen zur Wirksamkeitsmessung antivertiginöser Medikamente anhand zweier Standardpräparate und eines neu entwickelten Psychopharmakons. Laryng Rhinol Otol 59:447–484
Scherer H, Clarke AH, Baetke F (1985) Überlegungen zur Physiologie der kalorischen Gleichgewichtsreaktion. Laryngol Rhinol Otol 64:263–268
Scherer H, Clarke AH (1986) Der lockere Steigbügel. Videofilm präsentiert auf der 57. Jahrestagung der Dtsch Ges für Hals-Nasen-Ohrenheilkunde, Kopf- und Halschirurgie, Würzburg 1986
Scherer H, Fröhlich G (1972) Reactions to coriolis stimulations and postrotatory ENG-response. Acta Otolaryngol 74:113–117

Scherer H, Mang WE (1977) Der Informationsverlust beim optokinetischen Test mit Reizbeschleunigung (Suzuki-Test). Tagung der Südwestdeutschen Gesellschaft der HNO-Ärzte, Salzburg, Sept 1977
Scherer H, Mulch G (1982) Considerations of the evaluation of the caloric test. 8. Extraordinary Meeting of the Barany Society Basel, Juni 1982
Scherer H, Holtmann S (1983) Die Beeinflussung der vestibulären Untersuchung durch Alkohol. Laryng Rhinol Otol 62:558-560
Scherer H, Rattenhuber FX (1983) Die Wirkung von Alkohol auf die gutachterliche Untersuchung des vestibulären Systems. Dissertation Ludwig-Maximilians-Univ. München
Scherer H, Schmidtmayer E, Hirche H (1978) Die Wirkung von Bencyclan, Flunarizin und Naphtidrofuryl auf den Nystagmus eines kalorischen Dauerreizes. Laryngol Rhinol Otol 57:773-778
Schmidt B (1984) Strabismus concomitans. In: Marx P (Hrsg) Augenbewegungsstörungen in Neurologie und Ophthalmologie. Springer, Berlin Heidelberg New York
Schmidt CL, Löhle E (1980) Methoden zur Untersuchung des vestibulären Systems HNO-Informationen. Demeter, Gräfelfing
Schmidt D (1993) Epilepsien und epileptische Anfälle, Thieme, Stuttgart
Schmidt D, Malin JP (1986) Erkrankungen der Hirnnerven. Thieme, Stuttgart
Schmidt RF, Thews G (1985) Physiologie des Menschen. Springer, Berlin Heidelberg New York
Schöne H (1980) Orientierung im Raum. Wissenschaftl Verlagsgesellschaft, Stuttgart
Schöne H, Neil DM, Stein A, Carlsstead MK (1976) Reactions of the spiny lobster, Palinurus vulgaris, to substrate tilt. J Comp Physiol 107:113-128
Schott E (1922) Über die Registrierung des Nystagmus und anderer Augenbewegungen vermittels des Saitengalvanometers. Dtsch Arch f Klin Med 140:79
Schuknecht HF (1959) Ablation therapy in the management of Menière's disease. Acta Oto-Laryngol (Stockh) [Suppl] 132
Schuknecht HF (1969) Cupulolithiasis. Arch Otolaryngol 90:765-778
Schuknecht HF (1974) Pathology of the ear. Harvard University Press, Cambridge, Mass
Schuknecht HF (1982) Cochleosacculotomie for Menière's disease, Laryngoscope 92: 853-858
Schuknecht HF, Gulya AJ (1983) Endolymphatic hydrops. An overview and classification. Ann Otol Rhinol Laryngol 92:1-20
Schuknecht HF, Igarashi M (1986) Pathophysiology of Menière's disease. In: Pfaltz CR (ed) Controversial aspects of Menière's disease. Thieme, Stuttgart New York
Schuknecht HF, Ruby RF (1973) Cupulolithiasis. Adv Otorhinolaryngol 20:434-443
Schultze C (1991) Entwurf und Implementierung eines klinischen Meß- und Auswertungssystems für die Nystagmusanalyse. Dipl.-Arbeit. Techn Univ Berlin, Juni 1991
Segal BN, Katsarkas A (1988) Goal-directed vestibulo-ocular function in man: gaze stabilization by slow phase and saccadic eye movements. Exp Brain Res 70:26-32
Semont A, Sterkers JM (1976) La reeducation des troubles vestibulaires. J Reeducation 1:38-42
Serre H, Labange R, Simon L, Lamboley C (1970) Le syndrome sympathique cervical posterieur clit „syndrome de Barré-Lieon" existe-t-il? Semin Hop Paris 46:1567
Shambaugh GE jr (1966) Surgery of endolymphatic sac. Arch Otolaryngol 83:305
Shambaugh GE jr (1968) Decompression of the endolymphatic sac for hydrops. Otolaryngol Clin North Am 1:607-611
Sharpe JA, Rosenberg MA, Hoyt WF, Daroff RB (1974) Paralytic pontine exotropia. Neurology 24:1076-1081
Simmons FB, Gillam SF, Maltox DE (1979) An atlas of electronystagmography. Grune u Stratton, New York, San Francisco, London
Smith BH (1960) Vestibular disturbances in epilepsy. Neurology 10:465-469
Smith CA, Tanaka K (1975) Structure of the vestibular apparatus. In: Naunton RF (ed) The vestibular system. Academic Press, New York San Francisco London
Smith PF, Curthoys IS (1989) Mechanisms of recovery following unilateral labyrinthektomy. Brain Res Rev 14:155-180

Spector RH, Davodoff RA, Schwartzman RJ (1976) Phenytoin-induced ophthalmoplegia. Neurology 26:1031
Spiegel EA, Szekely EG, Moffet R (1968) Cortical responses to rotation. Acta Oto-Laryngol 66:81–88
Spoendlin HH (1966) The ultrastructure of the vestibular sense organ. In: Wolfson RJ (ed) The vestibular system and its diseases. University of Pennsylvania Press, Philadelphia
Steddin S, Brandt Th (1994) Benigner paroxysmaler Lagerungsschwindel. Nervenarzt 65:505–510
Stein A, Schöne H (1972) Über das Zusammenspiel von Schwereorientierung und Orientierung zur Unterlage beim Flußkrebs. Verh Dtsch Zool Ges 65:225–229
Steinhausen W (1932) Über die Eigenbewegung der Cupula in den Bogengangsampullen des Labyrinths. Pflügers Arch Physiol 229:439
Steinhausen W (1933) Über die Beobachtung der Cupula in den Bogengangsampullen des Labyrinths des lebenden Hechts. Pflügers Archiv Ges Physiol 232:500
Stennert E, Limberg CH, Frentrup KP (1977) Parese- und Defektheilungs-Index. HNO 25:238
Stoll W (1979) Die Begutachtung vestibulärer Störungen. Z Laryngol Rhinol Otol 58:509
Stoll W (1981) Posttraumatische Schwindelbeschwerden aus der Sicht des Gutachters. Z Laryngol Rhinol Otol 60:500
Stoll W (1981) Gutachterliche Untersuchung und Bewertung des vestibulospinalen Systems. Vortrag von der Arbeitsgemeinschaft der ADANO Innsbruck
Stoll W (1981) Der vertikale Zeichentest. Arch Otorhinolaryng 233:201
Stoll W (1982) Untersuchungsmethoden zur Objektivierung und Begutachtung vestibulärer Störungen. Akt Neurol 9:121
Stoll W, Matz DR, Most E (1986) Schwindel und Gleichgewichtsstörungen. Diagnostik – Klinik – Therapie. Thieme, Stuttgart New York
Streinzer W, Neuwirth K, Zrunek M, Rasinger G, Pürpass E, Ehrenberger K (1986) Die klinische Wertigkeit von Pikrotoxin in der Behandlung von peripher-vestibulären Störungen. In: Majer EH, Zrunek M (Hrsg) Aktuelles in der ORL. Facultas, Wien
Takahashi S, Fetter M, Koenig E, Dichgans J (1990) The clinical significance of head-shaking nystagmus in the dizzy patient. Acta Otolaryngol (Stockh) 109:8–14
Takemori S, Ida M, Umezu H (1985) Vestibular training after sudden loss of vestibular functions. ORL, J Otorhinolaryngol Relat Spec 47:76–83
Teichmann R, Bruggencate ten G, Scherer H (1975) Mossy fiber pathways contributing to exertaton inhibition in Deiters neurons. Exp Brain Res [Suppl] 23:196
Teiwes W (1991) Video-Okulographie. Registrierung von Augenbewegungen in drei Freiheitsgraden zur Erforschung und medizinischen Diagnostik des Gleichgewichtssystems. Diss, Technische Universität Berlin
Teiwes W, Clarke AH, Scherer H (1989) Untersuchung der subjektiven Vertikalen – ein neuer Otolithentest? Proc Medtechn Berlin: 62–65
Thoden U (1981) Symposium über das obere Cervikalsyndrom. Mannheim 1978. Zit in M Hülse: Manuelle Medizin 19:92
Thornvall A (1979) Funktions undersogelser of vestibular organet Kopenhagen 1917, Zit nach Jongkees HNO-Heilkunde in Praxis und Klinik Bd 5, Thieme, Stuttgart
Tilscher H, Eder M (1989) Der Wirbelsäulenpatient. Springer, Berlin Heidelberg New York
Tinker MA (1931) Apparatus for recording eye movements. Ann J Psychol 43:115
Tjernström Ö (1974) Altenobaric vertigo. Akademisk Avhandling der Universität Lund/Schweden
Tonkin J, Fagan P (1975) Rupture of the round window membrane. J Laryngol Otol 89:733
Torklus von D, Gehle W (1969) Neue Perspektiven der Entwicklungsstörungen der oberen Halswirbelsäule. Z Orthopädie 105:78
Torklus von D, Gehle W (1975) Die obere Halswirbelsäule. Thieme, Stuttgart New York
Torklus von D, Gehle W (1987) Die obere Halswirbelsäule. Thieme, Stuttgart New York
Torok N (1978) Experimental evidence of etiology in postural vertigo. In: Vestibular mechanismus in health and disease. Academic Press. London
Torok N, Guillemin V, Barnothy JM (1951) Photoelectric nystagmography. Ann Oto-Rhino-Laryng (St Louis) 60:917

Totten E (1926) Eye-spots for photographic records of eye-movements. J Comp Psychol 6:287
Travell JG, Simons DG (1983) Myofacial pain and dysfunction. The trigger point manual. Williams & Wilkins, Baltimore London Los Angeles Sydney
Tullio P, Borghese R (1932) Tecnica dei riflessi sonori. Le sorgenti sonore e il metodo di ottenere i riflessi sonori. Boll Soc Ital Biol Sper 6:254
Uemura TJI, Suzuki J, Hozawa SM, Highstein SM (1971) Univ Park Press, Baltimore London
Uemura TJI, Suzuki, J, Hozawa SM, Highstein SM (1977) Neuro-Otological Examination. University Park Press, Baltimore and London
Vasella F (1981) Der pädiatrische Patient und der Schwindel. In: Karbowski K (Hrsg) Der Schwindel aus interdisziplinärer Sicht. Springer, Berlin Heidelberg New York
Veits C (1928) Zur Technik der kalorischen Schwachuntersuchung. Z Hals-, Nas- u Ohren-Heilk 19:542
Voigt K, Chrast B (1971) Möglichkeiten und Kriterien zur unblutigen Diagnose der zerebrovaskulären Insuffizienz durch extrakranielle Arterienveränderungen. Fortschr Neurol Psychiatr 39:525
Wackenheim A (1985) Schädel-Hals-Übergang. Springer, Berlin Heidelberg New York Tokyo
Watson P, Steele JC (1974) Paroxysmal dysequilibrium in the migraine syndrome of childhood. Arch Otolaryngol 99:177
Wenzel BM, Sieck MH (1966) Olfaction. Ann Rev Physiol 28:381
Westhofen M (1990) Abschlußbericht BMFT Projekt Nr. 0703380. Vestibulär evozierte Potentiale früher und mittlerer Latenz. HNO-Klinik der Universität Hamburg
Wetzig J, Reiser M, Martin E, Bregenzer N, v Baumgarten RJ (1989) Unilateral centrifugation of the otoliths as a new method to determine bilateral asymmetries of the otolith apparatus in man. 41. Intern Astronautical Congress. Spain
Wigand ME, Haid CT, Berg M, Rettinger G (1983) Mikrochirurgische Neurolyse des VIII. Hirnnerven bei cochleo-vestibulären Störungen über einen erweiterten transtemporalen Zugang. HNO 31:295
Wilson VJ, Jones GM (1979) Mammalian vestibular physiology. Plenum Press, New York London
Witmer J (1917) Arch f Ophthalmologie 93:226
Wittmaack K (1934) Über Bau und Funktion der Capula. Acta Otolaryngol 29:557–583
Wolf SR, Christ P, Haid CT (1990) Nystagmusidentification outside or inside the clinic with telemetric electronystagmography and special goggles. German-Scandinavian Neurootological Symposium, Tällberg, Schweden, Juli 1990
Wolfe JW, Engelken EJ, Lios CM (1978) Low-frequency harmonic acceleration as a test of labyrinthine function: basic methods and illustrative cases. J Oto-Rhino-Laryngol 86:78
Wolfe JW, Engelken EJ, Stevens KW, Olson JE (1986) Single sinusoids compared with a multiple sinusoids technique for evaluating horizontal semicircular canal function. Aviat Space Environ Med: 667–670
Wolff HD (1983) Neurophysiologische Aspekte der manuellen Medizin. Springer, Berlin Heidelberg New York
Wölfle R (1981) Nystagmusparameter im Vergleich der Wertigkeit der manuell bestimmten Frequenz bei der thermischen Prüfung mit Normal- und Starkreizen. Dissertation für die Ludwig-Maximillians Universität München
Young LR (1963) Measuring eye movements. Am J Med Electronics Okt: 300
Young LR, Henn VS (1975) Nystagmus induced by pitch and yaw rotation in monkeys. Fortschr Zool 23:235–246
Zenner P, Zimmermann U (1991) Motile responses of vestibular hair cells following caloric, electrical or chemical stimuli. Acta Otolaryngol (Stockh) 111:291–297
Zenner P (1990) Die aktive Bewegung von primären Sinneszellen im Gleichgewichtsorgan. Persönliche Mitteilung
Zielinski HW (1959) Paresen der äußeren Augenmuskeln bei intrakraniellen raumfordernden Prozessen, ein Überblick über die Beobachtungen an über 3000 Fällen. Zentralbl Neurochir 19:235–251

Sachverzeichnis

Q

R

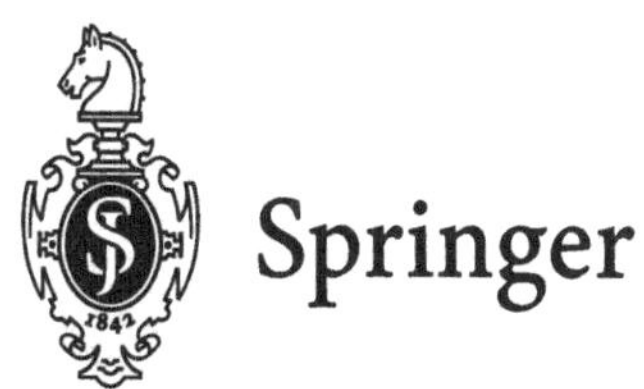
Springer